中医基础理论与临床实践

（上）

陈　劲等◎主编

吉林科学技术出版社

图书在版编目（CIP）数据

中医基础理论与临床实践/ 陈劲等主编. -- 长春 :
吉林科学技术出版社, 2016.9
ISBN 978-7-5578-1103-7

Ⅰ. ①中… Ⅱ. ①陈… Ⅲ. ①中医医学基础②中医学
—临床医学Ⅳ. ①R2

中国版本图书馆CIP数据核字(2016) 第168023号

中医基础理论与临床实践
Zhongyi jichu lilun yu linchuang shijian

主　　编　陈　劲　郝新平　陈　勇　仲建刚　江海艳　彭红星
副 主 编　余　胜　代国军　彭燕霞　聂大庆
　　　　　孙晓东　彭海平　冯　磊　韩珊珊
出 版 人　李　梁
责任编辑　张　凌　张　卓
封面设计　长春创意广告图文制作有限责任公司
制　　版　长春创意广告图文制作有限责任公司
开　　本　787mm×1092mm　1/16
字　　数　1009千字
印　　张　41
版　　次　2016年9月第1版
印　　次　2017年6月第1版第2次印刷

出　　版　吉林科学技术出版社
发　　行　吉林科学技术出版社
地　　址　长春市人民大街4646号
邮　　编　130021
发行部电话/传真　0431-85635177　85651759　85651628
　　　　　　　　　85652585　85635176
储运部电话　0431-86059116
编辑部电话　0431-86037565
网　　址　www.jlstp.net
印　　刷　虎彩印艺股份有限公司

书　　号　ISBN 978-7-5578-1103-7
定　　价　160.00元
如有印装质量问题　可寄出版社调换

主编简介

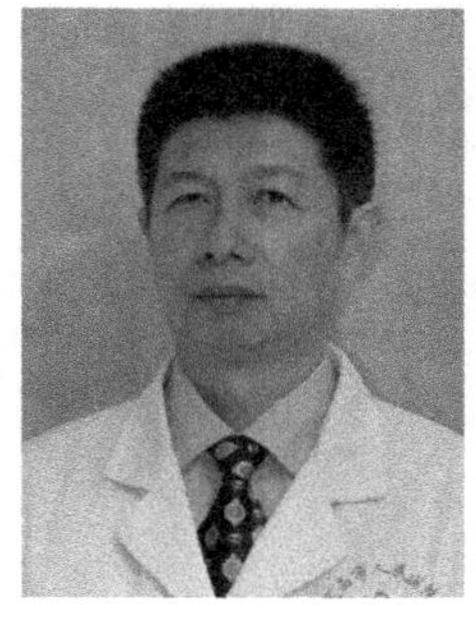

陈　劲

1970年出生，甘肃省定西市人民医院(兰大二院定西医院)中医管理科科长，副主任医师。1995年毕业于甘肃中医学院中医医疗专业，本科学历，学士学位。从事中医内科和针灸临床工作20余年。国家级杂志发表论文1篇，省级杂志发表论文6篇，交流4篇。主持和参与完成科研3项，其中2项获定西市科技进步二等奖。获得“甘肃省技术标兵”、“定西市技术能手”荣誉称号。现为甘肃省中医药学会疼痛专业委员会委员，甘肃省中医药五级师承教育市级指导老师。擅长慢性病及各种急性疼痛的中医针灸综合治疗。

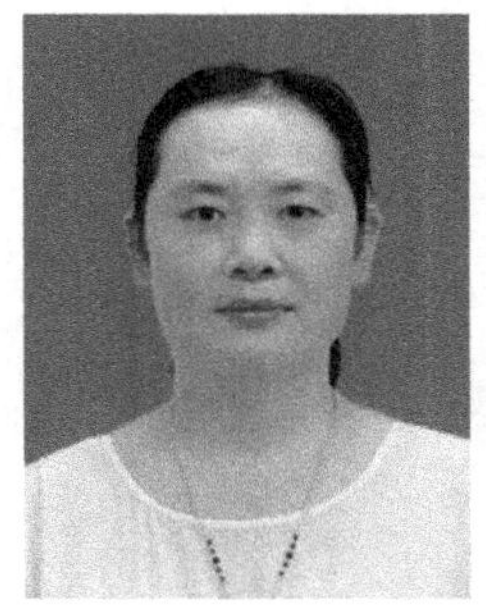

郝新平

1977年出生，潍坊市中医院ICU科副主任，副主任医师。山东中医药学会第二届急诊专业委员会委员，潍坊市中西医结合学会首届肺病专业委员会委员，潍坊市医师协会重症医学医师分会第一届委员会委员。2003年毕业于潍坊医学院，长期从事中西医结合重症医学专业的临床、科研及教学工作，辨证用药精当。尤其擅长重症患者的抢救及治疗，在呼吸机应用、床旁血液净化方面有丰富的临床经验。先后发表SCI论文1篇，中华系列论文1篇，国家级及省级论文3篇，完成科研课题2项，拥有国家专利4项，其中发明专利2项。

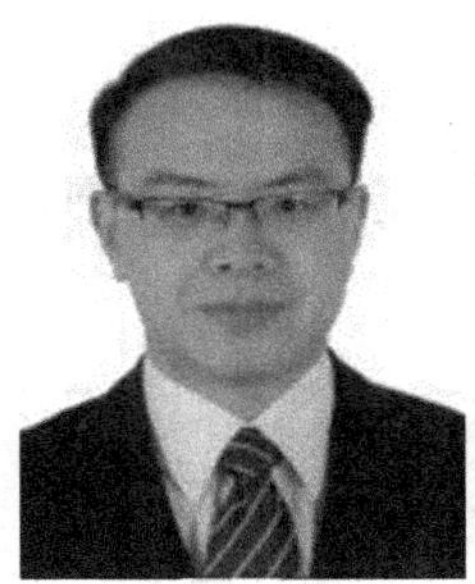

陈　勇

1982年出生，主治医师，硕士。从事临床工作10余年，对风湿免疫病、慢性病、亚健康状态的诊治有丰富临床经验，善于运用最新的诊断标准、评估工具，为风湿免疫病患者制定规范化、个体化的诊疗方案；善于运用综合康复方法调理患者亚健康状态。2013年在北京大学人民医院风湿免疫科进修半年，主持科研项目3项，参与省、市级科研项目7项，开展国内先进新技术、新业务3项，发表学术论文10余篇，荣获太和医院首届医师节“优秀医师”称号，入选太和医院第三批科技种子人才计划，入选太和医院人才库“优秀人才”。

编 委 会

主　编　陈　劲　郝新平　陈　勇
仲建刚　江海艳　彭红星

副主编　余　胜　代国军　彭燕霞　聂大庆
孙晓东　彭海平　冯　磊　韩珊珊

编　委　(按姓氏笔画排序)

代国军　荆州市中心医院
冯　磊　河南中医药大学第三附属医院
冯宇飞　新乡医学院第三附属医院
仲建刚　江苏省中医院
江海艳　长春中医药大学附属医院
孙晓东　郑州人民医院
李　芳　焦作市中医院
余　胜　安徽医科大学第一附属医院
陈　劲　甘肃省定西市人民医院
陈　勇　十堰市太和医院
（湖北医药学院附属医院）
郝新平　潍坊市中医院
聂大庆　长春中医药大学附属医院
郭亦男　长春中医药大学附属医院
彭红星　南昌市中西医结合医院
彭海平　甘肃省中医院
彭燕霞　新疆生产建设兵团总医院
（石河子医科大学第二附属医院）
韩珊珊　长春中医药大学附属医院

前 言

随着健康观念和医学模式的转变，中医药越来越显示出其独特的优势。党的“十七大”报告中强调要坚持中西医的并重，扶持中医药和民族医药事业发展，这为中医药事业的发展指明了方向。中医学作为中医药学的重要组成部分，也被赋予了更深刻的内涵和更广阔的外延。本书整理和发掘了中医学的宝贵财富，博采众长，广收博蓄，提炼精华，实践临床，顺应了中医药事业前进的步伐，提升中医队伍的服务水平，继承和发扬中医护理理论。目的是为中医临床工作者提供一本能够自修研读、借鉴参考的书，使读者真正能够做到开卷有益。

全书主要涉及中医常见病常见诊疗方法。在选择病种时，摒弃了面面俱到，精选了临床最常见的疾病种类，以达到浓缩精华、科学实用的目的。重点介绍常见辨证分型、病情观察要点、症状护理、中医饮食、中药使用等，着重体现中医特色。在编写过程中，参阅了大量相关教材、书籍及文献，反复进行论证，力求做到有理有据、准确使用，与临床紧密结合。

“工欲善其事，必先利其器”我们期盼此书能够为制定中医决策提供参考和依据，成为广大中医临床医师可以依赖的工具书。在即将付梓之际，对先后为此书付出努力的同志表示诚挚的感谢！尽管我们已尽心竭力，但唯恐百密一疏，愿专家、读者能加以指正，不胜期盼之至。

编 者

2016 年 9 月

目 录

第一章

中医科疾病概述

第一节　概论

中医内科学是用中医理论阐述内科所属病证的病因病机及其证治规律的一门临床学科，是中医临床各科的基础。它总结和继承了历代医家的学术理论与临床经验，在中医专业中占有极其重要的位置。

内科疾病范围很广，可分为外感疾病和内伤杂病两大类。一般说来，外感病主要指《伤寒论》及《温病学》所说的伤寒、风温、暑温、湿温等热性病，主要是按六经、卫气营血和三焦的病理变化进行证候归类。内伤杂病是指《金匮要略》等书所说的脏腑经络诸病，它们主要是以脏腑、气血津液、经络的病理变化指导辨证论治，是临床中的重点。

（代国军）

第二节　内伤杂病的源流

中医内伤杂病的记载，最早可以追溯到殷代甲骨文中，当时已有心病、头痛、肠胃病、蛊病等记载。成书于春秋战国时期的医学经典《内经》在病能、诊断和治疗原则等方面都有较详细的记载，对后世医学的发展产生了深远的影响。汉代张仲景勤求古训，博采众方，结合自身丰富的临床经验，著成《伤寒杂病论》，一部分以六经来概括、认识外感热病，为热病的专篇。另一部分则以脏腑病机来概括、认识内伤杂病，创造性地建立了包括理、法、方、药在内的辨证论治体系，为中医内科学奠定了坚实的基础。

后世医家均在《伤寒杂病论》的基础上有所发展和贡献。如晋代王叔和著的《脉经》，对内伤杂病的诊断起了很大作用。隋代巢元方著的《诸病源候论》是中医病理专著。唐代的《千金要方》和《外台秘要》两书，记载内伤杂病的理法方药丰富多彩。金元时代的刘完素倡火热而主寒凉；张从正治病力主攻邪，善用汗、吐、下三法；李东垣论内伤而重脾胃；朱丹溪创阳常有余，阴常不足之说而主养阴。在各个不同的方面都有所创新，有所贡献。明代张介宾的《景岳全书》，对内伤杂病的辨证论治，作出了重要贡献。可见内伤杂病体系是随着历史的前进和医学实践的发展而逐步形成和完善的。

（代国军）

第三节　内伤杂病的分类

内伤杂病分类的理论基础，主要是脏腑经络及气血津液学说。脏腑经络学说是中医学研究人体生理功能、病理变化及其相互关系的独特理论。中医学认为人体是一个以脏腑为中心，通过经络与四肢百骸、五官九窍密切联系成一个不可分割的能动整体。气血津液由脏腑生成，通过经络而运行输布到全身，维持人体正常的生命活动。内伤杂病病种虽多，病理变化亦异常复杂多样，但其病变机制，始终脱离不了脏腑功能的紊乱，经络通路的障碍和气血津液的生成运行、输布的失常。故而对内伤杂病，根据不同的脏腑以及气血津液、经络的生理、病理变化来进行归类、抓住其主要病机进行辨治。

（代国军）

第四节　内伤杂病的特点

一、病因特点

中医认为外感时病多由六淫之邪引起，而内伤杂病即由七情、痰饮、瘀血、劳逸失当、饥饱过度而影响内脏所致，或是由外感病迁延日久而来。喜、怒、忧、思、悲、恐、惊是人体七种情志的变化，通常情况下，它是人体生理活动的一部分。然而由于长期的精神刺激或剧烈的精神创伤，超过了生理活动所能调节的范围，就会引起脏腑的功能失调而发病。如郁怒伤肝，惊喜伤心，思虑伤脾，悲忧伤肺，恐惧伤肾等等。故内科杂病临证时要注意从情志变化上去找病因，当然，外感病日久不愈，饮食、劳倦、痰饮、瘀血亦是常见的病因。

二、病机特点

内科杂病的病机是以脏腑气血阴阳失调为主，疾病的发生有外感和内伤之分，而内科杂病主要是脏腑气血阴阳失调，经络运行失常所致。人体是一个以五脏为核心的整体，脏气失和必然影响到气血的正常生化、运行和输布以及阴阳的正常消长和平衡。因此，内伤杂病的气血阴阳失调，是脏腑功能失调而形诸于外的病理现象。内科杂病不外虚实两端，凡气虚、血虚、阴虚、阳虚等皆属虚证。而气滞、血瘀、水气、湿热、痰饮、虫积、寒热、食积等皆属实证。在此基础上，再结合五脏的生理病理特点，辨其一脏罹患或者多脏累及，从而提高辨证论治的准确性，为治疗提供确切的病理依据。

（代国军）

第五节　内伤杂病的诊断及治疗

内伤杂病的诊断，主要内容包括四诊八纲。四诊，即望、闻、问、切；八纲，即阴、阳、表、里、寒、热、虚、实八类证候。它是在通过四诊取得辨证材料之后，根据病变的部位、性质、病变过程正邪双方力量对比的情况以及错综复杂的证候表现，加以综合分析、归类，并执简驭繁地对疾病作出诊断，从而对症治疗。

内伤杂病的治则是补虚泻实，调和阴阳，调气和血等。具体治法有汗、吐、下、和、温、清、消、补八法。分述如下：

一、汗法

汗法即解表法，是通过开泄腠理，透达营卫，发汗祛邪，以解除表邪的治法。代表方如麻黄汤、竹叶柳蒡汤、银翘散等。

二、吐法

吐法，是通过涌吐，使停留在咽喉、胸膈、胃脘间的痰涎、宿食、毒物等从吐而出的治法。代表方如瓜蒂散。

三、下法

下法，是通过通利大便以排除胃肠及体内的实热、寒积、水饮等邪的治法。代表方如大承气汤、大黄附子汤等。

四、和法

和法，用于肝脾不和、肠胃不和、气血不和、营卫不和等证。代表方如小柴胡汤、四逆汤、半夏泻心汤。

五、温法

温法，是通过温中祛寒、回阳救逆、温经散寒等作用祛除里寒之邪的治法。代表方如理中丸、当归四逆汤、四逆汤。

六、清法

清法，是通过清热、泻火、凉血、解毒等作用，以祛除里热之邪的治法。代表方如白虎汤、清营汤、犀角地黄汤、清暑益气汤、龙胆泻肝汤、青蒿鳖甲汤。

七、消法

消法，一是消导之义，用于食积停滞之证，代表方如保和丸；一是散结之义，用于气、血、痰、火、湿、食等结成的病证，使之逐渐消散，这种消法包括理气、理血、祛痰、祛湿、消导、驱虫等。

八、补法

补法，是通过补益人体气血、阴阳不足，以治疗各种虚证的方法。代表方如四君子汤，四物汤、六味地黄丸、肾气丸、十全大补汤等。

内科杂病临证，实证一般从寒、热、痰、瘀、水、积入手，结合病情施以治疗；虚证或极为多见的虚实夹杂病证，就应特别重视从脾胃入手。因为脾为后天之本，气血生化之源，故气血不足调补脾胃往往获效；肾为先天之本，阴阳之根，水火之宅，阴阳不足，或偏盛偏衰，多从补肾而获效。故调理脾肾功能是内科杂病的常用治法。

（代国军）

第二章

中医科疾病的病因病机

第一节　病因

病因是引起疾病的原因。举凡可以破坏人体的生理状态、导致疾病发生的因素与条件，都属于病因的范畴。中医学的病因学说是根据长期医疗实践观察和经验积累而逐步形成的，其内容与中医的病机、辨证、诊断、治疗等紧密相连，成为中医理论体系中不可分割的重要组成部分。

病因的种类很多，有外感“六淫”，有内伤“七情”，还有饮食、劳逸、虫兽、外伤等。

一、时令与六淫

中医学非常重视人与自然的关系。《黄帝内经》说“夫阴阳四时者，万物之终始也，死生之本也。逆之则灾害生，从之则苛疾不起。”（《素问·六微旨大论》）指出时令气象的变化与自然界物候现象和人的生命现象存在着非常密切的关系。这一观点贯穿在整个中医理论体系中，也充分体现在病因学内。《黄帝内经》还对四时季节的多发病、流行病作了比较符合实际的记述。古人把一年之中季节性气候特点归纳和排列为风、寒、暑、湿、燥、火六气。随时令而变化的六气，为自然界万物的生长变化提供了必要条件。而人类疾病的发生也往往与气候的变动因素有关，尤其是六气的太过或不及，常是疾病发生的重要原因。于是把异常的六气称为“六淫”。

六淫作为外感疾病的主要致病因素，常概称为外邪。由于六淫与气象、时令直接关联，所以六淫致病往往具有明显的季节性和地域性。六淫可单独致病，也可以数邪兼夹致病。

（一）风邪

《素问·风论》云：“风者善行而数变。”指出风邪的主要特点是善动多变。凡机体受病时与风有关，或临床表现的症状符合上述风的特点者，均称之为风邪致病，或径以风为病名。兹将风邪致病特点分述如下。

1. 风邪四时皆可致病　故有“风为百病之长”之说。其具体内容包括自然界的风及来自大气中的多种外感疾病的致病因素。前者如“受风寒”、“汗出当风”、“卧出而风吹之”等；后者可由皮毛腠理或口鼻呼吸而侵入人体。外感风邪常兼夹寒热燥湿等外邪。

2. 风性动摇振掉　凡症状具有震颤、抽搐等特点者均属风的范围。例如，破伤风的主症是阵发性项背强直、角弓反张、口噤不开等，是风邪从皮肤伤处侵入人体所致，故以破伤风命名。炎暑时节出现高热、嗜睡、痉厥、抽搐等症状者，称为“暑风”。

3. 风性变动不居　如肌肉关节酸楚疼痛，呈游走性，发无定处，为风邪偏胜，称为“风痹”、“历节风”。又如皮肤瘙痒及皮疹突然发生，时有时无，隐现无定者，称为“风瘾疹”。诸如此类病证，其症状表现出流动多变的特点，认为是风邪所致。

4. 风性轻扬上浮　根据风的这一特性，凡症状多见于头面等人体上部者，则认为是风邪所致。例如，浮肿初起见于头面目下，有表证者称为“肾风”；兼有表证而肿势较甚者，称为“风水”。

（二）寒邪

寒邪致病多在冬季，也包括其他季节因气温骤降而致病者。且寒为阴邪，易伤阳气。凡临床表现具有寒冷、凝滞、收引、清澈等特点者，即是寒邪致病。兹将寒邪致病的特点分述如下。

1. 寒性凝滞　如冻伤、饮食生冷，以及受寒着冷等，能使人气血凝滞，经脉流行不利而致病，皆属“伤于寒邪”引起。

2. 寒性收引　寒邪所伤可出现一系列收引现象。如毛孔收引，可见肤起粟粒，无汗；肌肉收引，可见颤抖或痉挛；表层络脉收引，可见皮肤苍白，体表及四肢寒冷。而血脉与肌肉收引痉挛又可引起疼痛，所以寒邪常是疼痛的主要原因。

3. 寒性清澈　《素问·至真要大论》说：“诸病水液，澄澈清冷，皆属于寒。”表现为排泄物清稀者，皆属寒邪致病。如感冒初起，鼻流清涕，属“风寒”；兼见咳痰稀薄者，多为“寒邪肃肺”。

（三）暑邪

暑为夏令主气，暑邪致病有明显的季节性，暑天气候炎热、湿气熏蒸，故暑邪致病的特点是炎热与夹湿。

1. 暑性炎热　暑病多见于夏季。且暑为阳邪，故暑病多见热象，常出现高热、面赤、口渴、咽干、汗多烦躁、脉洪数等症。

2. 暑多夹湿　暑令天气炎热，溽湿熏蒸，故暑邪致病，常兼夹湿邪。暑湿的主要症状是身热起伏，汗出不畅，口渴不欲饮，困倦胸闷，纳呆，恶心呕吐，便秘或腹泻，舌苔厚腻，脉濡数等。

（四）湿邪

自然界潮湿之气以长夏梅雨季节最为突出。物质受潮则重滞黏腻，容易腐烂。人久居潮湿环境，每感胸闷不畅，困倦乏力。因此湿邪有潮湿、黏滞、重浊、固着等特性。凡受病与潮湿环境有关，及临床表现上述湿的特性者，均属感受湿邪。

1. 湿性潮湿　如长夏梅雨季节，气候潮湿，坐卧湿地，水中作业，汗出沾衣等，均易感受湿邪。凡临床症状表现为水分较多，或湿润者，均为湿邪为患。如皮肤瘙痒，水液渗出者，称为“湿疹”；大便稀薄是“湿胜则濡泻”；咳嗽痰稀，痰声辘辘，胸闷气急者，为“痰湿阻肺”。

2. 湿性黏滞　湿邪致病，其性黏滞而固着，一般病程较长，缠绵胶结，很难速愈。湿邪致病固着不移，且湿性趋下，所谓“伤于湿者，下先受之”（《素问·太阴阳明论》）。故久坐湿地，涉水行走，水中作业等，易感湿邪而为下肢痹症、下肢湿疹及湿性脚气等。

3. 湿性重浊　湿邪容易阻碍气机，大多有舌苔厚腻垢浊的见症。其表现为肢体肿胀，重滞难举，困倦乏力者，为“湿阻经络”；小便黄浊，频数不利，以及妇女带下黏稠、气味腥臭、色秽黄浊者，为“湿热下注”。

（五）燥邪

燥与湿是相对的，为秋令主气。燥邪的主要特点为干燥。自然界空气中相对湿度低时即显得干燥，或见于久晴不雨，骄阳久曝，火热烘烤，称为“温燥”、“燥热”；或见于秋凉肃杀，称为“凉燥”；或见于风吹日久，干枯皱裂，称为“风燥”。以此类比，凡在干燥环境下受病及临床表现具有干燥枯萎等特点者，即为燥邪所伤。

外感燥邪多发于秋令干旱季节。在此期间，如症见发热头痛、无汗、皮肤干燥、口渴、咽燥、鼻干、口唇开裂、舌上少津、干咳无痰、大便秘结者，称为“秋燥”；具有舌红、鼻衄、音嘶等热性症状明显者，为“温燥”；其发于秋末，天气转凉，症见恶寒、舌苔薄白而干者，为“凉燥”。

（六）火邪

火乃热之极，两者程度不同，性质则一，都具有炎上与急迫的特性，故火邪致病，发病急，变化快。临床上呈现一派炽热、躁烦证候。火邪分为实火、虚火两类。实火起于外感，风、寒、暑、湿、燥邪入里均有可能化火；虚火发于内伤，多由七情内郁，脏腑失调引起。实火以心、胃、肝多见，虚火则多由伤阴耗津而生，五脏均可出现。

二、疫毒

疫的特点是具有一定的季节性或传染性。早在《黄帝内经》就有了“五疫之至，皆相染易，无问大小，症状相似”（《素问·刺法论》）的记载。宋代朱肱的《类证活人书》，进一步提出疫疠之气，是瘟疫的致病病原，该书认为“人感疫疠之气，故一岁之中，病无长少，率相似者，此则时行之气”。至明代吴又可的《温疫论》才明确指出：“瘟疫之为病，非风、非寒、非暑、非湿，乃天地间别有一种异气所感”，“疫者，感天地之疠气”。所谓“异气”、“疠气”，又称“杂气”，都属于疫毒的概念。在当时的历史条件下，吴又可不可能看到疫毒的形态结构，但他确信疫毒是导致瘟疫的病原。尽管其“无形可求，无象可见，况无声复无臭”，“其来无时，其着无方”，“茫然不可测”。但这些疫毒之气确实客观地存在于自然界，人们一旦与之接触，通过口鼻进入体内，便感受而发生疫病。根据吴又可列举“异气”、“疠气”所致多种疾病来看，其临床表现是起病急，传变快，表证短暂，较快出现以高热、烦渴为特点的实热证；在热甚伤阴的情况下，极易逆变，出现痉、厥、闭、脱等入营入血的危证。

作为病因的毒，既与六淫、疫疠之气有密切的联系，又与其有不同之处。寓于六淫之毒，多无传染性；寓于疫疠之毒，则常具有传染性。论毒最早者为《黄帝内经》，该书认为偏胜之气为毒，并将其分为“寒毒”、“热毒”、“湿毒”、“燥毒”等类，其产生与气候有关，乃属六淫之毒，无传染性。此后晋之《肘后备急方》，隋之《诸病源候论》，唐之《备急千金要方》等，先后记载有“沙风毒”、“水毒”、“狂犬毒”等的致病特点，除有一定季节性外，并有特定传入途径的描述。此后进一步认识到如疫疹、疫痧、疫痢、疫疟、疫咳、疫喉，以及大头瘟、虾蟆瘟等，它们的病因都属于疫毒的范围。现代有人提出了“毒寓于邪，毒随邪入，热由毒生，变由毒起”的观点来解释温热病的演变，以解毒清热、解毒固脱等治则治疗温热病，丰富了中医病因的学术内容。

三、情志伤

喜、怒、忧、思、悲、恐、惊7种情志活动，在正常情况下，是人体精神活动的外在表现，若外界各种精神刺激程度过重或持续时间过长，则可导致人体的阴阳失调，气血不和，经脉阻塞、脏腑功能紊乱而发病。情志致病，主要引起五脏气机失调的病证。正如《灵枢·寿夭刚柔》所说："忧恐忿怒伤气，气伤脏，乃病脏。"所以七情致病一般有以下两大特点。

1. 情志致病损伤五脏　情志变动可以损伤内脏，其中首先是心。因为"心为五脏六腑之大主"，为"精神之所舍"，故《灵枢·口问》云："悲哀愁忧则心动，心动则五脏六腑皆摇。"另外，不同的情志变化，对内脏又有不同的影响，即"怒伤肝"、"喜伤心"、"思伤脾"、"悲伤肺"、"恐伤肾"，但五脏五志之说，显然受事物五行归类的影响，切不可过于机械硬套，应视具体患者和具体病情而定。一般说来，情志伤脏，常以心、肝、脾三脏的症状多见。

2. 情志变动影响气机　《素问·举痛论》云："百病生于气也。怒则气上，喜则气缓，悲则气消，恐则气下，寒则气收……炅则气泄，惊则气乱，劳则气耗，思则气结。"说明不同的情志变化，对人体气机活动的病机影响是不相同的，所导致的证候亦不相同。

情志因素影响气机的许多病证中，以肝气失调最突出，临床上最常见的是"郁证"。这是多种病证的综合概念。凡具有情志怫郁，气机阻滞，进而致血瘀、痰结、火逆等，多属于郁证范围。正如《丹溪心法》所说："气血冲和，万病不生，一有怫郁，诸病生焉。故人身诸病，多生于郁。"气机郁滞，日久不愈，或气病及血，或郁而生热，或津聚为痰结，或气升而火热，变化多端，而形成多种疾病。临床所见郁证，大多属于气机失常的疾患，但日久则可导致脏腑、气血、津液的多种病变。

四、饮食伤

人之生长发育，赖饮食之营养以维护，但饮食失宜也可以引起疾病。早在《素问·痹论》就指出："饮食自倍，肠胃乃伤。"饮食不节致病，多见于过食辛辣生冷、肥甘厚味，或暴饮暴食之后，也有偏食或摄入不足而致病者。若过食辛辣、肥甘厚味，则易生热、生湿、生痰，成为某些脏腑病证的原因；过食生冷，则常损及脾胃阳气，出现一派脾虚证候；暴饮暴食，常成食滞，使脾胃失运，出现食伤脾胃之证；偏食或营养摄入不足，常可引起如雀盲、脚气病等气血不足病证；误食有毒食物，则可导致不同特点的食物中毒症。

五、劳逸伤

过度而持久地进行某种劳动（包括体力和脑力劳动），超过人体所能承受的限度，则常由劳而倦，由倦而耗伤气血，影响脏腑功能，导致疾病。因此，中医将劳倦列为常见的内伤病因之一。正如《素问·宣明五气》云："五劳所伤，久视伤血，久卧伤气，久坐伤肉，久立伤骨，久行伤筋，是谓五劳所伤。"指出了持久地从事某种特殊的活动或单调的动作，可以造成某一器官或组织的过度疲劳，而发生疾病。同时也应注意"久坐伤肉，久卧伤气"。这说明过逸少劳亦有不利，也可为病。常见卧床过久，多坐少动的人，每多两足痿弱，肢体乏力，饮食减少。可见终日坐卧，则气血流动缓慢，肌肉筋骨活动能力减弱，脏腑功能活动降低，消化功能减退，抗病能力低下，从而发生各种疾病。因此，既要防止过度劳伤，也要避免久坐久卧，进行适量的活动，这样才会保持身体健康。

另一方面，劳伤还有一个意义，是指房劳过度。房劳过度，常会造成肾精亏损，从而产生腰痛、头目眩晕、耳聋耳鸣、干咳气短等一系列的肾虚症状。

（余　胜）

第二节　脏腑、气血、津液、经络的主要病机

一、脏腑的主要病机

五脏的病机变化，主要决定于它们所主的气、血、津、液、精等的生化关系，同时也为各脏自身生理特性所决定。

现将五脏和六腑的主要病机分述如下。

（一）心

1. 神明失主　“神”是人的精神和思维活动，是心的重要生理功能。心病则神明失其所主，于是出现失眠、多梦、健忘、神志不宁，甚至谵妄、昏迷等神志病状。它包括心神失养和邪气犯心两个方面。

（1）心神失养：心主宰神志活动，必赖气血以养。《灵枢·本神》说：“心藏脉，脉舍神。”《素问·八正神明论》也说：“气者，人之神。”如劳倦伤脾，气血化源不充，或思虑过度，血液暗耗，气血不足以养心，失眠、健忘等乃由之而生。《景岳全书·不寐》说：“无邪而不寐者，必营气之不足也。营主血，血虚则无以养心，心虚则神不守舍。”当心暴失其养，神无所倚，即可发生神明涣散，意识模糊，乃至昏迷的重笃危象，可见于气脱血脱、亡阴亡阳的患者。

（2）邪气犯心：主要由温热、痰浊、瘀血等引起。邪气扰心，则神志不宁；心窍阻塞，则神机被遏。温病热入营血，内陷心包，邪热扰心，可见心烦不寐，时有谵语；若煎熬血液，热瘀互结，闭阻心窍，则神昏谵语与唇青色紫等热瘀征象并见。杂病多由痰热（火）所致。痰火扰心，表现为胆怯易惊、噩梦纷纭，甚至发生精神狂躁等神志不宁症状。心窍为痰浊所阻，神机不运，因而多寐嗜睡、呕吐痰涎，严重时可出现意识不清、神志痴呆诸症。

2. 血运不畅　心、血、脉三者的正常是保证血运畅通的前提条件，彼此互相影响。若心之推动无力，心失血养或脉络痹阻，都可使血运不利，从而出现有关的脉象改变和惊悸、怔忡、胸痹，甚至真心痛等病证。

（1）行血无力：心脏之所以能推动血液运行，全赖心气心阳的作用。《素问·平人气象论》所说的“心藏血脉之气”，即指此气而言。《素问·脉要精微论》说：“脉者，血之府也。长则气治，短则气病……代则气衰，细则气少，涩则心痛。”指出了脉“长”是气足的表现，“短”、“代”、“细”都是心气不足，行血无力的反映。“涩则心痛”，系阳气虚弱，使血行凝滞，故出现脉来涩滞，甚至发生心痛。

（2）血不养心：血赖心以行，心赖血以养。血虚不能养心，心中惕惕然而动，是为怔忡。《济生方》说：“夫怔忡者，此心血不足也。”由血不足而怔忡者常伴见脉细弱或结代等象。

（3）脉络痹阻：脉络的病变，也易引起血流瘀滞。特别是心脉痹阻，血不能养心，对心脏的危害尤大，它是心痹、真心痛的基本病机变化，多因瘀血、痰浊阻络所致。如《素

问·痹论》说："心痹者，脉不通，烦则心下鼓，暴上气而喘。"就属于这种病变。

由于"神"需血液的濡养，而心主血脉的功能又必须在"神"的主宰下才能正常进行，两者关系密切。因此，临床上心神失常与血运不畅常交错并存。如失眠、健忘与心悸互见，惊悸多因惊恐、恼怒而发等。

（二）肝

1. 疏泄失职　肝的疏泄作用，主要是疏畅气血、调节情志，促进胆汁分泌与排泄，协助脾胃消化。肝的疏泄功能失常，势必引起上述3个方面的病变。由于肝以血为体，以气为用，故疏泄失职多以气分病变为主，也可波及血分。一般分为疏泄不及和疏泄太过两种。它们反映在临床上，分别是肝气郁结和肝气横逆的证候。

（1）疏泄不及：多因心绪不畅或湿热邪气阻滞气机，使肝气郁结，木失条达，疏泄因之不及。影响肝气多表现为抑郁寡欢、意志消沉、胸胁苦满、饮食呆钝，或为黄疸。累及肝血则并见胁痛如刺、肌肉消瘦及妇女月事不调等。

（2）疏泄太过：乃因精神刺激，肝脏气机不和，横窜上逆为患。临床表现以胀痛为主，多从本脏部位开始，然后循经扩散，上及胸膺巅顶，下及前阴等处，以两胁及少腹最为明显，进而出现纳呆、嗳气、呕吐、泄泻等脾胃症状。并因气失调畅，使情志怫郁，引起恼怒、急躁等症。若血随气逆而上奔下溢，则为出血。

2. 升发异常　肝的升发作用有助于肺之宣发和脾胃气机的升降，也是其维持自身生理活动的重要条件。《谦斋医学讲稿·论肝病》说："正常的肝气和肝阳是使肝脏升发和调畅的一种能力，故称做'用'。病则气逆阳亢，即一般所谓'肝气'、'肝阳'证，或表现为懈怠、忧郁、胆怯、头痛、麻木、四肢不温，便是肝气虚和肝用虚的证候。"前者为升发太过，后者为升发不及。

（1）升发太过：除肝气上逆外，还包括肝火冲激和肝阳浮动。引起肝火的原因，或为肝脏蕴热，或由肝气转化，所谓"气有余便是火"。由于火性炎上，故其症状以头痛昏胀、面红而热，以及口苦、目赤、耳鸣最为常见。冲逆无制，则波及其他内脏。如《类证治裁》说：肝火冲激，"为吞酸胁痛，为狂，为痿，为厥，为痞，为呃逆，为失血"。肝阳之所以浮动，一因肝热而阳升于上，一因阴（血）虚而阳不潜藏。其主要症状有：头晕微痛，目眩畏光，恶动喜静，并易惹动胃失和降，泛酸呕吐。

（2）升发不及：主要是生理性的肝气、肝阴不足，从而使肝脏功能减退。如《太平圣惠方》说："肝虚则生寒，寒则苦胁下坚胀，寒热，腹满不欲饮食。悒悒情不乐，如人将捕之。视物不明，眼生黑花，口苦、头痛，关节不利，筋脉挛缩，爪甲干枯。喜悲恐，不得大息。诊其脉沉细滑者，此是肝虚之候也。"指出肝气升发不及，不但是肝气、肝阳虚，而且肝血也不足。

3. 藏血失司　《素问·调经论》说："肝藏血。"《素问·五脏生成》也说："人卧血归于肝。"均说明肝有贮藏和调节血液的功能。营血不足，则肝脏藏血量减少；藏血功能障碍，则外溢而为出血。

（1）藏血不足：营血是肝所以养目、柔筋、营爪的物质基础。若营血亏乏，则贮藏于肝的血量不足，分布到全身去的血液不能满足生理活动的需要，不但易倦乏力，不耐劳累，且目无血养而干涩，视物昏花；血不营筋则筋肉挛急，屈伸不利；血虚则肝木失其柔和之性，遂致眩晕欲仆、肢麻、抽搐，临床上称为肝血不足。

（2）血失归藏：是因肝脏贮藏血液的功能障碍，血无所归而外溢，发生咯血、呕血、便血等血证，谓之“肝不藏血”，可因肝气、肝火、肝阴不足及肝血瘀阻等导致。

4. 内风妄动　肝为风木之脏，各种内外因素扰及肝脏，均有发生肝风的可能。故《素问·至真要大论》说：“诸风掉眩，皆属于肝。”以邪热内扰和虚风内动为常见。

（1）邪热内扰：暴感温热之邪，热势弛张，内扰为患；或邪热深入厥阴，引动肝风，出现颈项强直、目睛上吊、角弓反张、抽搐等“风胜则动”之症。每与高热并见，此属热甚生风。

（2）虚风内动：素体阴虚，或年迈营阴内耗，肝木失养，虚风内动，上扰清空则眩晕头痛，横窜筋脉则肢麻震颤。若肝阳暴张，风火相煽，夹瘀上蒙心窍，则神明被遏，而见神昏、舌强不语；阻于经脉则肢体偏瘫、口眼歪斜。此外，热病后期，因肝肾阴精亏耗，以致虚风内动，可见惊惕瘛疭之候。

（三）脾

1. 运化失司　运化，包括运化水谷和水湿。运化水谷，是脾对饮食中精微物质的消化、吸收和输布，所谓脾“为胃行其津液”（《素问·太阴阳明论》），“五味入胃，由脾布散”（《类经·藏象类》）即指此而言。运化水湿，是脾参与水液代谢的功能。脾虚运化无力或湿邪等阻滞气机，都可使运化失健，产生便溏、乏力、痰饮、水肿等病证。

（1）气虚不化：脾对食物的消化、吸收，是由脾气来实现的。《医述》说：“饮食入胃，有气有质……得脾气一吸，则胃气有助，食物之精气得以留尽，至其有质无气，乃纵之使去，幽门开而糟粕去弃矣。”故气虚则消化无力，纳呆运迟，食后腹胀；吸收障碍则腹泻便溏，甚则完谷不化。

（2）清气不升：《脾胃论·天地阴阳生杀之理在升降浮沉之间论》说：“饮食入胃，而精气先输脾归肺，上行春夏之令，以滋养周身，乃清气为天者也。”脾不升清，则水谷精微不能上输心肺，濡养脏腑组织，多与脾虚并见，为脾虚不运的机转之一。严重时，气陷于下，除脾虚的一般症状外，更有脘腹重坠、久泻脱肛、便意频数等表现。

（3）气虚水停：“脾气散精，上归于肺”，是津液代谢的首要环节。脾气虚弱，不能为胃行其津液，以致水停为饮，酿湿生痰，或泛滥全身而为水肿。所谓“诸湿肿满，皆属于脾”，“脾为生痰之源”等，即指此类病变而言。

（4）气机阻滞：脾之化谷升清，布散水津，还有赖自身气机的调达。若气机受阻，也可使脾之运化失常，每有腹中胀满等中焦壅遏不畅的征象伴见。其发生原因，除肝病及脾，食积于胃，痰湿中阻等外，以湿气困脾最为常见。湿邪可自外而入，亦可由内而生。湿遏脾阳，气不得升，或脾虚生湿，虚而兼滞，又可反过来妨碍脾的运化。故脾虚与湿盛常互相影响，气虚与气滞亦可互为因果。

2. 统血无权　是指脾虚不能统摄血液而发生的出血病变。《难经·四十二难》说：脾“主裹血”。“裹”，即裹结不散之意，指出了脾有统血的功能。脾不统血的机制，一是血失气裹，一是血随气陷而下。

（1）血失气裹：因脾气虚弱，无力为之裹束，以致血液外溢的病机。营血来源于水谷精微。中焦脾虚，不但使气血化源不充，而且不能摄血，以致发生出血。这种出血，在病因上多缘于劳倦思虑，损伤脾气所致。

（2）血随气陷：脾气主升，血因之而上行。脾虚则升清作用减弱，故脾不统血的出血以下血多见。因脾气不升，则血随气陷而下，临床上伴有中气下陷之证。治疗除补脾益气摄血外，还需佐以升举阳气之品，方可收到较好疗效。

（四）肺

1. 宣肃失司《素问·阴阳应象大论》说："天气通于肺"，肺赖肃降以吸入天之清气，靠宣发以呼出体内浊气。宣肃配合，呼吸交替。由于这种吐故纳新的作用，使体内外气体得到交换，是维持人体正常生命活动的重要条件。故宣肃失司，呼吸异常，是肺脏的基本病变，在临床上表现为咳、喘、哮等病证。

宣发和肃降是肺主呼吸的两个方面，是相反相成的两个环节。因此，肺气不宣和肺失肃降可以彼此影响，或同时发生。其机制可概括为二种：一是邪气干肺，肺气壅遏，宣肃受阻；二是脏气亏耗，宣肃无权。

（1）宣肃受阻：肺为清虚之脏，乃"脏腑之华盖，呼之则虚，吸之则满。只受得本然之正气，受不得外来之客气……亦只受得脏腑之清气，受不得脏腑之病气"（《医学三字经·咳嗽》）。故无论外感六淫邪气犯肺，内生的痰湿、水饮阻肺，以及肝火等波及于肺，都可使清虚之体受扰，宣肃失司在所必然。

（2）宣肃无权：《素问·脏气法时论》说："肺病者……虚则少气不能报息。"指出肺气虚损，气体交换受阻，因而呼吸气短，难于接续。若肾虚不能纳气归元，将更加重气促。

由于肺虚卫外功能减弱，外邪易入；或气不布津，积为痰饮；或气虚血滞，瘀阻肺络；或阴虚火旺，煎熬津液为痰，以致虚实夹杂，宣肃无权与宣肃受阻两种机制同时并存，应注意分清孰主孰次，治疗方能切中病机。

2. 通调受阻　是指肺的病变引起的津液散布障碍。在水液散布过程中，肺继"脾气散精"之后，其有"通调水道，下输膀胱"的作用，是保证"水津四布"的重要环节之一。故有"肺主行水"、"肺为水之上源"之说。如果气化受阻，肺之水道不通，即可导致小便不利而水肿，甚则癃闭等病证。其病机如下。

（1）气失宣畅：风邪犯肺，气失宣畅，不能通调水道，下趋膀胱，流溢于肌肤，发为水肿。若肺热气壅，上窍闭塞，则下窍不通，而为癃闭。

（2）敷布失调：咳喘经年，肺气亏损，津气敷布失调，留为痰饮。若损及脾肾，水失所主，关门不利，则为水肿。

（五）肾

1. 藏精不足　《灵枢·本神》说："肾藏精。"精气禀受于父母，靠水谷精微的滋养，而由肾脏化生。它是人体生命活动的源泉，并有促进生长发育和繁衍生殖等重要功能，故称肾为先天之本。精气包括肾阴、肾阳两部分，又称元阴元阳、真阴真阳，分之二，合之则一。若先天不足，后天失养，或久病耗伤，肾脏藏精不足，一方面"水亏其源，则阴虚之病迭出；火衰其本，则阳虚之证迭生"（《类经附翼·求正录·真阴论》）。另一方面不育不孕，阳事异常，作强不能等病变也由之而生。

（1）精少不育：肾的精气盛衰，直接关系到人体的生殖能力。《素问·上古天真论》指出："女子七岁，肾气盛"，"二七而天癸至……月事以时下，故有子"，"七七……天癸竭……而无子"；"丈夫八岁，肾气实"，"二八肾气盛，天癸至，精气溢泻……故能有子"，"七八"而后，"肾脏衰"、"精少"、"天癸竭"，生殖功能衰退，终至消失。总之，有"天癸"便有子，无"天癸"便无子。而"天癸"的从无到盛至竭，是由肾中精气的盛衰所决定的。因此，肾的精气不足，则生殖能力减退，甚至缺如。

（2）阳事异常：是肾主生殖功能的另一障碍。《灵枢·决气》说："两神相搏，合而成形，常先身生，是谓精。”若精气不足，则性欲低下，男子阳痿早泄，女子宫虚经闭，均与元阳虚衰有关。如《景岳全书·阳痿》说：阳痿因于肾“火衰者十居七八，火盛者仅有之耳”。有时，相火亢盛，欲火内炽，阴不制阳，可见男子强中、女子白淫的病候。

（3）作强不能：《素问·脉要精微论》说：“夫五脏者，身之强也。”五脏是人身形体强壮的根本，其中以肾最为重要。盖肾受“五脏六腑之精而藏之”（《素问·上古天真论》），为“作强之官，伎巧出焉”（《素问·灵兰秘典论》）。肾中精气充盛，则身体强壮，聪敏而慧。若肾精匮乏，不但发育迟缓，形衰易老，痿软无力，而且智能低下，健忘恍惚，神志痴呆，反应迟钝，行动笨拙。

2. 封藏失职　《素问·六节藏象论》说：“肾者，主蛰，封藏之本，精之处也。”精来源于肾，其贮藏和排泄也由肾主管。精气宜藏不宜泄。若肾失封藏之职，不因交媾而精自出，是为遗精，多因精室受扰与精关不固所致。

（1）精室受扰：系心肝之君火、相火，或湿热邪气等下注扰动精室，影响其封藏功能，以致精液不安其宅而外溢。故《类证治裁·遗泄》说：肾精“恒扰于火，火动则肾之封藏不固。心为君火，肝肾为相火，君火一动，相火随之，而梦泄矣”。

（2）精关不固：在无火热邪气扰动精室的情况下，精之所以能安其处者，全在肾气充足，发挥其封藏的作用，若肾气虚损，则失其固藏之用，而精不能安守。

3. 开阖失度　《素问·逆调论》说：“肾者水脏，主津液。”水液由肺下输膀胱的过程中，先经肾的气化，使其清者上升，浊者下降膀胱，排出体外。尿量排出的多少，由肾气的开阖作用进行调节、控制，故有“肾为胃关”之称。《医门法律·水肿论》说：“肾气从阳则开，阳太盛则关门大开，水直下而为消；肾气从阴则阖，水不通则为肿。”就是指开阖失度的病变。

（1）关门不利：《素问·水热穴论》说：“肾者，胃之关也。关门不利，故聚水而从其类也，上下溢于皮肤，故为胕肿。胕肿者，聚水而生病也。”多因肾阳衰微，气化失司，水液不能下输膀胱所致。即《医门法律·消渴论》所谓“关门不开，则水无输泄而为肿满”，有时肾阴不足也可导致，盖阳无阴则无以化故也。

（2）关门失阖：与关门不利相反，若关门失阖，肾虚不能使水之清者上升，则水液由肾直趋膀胱。正如《医门法律·消渴论》说：“关门不闭，则水无底止而为消渴。”大抵因肾精亏乏，精不化水所致，久则损及肾阳。

4. 纳气失司　是指肾虚不能摄纳肺气的病变。呼吸虽为肺所主，但吸入之气必须靠肾气的摄纳，方可保证呼吸的正常进行，故有“肺为气之主，肾为气之根”之说。肾气虚弱，不能纳气归元，气不下行而浮逆于上，可发为肾不纳气之喘促；若肺脏虚损，病穷及肾，亦可导致这一证候的发生。

（六）小肠

泌别失常是指小肠分清泌浊的功能障碍。《素问·灵兰秘典论》说：“小肠者，受盛之官，化物出焉。”小肠受盛经胃腐熟、脾散精的水谷，进行分泌清浊，水液经肾输于膀胱，糟粕则下入大肠而为粪便。若泌别失职，清浊俱下，注入大肠则为腹泻。因其水液不走膀胱，故多伴见尿量减少。

需要强调的是，小肠分清泌浊是在脾胃对水谷腐熟、运化的基础上进行的，它必须以脾胃功能正常为前提。因之，由脾胃病变，如脾虚不运、水湿困脾或食滞于胃等所致的泄泻，虽也有小肠泌浊失常的因素在内，但病本则在脾胃，不得完全归咎于小肠。同样，泄泻也属大肠传导失职，但主要与脾胃有关。临床上应通盘考虑。

（七）胆

1. 胆汁外溢　胆为“中精之腑”，内藏胆汁。胆汁是肝之“余气”而成。由于肝的疏泄作用，使胆汁助脾胃以化物，是为木能疏土的机转之一。如胆汁分泌排泄受阻，外溢于肌肤而为黄疸，同时，还要影响脾胃的消化功能。诚如《景岳全书·黄疸》所说：“胆伤则胆气败，而胆液泄，故为此证（黄疸）。”其常见的病机如下。

（1）湿毒阻遏：湿毒经口而入，内犯脾胃，阻滞气机，肝气因之壅遏，胆汁失于通降，溢入血中，泛于肌肤，发为黄疸。

（2）胆道瘀塞：沙石结聚，或瘀血停积，胆汁下行受阻，遂致外溢而成黄疸。

2. 决断无权　决断，即决定、判断。《素问·灵兰秘典论》说：“胆者，中正之官，决断出焉。”决断无权，是胆病反映于精神思维方面的障碍，表现为遇事易惊、犹豫不决的惊悸、虚怯等症。多因痰热阻滞，胆气不宁所致。由于心主神志，胆气不宁，又多可累及心神，故其常与失眠、多梦并见。

（八）胃

1. 腐熟异常　腐熟是胃对食物的沤腐消磨。食物只有经过胃的腐熟，脾才能将其吸收运化。常人随胃气的强弱而食欲有所差别，便与对食物的腐熟作用大小有关。水谷不腐和消谷善饥都是腐熟异常的病变。

（1）胃失腐熟：或因暴饮暴食，损害胃气，所谓“饮食自倍，肠胃乃伤”，此为食积，属实。若胃气虚弱，水谷难消，或胃阴不足，失于濡润，均可使腐熟能力减弱，而致纳少难化。若损及脾阳，则可见完谷不化。

（2）胃热消谷：胃有积热，邪热消谷，虽多食善饥，而饮食不为所用，精微自小便而出，常伴有多饮多尿，其尿“味甜”等症。

2. 气失和降　气失和降，是胃气不能下行的病变。胃气以通为和，以降为顺。只有胃气的通降，使胃内容物下行至肠中，始能重新受纳水谷。《素问·五脏别论》说：“水谷入口，则胃实而肠虚；食下，则肠实而胃虚。”气失通降，阻滞于胃则为痞满。胃气上逆，则嗳气、呃逆、恶心、呕吐，甚则反胃。主要病机如下。

（1）胃气失和：多因六淫邪气犯胃，或痰饮停蓄于胃，或肝气犯胃，其气不得下行，痞满冲逆诸症由之而生。

（2）幽门瘀阻：胃与小肠以幽门相接，若瘀血、瘕块阻塞幽门，遂使胃气下行之道受阻，滞塞难通，或至上逆。

（3）胃虚气逆：胃气虚弱不能运化，胃阴不足失于濡润，以致胃气通降不能，反逆而上行。

（九）大肠

《素问·灵兰秘典论》说：“大肠者，传导之官，变化出焉。”大肠为消化道的最末端，它将食物残渣“变化”为粪便，并排出体外。因此，稀水便、脓血便、干结便等粪质异常和便次的增多或减少都属大肠传导失常的病变，临床表现为泄泻、痢疾、便秘等病证。除湿热等邪气直接侵犯大肠外，多为其他脏腑病变，如肺失肃降、胃失通降、脾阳不振、肾阳衰惫等影响所致。

（十）膀胱

膀胱的主要病机是气化不利。膀胱通过“气化”作用，将贮藏的尿液排出体外。所以气化不利，主要反映在膀胱的排尿功能障碍，出现小便不利、淋、癃、闭等病证。《素问·灵兰秘典论》说：“膀胱者，州都之官，津液藏焉，气化则能出矣。”寒湿、湿热等邪气客于膀胱，或砂石、瘀血阻滞膀胱，使气化不能正常进行。另一方面，由于膀胱的气化作用，有赖于肾气的开阖，故肾的开阖失常，也可影响膀胱的气化功能。前者是气化受阻，后者是气化不及，病机有着明显的不同。

二、气血的主要病机

气血是人体生命活动的重要物质基础。气血不足，使气主煦之、血主濡之等营养作用减弱。另一方面，气血运行异常，也会影响自身功能的发挥，引起相应的病变。所以，气血衰少及其营运障碍，是气血病证的基本病机变化。气血与脏腑的关系十分密切。气血由脏腑化生、输布，脏腑又赖之以进行正常的生理活动。脏腑发生病变会影响气血的变化，而气血病变也会影响某些脏腑，气血病变不可离开脏腑而孤立存在。可以认为，气血病变是脏腑病变的一个组成部分。

（一）气

1. 气虚不用　气虚不用，是因气的不足而使人体的功能活动衰退。气之所以虚，主要因为化源不充。气虚多与肺脾肾虚损有关，如久病咳喘，发为肺胀，呼吸功能减弱；饮食不节，饥饱劳倦伤脾，脾虚无以运化水谷；早婚多育，房劳伤肾，肾中元气受损，皆可使气的来源匮乏。此外，体质素弱，久病体虚等也可发生。当然，气虚因消耗太过所致者，在临床亦不少见。

气虚的病机主要如下。

（1）卫外失固：气能护卫肌表，防御外邪入侵，卫气因之而得名。气虚则卫外功能减弱，六淫邪气易于入侵。邪气侵入人体，发病与否也取决于气的强弱。发病以后，气与邪争的胜负，则直接影响着疾病的转归和预后。

（2）生化不及：在维持人体生命活动的各种基本物质中，气属阳，血、津液与精属阴。阳生则阴长，故气能生血，气能化津，气能养精。气虚日久，则血无气以生，遂因之而虚。水不化津则停蓄为患，精乏气养则生长发育迟缓，脏腑功能减退。

（3）固摄不能：这主要指气虚不能固摄阴液的病变。如津液失固而外泄的自汗，气不摄血的出血，肾气不固的滑精、遗尿、溲频。此外，气虚下陷的脱肛、虚坐努责等亦属之。

（4）气运乏力：气有推动血液循行、津液输布等作用，气虚则推动乏力，可以发生血液停滞、水液潴留的病变。就气的本身而言，气运乏力还可导致气滞。

2. 气运失常　气贵流通，并依一定的方向运行，故气的运行失常包括气滞壅遏与气行逆乱两类。

（1）气滞壅遏：气滞多由六淫寒湿邪气、食积和郁怒伤肝等引起。也可在痰饮、瘀血的基础上发生。

胀痛与满闷是气滞的主要临床表现。其胀痛的特点是时轻时重，胀甚于痛，痛无定处。满闷包括胸闷胁满、腹胀，嗳气或矢气后可以减轻或消失，是气机不畅之故。气滞经络者，多见于肝经。气滞脏腑者，以肺、胃、肠为主。故气滞壅遏的病变，主要与肝、肺、胃、肠有关。

若气滞影响水津与血液的运行，可以引起水液积蓄和血行障碍。此外，气滞还能化火。反映在临床上，分别是气滞痰凝、气滞水停、气滞血瘀和气滞化火的证候。

（2）气行逆乱：气行逆乱，是指气的运动方向（气机）逆生理之常的病变。如肺气以肃降为宜，气上逆则为喘咳；胃气以下行为顺，气上逆则为呕吐等。从理论上说，气机当升不升，谓之气陷；当降不降，谓之气逆。两者都属气行逆乱的范围，如脾气当升不升而气陷于下；肾气当纳不纳而气浮于上等。

另外，习惯上还把肝气横逆和胃气上冲也包括在气逆之内。须知肝气横逆虽非肝气的逆向病变，而为升发太过，但因其常致胃气上冲，治疗上要采用平肝降逆和胃的方法，含有上者下之之意。而冲脉为血海，肝主藏血，故孕妇恶阻，呕恶不止，其冲气上逆者，亦多与肝胃有关，治疗应以平肝和胃降冲（逆）为法。

（二）血

1. 血液不足　血之所以虚少，或由化源不充，或由耗血过多。化源不足，多因脾胃亏损，水谷精微不足以生血；肾气衰惫，精气不足以化血。此外，由于津血同源，彼此可以互为补充，在一定条件下，津液可以注入脉中而为血，血中的津液也可渗于脉外而为津。故热邪、吐泻等伤津，也可导致血量的不足，久病营血暗耗，以及慢性失血及大量出血等，则属耗血过多。也有因瘀血不去，新血不生所致者。

血虚的病机主要如下。

（1）失于濡养：血虚的病证繁多，然总其一点，无非体失濡养使然，在临床上，血虚主要表现在心肝二脏。这是因为，心主血而肝藏血，心肝二脏与血的关系最为密切。因此，血虚呈现的症状也以此二脏最多。随着血虚得到纠正，其症状也随之消失。从五脏关系看，心为肝之子，肝为肾之子。根据虚则补母和阳生阴长的理论，补心多兼补肝，补肝又兼滋肾，在血虚较为严重的情况下，补血方内又常用补脾肺之气的药物。可见，在实际治疗时尚需考虑到五脏，只是侧重于心肝二脏而已。

（2）血不载气：血为气母，气赖血以附，载之以行。血虚气无以附，遂因之而虚。如慢性失血由血虚而致气虚者属之。特别是在大失血的情况下，气随血亡而脱，此时气脱反而成为主要矛盾。盖有形之血难以骤生，无形之气所当急固。故治疗应益气固脱以摄血。

2. 血行失常　血行脉中，环周不休。若留着不行，则为瘀血；溢于脉外，则为出血。

（1）瘀血阻滞：血本畅行于经脉之中，如无寒热之邪和气滞气虚之变，以及痰湿水饮停滞和外力之伤，则无瘀阻可言。有一于此，则生瘀血。而血液质地的异常，如津液脱失，血黏不畅，也可致瘀，谓之津亏血瘀。此外，离经之血也属瘀血范围。

瘀者，瘀也。瘀血引起的种种病象，都与阻滞不畅、瘀塞不通的病机变化有关。如疼痛，局部青紫或红肿，舌质紫黯、瘀斑，以及舌下络脉青紫等，皆缘于血脉流通受阻。这种疼痛的特点是：痛处固定不移，如针如锥，久痛难愈。其他见症更是多端，如死血凝结之瘕积；失于血养的肌肤甲错；神机失灵之健忘、怔忡、癫狂、半身不遂；血不归经之出血；营卫流通受阻之发热；血不载气之口唇爪甲紫绀；以及因某些脉络瘀阻而出现鼓胀之腹部青筋暴张等。除此之外，还可引起气滞、水停等继发性病变。

瘀血的病变亦主要与心肝二脏有关，这是因为心主血脉和肝主疏泄直接影响血液运行的缘故。当然，肺脾肾功能减退也可诱发或加重瘀血，如肺气虚损可致心血瘀阻，脾肾阳虚则可加重其病情，其机制均属气虚不能行血。

（2）血失常道：《素问·脉要精微论》说："脉者，血之府也。"血液不循常道，溢出脉外，则为出血。究其缘由，盖有脉络损伤、迫血妄行、气血失调与瘀血阻滞4种。

1）脉络损伤：血失常道的部位，有内外之分，上下之异，然皆脉络损伤使然。《灵枢·百病始生》说："阳络伤则血外溢，血外溢则衄血；阴络伤则血内溢，血内溢则后血。"造成脉络损伤的原因，除跌仆损伤外，还可由气血病变引起。

2）迫血妄行：多因火热所致。如《济生方·失血论治》说："夫血之妄行也，未有不因热之所发，盖血得热则淖溢。"诸凡外感温热邪气或嗜辛燥醇酒之品，或五志过极化火，或阴虚火旺之类，均属此范围。

3）气血失调：是由气的乖逆，使血液不循常道。怒则气逆，血随气上而外溢；气虚不能摄护，则血脱陷而妄行。

4）瘀血阻滞：瘀血阻滞脉络，血液不得畅行，以致血不循经而溢出脉外，发生溢血。

三、津液的主要病机

津液是人体正常水液的总称，也是维持人体生理活动的重要物质。津液生成、输布、排泄的任何一个代谢环节失常，都会引起相应的病变，而出现种种证候。津液濡养脏腑，脏腑参与津液的代谢。津液代谢失常多继发于脏腑病变，是脏腑病变的结果，又反过来加重脏腑病变，促使病情进一步恶化。津液不足和水不化津，潴留体内，是津液代谢失常的两种基本病机变化。

（一）津液不足

化源不充和耗损过多，是造成津液不足的两个方面。前者如摄水不足，或脾胃不健，水不化津；后者如热邪伤津，大量汗出，剧烈吐泻，误治温燥或攻利太过等。津液不足的主要病机变化如下。

1. 体失滋养　滋润、充养形体是津液的重要功能。津液不足，则脏腑器官失于滋养而现干燥不润之象，如皮肤干燥甚则皴瘪、口唇燥裂、舌面无津、咽干鼻燥等。这些见症常为辨别有无伤津的重要指征。在脏腑关系上，津液不足主要是指肺胃阴液受劫，每有干咳、呼吸不利、纳差、口渴、气逆及小便短少等肺胃津亏失润病象。若伤阴进一步发展，出现红绛无苔，口反不渴，甚或舌体枯萎、强硬，耳聋神昏，痉厥动风等，则为肝肾阴精受损；而虚烦不寐，心中憺憺大动，又为心阴严重耗伤的表现，多见于温病晚期，热邪入于营血者。

2. 气随液脱　在吐泻频繁、汗出过多的情况下，津液大量丧失，往往气随液脱，出现目眶凹陷、皮肤干瘪、呼吸短促、心烦神疲、尿少或闭、舌质干红、脉细数无力等气阴两伤的证候。甚则伤及阳气，而现四肢厥冷、汗出身凉、呼吸微弱、语声低怯、脉细欲绝等亡阳危象，是为阴伤而损及阳气者。

3. 血流瘀滞　津液作为血液的组成部分，有助于血液的流畅。津亏不足以滑利血脉，则血行瘀滞。血犹如舟，津犹如水，水津充沛，血始能行，若津液为火灼竭，则津枯血行瘀滞，多见于温热入血，或严重吐泻伤津的后期。

此外，有的患者并无大汗、吐泻、利尿等原因，且饮水量特多，反而出现津液不足者，皆因"阴亏阳亢，津涸热淫"（《临证指南医案·三消》）。水不化津，直趋膀胱而出，即多饮与多尿并见，常伴多食善饥，此为消渴，乃为另一种病证，与前述并发于其他病证者不同。

（二）水液停蓄

水液停蓄，是指体内非生理性的水液（如饮邪）及其凝结物（痰）而言，它们同属津液代谢失常的病理产物。津液代谢主要与肺脾肾有关。如肺失宣肃，气不布津；脾失运化，水不化津；肾失气化，水气泛溢。三者都可使津液的生成、转输、排泄障碍，则津液反成为水邪，停蓄为患。

1. 阻滞气机　痰饮水气最易阻滞脏腑经络气机而出现种种病变。如痰滞于肺，则为咳喘；痰迷心窍，则为癫狂；痰阻于胃，则为痞满，恶心呕吐；痰瘀经络，则肢体麻木，半身不遂；痰结咽喉，则咽部梗塞不舒等。又如饮停胸胁，则胸胁胀满、咳喘引痛；饮在肠间，则腹满食少、肠鸣辘辘等。

2. 伤及阳气　水邪属阴，最易伤人阳气，尤以损害脾肾为常见。水气病初期多因肺失宣肃，久则伤及脾肾阳气，以致病情反复，缠绵难愈。

四、经络的主要病机

经络遍布全身，把人体联结成一个有机的整体。在疾病过程中，无论邪气的传变，脏腑病变的相互影响，以及内部病变形诸于外，都是由经络参与其间而实现的。一般地说，疾病由表入里、由浅入深的传变过程，就是邪气沿着经脉入舍脏腑的过程。如《素问·皮部论》说："邪客于皮则腠理开，开则邪入客于络脉，络脉满则注于经脉，经脉满则入舍于腑脏也。"这是邪从皮毛的入侵情况。某些邪气虽然病初是直接侵犯脏腑，如"温邪上受，首先犯肺"。但其顺传阳明，逆传心包，以及热邪蔓延三焦等，同样是通过经络进行传变的。有时，由于邪气侵犯的部位不同，内传的脏腑也不同。如《素问·痹论》说："五脏皆有合，病久而不去者，内舍于其合也。故骨痹不已，复感于邪，内舍于肾；筋痹不已，复感于邪，内舍于肝；脉痹不已，复感于邪，内舍于心；肌痹不已，复感于邪，内舍于脾；皮痹不已，复感于邪，内舍于肺。"这种五脏五体相合的邪气传变关系，仍然离不开经络的途径。另外，经络还是内脏之间、脏腑与体表组织器官之间病变相互影响的重要渠道，其中以相合脏腑之间的影响最为明显。如心火上炎的舌赤糜烂，胃火上冲的牙龈肿痛，肝胆湿热的耳痛、溢脓等，都缘于此。

"有诸内必形诸外"，体内病变的显露于外，多与经络的通联作用和分布循行部位紧密相关。由于经络有一定的络属脏腑和循行部位，因而内部病变可以通过经络反映到体表的一定部位。例如，肝病常见两胁或少腹痛，或睾丸肿痛，这是因为足厥阴肝经所循，"布胁肋"、"抵少腹"、"绕阴器"，两胁、少腹与阴器是肝经所过之处。又如头痛部位与经络的关系，在颈项者多与太阳经有关，在前额者多与阳明经有关，在两侧者多与少阳经有关，在巅顶者多与足厥阴经有关，这些部位同样都是相应经络所过之处。经络的络属作用不单是把相合的脏腑直接连结起来，同时又把脏腑与体表的五官、五体和二阴沟通，形成以五脏为中心的5个系统，使脏腑病变直接反映到相合的体表组织，形成具有一定特异性的证候，是临床据以辨识内脏病变的一个重要方面。

关于经络自身的病变，由于各种经络的属性与功能不同，其病机变化也大不一样。一般说，十二经脉以六淫邪气、瘀血痰饮壅塞其中，引起经络阻滞为主要病机；而奇经八脉则以经络阻滞与经气不足的病机较为常见。前者如寒滞肝经，络脉瘀阻；后者如带脉失约，冲任不固，跷维不用和冲任受阻等。

（余　胜）

第三章

辨证

辨证论治，是运用中医理论诊疗疾病的原则和方法。这种原则和方法，经历了长期反复的验证和不断的充实完善，已发展成为中医学具有独特理论风格和诊疗经验的体系。

中医内科学是中医临床各科中范围最广泛的学科，其临床病证的分类也较多，不少非内科疾病的早期表现，也往往反映为内科的证候。因此，对内科的应诊患者，早期进行正确的辨证和诊断，是防治疾病的重要步骤，它为及时而正确地进行预防和治疗提供依据，对避免误诊和失治，具有十分重要的意义。

传统中医辨证方法很多，各有特色，但尚需进一步完善。有学者认为完善辨证方法体系的研究，目的是综合各种辨证方法的特点，丰富及规范证治内容。在此研究中，既要排除各种信息中非必要因素的干扰，同时又要抓住证候的主旨，并通过证候要素，应证组合变化观察证候动态演变规律，真正体现方从法出、法随证立的辨证论治精髓。同时，还需要进行系统对照与回顾验证，将经过完善的证候辨证系统回归到各种临床辨证方法中。在对照与验证中，以求新旧系统的互补互动，真正能够丰富证治内容，提高诊治中医内科疾病的水平。

第一节　辨证的基本要求

一、全面分析病情

完整收集真实的“四诊”材料，参考现代物理和实验室检查，这是全面分析病情．取得正确辨治结果的客观依据。片面的或不真实的“四诊”材料，往往是误诊、误治的原因。内科病证是复杂多变的，有时其临床显现的脉症，也不免有假象，有的假在脉象上，有的假在症状上，有的假在舌象上，故临诊时应仔细鉴别和辨识。如果四诊不全，便得不到全面、确切的资料，辨证分析就难准确，容易发生误诊。

中医学的整体观，是全面分析病情，指导内科临床辨证的重要思想方法。整体观在内科临床上的具体应用，可从人体本身与自然环境对人体疾病的影响两方面来说明。因为人体的形体、官窍和经络，都与脏腑息息相关，内外相通，彼此联系。人体一旦发生疾病，不论局部和全身，都会出现病理反应，即局部的病可以影响全身，全身的病可以反映于某一局部；内部的病可以表现于外，外部的病也可传变入里；情志变化更可以影响内脏功能，内脏的病变也可以引起情志活动的异常。所以临证时既要诊察局部，也要审察全身；既要诊察“神”，也要审察“形”，两者不可偏废。

证候的表现常受体质的影响，这也是运用整体观指导辨证时，应重视的内容。因为每个患者的禀赋有虚实强弱之别、体质有阴阳寒热之分，因此虽患同一疾病，其临床表现则不尽相同，治疗用药亦当有所差别。他如患者的年龄、性别、职业、工作条件等，与某些疾病之发生，也有一定关系，辨证时均应注意。

自然界对人体疾病的影响，包括四时气候与地理环境，也是属于中医整体观的内容，在全面分析病情，进行临床辨证时，对这些条件必须给予重视。例如，春夏两季，气候偏温，阳气升发，人体腠理因而疏松开泄，对风寒表证，则不宜过用辛温发散之品，以免开泄太过，耗气伤阴；秋冬之季，气候偏冷，阴旺阳衰，人体腠理致密，阳气潜藏于内，若病非大热，就应慎用苦寒之品，以免伤阳。再如，对同样风寒表证之治疗，在北方严寒地区，辛温药量则可加重，而在南方温热地区，辛温药量就宜减轻，或改用轻淡宣泄之品。以上说明气候和地理环境与疾病的表现和治疗都有其一定的关系。

此外，由于中医学和西医学的理论体系不同，在临床上经常可以遇到一些经西医学检查诊断，并无阳性结果的疾病，这些疾病有的较为难治，而中医对此辨治，则常可收到良好疗效。也可看到一些经中医辨证论治认为治愈的病例，而用西医学的化验检查，则认为并未真正治愈的病例。对待这类病例，则应尊重客观，既要参考化验检查的结果，更应重视中医辨证的依据，扬长补短，尽可能地全面分析病情，使辨证更趋准确，治疗效果更好。

综上所述，整体观在内科临床辨证上的应用，实际上就是因人、因地、因时制宜。因人制宜，是指在辨证时，不宜孤立地只看到病证，还必须重视到患者的整体和不同患者的特点。因时、因地制宜，是指诊治疾病时，不仅要重视人的特点，还要看到自然环境对人体疾病的影响。此外，对化验检查结果，也应参考。只有从整体观念出发，全面考察问题，分析问题，善于因人、因时、因地制宜，才能取得比较符合实际的辨证。

二、掌握病证的特点和变化

内科病证，都有各自的临床特点和变化规律，以便有别于他科病证。因此，在辨证时掌握不同类别病证的特点和变化，也是非常重要的环节。

中医内科病证，大体可分为外感疾病（包括伤寒和温病）和内伤杂病 2 大类，两者各有不同的病因病机，临床、证候及发展演变的特点。外感疾病，主要根据六经、卫气营血和三焦来进行辨治；内伤杂病主要以脏腑的病因病机来指导辨证论治。这样，就将伤寒温病、内伤杂病的病因、发病、病机变化和临床特点，有了详细而明确的区分。

（一）六经病证的特点和变化

六经病证，是指《伤寒论》中六经所属脏腑病机变化表现于临床的各种证候。它包括太阳、阳明、少阳、太阴、少阴、厥阴等，反映了伤寒 6 种不同的病位、病性、病机和病势归类及证候特点，并作为辨证的依据。凡寒邪在表，或者表邪入里化热，且属正盛邪实的太阳、阳明、少阳，均为阳证，治疗当以祛邪为主；凡病位入里，且属正虚抗病力减弱的太阴、少阴和厥阴均为阴证，治疗当以扶正为主。

伤寒的病因，以人体感受寒邪为主，以皮毛肌腠为入侵途径，循经脉由表而里，传至脏腑。其病机变化，为六经及其所系脏腑受寒邪侵袭，由表入里，由阳转阴，故其临床特点，病初必见伤寒表证，寒邪入里化热，则转为里实热证。在伤寒日久不愈，正虚阳衰的情况下，则多传肝脾肾三脏，出现腹满自利、但欲寐、厥逆等一系列损阳伤正的病机反映。

由于六经各系一定的脏腑，故各经病证常会累及其所系的脏腑，反映出脏腑的证候。如太阳经受病之初，多表现为太阳经证。当表邪不解，影响到太阳腑的时候，就会出现蓄水证或蓄血证。当寒邪入里，又可因人体正气的强弱而有不同的变化。正气衰弱则病由实转虚，可出现累及心肾的少阴病；正气盛则病转实，而出现病在胃肠的阳明病。因此，六经病证实际上就是六经所系脏腑在病理条件下，反映于临床的证候。

六经病证既然是脏腑经络病机变化的临床反应，故一经的病证，常会涉及到另一经，从而出现传变、合病和并病。一般认为，“传”是指病情随着一定的趋向发展；“变”，是指病情在某些特殊条件下起着性质的转变。疾病的传变与否，常取决于2个主要因素：一为邪正消长的力量比较，一为治疗处理的得当与否。如自表而里，由阳而阴，这是一般邪胜正衰的传变规律；若在正胜邪退的情况下，则病势能由里达表，由阴出阳。

合病和并病，都是不能单独用一经的病证来归纳的复杂证候。凡2经或3经的证候同时在一个患者身上出现者，称为“合病”。《伤寒论》中有太阳阳明合病、太阳少阳合病、阳明少阳合病和三阳合病4种。凡一经的病证未罢，又出现另一经的证候者，称为“并病”，《伤寒论》中有太阳阳明并病和太阳少阳并病两种。

此外，还有因误治之后、正气太虚、病情恶化危重者，称为“环病”。《伤寒论》中特别提出了“观其脉证，知犯何逆，随证治之”的论述，作为诊治“坏病”的原则。

（二）卫气营血病证的特点及其变化

卫气营血，是人体感受四时不同温热病邪所引起的多种急性温热病过程中的四种阶段的总称。温病临床分类繁多，有以季节气候定名，有以四时主气定名，也有以发病或流行特点而定名。尽管临床分类众多，但就其病变性质而论，一般可归纳为温热和湿热两大类。温邪入侵人体的途径，系由口鼻而入，循卫气营血而分属于上、中、下三焦所属脏腑。其病机变化，主要由于温邪入侵卫、气、营、血后，最易化火灼伤津液，耗血动血，故其临床特点是化热最速，极易产生一系列火炽伤阴等病机反映，它包括卫分、气分、营分、血分等4个不同阶段的证候。卫分是温病的初期阶段，病位主要在肺卫；气分为温病的中期，乃温邪由表入里，病情渐重，病位在肺、胃、脾、胆、肠，高热为其主症；营分乃温邪更为深入，致津液耗伤，病位主要是心与心包，为温病的较重阶段，身热夜甚，时有谵昏为其主症；温邪进入血分，其主症为高热出血，神志受扰，病位在心、肝、肾，属温病晚期的严重阶段。

卫、气、营、血证候的传变过程，一般多从卫分开始，按由卫→气→营→血的演变发展，称为“顺传”。它反映出病邪由表入里、由浅而深；病情由轻而重、由实而虚的传变过程。临床观察表明，这与西医学关于急性传染病的由前驱期→症状明显期→极期→衰竭期的演变程序是基本一致的。

由于患者体质强弱及其反应状态的不同，致病温邪类别有异，常可出现“逆传”的证候。所谓“逆传”，是指邪入卫分后，不经过气分阶段，而直接深入营分和血分。实践证明，“逆传”是一种特殊临床类型，它和“顺传”过程中出现的营分、血分证候，在内脏病变的本质上无明显差异，临床脉证也基本相同，其主要区别在于传变过程的渐进性与暴发性的不同。

卫气营血证候的传变无固定形式，有初起不见卫分病证而径见气分或营分病证者；有的卫分证未罢，又兼见气分证而致“卫气同病”者；也有气分证尚存，同时出现营分证或血分证者，称“气营两燔”；更有严重者，邪热充斥表里，遍及内外，出现卫气营血同时累及的局面。不过卫气营血的证候传变，病在卫气，病情较浅较轻；病入营血，病情较深较重。

不过其浅深轻重的程度是相对的，所以临证时则应详细观察，避免贻误诊治。

（三）脏腑病证的特点及其变化

脏腑、经络、气血是中医学独特的生理系统，是构成人体的一个有密切联系的整体。病理情况下表现的脏腑病证，是致病因素导致的脏腑病机变化，反映于临床的不同证候。以脏腑议病辨证，始见于《内经》“风论”、“痹论”、“痿论”和“咳论”诸篇，以后《金匮要略》、《备急千金要方》、《中藏经》渐有发展，至钱乙《小儿药证直诀》的“五脏辨证”、张元素的《脏腑标本药式》问世后，相继有以脾胃立论的、以主命门立说的、以专温肾和养阴等各学派的兴起，逐渐形成了用脏腑寒热虚实来分析疾病发生和演变的学术主张，充实和奠定了脏腑病证的理论基础，其辨证论治的规律性也逐步被认识和总结出来。中华人民共和国成立以来，通过广泛的临床、教学和科研实践，对脏腑病证的理论和证治研究，又有了一定的进展。从20世纪60年代始，全国中医药院校各版教材，已将脏腑病证列为内科学的总论，被公认为指导中医内科临床的基本理论之一。

脏腑病证的范围较广，所以临床表现的证候极为复杂。就其病因而言，虽然多属内伤杂病的范畴，有时亦兼外感，或由外感演变而成。以内伤而论，既有七情、劳伤、起居饮食等不同，又有彼此的夹杂参合，故病机变化也较复杂。不过以脏腑病证分类，就能执简驭繁，纲举目张，从而认识疾病的本质。

从病因与脏腑病证的病机关系分析，由七情、劳伤致病的，必耗气伤阴，多先伤心、肝、肾三脏，在临床上多表现为抑郁不快、心烦不安、失眠梦遗、倦怠乏力、饮食减少、心悸气短等为特征的证候；由饮食失节致病的，或为食滞，或属湿热，或属虚寒，多先损伤脾胃，出现胃纳呆滞、脘腹痞满，或大便溏泻等为特征的证候；若起居无常，寒暖失调，则外邪易乘之而入，肺卫首当其冲，或感于肺，或为皮毛所受，即出现鼻塞咳嗽、恶风发热等为特征的表证。

由于脏腑之间有互为表里和五行生克的生理关系，所以在疾病演变过程中，反映出来的病机变化和证候，多具有一定规律和范围。如心之生理功能主要主血脉和神志，小肠与心互为表里，因此在病理条件下，反映在临床上的证候，就离不开血脉运行障碍、情志思维活动异常和心移热于小肠的证候，其病证范围则以心悸、心痛、健忘、失眠、癫狂、昏迷、吐血、衄血、舌疮、梦遗、尿血等为常见；肝之生理功能是主疏泄和藏血，司全身筋骨关节之屈伸，胆与肝互为表里，在病理条件下，主要表现为情志异常、惊恐、血失所藏的证候，其病证范围则以中风、眩晕、头痛、痉、痫、昏厥、积聚、吐血、衄血、惊恐、不寐、耳鸣、耳聋、疝气、麻木、颤证等为常见；脾胃的生理功能主要为主受纳和运化水谷，其病理表现则为水谷消化吸收的失调，其病证范围主要表现为泄泻、黄疸、胃脘痛、呕吐、呃逆、水肿、鼓胀、痰饮、吐血、便血等；肺的生理功能为主气司呼吸，肺与大肠互为表里，故病理表现主要为气机出入升降的失常，其病证范围以感冒、咳嗽、哮喘、肺痈、肺痨、肺痿、肺胀、咳血、失音、胸痛等为常见；肾的主要生理功能为主藏精，为生殖发育之源，主水液以维持体内津液之平衡，与膀胱互为表里，在病理情况下，则反映为精气津液失调，其病证范围以消渴、痿、水肿、喘、尿血、淋浊、癃闭、小便失禁、遗精、阳痿、腰痛、耳鸣、耳聋等为常见。

由于脏腑的生理功能是与经络密切联系的，因此不少经络病证的证候，常常通过脏腑的病机变化反映出来，如肝经的主要见证为巅顶头痛、两胁痛、目赤、面青等，以五脏病机分析，则可概括为肝气化火和肝阳上亢的实证；如以经络病机分析，因肝之经脉布胁肋，连目系，下颊环喉，会于巅，故上述诸症之出现，均与经络循行部位有密切关系。因此，各种内科杂病，既是脏腑的不同证候，也包括经络病机变化反映在临床上的不同证候。

由于气血既是脏腑功能的反映，又是脏腑活动的产物，因此，人体病机变化无不涉及气血。因气血来源于脾胃，出入升降治节于肺，升发疏泄于肝，帅血贯脉而周行于心，统摄于脾，故脏腑一旦受病，就直接或间接地反映出气血的病机变化，出现不同气血的病证。

痰湿既是脏腑病机变化的产物，也是脏腑病证的临床表现，又是直接或间接的致病因素。痰为湿之变，湿则分为外湿和内湿。外湿系六淫之邪，多由体表肌肤侵入，浅则伤及皮肉筋脉，流注关节，深则可入脏腑，脾阳素虚者易从寒化，胃热之体易从热化；过用寒凉易于寒化，妄加温燥易于热化。内湿多因饮食不节，恣食酒醴、肥甘，损伤脾胃，运化失调，水失敷布，内聚为患，或为泄泻，或为肿满，或为饮邪，或为痰阻。此即《素问·至真要大论篇》所说“诸湿肿满，皆属于脾”的病机。

由此可见，脏腑的病证多与气血痰湿的运行和代谢障碍密切相关，气血痰湿的病理表现，又是脏腑病证的直接体现。

三、明析辨证与辨病的关系

病和证，都是人体阴阳平衡失调，出现了病机变化的临床反应。它不仅是概括一组症状的综合证候群，而且是反映内外致病因素作用于机体后，表现的不同特征、性质和病理机转。因此，病和证都是对人体在病理情况下，概括其病因、病位、病机、病性、病势，以及邪正消长，阴阳变化的临床综合诊断。

中医学的辨证论治，既讲辨证，也讲辨病。汉代张仲景《伤寒论》是一部论述辨证论治的典籍。《金匮要略》则是论述辨病的专著，其中的中风、疟疾、肺痈、消渴、肠痈等篇，开辨病论治之先河。

辨证与辨病是密切相关的。一方面，疾病的本质和属性，往往是通过“证”的形式表现于临床的，所以“证”是认识疾病的基础，辨“证”即能识“病”；另一方面，“病”又是“证”的综合和全过程的临床反应，只有在辨“病”的基础上，才能对辨脉、辨证和论治等一系列问题，进行较全面的讨论和阐述。具体地说，“辨证”多属反映疾病全过程中某一阶段性的临床诊断；“辨病”则较多反映疾病全过程的综合诊断。不过“病”和“证”的区别，还不能简单地全部用疾病的“全程”和“阶段”来解释。因为古代不少的病，如黄疸、咳嗽、水肿等，现在看来乃属一种症状。同样，一些古代的证，如痉、脱等，今日已逐渐发展成为单独的疾病。

“病”和“证”的关系，还表现在同一疾病可以出现不同的“证”，不同的疾病也可以出现相同的“证”。前者称“同病异证”，后者称“异病同证”。这里的“证”，不是指病程阶段不同而出现不同的“证”，主要是与致病病因和人的体质差异的结果。如感冒一病，有因风寒袭表和风热上犯的差异，而有风寒表证和风热表证的不同，同属风寒袭表，由于体质差异，又有表实证与表虚证之别。又如在痢疾、泄泻、淋证等不同病的某一阶段，均可出现“下焦湿热”的相同证候。在治疗处理上，前者“病”虽同而“证”不同，则治疗不同；后者“病”虽异，而“证”相同，故治疗相同。此即所谓“同病异治”和“异病同治”。

虽然“病”和“证”的关系如此密切，但在具体临床上还必须熟练掌握好辨证，才能更好地达到辨病的目的。古人为此创造了丰富多彩的辨证方法，如八纲辨证、六经辨证、卫气营血辨证，以及脏腑辨证、气血津液辨证、病因辨证等。它们都是从不同的角度和不同的高度，反映疾病共性的规律性认识，是从具体的疾病中概括和总结出来的，又反过来指导对疾病的辨证。

四、周密观察，验证诊断

收集四诊材料，全面分析病情，根据疾病的特点和变化，进行辨证和辨病，从而立法、选方、遣药，但辨证论治正确与否尚需用治疗效果来验证。若其辨证论治收到预期疗效，则表示辨证论治正确无误。临床上，由于受到认识水平和技术水平的限制，部分地或全部地修改原有的辨证结果和论治方法，也是常见的。因为一些疑难的或临床表现不典型的病例，往往需要经过深入和系统的动态观察，才能得到正确的辨证。如呕吐一证，既可起于外感，又可发于内伤，起于外感又有因寒因热的不同，发于内伤则有气滞和湿浊之别。不论外感内伤，呕吐乃胃气上逆所导致。而胃气上逆又不仅限于胃腑本身的病，有时也可由肝气横逆而引起，或肾气衰败而导致。这些鉴别和辨证，都必须进行全面地动态地观察，才能辨识出来。若初察患者之吐，非由外感引起，乃发于情绪不舒之后，症又见胁痛胀满、吞酸嗳气、脉弦，先辨为肝气犯胃的呕吐，遣以疏肝和胃之方药，药后仅胁痛胀满、吞酸嗳气之症稍缓，而呕吐未平，且出现小便不利、面足浮肿，脉转细弦而缓，追问病史，以往曾有反复浮肿、腰痛头昏之候。按此详察分析，其吐虽与肝气不疏有关，但致吐之由乃是肾气衰败、浊邪上千所致，可改用疏肝益肾、化浊和胃之法。系统地进行动态观察，随证施治，不断验证辨证，这样才有可能得到符合临床实际的正确辨证。

此外，必须强调指出，对急症和重危病例，如卒中昏迷或急性中毒的患者，在四诊材料一时无法全面收集之前，则当及时提出应急的“急则治其标”的辨证和诊断，迅速采取有效的治疗措施，及早进行必要的处理，切不可只顾于辨证和诊断细节问题的纠缠，置患者于侧而不进行必要的抢救，以致贻误时机。

（代国军）

第二节　辨证的一般原则

辨证的过程，就是诊察、辨析和处理疾病的过程。这一过程中，医生要熟练掌握中医学的系统理论和诊疗方法，包括掌握和运用辨证的一般原则，才能辨证确切，处理得当。这些原则，概括起来就是：分主次，辨真假，审标本，别虚实。

一、分清证的主次，注重主证转化

对于内科一个具体的病证，在诊疗时，应从其临床表现的复杂证候群中，首先辨明其主证，抓住其主证，这是辨证中的关键所在。判断主证，不能单从症状出现的多少和明显与否来决定，而是要侧重于病因病机的分析比较，何种证能反映病机本质，对病情发展起关键作用，其即是主证。例如，某些黄疸患者，病情比较复杂，既有胁痛、抑郁等肝郁的见症，又有倦怠、纳呆、腹满、泄泻等脾虚症状，甚至还有其他见症。若按病机分析，抓住脾虚为其主证，治以调理脾胃为主，随证加减，往往可使各种症状好转。而另一些患者则表现为胁痛剧烈、眩晕、口苦、易怒、失眠，虽见其他一二兼证，但按病机分析，应以肝郁化火为主证，治以疏肝清热为主，就有可能收到预期效果。因此，辨明主证，抓住主证，即能抓住主要矛盾，就有助于确定主要和次要的治法方药。

同时，必须注意，作为主证并不是始终不变的。在一定条件下，寒证可以转化为热证，热证可以转化为寒证；虚证可以转化为实证，实证可以转化为虚证。然而证的转化，是以一定因素作为条件的，包括体质、气候、饮食、情志、药物等各种因素。在密切观察证情变化中，医者尤应注意观察病证转化的条件，作为分析判断的参考。例如，一些肺痨患者，初期多表现为阴虚内热，或骨蒸潮热，烦躁失眠，干咳痰血等，经过一段较长时间养阴清热之后，一部分患者治愈或好转，有一部分患者可转化为虚寒证，出现畏寒肢冷、气短自汗、便溏、阳痿等。这是由于病程过久，正气受损，阳气衰微，或因用药失当，过用寒凉，削伐元阳之气。这些因素都是导致主证转化的条件，必须充分注意观察，若主证一旦转化，就应及时采取相应的治疗措施。

在观察分析证的转化过程中，必须分清主次。有的是主证发生了根本的转化，有的则是非主证发生了转化，变成了主要矛盾。如溃疡病，症见胃脘隐痛、胀满不舒、嗳气吐清涎、喜按喜暖且得温而缓、便溏溲清、脉濡而缓，此乃脾胃虚寒之证．治宜温中散寒，但在治疗过程中，出现吐血便血、胃腹胀痛加剧、脉转滞涩，此乃主证遂成寒凝血瘀，治当改以温阳祛瘀之法。又如素有饮证，风热外加，出现高热烦渴、脉洪大、喜冷饮，此乃气分高热为其主证，当以清热生津为法，挫其热势。但病后不久，热邪方退，由于风热引动饮邪，出现喘息不得卧、痰涎稀白面多、脉转沉，此乃宿饮诱发所致，治当改用肃肺涤饮之法。以上举例，说明在注意证的转化时，也要分清主次。

二、辨明寒热真假，抓住病证本质

在临床诊断过程中，典型证候较易认识，但不典型的证候也为数不少，有时一些症状还互相矛盾，甚至出现假象，最常见的就是寒热的真假，即所谓“真寒假热”、“真热假寒”、“阴盛格阳”、“阳盛格阴”，由此而不容易明确病证的本质。在这种情况下，必须克服片面性和表面性，要从极其复杂的证候群中，透过现象看本质，分清真假，辨明主次。要做到这一点，首先应抓住关键性证候，不要被假象所迷惑。有时假象很多，而反映本质的症状或体征只有一两个，但唯此才是主要的依据。一般说来，舌脉之象最具辨别寒热真假的参考价值。虚寒的脉象迟而无力，舌质淡嫩而湿润；实热的脉象数而有力，舌质于红而苔燥。但问诊也不可忽视，从四诊合参之中，寻找主要依据。例如寒证，口不渴而喜热饮，畏寒蜷卧，虽身热不欲去衣，舌淡白湿润，脉象重按无力，虽有其他假热的症状，只要抓住上述脉症，就可以判为寒证。其次，要全面分析各种因素，包括从体质、年龄、病史、病程、饮食、情志、服药史等去找线索，进行详细的比较，才能辨明其寒热的真假。现将寒热真假鉴别诊断列（表3－1）如下。

表3－1　寒热真假鉴别诊断

鉴别点	真寒假热，阴证似阳	真热假寒，阳证似阴
寒热	身虽热，但欲近衣	身寒，反不欲近衣
渴饮	口虽渴，但不欲饮，或喜热饮	口不甚渴，但喜冷饮
面色	面虽赤，但色嫩，见于两颧	面色虽晦，但目光有神
神态	虽烦躁，但形瘦神靡	虽神昏，但有谵语、躁动
红肿	身虽肿，但无红热	身虽无肿，但见红热
四肢	四肢虽热，但身前不热	四肢厥冷，但身前灼热

续　表

鉴别点	真寒假热，阴证似阳	真热假寒，阳证似阴
小便	小便虽利，但清而不浊	小便虽长，但浊而不清
大便	大便虽结，但少而不热	大便虽利，但量多而臭
脉象	脉虽大，但按之不实	脉虽沉，但按之有力
舌质	舌虽红，但滑润	舌虽淡，但少津
舌苔	苔虽厚，但色不黄	舌虽薄，但色多黄

三、详审病证标本，掌握先后逆从

审察病证之标本，以定治法之先后逆从，这是辨证的重要内容。《素问·标本病传论篇》曾这样强调："知标本者，万举万当，不知标本，是谓妄行。"所谓标，就是疾病表现于临床的标志和现象；所谓本，就是发生疾病的根本。疾病的标本不是固定不变的，它往往随具体疾病和具体患者各有不同。以病因而论，引起疾病发生的病因为本，所表现于外的各种临床征象是标；以病变部位而论，原发病变部位为本，继发病变部位是标；以症状本身而论，原发症状是本，继发症状是标；以病之新旧而论，旧病是本，新病是标。病证虽多，但总不离标本，一切复杂的证候，都可以分析出它的标本，即透过其现象分析其本质，从而确立正确的辨证和实施合理的治疗。

病证的标本审明之后，治疗上的原则，先治其本或先治其标，不是千篇一律的，当视具体病情的轻重缓急而定。一般而论，在本病急、本病重的情况下，固然是先治其本；不过在标病急、标病重的情况下，则又须先治其标，或者标本同治。但是，由于标本是可逆的，是可互相影响的，所以治标也可以达到治本，治本也可以达到治标。如临床治疗上的扶正以祛邪，治本即所以治标；祛邪而扶正，治标即所以治本。由此可知，病证之标本，本可以及标，标也可以及本，因而在治疗上，也可以本病治标，标病治本，就是这个道理。

审明标本，定出先后处理的原则之后，采用"逆治"或"从治"就不难掌握了。所谓"逆"、"从"，即治疗上的正治与反治之法。"正治"，即"逆治"之法，是采取与证候相反的药性来矫正其偏胜的临床表现，也就是一般所说的"寒者热之，热者寒之，虚者补之，实者泻之"，以热治寒，以寒治热，以补对虚，以泻对实，证药完全相反的治法。而"反治"，即"从治"之法，则是采取与证候（指某些假象）相同的药性来矫正其偏胜的临床表现，也就是我们一般所说的"寒因寒用，热因热用，通因通用，塞因塞用"，以热治热，以寒治寒，以泻治通，以补治塞，证药完全相反的治法。如以呕吐一证为例，既可起于脾虚运化失权，也可因于食物中毒而发。前者脾虚是本，呕吐是标，当采用正治之法，以治其本，用补脾和胃之剂以止其呕吐；后者邪毒犯胃为本，呕吐是标，当采用反治之法，以治其本，用催吐、下泻之剂，使其再吐再泻，以求其邪毒完全排出，达到止吐止泻。这说明根据中医学的整体观，运用于临床，详审病证的标本，掌握治法的先后逆从，确能将理法方药统一起来，使辨证和治疗更能符合实际。

四、识别邪正虚实，合理施以补泻

辨邪正虚实，是对病邪和正气消长与病情发展演变关系的客观估价和分析，也是临床辨证的重要原则之一。它对于疾病的诊断是否正确，治疗处理是否得当，都有十分重要的意义。

“虚”是精气亏损而不足，“实”是邪气盛而有余，故虚是正虚，实是邪实。“实”是指致病因素、病理产物所导致的较为强烈的病理反应；“虚”是指人体防御能力、代偿能力或修复能力不足的病机情况。两者之间互相影响，不能截然分开。邪气盛则正气受到郁遏或损耗，导致正气亦虚，因而邪气愈盛则正气愈虚的情况较为常见。识别虚实，一般不外辨表里之虚实，阴阳之虚实，气血的虚实，脏腑的虚实。凡外感之病多有余，内伤之病多不足。不过常见的虚证中多夹有实，实中多兼有虚，临证时，应详细识别。

从邪正虚实的关系上看，正气的充沛，有赖于全身脏腑经络功能的正常运转，如肺气的肃降、心血的循行、肝气的条达、脾胃的运化、肾气的气化、经络的流通等，如果外邪内袭，破坏了这种运转功能，便出现病态。不解除这种破坏，便不能恢复脏腑经络的正常功能。张从正曾说："邪未去，而不可言补，补之则适足以资寇。"因此对于正气受损的虚证，要特别注意有无实邪为患，如夹有实邪，单纯用补法，疗效往往不够理想。对这类患者的补泻，多主张“以通为补”或“通补兼施”，达到“邪去则正自安”的效果。如部分心痛、心悸患者，虽然临床上表现为一派虚象，仍然要以祛瘀除痰为主治，适当配合补法，疗效更好。当然也有以虚证为主，需用扶正之补、法者。如有些长期发热的心痛、心悸患者，多数先由痰瘀而致阴虚或阳虚，在适当时期，还须用养阴益气或扶阳之法，才能达到退热开痹止痛的效果；若仍以大剂祛瘀清热，攻伐寒凉之品，往往症虽减而复发，正气更虚而邪气更实。因此，只有辨清虚实，才能合理施以补泻，收到预期的治疗效果。

（余　胜）

第三节　辨证论治的步骤

内科辨证论治的具体步骤，从临床实用出发，一般可归纳为诊察、议病、辨性、定位、求因、明本、立法、选方、遣药及医嘱等10个方面。

一、诊察

诊察，就是四诊合参，审察内外，通过望、闻、问、切四诊对患者作周密观察和全面了解，既要了解患者的病史和临床表现，又要了解外在环境对疾病发生、发展的可能影响。将诊察所得，进行分析归纳，运用从外测内、见症推病、以常衡变的方法，来判断患者的病情，以此作为辨证立法、处方用药的依据。这是辨证论治的第1步，也是最重要的一个环节。

四诊资料是否搜集恰当，是否切合病情，与辨证准确与否有着密切关系。因此，在进行四诊时，不但要做到全面系统，还要做到重点突出，详而有要，简而不漏。既要防止无目的的望，不必要的闻，又要避免当问不问和应切未切等缺失，使四诊资料更好地为辨证提供必要依据。

二、议病

议病即辨明病证，包括辨清疾病类别在内，临床上有显著特征的疾病，一般较易辨识，但对于某些复杂疾病，必须通过对病因病机的深入分析，周密鉴别，甚至通过试探性、诊断性治疗，方能最终识别与确定病证。

三、辨性

辨性，即是辨别病证的性质。疾病的发生，根本在于邪正斗争引起的阴阳失调，故病性无非阴阳的偏盛偏衰，阳盛则热，阴盛则寒，故病性具体表现在寒热属性上。而虚实是邪正消长盛衰的反映，也是构成病变性质的一个重要方面。寒热虚实是一切病变中最基本的性质，各种疾病均不离于此。由于基本病变是虚实寒热，所以治疗的总原则，就是补虚、泻实、清热、温寒。辨清病变性质的目的，在于对病证有一个基本的认识，治疗上有一个总的原则，故辨识病证性质是辨证中的一项重要内容。

四、定位

定位，指判定病变部位。定位是辨证论治中至关重要的问题。因为病位不同，病证性质随之不同，治疗措施也就不同。定位一般包括：表里定位，多用于外感疾病；脏腑、经络定位，多用于杂病；气血定位，通常杂病要分气分病、血分病，温病要辨清卫、气、营、血与三焦。这些定位方法或简或繁，各有其适用范围，有时需结合应用。其中的脏腑定位，不单广泛应用于杂病，外感疾病也常有应用，脏腑定位涉及的病变范围较广，定位也比较具体。现代中医学家方药中在其所著的《辨证论治研究七讲》一书中，将有关脏腑辨证的内容，结合其临床实践加以归纳，提出了从7个方面进行脏腑定位的方法：①根据脏腑归属部位及所属经络循行部位，从临床表现特点进行定位。②从各脏腑功能特点进行定位。③从各脏腑在体征上的特点进行定位。④从各脏腑与季节气候的特殊联系进行定位。⑤从各脏腑与病因方面的关系和影响来进行定位。⑥从各脏腑与体型、体质、年龄、性别的关系和影响进行定位。⑦从发病时间及临床治疗经过上的特点进行定位。这7个方面是相互联系的，临证时必须四诊合参，综合分析，才可能使定位符合实际。

五、求因

求因就是审证求因。它是辨证的进一步深化，是根据患者一系列具体证候，包括对患者症状、体征的四诊所得和某些化验检查结果，加以综合分析，求得疾病的症结所在，为临床治疗提供确切依据。这里所求的“因”，其涵义有广义和狭义两个方面。广义之“因”，包括对病因、病机和病情进行全面的分析和了解，也就是从临床一系列具体征象中，分析确定其病因是什么？病在何经何脏，其病机和发展演变如何，务使其分析所得的辨证、辨病，能切合病情的实际。狭义之“因”，乃是根据患者的临床表现，辨明其具体病因，掌握病因，针对病因，从根本上治疗疾病。临证时不仅要明确广义的“因”，而且要明确具体的“因”，这样才能达到真正审证求因的目的。

六、明本

“治病求本”是诊治疾病的根本原则。无论针对病因治疗或针对病机治疗都必须遵循这一原则。而这里所说的“明本”，是指在分析发病的病理机转中，根据疾病的发生、发展、变化的全过程，来探求哪一个脏腑或哪一种病机变化在其中起主导作用，为治病求本提供先决条件。例如，患者在剧烈吐泻或慢性腹泻后，出现拘急痉挛，谓之土虚木乘，则脾虚为本，肝风为标，当以实脾为主，佐以平肝解痉。又如在温病过程中发生肝风内动，或热极生风者，应凉肝息风，通过凉泻肝热而平息肝风；若系肾阴受损，不能涵养肝木，又宜滋阴息风，通过滋肾养肝而平息其风。两者均以风为标，但前者以热盛为本，而后者以阴虚为本。“明本”是针对病机而“求因”的具体化，它使病机的主次以及因果关系得到明确，是确定治法的可靠依据。

七、立法

立法，就是确立治疗方法。它是根据辨证的结果而确立的。每一种证候都有相应的治法，如肝火犯肺的咳嗽，采用清肝肃肺的治法；脾虚痰湿的咳嗽，采用健脾化痰的治法。治则是对疾病提出治疗处理的原则，而治法乃是针对具体病证实施的治疗方法。治则指导治法，治法体现治则，这便是两者的辩证关系。

八、选方

选方是依据所确立的治法而选用适当的方剂。方剂是针对证候、治法而设，具有固定的组成配伍，有其一定的适用范围。因此，要选择好恰当的方剂，必须熟悉方剂的组成、方义和药物配伍关系及其适用范围。

方剂是前人临床经验的总结，是历代医家在有关学术理论指导下，和对某些病证认识的基础上所创制的。我们应该重视、继承、运用它，并在前人的基础上不断发展和创新。刘完素《素问病机气宜保命集·本草论第九》:“用方不对病，非方也；剂不蠲疾，非剂也。”因此，临床上要防止杂药凑合，有法无方的弊病。当然，也有不拘成方，随证遣药，而法度井然者。在临床实践中，两者都必须不断总结和提高。

九、遣药

遣药是在选定方剂的基础上，随证加减药物。由于病证的复杂多变，很难有一定的成方与具体病情完全吻合。所以，应根据病证的兼夹情况和照顾疾病的次要矛盾适当加减药物。这是对方剂的灵活应用，使之更能贴切病情。

十、医嘱

医嘱主要包括服药注意事项和将息调养事宜。如某些药物的先煎后下、药物的具体服法、饮食宜忌，以及情志劳逸、房事调摄等，以便消除不利于康复的因素，使治疗更好发挥作用，促使疾病早日痊愈。

以上诊察、议病、辨性、定位、求因、明本6个方面的内容，属于辨证的范围，是辨证论治中的“理”；立法、选方、遣药与医嘱，则是论治的具体体现。这样，便构成了辨证论治的理法方药的统一。只是为了叙述方便和利于学习、掌握，才分为10个具体的步骤和方面，在临床应用时，并不是绝对按这样的顺序，有时相互并用或结合运用。例如，诊察是搜集临床资料的阶段，是辨证论治的前提，但在诊察过程中，实际已涉及到议病、辨性、定位、求因、明本，彼此之间又有着紧密不可分割的联系。所以，在临床上不必拘泥于这种格式和先后次序，可以根据具体病情和自己的熟练程度，灵活运用。

（彭红星）

第四节　内科常用辨证纲要

中医在长期的医疗实践中，总结了一套系统的、反复验证行之有效的辨证方法和要领，它主要包括八纲辨证、六经辨证、卫气营血辨证和脏腑辨证等。这些辨证方法各具特点，互相联系，在临床上常参合运用，现简介如下。

一、八纲辨证

八纲辨证，是从表里、寒热、虚实、阴阳相对应的8个方面去认识、分析和归纳病证的辨证方法。运用这种方法，就能对疾病过程中所表现的千变万化的复杂临床现象加以概括，使之条理化、规律化。八纲之中，阴阳是总纲，用以概括其他六纲。表、热、实属阳；里、寒、虚属阴。

（一）表里

表里是辨别病变部位深浅的纲目。一般而论，表是指人体表浅的部分，实是外感疾病初起阶段的病位概念，古人每用“皮毛”、“肌表”、“太阳”、“卫分”等术语加以表述；里是指人体较深的部位，实是一切疾病病位较深的概念，多指已直接影响到脏腑、气血、阴阳等功能的病证。表证为六淫、疠气等外邪从外侵袭肌表，病变部位较浅，病情也较轻；里证则为外邪入里或因七情内伤、饮食劳逸等，病从里发，病变部位较深，病情也多较重。

1. 表证　多见于外感疾病的早期阶段。

主症：恶寒发热同时并见，头身疼痛，鼻塞流涕，脉浮，苔薄白。

病机：邪袭卫表，卫表功能失常。

分型：由于邪气性质不同，人体正气差异，表证有表寒、表热、表虚、表实之分，其主要鉴别如（表3－2）。

表3－2　表证鉴别

证别	症状	舌脉
表寒	恶寒重，发热轻，无汗，头痛，项背强痛	苔薄白，脉浮紧
表热	恶寒轻，发热重，多有汗，头痛，口渴	舌尖红，脉浮数
表虚	汗出，恶风	舌淡，脉浮缓有力
表实	无汗，恶寒	苔薄白，脉浮有力

治法：解表发汗为表证主要治法。因寒热虚实不同，表寒用辛温解表法；表热用辛凉解表法；表虚则不可多汗；表实则可用辛温解表发汗作用较强的方药。另外对于年老体弱或素有痰饮内伏、阴血亏虚而有表证者，则应分别在解表时兼用扶正、涤饮、滋阴等法。

2. 里证　里证分两类。一种多见于外感疾病发展过程中，表证已解，邪气传里，累及脏腑；另一种由内伤所起，病发于里者均属里证。里证的临床表现是多种多样的，不仅有寒热虚实之分，而且因所病脏腑的不同而有异，其具体表现将在脏腑和气血辨证章节中详述。

主症：壮热或潮热，烦躁口渴，便秘腹痛或呕吐泄泻，神昏谵语，脉沉，苔黄或黑等（此仅指外感疾病由表入里的常见主症）。

病机：外邪由表入里，内伤病发于里，脏腑气血阴阳失调。

分型：里证不仅有寒热虚实之分，而且交错出现，极为复杂。现仅就里寒、里热、里虚、里实诸证鉴别如（表3－3）。

表3－3 里证鉴别

证别	症状	舌脉
里寒	肢冷不渴，恶寒喜热，腹痛便溏，尿清长	苔白滑，脉沉迟
里热	壮热口渴，目赤唇红，烦热不宁，尿黄赤	舌红苔黄，脉沉数
里虚	气弱懒言，食减倦怠，头昏心悸	舌胖苔白，脉沉弱
里实	壮热气精，谵语神昏，大便秘结	苔老黄，脉沉实

治法：里证复杂，涉及面广，或清或温，或攻或补，须临证具体掌握。

3. 半表半里证　既不在表，也不在里，而介于表里之间的属半表半里证。主症为往来寒热，胸胁苦满，心烦喜呕，口苦咽干，目眩，脉弦等。治以和解表里，多选用小柴胡汤加减。

4. 表里同病　临床表现既有表证又有里证时，则为表里同病。表里同病分2种情况，一类是表证未罢而里证已现；一类是旧病未愈而又有新感。属前一类的如柴葛解肌汤证，属后一类的如小青龙汤证等。在治法上，前一类多用表里同治之法，后一类则多取先表后里之法。

（二）寒热

寒热是辨别病证属性的纲目。辨明寒热是指导临床用寒凉药或温热药的依据。辨寒热主要是根据患者口渴与否，二便情况，四肢冷热，舌质舌苔以及脉象等方面进行识别。

1. 寒证　导致寒证的原因有二：一是寒邪侵袭，阴胜则寒（实寒）；二是阳气衰退，阳虚则寒（虚寒）。

主症：怕冷，四肢不温，口不渴或喜热饮，尿清长，大便溏，舌质淡、苔白，脉沉细等。

病机：阴寒入侵，阳气受损；阳气不足，寒自内生。

分型：寒证有实寒与虚寒之分。实寒证多系寒邪盛而正气未衰，虚寒证则为正气不足。实寒证以寒为主，如见四肢厥冷，腹部冷痛，肢节痹痛，脉沉弦或沉迟有力，然虚象不甚明显；虚寒证以虚为主，如见乏力、食少、口淡、便稀，脉微细或沉弱无力，兼有一定寒象。

治法：虚寒证以“寒者热之”的温法为主，可针对不同病情，或用辛温，或用甘温，或用温补。实寒证则又当采用温通法。

2. 热证　导致热证的原因有二：或为邪热入侵，阳胜则热；或因素有阴虚，阴虚则热。

主症：发热面红，渴喜冷饮，烦躁不安，尿少便结，脉洪大而数，舌红苔黄。

病机：邪热内扰或虚热内生。

分型：热证也有虚实之别。实热可见高热烦渴，谵语或狂，声音粗壮，舌红苔黄，脉滑数或沉实。虚热多属低热或潮热，虚烦不寐，消瘦盗汗，舌淡红少苔或舌绛无苔，脉细数无力。

治法：热证以“热者寒之”的清法为主，可针对不同病情，实热多用苦寒清热法，虚热多用养阴清热法。

现将寒证和热证在临床四诊的鉴别要点比较如（表3－4）。

表 3-4 寒证、热证四诊鉴别比较

四诊	寒证	热证
望	喜缩足蜷卧，沉静，面色苍白，目清，唇淡白或青紫、爪甲青紫，舌苔白滑而湿润，舌淡胖嫩，痰多稀白	喜伸足仰卧，身轻易转，烦躁不安，目赤，唇干或红，爪甲红紫，舌苔粗糙而黄、或生芒刺、或干黑，舌质坚敛苍老，痰多黄稠
闻	静而少言声低	烦而多言声高
问	不渴或喜热饮、唾液多、小便清长、大便溏泄	口渴或喜冷饮、唾液少、小便短赤、大便秘结
切	脉沉细、迟缓无力、手足厥冷	脉浮洪数有力，手足温暖

3. 寒热错杂　寒热错杂，是指临床上寒热交错并见的证候。其有表寒里热、表热里寒和上寒下热、上热下寒等的不同。表寒里热和表热里寒，属表里同病的寒热错杂；上寒下热或上热下寒，则属于里证寒热并见的寒热错杂。临证时应辨明寒热的在表在里、在上在下，以及寒热的孰多孰少，才能拟出切合病情的理法方药。

4. 寒热真假　详见本章第二节中“辨明寒热真假，抓住病证本质”内容，兹从略。

（三）虚实

虚实是辨别正气强弱和邪气盛衰的纲目，决定治疗用攻用补的依据，对指导临床治疗有很重要的意义。虚实辨证的关键，主要在于辨患者的体质、病程、脉象、舌象等方面。一般体强多实，体弱多虚；新病多实，旧病多虚；脉有力多实，无力多虚；舌质坚敛苍老者多实，淡润胖嫩者多虚。

1. 虚证　多见于先天不足，禀赋亏虚；后天失养，脾胃虚弱；过度劳累，身心疲惫；病后体弱，正虚待复；年迈之体，形神不支等。

主症：面色不华，精神萎靡，气弱懒言，心悸气短，食少便溏，自汗盗汗，舌淡嫩，脉无力。

病机：精气夺则虚。正气不足为主，邪气不明显。

分型：阴虚、阳虚、气虚、血虚、脏虚、腑虚等不同。

治法：分别用补阴、补阳、补气、补血和调补脏腑等法。

2. 实证　见于邪气入侵或病理产物积聚而正气未虚者，发病多较急骤，病势多呈亢盛。

主症：可见高热，口渴，烦躁，谵语，便秘腹痛而满，舌质苍老，苔黄干燥，脉有力。

病机：邪气盛则实。邪气亢盛为主，正虚不明显。

分型：实证因有六淫、戾气侵犯，七情所伤，水湿、痰饮、瘀血、积食、结石等病理产物积聚等不同，故同为实证，证型各异。

治法：主要以祛邪法治之，针对实证病因与证型，治法各有不同。

3. 虚实夹杂　正虚与邪实并存，关键在于辨虚实的孰多孰少。凡“甚实甚虚者治其虚，微虚微实者治其实”；病有“二虚一实，治虚为主，兼治其实”；病有“二实一虚，治实为主，兼治其虚”。以上论述，可作为决定攻补的主次及轻重的参考。

（四）阴阳

阴阳是八纲辨证的总纲。阴阳辨证在临床辨证诊断上的重要意义，正如《内经》所说：“善诊者，察色按脉，先别阴阳。”张景岳所谓：“医道虽繁，可以一言以蔽之，曰：阴阳而已。”首先把病证的阴阳辨别清楚，就为进一步辨证与治疗，指明了方向。

1. 阴阳转化　疾病在发生、发展和治疗过程中，不是一成不变的。可因治疗的正确及时，以及正气的恢复，病情逐渐好转；也可因失治、误治或邪盛而正衰，病情逐渐加重。同一病证在不同的阶段，可表现为不同性质的证候，这就产生了阴阳的转化。例如，温热病的气分阶段，邪热炽盛，本为阳证。但若出现厥逆气脱等症，则是已转化为正气被夺之阴证。这就说明疾病在一定情况下，可发生本质的变化。一般说来：阳证转阴是病情加重，阴证转阳是病情减轻；表证入里是病情加重，里证出表是病情减轻；热证转寒表示正气衰，寒证转热表示邪气盛；虚转实是病退，实转虚为病进。临证必须随时抓住病情的阴阳转化，正确及时地进行治疗处理。

2. 亡阴亡阳　亡阴亡阳是疾病发展的严重阶段，它是指机体阳气或阴气受到严重损伤的证候。亡阴亡阳多继发于某些疾病后期阶段，也有因故而猝然发生的。导致亡阴亡阳的原因，主要有两方面：一是病情的发展或突变；二是治疗的错误，如过用或误用汗法，可导致亡阴亡阳。在治疗上则有回阳救逆与救阴生津等法。亡阴、亡阳临床鉴别要点见（表3－5）。

表3－5　亡阴亡阳临床鉴别要点

证候	寒热	汗	口渴	舌	脉	病机
亡阴	身热，手足温	汗多而黏热，味咸	渴喜冷饮	红干	数而无力	阴气将绝
亡阳	身寒，手足冷	汗多而凉冷，味淡	口不渴	白润	脉微欲绝	阳气欲绝

八纲中的表里、寒热、虚实都是可变的，依一定条件而转化。且临床常见证候很少是单纯的，多是表里、寒热、虚实交织在一起。在辨证过程中，不仅要掌握八纲的每一方面，还需要掌握其相互之间关系，否则难以辨证准确。

二、六经辨证

六经辨证是用来概括外感热病发展过程中6个阶段的变化，把复杂的临床表现归纳为六类不同性质的病证，成为外感热病辨证论治的纲领，分为太阳病、阳明病、少阳病、太阴病、少阴病，厥阴病六类。

（一）太阳病

太阳病是外感病的初期阶段。太阳为六经之“藩篱”，外邪入侵，太阳首当其冲。因病邪强弱和体质虚实不同，太阳病一般分为经证和腑证。

主症：头项强痛，恶寒发热，肢体疼痛，脉浮等。

病机：寒袭肌表，营卫失和。

证治：

1. 经证　为寒邪外袭，卫阳被束，分中风、伤寒两证。

中风证：发热恶风，汗出，头痛项强，脉浮缓，亦称表虚证。治宜解肌发表，以桂枝汤为主方。

伤寒证：恶寒发热，头项强痛，肢节疼痛，无汗而喘，脉浮紧，又称表实证。治宜辛温解表，以麻黄汤为主方。

2. 腑证　经证不解，内传膀胱，邪入气分则为蓄水证，邪入血分则为蓄血证。

蓄水证：发热恶风，小便不利，消渴或渴欲饮水，水入即吐，脉浮。治宜解表利水，以五苓散为主方。

蓄血证：少腹硬满，小便自利，时或如狂。治宜攻逐瘀血，以桃仁承气汤为主方。

（二）阳明病

阳明病是外感病过程中，邪热炽盛的极期阶段。按其证候的性质和部位来说属于邪热入里，表现为胃肠的里实热证。邪热虽盛，肠中无燥屎阻结的称为经证；邪热内传与肠中糟粕相结而成燥屎的，谓之腑证。

主症：身热、汗出、烦渴、便秘、不恶寒反恶热、脉实大。

病机：邪热阻结胃肠。

证治：

1. 阳明经证　高热汗出，烦渴引饮，不恶寒反恶热，舌苔黄燥，脉洪大而数。治宜清热生津，以白虎汤为主方。

2. 阳明腑证　潮热汗出，腹部胀满疼痛，大便秘结，神昏谵语，脉沉实。治宜苦寒泻下，以承气汤为主方。

（三）少阳病

少阳病的病邪既不在表，又不在里，而在表里之间，既可由本经起病，也可由他经传变而来，故亦称半表半里证。

主症：往来寒热，胸胁苦满，心烦喜呕，默默不欲饮食，口苦，咽干，目眩等。

病机：邪结少阳，正邪相争，相持不下，气机不畅，升降不利。

证治：如单纯少阳证，则以和解表里为主，不可用汗、吐、下、利法。如太阳少阳合病，即兼头痛身痛、汗出等，治当和解透表法，用柴胡桂枝汤为主方；如少阳阳明合病，即主症兼见腹脘胀满、心下痞硬、便秘，治当和解攻里法，用大柴胡汤为主方。

（四）太阴痛

太阴病多由三阳传变而来，也可由于风寒之邪直接侵袭，损伤脾阳而起。太阴病为邪入于阴的早期阶段，其临床主要表现为脾胃虚寒的证候。

主症：腹满而吐，食不下，自利，时腹自痛，脉象缓弱等。

病机：脾弱不振，运化失权。

证治：单纯的太阴证，治当温中散寒，用理中汤为主方。临床上亦可见到太阴兼表或表未解之太阴病，一时如里不急，则先应解表，或表里兼治。

（五）少阴病

少阴包括心肾二经。病情发展到少阴，多属后期的危重阶段。少阴病可由他经传来，也可直中发病，为心肾虚弱的严重证候。

主症：但欲寐，脉微细。

病机：心肾两虚，阴寒内盛。

证治：

1. 少阴虚寒证　神倦欲睡，畏寒，手足逆冷，或下利清谷，小便清长，脉微细。治宜回阳救逆，以四逆汤为主方。

2. 少阴水肿证　全身浮肿，或四肢沉重疼痛，小便不利，畏寒肢冷，神疲欲睡，或见腹痛，脉微细。治宜温阳行水，用真武汤为主方。

3. 少阴虚热证　此为少阴病变。症见心烦，失眠咽干，口渴，舌红而干，脉细数无力。治宜滋阴清热，用黄连阿胶汤为主。

（六）厥阴病

厥阴病属于伤寒后期，病较复杂，常呈寒热互见、阴阳错杂的证候。

主症：消渴，气上冲心，心中疼热，饥不欲食，食则吐蛔。

病机：证属上热下寒，寒热错杂，气机逆乱，水谷失运。

证治：一般厥阴证的治疗为温清并用，以乌梅丸为主方。厥阴也有单纯性寒证或热证，分述如下。

1. 厥阴寒证　手足厥冷，头顶冷痛，干呕吐涎沫，脉细欲绝。治宜温经散寒、活血通脉，用当归四逆加吴萸生姜汤为主方。

2. 厥阴热证　热利，里急后重，口渴，脉数。治宜清热利湿，用白头翁汤为主方。

三、卫气营血辨证

卫气营血乃是概括温热病4个不同临床阶段的不同证候，以此反映温热病在病程发展过程中病位的深浅、病情的轻重、病势的进退的规律性，为温热病的辨证论治提供依据。

（一）卫分证

卫分是指身体的表浅部分，是人体的最外层，其主要功能为抗御外邪的入侵。一般温热邪毒首先侵袭卫分，故卫分证是温热病的初期阶段。

主症：发热恶寒，口微渴，咳嗽，舌苔薄白，舌尖边红，脉浮或浮数。

病机：温邪袭表，肺卫失宣。

证治：

1. 风温卫分证　脉症如上，治当辛凉解表，常用银翘散加减。

2. 暑温卫分证　主症为发热恶寒，头痛无汗，身重脘闷，舌质稍红，苔白腻，脉濡数。治当解表清暑，常用新加香薷饮加减。

3. 湿温卫分证　主症为恶寒发热，无汗或微汗，头胀重，身重而痛，面色黄淡，胸闷不饥，舌苔白腻，脉濡缓。治当解表化湿，常用三仁汤加减。

4. 秋燥卫分证　主症为发热恶寒，头痛无汗，咽干唇燥，鼻干，干咳，舌苔薄白而干，脉浮细。治分凉燥与温燥2种。凉燥宜散寒解表，宣肺润燥，常用杏苏散；温燥宜辛凉解表，宣肺润燥，常用桑菊饮。

上述证候，风温卫分证较多见。舌苔由白转黄，一般反映病邪由卫分入气分。由于卫分证病程较短，故应注意其转变，及时进行处理。

（二）气分证

卫分证入里化热，即属气分证。气分证是温热病的第2阶段，它的主症为壮热不恶寒，口渴、脉数。各型卫分证传入气分后，都化为热证，此时应按入脏、入腑之不同，或湿重、热重之区别辨证论治。

1. 气分大热

（1）主症：身大热，面赤，恶热，心烦，大汗出，大渴欲冷饮，舌苔黄燥，脉洪大。

（2）病机：里热炽盛，正邪剧争。

（3）治法：清热生津，常用白虎汤。渴甚加芦根、天花粉；如汗出过多，伤津耗气，脉似洪大，而重按无力者，可加人参，即人参白虎汤。

2. 痰热壅肺

（1）主症：身热，咳嗽气喘，痰黄稠黏，或见胸痛、苔黄腻、脉滑数。

（2）病机：肺热壅遏，气机郁闭。

（3）治法：清肺泄热，化痰平喘，常用麻杏石甘汤，或《千金》苇茎汤加味。

3. 热结胃肠

（1）主症：高热或午后潮热，恶热，面目俱赤，呼吸气粗，大便秘结，或泻下黄臭稀水，腹胀满，按之作痛，烦躁或时有谵语，手足多汗，舌苔黄燥，脉沉数有力。

（2）病机：胃肠热结，腑气不通。

（3）治法：泻下泄热，常用调胃承气汤。热重伤阴者加生地、麦门冬。

4. 里热夹湿

（1）主症：身热，午后较甚，脘闷纳呆，肢体困倦，渴不欲饮，大便结或溏，恶臭，苔腻，脉濡。或见黄疸，甚则可见神昏谵语。具体辨证有湿重和热重之分。

（2）病机：脾湿不化，湿邪蕴热。

（3）治法：清热化湿为主法。如湿重于热，则以化湿为主，佐以清热，用藿朴夏苓汤加减；如热重于湿，则以清热为主，佐以化湿，用连朴饮加减；若湿热蒙蔽清窍，有神昏谵语者，应清利湿热兼开窍，用菖蒲郁金汤加减。治疗湿温，切不可过用寒凉或误用滋腻药物。

（三）营分证

营分证多是气分证的进一步发展，亦可由卫分传来，也有初病即在营分的。此期主要影响心肝两脏，为温热病的严重阶段。

1. 热在营分

（1）主症：发热夜重，口不甚渴，心烦躁扰，或神昏谵语，斑疹隐隐，舌绛无苔，脉细数。

（2）病机：热灼营阴，心神被扰。

（3）治法：清营泄热，常用清营汤。

2. 热入心包

（1）主症：高热神昏谵语，或四肢厥冷，抽搐，舌绛，脉滑数。

（2）病机：热入心包，心神被扰。

（3）治法：清营泄热，清心开窍，常用清营汤煎服，并加服安宫牛黄丸、紫雪丹、至宝丹之类。清心作用以安宫牛黄丸较强，开窍作用以至宝丹为佳。

3. 热极生风

（1）主症：高热，躁扰不宁，抽搐，或四肢拘急，项强，角弓反张，舌颤，舌质红或绛，脉弦数，有时伴有昏迷。

（2）病机：热盛于营，肝风内动。

（3）治法：清热息风，常用羚角钩藤汤，或白虎汤加羚角、钩藤之类。

（四）血分证

血分证为营分证的进一步发展，是温热病的危重阶段。主要表现为发热并见斑疹显露、出血、舌质绛紫等症。

1. 热在血分

（1）主症：发热夜重，心烦少寐，出血（如吐血、咯血、衄血、便血、尿血），皮肤出现紫黑斑疹，谵妄神昏，或见抽搐，舌质绛紫，少苔或无苔，脉细数。

（2）病机：热盛迫血，上扰心神。

（3）治法：清热凉血解毒，常用犀角地黄汤（犀角可用水牛角30~60克代）加减。出血多的加旱莲草、仙鹤草、白茅根等；出现紫黑斑疹加玄参、丹参、大青叶等。

2. 气血两燔

（1）主症：高热汗出，烦躁口渴，斑疹隐隐，舌绛苔黄，脉细数。

（2）病机：热毒炽于气分和血分。

（3）治法：气血两清，用玉女煎加凉血活血开窍之品治之。若热毒充斥表里，卫气营血均受病，表现寒战高热、头痛剧烈，视物模糊，并见出血、神昏者，用清瘟败毒饮加减。

要掌握卫气营血的辨证规律，首先应区别卫气营血不同证候的临床特点。卫分证属表证，是温热病的初期，临床特征为发热恶寒、头身痛、苔白脉浮；气分证是温热病的第2阶段，特征为高热不恶寒，口渴，舌红苔黄，脉数或洪大；营分证是温热病的深重阶段，特征是发热夜甚，斑疹隐隐，舌绛苔少，脉细数；血分证是温热病的危重阶段，邪盛正衰，特征是高热出血，斑疹明显，谵妄神昏，抽搐，舌紫绛，脉沉细数。

温热病的变化，与舌诊有密切联系。苔白转黄提示由表入里，由卫转气；舌润或燥或干裂，反映津液存亡；舌质或红，或绛，或紫，可以区别病在气分、营分或血分，以及伤津程度。不同特点的发热、口渴、出汗、烦躁、昏迷、斑疹等，都对卫气营血的辨证论治有重要意义，临证必须仔细地观察区别。

四、三焦辨证

三焦之名，首见于《内经》。其将人体从咽喉至二阴，根据不同功能及不同部位，划分为上、中、下三焦。从咽喉至胸膈称上焦，包括心肺二脏；膈下至胃下口的上腹部称中焦，包括脾胃等脏腑；由胃下口至二阴的少腹部位，称下焦，包括肝、肾、膀胱、大小肠等脏腑。

清代吴鞠通根据《内经》划分三焦的精神，并在叶天士卫气营血辨证理论的基础上，进一步阐明了三焦部位所属脏腑在温热病过程中的病机变化，作为辨证论治的依据，这就是三焦辨证。

（一）上焦证候

上焦包括手太阴肺和手厥阴心包的病证。温病的发病，初起邪在卫分，即与肺有关，如发热恶寒、咳嗽、气喘、脉浮等。严重时逆传心包，则出现神昏谵语、舌强、肢冷、舌质红绛等症。这是温热病的早期，相当于卫分证候及其逆传营血的证候。

（二）中焦证候

中焦包括足太阴脾、足阳明胃、手阳明大肠的病证。热在胃肠，可见发热不恶寒、反恶热、面红目赤、便秘尿少、舌苔黄、脉数有力等症。若脾蕴湿热，可见身热不扬、胸脘痞满、便溏不爽、身重肢倦、苔腻脉缓等症。这是温热病的极期，相当于气分证。

（三）下焦证候

下焦主要是指足少阴肾、足厥阴肝的病变。温热病传入下焦，每至阴枯液涸而为邪少虚多之证。邪热久羁，耗伤肾阴可见手足心热甚于手足背，口燥咽干，舌绛不鲜，干枯而萎，脉虚等症。肾阴亏导致肝阴亏，则肝风内动，可见手足蠕动或瘛疭，心中憺憺大动，舌干绛而萎等症，这是温热病的末期，相当于营分和血分的证候。

综上所述，三焦证候与卫气营血分证，在很大程度上既有其共同的地方，也有区别之处。从辨证方面来看，手太阴肺的证候，有表证的，相同于卫分证；热壅于肺而无表证的，则属气分证范围，而气分证并不相等于热壅于肺，因中焦足阳明胃和足太阴脾的证候，亦属气分证范围。邪在营分和热入心包的证候，虽都有营阴耗损和神志方面见证，但热入心包，神志证候更为严重，且常伴有痰热内闭之象，所以热入心包虽可归属邪在营分，而其证治确实不同。至于热入血分和邪在肝肾之病证，虽都属病邪深入阴分之候，但见证显然有别。前者是热迫血溢，其证属实；后者是肝肾阴伤，邪少虚多。从传变方面看，由上焦手太阴肺开始传入中焦足阳明胃，相当于由卫入气的顺传过程；如病由肺而传心包的，则相当于由卫入营的逆传过程；如热壅肺胃的气分证，进而发斑的，即由气而入营入血的传变过程。由此可见三焦辨证与卫气营血辨证有相同之处，也有不同之处，临床常将两者参合运用。

五、脏腑辨证

脏腑辨证是各种辨证方法的基础，也是内科疾病诊断最主要和最常用的辨证方法。由于各脏腑的功能是多方面的，而脏与脏之间，脏与腑之间，五脏与经络、气血、五官、身躯、体表之间，在生理与病机上，都存在着密切的联系，因此在疾病演变过程中反映出来的证候是错综复杂的。脏腑辨证，就是根据脏腑生理功能失常的表现，分析病证的重点所在，指出病位的不同层次，并寻找出其发展变化的规律，从而使理、法、方、药一线贯通，为临床正确的诊断和治疗打下基础。脏腑辨证是按照互为表里的脏和腑来进行归类分析的。例如，肝主疏泄，又主藏血，濡养筋与爪甲，开窍于目，其经脉络胆，会巅，绕阴器。胆附于肝，互为表里。故肝阳亢者，胆火亦旺，出现目赤、面红、头痛、口苦等症；肝血不足，则胆气亦衰，出现头晕、视力减退、目涩、雀盲、少寐易惊等。又如，肾为水火之脏，命门附于两肾，内寄真阴真阳，主藏精，有温润五脏的功能，为人身精气之源泉，故称先天之本。骨坚、脑健、发荣、耳聪、齿固，均为肾气充盛之体现；生育、发育、月事亦为肾所司。肾与膀胱互为表里，膀胱主藏津液，其开阖亦赖肾气的气化，所以肾有病，就会出现骨不坚、脑不健、发不荣、耳不聪、齿不固，甚至生育、发育也发生障碍，月事紊乱；且气化失职，而为肿满、喘逆、尿闭、遗尿等症。其他脏腑均可依此类推。所以，脏腑辨证作为各种辨证方法的中心应用于临床，只有对脏腑的生理特点和病证归属有明确的了解，才能正确掌握脏腑辨证方法。

兹分别就心与小肠、肺与大肠、脾与胃、肝与胆、肾与膀胱等脏腑的生理、病机、证候分类，以及辨证论治要点，分述如下。心包为心之外卫，三焦是内脏的外腑，前者附入于心，后者基本上包括在所有脏腑的病证范围之内，故不另列专题论述。

（一）心病

心之生理功能主要为主血脉和主神志，因此在病理条件下，反映在临床上的证候就离不开血脉运行的障碍和情志思维活动的异常。又心包为心之外卫，故温邪逆传，多为心包所受。心本脏之病，多起于内伤，如禀赋薄弱，脏气虚弱，或病后失调，以及思考过度，耗伤心神等，是导致心病虚证的原因。而心病实证，则多由痰、火、瘀、饮等原因引起。其辨证要点如下。

1. 虚证

（1）心气虚，心阳虚

1）辨证：以心悸、气短、脉弱而数或结代、舌淡苔白为基本症状。心悸的特点为心中空虚，惕惕而动，动则愈甚。气短表现为气促，行动尤甚。心气虚则兼见自汗，倦怠乏力，面色晄白，喜出长气。心阳虚则兼见形寒、肢冷。若见大汗淋漓、四肢厥冷、唇甲青紫、呼吸微弱、脉微疾数散乱欲绝，则是心阳虚脱。心气虚通常是心阳虚的先导。心阳根于肾阳，故心阳虚亦与肾阳虚衰有关。

2）治疗：益心气，温心阳。用养心汤、四逆汤之类。

（2）心血虚、心阴虚

1）辨证：以心悸、怔忡：健忘、失眠多梦、脉细为基本症状。心悸的特点为悸动而烦，惊惕不安。心血虚则心失所养，多兼见面色不华、唇舌淡白、脉细或结代。心阴虚则火旺阳亢，多兼见低热、心烦、盗汗、面颊潮红、口咽干燥、舌红少津、脉细数。心阴虚以具有虚热症状而不同于心血虚。

2）治疗：补心血，养心阴。用归脾汤、天王补心丹之类。

2. 实证

（1）痰火内扰

1）辨证：以心悸、癫狂、不寐、舌质红赤或干裂、少苔、脉滑数等为基本症状。其心悸为时时动悸，胸中躁动烦热。癫狂的特点为神志痴呆、语无伦次，甚则哭笑无常、如癫如狂。不寐多因乱梦纷纭，躁扰难寝。此外，或见面赤、口渴喜冷饮、吐血、衄血、小便热赤、溲血淋痛等症。

2）治疗：清心，豁痰，泻火。用清气化痰汤、礞石滚痰丸之类。

（2）饮阻心阳

1）辨证：以心悸、眩晕、呕吐、舌苔白腻、脉象弦滑或沉紧为基本症状。本病之心悸而胸闷、气机不畅，眩晕多伴泛恶欲吐，呕吐皆为痰涎。有时兼见畏寒、痞满、肠鸣。

2）治疗：化饮除痰。用苓桂术甘汤、导痰汤之类。

（3）心血瘀阻

1）辨证：以心悸不宁、胸前刺痛或闷痛且有时牵引肩背、舌质暗红或见瘀斑瘀点、脉涩或结代为基本症状，严重时可见面青、唇爪青紫。

2）治疗：活血通络行瘀。用血府逐瘀汤之类。

3. 兼证

（1）心脾两虚：面色萎黄，食少倦息，气短神怯，健忘，多梦，少寐，妇女月经不调，脉细软弱无力，苔白质淡。治宜补益心脾，用归脾汤之类。

（2）心肾不交：虚烦不眠，梦寐遗精，潮热盗汗，咽干，目眩，耳鸣，腰酸腿软，夜间尿多，脉虚数，舌红无苔。治宜交通心肾，用黄连阿胶汤或交泰丸之类。

（3）热移小肠：详见“小肠实热”。在心病辨证论治中须注意：心阳虚与饮阻心阳亦与脾阳不运相关；心阴虚、痰火内扰与肝肾亦有相关，在治疗上应综合考虑。小肠病由心移热者，当为实证；而小肠本经之病，多与脾、胃、大肠相关。

【附】小肠病

小肠之病，其病理表现主要为清浊不分，转输障碍，症见小便不利、大便泄泻，临床上常见有虚寒，实热、气痛3证。其辨证要点如下。

1. 小肠虚寒　小腹隐痛喜按，肠鸣溏泄，小便频数不爽，舌淡苔薄白，脉细而缓。治以温补小肠，用吴茱萸汤之类。

2. 小肠实热　心烦口疮，咽痛耳聋，小便赤涩，或茎中痛，脐腹作胀，矢气后稍快，脉滑数，质红苔黄。治以清利实热，用导赤散或凉膈散之类。

3. 小肠气痛　小腹急痛，上及腰背，下及睾丸，苔白，脉沉弦或弦滑。治以行气散结，用天台乌药散之类。

（二）肝病

肝病可概为虚实两证，而以实证为多见。肝主藏血，体阴而用阳，由于情志所伤，致肝气不得疏泄，郁而化火，火动则阳失潜藏，阳亢则风自内生，风火相煽，上升巅顶，或横窜脉络，以致血随气火而并走于上，这就是肝风发生的病机。根据其病情轻重之不同，又可分为肝气郁结、肝火上炎、肝阳妄动等实热证候。外寒入侵，滞留于肝脉，亦属肝之实证。若肾阴亏虚，水不涵木，肝失濡养，则成肝阴不足，虚阳上扰的虚证。此外，还有肝气虚、肝阳虚的病变，不过较为少见而已。

1. 虚证

（1）肝阴虚

1）辨证：以眩晕头痛、耳鸣耳聋、目干咽干、两胁隐痛、急躁易怒、舌质红干少津、苔少、脉弦细数为基本症状。其眩晕、头痛为头目昏眩欲倒，不欲视人，昏而胀痛，绵绵不停。耳鸣、耳聋系逐渐而起，鸣声低微，经久不已。还有麻木、震颤，甚者四肢痉挛拘急、雀目。此外，尚可见面部烘热、午后颧红、少寐多梦等阴虚而阳亢的症状。

2）治疗：柔肝滋肾，育阴潜阳。用一贯煎或杞菊地黄丸之类。

（2）肝血虚

1）辨证：以眩晕头痛、两胁苦满、肢体麻木、震颤、唇色淡白、面色萎黄、月经量少或闭止不行、失眠多梦、舌质淡白、脉沉细为基本症状。肝血虚与肝阴虚的区别，在于前者无阳亢脉症，后者有阳亢脉症。

2）治疗：补肝血。用四物汤加味。

在肝病虚证中尚有肝气虚与肝阳虚证。因肝为罢极之本，又主谋虑，肝脏气虚、阳虚主要表现在这两方面的功能失常，而以极度疲乏、胆怯忧虑为基本症状。

2. 实证

（1）肝气郁结

1）辨证：以胁痛、呕逆、腹痛便泄、便后不爽、积聚、苔薄、脉弦等为其主要症状。其胁痛以胀痛为主，或流窜作痛，不得转侧。呕逆，嗳气频作，呕吐吞酸或呕出黄绿苦水。腹痛便泄，有便后不爽之特点，或时有少腹作痛不适，泻后不减，每因情志不遂而发。积聚之部位在胁下，癖积或左或右，或聚散无常，时觉胀痛或刺痛。此外尚可出现易怒、食欲不振等。

2）治疗：疏肝理气，破积散聚。用柴胡疏肝散之类。

（2）肝火上炎

1）辨证：以胁痛、呕吐、眩晕、头痛、狂怒、耳鸣、耳聋、目赤、吐血、舌边尖红、苔黄或干腻、脉象弦数等为其主要症状。其胁痛为灼痛而烦；呕吐为苦水或黄水；眩晕、头痛自觉筋脉跳动，额热而痛，痛若刀劈，或为胀痛；耳鸣、耳聋为暴作，鸣声如潮，阵作阵止，按之不减；目赤多兼暴痛或肿；吐血亦为骤然发作，血涌量多，冲口而出。此外，尚可见大便干燥、小便热涩黄赤、面赤而热、口苦而干等。

2）治疗：泻肝胆热。用龙胆泻肝汤之类。

（3）风阳妄动

1）辨证：以昏厥、痉挛、麻木、眩晕、头痛、舌体歪斜颤动、舌质红、苔薄黄、脉弦数等为其主要症状。其昏厥为卒然晕仆，不省人事，或抽搐，或吐涎。痉挛表现为项强，四肢挛急，不能屈伸，角弓反张。麻木为手足面唇等部有如蚁行。眩晕、头痛为头眩眼花，行走飘浮，头部抽掣作痛。此外，或在昏厥之后，出现口眼歪斜、语言謇涩、半身不遂等症。

2）治疗：平肝息风潜阳。用天麻钩藤饮之类。

（4）寒滞肝脉

1）辨证：以少腹胀痛、睾丸坠胀或阴囊收缩、舌润滑、苔白、脉象沉弦或迟为其主要症状。少腹胀痛常牵及睾丸偏坠剧痛，受寒则甚，得热而缓。阴囊收缩，为寒滞厥阴，致少腹之脉收引，故多与少腹痛胀同时并见。此外，或见形态虚怯、挛缩。

2）治疗：温经暖肝。用暖肝煎之类。

3. 兼证

（1）肝气犯胃：胸脘满闷时痛，两胁窜痛，食入不化，嗳气吐酸，舌苔薄黄，脉弦。治以泻肝和胃，用四逆散合左金丸之类。

（2）肝脾不和：不思饮食，腹胀肠鸣，便溏，苔薄，脉弦缓。治以调理肝脾，用逍遥散之类。

（3）肝胆不宁：虚烦不寐，或噩梦惊恐，触事易惊或善恐，短气乏力，目视不明，口苦，苔薄白，脉弦细。治以养肝清胆宁神，用酸枣仁汤之类。

（4）肝肾阴虚：面色憔悴，两颧嫩红，头眩目干，腰膝酸软，咽喉干痛，盗汗，五心烦热，或大便艰涩，男子遗精，女子经水不调或带下，舌红无苔，脉细。治以滋阴降火，用大补阴丸之类。

（5）肝火犯肺：胸胁刺痛，咳嗽阵作。咳吐鲜血，性急善怒，烦热，口苦，头眩目赤，苔薄质红，脉弦数。治以清肝泻肺，用黛蛤散和泻白散之类。

在肝脏病的辨证论治中还须注意，肝属春木而主风，性喜升发，故肝病多见阳亢的证候。肝之寒证，以寒凝少腹厥阴经脉为主。在肝病的实证中，肝气郁结、肝火上炎、风阳妄动三者同出一源，多由情志郁结，肝气有余，化火上冲。三者的关系极为密切，不可截然分割，临床应掌握主次，随证施治。风阳妄动，有上冲巅顶和横窜经络之不同。上冲者宜息风潜阳．横窜者宜和络息风，挟痰则兼以涤痰。实证久延，易于耗伤肝阴，形成本虚标实，临床颇为常见，辨证时须加注意。肝病虚证，多因肾阴不足，水不涵木，以致肝阴不足，阳亢上扰，应与实证对照，详细鉴别，其病机与肾阴亏乏有极密切的关系，故临床上多采取肝肾并治之法。

【附】胆病

胆因寄附于肝，禀春木之气以通降为顺，故在病理情况下多表现为火旺之证。因火热可煎灼津液而为痰，故胆病又多兼痰，痰火郁遏，常扰心神，所以在辨证施治时，既要注意泻胆化痰，又要清心安神。

（1）胆虚证：头晕欲吐，易惊少寐，视物模糊，脉弦细，苔薄滑。治以调补肝胆，用酸枣仁汤之类。

（2）胆实证：目眩耳聋，头晕，胸满胁痛，口苦，呕吐苦水，易怒，寐少梦多，或往来寒热，脉弦数实，舌红苔黄。治以泻胆清热，用龙胆泻肝汤之类。如胆气阻滞，呈现胁痛、呕吐，或黄疸，当清泻胆腑，用大柴胡汤之类。

（三）脾病

脾胃的功能主要为受纳和运化，所以其致病因素多系饥饱劳倦所伤，影响水谷的消化吸收，使脾胃之受纳、腐熟、转输、运化等功能失调。脾之为病，其证候不外虚实寒热等方面。如脾阳虚衰，中气不足属虚证；寒湿困脾，湿热内蕴属实证。因脾虚不运则水湿不化，故脾病多与湿有关，出现本虚标实的证候，并且脾虚也常影响他脏，而出现兼证。

1. 虚证

（1）脾阳虚衰

1）辨证：以面黄少华、脘冷或泛清水、纳少腹胀且食入腹胀更甚、喜热饮、便溏、舌淡、苔白、脉濡弱为其主要症状，或见肌肉消瘦、四肢不温、少气懒言等。

2）治疗：温运中阳。用理中丸之类。

（2）中气不足

1）辨证：以纳食减少、言语气短、四肢乏力、肠鸣腹胀、大便溏薄而便意频繁、舌淡、苔薄白、脉缓或濡细等为其主要症状。或见肌肉消瘦、动则气坠于腰腹、脱肛等。

2）治疗：升阳补气。用补中益气汤之类。

（3）脾不统血

1）辨证：以面色萎黄无华、气短懒言、食少倦怠，或便血，或皮肤紫癜，或月经过多，舌质淡、脉细弱为主要症状。脾气虚失却统摄约束血液的能力，而出现各种出血，多见于一些慢性疾病过程中。

2）治疗：益气健脾摄血。用归脾汤之类。

（4）脾阴不足

1）辨证：以经常性大便秘结、口干、食少乏力、舌干少津或有薄苔、脉弱而数为主要症状。或伴干呕、呃逆。

2）治疗：滋养脾阴。用参苓白术散、麻仁丸之类。

2. 实证

（1）寒湿困脾

1）辨证：以脘闷、胃满、食减、口黏、头身困重、大便不实或泄泻、舌苔白腻、脉濡细为主要脉症。

2）治疗：运脾化湿。用胃苓汤之类。

（2）湿热内蕴

1）辨证：脘腹痞胀、不思饮食、身重体困、面目身黄、皮肤发痒、小便色赤不利、脉濡数、苔黄而腻等为主要症状，或见口苦、口渴、便溏、发热等症。

2）治疗：清热利湿。用茵陈蒿汤、四苓散之类。

3. 兼证

（1）脾胃不和：胃脘痞满，隐痛绵绵，食入难化，嗳气作呃，便溏甚则呕吐，脉细，苔薄白。治以益气运中，调和脾胃，用香砂六君子汤之类。

（2）脾肾阳虚：少气懒言，腰膝酸冷，便溏或五更泄泻，舌淡苔薄白，脉沉细。治以健脾温肾，用附子理中汤合四神丸之类。

（3）脾湿犯肺：咳吐痰涎，胸闷气短，胃纳不佳，苔白微腻，脉滑。治以燥湿化痰，用二陈汤或平胃散之类。

（4）心脾两虚：详见“心病兼证”。在脾病的辨证论治中要注意：脾病的虚证和实证是相对的。脾虚失运，水湿潴留，多属本虚标实，一般轻证，先当健脾化湿。标实之证则应攻补兼施，脾病与湿的关系非常密切。无论虚实寒热诸证，均可出现湿之兼证，如寒证的寒湿困脾、热证的湿热内蕴、实证的水湿内停、虚证的脾不健运。因而治疗时应结合病情，参以燥湿、利湿、逐水、化湿之品，湿去则脾运自复。脾与胃的病机可相对地来看，古人认为“实则阳明，虚则太阴”，所以脾病多虚多寒，胃病多热多实。

【附】胃病

胃为水谷之海。凡饮食不节，饥饱失常，或冷热不适，都能影响胃的功能，发生病变。胃为燥土，本性喜润恶燥，所以一般以食结郁热、口渴便秘等燥热之证属之于胃。又胃主受纳，如胃失和降，常见恶心、呕吐之症。兹将辨证要点分别简述如下。

（1）胃寒：胃脘疼痛，绵绵不止，喜热恶寒，泛吐清水，呕吐呃逆，脉迟，苔白滑。治以温胃散寒，用高良姜汤之类。

（2）胃热：口渴思冷饮，消谷善饥，呕吐嘈杂，或食入即吐，口臭，牙龈肿痛、腐烂或出血，脉滑数，舌红苔黄少津。治以清热和胃，常用清胃散之类。

（3）胃虚：口干唇燥，干呕，纳少，大便干燥，舌红少苔。脉细数。治以养胃生津，用益胃汤之类。

（4）胃实：食滞胃脘，脘腹胀满，大便不爽，口臭嗳腐，或呕吐，脉滑，苔薄黄。治以消导化滞，用保和丸之类。

（四）肺病

肺主气，肺气的宣发和肃降，能维持肺司呼吸和通调水道的功能。肺之病机变化，主要是宣肃、通调失司、气机升降出入失常。又因肺为娇脏，不耐寒热，又为呼吸之孔道，所以感受外邪，以及疫毒侵袭，常先犯肺。又肺气贯百脉而通他脏，故他脏有病，也常累及于肺。肺的病证，可分为虚实两大类。虚证又分阴虚、气虚，阴虚多系津液消耗、肺失濡养所致；气虚多为久病亏耗，或被他脏之病所累。实证则多由痰浊水湿壅滞、寒邪外束和邪热乘肺而起。

1. 虚证

（1）肺阴虚

1）辨证：阴虚则肺燥，故咳呛气逆、干咳无痰或痰少质黏、咯吐不利。咳而痰中带血，或为血丝，或见血块；阴虚则阳亢，故可见潮热盗汗、午后颧红、失眠、口干咽燥，或舌红少苔，脉细数。

2）治疗：滋阴润肺。用百合固金汤之类。

（2）肺气虚

1）辨证：咳而短气，痰液清稀，倦怠懒言，声音低怯，畏风形寒，自汗，舌淡苔薄白，脉虚弱，或常易感冒。

2）治疗：补益肺气。用补肺汤之类。

2. 实证

（1）痰浊阻肺

1）辨证：咳嗽气喘，喉中痰鸣，痰黏稠，胸胁支满疼痛，倚息不得卧，苔腻色黄，脉滑。

2）治疗：泻肺降火，涤饮去壅。用葶苈大枣泻肺汤或控涎丹之类。

(2) 风寒束肺

1) 辨证：风寒在表，则恶寒发热，头痛身楚，无汗，鼻塞流涕，咳嗽痰稀薄，苔薄白，脉浮紧。寒饮内阻，则咳嗽频剧，气急身重，痰黏白量多，苔白滑，脉弦滑。

2) 治疗：发散风寒，或温化寒饮。用麻黄汤或小青龙汤之类。

(3) 邪热乘肺

1) 辨证：咳声洪亮，气喘息粗，痰稠色黄，或吐出腥臭脓血，咳则胸痛引背，鼻干，或鼻煽，或流脓涕，气息觉热，身热，烦渴引饮，咽喉肿痛，大便干结，小便赤涩不利，舌质干红，舌苔黄燥，脉数。

2) 治疗：清肺泻热。用《千金》苇茎汤或泻白散之类。

3. 兼证

(1) 脾虚及肺：纳呆便溏，咳嗽痰多，倦怠肢软无力，甚则面足浮肿，苔白，脉濡弱。治以培土生金，用六君子汤之类。

(2) 肺肾阴亏：咳嗽夜剧，腰腿酸软，动则气促，骨蒸潮热，盗汗遗精，舌红苔少，脉细数。治以滋阴养肺，用八仙长寿丸、生脉散之类。

在肺病的辨证论治中还须注意，肺为娇脏，清虚而处高位，选方多宜轻清，不宜重浊，这就是古人所说“治上焦如羽，非轻不举”的道理。又治疗肺气之病，大法当用肃降，且娇脏不耐寒热，辛平甘润最为适宜。肺之病证，可以依据脏腑关系而做间接治疗，如虚证可用补脾（补母）、滋肾（补子），实证可用泻肝等治法。肺与大肠互为表里，所以肺经实证、热证可泻大肠，使肺热从大肠下泄而气得肃降。因肺气虚致大肠津液不布而便秘者，可用补养肺气之法，以通润大肠。

【附】大肠病

因大肠为“传导之官”，所以大肠的病机，主要反映在大便不调方面，引起大便秘结之原因主要在于大肠津液不足。一切热证，都可灼伤津液而便秘；肺脏清肃之气不能下降，或肾水不足，肠中津液不足，也能导致大便秘结。此外，因大肠属于脾胃，故凡脾胃虚弱，运化失健，可直接影响大肠，而致传导功能失常。寒湿之邪入侵，或湿热客于大肠，以致传化失常，可以导致大便溏泄，其辨证要点如下。

(1) 大肠寒实证：腹痛肠鸣，大便溏泄，溲清，脉缓，舌苔白滑。治以散寒止泻，用胃苓汤之类。

(2) 大肠燥热证：口燥唇焦，大便秘结腐臭，肛门灼热肿痛，小便短赤，脉数，苔黄燥。治以清热泻火，用凉膈散之类。若症见下痢赤白或脓血、里急后重、发热身重、脉滑数、舌苔黄腻，为湿热痢疾。治以清利湿热，用白头翁汤之类。

(3) 大肠虚寒证：久痢泄泻，肛门下脱，四肢不温，脉细数。治以厚肠固脱，用真人养脏汤之类。

(4) 大肠实热证：腹痛拒按，或发热呕逆便秘，或热结旁流，或便而不爽，脉沉实，苔黄。治以清热导滞，用承气汤之类。

(五) 肾病

肾为先天之本，藏真阴而寓元阳，只宜固藏，不宜泄露，所以肾多虚证。其病因多为禀赋薄弱，劳倦过度，房事不节，久病失养，以致耗伤肾中精气。临床表现为阴虚、阳虚两大类型，阳虚包括肾气不固、肾不纳气、肾阳不振、肾虚水泛；阴虚包括肾阴亏虚和阴虚火旺。又肾与膀胱互为表里，肾气不化，直接影响膀胱气化，故膀胱虚证，也就是肾虚的病机表现。

1. 虚证

（1）肾气不固

1）辨证：面色淡白，腰脊酸软，听力减退，小便频数而清，甚则不禁，滑精早泄，尿后余沥，舌淡苔薄白，脉细弱。

2）治疗：固摄肾气。用大补元煎、秘精丸之类。

（2）肾不纳气

1）辨证：短气喘逆，动则尤甚，咳逆汗出，小便常因咳甚而失禁，面浮色白，舌苔淡薄，脉虚弱。

（2）治疗：纳气归肾。用人参胡桃汤或参蚧散之类。

（3）肾阳不振

1）辨证：面色淡白，腰酸腿软，阳痿，头昏耳鸣，形寒尿频，舌淡白，脉沉弱。

2）治疗：温补肾阳。用右归丸或金匮肾气丸之类。

（4）肾虚水泛

1）辨证：水溢肌肤，则为周身浮肿，下肢尤甚，按之如泥，腰腹胀满，尿少；水泛为痰，则为咳逆上气，痰多稀薄，动则喘息；舌苔淡白，脉沉滑。

2）治疗：温阳化水。用真武汤或济生肾气丸之类。

（5）肾阴亏虚

1）辨证：形体虚弱，头昏耳鸣，少寐健忘，腰酸腿软，或有遗精，口干，舌红少苔，脉细。

2）治疗：滋养肾阴。用六味地黄汤之类。

（6）阴虚火旺

1）辨证：颧红唇赤，潮热盗汗，腰脊酸痛，虚烦不寐，阳兴梦遗，口咽干痛；或呛咳，小便黄，大便秘，舌质红苔少，脉细数。

2）治疗：滋阴降火。用知柏地黄汤之类。

2. 兼证

（1）肾虚脾弱　大便溏泄，完谷不化，滑泻难禁，腹胀少食，神疲形寒，肢软无力，舌淡苔薄，脉沉迟。治以补火生土，用附子理中丸、四神丸之类。

（2）肾水凌心　心悸不宁，水肿，胸腹胀满，咳嗽短气不能平卧，口唇青紫，四肢厥冷，舌苔淡薄，脉虚数。治以温化水气，用真武汤之类。

在肾病的辨证论治中还须注意：一般而论，肾无表证与实证。肾之热，属于阴虚之变，肾之寒，由于阳虚，临床上必须注意掌握。肾虚之证，一般分为阴虚、阳虚两类。总的治疗原则是“培其不足，不可伐其有余”。阴虚者忌辛燥，忌过于苦寒，宜甘润壮水之剂，以补阴配阳，使虚火降而阳归于阴，所谓“壮水之主，以制阳光”；阳虚者忌凉润，忌辛散，宜甘温益气之品，以补阳配阴，使沉阴散而阴从于阳，所谓“益火之源，以消阴翳”。至于阴阳俱虚，则精气两伤，就宜阴阳两补。肾阴虚者，往往导致相火偏旺，此为阴虚生内热之变，治法均以滋阴为主，参以清泄相火，如知柏地黄丸之类。肾阳虚者，在温肾补火的原则下，必须佐以填精益髓等血肉有情之品，资其生化之源。肾与膀胱互为表里，膀胱病变属虚寒者，多由肾阳虚衰，气化失职所致，当以温肾化气为主。倘为实热癃闭不利，可由他脏移热而致，也可由于膀胱本腑之湿热蕴结而成，当以清利通窍为主。肾与其他脏腑的关系非常密切，如肾阴不足，可导致水不涵木，肝阳上亢；或子盗母气，耗伤肺阴；或水不上承，心肾不交。肾阳亏虚，又易形成火不生土，脾阳不振。这些病证，通过治肾及参治他脏，对提高疗效颇有意义。

【附】膀胱病

由于膀胱有化气行水的功能，故其病机变化主要表现为气化无权，表现为小便不利、癃闭、频数、失禁等。因肾主水液，与膀胱互为表里，肾气不化，也能影响膀胱气化，这是膀胱虚证的主要病机。至于膀胱实热病证，则由他脏移热所致，或本腑湿热蕴结而成。

（1）膀胱虚寒：小便频数，淋沥不禁，或遗尿，舌淡苔润，脉沉细。治以固摄肾气，用桑螵蛸散之类。

（2）膀胱实热：小便短赤不利，或混浊不清，尿时茎中热痛，甚则淋沥不畅，或见尿血，砂石，舌红苔黄，脉数。治以清利湿热，用八正散之类。

六、气血辨证

（一）气病

气病之因，可为外感，亦可为内伤。例如外感疾病中，风寒外束，则会引起肺气失宣，而为咳嗽；寒与气结，则为疝为痞；风热上乘内炽，肺气失于肃降，而咳吐黄痰，鼻煽；邪热袭人心包，心气逆乱而神昏惊厥；痰浊阻遏气机，则肺气壅塞而喘逆，脾气不升而泄泻。至于劳损过度，则气耗血虚；饮食失节，则胃气失和；七情无制，怒则气上，喜则气缓，悲则气消，恐则气下，惊则气乱，思则气结。说明劳倦、饮食、情志等内伤因素，都与气病的发病有一定关系。综上所述，外感内伤，均可引起气病，由于病因、病机的不同，则其病机变化所反映出来的证候也就不同。

气病与脏腑的关系非常密切，因气来源于脾肾，出入升降治节于肺，升发疏泄于肝，帅血贯脉而周行于心，故脏腑一旦受病，就会直接或间接地反映出气的病机变化，出现不同的气病证候。如肺气不宣，则为胸闷喘咳；肺气不足，则神倦气短；心气不足则心悸怔忡；脾胃不和，胃气上逆则泛恶呕吐；脾失运化，胃气虚衰则纳呆泄泻；肝气郁结，则胸胁满闷；肝胆气虚，则心惊胆怯；肾气虚弱则遗泄、喘息。

气病证候在各脏腑不同的证候之中已有论述，现仅将气病概括为虚实两证如下。

1. 气虚　凡由禀赋素虚、劳伤过度、久病失养、年迈体弱等而耗损元气者，皆属于气虚，主要表现为：少气，懒言，语声低微，自汗，心悸，怔忡，头晕，耳鸣，倦怠乏力，食少，小便清或频，脉虚弱或虚大等。此外，脱肛及子宫脱垂等，亦属气虚范畴的疾病。

2. 气实　气实证多由痰火、湿热、食滞、郁结等所致，或因外感治疗失当而引起，主要表现有：胸痞，脘闷，痰多喘满，气粗，腹胀，大便秘结，脉弦滑或数实等。

气病治疗的基本原则是：气虚宜补气；气实宜理气、行气、降气。气虚者，其补气主要是补脾肺肾之气，因脾胃为元气生化之源，脾胃虚衰则元气不足，其他脏腑亦因元气不足而虚弱，如《脾胃论》说：“脾胃之气既伤，元气亦不能充，而诸病之所由生也。”肺司吸入清气，参与人体之气的生成。肺气出入升降失常，加重病情的发展。肾为先天之本，主藏精气又司气化，如肾气不足，就会引起一系列气化无力或失常的病证。因此气虚的治疗，一般是根据气虚的不同病机，以补脾肺肾之气为主。

至于气之实证，主要由于气郁、气滞、气逆，以及外邪侵犯所致，与肝脾肺之关系较为密切，所以多用疏肝、理脾、宣肺、降逆、散寒、化结等法。一般气实之证多较复杂，就应分别其与脏腑的关系而进行治疗。如肺气壅阻的宜开，胃气积滞的宜导，肝气上逆的宜降，肝气郁结的宜疏，胆气阻滞的宜和，肝胆火盛的宜泄，气滞而痛的宜调。若食、痰、湿、火等夹杂为患，又当分析具体情况，分别缓急轻重，加以处理。

（二）血病

血病的表现，一般分为出血、瘀血、血虚，三者的病因病机，既有区别，又有联系。如出血是血虚的病因，又可能因其留于体内而成为瘀血的病机。

正常情况下血液循行于脉中，若脉络受伤，血溢于外，就是出血。阳络伤，则血从上而出，称为上溢，如咳血、吐血、衄血等；阴络伤，则血从下而出，称为下溢，如便血、尿血、崩漏等。出血之病机，大多由火而起，但也有因气虚不能摄血、血瘀不循经脉而导致出血的。如过食烟酒辛辣动火之品，或厚味肥甘蓄积为患；他如七情因素之激扰，五志之火之内燔，纵情色欲之虚火伤络，跌打损伤之外因等。因此，归纳出血的病机，不外风火燥热，损伤脉络，或气不摄血，阳离阴走。

此外，离经之血未出体外，停滞于内，或脉中之血为痰火或湿热所阻，也能成瘀。其病机是：邪毒入营，损伤脉道；瘀血内留或产后恶露不下，血不循脉等。

血虚之因，不外失血过多或生血不足。例如吐血、产后以及外伤性出血等，血去过多，新血未生；或因脾胃素弱，水谷之精微不能化生营血；以及久病不愈，肠中虫积，劳神过度等，以致阴血消耗，均能使脏腑百脉失养，而出现一系列出血的病理反应。血病之辨证要点如下。

1. 出血　多以出血之部位或器官而分证，如随咳嗽痰沫而出者，为肺系之出血；如随食物呕吐而出者，为胃之出血；随大小便而出者，为便血、尿血；由鼻、龈、耳、目、肌肤等处出血者均为衄血，见于各论“血证”诸篇中。

2. 瘀血　主要表现为疼痛，痛的部位随瘀血所在之处而定，痛处不移，得寒温不解，常兼痞闷胀满，自觉烦热，面色晦滞，眼睑乌黑，皮肤紫斑，或有血缕，甚则甲错，舌可见紫斑，脉细涩。

3. 血虚　面色苍白、唇舌爪甲色淡无华、头目眩晕，心悸怔忡、疲倦乏力，或手足发麻、脉细等。

血病的治疗主要是根据上述证候，血虚者补血，出血者止血，血瘀者宜活血化瘀。凡由火热引起出血的，以泻热止血为主法，如肝胆火热内炽出血的，用龙胆泻肝汤之类；血热妄行出血的，用犀角地黄汤之类；胃火内炽出血的，用大黄黄连泻心汤之类；阴虚火炎咯血的，用小蓟饮子之类。如因脾不统血或气不摄血的，可用归脾汤或补中益气汤之类。瘀血的治疗，视病情而不同，如瘀血内结，可行血破结，用桃仁承气汤或抵当汤之类；如瘀血阻滞，可行气活血，或活血逐瘀，用血府逐瘀汤之类；寒滞经脉而血瘀，可温经活血，用温经汤之类。血虚主要是补气补血，用人参养营汤或十全大补汤气血双补。妇人血虚，多用四物汤或当归补血汤之类。

七、风火湿痰辨证

风、火、湿、痰，多由六淫之气为致病因素，且又多为脏腑功能异常产生的病理产物或病理状态。

（一）风病

风有内外之分。外风为六淫外邪之一，内风系身中阳气动复而成，多因火热炽甚或肝阳偏亢所致的一系列气血逆乱的证候。现将辨证要点分述如下。

1. 外风　其特点是：病起急骤，身热而渴，恶风，或兼咳嗽，肢体酸痛，或骨节红肿，游走不定，或皮肤发生风疹作痒等。

（1）风寒：如感冒伤风，症见头痛项强、恶寒或发热无汗、鼻塞、苔薄白、脉浮紧等。治以疏风散寒，用葱豉汤或荆防败毒散之类。

（2）风热：风热外感，多犯上焦，症见咽红肿痛、发热微恶寒，或少汗恶风；也可见头面红肿痛、乳蛾、鼻渊、脉数等。治以疏风清热，用桑菊饮或银翘散之类。

风湿：风湿为患，表现于肌表经络的证候，如头痛如裹、肢体困重、走窜不定、湿疹、风疹、水疱等。表现于肠胃的证候，如肠鸣腹痛、泄泻、泄出清水等。治以祛风化湿，在肌表经络用羌活胜湿汤之类，在肠胃用藿香正气散之类。

2. 内风　其特点是：多由肝阳、肝火所产生，或由于情志起居、饮食失节等因素而诱发。根据病情轻重不同，多有头目眩晕、抽搐震颤、癫狂，或卒中、口眼歪斜、语言謇涩、半身不遂等。由热极生风者，则有惊厥神昏等；血虚生风，必兼血虚内燥症状。

（1）热极生风：凡热极之证，必灼伤津液，消烁营血；营血既伤，心肝受病，邪热上扰，可出现惊厥神昏证候。

（2）肝风内动：主要症状为头目眩晕、心绪不宁、手足颤动，重者突然出现抽搐昏迷、口眼歪斜、角弓反张、半身不遂等。

（3）血虚生风：血虚则头目、肌肤、筋膜失养，出现瘛疭、眩晕、痉厥或皮肤瘙痒、脱屑过多等症。

综上可以看出，内风为病，多与心肝肾三脏有关。此外，内风又与痰有一定关系。如内有痰火郁结，则更易生风；反之，肝风内动，痰浊也随之上逆，易出现卒中。

内风的治疗，凡热极生风，宜清热平肝息风，用羚角钩藤汤之类，并可酌情加用安宫牛黄丸、至宝丹、紫雪丹；如虚阳妄动者，宜滋阴潜阳法，用大定风珠之类；血虚生风者，宜养血息风，用加减复脉汤之类。

（二）火病

火既是六淫之一，也可由疾病过程中产生。火有虚实之分，其为病不外外感和内伤两个方面。外感多由感受火热之邪而来，也可由感受他邪演化而生。感受他邪者，须经一段化热的病程，如由寒化热，热极而后生火；湿蕴化热，热甚而成痰火等。内伤也可以生火，如劳伤过度，情志抑郁，淫欲妄动，影响脏腑正常生理功能，使气血失调，或久病失养，精气亏耗，均可导致内火发生。一般说，外感引起的火，多属实火；内伤所致的火，多属虚火。

火为热之盛，其性炎上，故火的症状与热相似，但比热更重。其证候主要特点如下。

1. 实火　常由外感而起。病势急速，每有壮热、面红目赤、口渴心烦、喜冷饮，甚者狂躁、昏迷，小便短赤，大便秘结，唇焦口燥，舌红起刺，苔黄燥，脉洪数等。

2. 虚火　由内伤而起。病势缓慢，见潮热盗汗、午后颧红、虚烦少眠、口干咽燥、干咳无痰或痰中带血、耳鸣健忘、腰酸遗精、舌红少津、光剥无苔、脉细数等。

辨火之证，首别虚实，虚者宜补宜敛，实者宜清宜泻。由于受病的脏腑不同，其中虚实又有区别，必须详细辨证。

1. 实火

（1）心火炽盛：主症为面红目赤、五心烦热、少寐多梦、口燥唇裂、舌碎等。治以清泻心火，用泻心汤之类。

（2）肝胆火盛：主症为耳聋胁痛、面红目赤、烦躁而怒、口苦筋痿，或淋浊尿血等。治以清泻肝胆，用龙胆泻肝汤之类。

（3）肺火壅盛：主症为气粗鼻煽、咳吐稠痰、烦渴欲饮、大便燥结，或鼻于咳血等。治以清热泻肺，用《千金》苇茎汤或泻白散之类。

（4）胃火壅盛：主症为烦渴引饮、牙龈腐烂而痛或出血、呕吐嘈杂、消谷善饥等。治以清泻胃热，用清胃散之类。

（5）大肠火热：主症为大便秘结不通，或暴泄黄赤、肛门灼热等。治以泄下积热，用大承气汤之类。

（6）小肠火热：主症为少腹坠胀、血淋热浊、心烦少寐、舌尖红等。治以清心降火，用导赤散之类。

（7）膀胱火热：主症为癃闭淋沥、尿痛尿赤、尿血、腹痛等。治以清利湿热，用八正散之类。

（8）火热入心，蒙蔽清窍：主症为神昏谵语，抽搐等。治以清心宣窍，用安宫牛黄丸、至宝丹及其他清心凉血之品，

2. 虚火

（1）肺虚火旺：主症为干咳气急、潮热骨蒸、盗汗、消瘦等。治以养肺清火，用百合固金汤之类。

（2）肾虚火动：主症为升火烘热、腰酸耳鸣、男子梦遗、女子梦交。治以滋阴降火，用知柏地黄丸之类；骨蒸者用清骨散之类。

（3）脾胃虚火：主症渴喜热饮、懒言恶食等。治以甘温除热，用补中益气汤或黄芪建中汤之类。

（三）湿病

湿有内外之分。外湿为六淫之一，常先伤于下。如湿与热结，或为下痢，或为黄疸。内湿为病理产物，与脾的病机变化有密切的关系。湿为阴邪，得温则化，得阳则宣。但湿邪黏腻而滞，故不易速去，常经久不已。外湿起病，与气候环境有关，如阴雨连绵，或久居雾露潮湿之处，均易发生湿病。又脾胃素弱，也容易感外湿。其临床表现多有身重体酸、关节疼痛，甚者屈伸不利、难以转侧，其痛常限于一处不移，脉濡缓，苔白微腻等。内湿之证，都与脾虚有关，故以脾胃症状为主，如口淡乏味而腻，食欲不振，或食而不多，胸脘痞闷，泄泻，肢软无力，头痛身重，苔白腻而厚，脉濡缓等。现分别叙述如下。

1. 外湿

（1）寒湿：全身疼痛而重，以关节疼痛为甚，多得温则缓，行动不便，汗出不彻，大便稀，或见四肢浮肿，苔白腻，脉濡迟。治以蠲痹通络，用蠲痹汤之类。

（2）风湿：详见“风病”证治。

（3）湿热：发热心烦，口渴自汗，四肢关节肿痛，胸满黄疸，小便黄赤，舌苔黄腻，脉濡数。治以清热化湿，如白虎汤加苍术之类。以关节肿痛为主者用白虎加桂枝汤之类，以黄疸为主者用茵陈五苓散之类。

（4）暑湿：呕吐泄泻，发热汗出，胸闷腹满，不思饮食，苔白滑，脉虚濡。治以芳香化浊，用藿香正气散之类。

2. 内湿

（1）脾为湿困：肢体无力，困倦疲惫，脘闷饱胀，大便溏稀，或见呕逆，脉濡缓，苔

白腻。治以理脾除湿，用香砂六君子汤之类。

（2）湿从热化：湿热蕴于心经，则口舌生疮糜烂。湿热注于下焦，或为痢疾，或为淋浊，血尿，癃闭，或为带下。湿热浸淫肌肤，则为疥疮。治疗可参照“火病”，酌加除湿之品。

（四）痰（饮）

痰和饮，都是脏腑病机变化的产物，是由于水液停积于体内而出现的证候。古人谓“积水成饮，饮凝成痰”。水、饮、痰三者的区别，即稠浊者为痰，清稀者为饮，更清者为水。痰与饮之产生，与肺、脾、肾三脏关系较为密切。

从发病的部位而言，饮多见于胸腹四肢，故与脾胃关系较为密切。痰之为病，则全身各处均可出现，无处不到，与五脏之病均有关系。正如张景岳说：“饮惟停积肠胃，而痰则无处不到。水谷不化，而停为饮者，其病全由脾胃；无处不到而化为痰者，凡五脏之伤，皆能致之。故治此者，当知所辨，而不可不察其本也。”痰饮的临床表现很复杂，尤其是痰证，涉及各脏腑系统，往往缺少固定的共同脉症。一般说，痰之主症：胸部痞闷，咳嗽痰多，恶心呕吐，腹泻，心悸，眩晕，癫狂，皮肤麻木，关节痛或肿胀，皮下肿块，或溃破流脓，久而不合，苔白滑或厚，脉滑。饮之主症：临床症状多随饮之部位而不同，如肠中辘辘有声，为痰饮，饮在四肢肌肉，为溢饮；咳喘气逆，不能平卧，为支饮；饮在胸膈；咳唾引痛，为悬饮。现将常见证候的辨证要点分述如下。

1. 痰证

（1）风痰咳嗽：即一般伤风有表证的咳嗽。治以宣肺化痰，用杏苏散之类。

（2）痰湿犯肺：咳嗽痰多，色白痰稀。治以温化痰湿，用二陈汤之类。

（3）痰热伏肺：肺有伏热，痰黏而黄。治以清化痰热，用清金化痰汤之类。

（4）痰蒙心窍：卒然昏仆，痰涎壅塞。治以开窍涤痰，用稀涎散之类。

（5）痰核瘰疬：治以消痰软坚，用消核散之类。

（6）痰气搏结：气为痰滞，痰因气结，痰涎壅盛，喘咳气急，胸膈噎塞。治以降气化痰，用苏子降气汤之类。

（7）痰饮流入四肢：肩臂或身体酸痛，苔腻，脉沉细或小滑，治以化痰行气，用指迷茯苓丸之类。

2. 饮证

（1）痰饮：咳嗽心悸，恶水不欲饮，胃肠中有辘辘水声，呕吐清水，胸腹胀满，苔白，脉弦滑。治以温化痰饮，用苓桂术甘汤之类。

（2）悬饮：饮在胸胁，咳唾引痛，心下痞硬，发热汗出，舌苔白，脉沉或弦。治以逐饮行水，用十枣汤之类。

（3）溢饮：干呕发热而渴，面目四肢浮肿，身体疼痛，舌苔白或微黄，脉浮而效。治以发汗逐饮，用大青龙汤或小青龙汤之类。

（4）支饮：咳逆倚息，短气不能平卧，身体微肿，脉弦滑，苔白。治以泻肺逐饮，用葶苈大枣汤之类。

（陈　劲）

第四章

中医诊法与中医治未病

第一节　中医诊法

诊法是中医诊察和收集疾病有关资料的基本方法，包括望、闻、问、切四种，简称“四诊”。

人体是一个有机的整体，人体皮、肉、脉、筋、骨、经络与脏腑息息相关，而以脏腑为中心，以经络通联内外，外部的征象与内在的脏腑功能关系密切，因而通过审察其外部征象，可以探求疾病的本质。疾病的发生，往往在机体外部发生某些微细的变化，通过望、闻、问、切四种诊察方法，全面收集临床上这些变化的资料，并加以综合分析，才能对病证作出准确判断，进而为辨证治疗打下基础。

一、望诊

望诊，是医生运用视觉观察患者的神色形态、局部表现，舌象、分泌物和排泄物色质的变化来诊察病情的方法。望诊应在充足的光线下进行，以自然光线为佳。

（一）全身望诊

全身望诊主要是望患者的精神、面色、形体、姿态等，从而对病性的寒热虚实，病情的轻重缓急，形成总体的认识。

1. 望神　神，广义是指高度概括的人体生命活动的外在表现，狭义是指神志、意识、思维活动。望神即是通过观察人体生命活动的整体表现来判断病情。

（1）得神：多见精神充沛，神志清楚，表情自然，言语正常，反应灵敏，面色明润含蓄，两目灵活明亮，呼吸顺畅，形体壮实，肌肉丰满等。

（2）少神：多见于神气不足，精神倦怠，动作迟缓，气短懒言，反应迟钝，面色少华等。

（3）失神：多见于神志昏迷，或烦躁狂乱，或精神萎靡；目睛呆滞或晦暗无光，转动迟钝；形体消瘦，或全身浮肿；面色晦暗或鲜明外露；还可见到呼吸微弱，或喘促鼻扇，甚则猝然仆倒，目闭口开，手撒遗尿，或搓空理线，寻衣摸床等。

（4）假神：多见大病、久病、重病之人，精神萎靡，面色暗晦，声低气弱，懒言少食，病未好转，突然见精神转佳，两颊色红如妆，语声清亮，喋喋多言，思食索食等。也称“回光返照”“残灯复明”。

2. 望色 望色是指通过观察皮肤色泽变化以了解病情的方法。能了解脏腑功能状态和气血盛衰、病邪的性质及邪气部位。

（1）常色：正常的面色与皮肤色，包括主色与客色。

1）主色：终生不变的色泽。

2）客色：受季节、气候、生活和工作环境、情绪及运动的因素影响所致气色的短暂性改变。

（2）病色：病色包括五色善恶与五色变化。五色善恶主要通过色泽变化反映出来，明润光泽而含蓄为善色；晦暗枯槁而显露为恶色。五色变化主要表现有青、赤、黄、白、黑五色，主要反映主病、病位、病邪性质和病机。

1）青色：主寒证、痛证、惊风、血瘀。

2）赤色：主热。

3）黄色：主湿、虚、黄疸。

4）黑色：主肾虚、水饮、瘀血。

5）白色：主虚、寒，失血。

3. 望形体 形体指患者的外形和体质。

（1）胖瘦：主要反映阴阳气血的偏盛偏衰的状态。

（2）水肿：面浮肢肿而腹胀为水肿证；腹胀大如裹水，脐突、腹部有青筋是鼓胀之证。

（3）瘦瘪：大肉消瘦，肌肤干瘪，形肉已脱，为病情危重之恶病质。小儿发育迟缓，面黄肌瘦，或兼有胸廓畸形，前囟迟闭等，多为疳积之证。

4. 望动态 动态指患者的行、走、坐、卧、立等体态。

（1）动静：阳证、热证、实证者多以动为主；阴证、寒证、虚证者多以静为主。

（2）咳喘：呼吸气粗，咳嗽喘促，难于平卧，坐而仰首者，是肺有痰热，肺气上逆之实证；喘促气短，坐而俯首，动则喘甚，是肺虚或肾不纳气；身肿心悸，气短咳喘，喉中痰鸣，多为肾虚水泛，水气凌心射肺之证。

（3）抽搐：多为动风之象。手足拘挛，面颊牵动，伴有高热烦渴者，为热盛动风。伴有面色萎黄，精神萎靡者为血虚风动；手指震颤蠕动者，多为肝肾阴虚，虚风内动。

（4）偏瘫：猝然昏仆，不省人事，偏侧手足麻木，运动不灵，口眼㖞斜，为中风偏枯。

（5）痿痹：关节肿痛，屈伸不利，沉重麻木或疼痛者多是痹证；四肢痿软无力，行动困难，多是痿证。

（二）局部望诊

局部望诊是对患者的某些局部进行细致的观察，而了解病情的方法。

1. 望头面 头部过大过小均为异常，多由先天不足而致；囟门陷下或迟闭，多为先天不足或津伤髓虚；面肿者，或为水湿泛溢，或为风邪热毒；腮肿者，多为风温毒邪，郁阻少阳；口眼㖞斜者，或为风邪中络，或为风痰阻络，或为中风。

2. 望五官

（1）望眼：眼部内应五脏，可反映五脏的情况。其中目眦血络属心，白睛属肺，黑睛属肝，瞳子属肾，眼胞属脾。望眼主要包括望眼神、色泽、形态的变化以了解人体气血盛衰的变化。

（2）望耳：主要反映肾与肝胆情况。

（3）望鼻：主要反映肺与脾胃的情况。

（4）望口唇：主要反映脾胃的情况。

（5）望齿龈：主要反映肾与胃的情况。

3. 望躯体　见瘿瘤者，为肝气郁结，气结痰凝；见瘰疬者，为肺肾阴虚，虚火灼津，或感受风火时毒，郁滞气血；项强者，为风寒外袭，经气不利，或为热极生风；鸡胸者，多为先天不足，或为后天失养；腹部深陷，多为久病虚弱，或为新病津脱；腹壁青筋暴露者，多属肝郁血瘀。

4. 望皮肤　主要观察皮肤的外形变化及斑疹、痘疮、痈疽、疔疖等情况。

5. 望毛发　主要为色泽、分布及有无脱落等情况。

（三）望排出物

包括望排泄物和分泌物。如痰、涎、涕、唾，呕吐物，大小便等，通过观察性状、色泽、量的多少等辨别疾病的寒热虚实，脏腑的盛衰和邪气的性质。

（四）望小儿指纹

望小儿指纹适用于3岁以内的小儿，与成人诊寸口脉具有相同的诊断意义。小儿指纹是手太阴肺经的分支，按部位可分为风、气、命三关。示指第一节为风关，第二节为气关，第三节为命关。正常指纹为红黄隐隐于示指风关之内。其临床意义可概括为纹色辨寒热，即红紫多为热证，青色主惊风或疼痛，淡白多为虚证；淡滞定虚实，即色浅淡者为虚证，色浓滞者为实证；浮沉分表里，即指纹浮显者多表证，指纹深沉者多为里证；三关测轻重，即指纹突破风关，显至气关，甚至显于命关，表明病情渐重，若直达指端称为“透关射甲”，为临床危象。

（五）望舌

舌诊对了解疾病本质，指导辨证论治有重要意义。

望舌时应注意光线充足，以自然光线为佳。患者应自然伸舌，不可太过用力。并注意辨别染苔。正常舌象可概括为淡红舌，薄白苔，即舌质淡红明润，胖瘦适中，柔软灵活；舌苔薄白均匀，干湿适中，不黏不腻，揩之不去。

1. 望舌质

（1）舌色

1）淡白舌：舌色红少白多，色泽浅淡，多为阳气衰弱或气血不足，为血不盈舌，舌失所养而致。主虚证、寒证。

2）红舌：舌色鲜红或正红，多由热邪炽盛，迫动血行，舌之血脉充盈所致。主热证。

3）绛舌：舌色红深，甚于红舌。主邪热炽盛，主瘀。

4）青紫舌：色淡紫无红者为青舌，舌深绛而暗是紫舌，二者常常并见。青舌主阴寒，瘀血；紫舌主气血壅滞，瘀血。

（2）望舌形

1）老嫩：舌质粗糙，坚敛苍老，主实证或热证，多见于热病极期；浮胖娇嫩，或边有齿痕，主虚证或寒证，多见于疾病后期。

2）胖瘦：舌体肥大肿胀为胖肿舌，舌体瘦小薄瘪为瘦瘪舌。

3）芒刺：舌乳头增生、肥大高起，状如草莓星点，为热盛之象。

4）裂纹：舌面有裂沟，深浅不一，浅如划痕，深如刀割，常见于舌面的前半部及舌尖侧，多因阴液耗伤。

5）齿印：舌边有齿痕印记称为齿痕舌，多属气虚或脾虚。

6）舌疮：以舌边或舌尖为多，形如粟粒，或为溃疡，局部红痛，多因心经热毒壅盛而成。

7）舌下络脉：舌尖上卷，可见舌底两侧络脉，呈青紫色。若粗大迂曲，兼见舌有瘀斑、瘀点，多为有瘀血之象。

（3）望舌态

1）痿软：舌体痿软无力，伸卷不灵，多为病情较重。

2）强硬：舌体板硬强直，活动不利，言语不清，称舌强。

3）震颤：舌体震颤抖动，不能自主。常因热极生风或虚风内动所致。

4）歪斜：舌体伸出时，舌尖向左或向右偏斜，多为风中经络，或风痰阻络而致。

5）卷缩：舌体卷缩，不能伸出，多为危重之证。

6）吐弄：舌体伸出，久不回缩为吐舌。舌体反复伸出舐唇，旋即缩回为弄舌为心脾经有热所致。

7）麻痹：舌体麻木，转动不灵称舌麻痹。常见于血虚风动或肝风挟痰等症。

8）舌纵：舌体伸出，难以收回称为舌纵，多属危重凶兆。

2. 望舌苔

（1）苔质

1）厚薄：透过舌苔能隐约见到舌质者为薄，不见舌质者为厚。苔质的厚薄可反映病邪的浅深和轻重。苔薄者多邪气在表，病轻邪浅；苔厚者多邪入脏腑，病较深重。由薄渐厚，为病势渐增；由厚变薄，为正气渐复。

2）润燥：反映津液之存亡。苔润表示津液未伤；太过湿润，水滴欲出者为滑苔，主脾虚湿盛或阳虚水泛。苔燥多为津液耗伤，或热盛伤津，或阴液亏虚。舌质淡白，口干不渴，或渴不欲饮，多为阳虚不运，津不上承。

3）腐腻：主要反映中焦湿浊及胃气的盛衰情况。颗粒粗大，苔厚疏松而厚，易于刮脱者，称为腐苔，多为实热蒸化脾胃湿浊所致；颗粒细小，状如豆腐渣，边缘致密而黏，中厚或糜点如渣，多为湿热或痰热所致；苔厚，刮之不脱者，称为腻苔，多为湿浊内蕴，阳气被遏所致。

（2）苔色

1）白苔：多主表证、寒证、湿证。

2）黄苔：多主里证、热证。黄色越深，热邪越重。

3）灰苔：多主痰湿、里证。

4）黑苔：主里证，多见于病情较重者。苔黑干焦而舌红，多为实热内炽；苔黑燥裂，舌绛芒刺，为热极津枯；苔薄黑润滑，多为阳虚或寒盛。

（3）苔形：舌苔布满全舌者为全苔，分布于局部者为偏苔，部分剥脱者为剥苔。全苔主痰湿阻滞；偏苔，多属肝胆病证；苔剥多处而不规则称花剥苔，主胃阴不足；小儿苔剥，状如地图者，多见于虫积；舌苔光剥，舌质绛如镜面，为肝肾阴虚或热邪内陷。

二、闻诊

闻诊是通过听声音和嗅气味来诊察疾病的方法。

（一）听声音

1. 声音　实证和热证，声音重浊而粗、高亢洪亮、烦躁多言；虚证和寒证，声音轻清、细小低弱，静默懒言。

2. 语言

（1）谵语：神志不清，语无伦次，语意数变，声音高亢。多为热扰心神之实证。

（2）郑声：神志不清，声音细微，语多重复，时断时续。为心气大伤，精神散乱之虚证。

（3）独语：喃喃自语，喋喋不休，逢人则止。属心气不足之虚证，或痰气郁结清窍阻蔽所致。

（4）狂言：精神错乱，语无伦次，不避亲疏。多为痰火扰心。

（5）言謇：舌强语謇，言语不清。多为中风证。

3. 呼吸

（1）呼吸：主要与肺肾病变有关。呼吸声高气粗而促，多为实证和热证；呼吸声低气微而慢，多为虚证和寒证。呼吸急促而气息微弱，为元气大伤的危重证候。

（2）气喘：呼吸急促，甚则鼻翼扇动，张口抬肩，难以平卧，多为肺有实邪或肺肾两虚所致。

（3）哮：呼吸时喉中有哮鸣音。哮证有冷热之别，多时发时止，反复难愈，多为缩痰内状，或外邪所诱发。

（4）上气：气促咳嗽，气逆呕呃。多为痰饮内停，或阴虚火旺，气道壅塞而致。

（5）太息：时发长吁短叹，以呼气为主。多为情志抑郁，肝不疏泄。

4. 咳嗽　有声无痰为咳，有痰无声为嗽，有痰有声为咳嗽。暴咳声哑为肺实；咳声低弱而少气，或久咳喑哑，多为虚证。

5. 呕吐　胃气上逆，有声有物自口而出为呕吐，有声无物为干呕，有物无声为吐。虚证或寒证，呕吐来势徐缓，呕声低微无力；实证或热证，呕吐来势较猛，呕声响亮有力。

6. 呃逆　气逆于上，自咽喉出，其声呃呃，不能自主，俗称“打呃”。虚寒者，呃声低沉而长，气弱无力；实热者，呃声频发，高亢而短，响而有力。

（二）嗅气味

1. 口气　酸馊者是胃有宿食；臭秽者，是脾胃有热，或消化不良；腐臭者，可为牙疳或内痈。

2. 汗气　汗有腥膻味为湿热蕴蒸；腋下汗臭者，多为狐臭。

3. 痰涕气味　咳唾浊痰脓血，味腥臭者为肺痈；鼻流浊涕，黄稠有腥臭为肺热鼻渊。

4. 二便气味　大便酸臭为肠有积热；大便溏薄味腥为肠寒；失气奇臭为宿食积滞；小便臭秽黄赤为湿热；小便清长色白为虚寒。

5. 经带气味　白带气味臭秽，多为湿热；带下清稀腥臊多为虚寒。

三、问诊

问诊包括询问一般情况、主诉、既往史、个人生活史、家族史并围绕主诉重点询问现在证候等。

（一）问寒热

（1）恶寒发热：恶寒与发热同时出现，多为外感病初期，是表证的特征。

（2）但寒不热：多为里寒证。新病畏寒为寒邪直中；久病畏寒为阳气虚衰。

（3）但热不寒：高热不退，为壮热，多为里热炽盛；按时发热，或按时热盛为潮热，（日晡潮热者，为阳明腑实证；午后潮热，入夜加重，或骨蒸痨热者，为阴虚）。

（4）寒热往来：恶寒与发热交替而发，为正邪交争于半表半里，见于少阳病和疟疾。

（二）问汗

主要诊察有否汗出，汗出部位、时间、性质、多少等。

（1）表证辨汗：表实无汗，多为外感风寒；表证有汗，为表虚证或表热证。

（2）里证辨汗：汗出不已，动则加重者为自汗，多因阳气虚损，卫阳不固；睡时汗出，醒则汗止为盗汗，为阴虚内热；身大热大汗出，为里热炽盛，迫津外泄；汗热味咸，脉细数无力，为亡阴证；汗凉味淡，脉微欲绝者，为亡阳证。

（3）局部辨汗：头汗可因阳热或湿热；半身汗出者，多无汗部位为病侧，可因痰湿或风湿阻滞，或中风偏枯；手足心汗出甚者，多因脾胃湿热，或阴经郁热而致。

（三）问疼痛

（1）疼痛的性质：新病疼痛，痛势剧烈，持续不解而拒按者为实证；久病疼痛，痛势较轻，时痛时止而喜按者为虚证。

（2）疼痛的部位：头痛，痛连项背，病在太阳经；痛在前额或连及眉棱骨，病在阳明经；痛在两颞或太阳穴附近，为少阳经病；头痛而重，腹满自汗，为太阴经病；头痛连及脑齿，指甲微青，为少阴经病；痛在巅顶，牵引头角，气逆上冲，甚则作呕，为厥阴经病。胸痛多为心肺之病。常见于热邪壅肺，痰浊阻肺，气滞血瘀，肺阴不足及肺痨、肺痈、胸痹等症。胁痛，多与肝胆病关系密切，可见于肝郁气滞、肝胆湿热、肝胆火盛、瘀血阻络及水饮内停等病证。脘腹痛，其病多在脾胃。可因寒凝、热结、气滞、血瘀、食积、虫积、气虚、血虚、阳虚所致。喜暖为寒，喜凉为热，拒按为实，喜按为虚。腰痛，或为寒湿痹证，或为湿热阻络，或为瘀血阻络，或为肾虚所致。四肢痛，多见于痹证。疼痛游走者，为行痹；剧痛喜暖者，为寒痹；重着而痛者，为湿痹；红肿疼痛者，为热痹。足跟或胫膝酸痛为气血亏虚，经气不利常见。

（四）问饮食口味

主要问食欲好坏，食量多少，口渴饮水，口味偏嗜，冷热喜恶，呕吐与否等情况，以判断胃气有无及脏腑虚实寒热。

（五）问睡眠

主要有失眠与嗜睡。不易入睡，或睡而易醒不能再睡，或睡而不酣，易于惊醒，甚至彻夜不眠者为失眠，为阳不入阴，神不守舍所致。时时欲睡，眠而不醒，精神不振，头沉困倦者为嗜睡，多见于痰湿内盛、困阻清阳、阳虚阴盛或气血不足。

（六）问二便

主要了解二便的次数、便量、性状、颜色、气味以及便时有无疼痛、出血等方面。

（七）问小儿及妇女

1. 问小儿　主要应了解出生前后的情况，及预防接种和传染病史和传染病接触史，小儿常见致病因素有易感外邪、易伤饮食、易受惊吓等。

2. 问妇女　应了解月经的初潮、月经周期、行经天数、经量、经色、经质、末次月经，或痛经、带下、妊娠、产育以及有无经闭或绝经年龄等情况。

四、切诊

（一）脉诊的部位和方法

脉诊的常用部位是手腕部的寸口脉，并分为寸、关、尺三部。通常以腕后高骨为标记，其内侧为关，关前（腕侧）为寸，关后（肘侧）为尺。其临床意义大致为左手寸候心、关候肝胆，右手寸候肺、关候脾胃，两手尺候肾。以中指定关位，示指切寸位，环指（无名指）切尺位。诊脉时用轻力切在皮肤上称为浮取或轻取；用力不轻不重称中取；用重力切按筋骨间称为沉取或重取。诊脉时，医生的呼吸要自然均匀，以医生正常的一呼一吸的时间去计算患者的脉搏数。切脉的时间必须在50秒以上。

（二）正常脉象

正常脉象：三部有脉，沉取不绝，一息四至（每分钟70～80次），不浮不沉，不大不小，从容和缓，流畅有力。临床所见斜飞脉、反关脉均为脉道位置的变异，不属于病脉。

（三）常见病脉及主病

1. 浮脉

（1）脉象：轻取即得，重按反减；举之有余，按之稍弱而不空。

（2）主病：主表证，为卫阳与邪气交争，脉气鼓动于外而致。也见于虚证，多因精血亏损，阴不敛阳或气虚不能内守，脉气浮散于外而致。内伤里虚见浮脉，为虚象严重。

2. 洪脉

（1）脉象：脉形宽大，状如波涛，来盛去衰。

（2）主病：气分热盛。证属实证，乃邪热炽盛，正气抗邪有力，气盛血涌，脉道扩张而致。

3. 大脉

（1）脉象：脉体阔大。但无汹涌之势。

（2）主病：邪盛病进，又主正虚。根据脉之有力与无力，辨别邪正的盛衰。

4. 沉脉

（1）脉象：轻取不应，重按始得。

（2）主病：里证。里实证可见于气滞血瘀、积聚等，为邪气内郁，气血困阻，阳气被遏，不能浮应于外而致，多脉沉而有力按之不衰。里虚证，为气血不足，阳气衰微，不能运行营气于脉外所致，多脉沉无力。

5. 弱脉

（1）脉象：轻取不应，重按应指细软无力。

（2）主病：气血不足，元气耗损。阳气衰微鼓动无力而脉沉。阴血亏虚，脉道空豁而脉细无力。

6. 迟脉

（1）脉象：脉来缓慢，一息脉动不足四至。

（2）主病：寒证。脉迟无力，为阳气衰微的里虚寒证。脉迟有力，为里实寒证。

7. 缓脉

（1）脉象：一息四至，应指徐缓。

（2）主病：湿证、脾虚、亦可见正常人。

8. 结脉

（1）脉象：脉来缓中时止，止无定数。

（2）主病：主阴盛气结，寒痰瘀血，气血虚衰。实证者脉实有力，迟中有止，为实邪郁遏，被抑，脉气阻滞而致。虚证者脉虚无力，迟中有止，为气虚血衰，脉气不相顺接所致。

9. 数脉

（1）脉象：脉来急促，一息五至以上（每分钟90次以上）。

（2）主病：热证。若数而有力，多因邪热鼓动，气盛血涌，血行加速而致。数而无力，多因精血亏虚、虚阳外越、致血行加速、脉搏加快。

10. 促脉

（1）脉象：往来急促，数而时止，止无定数。

（2）主病：实证多为阳盛热实或邪实阻滞，见脉促有力。前者因阳热亢盛，迫动血行而脉数，热灼阴津，津血衰少，致急行血气不相接续，故脉有歇止。后者由气滞、血瘀、痰饮、食积等有形之邪阻闭气机，脉气不相接续而致；虚证多为脏气衰败，可见脉促无力。多因阴液亏耗，真元衰惫，气血不相接续而致。

11. 虚脉

（1）脉象：举之无力，按之空虚，应指软弱。

（2）主病：虚证，多见于气血两虚。因气虚则血行无力，血少则脉道空虚而致。

12. 细脉

（1）脉象：脉细如线，应指明显，按之不绝。

（2）主病：主气血两虚，诸虚劳损；又主伤寒、痛甚及湿证。虚证因营血亏虚，脉道不充，血运无力而致。实证因暴受寒冷或疼痛，则脉道拘急收缩，细而弦紧。湿邪阻遏脉道，则见脉象细缓。

13. 代脉

（1）脉象：脉来迟缓力弱，时发歇止，止有定数。

（2）主病：虚证多脉代而无力，良久不能自还，为脏气衰微，脉气不复所致。实证多脉代而有力，多为痹证、痛证、七情内伤、跌打损伤等邪气阻遏脉道，血行涩滞而致。

14. 实脉

（1）脉象：脉来坚实，三部有力，来去俱盛。

（2）主病：实证。乃邪气亢盛，正气不衰，正邪剧烈交争，气血涌盛，脉道坚满而致。若虚证见实脉则为真气外越之险候。

15. 滑脉

（1）脉象：往来流利，应指圆滑，如盘走珠。

（2）主病：痰饮、食积、实热。为邪正交争，气血涌盛，脉行通畅所致。脉滑和缓者，可见于青壮年的常脉和妇人的孕脉。

16. 弦脉

（1）脉象：形直体长，如按琴弦。

（2）主病：肝胆病、诸痛、痰饮、疟疾。弦为肝脉，以上诸因致使肝失疏泄，气机失常，经脉拘急而致；老年人脉象多弦硬，为精血亏虚，脉失濡养而致。此外，春令平脉亦见弦象。

17. 紧脉

（1）脉象：脉来绷紧有力，屈曲不平，左右弹指，如牵绳转索。

（2）主病：寒证、痛证、宿食。乃邪气内扰，气机阻滞，脉道拘急紧张而致。

18. 濡脉

（1）脉象：浮而细软。

（2）主病：主诸虚，又主湿。

19. 涩脉

（1）脉象：脉细行迟，往来艰涩不畅，如轻刀刮竹。

（2）主病：气滞血瘀，伤精血少，痰食内停。

（四）按诊

按诊是医生用手直接触摸或按压患者某些部位，以了解局部冷热、润燥、软硬、压痛、肿块或其他异常变化，从而推断疾病部位、性质和病情轻重等情况的一种诊病方法。

（1）按胸胁：主要了解心、肺、肝的病变。

（2）按虚里：虚里位于左乳下心尖搏动处，反映宗气的盛衰。

（3）按脘腹：主要检查有无压痛及包块。腹部疼痛，按之痛减，局部柔软者为虚证；按之痛剧，局部坚硬者为实证。

（4）按肌肤：主要了解寒热、润燥、肿胀等内容。肌肤灼热为热证，清冷为寒证。

（5）按手足：诊手足的冷暖，可判断阳气的盛衰。

（6）按俞穴：通过按压某些特定俞穴以判断脏腑的病变。

（陈　勇）

第二节　中医治未病

一、亚健康与中医的“未病”

据世界卫生组织的一项全球调查结果显示，全世界真正健康者仅为5%，患病者为20%，而75%则属于以慢性疲劳综合征为主要表现的亚健康者。亚健康是一个新病种，中医通过辨证论治方法可取得明显的疗效，表现出极大的优势。

（一）亚健康的临床症状涉及范围

目前，医学界对亚健康状态的确认尚未达到共识，但有专家提出，在排除疾病之后，在以下30项临床症状中，有6项者即可初步认定处于亚健康状态：

（1）精神紧张，焦虑不安；

（2）孤独自卑，忧郁苦闷；

（3）注意分散，思考肤浅；

（4）容易激动，无事自烦；

（5）记忆减退，熟人忘名；

（6）兴趣变淡，欲望骤减；

（7）懒于交往，情绪低落；

(8) 易感乏力，眼易疲倦；
(9) 精力下降，动作迟缓；
(10) 头昏脑胀，不易复原；
(11) 久站头昏，眼花目眩；
(12) 肢体酥软，力不从心；
(13) 体重减轻，体虚力弱；
(14) 不易入眠，多梦易醒；
(15) 晨不愿起，昼常嗜睡；
(16) 局部麻木，手脚易冷；
(17) 掌腋多汗，舌燥口干；
(18) 自感低烧，夜有盗汗；
(19) 腰酸背痛，此起彼伏；
(20) 舌生白苔，口臭自生；
(21) 口舌溃疡，反复发生；
(22) 味觉不灵，食欲不振；
(23) 泛酸嗳气，消化不良；
(24) 便稀便秘，腹部饱胀；
(25) 易患感冒，唇起疱疹；
(26) 鼻塞流涕，咽喉疼痛；
(27) 憋气气急，呼吸紧迫；
(28) 胸痛胸闷，有压榨感；
(29) 心悸心慌，心律不整；
(30) 耳鸣耳闭，易晕车船。

(二) 中医“未病”状态中异常体质状态临床症状涉及范围

中医的“未病”状态中涉及的异常体质状态有阳虚质、阴虚质、痰湿质、湿热质、瘀血质、气郁质、特禀质、阳亢型体质、气虚质、血虚证、热性、寒性、实性等13种，临床症状涵盖亚健康的30项。

(1) 阳虚质：胃寒肢冷，倦怠无力，面白自汗，少气懒言。伴精神不振，口淡不渴，毛发易落，小便清长，大便溏薄。体形多见肥胖，面色少华，肤色柔白，性格多沉静内向，易从寒化伤阳。舌质淡苔白，脉虚迟。

(2) 阴虚质：五心烦热，潮热盗汗，午后颧红。伴形体消瘦，健康多梦，口燥咽下，尿水色黄，大便干结，四肢怕热，肤色苍赤。性格急躁，易化热伤阴，动火生风。舌红少津，少苔，脉细弦数无力。

(3) 痰湿质：胸闷身重，肢体不爽，痰多声浊。伴精神困顿，食纳不振，便溏腹胀，恶心痞闷，咳喘气短，头目不清或易恶心，舌体胖，苔滑腻，脉濡滑。

(4) 湿热质：面垢油光，易生痤疮，常口干、口苦、口臭便干，尿赤。急躁易怒，易患疮疖，易患感冒，唇起疱疹，黄疸热淋、衄血、带下黄浊等病证。舌红少津，少苔或无苔，脉细弦数无力。

(5) 瘀血质：部位固定的局部疼痛，面色黧黑，或口唇青紫或肌肤甲错，或皮肤瘀斑，毛发易脱落。伴皮肤丝状红缕，蟹状纹络，口干欲饮而不欲咽，眼眶黯黑，白珠见青紫，丝赤斑斑，妇人行经腹痛，或夹有血块，或闭经。舌质青紫或经脉弦或沉。

（6）气郁质：脑肋胀痛，心烦易怒，精神抑郁，应激能力弱。伴胸闷，喜太息，咽中异物感，脘腹胀满，嗳气吞酸，易惊悸失眠多梦，食欲不振，妇人多疑欲哭，月经不调，经期乳房、腰腹胀痛等症。神态多抑郁不爽，性格多孤僻，内向，气量狭小，多愁善感，舌质红偏暗滞苔多，脉偏弦。

（7）特禀质：对季节气候适应能力差，易患花粉症，易引发宿疾，易药物过敏。易致外邪内侵，形成风团隐疹，咳喘等，舌质淡，苔薄白，脉弦细数。

（8）阳亢型体质：头晕目眩，头痛且胀，烦躁易怒，颜面潮红。咽干口燥，伴失眠多梦，耳鸣目赤，头重脚轻，腰膝酸软，肤色偏红，鼻略红，易出鼻血，性情急躁，大便易干易结，小便多黄赤，气息精热，神志易露。舌质偏红，多披黄苔，脉弦有力或洪数，或弦细数。

（9）气虚质：食欲不振，倦怠乏力，面色苍白，无血色或灰暗，少气懒言，伴精神不振，怕冷怕风，抵抗力低下，头晕目眩，心悸失眠，健忘，唇甲苍白，大便溏薄。舌质淡嫩，苔薄白，脉细弱无力。

（10）血虚质：面色萎黄，唇甲苍白，头晕目眩，心悸不眠，倦怠无力。伴精神不振，面白自汗，少气懒言，小便清长，大便溏薄，手脚易发麻，失眠，健忘。易从寒化伤阳，舌质淡嫩，苔薄白，脉细弱无力。

（11）热性体质：口干舌燥，身体发热，怕热，心情急躁。伴常面红耳赤，便秘，尿少且色黄，易患感冒，唇起疱疹。舌偏红，苔厚，脉细弦数无力。

（12）寒性体质：怕冷，怕风，手脚冰冷，精神虚弱易疲劳。伴常有腹泻，小便色淡且次数多，脸色苍白，唇色淡，女性常月经错后，多血块。舌质淡红，舌苔薄，脉细数。

（13）实性体质：易暴易怒，口干口臭，常有闷热的感觉。伴小便色黄而少，有便秘现象，呼吸气粗，容易腹胀，烦躁不安，失眠，舌质淡红，舌苔薄脉细数。

（三）亚健康=排除疾病状态中的中医异常体质状态=“未病”状态

亚健康的临床症状涉及范围在中医异常体质状态的临床症状涉及范围之中，将临床亚健康所涉及的症状以个体发病规律进行总结，按中医舌脉之象，症状属性，阴阳变化，脏腑特征等进行整合，则常见的亚健康状态可能就说是中医“治未病”理论中的“未病”状态。但“治未病”范畴与亚健康一样只有症候指标，无客观的数据化的诊断指标，所以应在寻找客观诊断指标方面进行深入的研究。

二、中医对“疲劳”的认识

中医很早就认识到人体的疲劳问题，现在仅从以下几方面来介绍：

概念及致病因素：中医称疲劳为“懈怠”、“劳倦”、“疲乏”，属“虚劳”、“虚损”范畴，认为疲劳是身体虚弱的表现，“有以疲劳，形气衰少”，虚指人体脏腑气血亏损，“精气少则虚”。

疲劳可以由多种原因引起，明代医学家张介宾在《练兵全书·论虚损病源》中分析到：“劳倦不顾者，多成劳损……或劳于名利……或劳于色欲……或劳于疾病。”但最常见的原因还是“过劳”，即过度劳累。《济生方·清虚门》认为“五劳大伤之虚……多由不能摄生，始于过用。”这句话的意思说，劳伤是因为不能保养好身体，过度消耗体能引起的。

分类：中医将疲劳分为“五劳”、“六极”、“七伤”。

1. 五劳　五劳就是五种劳损，包括肝劳、心劳、脾劳、肺劳、肾劳。《素问·宣明五气篇》对体力性疲劳归纳为五劳伤："久视伤血，久卧伤气，久坐伤肉，久立伤骨，久行伤筋。" 过度用眼会引起视疲劳，过分懒散会使精神不振；坐的时间太长或是保持静态的时间太长而不走动，肌肉就会松软而不坚实；持续站立，行走而得不到休息，就会引起筋骨肌肉疲乏，酸软。

2. 六极　六极指疲劳引起的六种较为严重的机体病理变化，包括筋极，脉极，肉极，气极，骨极，精极。严用和《济生方·论五劳六极证治》称："盖劳力谋虑或肝劳，应乎筋极。曲运神机成心劳，应乎脉极；意外过思成脾劳，应乎肉极。预事而忧成肺劳，应乎气极；持志节成肾劳，应乎骨极。"

3. 七伤　七伤指七种对身心伤害的因素，包括太饱伤脾，大怒伤肝，强力受湿伤骨，形寒饮冷伤肺，忧思伤心，风雨寒暑伤形，大怒伤志。

发生过程：中医认为疲劳损害身体是按以下过程进行变化的："积虚成损，积损成劳，积劳成疾。"过劳情志，外邪等致病因素导致脏腑功能失调，气血阴阳不足引起的疲劳，多为肝、脾、肾三脏的损伤为主。肝主疏泄，有疏通气血，条达情绪的作用。肝郁气滞则引起脾胃失和。脾主运化，主肌肉，脾运失常则不能生化营养精微物质，可使肌肉四肢无力。肝主筋，肝的精气衰则筋不能动。肾藏精主骨，肾气伤则精力不济，筋骨酸软，未老先衰，特别易引起性功能阻碍。

（1）劳肌伤筋：张介宾说："人之运动由于筋力，运动过劳，筋必疲极。"从事体力劳动过度容易伤损肌肉筋骨，肝主筋，间接地影响肝气，使气机郁滞，脾气虚，情绪低落，食欲不振，精神疲乏。

（2）忧思伤脾：《灵枢·大惑论》认为过度用脑会引起精神心理方面的疲劳："故神劳则魂魄散志意乱。"情绪变化无常，则易损及脾胃功能，使水谷精华失运，中气升降失常，食欲差。

（3）宋代李杲在《脾胃论》中也说："少气不足以息，倦怠无力，默默不语寝不寐，食不知味，恶热，动则烦扰……"。

（4）疾病引发：中医对疾病导致的疲劳也有认识，《黄帝内经》认为"肝虚，肾虚，脾虚，皆令人体重烦冤"，"脾气虚则四肢不用"，"肾所生病嗜卧"。

总之，由长期疲劳而演变的慢性疲劳综合征是一个多组织器官虚损功能紊乱的病理状态，由多种原因引起，仅靠单一的治法难以奏效，中医药介入疲劳的调养，独具优势。近年来，国内外采用中医药治疗获得了较好的效果，日本用人参青菜汤、小柴胡汤治疗，取得了明显的疗效，国内有专家用张仲景的百合地黄酒、酸枣仁汤加人参、刺五加，沙参、麦冬也收到了满意的疗效。也有学者用补中益气汤或归脾汤类方，只要方证对应，也有显效。总之如要根据临床症状表明，用辨证辨病相结合的辨治方法，对疲劳综合征是大有裨益的。

三、中医"治未病"五原则

"治未病"既是祖国医学传统而先进的医学预防思想，又是现代而全新的预防医学课程。中医一贯主张预防为主，防重于治，故有"上工治未病"之说。自《黄帝内经》以来的2 000多年中，众多医家对此进行了大量的理论研究和临床实践，形成了系统的理论，积累了丰富的经验。治未病是中医防治疾病的理论核心，其内涵的实质是采取有效的措施，预防疾病的发生与发展，避免和减轻疾病对人类的危害，进而促进人类的健康和提高人类的生活质量，促使整个医学体系和医疗工作由治病医学向健康医学转变，使人类社会向“无医世界”迈进。“治未病”主要有两方面的贡献：第一，未病的一指健康状态的个体阴平阳秘，气血调和且又不受病邪侵害，即“无病”；二指处于发病或传变的前期状态，疾病早期症状较隐匿且轻的阶段，即“欲病”。第二，总结了治未病的具体措施，一是采取防范措施避免因内在脏腑、阴阳、气血、津液功能失调（内因）及外界致病因素的伤害（外因），而导致各种疾病的发生与发展；二是积极进行治疗，去除致病因子。简言之，其基本理论内容就是：“未病先防，已病早治，既病防变，愈后防复，择时防发”。

本人总结多年的临床实践，认为治未病有五原则。

（一）定期体检，见微知著

结合国家劳动保险制度，建立突出中医特色的体质辨识中心或体检站，组织广大人民群众定期体检，“辨病”与“辨体”相结合。开发“体检－预防－保健－诊断－治疗－体检－复发”为一体的环式治未病保健诊疗链，建立完善的体检资料数据库，动态观察和规范管理，定期开展随访和健康教育。定期体检内容不但包括身体疾病，心理疾病，中医体质类型和亚健康状态，及时发现“疾病微征”或“隐态”，且利于早期逆转，恢复健康。通过体检，及早发现并防止疾病传变。

（二）重视先兆，截断逆转

先兆症状是疾病早期发现、早期诊断及早期治疗的关键，对中风的潜症“无者求之”的早期治疗，如出现肢体麻木，沉滞者为脉络阻滞，予活血通络之丹参、鸡血藤、红花、桃仁、川芎、赤芍；若见眩晕则予平肝熄风之勾藤、天麻、石决明、菊花等，从而预防中风的发生，治中风于未发之时。对一些反复发作、发病有规律的疑难痼疾，如现代医学中的免疫性、过敏性及内分泌神经系统或者一些病因尚未明了的疾病，运用中医治未病方法，注意缓解期的扶正固本，结合情绪调摄，体育锻炼，疗效确切。研究表明，将糖耐量减低患者随机分为中药干预组和对照组，中药干预组具有延缓患者糖耐量降低发展到糖尿病，从而进一步延缓糖尿病并发症及糖尿病相关终点事件的发生，提高患者生命质量及延长其生命。

（三）安其未病，防其所传

未病，指尚未患病的脏腑或部位与“已病”和“成病”相对而言。如糖尿病，其特征是持续高血糖，其病理基础是胰岛 B 细胞功能损伤，若血糖控制不良，久之则引起心、脑、肾、眼等脏器的损伤和病变。因此，对糖尿病则在十分重视早期治疗的达标和胰岛功能的修复的同时，选用中药重点养阴、活血通络中药。目前，脂肪肝的检测率日益增多，部分脂肪肝患者可发展为肝纤维化，甚至肝硬化，可以认为脂肪肝不断发展是肝纤维化的前期病变，如能在早期及时治疗，可以阻止其进一步发展，甚至使其逆转，因此其治疗日益受到重视，坚持使用中药治疗，效果是满意的。

（四）掌握规律，先时而治

对于有明显季节性的疾病，常可先时而治，预防为主，往往能事半功倍，如哮喘病，往往秋冬常发在夏季就积极预防，即所谓中医学的“冬病夏治”，疗效确切。对流感过敏性鼻炎等春季多发病，则通过建议患者增强体质，适当锻炼，积极预防来取了“春病冬防”的原则。

（五）三因制宜，各司法度

三因制宜就是因人因地因时制宜。人有老幼、男女、胖瘦以及九种体质分别；地有东西南北之分，时有一年四季之分，这些不同特点，决定了治未病的“同中存异”，也必须遵循这一原则。

综上所述，中医治未病有着悠久的历史和丰富的科学内涵，是中医预防医学的核心和精髓。挖掘整理提高弘扬治未病的学术思想，在临床实践中充实凝练、创新是中医药界的责任，也是社会进步的需要。最先进的医学是“无医世界”。“上工不治已病，治未病”，即是“无医世界”的最好诠释和超前的先进理论。开拓中医治未病的领域是后医学时代的基本原则和方向。

四、中医体质分类与判定

《中国中医药》报于2009年4月9日第四版登出《中医体质分类与判定》标准正式发布，该标准是我国第一部指导和规范中医体质研究及应用的文件，旨在为体质辨识及与中医体质疾病的防治，养生保健、健康管理提供依据，使体质分类科学化、规范化。

该标准将体质分为平和质、气虚质、阳虚质、阴虚质、痰质、湿热质、血瘀质、气郁质、特桌质九个类型，应用了流行病学、免疫学、分子生物学、遗传学、数理统计等多学科交叉的方法，经中医临床专家，流行病学专家，体质专家多次论证而建立的体质辨识的标准化工具，并在国家973计划“基于因人制宜思想的中医体质理论基础研究”课题中得到进一步完善。

通过21 948例流行病学调查，该标准具有指导性，普遍性及可参照性，适用于从事中医体质研究的中医临床医生，科研人员及相关管理人员，并可作为临床实践规定规范及质量评定的重要参考依据。该标准曾在多家“治未病”中心及中医药科研单位以及26个省、市、自治区（包括香港特别行政区、台湾地区等）试用。

（一）体质分类

1. 平和质（A型）

总体特征：阴阳气血调和，以体态适中，面色红润精力充沛等为主要特征。

形体特征：形体匀称健壮。

常见表现：面色、肤色润泽，头发稠密有光泽，目光有神，鼻色明润，嗅觉通利，唇色红润，不易疲劳，精力充沛，耐受寒热，睡眠良好，胃纳佳，二便正常，舌色淡红，苔薄白，脉和缓有力。

心理特征：性格随和开朗。

发病倾向：平素患病较少。

对外界环境适应能力：对自然环境和社会环境适应能力较强。

2. 气虚质（B型）

总体特征：元气不足，以疲乏气短，自汗等气虚表现为主要特征。

形态特征：肌肉松软不实。

常见表现：平素语音低弱。气短懒言，容易疲乏，精神不振，易出汗，舌淡红，舌边有齿痕，脉弱。

心理特征：性格内向、不喜冒险。

发病倾向：易患感冒、内脏下垂等病，病后康复缓慢。

对外界环境适应能力，不耐受风、寒、暑、湿邪。

3. 阳虚质（C 型）

总体特征：阳气不足，以畏寒怕冷，手足不温等虚寒表现为主要特征。

形体特征：肌肉松软不实。

常见表现：平素畏冷、手足不温、喜热饮食，精神不振，舌淡胖嫩，脉沉迟。

心理特征：性格多沉静、内向。

发病倾向：易患痰饮，肿胀、泄泻等病，感冒易从寒化。

对外界环境适应能力：耐夏不耐冬，易感风寒、湿邪。

4. 阴虚质（D 型）

总体特征：阴液亏少，以口燥咽干，手足心热等虚热为主要特征。

形体特征：形体偏瘦。

常见表现：手足心热，口燥咽干、鼻微干、喜冷饮、大便干燥，舌红少津，脉细数。

心理特征：体质急躁、外向好动、活泼。

5. 痰湿质（E 型）

总体特征：痰湿凝聚以形体肥胖，腹部肥满，口黏苔腻浅等痰湿表现为主要特征。

形体特征：体形肥胖、腹部肥满松软。

常见表现：面部皮肤油脂较多，多汗且黏、胸闷、痰多、口黏或甜、喜食肥甘甜黏、苔腻脉滑。

心理特征：性格偏温和，稳重、多善于忍耐。

对外界环境适应能力：对梅雨季节及湿重环境适应能力差。

6. 湿热质（F 型）

总体特征：湿热内蕴，以面垢油光，口苦，苔黄腻等湿热表现为主要特征。

形体特征：形体中等或偏瘦。

常见表现：面垢油光易生痤疮，口苦口干，身重困倦，大便黏滞不畅或燥结，小便短黄，男性易阴囊潮湿，女性易带下增多，舌质偏红，苔黄腻，脉滑数。

心理特征：容易心烦气躁。

发病倾向：易患疮疖、黄疸、热淋等病。

对外界环境适应能力：对夏末秋初湿热气候，湿重或气温偏高环境较难适应。

7. 血瘀质（G 型）

总体特征：血行不畅，以肤色晦黯，舌质紫黯等血瘀表现为主要特征。

形体特征：胖瘦均见。

常见表现：肤色晦黯，色素沉着、容易出现瘆斑、口唇黯淡、舌黯或有瘀点，舌下络脉紫暗或增粗脉涩。

心理特征：易烦健忘。

发病倾向：易患癥瘕及痛证血证等。

对外界环境适应能力：不耐受寒邪。

8. 气郁质（H 型）

总体特征：气体郁滞，以神情抑郁，忧虑脆弱等气郁表现为主要特征。

形体特征：形体瘦者为多。

常见表现：精神抑郁，情感脆弱，烦闷不乐，舌淡红，苔薄白，脉弦。

心理特征：性格内向不稳定，敏感多虑。

发病倾向：易患脏燥、梅核气、百合病及郁证等。

对外界环境适应能力：对精神刺激适应能力较差；不适应阴雨天气。

9. 特禀质（I型）

总体特征：先天失常，以生理缺陷，过敏反应等为主要特征。

形体特征：过敏体质者，一般无特殊，先天禀赋异常者或有畸形，或有生理缺陷。

常见表现：过敏体质者常见哮喘、风团、咽痒、鼻塞、喷嚏等。患遗传性疾病者有垂直遗传先天性家族性特征；患胎传性疾病者具有母体影响个体生长发育及相关疾病特征。

心理特征：随禀质不同情况各异。

发病倾向：过敏体质者患哮喘、荨麻疹、花粉症及药物过敏等；遗传性疾病如血友病先天患愚型等胎传性疾病如五迟（立迟、行迟、发迟、齿迟和语齿）。五软（头软、项软、手足软、肌肉软、口软）解颅胎惊等。

对外界环境适应能力：适应能力差。如过敏体质者对易致过敏季节适应能力差，易引发宿疾。

（二）判断出体质后如何调理

体质是可以调整的。体质既禀成于先天亦关系于后天。体质的稳定性由相似的遗传背景形成年龄性别等因素也可使体质表现出一定的稳定性。然而体质的稳定性是相对的，个体在生长壮老的生命过程中，由于因受环境精神，营养锻炼，疾病等内外环境中诸多因素的影响，会使体质发生变化。体质只具有相对的稳定性，同时具有动态可变性。这种特征是体质可调的基础。

药物及有关治疗方法可纠正机体阴阳气血津液失衡，是体质可调的实践基础。比如我们创制的化痰祛湿方能减少体内脂肪积聚，改变脂质代谢，降低血液黏稠度，改善痰湿体质，使病理性脂肪肝得到逆转，并能防止肝纤维性变。

重视不同体质对疾病与证候的内在联系及对方药等治疗应答反应的差异是实施个体化瘆疗贯彻“因人制宜”思想的具体实践，根据不同体质类型或状态或益气、或补阴、或温阳或利温或开郁或疏血以调整机体的阴阳动静，失衡倾向，体现“以人为本”的治疗原则；及早发现干预体质的偏颇状态进行病因预防，临床前期预防实现调质拒邪，调质防病及调质防变以实践中医“治未病”。如阳虚体质怕冷的人在饮食上可多食牛肉，羊肉、韭菜、生姜等温阳之品，少食梨、西瓜、荸荠菜生冷寒凉食物，少饮绿茶，还可食当归生姜牛肉汤等。

五、九种体质人群的调体保健方案

（一）平和质：调体保健方案

平和质是正常的体质。这类人体形匀称健壮，面色肤色润泽，头发稠密有光泽，目光有神，唇色红润不容易疲劳，精力充沛，睡眠食欲良好，大小便正常，性格随和开朗。平时患病较少，对自然环境和社会环境适应能力较强。

1. 饮食有节　饮食应有节制，不要过饥过饱。不要常吃过冷过热或不干净的食物，粗细粮食要合理搭配，多吃五谷杂粮，蔬菜瓜果，少食过于油腻及辛辣之物。

2. 劳逸结合　生活应有规律，不要过劳累，不宜食后即睡，作息应有规律，应劳逸结合保证充足的睡眠时间。

3. 坚持锻炼　根据年龄和性别，参加适应的运动，如年轻人可适当跑步，打球，老年人可适当散步，打太极拳等。

（二）气虚质：调体保健方案

气虚质的人肌肉松软。和别人爬同样层数的楼，气虚的人就气喘吁吁的。这种类型的人讲话的声音低弱，老是感到自己上气不接下气，气不够用，容易出汗，只要体力劳动的强度大就容易累，防御能力下降，所以容易感冒。

1. 食宜益气健脾　多食用具有益气健脾作用的食物：如黄豆、白扁豆、鸡肉、香菇、大枣、桂圆、蜂蜜等，少食具有耗气作用的食物，如空心菜，生萝卜等。

2. 药膳指导　黄童子鸡：取童子鸡1只洗净，用纱布袋包好，生黄芪9克，取一根细线，一端扎紧纱布袋口，置于锅内，另一端则绑在锅柄上，在锅中加姜葱及适量水煮汤，待童子鸡煮熟后，拿出黄芪包，加入盐、黄酒调味，即可食用。可益气补虚。

山药粥：将山药30克和粳米180克一起入锅加清水适量煮粥，煮熟即成。此粥可在每日晚饭时食用。此粥具有补中益气，益肺固精，强身健体的作用。

3. 起居勿过劳　起居宜有规律，夏季午间应适当休息，保持充足睡眠。平时注意保暖，避免劳动或激烈运动时出汗受风。不要过于劳作，以免损伤正气。

4. 运动宜柔缓　可做一些柔缓的运动，如散步、打太极拳，做操等，并持之以恒。不宜做大负荷运动和出大汗的运动，忌用猛力或做长久憋气的动作。

（三）阳虚质：调体保健方案

阳虚质的人肌肉不健壮，常常感到手脚发寒，胃脘部、背部或腰膝怕冷，衣服比别人穿得多，夏天不喜欢吹空调，喜欢安静，吃或喝凉的东西总会感到不舒服，容易大便稀溏，小便颜色清而量多。性格多沉静、内向。

1. 食宜温阳　平时可多食牛肉、羊肉、韭菜、生姜等温阳之品，少食梨、西瓜、荸荠等生冷寒冻食物，少饮绿茶。

2. 药膳指导　当归生姜羊肉汤：当归20克，生姜30克，冲洗干净，用清水浸软，切片备用。羊肉500克，剔去筋膜，放入开水锅中略烫，除去血水后捞出，切片备用。当归、生姜、羊肉放入砂锅中，加清水、料酒、食盐，旺火烧沸后撇去浮沫，再改用小火炖至羊肉熟烂即成。本品为汉代张仲景名方，温中补血，祛寒止痛，特别适合冬日食用。

韭菜炒胡桃仁：胡桃仁50克开水浸泡去包，滤干备用；韭菜200克摘洗干净，切成几段备用；麻油倒入砂锅，烧至七成熟时，加入胡桃仁，炸至焦黄，再加入韭菜、食盐翻炒至熟。本品有补肾助阳，温暖腰膝的作用，适用于肾阳不足，腰膝冷痛。

3. 起居要保暖　居住环境应空气流通，秋冬注意保暖，夏季避免长时间待在空调房间。平时注意足下、背部及下腹部丹田部位的保寒保暖，防止出汗过多，在阳光充足的情况下适当进行户外活动。

4. 运动避风寒　可做一些舒缓柔和的运动，如慢跑、散步、打太极卷、做广播操。夏天不宜做过分剧烈的运动，冬天避免在大风、大寒、大雾、大雪及空气污染的环境中锻炼。

（四）阴虚质：调体保健方案

阴虚质的人体形瘦长，经常感到手脚心发热，脸上冒火，面颊潮红或偏红，而受不了夏天的暑热，常感到眼睛干涩、口干咽燥，总想喝水，皮肤干燥经常大便干结，容易失眠，性情急躁，外向好动，舌质偏红，苔少。

1. 食宜滋阴　多食瘦猪肉、鸭肉、绿豆、冬瓜等甘味凉润之品，少食羊肉、韭菜、辣椒、葵瓜子等生温燥烈之品。

2. 药膳指导

莲子百合煲瘦肉：用莲子（去芯）20 克，百合 20 克，猪瘦肉 100 克，加水适量同煲，肉熟后用盐调味食用，每日 1 次。有清心、润肺、益气安神之功效。适用于阴虚质见干咳、失眠、心烦、心悸等症者食用。

蜂蜜蒸百合：将百合 120 克，蜂蜜 30 克抖合均匀，蒸其令熟软。时含数片，后嚼食。本药膳功能补肺、润燥、清热，适用于肺热烦闷，或燥热咳嗽，咽喉干痛等症。

3. 起居忌熬夜　起居应有规律，居住环境宜安静，避免熬夜，剧烈运动和在高温酷暑下工作。

4. 运动勿大汗　适合做有氧运动，可选择太极拳、太极剑、气功等动静结合的传统健身项目。锻炼时要控制出汗量及时补充水分。不宜洗桑拿。

（五）血瘀质：调质保健方案

血瘀质的人面色偏暗，嘴唇颜色偏暗，舌下的静脉瘀紫。皮肤比较粗糙，有时在不知不觉中会出现皮肤瘀青。眼睛里的红丝很多。刷牙时牙龈易出血，容易烦躁，健忘，性情急躁。

1. 食宜行气活血　多食山楂、醋、玫瑰花、金橘等具有活血散结行气疏肝解郁作用的食物。少食肥肉等滋腻之品。

2. 药膳指导　山楂红糖汤：山楂 10 枚。冲洗干净，去核打碎，放入锅中加清水煮 20 分钟，调以红糖进食。可活血散瘀。

黑豆川芎粥：川芎 10 克用纱布包裹和黑豆 25 克、粳米 50 克一起水煎煮熟，加适量红糖分次温服，可活血祛瘀，行气止痛。

3. 起居勿安逸　作息时间宜有规律，保持足够的睡眠可早睡早起多锻炼，不可过于安逸，以免气机郁滞而致血行不畅。

4. 运动促血行　可进行一些有助于促进气血运行的运动项目。各种舞蹈。步行健身法，徒步健身操等。血瘀质的人在运动时如出现胸闷，呼吸困难，脉搏显著加快等不适症状，应停止运动去医院进一步检查。

（六）痰湿质：调质保健方案

痰湿质的人体形肥胖、腹部肥满而松软。容易出汗、且多黏腻。经常感到肢体酸困沉重，不轻松。经常感到脸上有一层油。嘴里常有黏黏的或甜腻的感觉，嗓子老有痰，舌苔较厚，性格比较温和。

1. 食宜清淡　饮食应以清淡为主，少食肥肉及甜黏油腻的食物，可多食海带、冬瓜等。

2. 药膳指导　山药冬瓜汤：山药 50 克、冬瓜 50 克至锅中慢火煲 30 分钟，调味后即可饮用。本品可健脾益气利湿。

赤豆鲤鱼汤：将活鲤鱼 1 尾（约 800 克）去鳞腮、内脏；将赤豆 50 克陈皮 10 克、辣椒 6 克、草果 6 克填入鱼腹，放入盆内，加适量料酒生姜葱段、胡椒食盐少许，上笼蒸熟即成。本品健脾除湿化痰，用于痰湿体质症见疲乏，食欲不振，腹胀腹泻，胸闷眩晕者。

3. 起居忌潮湿　居住环境宜干燥而不宜潮湿，平时多进行户外活动。衣着应透气散湿。经常晒太阳或进行日光浴。在湿冷的气候条件下，应减少户外活动，避免受寒淋雨，不要过于安逸。

4. 运动宜渐进　因形体肥胖，易于困倦，故应根据自己的具体情况循序渐进，长期坚持运动锻炼。如散步、慢跑、打乒乓球、羽毛球、网球、游泳、练武术以及适合自己的各种舞蹈。

（七）湿热质：调质保健方案

湿热质的人面部和鼻尖总是油光发亮，脸上容易生粉刺，皮肤容易瘙痒，常感到口苦嗅或嘴里有异味，大便黏滞不爽，小便有发热感，尿色发黄。女性常带下色黄，男性阴囊总是潮湿多汗，脾气比较急躁。

1. 食忌辛温滋腻　饮食以清淡为主，可多食赤豆、绿豆、芹菜、黄瓜、藕等甘寒甘平的食物，少食羊肉、韭菜、生姜、辣椒、胡椒等甘温滋腻及火锅、烹炸、烧烤等辛温助热的食物。

2. 药膳指导

泥鳅炖豆腐：泥鳅500克，去腮及内脏，冲洗干净放入锅中，加清水煮至半熟，再加豆腐250克，食盐适量，炖至熟透即成。可清利湿热。

绿豆藕：粗壮肥莲藕1节去皮，冲洗干净备用，绿豆50克，用清水浸泡后取出，装入莲藕孔内，放入锅中加清水炖至熟透，调以食盐进食，调以食盐进食，可清蒸解毒，明目止渴。

3. 起居避暑湿　避免居住在低洼潮湿的地方，居住环境宜干燥、通风，不要熬夜，过于疲劳。盛夏暑湿较重的季节，减少户外活动的时间。保持充足而有规律的睡眠。

4. 运动强度宜大　适合做大强度大运动量的锻炼，如中长跑、游泳、爬山、各种球类，武术等。夏天由于气温高，湿度大，最好选择在清晨或傍晚较凉爽时锻炼。

（八）气郁质：调质保健方案

气郁质的人，体形偏瘦的较多，常感到闷闷不乐，情绪低沉，容易紧张，焦虑不安。多愁善感，感情脆弱，容易感到害怕，或容易受到惊吓，常感到乳房及两胁部胀痛，常有胸闷的感觉。经常无缘无故的叹气，咽喉部经常有堵塞感或异物感，容易失眠。

1. 食宜疏肝理气　多食黄花菜、海带、山楂、玫瑰花等具有行气解郁、消食、醒神作用的食物。

2. 药膳指导

橘皮粥：橘皮50克，研细末备用，粳米100克，淘洗干净，放入锅内加清水，煮至粥将成时，加入橘皮再煮10分钟即成。本品理气运脾，用于脘腹胀满，不思食欲。

菊花鸡肝汤：银耳15克，洗净撕成小片，清水浸泡待用；菊花10克，茉莉花24朵，温水洗净，鸡肝100克，洗净切薄片备用，将水烧沸先入料酒，姜汁、食盐随即下入银耳及鸡肝，烧沸，打去浮沫。待鸡肝熟，调味再入菊花，茉莉花稍沸即可。佐餐食用，可疏肝清热，健脾宁心。

3. 起居宜动不宜静　气郁体质的人不宜总待在家里，应尽量增加户外活动，如跑步、登山、游泳、武术等。居住环境应安静，防止嘈杂的环境影响心情，保持有规律的睡眠，睡前避免饮茶，咖啡喝可可等具有提神醒脑作用的饮料。

4. 宜参加群众活动　可坚持较大量的运动锻炼，多参加群众性的体育运动项目，如打球、跳舞、下棋等，以便更多地融入社会。

（九）特禀质：调体保健方案

特禀质是一类体质特殊的人群。其中过敏体质的人有的即使不感冒也经常鼻塞打喷嚏、流鼻涕，容易患哮喘，容易对药物、食物、气味、花粉、季节过敏，有的皮肤容易起荨麻疹，皮肤常因过敏出现紫红色瘀点、瘀斑，皮肤常一抓就红，并出现抓痕。

1. 食宜益气固表　饮食宜清淡，均衡，粗细搭配，适当荤素配伍合理，多食益气固表的食物，少食荞麦（含致敏物质荞麦荧光素）、蚕豆、白扁豆、牛肉、鹅肉、鲤鱼、虾、蟹、茄子、酒、辣椒、浓茶、咖啡等辛辣之品，腥膻发物及含致敏物质的食物。

2. 药膳指导　固表粥：乌梅 15 克、黄芪 20 克、当归 12 克、放砂锅中加水煎开，再用小火慢煎成浓汁，取出药垢再加水煎开后取汁，两次药汁合匀，用汁煮粳米 100 克成粥，加冰糖趁热食用，可养血消风，扶正固表。

葱白红枣鸡肉粥：粳米 100 克、红枣 10 枚（去核）、连骨鸡肉 100 克分别洗净，生姜切片，香菜、葱切末，锅内加水适量，放入鸡肉，姜片大火煮开，然后放入粳米，红枣熬 45 分钟后，最后加入葱白、香菜，调味服用，可用于过敏性鼻炎及鼻塞、喷嚏、流清涕。

3. 起居避免过敏原　居室宜通风良好，保持室内清洁，被褥、床单要经常洗晒，可防止对尘螨过敏，室内装修后不宜立即搬进居住，应打开窗户让油漆、甲醛等化学物质气体挥发干净后，再搬进新居。春季室外花粉较多时，要减少室外活动时间，可防止对花粉过敏。不宜养宠物，以免对动物过敏，起居应有规律，保持充足的睡眠时间。

4. 加强体育锻炼　积极参加各种体育锻炼，增强体质，天气寒冷时锻炼要主要防寒保暖，防止感冒。

六、体质划分实现因人制宜治未病

（一）了解自己体质是治未病的前提

治未病实际是对自己的健康状况进行管理，这种管理通过健康评价，针对不同的健康问题和危险因素来制定改善目标，选用针对目标的干预措施，最终达到有效降低危险因素的目的。王琦教授说“这个过程中，从健康到亚健康再到疾病，体质因素的影响不可忽视，各种体质偏颇是疾病发生的内在依据。同时，正是由于体质的不同，导致机体疾病的发生于转归也不尽相同。因此，通过体质辨识，实现个性化的针对性的健康管理师治未病的前提”。

《中医体质分类与判定》标准能在一定程度上对人群以及个体的体质进行量化评价为体质分类提供一个标准化的工具盒方法，因而可被广泛应用于体质与疾病的相关研究，全国大样本流行病学调查研究亚健康人群研究生命质量的评价研究，疾病防治的应用研究，并应用于健康管理及中医体检。

（二）因人制宜是体质划分的目的

“因人制宜”就是个体化的诊疗，目前个体化的思想正逐步渗入到医学实践中，这将是未来医学发展的方向。如何实践个体化诊疗是中医、西医、中西医结合以及多学科共同关注的问题，其关键是要找到适宜的方法和途径，其实，划分体质的目的就是为了进行个体化的诊疗。

体质是个体相对稳定的生理特性。这种特性在很多情况下决定个体对某些致病因子的易感性和病理过程的倾向性，从而成为疾病预防和治疗的重要依据。中医体质辨识是以人的体质为认知对象，从体质状态及不同体质分类的特性。把握其健康与疾病的整体要素与个体差异，制定防治原则，选择相应的治疗预防，养生方法，从而进行“因人制宜”的干预措施。

体质辨识需要科学评价体质和能对其进行科学分类的测量工具。王琦说："我们制定的中医体质分类判定标准科学规范对于个体体质类型的辨识具有较强的可操作性，应用其进行个体的体质辨识，可以认识个体差异性，可以实现个性化养生，预防、治疗、康复，因而对个体治疗具有广泛而重要的实际应用价值"。

（三）个体体质和环境年龄相关

流行病学调查显示：平和质在9种体质类型的构成中占32.75%，8种偏颇体质中居于前4位的体质类型是：气虚质、湿热质、阴虚质、气郁质，分别占12.71%、9.8%、8.8%和8.73%，合计占40.32%，是当代人群中主要的偏颇体质类型。

王琦说："人的体质与他所处的自然和社会环境密切相关，其饮食结构、风俗习惯、宗教信仰、生存环境都会影响到个体体质。流行病学调查结果显示：我国东部地区湿热体质较多，南部地区湿热体质和血瘀体质较多，西部地区气虚体质、阴虚体质较多，阳虚体质较少，华北地区湿热体质较多，东北地区气虚体质、阳虚体质较多、气虚体质在西部和东北较多，可能与西部高海拔地区低气压，低氧分压的特殊地理环境，以及东北冬季长，春秋气温比较低有关。阴虚体质在西部较多，可能与西部地区多风、干燥、强紫外线辐射等特殊气候环境有关。湿热体质在南部和东部较多，可能与南部和东部地区高温多雨、易酿生湿热、常吃热量大的饮食有关，即所谓'一方水土，一方人'。"

在个体生命的不同阶段，体质会不断演变，各不相同。随着年龄增高，平和体质逐步减少，气虚体质、阳虚体质、血瘀体质逐步增加，中老年人痰湿体质多见，可能与其生活趋于稳定，且总体生活水平提高有关。在年轻中阴虚体质、湿热体质、气虚体质多见。研究表明，男性平和体质痰湿体质、湿热体质明显多于女性；女性血瘀体质、阳虚体质、气郁体质、阳虚体质明显多于男性。

（四）针对个体差异实施个体化诊疗

王琦说，如今，医学研究的重点也随之改变，从研究人的"病"到研究"病的"人。世界医学界一直关注研究人类体质现象，但尚缺少个体分类方法。韩医四象医学源于《灵枢·通天》"五态人"，韩医界普遍认为四象医学是韩国的民族遗产，并已进行深入研究；日本一贯堂医学也创立了独自的体质医学体系与中医学形成竞争态势。目前的医学还是以治愈疾病为主要目的的医学，针对个体差异的个体化诊疗还在探索之中，尚未得到真正的贯彻实施。如何实施个体化诊疗是中医、西医、中西医结合以及多学科共同关注的问题，其关键是要找到适宜的方法和途径。《中医体质分类与判定》可以充当这个角色。

王琦指出，体质可以进行调整，个体在生长壮老的生命过程中受环境、精神、疾病等内外环境中诸多因素的影响，可以发生变化，体质只是具有相对的稳定性，同时具有动态可变性，通过体质划分可以实现因人制宜治未病。

注：王琦教授是北京中华中医学会体质分会主任委员，也是《中医体质分类与判定》的主要起草人，他编著的《中医体质学》已列入高等中医学院教材之中。

（上文载《中国中医学报》2009年4月20日版）

七、中医十二时辰养生法（子午流注法）

子时：（夜里11点至次日凌晨1点）养胆经；很多人晚上吃完饭以后，八九点就昏昏欲睡，但一到11点就清醒了，就是因为阳气开始生发，所以最好在11点前睡觉，这样才能慢慢地把这点生机给养起来，人的睡眠与人的寿命有很大关系，睡觉就是在养阳气。

丑时：（凌晨1点至3点）养肝经，这个时辰一定要有好的睡眠，否则肝就养不起来，不睡觉应酬喝酒会加重肝脏疏泄毒素，影响养肝血。

寅时：（凌晨3点至5点）养肝经，人睡得最熟的时候应该是3点到5点，这个时候恰恰是人体气血由静转动的过程，它是通过深度睡眠来完成的。有心脏病的人一定要晚点起来，而且动作要缓慢，也不主张早上锻炼。

卯时：（早晨5点至7点）养大肠经，这是人体正常排便的时候，可把体内垃圾毒素排出来。排便不畅，应该憋一口气，而不是攥拳。

辰时：（早晨7点至9点）养胃经，这个时候是天地阳气最旺的时候，也是最容易消化的时候，因为有脾经和胃经在运化，所以早饭一定要吃多，吃好。

巳时：（上午9点至11点）养脾经，脾是主运化的早点吃的饭在这个时候开始运化。如果脾出了毛病，五脏六腑都会不舒服。如果人体出现消瘦，流口水，水肿等问题，都属于脾病。

午时：（11点~下午1点）养心经，子时和午时是天地气机的转换点，宜养神、养气、养筋，应午睡小憩。

未时：（下午1点~3点）养小肠经，小肠是主吸收的，它的功能是吸收被脾胃腐熟的食物精华，然后把它分配给各个脏器。中午要吃好，营养价值要丰富一些。

申时：（下午3点~5点）养阳膀胱经，最宜多喝水，及时排尿。

酉时：（下午5点~晚7点）养肾经，人的元气藏于肾，此时按摩肾经穴位（肾俞、涌泉）；可补肾。

戌时：（晚7点~9点）养心包经，保持心情愉快，晚餐不宜油腻过饱，饭后散步。

亥时：（晚9点~11点）养三焦经，此时睡眠可使百脉休养生息。

（江海艳）

第五章

脑系病症

第一节 癫狂

癫病以精神抑郁，表情淡漠，沉默痴呆，语无伦次，静而少动为特征；狂病以精神亢奋，狂躁刚暴，喧扰不宁，毁物打骂，动而多怒为特征。癫病与狂病都是精神失常的疾病，两者在临床上可以互相转化，故常并称。

癫之病名最早见于马王堆汉墓出土的《足臂十一脉灸经》“数瘨疾”。癫狂病名出自《内经》。该书对于本病的症状、病因病机及治疗均有较详细的记载。在症状描述方面，如《灵枢·癫狂》篇说：“癫疾始生，先不乐，头重痛，视举，目赤，甚作极，已而烦心”、“狂始发，少卧，不饥，自高贤也，自辨智也，自尊贵也，善骂詈，日夜不休。”在病因病机方面，《素问·至真要大论篇》说：“诸躁狂越，皆属于火。”《素问·脉要精微论篇》说：“衣被不敛，言语善恶，不避亲疏者，此神明之乱也。”《素问·脉解篇》又说：“阳尽在上，而阴气从下，下虚上实，故狂癫疾也。”指出了火邪扰心和阴阳失调可以发病。《灵枢·癫狂》篇又有“得之忧饥”、“得之大恐”、“得之有所大喜”等记载。明确指出情志因素亦可以导致癫狂的发生。《素问·奇病论篇》说：“人生而有病癫疾者，此得之在母腹中时。”指出本病具有遗传性。在治疗方面，《素问·病能论篇》说：“帝曰：有病怒狂者，其病安生？岐伯曰：生于阳也。帝曰：治之奈何？岐伯曰：夺其实即已，夫食入于阴，长气于阳，故夺其食则已，使之服以生铁落为饮，夫生铁落者，下气疾也。”至《难经》则明确提出癫与狂的鉴别要点，如《二十难》记有“重阳者狂，重阴者癫”，而《五十九难》对癫狂二证则从症状表现上加以区别，其曰：“狂癫之病何以别之？然：狂疾之始发，少卧而不饥，自高贤也，自辩智也，自倨贵也，妄笑好歌乐，妄行不休是也。癫疾始发，意不乐，僵仆直视，其脉三部阴阳俱盛是也。”对两者的鉴别可谓要言不繁。

汉代张仲景《金匮要略·五脏风寒积聚病脉证治》说：“邪哭（作‘入’解）使魂魄不安者，血气少也，血气少者属于心，心气虚者，其人则畏；合目欲眠，梦远行而精神离散，魂魄妄行。阴气衰者为癫，阳气衰者为狂。”对本病的病因作进一步的探讨，提出因心虚而血气少，邪乘于阴则为癫，邪乘于阳则为狂。

唐宋以后，对癫狂的证候描述更加确切，唐代孙思邈《备急千金要方·风癫》曰：“示表癫邪之端，而见其病，或有默默而不声，或复多言而漫说，或歌或哭，或吟或笑，或眠坐沟渠，瞰于粪秽，或裸形露体，或昼夜游走，或嗔骂无度，或是蜚蛊精灵，手乱目急。”对癫狂采用针药并用的治疗方式。

金元时代对癫狂的病因学说有了较大的发展。如金代刘完素《素问玄机原病式·五运主病》说："经注曰多喜为癫，多怒为狂，然喜为心志，故心热甚则多喜而为狂，况五志所发，皆为热，故狂者五志间发。"元代朱丹溪《丹溪心法·癫狂篇》云："癫属阴，狂属阳……大率多因痰结于心胸间。"提出了癫狂的发病与"痰"有关的理论，并提出"痰迷心窍"之说，对于指导临床实践具有重要意义，也为后世许多医家所遵循。此时不仅对病因病机的认识更臻完善，而且从实践中也积累了一些治疗本病的经验。如治癫用养心血、镇心神、开痰结，治狂用大吐下之法。此外，《丹溪心法》还记有精神治疗的方法。

及至明清两代，不少医家对本病证治理法的研究多有心得体会。如明代楼英《医学纲目》卷二十五记有："狂之为病少卧，少卧则卫独行，阳不行阴，故阳盛阴虚，令昏其神。得睡则卫得入于阴，而阴得卫镇，不虚，阳无卫助，不盛，故阴阳均平而愈矣。"对《内经》狂病，由阴阳失调而成的理论有所发挥。再如李梴、张景岳等对癫狂二证的区别，分辨甚详。明代李梴《医学入门·癫狂》说："癫者异常也，平日能言，癫则沉默；平日不言，癫则呻吟，甚则僵卧直视，心常不乐"、"狂者凶狂也，轻则自高自是，好歌好舞，甚则弃衣而走，逾垣上屋，又甚则披头大叫，不避水火，且好杀人。"明代张介宾《景岳全书·癫狂痴呆》说："狂病常醒，多怒而暴；癫病常昏，多倦而静。由此观之，则其阴阳寒热，自有冰炭之异。"明代王肯堂《证治准绳》中云："癫者，俗谓之失心风。多因抑郁不遂……精神恍惚，言语错乱，喜怒不常。"这一时期的医家肯定了癫狂痰迷心窍的病机，治疗多主张治癫宜解郁化痰、宁心安神为主；治狂则先夺其食，或降其火，或下其痰，药用重剂，不可畏首畏尾。明代戴思恭《证治要诀·癫狂》提出："癫狂由七情所郁，遂生痰涎，迷塞心窍。"明代虞抟《医学正传》以牛黄清心丸治癫狂，取其豁痰清心之意。至王清任又提出了血瘀可病癫狂的论点，并认识到本病与脑有着密切的关系。如王清任《医林改错》癫狂梦醒汤谓："癫狂一证……乃气血凝滞脑气，与脏腑气不接，如同做梦一样。"清代何梦瑶《医碥·狂癫痫》剖析狂病病机为火气乘心，劫伤心血，神不守舍，痰涎入踞。清代张璐《张氏医通·神志门》集狂病治法之大成："上焦实者，从高抑之，生铁落饮；阳明实则脉伏，大承气汤去厚朴加当归、铁落饮，以大利为度；在上者，因而越之，来苏膏，或戴人三圣散涌吐，其病立安，后用洗心散、凉膈散调之；形证脉气俱实，当涌吐兼利，胜金丹一服神效……《经》云：喜乐无极则伤魂，魄伤则狂，狂者意不存，当以恐胜之，以凉药补魄之阴，清神汤。"

综上所述，历代医家则对癫狂的病因、病机、临床症状及治疗进行了较多的论述，对后世有较大的影响。

癫病与狂病都是精神失常的疾患，其表现类似于西医学的某些精神病，精神分裂症的精神抑郁型，心境障碍中躁狂抑郁症的抑郁型、抑郁发作大致相当于癫病。精神分裂症的紧张性兴奋型及青春型、心境障碍中躁狂抑郁症的躁狂型、躁狂发作、急性反应性精神病的反应兴奋状态大致相当于狂病。凡此诸病出现症状、舌苔、脉象等临床表现与本篇所述相同者，均可参考本篇进行辨证论治。

一、病因病机

癫狂发生的原因，总与七情内伤密切相关，或以思虑不遂，或以悲喜交加，或以恼怒惊恐，皆能损伤心、脾、肝、胆，导致脏腑功能失调和阴阳失于平秘，进而产生气滞、痰结、火郁、血瘀等，蒙蔽心窍而引起神志失常。狂病属阳，癫病属阴，病因病机有所不同。如清代叶天士《临证指南医案》龚商年按：“狂由大惊大恐，病在肝胆胃经，三阳并而上升，故火炽则痰涌，心窍为之闭塞。癫由积忧积郁，病在心脾包络，三阴蔽而不宣，故气郁则痰迷，神志为之混淆。”

癫狂发生的存在原发病因、继发病因和诱发因素。原发病因有禀赋不足，情志内伤和饮食不节；继发病因有气滞、痰结、火郁、血瘀等；诱发因素有情志失节，人事怫意，突遭变乱及剧烈的情志刺激。癫病起病多缓慢，渐进发展，癫病病位在肝、脾、心、脑，病之初起多表现为实证，后转换为虚实夹杂，病程曰久，损伤心、脾、脑、肾，转为虚证。狂病急性发病，狂病病位在肝、胆、胃、心、脑，病之初起为阳证、热证、实证，渐向虚实夹杂转化，终至邪去正伤，渐向癫病过渡。

兹从气、痰、火、瘀四个方面对本病的病因病机列述如下。

1. 气机阻滞 《素问·举痛论篇》有“百病皆生于气”之说，平素易怒者，由于郁怒伤肝，肝失疏泄，则气机失调，气郁曰久，则进一步形成气滞血瘀，或痰气互结，或气郁化火，阻闭心窍而发为癫狂。正如《证治要诀·癫狂》所说“癫狂由七情所郁，遂生痰涎，迷塞心窍”。

2. 痰浊蕴结 自从金元时代朱丹溪提出癫狂与“痰”有关的论点以后，不少医家均宗其说。如明代张景岳《景岳全书，癫狂痴呆》说：“癫病多由痰气，凡气有所逆，痰有所滞，皆能壅闭经络，格塞心窍。”近代张锡纯《医学衷中参西录·医方》明确指出“癫狂之证，乃痰火上泛，瘀塞其心与脑相连窍络，以致心脑不通，神明皆乱”。由于长期的忧思郁怒造成气机不畅，肝郁犯脾，脾失健运，痰涎内生，以致气血痰结。或因脾气虚弱，升降失常，清浊不分，浊阴蕴结成痰，则为气虚痰结。无论气郁痰结或气虚痰结，总由“痰迷心窍”而病癫病。若因五志之火不得宣泄，炼液成痰，或肝火乘胃，津液被熬，结为痰火；或痰结曰久，郁而化火，以致痰火上扰，心窍被蒙，神志遂乱，也可发为狂病。

3. 火郁扰神 《内经》早就指出狂病与火有关。如《素问·至真要大论篇》指出：“诸躁狂越，皆属于火。”《素问·阳明脉解篇》又说：“帝曰：病甚则弃衣而走，登高而歌，或至不食数日，逾垣上屋，所上之处，皆非其素所能也，病反能者何也？岐伯曰：四肢者，诸阳之本也，阳盛则四肢实，实则能登高也”、“帝曰：其妄言骂詈不避亲疏而歌者何也？岐伯曰：阳盛则使人妄言骂詈，不避亲疏而不欲食，不欲食故妄走也。”因阳明热盛，上扰心窍，以致心神昏乱而发为狂病。《景岳全书·癫狂痴呆》亦说：“凡狂病多因于火，此或以谋为失志，或以思虑郁结，屈无所伸，怒无所泄，以致肝胆气逆，木火合邪，是诚东方实证也，此其邪盛于心，则为神魂不守，邪乘于胃，则为暴横刚强。”综上所述，胃、肝、胆三经实火上升扰动心神，皆可发为狂病。

4. 瘀血内阻 由于血瘀使脑气与脏腑之气不相连接而发狂。如清代王清任《医林改错》说：“癫狂一证，哭笑不休，詈骂歌唱，不避亲疏，许多恶态，乃气血凝滞，脑气与脏腑气不接，如同做梦一样。”并自创癫狂梦醒汤治疗本病。另外，王清任还创立脑髓说，其曰：“灵机记性在脑者，因饮食生气血，长肌肉，精汁之清者，化而为髓”、“小儿无记性者，脑髓未满，高年无记性者，脑髓渐空。”联系本病的发生．如头脑发生血瘀气滞，使脏腑化生的气血不能正常的充养元神之府，或因血瘀阻滞脉络，气血不能上荣脑髓，则可造成灵机混乱，神志失常发为癫狂。

综上所述，气、痰、火、瘀均可造成阴阳的偏盛偏衰，而历代医家多以阴阳失调作为本病的主要病机。如《素问·生气通天论篇》说："阴不胜其阳，则脉流薄疾，并乃狂。"又《素问·宣明五气论篇》说："邪入于阳则狂，邪入于阴则痹，搏阳则为癫疾。"《难经·二十难》说："重阳者狂，重阴者癫。"所谓重阴重阳者，医家论述颇不一致。有说阳邪并于阳者为重阳，阴邪并于阴者为重阴；有说三部阴阳脉皆洪盛而牢为重阳，三部阴阳脉皆沉伏而细为重阴；还有认为气并于阳而阳盛气实者为重阳，血并于阴而阴盛血实者为重阴。概言之，两种属阳的因素重叠相加称为重阳，如平素好动、性情暴躁，又受痰火阳邪，此为重阳而病狂；两种属阴的因素重叠相加，称为重阴，如平素好静，情志抑郁，又受痰郁阴邪，此为重阴而病癫。此后在《诸病源候论》、《普济方》以及明清许多医家的著述中，也都说明机体阴阳失调，不能互相维系，以致阴虚于下，阳亢于上，心神被扰，神明逆乱而发癫狂。

此外，张仲景《伤寒论》尚有蓄血发狂的记载，应属血瘀一类；由于思虑太过，劳伤心脾，气血两虚，心失所养亦可致病。《医学正传·癫狂痫证》说："癫为心血不足。"癫狂病的发生还与先天禀赋有关，若禀赋充足，体质强壮，阴平阳秘，虽受七情刺激也只是短暂的情志失畅；反之禀赋素虚，肾气不足，复因惊骇悲恐，意志不遂等七情内伤，则每可引起阴阳失调而发病。禀赋不足而发病者往往具有家族遗传性，其家族可有类似的病史。

二、诊断

（一）发病特点

本病发生与内伤七情密切相关，性格暴躁、抑郁、孤僻、易于发怒、胆怯疑虑等，是发病的常见因素；头颅外伤、中毒病史对确定诊断也有帮助。但其主要诊断依据是灵机、情志、行为三方面的失常。所谓灵机即记性、思考，谋虑、决断等方面的功能表现。

（二）临床表现

本病的临床症状大致可分为4类，兹分述于后。

（1）躁狂症状：如弃衣而走，登高而歌，数日不食而能逾垣上屋，所上之处，皆非其力所能，妄言骂詈，不避亲疏，妄想丛生，毁物伤人，甚至自杀等，其证属实热，为阳气有余的症状。

（2）抑郁症状：如精神恍惚，表情淡漠，沉默痴呆，喃喃自语或语无伦次，秽洁不知，颠倒错乱，或歌或笑，悲喜无常，其证多偏于虚。为阴气有余的症状，或为痰气交阻。

（3）幻觉症状：幻觉是患者对客观上不存在的事物，却感到和真实的一样，可有幻视、幻听、幻嗅、幻触等症。如早在《灵枢·癫狂》就对幻觉症状有明确的记载："目妄见，耳妄闻……善见鬼神。"再如明代李梴《医学入门·癫狂》记有："视听言动俱妄者，谓之邪祟，甚则能言平生未见闻事及五色神鬼。"此处所谓邪祟，即为幻觉症状。

（4）妄想症状：妄想是与客观实际不符合的病态信念，其判断推理缺乏令人信服的根据，但患者坚信其正确而不能被说服。正如《灵枢·癫狂》所说："自高贤也，自辨智也，自尊贵也。"《中藏经·癫狂》也说："有自委曲者，有自高贤者。"此外，还可有疑病、自罪、被害、嫉妒等妄想症状。

这些临床症状不是中毒、热病所致，头颅CT及其他辅助检查没有阳性发现。

总之，癫病多见抑郁症状，呆滞好静，其脉多沉伏细弦；狂病多见躁狂症状，多怒好动，其脉多洪盛滑数，这是两者的区别。至于幻觉症状和妄想症状则既可见于癫病，也可见于狂病。

三、鉴别诊断

1. 痫病　痫病是以突然仆倒，昏不知人，四肢抽搐为特征的发作性疾患，与本病不难区分。但自秦汉至金元时期，往往癫、狂、痫同时并称，常常混而不清，尤其是癫病与痫病始终未能明确分清，及至明代王肯堂才明确提出癫狂与痫病的不同。如《证治准绳·癫狂痫总论》说："癫者或狂或愚，或歌或笑，或悲或泣，如醉如痴，言语有头无尾，秽洁不知，积年累月不愈"；"狂者病之发时猖狂刚暴，如伤寒阳明大实发狂，骂詈不避亲疏，甚则登高而歌，弃衣而走，逾垣上屋，非力所能，或与人语所未尝见之事"；"痫病发则昏不知人，眩仆倒地，不省高下，甚而瘛疭抽掣，目上视，或口眼歪斜，或口作六畜之声。"至此已将癫狂与痫病截然分开，为后世辨证治疗指出了正确方向。

2. 谵语、郑声　谵语是因阳明实热或温邪入于营血，热邪扰乱神明，而出现神志不清、胡言乱语的重症。郑声是指疾病晚期心气内损，精神散乱而出现神识不清，不能自主，语言重复，语声低怯，断续重复而语不成句的垂危征象。狂病与谵语、郑声在症状表现上是不同的，如《东垣十书·此事难知集·狂言谵语郑声辨》记有"狂言声大开自与人语，语所未尝见事，即为狂言也。谵语者，合目自语，言所日用常见常行之事，即为谵语也。郑声者，声战无力，不相接续，造字出于喉中，即郑声也"。

3. 脏躁　脏躁好发于妇人，其症为悲伤欲哭，数欠伸，像如神灵所作，但可自制，一般不会自伤及伤害他人，与癫狂完全丧失自知力的神志失常不同。

四、辨证

（一）辨证要点

1. 癫病审查轻重　精神抑郁，表情淡漠，寡言呆滞是癫病的一般症状，初发病时常兼喜怒无常，喃喃自语，语无伦次，舌苔白腻，此为痰结不深，证情尚轻。若病程迁延日久，则见呆若木鸡，目瞪如愚，灵机混乱，舌苔渐变为白厚而腻，乃痰结日深，病情转重。久则正气曰耗，脉由弦滑变为滑缓，终至沉细无力。倘使病情演变为气血两虚，而症见神思恍惚，思维贫乏，意志减退者，则病深难复。

2. 狂病明辨虚实　狂病应区分痰火、阴虚的主次先后，狂病初起是以狂暴无知，情感高涨为主要表现，概由痰火实邪扰乱神明而成。病久则火灼阴液，渐变为阴虚火旺之证，可见情绪焦躁，多言不眠，形瘦面赤舌红等症状。这一时期，分辨其主次先后，对于确定治法处方是很重要的。一般说，亢奋症状突出，舌苔黄腻，脉弦滑数者，是痰火为主，而焦虑、烦躁、失眠、精神疲惫，舌质红少苔或无苔，脉细数者，是阴虚为主。至于痰火、阴虚证候出现的先后，则需对上述证候，舌苔、脉象的变化作动态的观察。

（二）证候

1. 癫病

（1）痰气郁结：精神抑郁，表情淡漠，寡言呆滞，或多疑虑，语无伦次，或喃喃自语，喜怒无常，甚则忿不欲生，不思饮食。舌苔白腻，脉弦滑。

病机分析：因思虑太过，所愿不遂，使肝气被郁，脾失健运而生痰浊。痰浊阻蔽神明，故出现抑郁、呆滞、语无伦次等症；痰扰心神，故见喜怒无常，忿不欲生，又因痰浊中阻，故不思饮食。苔腻、脉滑皆为气郁痰结之征。

（2）气虚痰结：情感淡漠，不动不语，甚则呆若木鸡，目瞪如愚，傻笑自语，生活被动，灵机混乱，甚至目妄见，耳妄闻，自责自罪，面色萎黄，便溏溲清。舌质淡，舌体胖，苔白腻，脉滑或脉弱。

病机分析：癫久正气亏虚，脾运力薄而痰浊益甚。痰结日深，心窍被蒙，故情感淡漠而呆若木鸡，甚至灵机混乱，出现幻觉症状；脾气日衰故见面色萎黄，便溏、溲清诸症。舌淡胖，苔白腻，脉滑或弱皆为气虚痰结之象。

（3）气血两虚：病程漫长，病势较缓，面色苍白，多有疲惫不堪之象，神思恍惚，心悸易惊，善悲欲哭，思维贫乏，意志减退，言语无序，魂梦颠倒。舌质淡，舌体胖大有齿痕，舌苔薄白，脉细弱无力。

病机分析：癫病日久，中气渐衰，气血生化乏源，故面色苍白，肢体困乏，疲惫不堪；因心血内亏，心失所养，可见神思恍惚，心悸易惊，意志减退诸症。舌胖，脉细是气血俱衰之征。

2. 狂病

（1）痰火扰心：起病急，常先有性情急躁，头痛失眠，两目怒视，面红目赤，突然狂暴无知，情感高涨，言语杂乱，逾垣上屋，气力逾常，骂詈叫号，不避亲疏，或毁物伤人，或哭笑无常，登高而歌，弃衣而走，渴喜冷饮，便秘溲赤，不食不眠。舌质红绛，苔多黄腻，脉弦滑数。

病机分析：五志化火，鼓动阳明痰热，上扰清窍，故见性情急躁，头痛失眠；阳气独盛，扰乱心神，神明昏乱，症见狂暴无知，言语杂乱，骂詈不避亲疏；四肢为诸阳之本，阳盛则四肢实，实则登高、逾垣、上屋，而气力超乎寻常。舌绛苔黄腻，脉弦而滑数，皆属痰火壅盛，且有伤阴之势。以火属阳，阳主动，故起病急骤而狂暴不休。

（2）阴虚火旺：狂病日久，病势较缓，精神疲惫，时而躁狂，情绪焦虑、紧张，多言善惊，恐惧而不稳，烦躁不眠，形瘦面红，五心烦热。舌质红，少苔或无苔，脉细数。

病机分析：狂乱躁动日久，必致气阴两伤，如气不足则精神疲惫，仅有时躁狂而不能持久。由于阴伤而虚火旺盛，扰乱心神，故症见情绪焦虑，多言善惊，烦躁不眠，形瘦面红等。舌质红，脉细数，也为阴虚内热之象。

（3）气血凝滞：情绪躁扰不安，恼怒多言，甚则登高而歌，弃衣而走，或目妄见，耳妄闻，或呆滞少语，妄思离奇多端，常兼面色暗滞，胸胁满闷，头痛心悸，或妇人经期腹痛，经血紫暗有块。舌质紫暗有瘀斑，舌苔或薄白或薄黄，脉细弦，或弦数，或沉弦而迟。

病机分析：本证由血气凝滞使脑气与脏腑气不相接续而成，若瘀兼实热，苔黄，脉弦致，多表现为狂病；若瘀兼虚寒，苔白，脉沉弦而迟，多表现为癫病。但是无论属狂属癫，均以血瘀气滞为主因。

五、治疗

（一）治疗原则

1. 解郁化痰，宁心安神　癫病多虚，为重阴之病，主于气与痰，治疗宜解郁化痰，宁心安神，补养气血为主要治则。

2. 泻火逐痰，活血滋阴　狂病多实，为重阳之病，主于痰火、瘀血，治疗宜降其火，或下其痰，或化其瘀血，后期应予滋养心肝阴液，兼清虚火。

概言之，癫病与狂病总因七情内伤，使阴阳失调，或气并于阳，或血并于阴而发病，故治疗总则以调整阴阳，以平为期，如《素问·生气通天论篇》所说："阴平阳秘，精神乃治。”

（二）治法方药

1. 癫病

（1）痰气郁结：疏肝解郁，化痰开窍。

方药：逍遥散合涤痰汤加减。药用柴胡配白芍疏肝柔肝，可加香附、郁金以增理气解郁之力，其中茯苓、白术可以健脾化浊。涤痰汤为二陈汤增入胆南星、枳实、人参、石菖蒲、竹茹而成，胆南星、竹茹辅助二陈汤化痰，石菖蒲合郁金可以开窍，枳实配香附可以理气，人参可暂去之。单用上方恐其效力不达，须配用十香返生丹，每服1丸，口服两次，是借芳香开窍之力，以奏涤痰散结之功；若癫病因痰结气郁而化热者，症见失眠易惊，烦躁不安而神志昏乱，舌苔转为黄腻，舌质渐红，治当清化痰热，清心开窍，可用温胆汤送服至宝丹。

（2）气虚痰结：益气健脾，涤痰宣窍。

方药：四君子汤合涤痰汤加减。药用人参、茯苓、白术、甘草四君益气健脾以扶正培本。再予半夏、胆南星、橘红、枳实、石菖蒲、竹茹涤除痰涎，可加远志、郁金，既可理气化痰，又能辅助石菖蒲宣开心窍。若神思迷惘，表情呆钝，症情较重，是痰迷心窍较深，治宜温开，可用苏合香丸，每服1丸，日服两次，以豁痰宣窍。

（3）气血两虚：益气健脾，养血安神。

方药：养心汤加减。方中人参、黄芪、甘草补脾益气；当归、川芎养心血；茯苓、远志、柏子仁、酸枣仁、五味子宁心神；更有肉桂引药入心，以奏养心安神之功。若兼见畏寒蜷缩，卧姿如弓，小便清长，下利清谷者，属肾阳不足，应加入温补肾阳之品，如补骨脂、巴戟天、肉苁蓉等。

2. 狂病

（1）痰火扰心：泻火逐痰，镇心安神。

方药：泻心汤合礞石滚痰丸加减。方中大黄、黄连、黄芩苦寒直折心肝胃三经之火，知母滋阴降火而能维护阴液，佐以生铁落镇心安神。礞石滚痰丸方用青礞石、沉香、大黄，黄芩、朴硝，逐痰降火，待痰火渐退，礞石滚痰丸可改为包煎。胸膈痰浊壅盛，而形体壮实，脉滑大有力者，可采用涌吐痰涎法，三圣散治之，方中瓜蒂、防风、藜芦三味，劫夺痰浊，吐后如形神俱乏，当以饮食调养。阳明热结，躁狂谵语，神志昏乱，面赤腹满，大便燥结，舌苔焦黄起刺或焦黑燥裂，舌质红绛，脉滑实而大者，宜先服大承气汤急下存阴，再投凉膈散加减清以泻实火；病情好转而痰火未尽，心烦失眠，哭笑无常者，可用温胆汤送服朱砂安神丸。

（2）阴虚火旺：滋阴降火，安神定志。

方药：选用二阴煎加减，送服定志丸。方中生地、麦门冬、玄参养阴清热；黄连、木通、竹叶、灯心草泻热清心安神；可加用白薇、地骨皮清虚热；茯神、炒酸枣仁、甘草养心安神。定志丸方用人参、茯神、石菖蒲、甘草，其方健脾养心，安神定志，可用汤药送服，也可布包入煎。若阴虚火旺兼有痰热未清者，仍可用二阴煎适当加入全瓜蒌、胆南星、天竺黄等。

（3）气血凝滞：活血化瘀，理气解郁。

方药：选用癫狂梦醒汤加减，送服大黄䗪虫丸。方中重用桃仁合赤芍活血化瘀，还可加用丹参、红花、水蛭以助活血之力；柴胡、香附理气解郁；青陈皮、大腹皮、桑白皮、苏子行气降气；半夏和胃，甘草调中。如蕴热者可用木通加黄芩以清之；兼寒者加干姜、附子助阳温经。大黄䗪虫丸方用大黄、黄芩、甘草、桃仁、杏仁、芍药、干生地、干漆、虻虫、水蛭、蛴螬、䗪虫。可祛瘀生新，攻逐蓄血，但需要服用较长时期。

（三）其他治法

1. 单方验方

（1）黄芫花：取花蕾及叶，晒干研粉，成人每日服1.5~6克，饭前一次服下，10~20日为一个疗程，主治狂病属痰火扰心者。一般服后有恶心、呕吐、腹泻等反应，故孕妇、体弱、素有胃肠病者忌用。

（2）巴豆霜：1~3克，分2次间隔半小时服完，10次为一个疗程，一般服用2个疗程，第1个疗程隔日1次，第2个疗程隔两日1次。主治狂病，以痰火扰心为主者。

2. 针灸　取穴以任督二脉、心及心包经为主，其配穴总以清心醒脑，豁痰宣窍为原则，其手法多采用三人或五人同时进针法，狂病多用泻法，大幅度捻转，进行强刺激，癫病可用平补平泻的手法。

（1）癫病主方：①中脘、神门、三阴交。②心俞、肝俞、脾俞、丰隆。两组可以交替使用。

（2）狂病主方：①人中、少商、隐白、大陵、丰隆。②风府、大椎、身柱。③鸠尾、上脘、中脘、丰隆。④人中、风府、劳宫、大陵。每次取穴一组，4组穴位可以轮换使用。狂病发作时，可独取两侧环跳穴，用四寸粗针，行强刺激，可起安神定志作用。

3. 灌肠疗法　痰浊蒙窍的癫病：以生铁落、牡蛎、石菖蒲、郁金、胆南星、法半夏、礞石、黄连、竹叶、灯心草、赤芍、桃仁、红花组方，先煎生铁落、礞石30分钟，去渣加其他药物煎30分钟，取汁灌肠。

4. 饮食疗法　心脾不足者：黄芪莲子粥，取黄芪，文火煎10分钟，去渣，入莲子、粳米，煮粥。心肾不交者：百合地黄粥。生地切丝，煮1~2分钟，去渣，入百合，粳米煮成粥，加蜂蜜适量。

六、转归及预后

癫病属痰气郁结而病程较短者，及时祛除壅塞胸膈之痰浊，复以理气解郁之法，较易治愈；若病久失治，则痰浊日盛而正气日虚，乃成气虚痰结之证；或痰郁化热，痰火渐盛，转变为狂病。气虚痰结证如积极调治，使痰浊渐化，正气渐复，则可以向愈，但较痰气郁结证易于复发。若迁延失治或调养不当，正气愈虚而痰愈盛，痰愈盛则症愈重，终因灵机混乱，日久不复成废人。气血两虚治以扶正固本，补养心脾之法，使气血渐复，尚可向愈，但即使病情好转，也多情感淡漠，灵机迟滞，工作效率不高，且复发机会较多。

狂病骤起先见痰火扰心之证，急投泻火逐痰之法，病情多可迅速缓解；若经治以后，火势渐衰而痰浊留恋，深思迷惘，其状如癫，乃已转变为癫病。如治不得法或不及时，致使真阴耗伤，则心神昏乱日重，其证转化为阴虚火旺，若此时给予正确的治疗，使内热渐清而阴液渐复，则病情可向愈发展。如治疗失当，则火愈旺而阴愈伤，阴愈亏则火愈亢，以致躁狂之症时隐时发，时轻时重。另外，火邪耗气伤阴，导致气阴两衰，则迁延难愈。狂病日久出现气血凝滞，治疗得法，血瘀征象不断改善，则癫狂症状也可逐渐好转。若病久迁延不愈，可形成气血阴阳俱衰，灵机混乱，预后多不良。

七、预防与护理

癫狂之病多由内伤七情而引起，故应注意精神调摄：在护理方面，首先应正确对待患者的各种病态表现，不应讽笑、讽刺，要关心患者。对于尚有一些适应环境能力的轻证患者，应注意调节情志活动，如以喜胜忧，以忧胜怒等。对其不合理的要求应耐心解释，对其合理的要求应尽量满足。对重证患者的打人、骂人、自伤、毁物等症状，要采取防护措施，注意安全，防止意外。对于拒食患者应找出原因，根据其特点进行劝导、督促、喂食或鼻饲，以保证营养。对有自杀、杀人企图或行为的患者，必须严密注意，专人照顾，并将危险品如刀、剪、绳、药品等严加收藏，注意投河、跳楼、触电等意外行为。

八、现代研究

有学者认为癫病与狂病都是精神失常的疾患，其表现类似于西医学的某些精神病，癫狂病中以精神分裂症、抑郁症最为常见。精神分裂症以基本个性改变，思维、情感、行为的分裂，精神活动与环境不相协调为主要临床特征。抑郁症以情绪低落、思维迟缓并伴有兴趣减低、主动性下降等精神运动性迟滞症状为主要表现。

目前国内外尚无大样本的单项躁狂发作的统计，小样本显示其患病率和发病率远低于精神分裂症。

（一）病因学的研究

20 世纪 50 年代后，对癫狂的病因学研究，多主张癫狂为内伤疾病，其发病主要与遗传因素、心理性格、精神刺激和出生季节相关。

癫狂的发生与人的心理和性格相关，张良栋等人以《内经》中阴阳为纲，按人的心理和体格特征划分为火、金、土、水、木 5 种素质分型，对 100 例正常人和 100 例精神分裂症患者进行了对照研究，发现中医素质分型的分布在正常人中以火型为最多（45%），水型最少（9%），而患者中则以水型为最多（38%），土型较少（13%）。实验显示的患者中水型素质者较多，符合西医学中内向素质的人易于发生精神分裂症的观点。性格内向是精神分裂症发病的心理诱因之一，人际关系差是显著的诱发因素。癫狂的发生与精神刺激相关，癫狂发作前多存在睡眠障碍、抑郁、孤僻、焦虑、生活懒散、敏感多疑和头痛等症状，突出地表现为性格改变。

癫狂发生受遗传影响，先天禀赋对痰有易感性、易生性者，具有癫狂病易发性；具有心、肝之气易虚易实的先天禀赋，自降生起，无论外感或内伤，均能使脏腑功能失调，积湿瘀浊而生痰；痰浊内阻，瘀血内生，痰瘀相搏，凝结垢敛，心脑窍隧，滞扰与惑乱神明，发为癫狂。青春型患者多具先天禀赋阳强性体质，发病多属痰热内扰；偏执型患者多属先天禀赋阴性体质及柔性气质，发病多属痰瘀内阻；单纯型、紧张型患者多属先天禀赋阴弱性体质，气多偏虚，发病多属痰浊阻滞。

季节对癫狂的发病有影响，在春夏季，癫狂的发作较其他季节多，出生于寒季的患者发病率高于出生于暖季的，有家族史的发生率高于无家族史的，癫狂的发病与遗传相关，证实了癫狂“得之于母腹中”的论点。

（二）病机学的研究

近年来对癫狂的病机也有了深入的认识。在病位上，强调了脑与癫狂发生的关系，同时对脑、肝、肾、心、脾与癫狂的发生发展进行了全面地论述，概括出癫狂不同时期的病机，对癫狂各期的病机转化有了进一步的认识，对痰、火、瘀、郁、虚在癫狂的发生发展所起到的作用有了更深刻的认识。

近代名医张锡纯《医学衷中参西录·治癫狂方》指出："癫狂之证，亦西人所谓脑气筋病也，而其脑气筋之所以病者，因心与脑相通之道路为痰火所充塞也。"近代医家对癫狂的发生与脑相关多有论述。有学者分期总结癫病病机均与脑相关：初期病位在脑、心、肝、脾，久病病位在脑、心、脾、肾，认为癫狂的主要病位都与脑、心相关，实为邪扰脑心之神，虚为脑心之神失养。他将癫病病机转化归纳为："始发于肝，并发于心，失调于脏，上扰于脑，癫病乃作。"即在癫病的初期病机为肝气郁结，气机不畅；发展期见肝郁曰久，气滞血瘀，心脑受扰；郁久化火，肝火爆发；病势进一步发展，肝火引动心火，风火相煽，扰动脑神；火热灼津，炼液成痰，肝气横逆，克伐脾土，脾运失司，痰浊内阻，阻滞气机，瘀血内生，痰瘀互阻；后期脾虚日渐，精血乏源，阴精亏虚，心肾不足。而狂病的病机转化规律是"始于肝郁，并发心火，阻滞脾胃，痰火内炽，久伤肾水，狂势易见"。狂病早期有肝经郁热，扰动心脑；发展期肝经郁火，内生炽热，扰动心脑，火邪入阳明经；后期狂病日久，火邪伤阴，阴虚火旺，虚火上扰。

多数学者认为在癫狂的初期和发展期以邪实为主，存有气滞、血瘀、痰浊、火邪；久病则转化为气虚、阴虚、阳虚。癫狂的证型随病程长短发生变化，癫狂者新病多实，久病多虚：病程较短的患者多见于痰湿内阻型、痰火内扰型、气滞血瘀型；病程较长的患者多见气滞血瘀，肝郁脾虚，心脾两虚型、阴虚火旺型、阳虚亏损型，而痰湿内阻型在疾病各期均多见到。

对痰、火、瘀、郁、虚在癫狂的发生发展所起到的作用中，癫狂的发生因之于气，痰必内生；因之于痰，气必受阻；痰气交结，火热自生；而癫狂的急性发作均具有火的特征，但火之来源及脏腑归属各不相同，有心经痰火、肝经之火、阳明燥火、阴虚燥火。痰火扰心是狂病发生的根本，多由痰内蕴日久，痰浊壅甚而骤阻气道，致气不往来，阻郁之气迅速化火，灼扰于心，心神淆乱而成。

癫狂的病机可以总结为起病初期多以邪实为主，扰动心脑；发展期，急性起病多有心肝的郁热实邪，扰动脑神；慢性期、康复期多痰气、瘀血，兼见心脾、肝肾、脾肾虚损。病位多责之脑、心、脾、肝。

（三）有关辨证论治规律的探讨

近年来对癫狂的症状进行了细致的观察，结合病因病机、精神症状、躯体症状、舌象及脉象，对癫狂各期的证型、虚实有了深刻的认识。中医病症诊断疗效标准将癫病分为痰气郁结、气虚痰结、心脾两虚、阴虚火旺 4 型；将狂病分为痰火扰神、火盛伤阴、气血瘀滞 3 型。中西医结合学会精神疾病专业委员会于 1987 年将癫病分为痰火内扰、痰湿内阻、气滞血瘀、阴虚火旺、阳虚亏损和其他型 6 个证型，分别治以清热涤痰（礞石滚痰汤）、化痰开窍（温胆汤）、活血化瘀（癫狂梦醒汤）、滋阴降火（玉女煎、清营汤）、温补脾肾（八味肾气丸、龟鹿二仙汤）为主方加减。王氏将癫病分为痰火内结、上扰脑神；肝火内炽、灼及脑神；肝郁痰结、上及脑神；肝郁脾虚、上不及脑；肝肾两虚、上不益脑；脾肾两虚、上不育脑；心脾两虚、上不荣脑；气虚血瘀、脑神失调等 8 个证型；狂病分为肝郁痰火、上扰脑神；心肝炽盛、上及脑神；阳明热盛、上攻脑神；阴虚阳亢、心肾不交 4 个证型。对癫病分别治疗以豁痰泻火、清脑安神；镇肝泻火、清脑宁神；解郁化痰、育脑安神；疏肝健脾、养脑安神；补益肝肾、荣脑安神；培土固肾、养脑安神；益心健脾、育养脑神；益气活血、化瘀醒神；对狂病治疗以清热豁痰、醒脑安神；清心镇肝、醒神安神；荡涤阳明、清脑安神；滋阴潜阳、交通心肾法治疗。

近年来从整体观念出发，对癫狂的症状治疗、分期治疗进行了归纳和总结。杜氏等对表现为阳性精神症状者，以祛邪治疗为主，主要治法有：①清热化痰法，温胆汤加减。②活血化瘀法，血府逐瘀汤加减。③疏肝解郁法，逍遥散加减；对表现为阴性精神症状者，以扶正祛邪治疗为主：①健脾化痰法，参苓白术散和二陈汤加减。②养阴清热法，青蒿鳖甲汤加减。③益气活血法，补阳还五汤加减。针对癫狂的特定症状，有学者观察到健脾补肾法可以改善精神分裂症认知损害。也有学者总结癫狂的治法方药主要有：①疏肝解郁法，见表情淡漠，食少神疲，情志抑郁，苔白脉弦者，方用逍遥散加减。②化痰法：又分为理气化痰、清热化痰、化痰开窍，方用顺气导痰汤、温胆汤、苏合香丸以开窍。③清热泻火法，适应于内火亢旺，躁扰不眠，舌红苔少，脉数，方用泻心汤加减。④泻下法，临床症状具有阳明热盛，燥屎内结，舌苔黄粗而干，脉实有力者，里实壅盛最为合适。可用承气汤加减。⑤活血化瘀法，适用于久治不愈或反复发作者，气滞痰结，久而必致瘀血阻络，引起虚实夹杂证，方用癫狂梦醒汤加减。⑥补益法，脾肾两虚者，予补脾益肾法，真武汤加减。心脾两虚者予补益心脾，归脾汤加减。阴虚内热者，予养阴清热法，青蒿鳖甲汤加减；气血亏虚者，予补益气血法，八珍汤加减。⑦重镇法，对狂病，宜重镇安神，方用生铁落饮加减。⑧涌吐法，用于癫狂患者吐痰涎，苔腻，脉弦而滑之象，方用瓜蒂散加减。⑨夺食法，用于癫狂初起，口臭、食多、便结、坐卧不安等足阳明胃热证。对于虚实夹杂的证型采用补泄结合的方法。

（四）单方、验方的临床应用

国内近年来对癫狂的临床报道较多，均报道有较好的疗效，丰富了治疗癫狂的内容。

化痰类方药有半夏厚朴汤治疗精神分裂辨证为痰湿偏盛，气机郁滞；有柴胡加龙骨牡蛎汤治疗躁狂抑郁症，证系情志郁久化热生痰，上扰神明，治以疏肝泻热，化痰开窍，重镇安神，方用柴胡加龙骨牡蛎汤加减，共服药50余剂后精神正常；有用顺气导痰治疗精神分裂症属癫病初为气郁痰结、痰迷心窍，可有效改善焦虑抑郁、精神运动迟滞、控制敌对猜疑、消除幻觉、妄想、改善思维；有温胆汤为主治疗辨证为肝郁气滞、痰热扰心的精神分裂症；还有用礞石涤痰汤治疗精神分裂症有联想障碍，情感淡漠，情感不协调，意志活动减退、幻觉妄想等症取得一定疗效；尚有用清开灵注射液治疗精神分裂症，清心抗狂汤、涌痰汤、有甘遂散治疗癫狂取得一定疗效。

活血化瘀类中药方剂有大黄三棱胶囊合并抗精神药物治疗精神分裂症残留型有一定疗效，治疗8星期后对情感平淡迟钝退缩、社交缺乏、兴趣减少及注意障碍都有一定改善。桃仁承气汤、血府逐瘀汤治疗癫狂都取得一定的疗效。

通腑药的运用如大承气汤可有效缓解证属肝火炽盛，热盛肠燥的狂病发作；亦有用防风通圣散、龙胆泻肝汤、附子泻心汤治疗癫狂取得一定疗效。

在癫狂的治疗中安神剂亦有较好的疗效，报道朱砂安神汤可有效缓解精神分裂症幻听症状，逍遥散可改善精神分裂症妄想症状。运用补益剂参芪五味子汤、二仙益智胶囊对精神分裂阴性症状有较好的疗效；甘麦大枣汤合百合地黄汤可治疗心肝阴虚，虚火上扰的癫病，症见自言自语，自笑，失眠，心烦，坐立不安，舌淡红有裂纹，苔薄白，脉弦软无力。四逆汤可改善病癫狂患者的精神呆滞，表情淡漠，目瞪不瞬，语言极少，喜闷睡，孤独被动，情感反应迟钝，饮食少思，面色苍白，四肢不温，舌体胖大有齿痕，舌质淡嫩，苔白，脉沉迟微细症状。防己地黄汤通过补肺健脾温肾亦可治疗以癫病为主要特征，兼见狂病表现的患者。

九、小结

癫狂的病因以内伤七情为主。其病位主要在心、脾、肝、胆、脑，而气、火、痰、瘀引起脏腑功能失调，阴阳失于平衡，则是本病的主要病机。癫病属阴，多见抑郁症状，狂病属阳，多见躁狂症状。临床上癫病一般分为痰气郁结、气虚痰结、气血两虚3证，治疗多以顺气化痰，宁心安神为主，久病致虚者兼以补气养血。狂病一般分为痰火扰心、阴虚火旺、血气凝滞3证，治疗方面，痰火壅盛，神明逆乱者，急予泻火涤痰之法；后期阴伤者则当以滋阴养血，兼清虚火。至于血瘀气滞者，当以活血化瘀为主。癫狂患者除药物治疗外，预防和护理也很重要，不可忽视。

（代国军）

第二节 中风

中风又名“卒中”，是在气血内虚的基础上，因劳倦内伤、忧思恼怒、嗜食厚味及烟酒等诱因，引起脏腑阴阳失调，气血逆乱，直冲犯脑，导致脑脉痹阻或血溢脑脉之外，临床以卒然昏仆、半身不遂、口舌歪斜、言语謇涩或不语、偏身麻木为主症，并具有起病急、变化快的特点，好发于中老年人的一种常见病。因本病起病急剧，变化迅速，与自然界善行而数变之风邪特性相似，故古人以此类比，名为中风。但与《伤寒论》所称“中风”名同实异。临床还可见以突发眩晕，或视一为二，或不识事物及亲人，或步履维艰，或偏身疼痛，或肢体抖动不止等为主要表现，而不以半身不遂等症状为主者，仍属中风病范畴。

有关中风的记述，始见于《内经》。该书有关篇章对中风发病的不同表现和阶段早有记载。对于卒中神昏有“仆击”、“大厥”、“薄厥”之称；对于半身不遂有“偏枯”、“偏风”、“身偏不用”等称。《灵枢·九宫八风》篇谓：“其有三虚而偏于邪风，则为击仆偏枯矣。”所指“击仆偏枯”即属本病。至汉代张仲景《金匮要略·中风历节病脉证治》篇中，对于本病的病因、脉证论述较详，自此，始有中风专论。

关于中风的病因学说，唐宋以前多以“内虚邪中”立论。《灵枢·刺节真邪论》说：“虚风之贼伤人也，其中人也深，不能自去”，“虚邪偏客于身半，其入深，内居营卫，营卫稍衰，则真气去，邪气独留，发为偏枯。”《金匮要略》认为“脉络空虚”，风邪乘虚侵入人体，导致中风。隋代巢元方《诸病源候论·中风候》有“风偏枯者，由血气偏虚，则腠理开，受于风湿”的记载。宋代严用和《济生方·中风论治》对其病因论述更为具体，他说：“荣卫失度，腠理空疏，邪气乘虚而入，及其感也，为半身不遂……”总之，这一历史时期的医家认为中风是外风。当人体气血亏损，脉络空虚，外卫不固时，招致风邪入中脉络，突然出现口眼歪斜，半身不遂，偏身麻木诸症。至金元时代，许多医家对外风入侵的理论提出了不同的看法。例如刘完素提出“心火暴盛”的观点，李东垣认为“正气自虚”，朱丹溪则以为“湿痰生热”所致。三家虽立论不同，但都偏重于内在因素，这是中风病因学说的一个重大转折。与此同时，王履又提出“真中风”与“类中风”的论点，《医经溯洄集·中风辨》说：“因于风者，真中风也；因于火、因于气、因于湿者，类中风而非中风也。”明确指出，外风入中所致的病证是“真中风”；而河间、东垣、丹溪以内风立论的中风应是“类中风”。王氏还强调：“中风者，非外来风邪，乃本气病也，凡人年逾四旬气衰之际，或因忧喜忿怒伤其气者，多有此疾，壮岁之时无有也，若肥盛则间有之。”进一步说明中风是由于人体自身的病变所引起，患者年龄多在40岁以上，情绪激动常为发病诱因，这对中风病因学说无疑是一大贡献。明代张景岳在《景岳全书·非风》中也提出了“中风非风”的论点，认为本病的发生“皆内伤积损颓败而然，原非外感风寒所致”、“凡此病者，多以素不能慎，或七情内伤，或酒色过度，先伤五脏之真阴”。其病机是“阴亏于前，而阳损于后；阴陷于下，而阳泛于上。以致阴阳相失，精气不交，所以忽而昏愦，卒然仆倒……”王肯堂十分重视饮食习惯和营养成分与中风发病的关系，指出“久食膏粱厚味，肥甘之品，损伤心脾”。清代沈金鳌《杂病源流犀烛·中风源流》则从体质类型与发病关系作了阐发，他说：“肥人多中风。河间日：人肥则腠理致密而多郁滞，气血难以通利，故多卒中也。”叶天士综合诸家学说，结合自己的临床体验，进一步阐明“精血衰耗，水不涵木，木少滋荣，故肝阳偏亢”，导致“内风旋动”的发病机制。王清任《医林改错》指出“中风半身不遂，偏身麻木是由‘气虚血瘀’而成”。近人张山雷《中风斠铨》亦十分强调：“肥甘太过，酿痰蕴湿，积热生风，致为暴仆偏枯，猝然而发，如有物击之使仆者，故曰仆击而特著其病源，名以膏粱之疾。”使中风病因学说日臻全面。上述各家对火、气、痰、湿、瘀血阻络等致病因素都分别作了探讨，对于完善中风的中医病因学、发病学理论具有重要意义。

有关中风的证候，历代文献记载较多。例如《素问·通评虚实论篇》“仆击偏枯”，即是突然晕倒而半身不遂。《素问·生气通天论篇》：“阳气者，大怒则形气绝，而血菀于上，使人薄厥。”《素问·调经论篇》：“血之与气并走于上，则为大厥”，等等，皆属此类论述，后世许多医家都认为本病属昏瞀猝仆之病。《金匮要略·中风历节病脉证治》除指出“夫风之为病，当半身不遂”的主症外，还首先提出中络、中经、中腑、中脏的证候分类方法。隋代巢元方《诸病源候论》对于中风证候做了较详细的描述，有中风候、风癔候、风口喎候、风痱候、风偏枯候等，对中风的症、脉、病机、预后也一一作了叙述。唐代孙思邈《备急千金要方·论杂风状》中指出：“中风大法有四：一曰偏枯，二曰风痱，三曰风懿，四曰风痹。”偏枯者，半身不遂；风痱者，身无痛，四肢不收；风懿者，奄忽不知人；风痹者，诸痹类风状。这是中风另一种证候分类的方法。孙氏所述的中风是从广义角度去认识的风病。明代戴思恭《证治要诀·中风》对中风的临床症状做了比较细致的描述：“中风之证，卒然晕倒，昏不知人，或痰涎壅盛，咽喉作声，或口眼喎斜，手足瘫痪，或半身不遂，或舌强不语。”说明卒然昏倒是起病时的主要症状。清代程钟龄《医学心悟·中风不语辨》则按心、脾、肾三经进行分证：“若心经不语，必昏冒全不知人，或兼直视摇头等证。盖心不受邪，受邪则殆，此败症也。若胞络受邪，则时昏时醒，或时自喜笑；若脾经不语，则人事明白，或唇缓，口角流涎，语言謇涩；若肾经不语，则腰足痿痹，或耳聋遗尿，以此为辨。”由此可见，中风中脏多以神志障碍为主症。沈金鳌《杂病源流犀烛·中风源流》更明确指出：“盖中脏者病在里，多滞九窍……中腑者病在表，多著四肢，其症半身不遂，手足不随，痰涎壅盛，气喘如雷，然目犹能视，口犹能言，二便不秘，邪之中犹浅。”沈氏根据病变部位的浅深和病情的轻重探讨中风证候分类的方法，对病情的了解和预后判断均有帮助。预后方面，《中藏经·风中有五生死论》谓：“中风之病，口噤筋急，脉迟者生，脉急而数者死。”刘完素谓：“暴病暴死，火性疾速。”均可供参考。总之，历来医家多认为本病是难治病证之一。喻嘉言《医门法律·中风论》谓：“中风一证，动关生死安危，病之大而且重，莫有过于此者。”

对中风的治疗，历代医家积累了许多宝贵经验，对其治则的学术争鸣更加突出。如张山雷在《中风斠铨·中风总论》中说："古之中风皆是外因，治必温散解表者，所以祛外来之邪风也。今之中风多是内因，治必潜降镇摄者，所以靖内动之风阳也。诚能判别此外内二因之来源去委，则于古今中风证治，思过半矣。"可见中风治则的争议是以病因学说的分歧为依据的。因此，所谓古今治疗原则的不同，仍应以金元时代为分水岭。金元以前医家，因持外风入中之说，故治则以祛风为主。而金元以后，对中风治疗已有较大发展，清代尤在泾《金匮翼·中风统论》立有中风八法：一曰开关，二曰固脱，三曰泄大邪，四曰转大气，五曰逐瘫痪，六曰除热气，七曰通窍燧，八曰灸俞穴。强调按病期，分阶段进行辨证论治。例如开窍法，适用于闭证："卒然口噤目张，两手握固，痰壅气塞，无门下药，此为闭证。闭则宜开，不开则死。"固脱法回阳救逆，适用于脱证"猝然之候，但见目合、口开、遗尿自汗者，无论有邪无邪，总属脱证。脱则宜固，急在无气也"。除开窍与固脱外，后世医家多综合前人之说，依临床辨证而灵活运用滋阴潜阳、平肝息风、通腑化痰、活血通络、清热除痰、健脾利湿、益气养血等治则。而活血化瘀治则，为清代王清任以后的许多医家所共同推崇，近代运用这一治则治疗本病取得了很好的疗效。

本病与西医学所称的脑卒中大体相同。包括缺血性脑卒中和出血性脑卒中。缺血性脑卒中主要包括短暂性脑缺血发作、血栓形成性脑梗死、血栓栓塞性脑梗死；出血性脑卒中主要包括高血压性脑出血。上述疾病均可参考本篇辨证论治。

一、病因病机

本病在脏腑功能失调，气血亏虚的基础上，多由于忧思恼怒，或饮食不节，或房室所伤，或劳累过度，或气候骤变等诱因，以致阴亏于下，肝阳暴张，内风旋动，夹痰夹火，横窜经脉，气血逆乱，直冲犯脑，导致脑脉痹阻或血溢脑脉之外，蒙蔽心窍而发生卒然昏仆、半身不遂诸症。兹将其病因病机分述于下。

1. 内风动越　内风因脏腑阴阳失调而生，《中风斠铨》说："五脏之性肝为暴，肝木横逆则风自生，五志之极皆生火，火焰升腾则风亦动，推之而阴虚于下，阳浮于上，则风以虚而暗煽，津伤液耗，营血不充则风以燥而猖狂。"即火极可以生风，血虚液燥可以动风。内风旋转，必气火俱浮，迫血上涌，致成中风危候。

2. 五志化火　《素问玄机原病式·六气为病》说："所以中风瘫痪者，非谓肝木之风实甚而卒中之也，亦非外中于风雨，由乎将息失宜而心火暴甚，肾水虚衰，不能制之，则阴虚阳实，而热气怫郁，心神昏冒，筋骨不用，而卒倒无所知也，多因喜怒思悲恐之五志有所过极而卒中者，由五志过极，皆为热甚故也。"提出"心火暴甚"、"五志过极"可以发生卒中。

3. 痰阻脉络　痰分风痰、热痰、湿痰。风痰系内风旋动，夹痰横窜脉络，蒙塞心窍而发病；热痰乃痰湿内郁使然，《丹溪心法·中风》谓"由今言之，西北二方，亦有其为风所中，但极少尔。东南之人，多是湿土生痰，痰生热，热生风也"；湿痰则常由气虚而生，多在中风恢复期或后遗症期，因气虚湿痰阻络而见半身不遂，言语不利诸症。

4. 气机失调　对中风发病，李杲有"正气自虚"之说。盖气虚既可生痰，又可因气虚运行无力使血行阻滞；而气郁则化火，火盛阴伤可致风动；气逆则影响血行，若血随气逆上壅清窍则使肝风动越。故凡气虚、气郁、气滞、气逆与痰浊、瘀血莫不相关，而为发病之主要病机。

5. 血液瘀滞　血瘀之成，或因暴怒血菀于上，或因气滞血不畅行，或因气虚运血无力，或因感寒收引凝滞，或因热灼阴伤，液耗血滞等，本病之病机以暴怒血菀或气虚血滞最为常见。

总之，本病的病位在脑髓血脉，涉及心、肝、脾、肾等多个脏腑。常由于脑络受损，神机失用，而导致多脏腑功能紊乱。其病性属本虚标实，急性期以风、火、痰、瘀等标实证候为主，恢复期及后遗症期则表现为虚实夹杂或本虚之证，以气虚血瘀、肝肾阴虚为多，亦可见气血不足、阳气虚衰之象，而痰瘀互阻是中风病各阶段的基本病机。

二、诊断

（一）发病特点

1. 起病急剧，病情复杂　古代医家称中风之病，如矢石之中人，骤然而至。临床上既有暴怒之后内风旋动、顷刻昏仆、骤然起病者，也有卒然眩晕、麻木，数小时后迅速发生半身不遂，伴见口舌歪斜，病情逐步加重者，此虽起病急但有渐进的发展过程。还有卒发半身不遂、偏身麻木等症，历时短暂而一日三五次复发者，此种起病速而好转亦速，但不及时治疗，终将中而不复。

2. 本病多发生在中年以上，老年尤多　如元代王履指出："凡人年逾四旬气衰之际……多有此疾。"但近些年中风的发病年龄有提早的趋向，30～40 岁发病的也不少，甚至有更年轻者，但仍以 50～70 岁年龄组发病率最高。

3. 本病未发之前，多有先兆症状　《中风斠铨》说："其人中虚已久，则必有先机，为之睽兆。"眩晕和肢体一侧麻木，为常见之发病先兆。临床可见眩晕、头痛、耳鸣，突然出现一过性言语不利或肢体麻木、视物昏花，甚则晕厥，一日内发作数次，或几日内多次复发。

（二）临床表现

中风病临床表现复杂，多以神识昏蒙，半身不遂，口舌歪斜，言语謇涩或不语，偏身麻木为主要症状。

（1）神识昏蒙：轻者神思恍惚，迷蒙，嗜睡，或昏睡，重者昏愦不知。可伴有谵妄，躁扰不宁，喉中痰鸣等症。或起病即神昏，或起病虽神清，但 3～5 日后渐致神昏。

（2）半身不遂：轻者一侧肢体力弱或活动不利，重者肢体完全瘫痪。也有仅一侧上肢或下肢出现力弱或瘫痪者。瘫痪肢体可见强痉拘急或松懈瘫软。

（3）口舌歪斜：伸舌时多歪向瘫痪侧肢体，可见病例口角下垂，常伴流涎。

（4）言语謇涩或不语：患者自觉舌体发僵，言语迟缓不利，吐字不清，重者不语。

（5）偏身麻木：一侧肢体感觉减退，甚或麻木不仁，或伴有病侧肢体发凉等。

中风急性期还可出现呕血、便血、壮热、喘促、顽固性呃逆、瞳神异常、抽搐等变证，多是病情危重之象。

部分中风患者不以上述五大症状为主要表现者，可称之为类中风，仍属中风病范围。如：风眩是以卒发眩晕为主要症状，可伴恶心呕吐、视物模糊或视一为二，坐立不稳，如坐舟车，还可兼有肢体麻木、力弱等症，病情较重者可直中脏腑而出现神识昏蒙；风懿是以突发舌强言謇或言语不能，不识事物与亲人为主要特征；风痱是以突然出现坐立行走不稳、双手笨拙为特征；风痹则以突发一侧肢体疼痛为特征等。此类中风临床表现复杂，病情变化较快，应注意及时识别与救治。

三、鉴别诊断

1. 痫病　痫病与中风都有卒然昏仆的见症，但痫病为发作性病证，卒发仆地时常口中作声，如猪羊啼叫，四肢频抽而口吐白沫，醒如常人，但可再发。中风则仆地无声，一般无四肢抽搐及口吐涎沫的症状，并多有口舌歪斜、半身不遂等症。神昏尚浅者，口舌歪斜、半身不遂可以通过检查发现；神昏重者，待醒后则有半身不遂诸症。中风急性期可出现痫病发作，后遗症期可继发此病证。

2. 痿证　中风后，半身不遂日久不能恢复者，则肌肉瘦削，筋脉弛缓，应注意与痿证区别。痿证一般起病缓慢，多表现为双下肢痿躄不用，或四肢肌肉萎缩，痿软无力，与中风半身不遂不同。

3. 口僻　中风病是以突然昏仆，半身不遂，言语謇涩，口舌歪斜，偏身麻木为主症；口僻以突发口眼歪斜为主要症状，多表现为病侧额纹消失，闭目不能，鼻唇沟变浅，口角下垂，发病前可有同侧耳后疼痛，但不伴有半身不遂诸症。

4. 瘤卒中　与中风相比起病相对缓慢，也可表现为半身不遂，言语謇涩，口舌歪斜等症，或见突然出现上述症状者。可有肿瘤病史，可借助影像学检查鉴别。

四、辨证论治

（一）辨证

中风之发生，总不外乎在本为阴阳偏盛，气血逆乱；在标为风火交煽、痰浊壅塞、瘀血内阻，形成本虚标实，上盛下虚的证候。但病位有浅深，病情有轻重，证候有寒热虚实，病势有顺逆的不同，因此要全面掌握辨证的要领。

1. 辨证要点

（1）辨病位浅深和病情轻重：中风急性期分中经络与中脏腑。《金匮要略·中风历节病脉证治》说："邪在于络，肌肤不仁；邪在于经，即重不胜；邪入于腑，即不识人；邪入于脏，舌即难言，口吐涎。"中络是以肌肤麻木、口舌歪斜为主症，其麻木多偏于一侧手足，此邪中浅，病情轻。中经是以半身不遂，口舌歪斜，偏身麻木，言语謇涩为主症，无昏仆，比中络为重。两者可统称中经络。中腑是以半身不遂、口舌歪斜、偏身麻木、言语謇涩而神志不清为主症，但其神志障碍较轻，一般属意识蒙眬，思睡或嗜睡；中脏是以卒然昏仆而半身不遂为主，其神志障碍重，甚至完全昏愦不知；或以九窍闭塞为主要表现，如目瞀，视一为二，视长为短，目不能晦，言语謇涩，吞咽困难，尿闭便秘等，虽起病时可不伴神志障碍，但病位深、病情重，若神机失用可迅速出现神识昏蒙，故也属中脏腑。一般中风发病2星期以内属急性期，2星期至6个月为恢复期，6个月以后为后遗症期。起病中脏腑者，经治疗神志转清，而转化为中经络；起病中经络者，可渐进加重，出现神志障碍，发展为中脏腑。

（2）辨闭证与脱证：中脏腑以神识昏蒙为主要表现，但有闭证和脱证的区别。闭证是邪闭于内，症见牙关紧闭，口噤不开，两手握固，大小便闭，肢体强痉，多属实证；脱证是阳脱于外，症见目合口张，鼻鼾息微，手撒遗尿，肢体松懈瘫软，呈五脏之气衰弱欲绝的表现，多属虚证。在闭证中，又有阳闭与阴闭之分。阳闭是闭证兼有热象，为痰热闭郁清窍，症见面赤身热，气粗口臭，躁扰不宁，舌苔黄腻，脉象弦滑而数；阴闭是闭证兼有寒象，为湿痰闭阻清窍，症见面白唇黯，静卧不烦，四肢不温，痰涎壅盛，舌苔白腻，脉象沉滑或缓。阳闭与阴闭的辨别，以舌诊、脉诊为主要依据。阳闭苔黄腻，舌质偏红；阴闭苔白腻，舌质偏淡。阳闭脉数而弦滑，且偏瘫侧脉大有力；阴闭脉缓而沉滑。阳闭和阴闭可相互转化，可依据舌象、脉象结合症状的变化来判定。

（3）辨病势的顺逆：先中脏腑，如神志渐渐转清，半身不遂未再加重或有恢复者，病由中脏腑向中经络转化，病势为顺，预后多好。如见呃逆频频，或突然神昏，四肢抽搐不已，或背腹骤然灼热而四肢发凉及至手足厥逆，或见戴阳证及呕血证，均属病势逆转。呃逆频频，是痰热郁闭，渐耗元气，胃气衰败的表现。突然神昏、四肢抽搐不已，是由内风鸱张，气血逆乱而成。背腹骤然灼热而四肢发凉，手足厥逆，或见戴阳之证，皆由阴阳离绝所致，病入险境。至于合并呕血、便血者，是邪热猖獗，迫伤血络而成，亡血之后气随血脱，多难挽救。

（4）辨证候特征：内风、火热、痰浊、血瘀、气虚、阴虚阳亢是中风病的基本证候，临床所见证候往往是这些基本证候的组合，而且随着病程的发展，其组合与演变规律具有动态时空性，明辨其特征有助于临床准确辨证。如：内风证特征为起病急骤，病情数变，肢体抽动，颈项强急，目偏不瞬，头晕目眩等；火热证特征为心烦易怒，躁扰不宁，面红身热，气促口臭，口苦咽干，渴喜冷饮，大便秘结，舌红或红绛，舌苔黄而干等；痰证特征为口多黏涎或咯痰，鼻鼾痰鸣，表情淡漠，反应迟钝，头昏沉，舌体胖大，舌苔腻，脉滑等；血瘀证特征为头痛，肢痛，口唇紫暗，面色晦暗，舌背脉络瘀张青紫，舌质紫暗或有瘀点、瘀斑等；气虚证特征为神疲乏力，少气懒言，心悸自汗，手足肿胀，肢体瘫软，二便自遗，脉沉细无力等；阴虚阳亢证特征为心烦不寐，手足心热，盗汗，耳鸣，咽干口燥，两目干涩，舌红少苔或无苔等。

2. 证候

（1）中经络

1）络脉空虚，风邪入中：手足麻木，肌肤不仁，或突然口舌歪斜，言语不利，口角流涎，甚则半身不遂。舌苔薄白，脉象浮弦或弦细。

病机分析：因卫外不固，络脉空虚，风邪乘虚入中于络，气血痹阻，运行不畅，筋脉失于濡养，则见麻木不仁，口㖞，语謇，偏瘫等症。苔薄白，脉浮弦为表邪入中之征；若气血不足，则脉见弦细。

2）肝肾阴虚，风阳上扰：平素头晕头痛，耳鸣目眩，少眠多梦，腰酸腿软，突然一侧手足沉重麻木，口舌歪斜，半身不遂，舌强语謇。舌质红，苔白或薄黄，脉弦滑或弦细而数。

病机分析：由于肝肾阴虚，肝阳偏亢，血菀气逆，形成上盛下虚，故见头晕头痛，耳鸣目眩，少眠多梦，腰酸腿软等症，还可出现面部烘热，心烦易怒，走路脚步不稳，似有头重脚轻之感等阴虚阳亢的症状；肝属厥阴风木之脏，体阴用阳，肝阴亏损，肝阳亢进而动肝风，风为阳邪，若肝风夹痰上扰，风痰流窜经络，故突然发生舌强语謇、口舌歪斜、半身不遂等症。脉象弦滑主肝风挟痰，弦细而数者为肝肾阴虚而生内热，热动肝风之象；舌质红为阴不足，苔薄黄是化热之征。

3）风痰瘀血，痹阻脉络：半身不遂，口舌歪斜，言语謇涩或不语，偏身麻木，头晕目眩，痰多而黏。舌质暗淡，舌苔薄白或白腻，脉弦滑。

病机分析：肝风挟痰上扰清窍，流窜经络，留滞脑脉，导致脑脉瘀阻，神机不用，故出现突然半身不遂，口舌歪斜，言语謇涩或不语；风痰扰动清阳，则出现头晕目眩；痰浊内蕴，可见咯痰而黏。舌质暗淡，舌苔薄白或白腻，脉弦滑为肝风挟痰瘀之象。

4）痰热腑实，风痰上扰：突然半身不遂，偏身麻木，口舌歪斜，便干或便秘，或头晕，或痰多，舌强言謇。舌苔黄或黄腻，脉弦滑，偏瘫侧脉多弦滑而大。

病机分析：由于肝阳暴盛，加之平素饮食不节，嗜酒过度，致聚湿生痰，痰郁化热，内风夹痰上扰经络常可引起半身不遂，偏身麻木，口舌歪斜；若痰热夹滞阻于中焦，传导功能失司，升清降浊受阻，下则腑气不通而便秘，上则清阳不升而头晕，亦可见咯痰等症；风痰阻于舌本，则脉络不畅，言语謇涩。舌苔黄或黄腻，脉弦滑是属痰热；脉大为病进，偏瘫侧脉弦滑而大，由痰浊阻络，病有发展趋势。

（2）中脏腑

1）闭证

阳闭：突然昏倒，不省人事，牙关紧闭，口噤不开，两手握固，大小便闭，肢体强痉，还可兼有面赤身热，气粗口臭，躁扰不宁。舌苔黄腻，脉弦滑而数等症。

病机分析：肝阳暴亢，阳升风动，血随气逆而上涌，上蒙清窍则突然昏倒，不省人事；风火相煽，痰热内闭，则见面赤身热，气粗口臭，口噤，便闭等症。苔黄腻，脉弦滑，皆由邪热使然。

阴闭：突然昏倒，不省人事，牙关紧闭，口噤不开，两手握固，大小便闭，肢体强痉，还可兼有面白唇黯，静卧不烦，四肢不温，痰涎壅盛。舌苔白腻，脉象沉滑或缓。

病机分析：素体阳虚湿痰偏盛，风夹湿痰之邪上壅清窍而成内闭之证。痰气内阻则神昏、口噤，痰涎壅盛；阳虚于内则面白唇黯，四肢不温，静卧不烦。舌苔白腻是湿痰盛；脉沉主里、主阳虚，脉滑主湿痰重。

2）脱证：突然昏倒，不省人事，目合口张，鼻鼾息微，手撒肢冷，汗多，大小便自遗，肢体瘫软，舌痿。脉微欲绝。

病机分析：“脱”，指正气虚脱，五脏之气衰弱欲绝，故见目合口张，鼻鼾息微，手撒遗尿等症。除上述见症外，还可见汗多不止，四肢冰冷等阴阳离决之象。

（3）后遗症：中风后，半身不遂，偏身麻木，言语不利，口舌歪斜等症，或渐而痴呆，或神志失常，或抽搐发作，此属中风后遗症。神志失常，痴呆及抽搐发作，可参考癫狂、痴呆及痫病等进行辨证论治。现就半身不遂和言语不利的辨证分述于后。

1）半身不遂：以一侧肢体不能自主活动为主要表现。或兼有偏身麻木，重则感觉完全丧失；或肢体强痉而屈伸不利；或肢体松懈瘫软。舌质正常或紫黯，或有瘀斑，舌苔薄白或较腻，脉多弦滑，或滑缓无力。

病机分析：风痰流窜经络，血脉痹阻，经隧不通，气不能行，血不能濡，故肢体废而不用成半身不遂。凡患侧肢体强痉屈伸不利者，多为阴血亏虚，筋失柔养，风阳内动；瘫软无力，多为血不养筋，中气不足；偏身麻木系气血涩滞；舌质黯或有瘀斑是血瘀阻络之象；苔腻为痰湿较重的表现，脉象弦滑是风痰阻滞之征，而多见于患侧肢体强痉者；脉象滑缓无力是气血虚弱或内蕴痰湿所致，多见于患侧瘫软无力者。

2）言语不利

症状：舌欠灵活，言语不清，或舌瘖不语，伸舌多歪偏，舌苔或薄或腻，脉象多滑。本证或单独出现，或与半身不遂同见，或兼有神志失常。

病机分析：本证又名中风不语。言语不清、舌瘖不语是风痰、血瘀阻滞舌本脉络。如兼有神志失常，时昏时清，喜忘喜笑者，为风痰蒙心之证；如神志清楚，唯有唇缓流涎，舌强笨拙，言语謇涩，舌苔腻，舌体胖，脉滑缓者，为湿痰、风邪伤脾之征。

五、治疗

（一）治疗原则

中风为本虚标实、上盛下虚之证。急性期虽有本虚之证，但以风阳、痰热、腑实、血瘀等“标实”之候为主；又因风夹浊邪蒙蔽心窍，壅塞清阳之府，故“上盛”症状也较明显：按急则治其标的原则，治用平肝息风、化痰通腑、活血通络、清热涤痰诸法。此时邪气盛，证偏实，故治无缓法，速去其病即安，但泻热通腑勿使通泻过度，以防伤正。恢复期以后，多属本虚标实而侧重在“本虚”，其虚可见气虚与阴虚，但以气虚为多见。按缓则治其本的原则，应以扶正为主：然半身不遂、偏身麻木之症俱在，乃瘀血、湿痰阻络而成，故治宜标本兼顾，益气活血、育阴通络、滋阴潜阳、健脾化痰均是常用之法。

（二）治法方药

1. 中经络

（1）络脉空虚，风邪入中：祛风通络。

方药：大秦艽汤加减。本方以大队风药合养血、活血、清热之品组成。秦艽祛风而通行经络；羌活、防风散太阳之风；白芷散阳明之风；细辛、独活搜少阴之风；风药多燥，配白芍敛阴养血；复用白术、茯苓、甘草健脾益气；而黄芩、生石膏、生地凉血清热，是为风夹热邪而设。若治后，偏身麻木诸症月余未复，多有血瘀痰湿阻滞脉络，酌加白芥子、猪牙皂祛除经络之痰湿；丹参、鸡血藤、穿山甲以逐瘀活络，即所谓“治风先治血，血行风自灭”之意。

（2）肝肾阴虚，风阳上扰：滋养肝肾，平息内风。

方药：镇肝息风汤加减。药用生龙骨、生牡蛎、代赭石镇肝潜阳，并配钩藤、菊花以息风清热，用白芍、玄参、龟板滋养肝肾之阴，又重用牛膝，辅以川楝子引气血下行，合茵陈、麦芽以清肝舒郁。痰盛者可去龟板加胆南星、竹沥；心中烦热者可加黄芩、生石膏；头痛重者可加生石决明、夏枯草。另外还可酌情加入通窍活络的药物，如石菖蒲、远志、地龙。红花、鸡血藤等。若舌苔白厚腻者，滋阴药应酌情减少。若舌苔黄腻，大便秘结可加全瓜蒌、枳实、生大黄。此方适用于因肝肾阴虚、风痰上扰而致半身不遂、偏身麻木者。若偏身麻木，一侧手足不遂，因肝经郁热复受风邪者，以清肝散风饮加减，药用夏枯草、黄芩、薄荷、防风、菊花、钩藤、地龙、乌梢蛇、赤芍、红花、鸡血藤。方中夏枯草、黄芩可清肝热，薄荷、防风、菊花、钩藤四味皆入肝，对外风可散、内风可息；赤芍、红花、鸡血藤为活血达络之品，地龙、乌梢蛇配用既可辅助驱风，又能活血通络。若肝热得清，风邪得散，使阴阳平复，气血循行正常，则麻木不遂之症自除。

（3）风痰瘀血，痹阻脉络：息风化痰，活血通络。

方药：化痰通络方加减。方中半夏、白术健脾化痰；胆南星清化痰热；天麻平肝息风；丹参活血化瘀；香附疏肝理气，调畅气机，以助化痰、活血；少佐大黄通腑泻热，以防腑实形成。

瘀血重，舌质紫暗或有瘀斑，加桃仁、红花、赤芍；舌苔黄，兼有热象者，加黄芩、栀子以清热泻火；舌苔黄腻，加天竺黄清化痰热；头晕、头痛，加钩藤、菊花、夏枯草平肝清热。一般发病初期，病情波动或渐进加重，风象突出，可以加重平肝息风之力，如选用钩藤、生石决明、羚羊角粉等。病情平稳后，以痰瘀阻络为主，重在活血通络，可选鸡血藤、伸筋草、地龙等。若进入恢复期，渐显气虚之象时，注意及早使用甘平益气之品，如：太子参、茯苓、山药等。

（4）痰热腑实，风痰上扰：化痰通腑。

方药：星蒌承气汤加减。药用胆南星、全瓜蒌、生大黄、芒硝四味。方中胆南星、全瓜蒌清化痰热；生大黄、芒硝通腑导滞。如药后大便通畅，则腑气通、痰热减，神志障碍及偏瘫均可有一定程度的好转。本方使用硝黄剂量应视病情及体质而定，一般控制在10～15克，以大便通泻，涤除痰热积滞为度，不可过量，以免伤正。腑气通后应予清化痰热、活血通络，药用胆南星、全瓜蒌、丹参、赤芍、鸡血藤。若头晕重者，可加钩藤、菊花、珍珠母。若舌质红而烦躁不安，彻夜不眠者，属痰热内蕴而兼阴虚，可适当选加鲜生地、沙参、麦门冬、玄参、茯苓、夜交藤等育阴安神之品。但不宜过多，恐有碍于涤除痰热。少数患者服用星蒌承气汤后，仍腑气不通，可改投大柴胡汤治疗。

2. 中脏腑

（1）闭证

阳闭：辛凉开窍，清肝息风。

方药：至宝丹一粒灌服或鼻饲以开窍；并用《医醇賸义》羚羊角汤加减，以清肝息风，滋阴潜阳。方中羚羊角粉可以冲服，配以石决明、代赭石、菊花、黄芩、夏枯草、钩藤清肝息风；龟板、白芍育阴；代赭石潜镇；丹皮凉血清热；天竺黄清化痰热；痰盛者可加竹沥、胆南星，或用竹沥水鼻饲，每次30～50毫升，间隔4～6小时1次。若阳闭证兼有抽搐者可加全蝎、蜈蚣；兼呕血者酌加水牛角、丹皮、竹茹、鲜生地、白茅根等品。临床还可选用清开灵注射液20～40毫升加入0.9%氯化钠注射液或5%葡萄糖注射液250～500毫升中静脉滴注。

阴闭：辛温开窍，除痰息风。

方药：苏合香丸1粒灌服或鼻饲以开窍，并用《济生方》涤痰汤加减。药用制南星、半夏、陈皮、茯苓、枳实、地龙、钩藤、石菖蒲、郁金。方中制南星、半夏、陈皮、茯苓除痰理气；地龙、钩藤息风活络；石菖蒲、郁金开窍豁痰；以枳实降气和中，气降则痰消。若见戴阳证，乃属病情恶化，宜急进参附汤、白通加猪胆汁汤（鼻饲），以扶元气，敛浮阳。临床还可选用醒脑静注射液20毫升加入0.9%氯化钠注射液或5%葡萄糖注射液250～500毫升中静脉滴注。

（2）脱证：回阳固脱。

方药：可选用《世医得效方》参附汤加减。药用人参10～15克，或党参30～60克，附子10～15克，急煎灌服或鼻饲，也可用参附注射液40毫升加入0.9%氯化钠注射液或5%葡萄糖注射液250～500毫升中静脉滴注。方中人参大补元气，附子回阳救逆，汗出不止者可加黄芪、龙骨、牡蛎、山茱萸、五味子以敛汗固脱。阳气回复后，如患者又见面赤足冷，虚烦不安，脉极弱或突然脉大无根，是由于真阴亏损，阳无所附而出现虚阳上浮欲脱之证，可用《宣明论方》地黄饮子加减，滋养真阴，温补肾阳以固脱。

3. 后遗症

（1）半身不遂：益气活血。

方药：补阳还五汤加减。方中重用黄芪以益气，配当归养血，合赤芍、川芎、红花、地龙以活血化瘀通络。若有肢体拘挛疼痛可加穿山甲、水蛭、桑枝等药加重活血通络，祛瘀生新。兼有言语不利者加石菖蒲、远志化痰开窍；兼有心悸而心阳不足者加桂枝、炙甘草。若以患侧下肢瘫软无力突出者，可选加补肾之品，如桑寄生、川断、牛膝、地黄、山茱萸、肉苁蓉等药。

（2）言语不利：祛风除痰开窍。

方药：解语丹加减。方中以天麻、全蝎、白附子平肝息风除痰；制南星、天竺黄豁痰宁心；石菖蒲、郁金芳香开窍；远志交通心肾；茯苓健脾化湿。按《医学心悟》将中风不语分属于心、脾、肾三经。如病邪偏在脾者可加苍术、半夏、陈皮；如偏在心者可加珍珠母、琥珀；如偏在肾者可用地黄饮子加减。

（三）其他治法

1. 针灸

（1）半身不遂：调和经脉、疏通气血。以大肠、胃经俞穴为主；辅以膀胱、胆经穴位。初病时，仅刺患侧，病程日久后，可先刺健侧，后再刺灸患侧。取穴：上肢：肩髃、曲池、外关、合谷，可轮换取肩髎、肩贞、臂臑、阳池等穴。下肢取环跳、阳陵泉、足三里、昆仑，可轮换取风市、绝骨、腰阳关等穴。

对于初病半身不遂，属中风中经者，可用手足十二针，即取双侧曲池、内关、合谷、阳陵泉、足三里、三阴交共 12 穴。对于中风后遗症的半身不遂，其疏踝难伸，肘膝挛急者，可用手足十二透穴。此法取手足 12 穴，用 2 ~ 3 寸长针透穴强刺。这 12 个穴是：肩髎透臂臑，腋缝透胛缝，曲池透少海，外关透内关，阳池透大陵，合谷透劳宫，环跳透风市，阳关透曲泉，阳陵泉透阴陵泉，绝骨透三阴交，昆仑透太溪，太冲透涌泉。手足十二针和手足十二透穴，临床疗效较好，可供参考。

（2）中风不语：祛风豁痰，宣通窍络。取穴：金津、玉液放血，针内关、通里、廉泉、三阴交等。

（3）中风闭证：开关通窍，泄热祛痰。用毫针强刺或三棱针刺出血。可先用三棱针点刺手十二井穴出血，再刺人中、太冲、丰隆。若手足拘挛或抽搐可酌加曲池、阳陵泉穴。

（4）中风脱证：益气固脱、回阳救逆。多以大柱艾灸，如汗出、肢温，脉起者，再用毫针，但刺激要轻。取穴：灸关元、神阙，刺气海、关元、足三里。如见内闭外脱之证，可先取人中强刺，再针足三里、气海以调其气。

头皮针、耳针治疗中风：头皮针取穴可按《素问·刺热论篇》五十九刺的头部穴位，中行有上星、额会、前顶、百会、后顶；次两旁有五处、承光、通天、络却、玉枕；又次两旁有临泣、目窗、正营、承灵、脑空。每次取 7 ~ 9 个穴位，交替使用，宜浅刺留针，留针 15 ~ 30 分钟即可。此法治中风阳闭及中经络偏于邪实之证，有较好疗效。治疗中风先兆症状，可针刺或艾灸风市、足三里等穴。

2. 推拿　推拿适用于以半身不遂为主要症状的中风患者，尤其是半身不遂的重证。其手法：推、搽、按、捻、搓、拿、擦。取穴有风池、肩井、天宗、肩髃、曲池、手三里、合谷、环跳、阳陵泉、委中、承山。推拿治疗促进气血运行，有利于患肢功能的恢复。

3. 中药熏洗　中药熏洗、药浴具有温经活血、通络逐瘀的作用，直接作用在局部，可以明显减轻中风后的肩关节疼痛、手部发胀等直接影响患者运动功能恢复的症状。药物选用红花、川草乌、当归、川芎、桑枝等，以上药物煎汤取 1 000 ~ 2 000 毫升，煎煮后趁热以其蒸气熏蒸病侧手部，待药水略温后，洗、敷胀大的手部及病侧的肢体，可明显减轻手肿胀等症状。此外，还可选用透骨草、急性子、片姜黄、三棱、莪术、汉防己、穿山甲、威灵仙等药，水煎外洗，亦可取得良好的疗效。

4. 康复训练　中风后强调早期康复，在患者神志清楚，没有严重精神、行为异常，生命体征平稳，没有严重的并发症、合并症时即可开始康复方法的介入，但需注意康复方法的正确选择，要持之以恒，循序渐进。中风急性期患者，以良肢位保持及定时体位变换为主。对于意识不清或不能进行主动运动者，为预防关节挛缩和促进运动功能改善，应进行被动关节活动度维持训练。对于意识清醒并可以配合的患者可在康复治疗师的指导下逐步进行体位变化的适应性训练、平衡反应诱发训练及抑制肢体痉挛的训练等。对言语不利、吞咽困难的患者应进行言语、吞咽功能的训练。

从中医理论出发，在康复中应贯彻“松”和“静”的原则和方法。“松”是精神的放松和偏瘫侧肢体，包括健侧肢体局部的放松。“静”是心静气宁，克服焦躁、压抑的情绪，而且要避免误动、盲动，在“动”中强调动作的质量，而不强求动作的次数。结合现代康复学理论进行针灸治疗可以缓解肢体痉挛，针灸治疗时应注意避免对上肢屈肌和下肢伸肌进行强刺激。对于肢体松懈瘫软者，可以灸法为主。中药煎汤熏洗，对缓解痉挛同样有很好的效果。

六、转归及预后

中风起病以半身不遂、口舌歪斜、言语謇涩为主症而无神识昏蒙者，属中经络，病位较浅，经治疗可逐渐恢复，但大约3/4的中风患者遗留言语不利、半身不遂、偏身麻木、饮水呛咳等后遗症。部分患者虽起病时神清，但三五日内病情渐进加重，出现神识昏蒙，由中经络发展为中脏腑，多预后不良。起病即见神昏者多为邪实窍闭，直中脏腑，病位深，病情重，经治疗神志转清者，则预后较好，但多数遗留较明显的后遗症。若昏愦不知，瞳神异常，甚至出现呕血，抽搐，高热，呃逆等，则病情危重，如正气渐衰，多难救治。以突发眩晕，饮水呛咳，言语不能，视一为二等九窍不利症状为主要表现者，也可迅速出现神昏，危及生命。

中风急性期病机转化迅速，如发病时表现为痰热腑实，可因腑气不通，而清阳不升，浊气不降，导致痰浊蒙闭清窍，出现神志障碍；发病时即见神昏者，或为风火上扰、痰热内闭清窍的阳闭证，或为痰湿蒙塞心神的阴闭证，若救治及时得当，一般1星期内神志转清，以痰瘀阻络为主，若治疗不当或邪气亢盛，可迅速耗伤正气，转化为内闭外脱、阴阳离绝而危及生命。如急性期表现为风、火、痰为主者，数日后风邪渐息，火热渐减，而成痰、瘀为患，这时往往病情趋于稳定。一般在发病2～3星期时患者渐显正气不足之象，或以气虚为主，或以阴虚为著，亦有气血亏虚或肝肾精亏，阳气虚衰者。

恢复期和后遗症期，可因痰浊内阻、气机郁滞而出现情绪低落，寡言少语而成郁证，则影响肢体、言语功能的康复；如毒损脑络，神机失用则可渐致反应迟钝，神情淡漠而发展为痴呆；或出现发作性抽搐，肢体痉挛，疼痛，手足肿胀，吞咽困难，小便失禁等症；若调摄不当，致阴血亏虚，阴不敛阳，可再发中风。

七、预防和护理

（一）预防

鉴于中风的发病率、病死率较高，积极加强对本病的预防十分重要。

1. 加强先兆症状的观察　古代医家对此积累了一定的经验，如朱丹溪说：“眩晕者，中风之渐也。”元代罗天益说：“凡大指、次指麻木或不用者，三年中有中风之患。”明代张三锡强调：“中风症，必有先兆。中年人但觉大拇指作麻木或不仁，或手足少力，或肌肉微掣，三年内必有暴病。”王清任《医林改错》记录了34种中风前驱症状：有偶尔一阵头晕者，有耳内无故一阵风响者，有无故一阵眼前发直者，有睡卧口流涎沫者，有平素聪明忽然无记性者，有两手长战者，有胳膊无故发麻者，有肌肉无故跳动者，有腿无故抽筋者……王氏还强调说：“因不痛痒，无寒无热，无碍饮食起居，人最易于疏忽。”清代李用粹《证治汇补》说：“平人手指麻木，不时眩晕，乃中风先兆，须预防之，宜慎起居，节饮食，远房帏，调情志。”实践证明，中风的预防，确应从慎起居、调情志、节饮食三方面着手。所谓慎起居，不仅生活要有规律，注意劳逸适度，更重要的是中、老年人要重视体育锻炼，使气机和调，血脉流畅，关节疏利，防止本病的发生。所谓调情志，是指经常保持心情舒畅，情绪稳定，避免七情所伤。节饮食是指避免过食肥甘厚味，切忌酗酒等。

2. 加强对先兆症状的早期治疗　若见眩晕，目瞀，肉瞤，抽搐等症，为肝阳偏亢、肝风欲动之象，予平肝息风之钩藤、菊花、白蒺藜、牡蛎、白芍等药。若见肢体麻木、沉滞者，为脉络气血痹阻，予活血通络之丹参、赤芍、鸡血藤等药。

3. 关于复发问题　明代秦景明《症因脉治·内伤中风证》提到：“中风之证……一年半载，又复举发，三四发作，其病渐重。”沈金鳌《杂病源流犀烛·中风源流》说：“若风病即愈，而根株未能悬拔，隔一二年或数年必再发，发则必加重或至丧命，故平时宜预防之，第一防劳暴怒郁结，调气血，养精神，又常服药以维持之。庶乎可安。”由此可见中风容易复发，且复发时病情必然加重，故应强调以预防为主。

（二）护理

中风急性期，重症患者多有五不会，即翻身、咳痰、说话、进食、大小便均不能自主。要严密观察、精心护理，积极抢救，以促进病情向愈，减少后遗症。

1. 认真观察病情的变化是判断病情顺逆的重要环节　如患者神志的清醒与昏迷，由昏迷转清醒者为顺，反之为逆；手足转温与逆冷，由逆冷转温者为顺，反之为逆。如伴抽搐，应对其发作次数、表现形式以及持续时间等进行详细观察；对戴阳、呕血、便血等症状表现，都应该仔细观察、记录。脉证的相应与否，对辨别顺逆很重要。如《景岳全书·脉神章》说：“凡暴病脉来浮洪数实者为顺，久病脉来微缓软弱者为顺。若新病而沉微细弱，久病而浮洪数实者，皆为逆也。凡脉证贵乎相合。”本病如阳闭之证，脉来沉迟或见到代脉，是有暴亡之可能。后遗症的半身不遂，本属气虚脉缓者，骤然脉弦劲而数，多有复中之可能，所以在护理上均应细察。中风急性期应注意保持呼吸道通畅，定时翻身拍背，鼓励患者咳嗽，咳嗽困难而多痰者，可鼻饲竹沥水清化痰热。对中风后情绪低落或情绪波动的患者注意及时发现和治疗。

2. 饮食宜忌　中风患者的饮食以清淡为宜。对阳闭者，除鼻饲混合乳外，应每日给菜汤200毫升，可用白菜、菠菜、芹菜等。或饮绿豆汤、鲜果汁亦可，皆有清热作用。对阴闭者除鼻饲混合乳之外，每日可用薏苡仁、赤小豆、生山药煮汤，鼻饲200毫升左右，具有健脾化湿作用。中经络以半身不遂为主的患者，在急性期可按清淡饮食Ⅰ号配膳，至恢复期以后则可参考清淡饮食Ⅱ号配膳。其膳食原则及内容如下。

清淡饮食Ⅰ号膳食原则：清内热，化痰湿，散瘀血。避免油腻厚味、肥甘助湿助火之品。

膳食内容：绿豆汤、大米山楂汤、小豆山楂汤、莲子汤、豆浆、米粥、藕粉、藕汁、果子汁等。果汁可根据季节用西瓜汁、甘蔗汁、梨汁、荸荠汁等调配。蔬菜以白菜、菠菜、芹菜、冬瓜、黄瓜甘寒为主的菜，进行调配。

清淡饮食Ⅱ号膳食原则：清热育阴，健脾和胃。

膳食内容：稀饭和米粥、绿豆米粥、赤豆苡仁米粥、莲子粥、荷叶粥等；面片、面汤，素馅饺子、包子或馄饨亦可。蔬菜同Ⅰ号，可酌加猪、鸭类的瘦嫩肉和鸡蛋。但少食鸡、牛、羊等肉类。此外，凡中风患者必须戒酒。

3. 预防褥疮　中风急性期最易发生褥疮。为防止褥疮的发生，必须做到勤翻身，对神昏者要检查皮肤、衣服、被单是否干燥和平整，当受压皮肤发红时，应用手掌揉擦，或外搽红花酊，以改善局部血液的循环。

4. 功能锻炼　鼓励和辅导患者进行功能锻炼，是中风恢复期和后遗症期护理工作的重点。在瘫痪肢体不能自主运动时，应帮助患者被动运动，进行肢体按摩，同时作大小关节屈伸、旋转、内收、外展等活动，以促进气血的运行。当肢体瘫痪恢复到可以抬举时，应加强自主运动，有条件者应接受系统规范的康复训练。

八、现代研究

中风病因其发病率、病死率、致残率及复发率高，而严重影响着中老年人的身体健康和生活质量，同时也给社会和家庭带来沉重的经济负担。20 余年来，中医药在中风病防治研究方面取得了很大进展，涉及预防、治疗、康复等多个层面，显示出中医药在治疗中风病方面的优势。其临床研究成果主要体现在中风病证候规范的研究、辨证论治规律的探讨、综合治疗方案的研究评价等。

（一）证候规范的研究

经过对中风病多年的系统研究，中医学术界在中风病病因病机认识上基本达成共识。大量临床研究资料表明，中风病急性期以风、火、痰、瘀为主，恢复期和后遗症期以本虚或虚实夹杂为主，多表现为气虚或阴虚之证，而痰瘀阻络为中风的基本病机。20 世纪 80 年代初期，从事本领域研究的中西医专家对中风病证候诊断的量化问题进行了临床探索，1988 年拟定了中风病辨证量表，并进行了初步临床验证。1989 年在国家中医药管理局全国中医脑病急症科研协作组工作会议上，全国中医脑病研究领域的专家学者对中风病辨证量表进行讨论修改，确定了《中风病专家经验辨证量表》。1991 年相关的研究工作被列入国家“八五”科技攻关项目中，按照临床流行病学的研究方法，开展了前瞻性、多中心、大样本的中风病证候调研，在《中风病专家经验辨证量表》的基础上，研究制定了用于证候量化评定的《中风病辨证诊断标准》。建立了风、火、痰、瘀、气虚、阴虚阳亢六个中风病证候因素；每个证候因素包含若干项具有辨证特异性的症状体征，并根据权重赋予不同的分值；每个证候因素的各项最高分值之和为 30 分。《中风病专家经验辨证量表》与《中风病辨证诊断标准》的临床对照研究，总体符合情况达到 87.79%，证候可辨率为 98.8%。

该标准可以较好地表达出不同患者之间的证候差异，既提高了临床辨证的一致性，又可以显示患者的个体特征，对于探讨证候的动态演变规律及其与疾病转归的关系具有重要的临床实用价值。如运用《中风病辨证诊断标准》对中风病始发态（72 小时以内）的证候发生组合规律及急性期证候演变规律进行研究，结果表明证候发生概率依次从实到虚，即风、痰、火、气虚、血瘀、阴虚阳亢；证候组合十分复杂，有 54 种组合形式，其中二或三证组合最多，达到 62.84%，如风 + 痰，火 + 痰，火 + 痰 + 瘀等。说明风、火、痰、瘀是中风病急性期的主要病机。

在中风病证候研究的基础上，有学者进一步提出证候具有“内实外虚、动态时空、多维界面”的特征，以及以“证候要素，应证组合”为核心完善中医辨证方法体系的创新思路。即借鉴“降维”、“升阶”的方法将复杂多变的证候进行梳理，从而提高了中医临床辨证的可操作性。在中风病证候诊断标准研究的基础上，近年来开展了更加科学规范的中风病证候诊断与疗效评价标准的研究，探索中风病证候要素的提取方法，提出了建立病证结合的中风病诊断与疗效评价体系的新思路，力争经过几年的深化研究，建立被认可、立得住、可推广的中风病临床评价标准。

（二）辨证论治方法的研究

针对中风病不同阶段的证候特点，不断探讨新治法新方药，丰富了中风病的临床治疗手段和中医证治理论，提高了中风病的临床疗效。如活血化瘀、清热解毒、化痰通腑等治法已较广泛地应用于中风病的治疗中。

1. 活血化瘀法　多年的临床实践和科学研究表明活血化瘀法是治疗缺血性中风的有效治疗方法，已被中西医学术界和临床医生广泛接受，并成为目前治疗缺血性中风的主要治疗方法。以活血化瘀为主要功效的中成药品种较多，近年研制了多种具有活血化瘀作用的中药注射液，并广泛应用于缺血性中风的治疗，如：丹参注射液、川芎嗪注射液、灯盏细辛注射液、三七皂苷注射液、丹红注射液、苦碟子注射液等，临床研究结果都显示了较好的疗效。

中医学认为离经之血便是血瘀。关于出血性中风早期使用活血化瘀药是否安全，也有不同的观点。有人认为运用活血化瘀法治疗脑出血符合中医辨证论治思想，活血化瘀不会引起再出血。但也有学者认为，对脑出血超早期用活血化瘀药治疗应持慎重态度。国家“八五”科技攻关课题组，对具有破血逐瘀通络功效的中风脑得平冲剂治疗出血性中风的作用机制进行了研究，该复方由大黄、桃仁、蒲黄等药物组成。实验研究结果表明：中风脑得平冲剂对自发性高血压大鼠出血性中风神经元有保护作用，可能与降低兴奋性氨基酸的含量有关。并有保护血脑屏障功能，对脑水肿也有明显的防治作用。课题组研制的醒脑健神胶囊，主要由牛黄、郁金、石菖蒲、胆南星、虻虫、川芎组方，具有破血行瘀、化痰、醒脑健神之功效，经过大量的临床观察，对出血性中风具有良好的疗效。实验研究结果提示醒脑健神胶囊可能是通过降低兴奋性氨基酸的含量起到保护神经细胞作用。有学者在“七五”、“八五”攻关研究的基础上，优选方药，研制适合于出血性中风的静脉注射剂救脑宁注射液。主要成分是三七、牛黄等的提取物，具有活血化瘀、清热解毒、化痰开窍之功。实验研究表明，救脑宁注射液中活血化瘀药与解毒化痰开窍药协同作用，优于单纯的活血化瘀药。结果还表明治疗组在降低颅内压、减轻脑水肿、促进血肿吸收等方面均有明显的效果，可明显降低患者的致残率。由于活血化瘀治疗出血性中风急性期的安全性问题尚缺乏循证医学的研究证据，因此，临床医生在治疗出血性中风急性期时仍慎用活血化瘀药物，一般多在恢复期和后遗症期采用活血通络的方药以促进半身不遂等症的恢复。

2. 清热解毒法　自 20 世纪 80 年代以来将清开灵注射液用于中风急性期的治疗，取得了较好的疗效，从而确立了清热解毒法治疗中风急症的新治法。国家“七五”攻关研究成果“清开灵注射液治疗中风病痰热证的临床与实验研究”获得 1991 年国家科技进步三等奖。有学者根据中风病研究成果进而提出“毒损脑络”的病机学说，指出中风病不同的病程阶段，其证候表现不同，具体到治疗必须重视“毒邪”的作用。认为“毒”主要是因邪气亢盛，败坏形体，即转化为毒。中风后，可产生瘀毒、热毒、痰毒等，毒邪可损伤脑络，包括浮络、孙络与缠络。强调提高脑血管疾病疗效的突破口就中医学而言，是应重视病因病理学说的发展，“毒邪”和“络病”可以作为深入研究的切入点，也即中西医共同研究的结合点。在此基础上又进一步提出了络脉、病络、络病的概念，认为络病是以络脉阻滞为特征的一类疾病，邪入络脉标志着疾病的发展和深化，其基本的病机变化是虚滞、瘀阻、毒损络脉。病络概念的外延是络脉某种具体的非正常的状态，而内涵是以证候表达为核心的联系病因病机的多维界面的动态时空因素，直接提供干预的依据。

近些年，有学者在清开灵研究基础上，根据对中风病“毒损脑络”病机的认识，结合药性理论又创立了由栀子、丹参、黄芩、天麻等药组成的“解毒通络方”，该复方具有泄热解毒、养血和络、调和营卫的作用。实验研究结果显示：解毒通络方具有促进突触再建和增强、完善再建突触效能的作用，在抗脂质过氧化损伤的能力方面解毒通络方与尼莫地平有相当的功效。上述研究对于进一步阐释“毒损脑络”病机学说的科学内涵和清热解毒法治疗中风的作用机制具有重要意义。

3. 化痰通腑法　在20世纪80年代初开展了化痰通腑法治疗中风病痰热腑实证的临床研究，并总结出应用化痰通腑法的临床指征是便干便秘，舌质红，苔黄腻，脉弦滑有力。目前，该治法已成为中风病急性期的主要治疗方法，近些年很多学者从不同层面对其进行了深入探讨。将240例急性缺血性中风患者随机分为治疗组和对照组各120例，治疗组服用中风星蒌通腑胶囊，对照组采用西药常规治疗，结果：治疗组总有效率91.9%，治愈显效率73.3%；对照组总有效率69.1%，治愈显效率38.3%，两组疗效比较，差异有统计学意义（$P<0.01$）。两组患者神经功能缺损程度评分和血液流变学各项指标治疗后比较，治疗组较对照组改善明显（$P<0.01$ 或 $P<0.05$）。

4. 醒脑开窍法　醒脑开窍法是治疗中风闭证的传统治疗方法，在安宫牛黄丸、苏合香丸等药物应用的同时，醒脑静注射液是用于治疗中风神昏的中药制剂。有学者报道采用随机对照方法观察256例急性缺血性中风患者，治疗组采用醒脑静注射液治疗，对照组采用右旋糖酐40静脉滴注，西药基础治疗两组相同。治疗14日后，治疗组治愈10人，显效41人，有效67人，无效26人，总有效率80.6%，对照组治愈5人，显效25人，有效47人，无效49人，总有效率61.2%，两组有效率比较差异有统计学意义（$P<0.05$）；治疗组能有效改善患者的神经功能缺损，与对照组比较差异有统计学意义（$P<0.05$）。通过观察醒脑静注射液对脑缺血再灌注诱导的神经细胞凋亡的防治作用，探讨其神经保护作用的机制，结果显示：醒脑静治疗组较脑缺血再灌注模型组脑组织水肿减轻、梗死面积减小，神经细胞凋亡数目减少，病理损害明显减轻。说明醒脑静注射液可显著抑制由缺血再灌注诱导的脑神经细胞凋亡，从而起到一定程度的神经保护作用。

5. 扶正护脑法　有学者提出扶正护脑法则治疗中风病，突出了正虚（气虚、阴虚）在中风病机转化中的主导作用，进而指出中风急性期治疗的关键在于扶正，通过扶助正气，不仅可以挽救气阴，而且可抑制内生毒邪的产生，达到扶正以祛邪的目的。扶正护脑法则应当贯穿中风急性期治疗的始终，且越早应用越好。以参麦注射液为观察药，以尼莫地平注射液作为对照药进行临床随机对照研究，结果显示，参麦注射液治疗缺血性中风急性期，神经功能改善及总有效率明显高于尼莫地平注射液。另有学者的实验研究报告为扶正护脑法则的确立及应用也提供了一定的科学依据。临床实践表明，具有扶正作用的中药在中风病急性期应用对于稳定病情，促进康复起着重要的作用，但其应用的具体时机和适应证有待通过进一步深入的研究加以明确，以便更好地指导临床用药，提高中风病的疗效。

（三）综合治疗方案的研究

由北京中医药大学、天津中医药大学等全国11家单位共同完成的国家“十五”攻关课题“中风病急性期综合治疗方案研究”，在国家“七五”、“八五”、“九五”攻关研究成果的基础上，制订了具有辨证论治特点的中风病急性期综合治疗方案。首先开展了通治、辨治、针灸方案与西医治疗方案的多中心、单盲、随机对照研究，通治方案采用一种中药注射液（脑出血用清开灵注射液，脑梗死用苦碟子注射液），辨治方案采用辨证论治口服中药汤剂，针灸方案以针灸治疗为主。根据临床随机对照研究结果，集各治疗方案优势，建立了以辨证论治为特点的综合治疗方案，并进行了多中心的临床验证和评价。随机对照研究结果表明，综合治疗方案疗效优于西医治疗方案，从而优化出疗效可靠、符合临床实际的具有辨证论治特点的中风病急性期综合治疗方案。该方案强调根据中风病证候演变规律，据证立法，依法选方，方证相应，符合中风病证候的动态时空性特征，并突出了复杂干预的效果。该项研究将临床流行病学的方法与中医辨证论治的评价相结合，建立了符合中医学特点的临床研究模式。

20余年来，中风病的临床研究逐步深化，从对一方一药的临床观察到辨证论治为核心的综合治疗方案的研究，经过了多年的研究积累和众多学者的不懈努力，并积极吸收相关学科的理论和方法，如：循证医学、临床流行病学、数理统计、医学量表学、生物信息学等。探索了既符合循证医学的要求又能够反映中医药自身特点的临床研究模式与评价方法，为中医药治疗重大疾病的研究提供了可借鉴的模式。中风病综合治疗方案的进一步推广验证，将有力地提高中风病的临床疗效和防治水平。近些年，以中药注射液为代表的一系列中成药在综合医院中已广泛应用于中风病的治疗，但由于缺乏对一些中成药临床疗效的科学评价，难以为临床医生提供最佳的研究证据，在一定程度上导致了医药卫生资源的浪费。因此，应进一步加强对现有临床治疗方法和中成药的临床再评价。同时，应重视中医药对个体化的具体治疗效果的评价，而这种评价难以用多中心、大样本、随机对照的方法完全解决，需研究和建立能够准确反映中医药疗效特点的临床评价方法。多学科的交叉渗透，中西医学的相互促进，将有力地推动中风病的临床研究，中医药在中风病的防治中必将发挥着越来越重要的作用。

九、小结

中风病是一种严重危害人类健康的疾病。根据中医“治未病”的思想，加强中风病防治的研究，是减少发病率、病死率，降低病残率的关键。本病常于急性期病情迅速恶化，进而威胁生命。因此，及时采取救治措施，精心护理，严密地观察病情，把握病势的顺逆，关系到抢救的成败。中风，论其病因病机，多从风、火、痰、气、血立论；论其病位在脑髓血脉，而与肝心脾肾密切相关；论其证候属本虚标实，而急性期侧重在标实，常以风火、痰热、腑实、瘀血证候突出；至恢复期以后侧重本虚，又常以气虚为多见，属气虚血瘀证者较多。治疗方面，应重视辨证分析，据证立法，依法遣方，方证相应。恢复期应尽早进行康复训练，同时还宜采取综合治疗措施，配合针灸、按摩、药浴等，以促进肢体功能的恢复。总之，中医药治疗中风病具有显著的临床疗效，充分利用已取得的临床研究成果，在病证结合基础上，不断探讨疾病与证候的发生演变以及转归预后的规律，总结临床经验，深化临床研究，优化治疗方案，将会进一步提高中风病的临床疗效，降低病死率和致残率，提高患者的生活质量。

（代国军）

第三节 痫病

痫病，又称癫痫，是以发作性的神情恍惚，甚则突然仆倒，昏不知人，口吐涎沫，两目上视，肢体抽搐，或口中怪叫，移时苏醒为主要临床表现的一种疾病。

痫病有关记录始见于《内经》，称为“巅疾”，对其病因及临床表现均有载。在病因方面强调先天因素，《素问·奇病论篇》云：“人生而有病巅疾者，病名曰何，安所得之？岐伯曰：病名为胎病，此得之在母腹中时，其母有所大惊，气上而不下，精气并居，故令子发为巅疾也。”这里不仅提出了癫疾的病名，还指出癫疾又称胎病，发病与先天因素有关。《灵枢·癫狂》云“癫疾始作，先反僵，因而脊痛”及“癫疾始作，而引口啼呼，喘悸者”，为关于本病最早的论述。

隋代巢元方《诸病源候论》对本病的临床特点做了细致的描述，对不同类型的癫痫发作情况做了记载，其“癫狂候”云：“癫者，卒发仆也，吐涎沫、口歪、目急、手足缭戾，无所觉知，良久乃苏。”已认识到本病是一种发作性神志失常的疾患。并提出痫病病名，“痫候”云：“痫者，小儿病也，十岁以上为癫，十岁以下为痫。其发病之状，或口眼相引而目睛上摇，或手足掣纵，或背强直，或颈项反折。”“五癫病候”云：“发作时时，反目口噤，手足相引，身体皆然”、“若僵惊，起如狂。”并根据病因的不同将其分为风痫、惊痫、食痫、痰痫等。

唐代孙思邈《备急千金要方》首次提出了癫痫的病名。“候痫法”将癫痫证候归纳为20条，如“目瞳子卒大，黑如常是痫候”；“鼻口青，时小惊是痫候”；“闭目青，时小惊是痫候”；“卧惕惕而惊，手足振摇是痫候”；“弄舌摇头是痫候”等。并强调重视癫痫发作之前的精神状态表现的观察，“夫痫，小儿之恶病也，或有不及求医而致者；然气发于内，必先有候，常宜审察其精神而采其候也”。

宋代严用和对痫病按五脏分类，《济生方·癫痫论治》：“夫癫痫病者……一曰马痫，作马嘶鸣，应乎心；二曰羊痫，作羊叫声，应乎脾；三曰鸡痫，作鸡叫声，应乎肝；四曰猪痫，作猪叫声，应乎肾；五曰牛痫，作牛吼声，应乎肺。此五痫应乎五畜，五畜应乎五脏者也。”

金代张子和对癫痫病机及治疗均有一定认识，所著《儒门事亲》卷四云：“大凡风痫病发，项强直视，不省人事，此乃肝经有热也。”认为癫痫发病为肝经热盛所致，治疗则提出“夫痫病不至于目瞪如愚者，用三圣散投之。更用大盆一个，于暖室中令汗下吐三法俱行，次服通圣散，百余日则愈矣”。元代朱丹溪《丹溪心法·痫》指出：“痫证有五……无非痰涎壅塞，迷闷孔窍。”从痰浊与痫病的发病关系作了探讨，并提出治疗应“大率行痰为主，用黄连、南星、瓜蒌、半夏，寻火寻痰，分多分少治之，无不愈者”。

明清医家较前者的不同在于将癫、狂、痫三证分而论之，对痫病临床表现进行了较详细的说明。明代王肯堂论述了痫病的主要症状、发病过程和起病突然、具有反复性等特点。《证治准绳·癫狂痫总论》中曰：“痫病发则昏不知人，眩仆倒地，不省高下，甚而瘈疭抽掣，目上视或口眼歪斜，或口作六畜之声。”，“痫”篇又载“痫病仆时，口中作声，将醒时吐涎沫，醒后又复发，有连日发者，有一日三五发者。”清代程国彭《医学心悟·癫狂痫》对癫狂痫三病进行了鉴别，并对五痫之说持反对态度，认为“《经》云重阴为癫，重阳为狂，而痫症，则痰涎聚于经络也”，“痫者忽然发作，眩仆倒地，不省高下，甚则瘈疭抽掣，目斜口歪，痰涎直流，叫喊作畜声，医家听其五声，分为五脏……虽有五脏之殊，而为痰涎则一，定痫丸主之；既愈之后，则用河车丸以断其根”。清代李用粹在《证治汇补·痫病》

提出阳痫、阴痫的分证方法及相应治则："痫分阴阳：先身热掣疭，惊啼叫喊而后发，脉浮洪者为阳痫，病属六腑，易治。先身冷无惊掣啼叫而病发，脉沉者为阴痫，病在五脏，难治。阳痫痰热客于心胃，闻惊而作，若痰热甚者，虽不闻惊亦作也，宜用寒凉。阴痫亦本乎痰热，因用寒凉太过，损伤脾胃变而成阴，法当燥湿温补祛痰。"清代王清任则认为本病与元气虚致"不能上转入脑髓"及脑髓瘀血有关，创龙马自来丹、黄芪赤风汤治疗。

关于痫病的治疗方法，历代医家多认识到其有发作性的特点，主张发作时先行针刺。若频繁发作则于醒后急予汤药调治，着重治标；神志转清，抽搐停止，处于发作间期可配制丸药常服，调和气血，息风除痰，以防痫病再发。

综上所述，《内经》奠定了痫病的理论基础，而后世医家则对其病因、病机、临床症状及治疗进行了较多的补充和发展，虽然有些认识和理论与现代认识有所分歧，但其为现代中医学治疗本病提供了丰富的基础资料。

本病与西医学所称的癫痫基本相同，无论原发性癫痫或某些继发性癫痫，均可参照本篇进行辨证论治。

一、病因病机

本病《内经》称为"巅疾"，可理解为病变部位在巅顶，属于脑病。以卒暴昏仆和四肢抽搐为主症，应属内风证。其病因病机多与先天因素、情志失调、饮食及劳逸失节，跌打外伤或患他病后，导致脏腑功能失调，风、火、痰、瘀肆虐于内而发病。

1. 积痰内生　痰与痫病的发生密切相关，积痰内伏是痫病发病的原因之一。故有"无痰不作痫"之论。初病实证，多由痰热迷塞心窍所成；久病虚证，多由痰湿扰乱神明而致。痰有热痰及湿痰之分。热痰之生，可由五志过极或房劳过度成郁火，如郁怒忧思可生肝火；房劳伤肾，肾阴不足，因肾水不济，心火过盛，火邪炼熬滓液，酿成热痰；或过食醇酒肥甘，损伤脾胃而生痰热，痰热迷塞心窍可成痫；另外，火邪可触动内伏痰浊，痰随火升，阻蔽心包，可使痫发，即"无火不动痰"之谓。湿痰则可由脾失健运，聚湿而生。

2. 先天因素　《慎斋遗书·羊癫风》云："羊癫风，系先天之元阴不足，以致肝邪克土伤心故也。"这里明确提出发病与先天因素有关，由于肝肾阴血不足，心肝之气易于受损，致使肝气逆乱，神不守舍，则发昏仆、抽搐之症。此多见于儿童发病者。

3. 惊恐而致　《证治汇补·痫病》云："或因卒然闻惊而得，惊则神出舍空，痰涎乘间而归之。"可见惊对癫痫的发作至关重要。因惊则心神失守，如突然感受大惊大恐，包括其他强烈的精神刺激都可导致发痫，此即《诸病源候论》所称惊怖之后，气脉不足，因惊而作痫者。

4. 脑部外伤　多由跌扑挫伤，或出生难产，致脑窍受伤，神志逆乱，昏不知人，瘀血阻滞，络脉不和，可致痫病发生。

由于痫病多时发时止，反复发作，曰久必然影响到五脏的功能，导致五脏气血阴阳俱虚，即所谓"痫久必归五脏"，故多见虚实夹杂、正虚邪实。

综上所述，本病病位在脑，以头颅神机受损为本，心、肝、脾、肾脏腑功能失调为标，病因病机总不离风、痰、火、瘀，而其中尤以积痰为主要。内风触动痰、火、瘀之邪，气血逆乱，清窍蒙蔽则发病。正如《临证指南医案·癫痫门》按语所云："痫证或由惊恐，或由饮食不节，或由母腹中受惊，以致脏气不平，经久失调，一触积痰，厥气内风，卒焉暴逆，莫能禁止，待其气反然后已。"

二、诊断

（一）发病特点

具有突然、短暂、反复3个特点。发病突然，指起病急，若有发作前的前驱症状，也为时极短，旋即昏仆、抽搐发作。短暂，指发作时间短，一般发作至神志转清5～15分钟。但病情有轻重的不同，发作时间也有长短的区别。有的突然神志丧失仅几秒钟，有的神昏抽搐持续半小时以上而不能自止。反复，指反复发作，发无定时，但其间歇长短亦因病情轻重而不同，严重者有一日数十次以上发作的，也有数日一发者，比较轻的患者有逾月或半年以上一发者。

（二）临床表现

1. 发作前可有眩晕、胸闷、叹息等先兆　发作时一般具有神志失常和（或）肢体抽搐等特定的临床症状。因证候轻重之异，发作表现各有不同。小发作者，表现为突然神志丧失而无抽搐，如患者突然中断活动，手中物件掉落，或短暂时间两目凝视、呆木不动、呼之不应，经几秒钟即迅速恢复，事后对发作情况完全不知。大发作者症见来势急骤，卒倒叫号，昏不知人，频频抽掣，口吐涎沫，经数分钟，甚至数十分钟，神志渐清，苏醒后对发作情况一无所知，常觉全身倦怠，头昏头痛，精神萎靡。一般来说，发作时间短、间歇时间长者病情轻，反之，则病情重。

2. 多有先天因素或家族史　尤其发于幼年者，发作前多有诱因，如惊恐、劳累、情志过极、饮食不洁或不节，或头部外伤、劳累过度等。

3. 临床检查有阳性表现　脑电图检查可有阳性表现，颅脑CT及MRI检查有助于诊断。

三、鉴别诊断

1. 中风　痫病重症应与中风鉴别。清代李用粹《证治汇补·痫与卒中痉病辨》云："三症相因，但痫病仆时口作六畜声，将醒时吐涎沫，醒后复发，有连日发者，有一日三五发者。若中风……则仆地无声，醒时无涎沫，亦不复发。唯痉病虽时发时止，然身体强直，反张如弓，不似痫病身软作声也。"痫病与中风虽可同有昏仆，然痫病多仆地有声，神昏片刻即醒，醒后如常，且多伴有肢体抽搐、口吐白沫、四肢僵直、两手握固、双目上视、小便失禁等，多无半身不遂、口眼歪斜等，并有多次发作病史可寻；中风则仆地无声，神昏者多较重，持续时间长，需经救治或可逐渐清醒，多遗有半身不遂、偏身麻木诸症存在。但应注意少数中风先兆者表现与癫痫相似，对年龄40岁以上首次发作者需注意鉴别。临床上中风有继发癫痫者。

2. 痉病　痫病与痉病均有时发时止、四肢抽搐拘急症状，但痫病发时可有口吐涎沫及口中可有异常叫声，发作后四肢软倦，短时内神志转清，不伴发热；痉病发时多身强直而兼角弓反张，不易清醒，常伴发热，多有原发病存在。

3. 厥证　厥证除见突然仆倒，昏不知人外，还可见面色苍白、四肢厥冷，而无痫病之口吐涎沫，两目上视，四肢抽搐和口中怪叫等症状，临床上可资鉴别。

四、辨证

（一）辨证要点

1. 辨病情轻重　判断本病之轻重决定于两个方面，一是病发持续时间之长短，一般持续时间长则病重，短则病轻；二是发作间隔时间久暂，间隔时间久则病轻，短暂则病重，临床表现的轻重与痰结之深浅和正气的盛衰相关。

2. 辨证候虚实　痫病发作期多见痰火扰神或风痰闭窍，以实为主或实中挟虚，休止期多见心脾、亏虚，多属虚证或虚中挟实。阳痫发作多实，阴痫发作多虚。

（二）证候

发作期分阳痫、阴痫两类，休止期分脾虚痰盛、肝火痰热、肝肾阴虚 3 种证候。

1. 发作期

（1）阳痫证：发作前常有头晕头痛，胸闷，善欠伸等先兆症状，或可无明显症状，旋即昏倒仆地，不省人事，面色先潮红、紫红，继之青紫或苍白，口唇青暗，两目上视，牙关紧闭，颈项侧扭，项背强直，四肢抽掣，或喉中痰鸣，或口吐涎沫，或发时有口中怪叫，甚则二便自遗，移时苏醒，除感疲乏无力外，一如常人。舌质红或暗红，苔多白腻或黄腻，脉弦数或弦滑。

病机分析：头晕头痛，胸闷欠伸为风痰上逆；内风挟痰横窜，气血逆乱于胸中，心神失守，故昏仆、不省人事；面色先见潮红系由风阳上涌而成，继之面色紫红、青紫或苍白、口唇青暗皆由风痰、痰热蔽塞心胸，阳气受遏，或血行瘀阻，使清气不得入，而浊气不得出所致；重者发痫时手足冰冷，两目上视，牙关紧闭，颈项侧扭，四肢抽掣皆由内风窜扰筋脉所成。喉中痰鸣、口吐涎沫、并发怪叫等，按《张氏医通·痫》所论："惟有肝风故作搐搦，搐搦则通身之脂液逼迫而上，随逆气而吐出于口也。"舌红属热，苔腻主湿盛，黄腻苔为内蕴痰热；其脉弦滑，属风痰内盛之征。唯风痰聚散无常，故反复发作而醒后一如常人。

本证若调治不当，或经常遇有惊恐、劳累、饮食不节等诱因触动，导致频繁发作，进而正气渐衰，湿痰内盛，可转变为阴痫。

（2）阴痫证：发作时面色黯晦萎黄，手足清冷，双眼半开半合而神志昏愦，偃卧拘急，或颤动、抽搐时发，口吐涎沫，一般口不啼叫，或声音微小。也有仅表现为呆木无知，不闻不见，不动不语；或动作中断，手中持物落地；或头突然向前倾下，又迅速抬起；或仅二目上吊数秒至数分钟即可恢复，而病发后对上述症状全然不知，多一日数次频作。醒后全身疲惫，数日后逐渐恢复，或醒后如常人。舌质淡，苔白腻，脉多沉细或沉迟。

病机分析：本证在儿科常由慢惊之后痰迷心窍而成。成人则因阳痫病久，频繁发作使正气日衰，痰结不化，逐渐演变而来。阴痫病主在脾肾先后天受损，一则气血生化乏源，再则命火不足，气化力薄，水寒上泛，故发痫时面色黯晦萎黄，手足清冷；湿痰上壅，蒙蔽神明，故双眼半开半阖，神志昏愦；如血不养筋，筋膜燥涩，虚风暗煽，则偃卧拘急或颤动抽搐时发；口吐涎沫乃内伏痰湿壅盛，随气逆而涌出；口不啼叫或叫声微小，是虽有积痰阻窍所致；呆木无知，二目上吊是神明失灵之象；痫病频发，耗伤正气，而见全身疲倦，数日方可恢复。舌腻脉沉，均属阳虚湿痰内盛之征。

2. 休止期

（1）脾虚痰盛：神疲乏力，身体瘦弱，食欲不佳，大便溏薄，咯痰或痰多，或恶心泛呕，或胸宇痞闷。舌质淡，苔白腻，脉濡滑或细弦滑。

病机分析：脾虚生化乏源，气血不足，故神疲乏力，身体瘦弱；因积痰内伏日久则伤脾，脾虚则痰浊日增，壅塞中州，升降失调，致食欲不佳、恶心泛呕、咯痰胸闷、大便溏薄。

（2）肝火痰热：平素情绪急躁，每因焦急郁怒诱发病发生，痫止后，仍然烦躁不安，失眠，口苦而干，便秘，或咯痰胶稠。舌质偏红，苔黄，脉弦数。

病机分析：肝火亢盛则情绪急躁，口苦而干；痫止后急躁加重者，因风阳耗竭肝阴，虚火内扰而致；肝火扰乱心神，故心烦失眠；肝火煎熬津液，结而为痰，故痰胶稠咳吐不爽。

（3）肝肾阴虚：痫病频发，神思恍惚，面色晦暗，头晕目眩，两目干涩，耳轮焦枯不泽，健忘失眠，腰酸腿软，大便干燥。舌质红，脉细数。

病机分析：痫病频发则气血先虚，肝肾俱亏，肾精不足，髓海失养，可见神思恍惚，面色晦暗，健忘诸症；肝血不足，两目干涩，血虚肝旺故头晕目眩；肾开窍于耳，主腰膝，故肾精虚亏则耳轮焦枯不泽，腰酸腿软；阴亏大肠失润则便秘。舌质红，脉细数，为精血不足之征。

以上3种证候，临床上可互相转化。因痫病总属神志疾患，故五志之火常是主要的诱发因素，心肝之火可以动痰，火与痰合则痰热内生，痰热耗气日久，必致中气虚乏，痰浊愈盛即成脾虚痰盛之证；痰热灼阴也可出现肝肾阴虚之证。另一方面，以痫久必归五脏，若病程长、发作频者，由肝肾阴精不足，虚火炼液生痰，可在阴虚的基础上出现肝火痰热之证；脾虚痰盛者，如遇情志之火所激，也可使痰浊化热而见肝火痰热的证候。

五、治疗

（一）治疗原则

1. 治分新久　大抵痫病初发，多为阳痫，治以息风涤痰泻火为主。痫病日久，多属阴痫，以补益气血，调理阴阳为大法。肝虚者养其血，肾虚者补其精，脾气虚者助其运，心气不足者，安其神，总以补虚为本。

2. 病分急缓　病发为急，以开窍醒神定痫以治标；平时为缓，以去邪补虚以治其本。

3. 重视行痰　治病当重行痰，而行痰又当顺气。顽痰胶固，需辛温开导，痰热胶着须清化降火。要言之，本病治疗主要在风、痰、火、虚4个字。

（二）治法方药

1. 发作期

（1）阳痫证：急以开窍醒神，继以泻热涤痰，息风定痫。

方药：急救时针刺人中、十宣、合谷等穴以醒神开窍，或可静脉用清开灵注射液，或灌服清热镇惊汤。方中生石决明平肝息风，紫石英镇心定惊，龙胆草泻肝经之实火，与山栀、木通同用有通达三焦利湿之效。用生大黄泻热，反佐干姜辛开苦降和胃降逆，又助天竺黄、胆南星清热豁痰；远志、石菖蒲逐痰开窍；天麻、钩藤息风止痉；柴胡为引经药，又能疏气解郁，配用朱砂、麦门冬可防龙胆草等苦燥伤阴，兼可安神。

此外，尚可用汤药送服定痫丸，方中天麻、全蝎、僵蚕平肝息风而止抽搐；川贝母、胆南星、半夏、竹沥、石菖蒲化痰开窍，而降逆气；琥珀、茯神、远志、辰砂镇心安神而定惊；茯苓、陈皮健脾理气；丹参、麦门冬理血育阴；姜汁、甘草可温胃和中。服药后如大量咯痰，或大便排出黏痰样物者，均属顽痰泄化现象，为病情好转的表现。

（2）阴痫证：急以开窍醒神，继以温阳除痰，顺气定痫。

方药：急针刺人中、十宣穴以开窍醒神，或可静脉用参附注射液，或灌服以五生饮合二陈汤。五生饮中以生南星、生半夏，生白附子辛温除痰，半夏兼以降逆散结，南星兼祛风解痉，白附子祛风痰、逐寒湿；川乌大辛大热，散沉寒积滞，黑豆补肾利湿。合二陈汤顺气化痰，共奏温阳、除痰、定痫之功效。

2. 休止期

（1）脾虚痰盛：健脾化痰。

方药：六君子汤加减。若痰多加制南星、瓜蒌，呕恶者加竹茹、旋覆花；便溏者加薏苡仁、白扁豆。若痰黄量多，舌苔黄腻者，可改用温胆汤。

（2）肝火痰热：清肝泻火，化痰开窍。

方药：用龙胆泻肝汤合涤痰汤加减。方以龙胆草、山栀、黄芩、木通等泻肝经实火；半夏、橘红、胆南星、石菖蒲化痰开窍。若项强直视，手足抽搐者，可兼用化风锭1~2丸。

（3）肝肾阴虚：滋养肝肾。

方药：大补元煎加减。方中熟地、山药、山茱萸、杜仲、枸杞子均滋养肝肾之品；还可酌情加用鹿角胶、龟板胶、阿胶等以补髓养阴，或牡蛎、鳖甲以滋阴潜阳。若心中烦热者可加竹叶、灯心草以清热除烦；大便干燥者，加肉苁蓉、当归、火麻仁以滋液润肠。也可用定振丸，滋补肝肾，而息风止痫。在休止期投以滋养肝肾之品，既能息风，又能柔筋，对防止痫病的频发具有一定的作用。

有外伤病史而常发痫者，或痫病日久频繁发作者，常可见瘀血之证，如头痛头晕，胸中痞闷刺痛，气短，舌质暗或舌边有瘀点、瘀斑，脉沉弦。治疗应重视活血化瘀，并酌加顺气化痰，疏肝清火等品，如通窍活血汤加减。另外上述各证方中，均可加入适量全蝎、蜈蚣等虫类药，以息风解毒、活终解痉而镇痫，可提高疗效。一般多研粉，每服1~1.5克，每日2次为宜，小儿酌减。

（三）其他治法

1. 单方验方

（1）三圣散（《儒门事亲》）：防风、瓜蒂、藜芦。用于痰涎壅盛的阳痫，但体虚者慎用。

（2）七福饮（《景岳全书》）：人参、熟地、当归、炒白术、炙甘草、酸枣仁、远志。用治痫病气血俱虚而心脾为甚者。

（3）平补镇心丹（《和剂局方》）：龙齿、远志、人参、茯神、酸枣仁、柏子仁、当归身、石菖蒲、生地、肉桂、山药、五味子、麦门冬、朱砂。治痫病止时惕惕不安，因惊怖所触而发者。

2. 针灸　多用于发作期，法拟豁痰开窍，平肝息风。取穴以督脉、心及心包经穴为主，痫发时刺用泻法。

（1）主方：分两组，可交替使用。①百会、印堂、人中、内关、神门、三阴交。②鸠尾、中脘、内关、间使、太冲。

（2）加减法：①阳痫而抽掣搐搦重者，酌加风池、风府、合谷、太冲、阳陵泉。②阴痫而湿痰盛者，酌加天突、丰隆，灸百会、气海、足三里。③癫痫反复频发者，针印堂、人中，灸中脘，也可针会阴、长强穴。

六、转归及预后

痫病转归及预后取决于患者的体质强弱及正气盛衰、邪气轻重。本病发病有反复发作的特点，病程一般较长，少则一两年，甚则终身不愈。体质强，正气足者，治疗恰当，痫发后调理适当，可控制发作次数，但多难以根治；体质弱，正气不足，痰浊沉固者，多迁延日久，缠绵难愈，预后较差。故如病为阳痫者，治疗确当，痫止后再予丸药调理数月，可以控制发作；阴痫及久病正虚而邪实者，则疗效较差。阳痫初发或病程在半年以内者，尤应重视休止期的治疗和精神、饮食的调理，如能防止痫病的频繁发作，一般预后较好。如虽病阳痫，但因调治不当，或经常遇有情志不遂、饮食不节等诱因的触动，可致频繁发作，进而正虚邪盛转变为阴痫。另外，若频繁反复发作者，少数年幼患者智力发育受到影响，可出现智力减退，甚至成为痴呆，或因昏仆跌伤而致后遗症，也可因发痫时痰涎壅盛，痰阻气道，而成窒息危候，若不能及时抢救，致阴阳离决而亡。

七、预防和护理

痫病预防有二：一是对已知的致病因素和诱发因素的预防，以及采取增强体质的有关措施。最重要的是保持精神愉快，情绪乐观，避免精神刺激，怡养性情。生活宜规律，起居有节。适当参加文娱活动和体育锻炼，不可过劳，保证充足的睡眠。对病程长、体质差的患者，适当加强营养也很重要。二是加强休止期的治疗，防止痫病频繁发作，延长发作的间歇时间，也是预防的重要方面。痫病患者不宜参加驾驶及高空作业等，不宜骑自行车，以免发生意外。孕妇应加强保健，避免胎元受损。

本病的护理工作非常重要。对病情观察要认真仔细，重视神志的变化、持续的时间和证候表现以及舌象、脉象、饮食、睡眠和二便的情况，为辨证论治提供可靠的资料。对频繁发作者，要加用床挡等保护装置，以免发作时从床上跌下。有义齿者应取下。痫病发作时，应用裹纱布的压舌板放于上下磨牙间，以免咬伤舌头。神志失常者，应加强护理，以免发生意外。对痫病日久又频繁发作的重症患者，于发作时特别应注意保持呼吸道的通畅，以免发生窒息死亡。饮食宜清淡，多吃青菜，或选用山药、薏苡仁、赤豆、绿豆、小米煮粥，可收健脾化湿的功效。忌过冷过热食物刺激，少食肥甘之品，减少痰湿滋生。

八、现代研究

痫病，即西医学癫痫，患病率在国内外调查约为0.5%，一般人群的年发病率为（50～70）/10万，是神经科疾病中仅次于中风的第2大常见疾病，我国约有600万以上的癫痫患者，且每年新发患者在65万～75万人。加强中医药对其防治研究十分必要。

对于本病的病名，20世纪90年代前一直沿用“癫痫”病名，与西医学病名相同，至90年代后逐渐统一为“痫证”，现多痫证与痫病同用。

对于本病的证候学研究，1991年11月由北京中医学院东直门医院草拟方案，于1992年7月由国家中医药管理局全国脑病急症协作组讨论制定了《痫病诊断与疗效评定标准》，对痫病的病名诊断、病类诊断、证类诊断标准及分期标准、疗效评定标准，将痫病分为风火上炎、风动痰阻、瘀血内停、心脾两虚、肾元不足5个证型；目前现行的《中医病证诊断疗效标准》则将痫病分为痰火扰神、血虚风动、风痰闭窍、瘀阻脑络、心脾两虚及肝肾阴虚6个证型，目前中医药对痫病的临床研究多以以上2个辨证诊断标准相互参照此为指导，对痫病的规范化研究起到了一定的作用。但近十年来对于痫病的中医药研究目前尚无突破性的研究成果报道，文献以临床治验总结为多，有些文献结合了对药物治疗的机制研究，为进一步明确癫痫的中医药治疗机制进行了探索。

（一）脏腑辨证

1. 从肝论治　癫痫以抽动为特点，动者属风，责之于肝，故多从肝论治。有学者通过对 108 例癫痫患者在西药治疗基础上运用柴胡疏肝汤（柴胡、桂枝、生龙骨、生牡蛎、川芎、当地、白芍、半夏、黄芩、党参、钩藤、生姜、大枣、甘草）治疗后提出：癫痫的治疗以小柴胡汤疏肝为主，可起到多靶点治疗的目的，利用癫痫动物模型对其药物作用机制进行研究，证实其对脑的电生理及神经递质均有影响。

2. 从脾论治　以温中健脾治疗腹型癫痫。腹型癫痫，中医古名“内钓”。根据文献记载，其以中阳不足，脏腑虚寒为发病关键，认为腹型癫痫的病因与寒湿关系密切，寒滞中焦，脾失健运，痰自内生，阻遏气机，不通则痛，病乃作。其提出的由湿致痫之论值得深入探讨。建中汤能温中补虚，和里缓急而止腹痛，有学者以建中汤为基础配合生铁落饮益气温里，治疗儿童腹型癫痫，通过对发作次数观察结果显示，有效率为 84.2%，脑电图改善与临床疗效基本一致。

（二）从风痰论治

中医学认为其发病主要是“风”、“痰”为患。风主动摇故抽搐，痰蒙清窍、瘀阻脑络而神昏。因此，定痫息风、豁痰开窍、活血化瘀法是治疗痫病的常法。目前，运用传统成方的有：五痫神应丸、白金丸、定痫丸、温胆汤、风引汤、磁朱丸、紫金锭等，但疗效不等。也有在传统方基础上化裁应用者，如以白金丸化裁组方定痫散（白矾、郁金、石菖蒲、僵蚕、朱砂等）治疗。

（三）从瘀论治

有学者认为痫病主要病机为瘀血生风，应从瘀治癫痫。提出痫病大脑“致痫灶”微循环和代谢障碍病理与中医局部微观“血瘀”证有相同之处。痫病顽疾反复发作，病程缠绵迁延不愈，与久病多瘀、久病入络及久病多虚致气血亏虚，运血无力，血行不畅则瘀滞脑部，脑部脉络，气血不能上荣脑髓，元神失养，神机失用则发痫病。瘀血不行为痫病发病的主要病机过程，采用化瘀之法可堵邪生之源，治其之本。

（四）单味中药及提取物

利用现代药理研究手段，从中药中提取有效成分治疗癫痫，是探索治疗本病的有效途径。有学者临床观察到曾经多种抗惊厥药物长期治疗而未获满意疗效者，在加用青阳参 2 ~ 9 个月后，癫痫发作的次数减少 80% 以上者达 65.63%（21/32），脑电图变化不论是局灶性异常或弥散性异常，均随病情好转而改善。另有学者对柴胡皂苷对癫痫大鼠脑电的影响研究显示，柴胡皂苷对癫痫大鼠脑电图及痫性发作有改善作用。

（五）中西医结合

有学者报道以拉莫三嗪合定痫丸（天麻、川贝母、姜半夏、茯苓、茯神、丹参、麦门冬、石菖蒲、胆南星、全蝎、僵蚕、琥珀、远志、陈皮、朱砂、甘草）治疗 118 例，总有效率 71.19%。采用丙戊酸钠或卡马西平合用调督抗痫胶囊（全蝎、白花蛇、紫河车、桑寄生、桂枝、制南星、荷叶、冰片、川芎）治疗癫痫，疗效优于单纯西药治疗。

（六）分型治疗

以往中医药治疗癫痫对部分性发作及癫痫持续状态报道较少，20 世纪 90 年代后逐渐增加。

1. 癫痫持续状态　在癫痫持续状态时先予针刺及中成药促醒，控制抽搐，后以中药煎剂治疗，辨证以阴阳为纲。阳衰者以苏合香丸水化灌服，参附注射液静推或静点。阴竭者以安宫牛黄丸水化灌服，静推参附注射液或清开灵注射液。抽搐重者可予紫雪丹水化灌服；并强调息风涤痰应贯彻癫痫治疗始终。体现中医急症处理的特点。

2. 头痛型癫痫　采用天麻钩藤饮（天麻、钩藤、石决明、黄芩、茯苓、石菖蒲、白芍、菊花、女贞子、胆南星）治疗小儿头痛癫痫 15 例，总有效率 93.5%。

3. 精神运动型癫痫　采用顺气豁痰法治疗小儿精神运动型癫痫，基本方：石菖蒲、青果、半夏、青礞石、胆南星、陈皮、枳壳、川芎、沉香、六曲。根据辨证分型加减，痰浊迷窍型用基本方；痰火壅盛型原方加黄芩、栀子、代赭石，痰浊动风型酌加僵蚕、钩藤、生铁落；正气偏虚型加太子参、茯苓。治 38 例，总有效率 76.3%。

4. 腹型癫痫　腹型癫痫发作的主要症状就是反复发作的无其他原因的腹痛，其主要病机是积痰内伏，阻滞经络，气机壅塞，血瘀阻络，治疗以五磨饮子合手拈散、芍药甘草汤为主，根据证型再加减。

（七）其他疗法

针灸疗法在痫病的治疗中也运用较广。采用以大椎为主穴，辅穴辨证配穴：头晕神疲及脑外伤者配百会、神庭、本神、三阴交、太冲；纳差痰盛胸脘痞闷者配丰隆、中脘、内关、膻中；儿童及久病体弱者配脾俞、肝俞、丰隆、足三里诸穴；正值大发作即时强刺激人中、涌泉、内关、百会，缓解后起针，总有效率为 81.5%。

另外穴位埋线在痫病治疗中报道较多，穴位埋线是经络理论和现代医学结合的产物，除了利用腧穴的功能外，还可通过羊肠线在穴位产生比针刺更为长久的刺激作用。有学者报道以头穴为主埋植药线治疗癫痫，治疗组 112 例，取百会、率谷为主穴，风痫型配风门、肝俞，食痫型配胃俞、足三里，痰痫型配脾俞、丰隆，血瘀型配膈俞、血海，先天型配肾俞、心俞；对照组 63 例，以鸠尾、癫痫（经外奇穴，大椎穴与尾骨端的中点处）。结果治疗组总有效率 93.7%，对照组总有效率 84.1%，经统计学处理，治疗组疗效优于对照组。

另外还有采用头针、化脓灸、割治、挑刺等方法治疗者。

总结以上，近年来中医药在癫痫的预防发作、提高疗效、减少抗癫痫药物的毒副作用等方面取得了一定的进展，但中医药对本病的辨证分型和疗效评定标准尚不统一，治疗结果及对照标准缺乏公正客观，辨证施治的辨证标准存在差异，难以客观、科学地评价。今后应在中医理论指导下，规范痫病的辨证分型及评定标准。在发挥中医整体辨证论治优势的同时，结合现代医学研究方法深入探讨，推动癫痫临床研究的进步和提高，力求更有效地攻克这一顽疾。

九、小结

痫病是一种短暂性发作性脑病，中医对本病历代论述较多：其病机后世医家多强调积痰内伏，每由情志不遂或劳累等因诱发，以致气逆、风阳挟痰上扰，阻塞心窍而发病。痫病初发多为阳证、实证，当以息风涤痰定痫为主；痫病既久，多为阴证、虚证，当以益气、育阴、养血为主。本病发作期，总以定痫治标为先，而休止期以调补气血，强健脾胃，滋养肝肾为主。

（陈　劲）

第四节　眩晕

眩晕是以目眩与头晕为主要表现的病证。目眩即眼花或眼前发黑，视物模糊；头晕即感觉自身或外界景物摇晃、旋转，站立不稳。两者常同时并见，故统称为“眩晕”。

眩晕最早见于《内经》，称为“眩冒”、“眩”。《内经》对本病病因病机的论述主要包括：外邪致病，如《灵枢·大惑论》说：“故邪中于项，因逢其身之虚……入于脑则脑转。脑转则引目系急，目系急则目眩以转矣。”因虚致病，如《灵枢·海论》说：“髓海不足，则脑转耳鸣，胫酸眩冒。”《灵枢·卫气》说“上虚则眩”。与肝有关，如《素问·至真要大论篇》云：“诸风掉眩，皆属于肝。”与运气有关，如《素问·六元正纪大论篇》云：“木郁之发……甚则耳鸣眩转。”

汉代张仲景对眩晕一病未有专论，仅有“眩”、“目眩”、“头眩”、“身为振振摇”、“振振欲擗地”等描述，散见于《伤寒论》和《金匮要略》中。其病因，或邪袭太阳，阳气郁而不得伸展；或邪郁少阳，上干空窍；或肠中有燥屎，浊气攻冲于上；或胃阳虚，清阳不升；或阳虚水泛，上犯清阳；或阴液已竭，阳亡于上；或痰饮停积胃中（心下），清阳不升等多个方面，并拟订出相应的治法方药。例如，小柴胡汤治少阳眩晕；刺大椎、肺俞、肝俞治太少并病之眩晕；大承气汤治阳明腑实之眩晕；真武汤治少阴阳虚水泛之眩晕；苓桂术甘汤、小半夏加茯苓汤、泽泻汤等治痰饮眩晕，等等，为后世论治眩晕奠定了基础。

隋、唐、宋代医家对眩晕的认识，基本上继承了《内经》的观点。如隋代巢元方《诸病源候论·风头眩候》说：“风头眩者，由血气虚，风邪入脑，而引目系故也……逢身之虚则为风邪所伤，入脑则脑转而目系急，目系急故成眩也。”唐代王焘《外台秘要》及宋代《圣济总录》亦从风邪立论。唐代孙思邈的《备急千金要方》则提出风、热、痰致眩的论点。在治疗方面，诸家方书在仲景方药的基础上，又有发展，如《外台秘要》载有治风头眩方9首，治头风旋方7首；《圣济总录》载有治风头眩方24首。

金元时期，对眩晕从概念、病因病机到治法方药等各个方面都有所发展。金代成无已在《伤寒明理论》中提出了眩晕的概念，还指出了眩晕与昏迷的鉴别：“伤寒头眩，何以明之？眊非毛而见其毛，眩非元（玄）而见其元（玄，黑色）。眊为眼花，眩为眼黑。眩也、运也、冒也，三者形俱相近。有谓之眩者，有谓之眩冒者；运为运转之运，世谓之头旋者是也矣；冒为蒙冒之冒，世谓之昏迷者是矣。”金代刘完素在《素问玄机原病式·五运主病》中给眩晕下的定义是：“掉，摇也；眩，昏乱旋运也。”并主张眩晕的病因病机应从“火”立论：“所谓风气甚而头目眩运者，由风木旺，必是金衰，不能制木，而木复生火，风火皆属阳，多为兼化；阳主乎动，两动相搏，则为之旋转。”张子和则从“痰”立论，提出吐法为主的治疗方法，他在《儒门事亲》中说：“夫头风眩运……在上为之停饮，可用独圣散吐之，吐讫后，服清下辛凉之药。凡眩运多年不已，胸膈痰涎壅塞，气血颇实，吐之甚效。”李杲《兰室秘藏·头痛》所论恶心呕吐，不食，痰唾稠黏，眼黑头旋，目不能开，如在风云中，即是脾胃气虚、浊痰上逆之眩晕，主以半夏白术天麻汤。认为：“足太阴痰厥头痛，非半夏不能疗；眼黑头眩，风虚内作，非天麻不能除。”元代朱丹溪更力倡“无痰不作眩”之说，如《丹溪心法·头眩》说：“头眩，痰挟气虚并火，治痰为主，挟补气药及降火药。

无痰则不作眩，痰因火动，又有湿痰者。”

明、清两代对眩晕的论述日臻完善。对眩晕病因病机的分析颇为详尽。如明代徐春甫的《古今医统大全·眩运门》以虚实分论，提出虚有气虚、血虚、阳虚之分；实有风、寒、暑、湿之别。并着重指出“四气乘虚”、“七情郁而生痰动火”、“淫欲过度，肾家不能纳气归元”、“吐血或崩漏，肝家不能收摄营气”是眩晕发病之常见原因。刘宗厚《玉机微义》、李梴《医学入门》等书，对《内经》“上盛下虚”而致眩晕之论，作了进一步的阐述，认为“下虚者乃气血也，上盛者乃痰涎风火也”。张景岳则特别强调因虚致眩，认为：“无虚不能作眩”、“眩运一证，虚者居其八九，而兼火兼痰者，不过十中一二耳”（《景岳全书·眩运》）。陈修园则在风、痰、虚之外，再加上火，从而把眩晕的病因病机概括为“风”、“火”、“痰”、“虚”四字。此外，明代虞抟提出“血瘀致眩”的论点，值得重视。虞氏在《医学正传·眩运》中说：“外有因呕血而眩冒者，胸中有死血迷闭心窍而然。”对跌仆外伤致眩晕已有所认识。

关于眩晕的治疗，此期许多著作，集前人经验之大成，颇为详尽。如《医学六要·头眩》即分湿痰、痰火、风痰、阴虚、阳虚、气虚、血虚、亡血、风热、风寒、死血等证候立方。《证治汇补》亦分湿痰、肝火、肾虚、血虚、脾虚、气郁、停饮、阴虚、阳虚。程国彭除总结了肝火、湿痰、气虚、肾水不足、命门火衰等眩晕的治疗大法外，并着重介绍了以重剂参、对、芪治疗虚证眩晕的经验。叶天士《临证指南医案·眩晕》华岫云按，认为眩晕乃“肝胆之风阳上冒”，其证有夹痰、夹火、中虚、下虚之别，治法亦有治胃、治肝之分。“火盛者先生用羚羊、山栀、连翘、天花粉、玄参、鲜生地、丹皮、桑叶以清泄上焦窍络之热，此先从胆治也；痰多者必理阳明，消痰如竹沥、姜汁、菖蒲、橘红、二陈汤之类；中虚则兼用人参，外台茯苓饮是也；下虚者必从肝治，补肾滋肝，育阴潜阳，镇摄之治是也”。

此外，元、明、清部分医家还认识到某些眩晕与头痛、头风、肝风、中风诸证之间有一定的内在联系，如朱丹溪云：“眩运乃中风之渐。”张景岳亦谓：“头眩有大小之异，总头眩也……至于中年之外，多见眩仆卒倒等证，亦人所常有之事。但忽运忽止者，人皆谓之头运眼花；卒倒而不醒者，人必谓之中风中痰。”华岫云在《临证指南医案·眩晕门》按语中更明确地指出：“此证之原，本之肝风；当与肝风、中风、头风门合而参之。”这些论述也是值得注意的。

总之，继《内经》之后，经过历代医家的不断总结，使眩晕的证治内容更加丰富、充实。近代学者对前人的经验与理论进行了全面的整理，并在实践的基础上加以提高，在本病的辨证论治、理法方药等方面都有进一步的发展。

眩晕作为临床常见症状之一，可见于西医学的多种病症。如椎－基底动脉供血不足、颈椎病、梅尼埃病、高血压、低血压、阵发性心动过速、房室传导阻滞、贫血、前庭神经元炎、脑外伤后综合征等。临床以眩晕为主要表现的疾病，或某些疾病过程中出现眩晕症状者，均可参考本篇有关内容辨证论治。

一、病因病机

眩晕，以内伤为主，尤以肝阳上亢、气血虚损，以及痰浊中阻为常见。眩晕多系本虚标实，实为风、火、痰、瘀，虚则为气血阴阳之虚。其病变脏腑以肝、脾、肾为重点，三者之中，又以肝为主。

1. 肝阳上亢　肝为风木之脏，体阴而用阳，其性刚劲，主动主升，如《内经》所说："诸风掉眩，皆属于肝。"阳盛体质之人，阴阳平衡失其常度，阴亏于下，阳亢于上，则见眩晕；或忧郁、恼怒太过，肝失条达，肝气郁结，气郁化火，肝阴耗伤，风阳易动，上扰头目，发为眩晕；或肾阴素亏不能养肝，阴不维阳，肝阳上亢，肝风内动，发为眩晕。正如《临证指南医案·眩晕门》华岫云按："经云诸风掉眩，皆属于肝，头为六阳之首，耳目口鼻皆系清空之窍，所患眩晕者，非外来之邪，乃肝胆之风阳上冒耳。"

2. 肾精不足　脑为髓之海，髓海有余则轻劲多力，髓海不足则脑转耳鸣，胫酸眩冒。而肾为先天之本，主藏精生髓。若年老肾精亏虚；或因房事不节，阴精亏耗过甚；或先天不足；或劳役过度，伤骨损髓；或阴虚火旺，扰动精室，遗精频仍；或肾气亏虚，精关不固，滑泄无度，均使肾精不足而致眩晕。

3. 气血亏虚　脾胃为后天之本，气血生化之源，如忧思劳倦或饮食失节，损伤脾胃，或先天禀赋不足，或年老阳气虚衰，而致脾胃虚弱，不能运化水谷，生化气血；或久病不愈，耗伤气血；或失血之后，气随血耗。气虚则清阳不振，清气不升；血虚则肝失所养，虚风内动；皆能发生眩晕。如《景岳全书·眩晕》所说："原病之由有气虚者，乃清气不能上升，或汗多亡阳而致，当升阳补气；有血虚者，乃因亡血过多，阳无所附而然，当益阴补血，此皆不足之证也。"

4. 痰浊中阻　饮食不节、肥甘厚味太过损伤脾胃，或忧思、劳倦伤脾，以致脾阳不振，健运失职，水湿内停，积聚成痰；或肺气不足，宣降失司，水津不得通调输布，留聚而生痰；或肾虚不能化气行水，水泛而为痰；或肝气郁结，气郁湿滞而生痰。痰阻经络，清阳不升，清空之窍失其所养，则头目眩晕。若痰浊中阻更兼内生之风火作祟，则痰夹风火，眩晕更甚；若痰湿中阻，更兼内寒，则有眩晕昏仆之虑。

5. 瘀血内阻　跌仆坠损，头脑外伤，瘀血停留，阻滞经脉，而致气血不能荣于头目；或瘀停胸中，迷闭心窍，心神飘摇不定；或妇人产时感寒，恶露不下，血瘀气逆，并走于上，迫乱心神，干扰清空，皆可发为眩晕。如《医学正传·眩运》说："外有因坠损而眩运者，胸中有死血迷闭心窍而然。"

总之，眩晕反复发作，病程较长，多为本虚标实，并常见虚实之间相互转化。如发病初期，病程较短时多表现为实证，即痰浊中阻、瘀血内阻，或阴阳失调之肝阳上亢，若日久不愈，可转化为气血亏虚、肾精不足之虚证；也有气血亏虚、肾精不足所致眩晕者，反复发作，气血津液运行不畅，痰浊、瘀血内生，而转化为虚实夹杂证。痰浊中阻者，由于痰郁化火，煽动肝阳，则可转化为肝阳上亢或风挟痰浊上扰；由于痰浊内蕴，阻遏气血运行，日久可致痰瘀互结。

二、诊断

（一）发病特点

眩晕可见于任何年龄，但多见于40岁以上的中老年人。起病较急，常反复发作，或渐进加重。可以是某些病证的主要临床表现或起始症状。

（二）临床表现

本证以目眩、头晕为主要临床表现，患者眼花或眼前发黑，视外界景物旋转动摇不定，或自觉头身动摇，如坐舟车，同时或兼见恶心、呕吐、汗出、耳鸣、耳聋、怠懈、肢体震颤等症状。

三、鉴别诊断

1. 厥证　厥证以突然昏倒，不省人事，或伴有四肢逆冷，一般常在短时内苏醒，醒后无偏瘫、失语、口舌歪斜等后遗症。眩晕发作严重者，有欲仆或晕旋仆倒的现象与厥证相似，但神志清醒。

2. 中风　中风以猝然昏仆，不省人事，伴有口舌歪斜，半身不遂，言语謇涩为主症，或不经昏仆而仅以㖞僻不遂为特征。而眩晕仅以头晕、目眩为主要症状，不伴有神昏和半身不遂等症。但有部分中风患者以眩晕为起始症状或主要症状，需密切观察病情变化，结合病史及其他症状与单纯的眩晕进行鉴别。

3. 痫病　痫病以突然仆倒，昏不知人，口吐涎沫，两目上视，四肢抽搐，或口中如作猪羊叫声，移时苏醒，醒后一如常人为特点。而眩晕无昏不知人，四肢抽搐等症状。痫病昏仆与眩晕之甚者似，且其发作前常有眩晕、乏力、胸闷等先兆，痫病发作日久之人，常有神疲乏力，眩晕时作等症状出现，故亦应与眩晕进行鉴别。

四、辨证论治

1. 辨证要点

（1）辨虚实：眩晕辨虚实，首先要注意舌象和脉象，再结合病史和伴随症状。如气血虚者多见舌质淡嫩，脉细弱；肾精不足偏阴虚者，多见舌嫩红少苔，脉弦细数；偏阳虚者，多见舌质胖嫩淡暗，脉沉细、尺弱；痰湿重者，多见舌苔厚滑或浊腻，脉滑；内有瘀血者，可见舌质紫黯或舌有瘀斑瘀点，唇黯，脉涩。起病突然，病程短者多属实证；反复发作，缠绵不愈，或劳则诱发者多属虚证，或虚实夹杂证。

（2）辨标本缓急：眩晕多属本虚标实之证，肝肾阴亏，气血不足，为病之本；痰、瘀、风、火为病之标。痰、瘀、风、火，其临床特征不同。如风性主动，火性上炎，痰性黏滞，瘀性留著等等，都需加以辨识。其中尤以肝风、肝火为病最急，风升火动，两阳相搏，上干清空，症见眩晕，面赤，烦躁，口苦，脉弦数有力，舌红，苔黄等，亟应注意，以免缓不济急，酿成严重后果。

2. 证候

（1）肝阳上亢：眩晕，耳鸣，头胀痛，易怒，失眠多梦，脉弦。或兼面红，目赤，口苦，便秘尿赤，舌红苔黄，脉弦数或兼腰膝酸软，健忘，遗精，舌红少苔，脉弦细数；或眩晕欲仆，泛泛欲呕，头痛如掣，肢麻震颤，语言不利，步履不正。

病机分析：肝阳上亢，上冒巅顶，故眩晕、耳鸣、头痛且胀，脉见弦象；肝阳升发太过，故易怒；阳扰心神，故失眠多梦；若肝火偏盛、循经上炎，则兼见面红，目赤，口苦，脉弦且数；火热灼津，故便秘尿赤，舌红苔黄；若属肝肾阴亏，水不涵木，肝阳上亢者，则兼见腰膝酸软，健忘遗精，舌红少苔，脉弦细数。若肝阳亢极化风，则可出现眩晕欲仆，泛泛欲呕，头痛如掣，肢麻震颤，语言不利，步履不正等风动之象。此乃中风之先兆，宜加防范。

（2）气血亏虚：眩晕，动则加剧，劳累即发，神疲懒言，气短声低，面白少华，或萎黄，或面有垢色，心悸失眠，纳减体倦，舌色淡，质胖嫩，边有齿印，苔薄白，脉细或虚大；或兼食后腹胀，大便溏薄，或兼畏寒肢冷，唇甲淡白；或兼诸失血证。

病机分析：气血不足，脑失所养，故头晕目眩，活动劳累后眩晕加剧，或劳累即发；气血不足，故神疲懒言，面白少华或萎黄；脾肺气虚，故气短声低；营血不足，心神失养，故心悸失眠；气虚脾失健运，故纳减体倦。舌色淡，质胖嫩，边有齿印，苔薄白，脉细或虚大，均是气虚血少之象。若偏于脾虚气陷，则兼见食后腹胀，大便稀溏。若脾阳虚衰，气血生化不足，则兼见畏寒肢冷，唇甲淡白。

（3）肾精不足：眩晕，精神萎靡，腰膝酸软，或遗精，滑泄，耳鸣，发落，齿摇，舌瘦嫩或嫩红，少苔或无苔，脉弦细或弱或细数。或兼见头痛颧红，咽干，形瘦，五心烦热，舌嫩红，苔少或光剥，脉细数；或兼见面色㿠白或黧黑，形寒肢冷，舌淡嫩，苔白或根部有浊苔，脉弱尺甚。

病机分析：肾精不足，无以生髓，脑髓失充，故眩晕，精神萎靡；肾主骨，腰为肾之府，齿为骨之余，精虚骨骼失养，故腰膝酸软，牙齿动摇；肾虚封藏固摄失职，故遗精滑泄；肾开窍于耳，肾精虚少，故时时耳鸣；肾其华在发，肾精亏虚故发易脱落。肾精不足，阴不维阳，虚热内生，故颧红，咽干，形瘦，五心烦热，舌嫩红、苔少或光剥，脉细数。精虚无以化气，肾气不足，日久真阳亦衰，故面色㿠白或黧黑，形寒肢冷，舌淡嫩，苔白或根部有浊苔，脉弱尺甚。

（4）痰浊内蕴：眩晕，倦怠或头重如蒙，胸闷或时吐痰涎，少食多寐，舌胖，苔浊腻或白厚而润，脉滑或弦滑，或兼结代。或兼见心下逆满，心悸怔忡，或兼头目胀痛，心烦而悸，口苦尿赤，舌苔黄腻，脉弦滑而数，或兼头痛耳鸣，面赤易怒，胁痛，脉弦滑。

病机分析：痰浊中阻，上蒙清窍，故眩晕；痰为湿聚，湿性重浊，阻遏清阳，故倦怠，头重如蒙；痰浊中阻，气机不利，故胸闷；胃气上逆，故时吐痰涎；脾阳为痰浊阻遏而不振，故少食多寐；舌胖、苔浊腻或白厚而润，脉滑、或弦滑、或兼结代，均为痰浊内蕴之征。若为阳虚不化水，寒饮内停，上逆凌心，则兼见心下逆满，心悸怔忡。若痰浊久郁化火，痰火上扰则头目胀痛，口苦；痰火扰心，故心烦而悸；痰火劫津，故尿赤；苔黄腻，脉弦滑而数，均为痰火内蕴之象。若痰浊夹肝阳上扰，则兼头痛耳鸣，面赤易怒，胁痛，脉弦滑。

（5）瘀血阻络：眩晕，头痛，或兼见健忘，失眠，心悸，精神不振，面或唇色紫黯。舌有紫斑或瘀点，脉弦涩或细涩。

病机分析：瘀血阻络，气血不得正常流布，脑失所养，故眩晕时作；头痛，面唇紫黯，舌有紫斑瘀点，脉弦涩或细涩均为瘀血内阻之征。瘀血不去，新血不生，心神失养，故可兼见健忘、失眠、心悸、精神不振。

五、治疗

（一）治疗原则

1. 标本兼顾　眩晕多属本虚标实之证，一般在眩晕发作时以治标为主，眩晕减轻或缓解后，常须标本兼顾，如日久不愈，则当针对本虚辨治。

2. 治病求本　眩晕的治疗应注意治疗原发病，如因跌仆外伤，鼻衄，妇女血崩、漏下等失血而致的眩晕，应重点治疗失血；脾胃不健，中气虚弱者，应重在治疗脾胃。一般原发病得愈，眩晕亦随之而愈。辨证论治中应注意审证求因，治病求本。

（二）治法方药

1. 肝阳上亢　平肝潜阳，清火息风。

方药：天麻钩藤饮加减。本方以天麻、钩藤平肝风治风晕为主药，配以石决明潜阳，牛膝、益母草下行，使偏亢之阳气复为平衡；加黄芩、栀子以清肝火；再加杜仲、桑寄生养肝肾；夜交藤、茯神以养心神、固根本。若肝火偏盛，可加龙胆草、丹皮以清肝泄热；或改用龙胆泻肝汤加石决明、钩藤等以清泻肝火。若兼腑热便秘者，可加大黄、芒硝以通腑泄热。若肝阳亢极化风，宜加羚羊角（或羚羊角骨）、牡蛎、代赭石之属以镇肝息风，或用羚羊角汤加减（羚羊角、钩藤、石决明、龟板、夏枯草、生地、黄芩、牛膝、白芍、丹皮）以防中风变证的出现。若肝阳亢而偏阴虚者，加滋养肝肾之药，如牡蛎、龟板、鳖甲、何首乌、生地、淡菜之属。若肝肾阴亏严重者，应参考肾精不足证结合上述化裁治之。

2. 气血亏虚　补益气血，健运脾胃。

方药：八珍汤、十全大补汤、人参养营汤等加减。若偏于脾虚气陷者，用补中益气汤；若为脾阳虚衰，可用理中汤加何首乌、当归、川芎、肉桂等以温运中阳。若以心悸、失眠、健忘为主要表现者，则以归脾汤为首选。血虚甚者，用当归补血汤，本方以黄芪五倍于当归，在补气的基础上补血，亦可加入枸杞子、山药之属，兼顾脾肾。

若眩晕由失血引起者，应针对失血原因而治之。如属气不摄血者，可用四君子汤加黄芪、阿胶、白及、三七之属；若暴失血而突然晕倒者，可急用针灸法促其复苏，内服方可用六味回阳饮，重用人参，以取益气回阳固脱之意。

3. 肾精不足　补益肾精，充养脑髓。

方药：河车大造丸加减。本方以党参、茯苓、熟地、天门冬、麦门冬大补气血而益真元，紫河车、龟板、杜仲、牛膝以补肾益精血；黄柏以清妄动之相火。可选加菟丝子、山茱萸、鹿角胶、女贞子、莲子等以增强填精补髓之力。若眩晕较甚者，可选加龙骨、牡蛎、鳖甲、磁石、珍珠母之类以潜浮阳。若遗精频频者，可选加莲须、芡实、桑螵蛸、沙苑子、覆盆子等以固肾涩精。

偏于阴虚者，宜补肾滋阴清热，可用左归丸加知母、黄柏、丹参。方中熟地、山茱萸、菟丝子、牛膝、龟板补益肾阴；鹿角胶填精补髓；加丹参、知母、黄柏以清内生之虚热。偏于阳虚者，宜补肾助阳，可用右归丸。方中熟地、山茱萸、菟丝子、杜仲为补肾主药；山药、枸杞子、当归补肝脾以助肾；附子、肉桂、鹿角胶益火助阳。可酌加巴戟天、淫羊藿、仙茅、肉苁蓉等以增强温补肾阳之力。在症状改善后，可辨证选用六味地黄丸或《金匮》肾气丸，较长时间服用，以固其根本。

4. 痰浊内蕴　燥湿祛痰，健脾和胃。

方药：半夏白术天麻汤加减。方中半夏燥湿化痰，白术健脾去湿，天麻息风止头眩为主药；茯苓、甘草、生姜、大枣俱是健脾和胃之药，再加橘红以理气化痰，使脾胃健运，痰湿不留，眩晕乃止。若眩晕较甚，呕吐频作者，可加代赭石、旋覆花、胆南星之类以除痰降逆，或改用旋覆代赭汤；若舌苔厚腻水湿盛重者，可合五苓散；若脘闷不食，加白蔻仁、砂仁化湿醒胃；若兼耳鸣重听，加青葱、石菖蒲通阳开窍；若脾虚生痰者可用六君子汤加黄芪、竹茹、胆南星、白芥子之属；若为寒饮内停者，可用苓桂术甘汤加干姜、附子、白芥子之属以温阳化寒饮，或用黑锡丹。若为痰郁化火，宜用温胆汤加黄连、黄芩、天竺黄等以化痰泄热或合滚痰丸以降火逐痰。若动怒郁勃，痰、火、风交炽者，用二陈汤下当归龙荟丸，并可随症酌加天麻、钩藤、石决明等息风之药。若兼肝阳上扰者，可参用上述肝阳上亢之法治之。

5. 瘀血阻络：祛瘀生新，活血通络。

方药：血府逐瘀汤加减。方中当归、生地、桃仁、红花、赤芍、川芎等为活血消瘀主药；枳壳、柴胡、桔梗、牛膝以行气通络，疏理气机。若兼气虚，身倦乏力，少气自汗，宜加黄芪，且应重用（30～60克以上），以补气行血。若兼寒凝，畏寒肢冷，可加附子、桂枝以温经活血。若兼骨蒸劳热，肌肤甲错，可加丹皮、黄柏、知母，重用生地，去柴胡、枳壳、桔梗，以清热养阴，祛瘀生新。若为产后血瘀血晕，可用清魂散，加当归、延胡索、血竭、没药、童便，本方以人参、甘草益气活血；泽兰、川芎活血祛瘀；荆芥理血祛风，合当归、延胡索、血竭、没药、童便等活血去瘀药，全方具有益气活血，祛瘀止晕的作用。

（三）其他治法

1. 单方验方

（1）五月艾生用45克，黑豆30克，煲鸡蛋服食；或川芎10克，鸡蛋1只，煲水服食；或桑葚子15克，黑豆12克水煎服。治血虚眩晕。

（2）羊头1个（包括羊脑），黄芪15克，水煮服食，或胡桃肉3个，鲜荷蒂1枚捣烂，水煎服；或桑寄生120克水煎服。治肾精不足眩晕。

（3）生地30克，钩藤30克，益母草60克，小蓟30克，白茅根30克，夏枯草60克，山楂30克，红花9克，地龙30克，决明子30克，浓煎成160毫升，每次服40毫升，每日服2次。治瘀血眩晕。

（4）生明矾、绿豆粉各等分研末，用饭和丸如梧桐子大，每日早晚各服5丸，常服；或明矾7粒（如米粒大），晨起空腹开水送下。治痰饮眩晕。

（5）假辣椒根（罗芙木根）30～90克，或生芭蕉根60～120克，或臭梧桐叶30克，或棕树嫩叶15克，或向日葵叶30克（鲜60克），或地骨皮30克，或丹皮45克，或芥菜花30～60克，或杉树枝30克，或鲜车前草90克，或鲜小蓟根30克，或鲜马兜铃30克，任选一种，水煎服，每日1剂。治肝阳眩晕。

（6）芹菜根10株，红枣10枚，水煎服，每日1剂，连服2星期；或新鲜柳树叶每日250克，浓煎成100毫升，分2次服，6日为一个疗程；紫金龙粉每次服1克，开水冲服；或草决明30克，海带50克，水煎服；或野菊花15克，钩藤6克，益母草15克，桑枝15克，苍耳草15克，水煎服；或猪笼草60克，糯稻根15克，土牛膝15克，钩藤15克，水煎服；或茺蔚子30克，玉兰花12克，榕树寄生15克，山楂子、叶各15克，水煎服；或夏枯草、万年青根各15克，水煎服；或小蓟草30克，车前草30克，稀莶草15克，水煎服；或香瓜藤、黄瓜藤、西瓜藤各15克，水煎服；或桑寄生、苦丁茶、钩藤、荷叶、菊花各6克，开水泡代茶。上述均每日1剂，治肝阳眩晕。

2. 针灸　艾灸百会穴，可治各种虚证眩晕急性发作；针刺太冲穴，泻法，可治肝阳眩晕急性发作。气血亏虚眩晕，可选脾俞、肾俞、关元、足三里等穴，取补法或灸之；肝阳上亢者，可选风池、行间、侠溪等穴，取泻法；兼肝肾阴亏者，加刺肝俞、肾俞用补法，痰浊中阻者，可选内关、丰隆、解溪等穴，用泻法。

六、转归及预后

眩晕的转归，既包括病证虚实之间的变化，又涉及变证的出现。眩晕反复发作，日久不愈，常出现虚实转化。如气血亏虚者，日久可致气血津液运行不畅，痰瘀内生，而成虚实夹杂证；肝阳上亢者，木克脾土，脾失健运，痰湿内生，而转化为痰浊中阻证。

眩晕的预后，一般来说，与病情轻重和病程长短有关。若病情较轻，治疗护理得当，则预后多属良好。反之，若病久不愈，发作频繁，发作时间长，症状重笃，则难于获得根治。尤其是肝阳上亢者，阳愈亢而阴愈亏，阴亏则更不能涵木潜阳，阳化风动，血随气逆，夹痰夹火，横窜经隧，蒙蔽清窍，即成中风危证，预后不良。如突发眩晕，伴有呕吐或视一为二、站立不稳者，当及时治疗，防止中风的发生。少数内伤眩晕患者，还可因肝血、肾精耗竭，耳目失其荣养，而发为耳聋或失明之病证。

七、预防与护理

增强人体正气，避免和消除能导致眩晕发病的各种内、外致病因素。例如，坚持适当的体育锻炼，其中太极拳、八段锦及其他医疗气功等对预防和治疗眩晕均有良好的作用；保持心情舒畅、乐观，防止七情内伤；注意劳逸结合，避免体力和脑力的过度劳累；节制房事，切忌纵欲过度；饮食尽可能定时定量，忌暴饮暴食及过食肥甘厚味，或过咸伤肾之品；尽可能戒除烟酒。这些都是预防眩晕发病及发作的重要措施。注意产后的护理与卫生，对防止产后血晕的发生有重要意义。避免突然、剧烈的主动或被动的头部运动，可减少某些眩晕证的发生。

眩晕发病后要及时治疗，注意适当休息，症状严重者一定要卧床休息及有人陪伴或住院治疗，以免发生意外，并应特别注意生活及饮食上的调理。这些措施对患者早日康复是极为必要的。

八、现代研究

眩晕是临床中的常见症状，其病因复杂，与多种疾病有关，既是一些疾病的主要临床表现，也是某些疾病的首发或前驱症状之一。因此，眩晕的病因诊断比较困难，常需要一些辅助检查以明确病因。中医辨证论治对于减轻眩晕发作程度，控制眩晕发作次数具有一定疗效，但不同病因引发的眩晕，其中医药治疗效果存在较大差异，临床中往往需要从病证结合的层面对疗效进行评价。

近些年，在中医、中西医结合治疗眩晕方面的研究报道不断增加，其研究内容主要围绕眩晕的中医辨证论治规律探讨、中药复方的临床疗效观察以及从病证结合角度对中西医结合疗法进行疗效评价等。主要涉及椎－基底动脉供血不足、颈椎病、高血压、梅尼埃病、前庭神经元炎等所致的眩晕。

（一）椎－基底动脉供血不足性眩晕

椎－基底动脉供血不足（Vertebral－Basilar Insufficiency，VBI）是中、老年人的常见病。这一病名已广泛用于临床诊断，但它的发病机制和诊断存在不少尚待解决的问题，目前尚缺乏统一的诊断标准。本病以发作性眩晕、恶心呕吐、共济失调等为主要临床表现。如反复发作，可导致脑卒中的发生。因此，积极治疗本类眩晕对于脑卒中的防治十分重要。

近些年，关于中医药治疗椎－基底动脉供血不足性眩晕的报道逐渐增多，主要从肝风、痰浊、瘀血以及气虚进行临床辨治，常用的治疗方法有平肝潜阳、息风化痰、活血化瘀、益气活血、健脾补肾等。其临床研究类型多是针对中药复方的随机对照研究，或以中药复方治疗，或在西药治疗的基础上迭加中药治疗。有学者报道观察养血清脑颗粒治疗椎－基底动脉供血不足性眩晕的疗效。将符合诊断的66例患者随机分为治疗组和对照组，治疗组应用养血清脑颗粒，对照组用盐酸氟桂利嗪口服治疗。结果：治疗组有效率优于对照组，差异具有统计学意义（$P<0.01$）。两组治疗前后 TCD 各项指标比较均有显著性差异（$P<0.01$），治疗组优于对照组，认为养血清脑颗粒可以有效改善椎－基底动脉供血不足性眩晕。另有学者报道采用葛根素注射液治疗椎－基底动脉供血不足性眩晕 36 例，并与川芎嗪注射液治疗的 22 例进行随机对照观察，发现在改善患者眩晕症状方面葛根素疗效较明显。对西比灵和葛根素联合应用与单用氟桂利嗪治疗椎－基底动脉供血不足性眩晕进行临床随机对照研究，治疗组 34 例，对照组 30 例，两组疗程均为 2 星期，结果表明联合应用较单用氟桂利嗪效果更好（$P<0.01$）。

椎－基底动脉供血不足的发生原因和临床表现均比较复杂，可产生多种多样的症状和体征，很容易和椎－基底动脉系统短暂性脑缺血发作（TIA）混淆。单纯的眩晕或头晕症状难以做出椎－基底动脉供血不足的诊断，需要排除其他病因，并结合相应的神经系统症状体征。近年关于中医药治疗椎－基底动脉供血不足性眩晕的文献报道，多缺乏严格的临床诊断与纳入标准和严格的随机对照设计，因而影响对其治疗效果的评价。

（二）颈源性眩晕

颈源性眩晕是指椎动脉颅外段受颈部病变的影响导致血流障碍引起的以眩晕为主的临床综合征。其临床特点是眩晕多发生在颈部转动时。中医药治疗颈性眩晕的临床研究报道，涉及辨证论治口服中药、针灸、推拿等多种治疗手段。对颈性眩晕的病机认识，则是肝肾亏虚，脾失健运为本，风、寒、痰、瘀为标，治疗采用补肾生髓，化痰逐瘀，药物结合其他疗法的综合治疗常获得较好的疗效。有学者根据临床经验将其分为精髓不足型、肝肾阴虚型、痰湿中阻型、气虚血滞型及寒凝督脉型。认为虚者，精髓不足、肝肾阴虚、心脾气虚为病之本；实者，风、寒、痰、湿为病之标。另有学者根据眩晕的中医辨证特点，将本病分为清气不升型、痰浊壅盛型、肝阳上亢型。还有学者则分为痰浊中阻型、肝阳上亢型、气血两虚型、肾精亏虚型。临床上本虚标实为多，中医治疗以不同的辨证概念加以分析归纳，采取不同的治疗方法，使机体重新恢复到平衡状态。

从目前文献报道看，颈源性眩晕采用中药、针灸、推拿等综合治疗的方法疗效较好，可改善症状，减少发作。但缺乏统一的诊断标准和疗效评价标准，因此，难以得到具有符合循证医学要求的研究证据。同时，因对复杂干预的疗效评价方法的不完善，导致临床确有疗效的方案难以被认可，这均是需要进一步深入研究的课题。

（三）其他病症所致的眩晕

目前，虽然关于中医药治疗眩晕的临床观察报告屡见报道，但由于导致眩晕的病症较多，影响预后的因素比较复杂，同时，缺乏统一的中西医诊断标准和严格的临床试验设计以及质量控制措施，因而导致各文献报道的研究结果存在着不同程度的偏倚。如何体现中医药治疗眩晕的优势，以及进一步明确中医药在各种病症所致眩晕的最佳干预环节或适应证候，仍需要进行更加严格的临床研究设计，并建立能够客观准确地评价中医药疗效的临床评价标准。

九、小结

眩晕是临床常见病证之一，临床需仔细询问病史，观察有无其他症状出现，以助判断病情轻重，选择治疗方法。一般眩晕发作时，宜及时采取治疗措施以控制病情，多从肝风、痰浊、瘀血论治；眩晕缓解后，则以扶正固本为主，予以益气升阳、滋补肝肾等。眩晕反复发作，或逐渐加重，或发作时伴有视一为二、站立不稳、肢体麻木等症状时，需密切观察病情变化，及时救治，防止发生中风。

（陈　劲）

第五节　颤证

颤证亦称颤振、颤震、振掉，是指以头部或肢体摇动、颤抖为主要表现的病证。轻者仅有头摇，或限于手足、肢体的轻微颤动，尚能坚持工作和自理生活；重者头部震摇大动，甚至扭转痉挛，全身颤动不已，或筋肉僵硬，颈项强直．四肢拘急，卧床不起。

颤证在《内经》称为“振掉”。《素问·至真要大论篇》谓：“诸风掉眩，皆属于肝。”《素问·脉要精微论篇》谓：“骨者，髓之府，不能久立，行则振掉。”即指颤振。指出颤证多属内风，病在肝肾。此论一直为后世所宗。

明代以来，对颤证的病因病机及临床发病规律阐释更趋深入，明代王肯堂《证治准绳·杂病》分析：“颤，摇也；振，动也。筋脉约束不住而莫能任持，风之象也。”同时指出颤证“壮年鲜有，中年以后乃有之，老年尤多。夫老年阴血不足，少水不能治壮火，极为难治，前哲略不治之”。明代楼英《医学纲目·颤振》亦说：“颤，摇。振，动也。风火相乘，动摇之象。”而颤振的病因“多由风热相合”、“亦有风挟湿痰者”。明代孙一奎《赤水玄珠·颤振》认为颤证的基本病机是“木火上盛，肾阴不充，下虚上实，实为痰火，虚为肾亏”，属本虚标实，虚实夹杂之候。提出治疗本证应“清上补下”，以扶正祛邪，标本同治为原则。

清代张璐《张氏医通·卷六》指出，本病主要是风、火、痰为患，更阐述了颤证与瘛疭的区别：“颤证与瘛疭相类，瘛疭则手足牵引而或伸或屈；颤振则震动而不屈也，也有头摇手不动者。盖木盛则生风生火，上冲于头，故头为颤振；若散于四末，则手足动而头不动也。”并按脾胃虚弱、心气虚热、心虚挟痰、肾虚、实热积滞等 13 个证候提出论治方药，并通过脉象判断预后，从而使颤证的理法方药，趋于充实。清代高鼓峰《医宗己任编》强调气血亏虚是颤振的重要原因：“大抵气血俱虚，不能荣养筋脉，故为之振摇，而不能主持也。”治疗“须大补气血，人参养荣汤或加味人参养荣汤；若身摇不得眠者，十味温胆汤倍加人参，或加味温胆汤”。高氏等以大补气血治疗本病虚证，至今仍为临床治疗颤证的重要方法。

西医学所称的某些椎体外系疾病所致的不随意运动，如帕金森病、舞蹈病、手足徐动症等，均可参照本篇辨证论治。

一、病因病机

颤证以头部或肢体摇动、颤抖为主要表现，其病位在脑髓、筋脉。病因以内因为主，或由年老体衰，髓海不足，或由情志不遂，引动内风，或由劳欲过度，损及脾肾，或饮食不节，助湿生痰。

1. 肝肾阴亏　颤证多见于年迈体弱及久病之人，肾精亏虚，肝血渐耗，髓海不足，以致神机失养。水不涵木，虚风内动，脑髓筋脉失养，则头项肢体颤动振掉。

2. 气虚血少　劳倦过度，思虑内伤，则心脾两虚。心血虚神机失养，脾气虚生化乏源，以致气血不足，不能荣于四末，则筋脉肌肉瞤动，渐成颤振之疾。

3. 肝阳化风　肝性刚强，喜柔恶燥，肝阴不足，肝阳化风，或五志过极，木火太盛，或肝气郁结，气逆于上，以致经脉不利，则肢体筋脉震颤。

4. 痰瘀交阻　素体肥胖或过食肥甘，或嗜酒无度，致使痰浊内生。痰浊随气升降，内而脏腑，外而筋骨，且与风火瘀相兼，可致风痰阻络，痰火扰神，痰瘀互结，阻遏气血通达，则脑络、筋脉失荣，而见头摇、身动、肢颤。而瘀血阻络，又为贯穿于疾病全过程的重要因素。

总之，本病的基本病机为肝肾不足，脾运失健，致使脑髓筋脉失养，虚风内动。而瘀、痰、风、火为主要病理因素。病性以虚为本，以实为标，临床又以虚实夹杂为多见。

二、诊断

（一）发病特点

颤证多发于中老年人，男性多于女性。起病隐袭，渐进发展加重，不能自行缓解。

（二）临床表现

本病以头及四肢颤动、震摇为特征性临床表现。轻者头摇肢颤可以自制；重者头部、肢体震摇大动，持续不已，不能自制，继之肌强直，肢体不灵，行动迟缓，行走呈“慌张步态”，表情淡漠，呆滞，而呈“面具脸”。

三、鉴别诊断

1. 瘛疭　瘛疭多为急性热病或某些慢性病的急性发作，其症见手足屈伸牵引，常伴发热、神昏、两目窜视，头、手颤动。《张氏医通》谓：“瘛着，筋脉拘急也；疭者，筋脉驰纵也，俗谓之抽。”《证治准绳》谓：“颤，摇也；振，动也。筋脉约束不住，而莫能任持风之象也。”颤证以头部、肢体摇动、颤抖为特征，一般无发热、神昏、手足抽搐牵引及其他特殊神悲改变表现，多为慢性渐进病程。

2. 中风　中风以突然昏倒、不省人事，或不经昏仆而以半身不遂、口舌歪斜为主要表现。颤证以头及四肢颤动、震摇为主，而无半身不遂、口舌歪斜等见症。《医学纲目》谓：“战摇振动，轻利而不痿弱，必止中风身䡾曳，牵动重迟者，微有不同。”

四、辨证

（一）辨证要点

1. 辨轻重　颤震幅度较小，可以自制，脉小弱缓慢者为轻症；颤震幅度较大，生活不能自理，脉虚大急疾者为重症。

2. 审标本　以病象而言，头摇肢颤为标，脑髓及肝脾肾虚损为本；以病因病机而言，气血亏虚，髓海不足为病之本，瘀痰风火为病之标。

3. 察虚实　颤证为本虚标实，虚实夹杂的病证。机体脏器虚损的见症属虚，瘀痰风火的见证属实。

（二）证候

1. 肝肾不足　四肢、头部及口唇、舌体等全身性颤动不止，伴见头晕耳鸣，少寐多梦，腰膝酸软，肢体麻木，形体消瘦，急躁易怒，日久举止迟钝，呆傻健忘，生活不能自理。舌体瘦小，舌质暗红苔少，脉细弦，或沉细弦。

病机分析：本型多见于中老年人，也可见于先天禀赋不足而幼年发病者。肝肾精血不足，筋脉失养则颤动不止，肢体麻木；阴虚阳亢，肝阳化风则头晕耳鸣；虚阳上扰，神不安舍则少寐多梦；举止迟钝，呆傻健忘为肾虚髓海不充所致。舌体瘦小，舌质暗红少苔，脉细弦均为肝肾阴精不足之象。

2. 气血两虚　肢体及头部颤震日久，程度较重，或见口唇、舌体颤动，行走呈“慌张步态”，表情淡漠而呆滞，伴面色无华，心悸气短，头晕眼花，倦怠懒言，自汗乏力。舌体胖嫩，边有齿痕，舌色暗淡，脉细弱。

病机分析：气血两虚，筋脉失于濡养，血虚风动故头部及手足颤动，行走慌张；气虚则倦怠懒言，自汗乏力，表情淡漠；血虚则面色无华，心悸头晕。舌胖嫩，脉细弱为气血不足之象。

3. 痰热动风　颤震或轻或重，尚可自制。常胸脘痞闷，头晕口干，咯痰色黄。舌苔黄腻，脉弦滑数。

病机分析：痰热内蕴，阳盛动风，而筋脉失于约束，以致颤震发作。胸脘痞闷，头晕口干，咯痰色黄，苔黄腻，脉滑数，皆为痰热动风表现。

4. 痰瘀交阻　素体肥胖，肢体颤抖不止，或手指呈“搓丸状”颤动，致使生活不便，不能工作，伴有胸闷，头晕，肢麻，口唇色暗。舌紫苔厚腻，脉沉伏涩滞。

病机分析：肥胖痰浊内蕴，病久入络，气滞血瘀，致使筋脉因痰瘀阻滞而失养，故见肢体颤抖麻木；痰瘀内阻，气滞不行，清阳不升，故头晕胸闷。痰瘀阻络，则口唇色暗，舌紫苔腻，脉沉伏涩滞。

五、治疗

（一）治疗原则

1. 补益扶正填髓　肝肾不足，脾虚精亏，髓海空虚而颤者，治宜滋养肝肾，健脾益气养血，以冀脏腑脑髓得充，筋脉血络得滋而内风得宁。

2. 祛除风火痰瘀　风动痰滞，瘀血阻络为病之标，息风，清热，涤痰，化瘀，清除病理因素，则脑络、筋脉气血通达。

（二）治法方药

1. 肝肾不足　滋补肝肾，育阴息风。

方药：大补阴丸合滋生青阳汤化裁。药用龟板、生熟地、何首乌、山茱萸、玄参、白芍、枸杞子、菟丝子、黄精，滋补肝肾，石决明、灵磁石潜纳浮阳；丹皮、知母、黄柏滋阴降火；天麻、菊花、桑叶清肝；可配合钩藤、白蒺藜、生牡蛎、全蝎、蜈蚣等以加强平肝息风之力。年迈体弱，病程较长者可选用大定风珠。

2. 气血两亏　益气养血，息风活络。

方药：八珍汤和天麻钩藤饮加减。药用人参、茯苓、白术补气；当归、白芍、熟地、何首乌养血；天麻、钩藤、生石决明、全蝎、蜈蚣平肝息风；杜仲、桑寄生、川断益肾；益母草、川牛膝、桃仁、丹参活血通络。心血虚少，心悸怔忡者，配伍龙齿、川芎、琥珀，重镇安神。

3. 痰热动风　豁痰清热，息风解痉。

方药：羚羊角汤合导痰汤化裁。方以羚羊角、珍珠母、竹茹、天竺黄清化痰热；夏枯草、丹皮凉肝清热；半夏、橘红、茯苓、胆南星、枳实、石菖蒲、远志豁痰行气开窍；可配伍天麻、钩藤、生石决明、川牛膝以加强平肝息风，潜阳降逆之力。

4. 痰瘀交阻　涤痰化瘀，通络息风。

方药：以血府逐瘀汤合涤痰汤加减。方中以当归、川芎、赤芍、桃仁、红花活血；柴胡、桔梗、枳壳行气；牛膝引血下行；半夏、陈皮、茯苓健脾燥湿化痰；胆南星、竹茹、石菖蒲化痰开窍。若痰湿较重，胸闷昏眩，呕吐痰涎，肢麻震颤，手不持物，甚则四肢不知痛痒，舌苔厚腻，脉沉滑或沉濡者，酌加僵蚕、地龙、皂角刺，以燥湿豁痰，开郁通窍。

（三）其他治法

1. 单方验方

（1）定振丸（《临证备要》）：生地，熟地，当归，白芍，川芎，黄芪，防风，细辛，天麻，秦艽，全蝎，荆芥，白术，威灵仙。适用于老年体虚，阴血不足，脉络瘀滞之颤证。

（2）化痰透脑丸：制胆星25克，天竺黄100克，煨皂角5克，麝香4克，琥珀50克，郁金50克，半夏50克，蛇胆陈皮50克，远志100克，珍珠10克，沉香50克，石花菜100克，海胆50克，共为细末，蜜为丸（重约6克），每服1丸，日三服，白开水送下。

2. 针灸　主穴：百会，曲池，合谷，足三里，阳陵泉，三阴交。隔日针刺1次，健侧与患侧交替进行，以调和气血，祛风通络。

六、转归及预后

颤证多为中老年原发之疾，亦可继发于温热病、痹证、中毒、颅脑外伤及脑瘤等病变。其预后与原始病因和病情轻重密切相关。原发性病因所致颤证，病程绵长，早期病情较轻者若运用综合治疗方法，加之生活调摄得当，一般能改善症状，延缓病情发展，提高生活质量。颤证若继发于某些疾病基础之上，其预后多取决于该病本身的治疗状况。本病多呈进行性加重，患者可由部分起居不能自理，直至生活能力完全丧失。若病变最终累及多脏，则预后不良。

七、预防与护理

颤证的预防，主要在于早期明确诊断，积极治疗，干预危险因素。同时应注意进行病因预防。

颤证的护理包括精神和生活调摄。保持情绪稳定，防止情志过极。饮食宜清淡，起居要有规律，生活环境应保持安静舒适。

颤振较重，不能自制者，要注意肢体保护，以防自伤；生活不能自理者，应由专人护理，晚期卧床者要预防褥疮发生。

八、现代研究

近年来，各地运用颤证的辨证论治方法治疗老年震颤麻痹综合征（帕金森病）显示出一定疗效，具有延缓病情发展，提高生活质量的相对优势。

关于病因病机，帕金森病的病机较为复杂，相关研究认为，肝肾不足，脑髓、筋脉失养是本病发病的基本病机，肝肾亏虚，内风暗动，痰瘀交阻是病情发展变化的重要环节。有学者认为本病的形成，虽与脑有关，但以肾为本，以脾为根，以肝为标。本病多由年老体弱，肾精渐亏，或因外伤、外感毒邪等因素，直接伤及肝、肾、脑髓所致。因此，颤证的病性属本虚标实。本虚为气血亏虚，肝肾不足；标实为内风、瘀血、痰热。病位在肝，病久涉及脾肾，瘀血阻络常贯穿于疾病的全过程。

关于治疗，有报道运用中医药治疗一组震颤麻痹综合征，多为以往不同程度地接受过苯海索、金刚烷胺等治疗效果不满意，或服用左旋多巴及脱羧酶抑制剂等虽有效果，但终因副作用大而被迫停药者，予以辨证治疗，一般不用西药。治疗结果：有效率为86.6%，基本痊愈加显著好转者占38.2%。常用药物益气为黄芪、党参、黄精；健脾为茯苓、薏苡仁、山药；养血为兰归、白芍、木瓜；育阴为生熟地、玄参、何首乌；息风为钩藤、白蒺藜、天麻、羚羊粉、珍珠母、生石决、紫石英、全蝎、僵蚕：活血为丹参、赤芍、鸡血藤；清化痰热为全瓜蒌、胆南星、竹沥；另外，可酌加温阳药肉桂、淫羊藿。另有学者报道用滋阴息风汤治疗原发性震颤麻痹，其结果32例中明显进步5例，进步17例，稍有进步10例。方由生熟地、山茱萸、何首乌、当归、赤芍、蜈蚣、珍珠母、生牡蛎、钩藤、僵蚕、党参组成。有学者自拟息风汤治疗帕金森氏综合征58例，其结果痊愈47例，有效9例，无效2例，总有效率为96.5%。息风汤由天麻、全蝎、钩藤、洋金花、蜈蚣组成。阴虚加龟板、生地、山茱萸，气血不足加党参、白术、当归、熟地黄，痰热加胆南星、枳实、竹茹等。

关于针刺治疗，有学者报道针刺治疗震颤麻痹，取穴顶颞前斜线，消颤穴（经验穴，于心经少海穴下1.5寸）、外关、合谷、阳陵泉、太冲，气血不足型加足三里，肝肾阴虚型加三阴交、复溜，痰热动风型加阴陵泉、丰隆，共治疗41例，总有效率为80.49%，优于西药对照组55.56%（$P<0.05$）；同时动物实验表明，针刺可使震颤麻痹大鼠中脑黑质和肾上腺髓质内TH活性增加。另有学者以头部电针透穴疗法治疗帕金森病，取前神聪透悬厘、前顶透悬颅、脑户透风府、玉枕透天柱、脑空透风池，头部电针透穴治疗，疗效达75%，优于美多巴对照组66.25%（$P<0.05$）。

九、小结

颤证以四肢或头部动摇，颤抖为主要临床表现，多发于老年男性。本病的病机，肝肾亏损、气血不足为其本；风、火、痰、瘀为其标。临床诊断须辨轻重，审标本，察虚实。滋养肝肾，补益气血，清化痰热，活血化瘀，息风通络为治疗本病的基本方法。

（陈　劲）

第六节　风痱

风痱是一种慢性虚损性疾病，以两手笨拙，动作失灵，取物不准，站立不稳，步履不正，行走摇摆，手足颤振，躯体晃动，动则加剧等运动失调症状为主要临床表现，也可伴有构音不清，发音难辨，思维迟钝，记忆力减退，计算力降低等言语障碍和神志障碍。同时具有运动障碍和言语障碍者，又称作瘖痱。本病主要为肾精亏虚所致。

风痱的最早论述见于《内经》。该书提出瘖痱与中风之“痱”2种疾病。《灵枢·热病》篇所说的属于中风之“痱”，其曰：“偏枯，身偏不用而痛，言不变，志不乱，病在分腠之间。巨针取之，益其不足，损其有余，乃可复也。痱之为病也，身无痛者，四肢不收，智乱不甚，其言微知，可治，甚则不能言，不可治也”，该篇把偏枯与风痱放在一起提出，并加以比较论述，是认为两者属于中风病的2个类型。正如明人楼英所说，此是说“论中风之深浅也”。《素问·脉解篇》首次提出瘖痱，其曰：“所谓入中而瘖者，阳气已衰，故为瘖也。内夺而厥，则为瘖痱。此肾虚也，少阴不至者厥也。”该篇概要地提出了瘖痱的临床症状是运动障碍和言语障碍，并提出瘖痱的主要病因是肾虚。《内经》的上述论述，不但在证候学和病因学两方面为后世医家观察和认识本病奠定了基础，而且为后世医家进行风痱病和中风风痱的鉴别奠定了基础。

隋代巢元方《诸病源候论》根据《内经》的论述，结合临床实际，认为风痱病没有神志障碍，言语障碍在风痱病程的某一阶段也可没有，首次提出风痱的病名。其曰：“风痱之状，身体无痛，四肢不收，神智不乱，一臂不随者，风痱也。时能言者可治，不能言者不可治。”从此，风痱的病名便见于历代医书中。巢氏对风痱的贡献，主要是疾病的命名和症状的鉴别两个方面。

唐代孙思邈《备急千金要方》中第一次明确提出中风风痱属于中风的一个类型，其曰：“中风大法有四。一曰偏枯，二曰风痱，三曰风懿，四曰风痹。夫诸疾卒病，多是风。”中风风痱的观点对后世影响很大。

金代刘完素《宣明论方》以“脉解篇”为依据，强调肾虚的病因，创立了温养补肾的治法和名方地黄饮子治瘖痱、肾虚厥逆、语气不出、足废不用，使风痱的治法和方药得到进一步完善。刘氏对风痱病的贡献主要是治疗学方面的突破。

明代方贤《奇效良方》说：“风痱者，身无疼痛，四肢不收，智乱不甚，言微有知可治，甚则不能言者不可治。《内经·脉解篇》论曰：‘内夺而厥，则为瘖痱’。此为肾虚所致。瘖痱之状，舌头不能言，足废不能用。”他还根据肾脉循行的部位，进一步阐述了瘖痱的病变机制，其曰：“盖肾脉挟舌本，故不能言为瘖。肾脉循阴股内廉入腘中，循肵骨内廉及内踝，后入足下，肾气不顺，故废而为痱。”

清代医家在继承古人有关风痱的学术思想的基础上，各有发挥，但在理论和临床方面无重大突破。

西医学中的遗传性共济失调，尤其是遗传性小脑性共济失调，以及多系统萎缩、脊髓痨等病，类似于本病，可参考本病辨治。急性脑血管病引起共济失调，中医称作类中风痱，属于中风病的一个类型，其起病急骤，变化多端，在诊断、治疗、预后、转归等方面均与本病有较大差异，不在本病讨论范围。

一、病因病机

风痱是一种运动协调障碍疾病。其病位在脑，病性属虚，以肾精不足、元气亏虚为主。可兼及脾气不足、肝阴血亏虚。先天禀赋不足，生来肾元虚弱；年老肾气渐衰，久病劳损，以及兼有中气虚弱，使原来不足之肾元更虚，导致或加重风痱疾患。

本病历代医家都强调肾虚为发病基础。现将其病因病机分述如下。

1. 肾元不足《素问·灵兰秘典论篇》云：“肾者作强之官，伎巧出焉。”只有肾脏作强功能正常，人体方能动作协调，精巧自如。肾元不足、精气亏虚，作强不能，技巧不出，不能维持人体精细动作，故而足不履用，行走摇摆，四肢不收，运动失调发为风痱。肾脉之络上循喉咙挟舌本，肾与言语活动有关。肾虚络脉失养，致舌本不利，加之肾虚不能主水，水浊上犯，则阻止舌窍，故而言语不清、发音难辨，则致瘖痱。肾又“受五脏六腑之精而藏之”，且生髓，可上注于脑，使髓海充养，脑为髓海，是精神活动和智力活动的所在，肾元不足、髓海不充，则兼见脑失所养、智力低下。

2. 肾阳虚损　肾阳虚损，肾主水津气化功能失司，则水湿痰浊上阻舌窍，故而言语不清、发音难辨；肾阳虚、藏精主生殖气化功能失司，则见二便异常，阳痿遗精，月经量少或经闭，元阳不足则不能温煦肢体面振奋全身阳气筋骨，可见肢体发凉，精神萎靡，面色苍白，大便泄泻等阳虚内寒的临床表现。

3. 肾阴亏损　肾阴亏虚，一方面肾虚精血不足，不能制约亢阳，阴亏于下，阳浮于上，虚风内动，可引起肢体颤振，躯体摇晃；另一方面，肾中阴虚偏重，则虚火内生，故还可见到手足心热，咽干目燥，失眠多梦，两颧嫩红等阴虚内热的表现。

4. 肾元不足，封藏失职　肾元不足，肾气不固，可导致封藏失职，可见小便频数，余沥不尽，遗尿失禁，夜尿频多，遗精早泄等下元不固诸症。反之，封藏失职，精气漏泄，又可加重肾元不足，两者互相影响，形成恶性循环。

5. 肾元不足，脾气虚弱　先天肾元不足，元气亏损，可引起后天脾气虚弱，可见到少气懒言，神疲乏力，自汗，纳呆食少等中气不足的表现。反之，脾气虚弱，化源不足，也可加重先天肾元不足或元气亏损。

二、诊断

（1）隐袭而缓慢的起病形式。

（2）逐渐加重的病史过程。

（3）运动失调的临床表现，如双手笨拙、动作失灵、取物不准、站立不稳、步履不正、行走摇摆、躯体晃动、手足颤振等。

（4）构音困难的临床表现，如发音难辨，或高或低，或急或缓，甚则构音不能。

（5）智力低下的临床表现，如思维迟钝、记忆力减退、计算力降低等。

（6）风痱的家族遗传史。

以上6项，凡具备（1）、（2）、（3）项者，即可诊断为风痱病。凡具备（1）、（2）、（3）、（4）项者，可诊断为瘖痱，瘖痱是风痱病的一个典型的临床类型。

三、鉴别诊断

1. 中风风痱　风痱与中风风痱均可具有运动失调，构音困难，智力低下的临床表现，两者容易混淆，其鉴别要点有以下4个方面。①起病形式：中风风痱起病急速，而风痱病起病隐袭缓慢，需几个月乃至更长时间，出现明显症状。②病史过程：中风风痱起病前可有先兆症状，如头晕、肢体麻木等，但多短暂，其突然起病可由多种因素诱发，如过度劳累，用力过猛，暴怒生气，饮酒过量，气候骤变等，起病后相当一部分患者约经半个月或一个月时间，病情趋于稳定，乃至有不同程度的缓解，病程相对较短；而风痱病起病前无明显特异表现，也无特殊诱因，患病后症状进行性加重，也可暂时稳定在某一水平上，但极少有症状明显缓解者，病程相对较长。③病势转归：中风风痱病势迅急，既可短时间内趋于稳定，甚至有较大缓解，也可迅速恶化，产生严重后果，病情缓解后，还可有再次发作的倾向；而风痱病病势迟缓，病情逐渐加重，最终生活不能自理，临床未见病愈如初者。④病因病机：中风风痱多由风火痰浊、瘀血、气虚、阴亏等综合因素所导致，而风痱病是慢性虚损，尤其是肾元亏乏所致。

2. 中风不语　两者均有言语障碍，但风痱的言语障碍是发音、构音运动协调困难导致，表现为语音或急或缓，或高或低，发音难辨，同时具有肢体运动失调的症状；而中风之不语是说话难出，或言语不清，多数患者同时具有偏瘫、偏身麻木等中风病的症状。

3. 痿证　两者均有运动障碍。风痱以四肢不收为主症，四肢不收主要是协调运动障碍，精巧活动不能。表现为运动失调，动作失准，站立不稳等而肌力尚可。风痱四肢不收而无力弱，多不伴肌肉萎缩；痿证则主要是肌力降低，有力弱并多伴肌肉萎缩。风痱因协调障碍，痿证因肌肉无力、萎缩导致运动障碍，两者显著不同。

4. 痴呆　两者均有智力低下，但风痱的智力低下多在病程晚期阶段出现，并且先具有运动失调等临床表现；而痴呆以智力低下为主，可伴有相应疾病的表现。

四、辨证

（一）辨证要点

应明辨病因，区分阴阳、气血虚损的主次；本证基础证候是肾元不足，又有肾阳虚损和肾阴亏损的不同侧重，其他证候均为在此基础上的叠加证候。在风痱病缓慢的病程中，肾阴虚损和肾阳虚损不同侧重的证候之间，也可互相转化。迭加证候不单独出现，多在病情的发展变化过程中逐渐与某一基础证候复合出现。

（二）证候

1. 肾元不足，脑髓亏损　腰膝酸软或疼痛，站立不稳，步履不正，行走摇摆，两手笨拙，发音难辨，耳鸣耳聋，男子阳痿遗精，女子经少经闭，二便异常。舌淡，两尺脉弱。

病机分析：本证候是风痱病的最基本的证候，其肾阴肾阳的偏盛偏衰不突出，而突出地表现为肾中精气不足。肾元虚损，不能完成作强功能，站立不稳，步履不正，行走摇摆，两手笨拙；肾开窍于耳，腰为肾之府，肾主生殖，肾司二便，肾中精气不足则肾窍、肾府失养，封藏、固摄、气化失职，故上则耳鸣、耳聋，下则二便异常，男子阳痿遗精，女子月经量少或经闭，腰膝酸软或疼痛。

2. 肾阳虚损　腰膝酸软，肢体发凉，阳痿，大便泄泻，面色苍白，精神萎靡，站立不稳，行走摇摆，两手笨拙，发音不清。舌质淡，苔白水滑，脉沉迟。

病机分析：肾中元阳不足，则不能温煦肢体，振奋全身阳气，则肢体发凉、精神萎靡、面色苍白；肾阳虚，温煦气化、藏精主生殖功能失司则见大便泄泻、阳痿等阳虚内寒的临床表现。

3. 肾阴亏损　腰膝酸软，手足心热，咽干口燥，发音不利，失眠多梦，站立不稳，行走摇摆，女子经少经闭，男子遗精，遗尿。舌红少苔，脉细数。

病机分析：本证候是在肾元不足的基础上偏重于阴亏，肾中阴阳亏损，则虚火内生，故而除具有肾元不足的特点外，还可见到手足心热、咽干口燥、失眠多梦、两颧嫩红等阴虚内热的表现。

4. 肾元不足，封藏失职　腰膝酸软，站立不稳，行走摇摆，发音不利，小便频数，余沥不尽，遗尿失禁，夜尿频多，遗精早泄。脉虚无力，舌淡。

病机分析：本证候是在肾元不足的基础上合并肾气不固、封藏失职。而精气漏泄，又可加重肾元不足，两者互相影响，形成恶性循环。肾元不足，失于固摄，可导致小便频数、余沥不尽、遗尿失禁、夜尿频多、遗精早泄等下元不固的表现。

5. 肾元不足，脾气虚弱　腰膝酸软，站立不稳，行走摇摆，双手笨拙，少气懒言，神疲乏力，纳呆食少，智力低下，发音难辨。脉弱，舌淡。

病机分析：先天肾元不足，元气亏损（命门火衰），火不生土，可引起后天脾气虚弱，脾失健运，故见少气懒言，神疲乏力，自汗，纳呆食少等中气不足，受纳运化功能减弱的表现。

五、治疗

（一）治疗原则

以扶正为主，祛邪为辅。扶正以培补脾肾两脏，尤其是填精补髓为核心；祛邪包括祛除本病过程中产生的痰浊、瘀血和浊毒等。

在补肾填精法治疗中应注意以下两个方面。

1. 注意添滋、温养、固摄、健脾诸法的协同和主次　添滋主要是滋补肾之阴精；温养主要是温补肾之阳气；固摄主要是固摄下元，使肾之精气不致漏泄；健脾乃因先天肾元不足，必赖后天脾胃化源的充养。

2. 坚持疗程　由肾元亏虚所致的慢性虚损性疾患，治疗忌疗程过短，忌频繁更法调方。

（二）治法方药

1. 肾元不足、脑髓亏损　培补肾元，益养脑髓。

方药：地黄饮子化裁。刘完素首创地黄饮子，开补肾治疗风痱病的先河，其中地黄、山茱萸滋补肾阴；石斛、麦门冬添补阴液；巴戟天、肉苁蓉温补肾阳；附子、肉桂振奋阳气；五味子下固肾元；姜、枣和中；茯苓健脾利水化痰，而助气化；石菖蒲、远志宣窍化痰；薄荷利咽膈。全方融添滋、温养、固摄、助气化于一炉，兼顾肾元亏虚的诸多方面，可谓阴阳两补、滋壮并重、补摄同施、标本兼顾，为补肾治疗风痱病的代表方剂。

无言语障碍者，可去石菖蒲、远志；阳虚明显者，可重用附子、肉桂、巴戟天、肉苁蓉等药；阴虚内热明显者，可去附子、肉苁蓉等药，加用丹皮、知母、黄柏等药；遗精、滑泄、遗尿、尿频者，加用金樱子、沙苑子、菟丝子等药；少气乏力者，可加用党参、黄芪、山药等药。

2. 肾阳虚损　温阳补肾。

方药：右归丸化裁。方中以熟地、山茱萸、菟丝子、杜仲补肾益精，强腰固肾；山药、枸杞子、当归补肝脾阴血、精气以助肾强阴，附子、肉桂、鹿角胶益火助阳、振奋阳气以温煦气化。言语障碍明显者，加用远志、石菖蒲等药；小便不利、舌苔水滑、浮肿者，加用茯苓、泽泻等药；大便溏泄者，去当归；腹中冷痛而泄泻者，去当归，加党参、肉豆蔻等药。

3. 肾阴亏损　滋阴补肾。

方药：左归丸化裁。方中熟地、山药、山茱萸、枸杞子补养肾阴；菟丝子、鹿角胶温补肾阳；龟板胶大补阴精、滋阴潜阳兼清虚热；牛膝强壮腰膝。手足心热、烦躁失眠者，加丹皮、知母、黄柏等药；纳呆、乏力者，加甘草、茯苓、党参等药；盗汗不止者，加五味子、糯稻根等药；口渴咽干甚者，加沙参、天花粉等药。

4. 肾元不足，封藏失职　培补肾元，固摄肾气。

方药：《金匮》肾气丸合金锁固精丸化裁。方中以六味地黄丸补肾益精；附子、肉桂温阳补肾，阴中求阳以益肾元；沙苑子、芡实、莲须补肾固精；煅龙骨、煅牡蛎收敛固摄，以固摄肾气。阴虚明显者，可去附子、肉桂，加知母、黄柏；阴虚明显者，可重用桂、附，并加巴戟天、肉苁蓉等；腰膝酸痛明显者，可加杜仲、续断等；便干者，加肉苁蓉、当归等；溏泄者，加补骨脂、五味子。

5. 肾元不足，脾气虚弱　培补肾元，健脾益气。

方药：《金匮》肾气丸合补中益气丸化裁。方中以《金匮》肾气丸温阳补肾，培补肾元；以党参、黄芪、白术、甘草益气健脾。阳虚明显者，可重用附子、肉桂，可加巴戟天、肉苁蓉等药；阴虚内热明显者，可去附子、肉桂，加知母、黄柏等药；纳呆、腹胀者，加焦三仙等药；腰酸疼甚者，加杜仲、续断等药；脱肛、久泄者，加升麻、枳壳等药。

（三）其他疗法

1. 针刺

（1）体针：选用命门、肾俞、腰阳关、太溪、照海、申脉、三阴交、百会、四神聪等穴。以补为主。

（2）头针：刺激平衡区。

2. 食疗方

（1）肾阳虚损，见喉中痰多者，可服用竹沥水或蛇胆陈皮末；浮肿者，可食用鲤鱼羹：赤小豆100克，陈皮10克，花椒5克，草果10克，洗净塞入鱼腹内，另加适量调料，灌入鸡汤，上蒸笼蒸一个半小时，出笼后再加葱丝，用汤略烫，浸入汤中。肾阴亏乏便秘者，可食用桑葚膏：鲜桑葚1 000克，洗净，加水熬煮，30分钟取熬液1次，共取熬液两次，再合并煎液，以文火煎至稠黏时，加蜂蜜300克，至沸，停火，待凉后装瓶。每次服1汤匙，每日2次；盗汗者，可食用黑豆圆肉大枣汤：黑豆50克，桂圆肉15克，大枣50克，清水3碗，煮至两碗，早晚两次服用；失眠者，可食用归参山药猪腰：猪腰500克，切开，洗净，加入当归、党参、山药各10克，水适量，清炖至猪腰熟透，捞出猪腰，切成薄片，浇调料即可。

（2）肾元不足、封藏失职者，用吴茱萸面贴涌泉穴，还可食用羊脊粥：羊脊骨1具，洗净，剁碎，肉苁蓉30克，菟丝子30克，纱布包扎，加水适量，煮4小时，取汤与大米各适量，再煮成粥。

（3）肾元不足、脾气虚弱者，避免过度劳累与思虑；纳呆食少者，可食用猪肚粥：猪肚500克，洗净，加水适量，煮七成熟，捞出，切成细丝，再以大米100克，猪肚丝100克，猪肚汤适量，煮成粥；自汗者，可食用甘草小麦大枣粥：甘草10克，小麦30克，大枣5枚，清水两碗，煮至1碗，去渣，饮汤。

六、转归及预后

本病各证之间可随病情发生转化。肾元不足可向肾阳虚损或肾阴亏乏的证候转化。先天不足累及后天时，可向脾肾两亏、脑髓空虚的证候转化。

本病被古今医家视为顽疾，《内经》便有“不可治”之训，治疗极为困难。早期症状轻微者，疗效尚可；后期症状严重者，疗效不佳。其起病隐袭，病情逐渐加重，表现为一种缓慢的发展过程，多数患者早期仅有运动失调的表现，而且症状轻微，继而运动障碍不断加重，乃至不能行走，并可伴有构音困难和智力低下，最终丧失工作能力和生活自理能力。

七、预防与护理

注意生活调摄，宜劳逸适度，节制房事，调畅情志，注意保暖，适时增加衣被及合理饮食。注意饮食既要营养适度，又应避免肥甘厚腻，合理选择培补脾肾的食物。

对本病尚无可行的预防方法，但针对病因采取相应的措施，仍具有一定的意义。凡有本病家族史者，应考虑避免生育。

护理方面，肾元不足者睡前推摩涌泉穴 200 次，肾俞穴 200 次。腰痛者可食用杜仲腰花：猪肾洗净切片，杜仲熬水合炒。耳鸣者可食用猪肾核桃粥：猪肾 1 对，去膜切片，再用人参、防风各 1.5 克，葱白两根，核桃两枚，加粳米同煮为粥。

八、现代研究

风痱涉及了西医学遗传性共济失调，尤其是遗传性小脑性共济失调，以及多系统萎缩等病。遗传性共济失调是一组以共济失调为临床主症，病理上以脊髓、小脑变性为特征的神经系统遗传病。该病散在的病例报告较多，而较完整的家系报道较少见。遗传性共济失调一般以 Friedreich 共济失调、遗传性痉挛性共济失调及痉挛性截瘫较常见。其发病机制尚不清楚，诊断及分类仍主要根据临床表现。近年来，分子生物学研究表明该病遗传特征符合动态突变的遗传特点。Ristow 等发现，Friendreich 共济失调与 X25 编码的线粒体蛋白 Frataxin 所致的葡萄糖代谢障碍有关。Illaroshkin 等发现，该病与长 X 臂上 Xp21 - q24 的邻近部分的突变有关。1997 年，Abe 等研究发现，脊髓小脑共济失调与基因突变有关。有的学者认为遗传性共济失调与不稳定的、扩展的三核苷酸重复（主要为核苷酸 CAG 序列）有关，病情的严重程度与三核苷酸的拷贝数呈正相关。遗传性共济失调的影像学也没有特异性。可表现为小脑及脑干萎缩及颈髓后柱变性。目前，遗传性共济失调尚无有效的治疗方法。

中医对风痱的辨证以肾虚为核心。治疗以补肾添精和温阳益气为大法。临床诊断根据有关中西医疾病诊断及疗效标准，结合影像学及临床特点，排除其他类型的如感觉性、前庭性、额叶性共济失调，以及小脑、脑于梗死，出血、肿瘤、中毒等非遗传性的小脑性共济失调。采用具有益气养血、滋补肝肾、化痰祛瘀健脑益智功效的救脑益智胶囊口服治疗。主要成分：黄芪、党参、白术、肉苁蓉、鹿角、龟板、桃仁、冰片等，每粒装 0.35 克。12 ~ 15 岁，每次服 4 粒，每日 3 次；15 岁以上每次服 5 粒，每日 3 次，3 个月为一个疗程，连续治疗 2 个疗程。治疗 6 个月，肢体活动改善显效 101 例，以 12 ~ 50 岁年龄段疗效较好。有学者以补肾填精调补奇经法，自拟中药方治疗脊髓型遗传性共济失调 25 例，基本方：熟地 15 克，山茱萸 12 克，鹿角胶 10 克（烊化），龟甲胶 10 克（烊化），紫河车 3 克（冲服），肉苁蓉 15 克，菟丝子 20 克，杜仲 12 克，牛膝 10 克。兼有耳聋、视力减退者加灵磁石 20 克，枸杞子 15 克，菊花 10 克；有心悸、气短、心电图有异常者合生脉散，加酸枣仁 18 克；兼语言不清者加石菖蒲 15 克，郁金 12 克。每剂两煎，每煎 250 毫升，早晚分服。2 个月为一个疗程。结果：显效 12 例（42.86%）；有效 13 例（46.43%），症状改善后中药煎剂据症加减，隔 2 日服 1 剂。同时把服用方药制成丸剂，每服 9 克，每日 2 次。治疗观察 3 ~ 5 个疗程，随访 2 ~ 3 年。对确诊为 Marie 共济失调的 5 例患者，运用滋阴补肾方剂和头皮针结合复方氨基酸等治疗，并分级记分进行治疗前后的评分对比。5 例中 4 例不同程度改善，评分积分均有减少。

此外，还有针刺结合生物信息学等方法治疗的报道。如运用“干氏针刺”治疗不同类型的共济失调症门诊患者 30 例，并设对照组进行疗效比较，按照“干氏针刺”的人体三段分类取穴法，在患者头颅信息区和四肢信息区中选取与病症相关的特定穴位（信息点），采用古代“毛刺”针法，30 日为一个疗程。3 个疗程后统计疗效。根据有关疗效标准判定治疗组 30 例，显效 8 例，有效 21 例，无效 1 例；对照组 20 例，有效 2 例，无效 18 例。两组疗效比较有显著性差异（$P<0.001$），提示治疗组疗效明显优于对照组。

由于发病率和患病率相对较低，慢性渐进性病程，目前未见有关证候学系统研究的报道。

九、小结

风痱是一种以肾精亏虚所致的慢性虚损性疾病。病因包括先天禀赋不足和后天体衰积损两类因素。病性属虚，以肾精不足、元气亏虚为主，治疗以刘河间地黄饮子为主方，部分患者早期治疗可有效改善生活质量。临床可根据肾阴阳亏虚的偏重和兼夹证化裁治疗。本病被古今医家视为顽疾，早期治疗者有望控制和延缓病情进展。

（陈　劲）

第七节　健忘

健忘又称"善忘"、"多忘"、"喜忘"，是指记忆减退，遇事易忘的一种病证。健忘多因心脾虚损、髓海不足、心肾不交、痰瘀痹阻等，使心神失养，脑力衰弱所致。

一、病因病机

本病之病因，较为复杂。或因房事不节，肾精暗耗；或因思虑过度，劳伤心脾；或因案牍劳形，耗伤心血；或因禀赋不足，髓海欠充；或痰饮瘀血，痹阻心窍；或年老体弱，神志虚衰；或伤寒大病，耗伤气血等，均可引起健忘的发生。兹将病因病机简述如下：

1. 心脾两亏　心主神志，脾志为思，若思虑过度，劳心伤神，致心脾两亏，心失所养，心神不宁，而成健忘。

2. 心肾不交　大病久病，身体亏虚或房劳过度，阴精暗耗，肾阴亏虚，不能上承于心；心火独亢，无以下交于肾，心肾不交则健忘。

3. 髓海空虚　肾藏精、生髓，上通于脑。脑为元神之府、精髓之海。年迈之人，五脏俱衰，精气亏虚，不能上充于脑，髓海空虚，神明失聪，则健忘。

4. 痰迷心窍　饮食不节，过食肥甘或思虑忧戚，损伤脾胃，脾失健运，痰浊内生；或情志不畅，肝郁化火，炼液为痰；痰浊上犯，心窍被蒙，失于聪敏，则致健忘。

5. 气滞血瘀　情志失调，肝失疏泄，气机不畅，则气滞血瘀；或痰浊阻滞，血行不畅，则痰瘀互结；脑络痹阻，神失所养，浊蔽不明，使人健忘。

总之，健忘病位在脑，在脏属心，与肝、脾、肾关系密切。病属本虚标实，以虚为多。本虚为气血不足，心脾两虚，肾精亏损，髓海不足，心肾不交；标实包括气滞、火郁、痰阻、血瘀。日久病多虚实夹杂，痰瘀互结，数脏同病。

二、诊断与鉴别诊断

（一）诊断

1. 发病特点　各年龄人群均可发病，但以中老年人多见。一般起病隐袭，病程较长。也有继发于热病重病、精神心理疾病之后者。

健忘之发生，临床有以此为主症者，亦有为兼症者，诊断时可视健忘的程度和与他症的关系加以分别。

2. 临床表现　记忆减退，遇事善忘或事过转瞬即忘，重者言谈中不知首尾，即《类证治裁·健忘论治》所谓："陡然忘之，尽力思索不来也。"常伴有心悸、少寐、头晕、反应迟钝等症。

（二）鉴别诊断

1. 痴呆　痴呆与健忘均有记忆障碍，且多见于中老年人，但两者有根本区别。痴呆记忆障碍表现为前事遗忘，不知不晓，并伴随有精神呆滞，沉默少语，语无伦次，时空混淆，计算不能，举动不经等认知障碍与人格改变。而健忘是知其事而善忘，未达到遗忘的程度。有少部分健忘患者久治不愈，可以发展为痴呆。

2. 郁证　郁证以情志抑郁为主证，虽有多忘，但属兼证，主要表现为神志恍惚，情绪不宁，悲忧欲哭，胁肋胀痛，善太息或咽中如有异物梗阻等。而健忘以遇事善忘为主，无情志抑郁之证。郁证以中青年女性多见，健忘多发于中老年人，且男女均可发病。

三、辨证论治

（一）辨证要点

1. 详审病因　引起健忘之原因甚多，当仔细分辨。如年老而健忘者，多缘五脏俱损，精气亏虚；劳心过度而健忘者，缘心脾血虚之故；禀赋虚弱、神志不充者，缘先天不足，肾虚髓空；忧思太过、操劳过度者，以后天受损，脾虚精血不足居多。

2. 明辨虚实　健忘之证，虚者十居八九，但亦有邪实者。其虚多责之心、脾、肾之不足，其实则有痰气凝结与瘀血内停之不同。虚者可见体倦乏力、心悸少寐、纳呆语怯、腰酸耳鸣等症状，舌质淡或边有齿痕，脉多沉细无力或尺弱。其实者多有语言迟缓或神思欠敏等症状，舌苔白厚腻或舌质暗，脉多滑数或弦大。

（二）治疗原则

健忘，因虚而致者多，故治疗以补其不足为主要原则。补法之运用，或补益心脾，或交通心肾，或补肾填精，因证而异。若为气郁、痰阻、血瘀等证，当理气开郁、化痰泄浊、活血化瘀，同时兼顾扶正固本。

（三）分证论治

1. 心脾两亏　记忆减退，遇事善忘，精神倦怠，气短乏力，声低语怯，心悸少寐，纳呆便溏，面色少华。舌质淡，舌苔薄白或白腻，脉细弱无力。

病机：心藏神，脾主思，心脾两亏，则神志失藏，故记忆减退，遇事善忘；脾虚则气血生化不足，气虚则倦怠乏力，气短，神疲；心血虚则心悸，少寐；脾失健运，痰湿内生，则纳呆便溏，舌苔白腻；舌质淡，舌苔白，脉细弱无力，均为心脾两亏之征象。

治法：补益心脾。

方药：归脾汤。方中人参、黄芪、白术、甘草益气健脾；当归、龙眼肉养血和营；茯神、远志、酸枣仁养心安神益智；木香调气，使诸药补而不滞。诸药合用，则气血得补，心神得养，健忘可愈。可合用孔圣枕中丹。兼脘闷纳呆者，加砂仁、厚朴；兼不寐重者，加夜交藤、合欢皮、龙齿。

2. 心肾不交　遇事善忘，心烦失眠，头晕耳鸣，腰膝酸软或盗汗遗精，五心烦热。舌质红，苔薄白或少苔，脉细数。

病机：大病久病或房事不节，伤精耗气，精气亏虚，则脑髓失充，而肾阴亏于下，不能上承于心，心火亢于上，不能下交于肾，水火不济，心肾不交，均致神明失聪，遇事善忘；阴亏于下，阳亢于上，则头晕耳鸣；阴虚火旺，虚火内扰，心神不安，精关不固，则五心烦热，心悸失眠，盗汗遗精；肾为腰之府，肾虚故腰膝酸软。舌质红，苔少，脉细数，均为阴虚火旺之征。

治法：交通心肾。

方药：心肾两交汤化裁。方中熟地、山茱萸补肾益精；人参、当归益气养血；麦门冬、酸枣仁养阴安神；白芥子祛痰以宁心；黄连、肉桂上清心火，下温肾阳，交通心肾。如此，俾心肾交泰，水火既济，精足则神昌，健忘自可向愈。此外，朱雀丸、生慧汤等亦可酌情选用。

3. 髓海空虚　遇事善忘，精神恍惚，形体衰惫，气短乏力，腰酸腿软，发枯齿摇，纳少尿频。舌质淡，舌苔薄白，脉细弱无力。

病机：肾主藏精生髓，上通于脑。年老体衰，五脏俱亏，肾精亏虚，脑海不充，神明失聪，则遇事善忘，精神恍惚；肾主骨，其华在发，腰为肾之府，齿为骨之余，肾虚则腰酸腿软，发枯齿摇；肾与膀胱相表里，肾虚气化失司，州都失职，则尿频；精气亏虚则形体衰惫，气短乏力；脾失健运，则纳呆。舌质淡，舌苔白，脉细弱无力为精气虚弱之征。

治法：填精补髓。

方药：扶老丸。方中有人参、黄芪、白术、茯苓益气补脾；熟地、山茱萸、当归、玄参、麦门冬滋阴补肾；柏子仁、生酸枣仁、龙齿养心安神；石菖蒲、白芥子涤痰开窍。本方补后天以养气血，滋肝肾以益精髓，养荣健脑，宁心益智。若病重虚甚者，可合用龟鹿二仙膏，以加强补肾填精之功；伴心悸失眠者，可用寿星丸；偏于气阴亏虚，可用加减固本丸；阴阳两虚，可用神交汤。

4. 痰迷心窍　遇事善忘，头晕目眩，咯吐痰涎，胸闷体胖，纳呆呕恶，反应迟钝，语言不利。舌质淡，苔白腻，脉滑。

病机：脾失健运，聚湿生痰，痰浊上犯，痹阻脑络，蒙闭心窍，则致健忘，反应迟钝，语言不利；痰浊内阻，清窍不利，则头晕目眩，咯吐痰涎，胸闷；痰阻中焦，运化失司，胃气上逆，则纳呆呕恶；肥人多痰，故本证多见于体胖之人；舌质淡，苔白腻，脉滑，为痰饮之征象。

治法：涤痰通窍。

方药：导痰汤加石菖蒲、远志、白芥子。方中半夏、陈皮、茯苓、甘草燥湿健脾化痰；枳实行气化痰；胆南星化痰开窍。加用石菖蒲、远志、白芥子，以增涤痰开窍、宁心益智之功。若属热痰或痰郁化热，加竹沥、郁金、黄连；伴气虚，加党参、白术、黄芪；痰瘀互结，加丹参、川芎、红花、桃仁或合用血府逐瘀汤。

5. 气滞血瘀　记忆减退，遇事善忘，表情淡漠，情绪低落，胸胁胀闷，失眠头晕，唇甲青紫。舌质淡紫或有瘀斑、瘀点、舌苔白，脉弦或涩。

病机：七情失调，肝失疏泄，气滞血瘀，脑脉痹阻，则记忆减退，遇事善忘，即所谓“瘀在上则忘也”；肝气郁结，则表情淡漠，情绪低落，胸胁胀闷；气滞血瘀，心神失养，清窍不利，则失眠头晕；瘀血内阻，则唇甲青紫；舌质淡紫或有瘀斑、瘀点，舌苔白，脉弦或涩，为气滞血瘀之征。

治法：行气开郁，活血通络。

方药：气郁为主用逍遥散，血瘀为主用血府逐瘀汤。逍遥散中柴胡、薄荷疏肝行气醒脑；白芍、当归养血活血柔肝；白术、茯苓、甘草益气祛痰宁心。血府逐瘀汤中当归、生地、赤芍、川芎养血活血；桃仁、红花、牛膝活血化瘀；柴胡、桔梗、枳壳行气开郁；甘草调和诸药，调中和胃，顾护正气。两方气血并治，各有侧重，当因证选用。若肝郁气滞，心肾不交，可用通郁汤。下焦蓄血而健忘者，可用抵当汤下之。

四、其他

1. 单方验方　远志、石菖蒲等分煎汤，代茶饮。

2. 中成药　开心丸（《圣济总录·心脏门》）：远志、石菖蒲、白茯苓、人参四味，按4∶3∶3∶2的比例配方，为末，炼蜜制丸如梧桐子大。每服三十丸，米饮下，日再服，渐加至五十丸。

3. 针灸

（1）取穴百会、中脘、足三里：用艾条温灸百会30分钟，中脘针后加灸，足三里针刺补法，留针30分钟，每日治疗1次。

（2）耳针取穴心、肾、脑干、皮质下、内分泌反应点，采取耳穴压丸法：方法是将药丸（王不留行、莱菔子）粘在0.8cm^2的医用胶布上，找准穴位压痛点贴上，每次每穴连续按压10下，每日按压3～5次，隔星期换压另一侧耳郭。按压时以局部出现酸、麻、胀、痛感为度。

4. 推拿　头部按摩：用十指指腹均匀搓揉整个头部的发根，从前到后、从左到右，次序不限，务必全部揉到。其重点揉搓穴位是百会、四神聪、率谷。反复3次。

（仲建刚）

第八节　痴呆

痴呆又称呆病，是以呆傻愚笨为主要临床表现的一种神志疾病。早期以记忆减退为主，病情轻者可见近事遗忘，反应迟钝，寡言少语，日常生活活动部分自理等症；病情重者常表现为远事亦忘，时空混淆，计算不能，不识亲人，言辞颠倒，或重复语言，或终日不语，或忽哭忽笑，神情淡漠或烦躁，不欲饮食，或饮食不洁，或数日不知饥饱，日常生活活动完全需他人帮助，甚至不能抵御危险伤害。

明代以前无痴呆专论，有关痴呆的论述散见于“言善误”、“健忘”、“善忘”等篇章中。如《灵枢·天年》曰：“八十岁，肺气衰，魄离，故言善误。”《素问·五常政大论篇》、《素问·大惑论篇》、《素问·四时刺逆从论篇》、《素问·调经论篇》，以及汉代张仲景《伤寒论》则分别从气血逆乱、上气不足、刺时不当和下焦蓄血等方面论述了痴呆的核心症状“善忘”或“喜忘”的病机。

明代以后始见有关痴呆的明确记载。明代张景岳《景岳全书·杂病谟》首先提出了痴呆的病名、临床表现、病机、预后和治法，云：“痴呆证，凡平素无痰而或以郁结，或以善愁，或以不遂，或以思虑，或以疑惑，或以惊恐，而渐致痴呆，言辞颠倒，举动不经，或多汗，或善愁，其证则千奇百怪，无所不至。”并指出其病机为“逆气在心，或肝胆二经，气有不清而然。”认为“此证有可愈者，有不可愈者，亦在乎胃气元气之强弱，待时而变，非可急也。凡此诸证，若以大惊猝恐，一时偶伤心胆而致失神昏乱者，此当以速扶正气为主，宜七福饮或大补元煎主之。”

清代陈士铎《辨证录》有“呆病门”专篇，对其症状描述甚详，并分析其成因是“大约其始也，起于肝气之郁；其终也，由于胃气之衰。肝郁则木克土而痰不能化，胃衰则土制水而痰不能消，于是痰积于胸中，盘踞于心外，使神明不清，而成呆病矣”。提出本病的主要治法是“开郁逐痰，健胃通气”，立有洗心汤、转呆丹、还神至圣汤等，临床颇资参考。

阿尔茨海默病（即老年性痴呆）、血管性痴呆、额颞叶痴呆、路易体痴呆，以及帕金森病、亨廷顿病、正常压力脑积水、脑淀粉样血管病、脑外伤、脑炎后遗症，以及癫痫和其他精神性疾病等出现记忆减退、呆傻愚笨、性情改变者，均可参考本篇辨证论治。至于先天性大脑发育不全引起的痴呆，则不在本篇论述之列。

一、病因病机

痴呆是一种神志病。脑为元神之府，又为髓海，故本病的病位在脑，与心肝脾肾功能失调密切相关。病因以内因为主，先天不足，或年迈体虚，肝肾亏虚，精亏髓减，或久病迁延，心脾受损，气虚血少，导致髓海空虚，神志失养，渐成痴呆；或痰瘀浊毒内生，损伤脑络，使脑气与脏气不相连接，神机失用而成痴呆。

1. 髓海不足　与先天禀赋不足有关的痴呆患者，往往有明显的家族史；或无家族史而因禀赋不足，元气匮乏，至年老而肾气日衰，髓海失充，神志失养，渐成痴呆之病。正如清代王清任《医林改错·脑髓说》所云：“小儿无记性者，脑髓未满。高年无记性者，脑髓渐空。”又说：“脑气虚，脑缩小……脑髓中一时无气，不但无灵机，必死一时。”

2. 脾肾亏损　《内经》云：“血气者，人之神。”强调人的智能、情感和意识与血气的密切关系。年老或久病，致脾肾亏损，气血生化不足，神志失养，而成痴呆。本病起病缓慢，以虚为多见，也有部分病例属本虚标实证。其虚在肝肾者，以脑髓不足为主；其虚在脾胃者，以气血不足为主。

3. 痰瘀痹阻　七情所伤，肝郁气滞，气机不畅，则血涩不行，气滞血瘀，脑脉不通，脑气不得与脏气相连接，或肝气郁结，克伐脾土，或起居适宜、饮食失节，使脾胃受伤，或年老多病之体，脾肾渐衰，以致痰湿壅阻，蒙蔽清窍而发痴呆。又或产伤、外伤、卒中之后瘀血留滞而成痴呆者，乃久病入络，瘀浊阻窍，神机失用所致。

4. 心肝火旺　七情所伤，肝郁日久生热化火，心神被扰，则性情烦乱，忽哭忽笑，变化无常。人至老年，肾水衰少，水不涵木，致阴虚而阳亢，或复因烦恼过度，情志相激，肝郁化火，肝火上炎；或水不济火，心肾不交，心火独亢，扰乱神明，发为痴呆。

5. 毒损脑络　“毒”是由脏腑功能和气血运行失常，使机体内生理或病理产物不能及时排出，蕴积体内过多而成，属内生之毒，其核心在于诸邪壅积，酿生浊毒，邪气亢盛，败坏形体。内生之毒包括瘀毒、热毒、痰毒等。毒邪可破坏形体，损伤脑络，使神机失用，故发痴呆而病情波动加重。

总之，本病的发生不外乎痰、瘀、火、毒、虚，且互为影响。虚指脾肾亏虚，气血不足，髓海不充，导致神志失养；实指痰浊蒙窍，神机失用；或瘀血阻络，脑气不通；或痰火互虐，上扰心神；或痰瘀互阻，脑络不通；或毒损脑络，神机殆废。故本病以虚为本，以实为标，临床上多见虚实夹杂之证。

二、诊断

（一）发病特点

本病多发于65岁以上的老年人，患病率随年龄而增高，且与受教育程度有关。本病起病缓慢，病情渐进加重，病程一般较长。也有少数病例起病较急，病情波动，呈阶梯样加重，常见于中风患者。

（二）临床表现

本病的临床表现虽然纷繁多样，不外记忆和认知损害、生活能力下降、精神行为障碍3类。

（1）记忆减退：包括近事易忘，放错物品，忘记约会，丢三落四，说完就忘，甚则远事也忘，不能回忆本人的经历或一些常识。

（2）认知呆傻：即认知损害，如失语，失用，失算，或拔词困难，词不达意，不能说出熟悉物品或人的名字，经常错语，言语不利，构音不清；或不能听懂别人的话，也不能完成别人的指令，不能做过去熟悉的工作，常答非所问，行动不经；或定向力减退，如找不到回家的路，混淆时间或地点。

（3）性情改变：即精神行为改变，常见性情孤僻，表情淡漠，语言含糊，自言自语，啰嗦重复，自私狭隘，偏执固执，或无故悲伤、恐惧，心烦易怒，焦躁不安，失眠，或睡眠颠倒，或夜间谵妄，幻觉幻视，妄想，行动不洁，攻击倾向等；或不欲饮食，甚至饮食不洁，数日不知饥饱，或食欲异常亢进。

（4）动作迟笨：如步态不稳，步距缩短，动作笨拙，日常生活不能自理，时常发生穿错衣服、系错纽扣等现象，但仅有轻度的无力和强直。严重者，可以出现运动减少、肢体强直和手足颤抖，最后失去站立和行走的能力，卧床不起，呈现强直性或屈曲性四肢瘫痪。

上述记忆或认知损害明显影响了工作和日常生活，或与个人以往相比有明显减退，且不能用其他的精神及情感性疾病（如抑郁症、精神分裂症等）来解释。另外神经心理学评估和颅脑CT、MRI或PET检查等有助于本病诊断。

三、鉴别诊断

1. 郁证　郁证是以心境不佳、情绪抑郁、表情淡漠、胸胁苦满、委屈悲伤等为主要表现的一种病证，包括抑郁症。抑郁症患者也常出现与痴呆相似的各种记忆和认知功能障碍，但以抑郁症状为主，如表情淡漠，对外界反应迟钝，少言寡语，思维迟缓，注意力不集中等，临床上称为假性痴呆。此种假性痴呆可以随情绪而加重，也可随抑郁症的治愈而好转，患者常表现出夸大了的痛苦感，用抗抑郁药物治疗有效。痴呆一般起病缓慢，进行性发展，或突然起病，阶梯样加重，临床表现以记忆和认知功能障碍为主症，抑郁情绪可有可无。神经影像学检查可资进一步鉴别。

2. 健忘　健忘是指主诉记忆减退、遇事善忘的一种病证。某些正常人特别是老年人常有增龄性记忆减退，神经心理学检查提示即刻记忆正常，记住新知识能力正常或稍减退，时好时坏，波动性大；无视空间和人格障碍；自知力和社会活动正常等。这种症状通常称为良性健忘，与痴呆患者的记忆减退呈渐进加重，并经神经心理学检查证实，同时伴认知功能损害，影像学可见器质性脑改变等特点不同。但健忘可以是痴呆的早期表现。明确鉴别的唯一途径是进行神经心理学和神经影像学检查的追踪随访。

3. 癫病　癫病是以沉闷寡言、情感淡漠、语无伦次，或喃喃自语、静而少动等精神失常为主要表现的一种病证。痴呆则是以记忆减退、时空混淆、计算不能、不能做过去熟悉的工作等智能活动障碍为主要表现。癫病日久也有继发痴呆者，但癫病在前，而痴呆在后，病史和神经影像学检查可资鉴别。

四、辨证

（一）辨证要点

1. 首重虚实　虚以脾肾两虚、髓海空虚、气虚血亏的悔床表现为特征，实以痰浊、瘀血、火热、毒盛为表象。除记忆、认知、情感等表现外，抓住舌脉和全身表现是辨别虚实的关键。如苔少、脉细无力、腰膝酸软、少气无力、汗出心悸、面色不华等为虚；苔厚、脉弦滑、头晕目眩、心烦易怒、目干口苦、大便秘结等属实。

2. 知晓缓急　痴呆大多起病缓慢，渐进加重，病程较长，多与年老脾肾亏虚、气血不足，髓海渐空有关。若突然起病，阶梯样加重，病程较短，多与脑卒中、外伤、情志之变，引起风痰相扰、瘀阻脑络有关。新病多数可以逐渐恢复，久病多属痼疾难治。

3. 明察演变　痴呆的时空演变一般分为3个阶段，即平台期、波动期和下滑期，且常交替出现。因此，辨证时还需明察痴呆的演变。从证候角度来看，平台期多见虚证，一般病情平稳，少见波动之象。波动期常见虚实夹杂，心肝火旺，痰瘀互阻，致使病情时轻时重。下滑期多因外感六淫、情志相激、或再发卒中等因素而使认知损害加重，情绪波动和行为异常也同时加重，此为证候由虚转实，病情由波动而转为恶化之象。恶化之象以表情呆滞、双目无神、不识事物，或兼面色晦暗、秽浊如蒙污垢，或兼面红微赤，口气臭秽、口中黏涎秽浊、溲赤便干或二便失禁，或见肢体麻木、手足颤动、舌强语謇，烦躁不安甚则狂躁，举动不经，言辞颠倒，苔厚腻、积腐、秽浊为共同特点，乃痰毒、热毒、瘀毒壅盛，腐化秽浊，损伤脑络所致。

（二）证候

1. 髓海不足　记忆减退，定向不能，判断力差，或失算，重者失认，失用，懒惰思卧，齿枯发焦，腰酸骨软，步行艰难。舌瘦色淡，舌苔薄白，脉沉细弱。

病机分析：肾为先天之本，主骨生髓，禀赋不足，则脑髓不充，神志失养，故记忆减退、认知损害，而成愚笨呆痴之症。肾藏精主骨，肝藏血主筋，赖肾水以涵养。肾虚精少不能壮骨，则骨软质疏，腰酸腿痛，齿枯发焦；肾虚精少，水不涵木，则筋膜失养，步行艰难，行动迟缓，懒惰思卧。

2. 脾肾两虚　记忆减退，表情呆板，沉默寡言，行动迟缓，甚或终日寡言不动，失认失算，口齿含糊，词不达意，饮食起居皆需照料，腰膝酸软，肌肉萎缩，食少纳呆，气短懒言，口涎外溢或四肢不温，腹痛喜按，五更泄泻。舌质淡白，舌体胖大，舌苔白，或舌红苔少或无苔，脉沉细弱、两尺尤甚。

病机分析：本证多由年老久病而致脾肾亏虚。因自然衰老是先天肾气已虚，如逢久病及肾，致精血、命火更虚。再者久病气血不调，后天脾胃功能减退，生化乏源，致使气血不足，髓海空虚，神机失养，可见记忆减退、失认失算、词不达意等痴呆诸症。脾肾两虚，气虚阳亏，水谷不化，四末不温，故腰膝酸软，肌肉萎缩，食少纳呆，气短懒言，口涎外溢或四肢不温，腹痛喜按，鸡鸣泄泻。舌质淡白，舌体胖大，舌苔白为脾肾两虚之像，舌红苔少或无苔，脉沉细弱、两尺尤甚者，为脾肾两虚，气虚血少之征。

3. 痰浊蒙窍　记忆减退，表情淡漠，头晕身重，晨起痰多，少动不语，不饮不食，忽笑忽歌，忽愁忽哭，与之美馔则不受，与之污秽则无辞，与之衣饰则不着，与之草木则反喜；重症则不能自理生活，其面色㿠或苍白不泽，气短乏力。舌体胖，舌质淡，苔白腻，脉细滑。

病机分析：本证可由癫痫日久而成者，起于肝气之郁，肝气郁则木克土，脾胃弱则痰不化，痰浊积于胸中，蒙蔽清灵之窍，使神明不清，故痴呆诸症丛生。也可见于素有脾虚痰疾者常兼见面色㿠白或苍白不泽，气短乏力。舌胖脉细滑，亦系气虚痰盛之征。

4. 血瘀气滞　多有产伤及外伤病史，或心肌梗死史、脑卒中史，或素有血瘀之疾。善忘，善恐，神情淡漠，反应迟钝，寡言少语，或妄思离奇，或头痛难愈。舌质暗紫，有瘀点瘀斑，舌苔薄白，脉细弦、沉迟，或见涩脉。

病机分析：产伤、外伤之后有反复发痫，以痫久而成痴呆者；也有虽不发痫，至中年以后渐渐痴愚呆傻者，多因素有血瘀之疾，复因外感、卒中等诱发。瘀血阻于脑络，脑气不能与脏气相连接，神机失用，则善忘，善恐，神情淡漠，反应迟钝，寡言少语；血瘀气滞，气血不能正常充养于脑，或因血瘀阻滞脉络，气血不能上充脑髓，也可发为善忘等症。舌紫脉迟涩等，皆为血瘀之征。

5. 心肝火旺　头晕头痛，健忘颠倒，认知损害，自我中心，心烦易怒，口苦目干，筋惕肉闲，舌质暗红，舌苔黄或黄腻，脉弦滑或弦细而数。或可见口眼歪斜，肢体麻木或半身不遂，或尿赤，大便秘结等。

病机分析：本证常因情志所激，肝阳暴亢；或气郁日久，化火灼阴，致心肝火旺，肝阳上亢，故头晕头痛，心烦易怒，口苦目干等。中风后痴呆者，常见此证。风阳亢盛，阳热瘀血久扰脑窍，脑气不能与脏气顺接，神机失用，则健忘颠倒，认知损害，自我中心等。

6. 毒损脑络　表情呆滞、双目无神、不识事物、面色晦暗、秽浊如蒙污垢，或兼面红微赤，口气臭秽，口中黏涎秽浊，溲赤便于或二便失禁，肢麻，颤动，舌强语謇，烦躁不安甚则狂躁，举动不经，言辞颠倒，苔厚腻、积腐、秽浊结，舌暗或有瘀斑等。

病机分析：本证常因痰毒、热毒、瘀毒壅盛，腐化秽浊，损伤脑络所致。毒邪内盛，清窍被蒙，神志失用，故表情呆滞、双目无神、不识事物。痰毒壅盛，则面色晦暗、秽浊如蒙污垢。热毒壅盛，则面红微赤，口气臭秽、口中黏涎秽浊、溲赤便干或二便失禁。瘀毒壅盛，则肢麻颤动、舌强语謇，舌暗或有瘀斑。烦躁不安，甚则狂躁，举动不经，言辞颠倒，苔厚腻、积腐、秽浊，舌暗或有瘀斑等，均为痰毒、热毒、瘀毒内盛，腐化秽浊，损伤脑络所致之象。因此认为，“毒损脑络”是痴呆病情恶化的关键环节。

五、治疗

（一）治疗原则

1. 调补脾肾精气　凡禀赋不足，或见脾肾两虚之证，治宜补肾填精，健脾益气，重在培补先天、后天，以冀脑髓得充，化源得滋，有助治疗。

2. 开郁化痰祛瘀　气得则开，而痰滞当消。或开郁逐痰，或健脾化痰，或清心涤痰，或泻火祛痰，或痰瘀同治。

（二）治法方药

1. 髓海不足　滋补肝肾，填髓养脑。

方药：七福饮加减。方中重用熟地以滋阴补肾，合当归养血补肝，人参、白术、炙甘草益气健脾，用以强壮后天之本，远志、杏仁宣窍化痰。本方填补脑髓之力尚嫌不足，应选加鹿角胶、龟板胶、阿胶等血肉有情之品。因痴呆属慢性病，疗程较长，故多用本方制蜜丸或膏滋以图缓治。也可用参茸地黄丸，每服1丸，日服2~3次，长期服用。

若兼言行不经、心烦溲赤、舌红少苔，脉细而弦数，是于肾精不足之后，水不制火而心火妄亢，可用六味地黄汤加丹参、莲子心、菖蒲等清心宣窍。也有舌质红而舌苔黄腻者，是内蕴痰热，干扰心窍，可改用清心滚痰丸，每服1丸，日服2次，待痰热化净，再投滋补之剂。

2. 脾肾两虚　补肾健脾，培元生髓。

方药：还少丹加减。方中熟地、枸杞子、山茱萸滋阴补肾；肉苁蓉、巴戟天、小茴香助命门补肾气；杜仲、怀牛膝等补益肝肾。更用茯苓、山药、大枣、人参益气健脾而补后天；石菖蒲、远志、五味子交通心肾而安神。

若舌苔黄腻不思饮食，中焦蕴有痰热者，宜温胆汤加味，待痰热去除，再用补法。

3. 痰浊蒙窍　化痰开窍，益气健脾。

方药：洗心汤加减。方中半夏、陈皮健脾化痰；石菖蒲辅半夏、陈皮以开窍祛痰；人参、甘草培补中气；附子协参草以助阳化气，正气健旺则痰浊可除；更以茯神、酸枣仁宁心安神；神曲和胃。本方补正与攻痰并重，补正是益脾胃之气以生心气，攻痰是扫荡干扰心宫之浊邪，再加养心安神之品，以治痴呆。

若肝郁化火，灼伤肝血心液，则心烦躁动，言语颠三倒四，歌笑不休，甚至反喜污秽，或喜食炭，宜用转呆汤加味。其方在洗心汤的基础上，加用当归、白芍柔肝养血；丹参、麦门冬、天花粉滋养心胃阴液；用柴胡合白芍疏肝解郁；用柏子仁合茯神、酸枣仁加强养心安神之力。

4. 血瘀气滞　活血行气，宣窍健脑。

方药：通窍活血汤加减。方中桃仁、红花、赤芍、川芎活血化瘀为主药，葱白、生姜合石菖蒲、郁金可以通阳宣窍。若配丸药当用麝香，以加强活血通窍之力。若病久气血不足，加当归、生地、党参、黄芪补血益气。如久病血瘀化热，常致肝胃火逆，症见头痛、呕恶等，应加钩藤、菊花、夏枯草、竹茹一类清肝和胃之品。

5. 心肝火旺　清心平肝，醒神开窍。

方药：天麻钩藤饮加清心之品。药用天麻、钩藤、石决明、龟板、夜交藤、珍珠粉、川牛膝平肝潜阳，黄芩、黄连、栀子、茯神清心解毒，芦荟、玄参通腑泄热。口齿不清者，去玄参加石菖蒲、郁金；便秘者，酌加生大黄或加用玄参、生何首乌、芒硝；急躁易怒、眠差多梦者，去黄芩、栀子，加龙胆草、莲子心、丹参、酸枣仁、合欢皮；伴口眼歪斜者，可合用牵正散；肢体麻木或半身不遂者，去龟板、夜交藤，加地龙、羌活、独活、桑枝等。

6. 毒损脑络　解毒化浊，通络达邪。

方药：黄连解毒汤加清热、化痰、祛瘀药物。药用黄连、黄芩、黄柏、栀子、连翘清热解毒，石菖蒲、远志、芦荟化痰降浊，当归、全蝎、地龙活血通络。痰热盛者，加天竺黄、郁金、胆南星清热化痰；热结便秘者，加酒大黄、全瓜蒌、枳实、厚朴通腑泻热，或口服牛黄清心丸；热毒较盛，病情波动者，龙胆草、夏枯草、蒲公英清热解毒，或口服安宫牛黄丸；久病血瘀，加桃仁、红花、赤芍、川芎、穿山甲等活血化瘀。

（三）其他治法

1. 单方验方

（1）还神至圣汤（《辨证录》）：人参、白术、茯神、生酸枣仁、木香、天南星、荆芥、甘草、良姜、附子、枳壳、石菖蒲。治呆病因木郁土衰，痰积于中不化者。

（2）苏心汤（《辨证录》）：白芍、当归、人参、茯苓、半夏、炒栀子、柴胡、附子、生酸枣仁、吴茱萸、黄连。用于呆病气血两虚而兼痰郁者。

（3）启心救胃汤（《辨证录》）：人参、茯苓、白芥子、石菖蒲、神曲、半夏、天南星、黄连、甘草、枳壳。治呆病胃伤，痰迷心窍者。

2. 针灸

（1）体针：可选择百会、四神聪、三阴交、太溪穴，每日1次，强刺激，10日为一个疗程。休息3～4日后重复治疗。也可加足阳明胃经、手厥阴心包经与神志相关的穴位。

（2）耳针：可选择神门、皮质下、肾、脑点、枕等耳穴，每日1次，每次2～3穴（双耳取穴），20次为一个疗程。

六、转归及预后

本病的转归主要表现在虚实之间。痴呆的病程多较长，虚证日久，气血亏乏，脏腑功能受累，气血运行失司，或积湿为痰，或留滞为瘀，加重病情，出现虚中夹实证。实证的痰浊、瘀血日久可损及心脾，或伤及肝肾，则气血阴精不足，脑髓失养，转化为虚证。痰热瘀积日久，酿生浊毒，邪毒壅盛，可致病情恶化而成毒盛正衰之证。

本病的预后依疾病原因和病情轻重而定。痴呆的早期病情较轻者，经及时治疗，部分症状尚可有改善。病情较重者，生活部分不能自理，往往继续发展，直至生活能力完全丧失，终日卧病在床，多因继发感染或多脏衰竭而致预后不良。痴呆兼有精神行为症状者，治疗难度和照料负担都会增加。

血管性痴呆．如能早期有效治疗，一般可以治愈，或将病情稳定在平台期。波动期是病情转化的关键时期，若治疗不及时，病情往往迅速发展，出现下滑现象，其存活期一般在5年左右。阿尔茨海默病的病情进展被认为是不可逆的渐进过程，其进展速度与多种因素有关且目前尚无法预测，其存活期一般在2～20年，平均7年。

七、预防和护理

预防痴呆的关键是早期诊断、早期治疗和干预危险因素。轻度认知损害被认为是痴呆的早期阶段表现，有人称之为前驱期痴呆，是痴呆预防的新靶点。所谓轻度认知损害是指介于正常衰老与痴呆之间的临床状态，即患者记忆降低的程度大于其预期发生的年龄，但不符合临床上痴呆的诊断标准。其表现以轻微的认知功能减退为特征，属于中医学“健忘”范畴。早期诊断轻度认知损害，并积极有效治疗，对延缓痴呆的发生有重要意义。此外，痴呆是一个多因素复杂性疾病，平素有痰、瘀、毒、虚者，宜采取相应干预措施。若有家族遗传史、头部外伤、血管性危险因素等，更应接受医生随访，以争取早期诊断。并积极治疗高血压、高血脂、糖尿病和脑卒中等血管性危险因素，延缓或预防痴呆的发生。

护理痴呆患者是一项繁重的劳动，护理内容包括精神调理、智能训练、饮食调节等，这些也是治疗必不可少的辅助方法。帮助患者维持或恢复有规律的生活习惯，饮食宜清淡。同时，要帮助患者正确认识和对待疾病，解除情志因素刺激。对轻症患者，应进行耐心细致的智能训练，使之逐渐恢复或掌握一定的生活和工作技能；对重症患者，应进行生活照料，防止因大小便自遗及长期卧床引发褥疮、感染等；要防止患者自伤或他伤，防止跌倒而发生骨折，或外出走失等。

八、现代研究

早在1624年我国明代医学家张景岳就在《景岳全书·杂病谟》中提出了“痴呆证”名称并描述了临床表现、病因病机和治法、预后。1906年德国阿诺斯·阿尔茨海默博士报道了世界上第1例阿尔茨海默病至今，也已有百年历史。

20世纪90年代以前，未曾有中医药防治痴呆研究的报道。90年代后，中医药防治痴呆的研究被列入我国“八五”“九五”攻关计划，中医药防治痴呆的成果逐渐引起社会各界关注。1990年，中华中医学会内科学会和老年医学会共同制定了我国最早的《老年呆病的诊断、辨证分型及疗效评定标准》。该标准首次将痴呆分虚实辨证，虚为肾虚髓减、气血不足，实以痰浊、瘀血为主，对临床发挥了重要指导作用。2000年，中华中医药学会内科分会的一个专门小组制定了《血管性痴呆诊断、辨证及疗效评定标准》，提出了肾精亏虚、肝阳上亢、痰浊蒙窍、瘀盘阻络、热毒内盛、腑滞浊留、气血不足等证候分类与疗效评定标准，后为国家新药临床试验和高校教材采用。

在痴呆的病因病机研究方面，有学者提出了中风后痴呆的“毒损脑络”病机假说，从而引发了我国中医和中西医结合界深入研究血管性痴呆病理机制和治疗策略的新热点。认为“毒”是由脏腑功能和气血运行失常使体内的生理或病理产物不能及时排出，蕴积体内过多而生成，属内生之毒。卒中后，可产生瘀毒、热毒、痰毒等。其核心在于邪毒亢盛，败坏形体，损伤脑络。在血管性痴呆病情恶化时，各种证候演变加重的临床表现虽各不相同，但以痰毒、热毒、瘀毒壅盛，腐化秽浊，损伤脑络共同病机特点。因此认为，“毒损脑络”是血管性痴呆病情阶梯样加重的关键环节，对临床具有重要的指导意义。此外，还指导了血管性痴呆与中医证候关系的流行病学研究，发现血管性痴呆患者的即刻回忆、延迟回忆、图像识辨等分别与肾精亏虚、痰浊蒙窍、血瘀阻络和腑滞浊留有显著的相关性，尤其肾精亏虚或痰浊蒙窍与情景记忆总积分等核心症状具有独立的相关关系。

在痴呆的治疗方法研究方面，关于益肾化浊法治疗老年期血管性痴呆的研究，曾获2002年度国家科技进步奖二等奖。该成果从髓海不足、肝肾亏虚、脾肾两虚、心肝火旺、痰浊阻窍、气滞血瘀角度进行论治，研制了2个国家级中药新药聪智颗粒（制何首乌、炙黄芪、川芎、女贞子、石菖蒲、胆南星等）和聪圣颗粒（制何首乌、荷叶、地龙、肉苁蓉、漏芦等）。多中心临床试验结果显示，治疗血管性痴呆轻中度患者60日后，简易精神状态检查（MMSE）积分比治疗前显著提高（$P<0.01$），Blessed行为量表（BBS）积分比疗前显著降低（$P<0.01$）；总有效率为57.3%，显著优于双氢麦角碱组（48.2%）。有学者根据“缓则治其本”及“治病必求于本”的原则，从心、肾入手，调心以治气，补肾以治精，积精全神，调气养神，将调心、补肾法作为治疗老年性痴呆的重要法则，研制了调心方和补肾方，对老年性痴呆患者认知功能和日常生活能力有显著改善作用。此外，针刺疗法治疗痴呆也有一定疗效，对血管性痴呆具有潜在应用价值，但多数报道缺乏多中心盲法对照设计，其疗效有待进一步评价。

世界卫生组织已将痴呆列入全球攻关招标病种。我国自20世纪90年代以来有了标志性成果，这些成果绝大多数来源于中医药对痴呆的治疗研究。痴呆，尤其阿尔茨海默病型痴呆的发病率居其他痴呆之首，是最常见的痴呆原因。中医药防治痴呆虽然初见成效，但其疗法特色和疗效优势还有待进一步研究。

九、小结

痴呆已经成为老年人的常见病、多发病。本病病位在脑，病机不外脾肾两虚，气血不足，髓海失充，神志失养，或痰瘀火毒内阻、脑气与脏气不相连接，神机失用。病性以虚为本，以实为标，临床上多虚实夹杂证。因而，治疗首当分虚实。虚证者，治宜填精补髓、健脾补肾、益气养血；实证者，治宜化痰开窍、清心平肝、活血通络、解毒化浊。或以扶正为主，兼以祛邪；或祛邪为主，兼顾正气。终以开窍、醒神、益智、健脑为目的。在治疗同时，又当重视精神调理和智能训练，以及生活护理。

（仲建刚）

第九节　脑萎缩

脑萎缩是以病理改变命名的一种脑病，是一种慢性进行性疾病，主要表现为记忆力减退，情绪不稳，思维能力减退，注意力不集中，严重时发展为痴呆。本病多发于50岁以上的患者，病程可逾数年，女性多于男性。可分为脑动脉硬化性脑萎缩、老年痴呆性脑萎缩、中风后脑萎缩、颈椎病及脑外伤后导致脑动脉供血不足性脑萎缩、小儿缺氧性脑萎缩等。本病属于中医“痴呆”、“健忘”、“脑髓消”、“脑萎小”、“痿证”的范畴。

一、病因病理

脑萎缩的原因是多方面的。血脂、血压、血糖、血液黏稠度增高，使血流缓慢、血流量减少；血流微循环不畅，记忆力降低；老年人动脉血含氧量降低，可引起脑细胞合成各种酶和神经传导递质的量减少，均可导致脑萎缩。近年来，神经化学研究提示，本病的中枢胆碱能系统功能普遍低下。有研究报道，弥漫性大脑萎缩患者的胆碱乙酰转移酶及乙酰胆碱酯酶浓度下降，提示与记忆有关的胆碱能神经元选择性丧失。乙酰胆碱转移酶浓度降低，老年斑增多，大脑皮质萎缩，脑重量减轻，脑回变平，脑沟增宽。

中医认为，本病的形成与脏腑功能失调相关，受气、血、痰、郁、瘀、火等影响，以髓海空虚，脏腑虚损，气血失衡，痰浊阻窍为基本病机。

二、诊断要点

脑萎缩起病较为缓慢，大脑功能衰减，表现为头晕、头痛、失眠、记忆力差、手足发麻、情绪抑郁等；智能减退表现为认知及社会适应能力的障碍，如记忆力、理解力、判断力、计算能力的减退，进而发生痴呆。

1. 性格行为的改变　性格改变常为本病的早期症状，患者变得落落寡合，不喜与人交往，生活习惯刻板怪异，性情急躁，言语多重复；或多疑自私，常因一些微小的不适而纠缠不清。

2. 记忆力障碍　经常失落物品、遗忘事情等。随着病情的发展，渐至记忆力完全丧失。

3. 智能减退、痴呆　常表现为理解、判断、计算能力等智力活动全面下降，不能适应社会生活，进食不知饥饱，出门后不识归途。病至后期，终日卧床，生活不能自理，不别亲疏，小便失禁，发言含糊，口齿不清，言语杂乱无章，终至完全痴呆。

4. 全身症状　患者早期出现头晕头痛，失眠多梦，腰膝酸软，手足发麻，耳鸣耳聋，渐至反应迟钝，动作迟缓，语无伦次，甚或可见偏瘫、癫痫，或共济失调、震颤等。

三、辅助检查

1. 脑电图检查　呈 a 节律减慢。

2. CT 扫描　显示“大脑皮质萎缩和脑室扩大”。

四、鉴别诊断

（1）抑郁症若初次发病于老年期，病前智能和人格完好，临床症状以情绪忧郁为主，应注意与脑萎缩相鉴别。

（2）老年期还可能发生中毒性、症状性或反应性精神病，如甲状腺功能减退、恶性贫血、神经梅毒、额叶肿瘤等，有些疾病如能早期诊断和治疗是可以恢复的，需根据病史、体检和精神检查加以鉴别。

五、治疗

（一）针刺疗法

（1）主穴：曲池、肩髃、合谷、外关、后溪、环跳、阳陵泉、足三里、绝骨、解溪、太冲、太溪、关元、上廉。

（2）配穴：肾精不足，髓海空虚者，补肾俞、风池、三阴交、太溪、命门、肝俞、足三里；肝肾阴虚者，补肾俞、太溪，泻肝俞、太冲；痰浊阻窍者，补中脘、内关、脾俞、公孙、足三里，泻丰隆、头维；瘀血阻络者，加头维、上星、膈俞、血海；语言不清者，加哑门、廉泉、通里；认知障碍者，加四神针、智三针；共济失调者，加脑三针、神柱；因颈椎病引起脑供血不足者，加风池、颈 2～颈 7 夹脊穴、长强、百会。

（3）操作：风池、曲池、合谷、太冲，用平补平泻法；足三里、太溪，用补法。留针 30 分钟，每天治疗 1 次。

（二）艾灸疗法

取神阙、关元、血海、足三里、颈 2～颈 7 夹脊穴，用艾条温和灸 30 分钟，每日 1 次，10 天为 1 疗程。

（三）耳穴疗法

取心、脑、肝、肾、脾、皮质下，用王不留行籽贴压穴位，2～3 天治疗 1 次，10 天为 1 疗程。

（四）按摩疗法

取百会、太阳、睛明、四白、印堂、脑户、风池，用拇指指腹点按穴位，每天治疗 1 次，10 天为 1 疗程。

（五）单方验方

（1）制首乌 6g，黑芝麻 30g，研成细末，每次取 10g 泡水喝，每日 3 次。

（2）核桃仁 30g，枸杞子 10g，煮红皮鸡蛋 1 个，每日早上服。

（3）霜桑叶 10g，桑葚 10g，水煎服，每日 1 剂。

（六）康复治疗

（1）对脑萎缩患者，要通过宣传教育来预防各种危险因素（如高血压、动脉硬化、高血脂、糖尿病、心脏病、吸烟等)，采用尽可能多的刺激方式（如视觉、听觉、皮肤浅－深感觉，甚至嗅觉、味觉等)，调动患者的主观积极性（即兴趣、爱好、集体活动等)，利用一切可以利用的形式（如音乐、舞蹈、书法、绘画、体育活动、庆祝活动、户外活动、旅游等)，使患者的身体和大脑都活动起来，从而达到预防和减少高级心理功能减退的目的，可经常把患者组织起来进行集体活动。

(2) 康复训练对于有记忆、情感和行为障碍者非常重要。应有物理治疗师、作业治疗师、文体治疗师等治疗人员专门从事脑萎缩患者的康复训练。对于有严重记忆障碍的老人，可运用环境影响其行为。如保持恒定的常规环境，多次的重复性刺激，采用背诵、帮助分析、联系概念、联系自身、听说读写并用、记日记、看图片、看电视等方法训练记忆力。

(3) 康复护理（即将脑萎缩患者安置在良好的生活环境和保护环境中）不论是在养老机构或社区家庭中，都起着重要的作用。最好常有康复治疗师的介入，使康复服务保持连续的过程。康复护理是患者改善功能状态，维持良好的日常生活活动必不可少的。例如，在洗澡时，监视重症患者的安全非常重要。又如，饮食和营养的合理安排对所有脑萎缩患者来说都是需要仔细考虑的，若患者常有便秘，应适当安排富含纤维素的食品和蔬菜水果，以防止便秘的发生。

六、临床病例

齐某，男，75 岁。主诉：渐进性健忘 1 年。现症：3 个月来健忘明显加重，1 个月来肢体麻木，步态不稳，如踩棉花，头昏，严重失眠，出门不识归路。平时沉默少语，反应迟钝，表情淡漠，纳少腹胀，大便隔日 1 次，伴有头晕。舌淡红偏暗，苔薄腻，脉沉细。血压 100/60mmHg。CT 示脑萎缩，伴脑白质病。既往无糖尿病、高血压病史。医院诊断为“认知功能障碍老年性痴呆”。

辨证：肾精不足，脑窍失荣。

治法：补肾健脑，化瘀宁神。

取穴：曲池、肩髃、环跳、肾俞、风池、三阴交、太溪、命门、肝俞、足三里、合谷、外关、后溪、阳陵泉、绝骨、解溪、太冲、关元。

治疗 20 天后，患者记忆力增强，失眠消失，肢体麻木消失。连续治疗 3 个月，同时嘱患者与人加强交流。半年后随访，患者记忆力恢复，定向正确，问答切题，可独立生活。

（仲建刚）

第十节　脑梗死

脑梗死，又称缺血性脑卒中，包括脑动脉血栓形成和脑栓塞。由于脑动脉粥样硬化，造成脑组织缺血、缺氧，脑组织局部软化坏死，使管腔狭窄或闭塞。脑栓塞主要因为心脏栓子脱落或全身其他部位血栓脱落而阻塞脑动脉，引起脑栓塞。本病属于中医“中风”的范畴。

一、病因病理

本病多见于脑动脉粥样硬化、高血压、各种脑动脉炎、先天性血管畸形、糖尿病、高脂血症、真红细胞增多症，造或血液有形成分凝聚，使管腔狭窄或闭塞。当脑血栓形成后，侧支循环代偿不足，脑组织缺血、缺氧而引起脑水肿及毛细血管周围点状出血。软化、坏死的脑组织逐渐被吞噬细胞清除而形成空腔，脑软化深部白质常为缺血性梗死。

本病属于中医“中风中经络”的范畴，多因劳倦过度，暴饮饱食，脾失健运，脾虚生痰，痰热互结，肝风夹痰流窜经络，或肝肾阴虚，肝阳上亢，气血衰少，风火相煽，瘀血阻滞，气血逆上，犯于脑而发病。总之，其病位在脑，与心、肝、肾、脾的关系密切。

二、诊断要点

本病多见于有高血压、动脉粥样硬化病史的老年人，常在安静的状态下发病。发病较慢，多意识清醒。脑局部定位体征应根据梗死部位的不同而异。临床表现为偏瘫、意识障碍、失语，以及病变同侧视力障碍、视神经—锥体束交叉综合征，同时伴有同侧霍纳氏征（瞳孔缩小、眼睑下垂、眼球后陷等），可有进行性智力减退。

（1）出现头痛、偏瘫、抽搐等，为颈内动脉脑梗死。

（2）起病较急，病变较重，可有意识障碍、三偏症、瘫痪严重、偏瘫肢体程度不等、头面部及上肢偏瘫重于下肢，伴有感觉障碍，为大脑中动脉梗死。

（3）下肢偏瘫重于上肢，出现精神症状，如迟钝、淡漠或欣快夸大、精神错乱等，为大脑前动脉梗死。

（4）眩晕、恶心、呕吐、吞咽困难、声音嘶哑、对侧半身痛温觉减退或消失，亦可出现眼球震颤，伴同侧何纳氏综合征、面部感觉障碍及上、下肢共济失调，为小脑后下动脉梗死。

（5）出现严重的意识障碍、四肢偏瘫、瞳孔缩小，为基底动脉梗死。

三、辅助检查

1. 生化、心电图检查　有助于病因诊断。

2. 脑脊液检查　多数正常。

3. CT 检查　24～48 小时内可见低密度梗死区。

四、鉴别诊断

1. 脑出血　CT 检查显示不规则斑片状、条索状高密度阴影。脑出血患者多有高血压病史，疾病初期即出现血压明显升高、头痛、呕吐等颅内压增高的症状。

2. 脑膜刺激征　表现为颈强直，Kernig 征、Brudzinski 征阳性。多见于脑出血、脑膜炎、蛛网膜下腔出血、颅内压增高等患者，而且出现得较早。

五、治疗

（一）针刺疗法

（1）主穴：四神聪透百会、太阳、率谷、风府、廉泉、风池、合谷、太冲、环跳、阳陵泉、绝骨。

（2）配穴：脉络空虚，风邪阻络，加太渊、手三里、大椎、曲池；肝肾阴虚，风痰上扰，加太溪、肝俞、三阴交、丰隆；气虚血瘀，经络闭阻，加足三里、气海、关元；脾虚痰湿，痰浊上扰，加丰隆、隐白、天枢、解溪、公孙；语言不利，加廉泉、通里、哑门；流涎，加地仓、承浆；口角㖞斜，加牵正、地仓、颊车；上肢肩关节半脱位，加肩髃、肩前、肩髎；肘关节屈伸不利，加天井、小海、清冷渊、三阴络；手腕下垂，加阳谷、阳池、会宗、腕骨；手指关节屈伸不利，合谷透后溪；下肢膝关节屈伸不利，加风市、膝阳关、阳陵泉；足内翻，加昆仑；足外翻，加太溪；肌张力增高，加风市、阳陵泉、血海、太冲；肌张力低下，加气海、足三里、关元，或加艾灸、温针灸。

（3）操作：用毫针刺，每次选6～8个穴，每日1次，每次留针40分钟，20天为1疗程。头针平补平泻，其他穴位按辨证使用补泻手法。

（二）刺血疗法

（1）操作：十二井穴及十宣放血，交替使用。

（2）随证配穴：头痛、眩晕或耳门动脉搏动明显者，加耳尖、大椎、太阳、百会放血；舌强、呕恶者，加刺金津、玉液放血。

（3）常用方法：①取手足十二针（双侧曲池、内关、合谷、阳陵泉、足三里、三阴交）、双侧手足十指尖，点刺出血6滴以上；②取百会、四神聪、双侧太阳穴，患侧上肢的曲泽、手三里、中渚，患侧下肢的阴市、风市、委中、丰隆、阳关，三棱针点刺放血；③取手足十二井穴，配合风池、合谷、劳宫、太冲、肝俞、肩井、涌泉，点刺放血。

（三）按摩疗法

依据经络学说，按照经络取穴，可分别运用一指禅推法、按法、搓法、抹法、拿法、滚法、揉法、叩法、击法、抖法等，主要用于局部或全身按摩。

（四）艾灸疗法

（1）随证配穴：中风先兆，取绝骨、足三里，每次3～7壮。脾虚痰湿，痰浊上扰，取百会、大椎、中脘、足三里、丰隆、脾俞、胃俞，每次3～7壮。气虚血瘀，经络不通，取百会、气海、膈俞、血海、关元，隔姜灸，每次3～9壮。肝阳上亢，取阳陵泉、肝俞、胆俞、太冲、期门，隔蒜灸，每次4～8壮。肌张力低下，隔姜灸。肌张力增高，隔蒜灸。上实下虚，取大椎、心俞、肝俞、膏肓，隔蒜灸；取脾俞、胃俞、肾俞、腰阳关、命门、至阳，隔姜灸；取太溪、涌泉，隔盐灸。

（2）疗程：15日为1疗程，休息3日，再进行下一疗程的治疗。

（五）偏瘫良肢位的摆放

（1）健侧卧位的正确姿势：健侧卧位是健侧肢体处于下方的侧卧位。患者的头侧枕于枕头上，躯干与床面保持近垂直，患侧上肢用枕头垫起，不使上肢处于内收位，肩关节屈曲，最好稍大于90°，上肢尽可能伸直，手指伸展开。用软枕垫起处于上方的患侧下肢，保持在屈髋、屈膝位，足部最好也垫在枕头上，不能悬于软枕的边缘。健侧卧位的优点：可改善患侧的血液循环，减轻患侧肢体的痉挛，预防患肢水肿，易于保持姿势。

（2）仰卧位的正确姿势：患者头部枕于枕头上，脸处于正中位，躯干平展，在患侧臀部至大腿下方垫一个长软枕，以防患侧髋关节外旋，髋关节若长期外旋或向外固定，容易导致步行时形成外旋步态。在患侧肩胛骨下方放一个枕头，使肩部上抬，并使肘部伸直、腕关节背伸、手指伸开，手上不要握东西。患侧下肢伸展，可在膝下放一小枕头，形成膝关节屈曲，足底可用枕头抵住，也可用床架支撑起被褥，避免足部受压而致下垂变形。

下肢呈屈曲倾向的患者，膝关节下不要放小枕头，因为这样容易使髋、膝关节形成屈曲状，长期下去会导致腘绳肌、屈髋肌缩短，使髋关节挛缩变形。

（3）帮助患者坐稳：患者坐不稳，主要因为平衡功能减退，所以帮助患者坐稳的关键是平衡训练。

1）左右平衡训练：患者坐位，家属坐于其患侧，将患者的重心移向自己。家属一手放在患者的腋下，一手放在其健侧腰部，嘱患者头部保持直立，使患侧躯干拉长。然后，让患者将重心转移至健侧，家属一手抵住患者患侧腰部，另一手压在患者同侧肩部，嘱患者尽量拉长健侧躯干，并且头部保持直立。重复做重心转移的动作，患者的主动性会逐渐增加，而家属也要相应减少辅助力量，直至患者能自己完成重心的转移。

2）前后平衡训练：患者坐在椅子上，双足平放于地上，家属指导患者的手向前触碰自己的足趾。患者双足不要向下蹬地。向前触碰的程度以患者能返回坐位，且保持正确的端坐姿势而无足跟离地为宜。患者也可双手练习向下触脚。

以上动作，随着病情的恢复而逐渐增加难度。

(4）预防肩关节半脱位：应在脑梗死发病的早期开始预防肩关节半脱位。在卧、坐、站等体位中均应注意保持肩胛骨的正确位置，如采取患侧卧位、仰卧位时，垫软枕于肩背部，使肩前屈；坐位时，将患肢放于前方桌面上，轮椅坐位时，应将患肢放在轮椅桌上；立位时，可使用角巾或肩吊带。目前，人们对吊带的使用有争议，但在患侧肌张力弛缓时，使用吊带有一定的辅助作用，肌张力增高后，不宜持续使用角巾吊带。在转换体位姿势、穿脱衣、洗擦身等动作时，均要注意保护肩关节。总之，采取早期预防措施和康复护理手段，可使肩关节半脱位的发生率降低。

(六）肢体运动障碍训练（介入时间：确诊24小时之后）

(1）木钉训练：目的：健侧上肢带动患侧上肢；促进分离运动。

(2）腕关节运动功能训练：目的：扩大腕关节活动度；增加与腕关节活动相关肌肉的力量。

(3）髋关节控制能力训练：目的：提高髋关节的控制能力；诱发患者屈髋屈膝的分离运动；诱发患者的摆腿能力。

(4）上肢联带运动抑制训练（肩关节屈曲、肘关节伸展运动）：目的：诱发上肢分离运动；缓解上肢痉挛。

(5）肩关节被动关节活动度维持训练：目的：预防肩关节挛缩、肩周炎、肩手综合征、肩关节半脱位等并发症。

(6）下肢跟腱牵拉训练：目的：预防跟腱挛缩、足内翻、足下垂；提高下肢本体运动感觉。

(7）易化下肢分离运动训练：目的：抑制患侧下肢联带运动；易化下肢分离运动；提高下肢的控制能力。

(8）偏瘫步态训练：目的：抑制患侧下肢伸肌联带运动；诱发髋关节、膝关节、踝关节屈曲的分离运动；缓解躯干下肢痉挛；提高患侧下肢支撑体重的能力。

(9）偏瘫单腿训练：目的：改善平衡功能；提高躯干的控制能力；诱发患侧下肢支撑体重的能力。

(10）搭桥训练：目的：训练骨盆的控制能力；诱发下肢分离运动；缓解躯干、下肢痉挛；提高床上生活能力。

(11）坐位平衡训练：目的：骨盆控制训练；腰背肌肉训练；躯干旋转训练。

(12）下肢肌力训练：目的：股四头肌训练；防止下肢痉挛；为步行做准备。

（七）心理康复

（1）脑梗死后的常见症状：脑梗死可导致多种功能障碍，具有病死率高、致残率高、再发率高、恢复期长的特点。由于病后带来的经济负担，家庭和社会地位的改变，以及肢体功能的障碍，增加了患者对再次发作的不安感和对死亡的恐惧感。主要表现为终日心烦意乱、忧心忡忡、惶恐，对外界刺激易出现惊跳反应，多梦易惊，坐立不安，面肌或手指震颤，肌肉紧张，有时疼痛抽动，经常感到疲乏，或常见心悸、气促、呼吸不畅、头昏头晕、多汗、口干、面部发红或苍白等症。此外，病后患者极易产生特殊的心理压力，表现为恐惧、猜疑、焦虑不安、悲观、抑郁等心理障碍。其中，抑郁是较常见的症状，临床表现为情感基调低沉、灰暗，轻者仅有心情不佳、心烦意乱、苦恼、高兴不起来，重者可有悲观绝望、心情沉重，常可出现睡眠障碍，思维内容多消极悲观，患者过分贬低自己，严重的自责自罪可产生自杀意念和行为。

（2）心理干预：脑梗死患者的康复主要是功能训练，为了促进恢复，还要建立良好的医患关系。因此，在康复过程中，治疗师不仅要了解患者的身体状况，还要及时发现和解决患者的心理问题，帮助其回归家庭和社会。

治疗师要热情宽容地对待患者，为其制订康复计划，解除患者和家属的焦虑。对于患者来说，漫长的康复训练伴随着苦痛，由于肢体活动障碍，因而迫切期望功能尽早恢复，有时可能会出现愤怒的情绪，甚至对治疗师发生攻击性的行为。治疗师应理解患者的这种情绪反应，并帮助、鼓励他们稳定情绪，成为患者的倾诉对象和心理疏导师。此外，还要及时发现患者在康复过程中出现的精神症状，掌握患者的家庭和社会关系，针对具体原因给予解决，必要时请精神科医生会诊。如果患者在发病前就存在对家庭或职业场所的不满，那么在康复期间就应尽量做适当的调整。患者的家居环境要适当改造，以方便患者的日常生活。

（八）语言康复

凡是有语言障碍的患者都可以接受语言治疗，即治疗师与被训练者之间的双向交流。因此，对伴有语言障碍、行为障碍、智力障碍或精神疾病的患者，以及语言功能持续停留在某一水平的患者，要进一步改善语言障碍，进行语言康复训练。

（1）通过照镜子检查自己的口腔动作是不是与语言治疗师做的口腔动作一样，模仿治疗师发音，包括汉语拼音的声母、韵母和四声。

（2）单词练习：从最简单的数字、词、儿歌或歌曲开始，让患者自动从嘴里发出。如拿出一张图片，治疗师说："这是一个书……"患者回答："书包。"以自动语言为线索，进行提问，口头表达，如治疗师说"男"，让患者接着说"女"；治疗师说"热"，患者接着说"冷"；治疗师说"跑"，患者接着说"跳"；等等。

（3）复述单词：图片与对应的文字卡片相配，然后给患者出示一组卡片，并说几遍图中物品的名称，请患者一边看图与字一边注意听。反复说10次，让患者看字卡或图卡后提问："这是什么?"以相互关联的单词集中练习，可增加效果。例如：烟、火柴、烟灰缸一组；桌子、椅子、书架一组等。

（4）阅读理解及朗读：训练单词的认知，包括视觉认知和听觉认知。

（5）家庭训练：治疗师应将评价及制订的治疗计划介绍并示范给家属，通过观察、阅读指导手册等方法教会家属训练技术，再逐步过渡到回家进行训练，还要定期检查和评估并调整训练课题，告知家属注意事项。

（6）器材和仪器：包括录音机、录音带、呼吸训练器、镜子、秒表、压舌板、喉镜、单词卡、图卡、短语和短文卡、动作画卡和情景画卡等。

（7）改善口唇的闭合功能：偏瘫患者往往表现为口微张或唇紧贴于齿外，且经常流涎，可进行一些功能训练，如吞咽功能训练、口唇闭合训练等。

六、临床病例

（一）病例一

刘某，女，61岁。主诉：右半身活动不利1年余。病史：1年前患中风，右半身瘫痪，CT示"多发性脑梗死"。经多方治疗症状好转，走路时步态不稳，右手活动不利，不能握物，四肢发凉、麻木、肿胀，头晕，大便干，小便频，舌红，苔少，脉弦细。查体：右上肢活动不利，右手腕关节痉挛，拇指内收，远端肌力Ⅲ级，近端肌力Ⅳ级，肌张力高，手指肿胀，伸屈困难；右下肢肌力Ⅳ级，肌张力高，走路时程偏瘫步态，足内翻。

辨证：肝肾阴虚，肝阳上亢。

治法：补肝益肾，滋阴潜阳。

取穴：四神聪透百会、风池、曲池、手三里、合谷、后溪、阳陵泉、足三里、太溪、太冲。

操作：四神聪透百会、风池，平补平泻；曲池、手三里、合谷、后溪、阳陵泉，施以泻法，用火针点刺，每次5穴左右，隔日治疗1次；足三里、太溪，施以补法；太冲，施以泻法。每日治疗1次，1个月为1疗程，配合康复训练。

三诊时，患者精神好转，肢体活动部分恢复，手能握物，头晕目眩明显好转，动态血压负荷（BPL）为50/90mmHg。见效不更方，针法不变，连续治疗2个疗程，BPL为60/110mmHg，其余症状基本消失。四诊时，患者精神佳，神清，右侧上、下肢肌力Ⅳ级，手的精细动作基本正常，走路正常。

（二）病例二

王某，男，68岁。主诉：右半身活动不利半年余。病史：半年前患中风，右半身瘫痪，CT示"基底节腔隙性脑梗塞"。舌暗，有瘀点，苔白，脉沉细无力。查体：右上肢活动不利，右手腕关节痉挛，拇指内收，不能握物，不能走路，足内翻。

辨证：瘀阻脑络。

治法：活血化瘀，醒脑通窍。

取穴：四神聪透百会、太阳、风府、合谷、足三里、气海、关元、公孙。

治疗1个疗程之后，患者自觉全身有力，关节活动灵巧，能拿勺子吃饭，搀扶下已可行走。患侧上、下肢肌力已达Ⅴ级。来诊10余次后，患者自我感觉良好。

（三）病例三

张某，女，53岁。主诉：语言不利，右侧上、下肢活动不利1月余。病史：1个月前突发头目眩晕，口眼㖞斜，语言不利。食欲尚可，二便调，舌红，苔少，脉沉细。查体：神志清，语言欠流畅，口角稍偏，左侧上、下肢肌力Ⅳ级，痛觉减弱，左侧上、下肢锥体束征阳性，舌左偏。

辨证：阴虚阳亢，肝风内动，风中经络。

治法：滋阴潜阳，平肝息风，疏通经络。

取穴：四神聪、曲池、合谷、阳陵泉、足三里、太冲、气海。

操作：四神聪点刺放血；曲池、合谷、阳陵泉，施以泻法；足三里、太冲，施以补法；气海，施以灸法。每日治疗 1 次。

三诊时，患者精神好转，恐惧心理已消除，肢体活动部分恢复，手能握物，头晕目眩明显好转，BPL 为 60/100mmHg。见效不更方，针法不变，连续治疗 10 余次，症状完全消失。

（仲建刚）

第六章

心系病症

第一节 惊悸、怔忡

一、定义

惊悸、怔忡是指患者自觉心中急剧跳动，惊慌不安，不能自主，或脉见参伍不调的一种病证。主要由于阳气不足，阴津亏损，心失所养；或痰饮内停，瘀血阻滞，心脉不畅所致。惊悸、怔忡虽属同类，但两者亦有区别：惊悸常因情绪激动、惊恐、劳累而诱发，时作时辍，不发时一如常人，其证较轻；怔忡则终日觉心中悸动不安，稍劳尤甚，全身情况较、差，病情较重。惊悸日久不愈，可发展为怔忡。

二、历史沿革

《内经》无惊悸、怔忡的病证名称，但有关于惊悸、怔忡临床证候及脉象的论述。如《素问·平人气象论篇》说："胃之大络，名曰虚里，贯鬲络肺，出于左乳下，其动应衣，脉宗气也。盛喘数绝者，则病在中；结而横，有积矣；绝不至日死。乳之下，其动应衣，宗气泄也。"《素问·痹论篇》说："心痹者，脉不通，烦则心下鼓。"证之临床，若虚里的跳动，外可应衣，以及心痹时"心下鼓"，均属宗气外泄的征象，病者多自觉心悸怔忡。《灵枢·经脉》谈到心包络之病甚，则出现"心中儋儋大动"的症状。另一方面，惊悸怔忡患者，其脉搏亦常有相应的变化，或脉来疾数，或脉来缓慢，或脉律不齐，多有改变。《素问·平人气象论篇》中提到："人一呼脉一动，一吸脉一动，日少气……人一呼脉四动以上日死……乍疏乍数日死。"《素问·三部九候论篇》说："参伍不调者病。"《灵枢·根结》说："持其脉口，数其至也，五十动而不一代者，五脏皆受气；四十动一代者，一脏无气；三十动一代者，二脏无气……不满十动一代者，五脏无气。"显然，这些关于脉搏过慢、过快、不齐等记载，与惊悸、怔忡的脉象变化是颇为吻合的，尤其是其中的脉律不齐，多属于惊悸怔忡范畴。

汉代张仲景在《金匮要略》中，正式以惊悸为病名，立"惊悸吐衄下血胸满瘀血病脉证治"篇，惊悸连称，并有"动即为惊，弱则为悸"的记载，认为前者是因惊而脉动，后者是因虚而心悸。同时，书中还提到"心下悸"、"水在肾，心下悸"等，大抵指因水停心下所致，因此多用半夏麻黄丸、小半夏加茯苓汤等治疗。又在《伤寒论·辨太阳病脉证治》

里说："伤寒脉结代，心动悸，炙甘草汤主之。"炙甘草汤沿用至今，是治疗心悸的重要方剂之一。

唐代孙思邈《备急千金要方·心藏脉论》提出因虚致悸的观点："阳气外击，阴气内伤，伤则寒，寒则虚，虚则惊，掣心悸，定心汤主之。"

宋代严用和《济生方·惊悸怔忡健忘门》率先提出怔忡病名，并分别对惊悸、怔忡的病因病机、病情演变、治法方药等，作了比较详细的论述，认为惊悸为"心虚胆怯之所致也"、"或因事有所大惊，或闻虚响，或见异相，登高陟险，惊忤心神，气与涎郁，遂使惊悸。惊悸不已，变生诸证，或短气悸乏，体倦自汗，四肢浮肿，饮食无味，心虚烦闷，坐卧不安"，治宜"宁其心以壮胆气"，选用温胆汤、远志丸作为治疗方剂。认为怔忡因心血不足所致，亦有因感受外邪及饮邪停聚而致者，"夫怔忡者，此心血不足也。又有冒风寒暑湿，闭塞诸经，令人怔忡。五饮停蓄，堙塞中脘，亦令人怔忡"，治疗"当随其证，施以治法"。

唐宋以来，历代医家论述渐丰，相继有所发挥。金代刘完素在《素问玄机原病式·火类》中，记述了怔忡的临床表现，明确指出："心胸躁动，谓之怔忡。"成无已亦指出："悸者，心忪是也，筑筑惕惕然动，怔怔忪忪，不能自安者是矣。"（《伤寒明理论·悸》）并提出了心悸发生的原因不外"气虚"、"停饮"二端。元代朱丹溪又提出了血虚致病的理论，认为惊悸与怔忡均由血虚所致，并强调了痰的致病作用。《丹溪心法·惊悸怔忡》中提出心悸当责之虚与痰，说："惊悸者血虚，惊悸有时，以朱砂安神丸"、"怔忡者血虚，怔忡无时，血少者多；有思虑便动，属虚；时作时止者，痰因火动"、"肥人属痰，寻常者多是痰。"

明清时期，对心悸的认识，百家争鸣，各有发挥，论述更为精要。如明代虞抟《医学正传·怔忡惊悸健忘证》认为惊悸、怔忡与肝胆有关，并对惊悸、怔忡两者的区别作了具体叙述："怔忡者，心中惕惕然动摇，而不得安静，无时而作者是也；惊悸者，蓦然而跳跃惊动，而有欲厥之状，有时而作者是也。"李梴《医学入门·惊悸怔忡健忘》指出："怔忡因惊悸久而成。"王肯堂《证治准绳·杂病·悸》承接《丹溪心法》"悸者怔忡之谓"的说法，明确提出："悸即怔忡，而今人分为两条，谬矣。"在引起心悸的原因方面，则认为"有汗吐下后正气内虚而悸者，有邪气交击而悸者，有荣卫涸流脉结代者，则又甚焉"。张景岳对惊悸、怔忡的病因病机和证治论述较全面，他在《景岳全书·怔忡惊恐》中，认为惊有因病而惊和因惊而病二证，因病而惊当察客邪，以兼治其标；因惊而病，宜"安养心神，滋培肝胆，当以专扶元气为主"。并提出："主气强者不易惊，而易惊者必肝胆之不足者也。"认为怔忡由劳损所致，且"虚微动亦微，虚甚动亦甚"。在治疗及护理上则主张："速宜节欲节劳，切戒酒色"、"速宜养气养精，滋培根本。"

至叶天士，对惊悸的认识更臻完善，认为病因主要有内伤七情，操持劳损，痰饮或水湿上阻，清阳失旷；或本脏阳气自虚，痰浊乘侮，水湿内盛，上凌于心；或宿哮痰火，暑热时邪，内扰心神。在治疗上，除了沿用前代医家常法外，对温病后期阴虚液耗所致惊悸，在复脉汤基础上，去姜、桂、参等温补，加白芍以养营阴，或用酸枣仁汤、黄连阿胶汤等甘柔养心阴，反对妄用辛散走泄。对心悸重证，或交通心肾，或填补精血，或培中以宁心。清代王清任对瘀血导致的心悸作了补充，《医林改错·血府逐瘀汤所治症目》说："心跳心忙，用归脾安神等方不效，用此方百发百中。"唐容川《血证论·怔忡》亦说："凡思虑过度及失血家去血过多者，乃有此虚证，否则多挟痰瘀，宜细辨之。"

三、范围

据本病的临床证候表现，西医学之各种原因引起的心律失常，如心动过速、心动过缓、过早搏动、心房颤动与扑动、房室传导阻滞、束支传导阻滞、病态窦房结综合征、预激综合征、心力衰竭、心肌炎、心包炎以及一部分神经症等，有本病表现者，可参考本篇辨证治疗，其他多种病证，如痹证、胸痹、咳喘、水肿、眩晕、热病等伴见心悸者，也可参考本篇辨证论治，并与有关篇章联系处理。

四、病因病机

惊悸怔忡的病因较为复杂，既有体质因素、饮食劳倦或情志所伤，亦有因感受外邪或药物中毒所致，其中体质素虚是发病的根本。病机包括虚实两方面，虚为气血阴阳亏虚，引起心神失养；实则痰浊、瘀血、水饮，而致心神不宁。

1. 心虚胆怯　心主神志，为精神意识活动之中枢，故《灵枢·邪客》云："心者，五脏六腑之大主也，精神之所舍也。"胆性刚直，有决断的功能。心气不虚，胆气不怯，则决断思虑，得其所矣。凡各种原因导致心虚胆怯之人，一旦遇事有所大惊，如忽闻巨响，突见异物，或登高陟险即心惊神摇，不能自主，惊悸不已，渐次加剧，稍遇惊恐，即作心悸，而成本病。故《济生方》指出："夫惊悸者，心虚胆怯之所致也。"

2. 心血不足　心主血，血赖心气的推动才能运行周身，荣养脏腑四肢百骸，故《素问·五脏生成篇》云："诸血者，皆属于心。"而心脏亦因有血液的奉养方能维持正常的生理活动。若禀赋不足，脏腑虚损；或病后失于调养；或思虑过度，伤及心脾；或触事不意，真血亏耗；或脾胃虚衰，气血生化乏源；或失血过多等，均可导致心血亏虚，使心失所养而发为惊悸、怔忡。《丹溪心法·惊悸怔忡》说："人之所主者心，心之所养者血，心血一虚，神气不守，此惊悸之所肇端也。"

3. 肝肾阴虚　肝藏血，主疏泄。肝阴亏虚导致心悸主要有 2 种情况：一是肝阴不足，肝血亏耗，使心血亦虚，心失所养而发为心悸。如《石室秘录》说："心悸非心动也，乃肝血虚不能养心也。"二是肝阴不足，则肝阳上亢，肝火内炽，上扰心神而致心悸。"肝为心母，操用神机，肝木与心火相煽动，肝阳浮越不僭，彻夜不寐，心悸怔忡，有不能支持之候"（引自《清代名医医案精华·凌晓五医案》）。

肝肾同源，肝阴不足亦可导致肾阴不足，肾水亏损亦可影响肝阴的亏耗。所以《石室秘录》谓："怔忡之证，扰扰不宁，心神恍惚，惊悸不已，此肝肾之虚而心气之弱也。"对于惊悸怔忡之发生与肝、肾的关系作了扼要说明。

4. 心阳不振　心主阳气，心脏赖此阳气维持其生理功能，鼓动血液的运行，以资助脾胃的运化及肾脏的温煦等。若心阳不振，心气不足则无以保持血脉的正常活动，亦致心失所养而作悸。心之阳气不足，一则致心失所养，心神失摄而为心悸，即心本身功能低下；再则是心阳不足，气化失利，水液不得下行，停于心下，上逆亦可为悸。另外，心气不足，血行不畅，心脉受阻，亦可致惊悸怔忡。因此，心气不足而致的惊悸怔忡，常虚实夹杂为患。

5. 痰饮内停　关于痰饮内停而致本病者，历代医家均十分重视。如《金匮要略》即提及水饮停聚的心悸，《丹溪心法》、《血证论》等亦谈到痰浊所致的心悸。《血证论·怔忡》说："心中有痰者，痰入心中，阻其心气，是以心跳不安。"至于痰饮停聚的原因，大致有以下几个方面。心血不足，如《证治汇补·惊悸怔忡》说："心血一虚，神气失守，神去则舍空，舍空则郁而停痰，痰居心位，此惊悸之所以肇端也”；脾肾阳虚，肾阳不足，开阖失司，膀胱气化不利，脾失健运，转输失权，则湿浊内停，脾肾阳虚，不能蒸化水液，而停聚成饮，寒饮上迫，心阳被抑，则致心悸；火热内郁，煎熬津液而成痰浊。如《医宗必读·悸》认为，心悸“证状不齐，总不外于心伤而火动，火郁而生涎也”。可见临床上痰饮内停致生本病者，多是虚实兼见，病机较为复杂。

6. 心血瘀阻　心主血脉，若因心气不足，心阳不振，阳气不能鼓动血液运行；或因寒邪侵袭，寒性凝聚，而使血液运行不畅甚至瘀阻；或因痹证发展，“脉痹不已，复感于邪，内舍于心”（《素问·痹论篇》）而成心痹，均会导致心脉瘀阻，而引起心悸怔忡。

7. 邪毒犯心　感受风寒湿邪，合而为痹，痹证日久，复感外邪，内舍于心，痹阻心脉，心血运行受阻，发为心悸；或风寒湿热之邪，由血脉内侵于心，耗伤心气心阴，亦可引起心悸；或温病、疫毒等毒邪犯心，灼伤营阴，耗伤气血，心神失养，亦可见心悸。

惊悸怔忡的病位主要在心，由于心神失养或不宁，引起心神动摇，悸动不安。但其发病与脾、肾、肺、肝四脏功能有关。

其病机变化主要有虚实两方面，以虚证居多，也可因虚致实，虚实夹杂。虚者为气、血、阴、阳亏损，使心失所养，而致心悸，实者多由痰火扰心，水饮上凌或心血瘀阻，气血运行不畅而引起。虚实之间可以互相转化。实证日久，正气亏耗，可分别兼见气、血、阴、阳之亏损，而虚证则又往往兼见实象。如阴虚可致火旺或夹痰热，阳虚易夹水饮、痰湿，气血不足易伴见气血瘀滞。痰火互结每易伤阴，瘀血可兼痰浊。此外，老年人怔忡多病程日久，往往进一步可以发展为气虚及阳，或阴虚及阳而出现心（肾）阳衰，甚则心阳欲脱，更甚者心阳暴脱而成厥、脱之变。

五、诊断与鉴别诊断

（一）诊断

1. 发病特点　本病病位在心，病机性质主要有虚实两方面。发作常由情志刺激、惊恐、紧张、劳倦过度、饮酒饱食等因素而诱发。多见于中老年患者。

2. 临床表现　自觉心慌不安，心跳剧烈，神情紧张，不能自主，心搏或快速，或缓慢，或心跳过重，或忽跳忽止，呈阵发性或持续不止。伴有胸闷不适，易激动，心烦，少寐多汗，颤抖，乏力，头晕等。中老年发作频繁者，可伴有心胸疼痛，甚至喘促，肢冷汗出，或见晕厥。脉象可见数、疾、促、结、代、沉、迟等变化。心电图、监测血压及 X 线胸部摄片等检查有助于明确诊断。

（二）鉴别诊断

1. 胸痹心痛　除见心慌不安，脉结或代外，必以心痛为主症，多呈心前区或胸骨后刺痛、闷痛，常因劳累、感寒、饱餐或情绪波动而诱发，多呈短暂发作。但甚者心痛剧烈不止，唇甲紫绀或手足青冷至节，呼吸急促，大汗淋漓，直至晕厥，病情危笃。胸痹心痛常可与心悸合并出现。

2. 奔豚　奔豚发作之时，亦觉心胸躁动不安，《难经·五十六难》：“发于小腹，上至心下，若豚状或上或下无时。”称之为肾积。《金匮要略·奔豚气病脉证治》：“奔豚病从小腹起，上冲咽喉，发作欲死，复还止，皆从惊恐得之。”其鉴别要点在于：惊悸怔忡系心中剧烈跳动，发自于心；奔豚乃上下冲逆，发自小腹。

3. 卑惵　卑惵与怔忡相类，其症“痞塞不饮食，心中常有所怯，爱处暗室，或倚门后，见人则惊避，似失志状”（《证治要诀·怔忡》）。其病因在于“心血不足”。怔忡亦胸中不适，心中常有所怯。惊悸、怔忡与卑惵鉴别要点在于：卑惵之胸中不适由于痞塞，而惊悸、怔忡缘于心跳，有时坐卧不安，并不避人。而卑惵一般无促、结、代、疾、迟等脉象出现。

六、辨证论治

（一）辨证

1. 辨证要点

（1）分清虚实：惊悸、怔忡证候特点多为虚实相兼，虚者系指脏腑气血阴阳亏虚，实者多指痰饮、瘀血、火邪之类。痰饮、瘀血等虽为病理产物或病理现象，但在一定情况下，可形成惊悸、怔忡的直接病因，如水停心下、痰火扰心、瘀阻心脉等。因此辨证时，不仅要注意正虚一面，亦应重视邪实一面，并分清虚实之程度。正虚程度与脏腑虚损情况有关，即一脏虚损者轻，多脏虚损者重。在邪实方面，一般来说，单见一种夹杂者轻，多种合并夹杂者重。

（2）辨明惊悸、怔忡：大凡惊悸发病，多与情志因素有关，可由骤遇惊恐，忧思恼怒，悲哀过极或过度紧张而诱发，多为阵发性，实证居多，但也存在正虚因素。病来虽速，病情较轻，可自行缓解，不发时如常人。怔忡多由久病体虚、心脏受损所致，无精神因素亦可发生，常持续心悸，心中惕惕，不能自控，活动后加重。病来虽渐，病情较重，每属虚证，或虚中夹实，不发时亦可见脏腑虚损症状。惊悸日久不愈，亦可形成怔忡。

（3）结合辨病辨证：对惊悸、怔忡的临床辨证应结合引起惊悸、怔忡原发疾病的诊断，以提高辨证准确性，如功能性心律失常所引起的心悸，常表现为心率快速型心悸，多属心虚胆怯，心神动摇；冠心病心悸，多为阳虚血瘀，或由痰瘀交阻而致；病毒性心肌炎引起的心悸，初起多为风温干犯肺卫，继之热毒逆犯于心，随后呈气阴两虚，瘀阻络脉证；风心病引起的心悸，多由风湿热邪杂至，合而为痹，痹阻心脉所致；病态窦房结综合征多由心阳不振，心搏无力所致；慢性肺源性心脏病所引起的心悸，则虚实兼夹为患，多心肾阳虚为本，水饮内停为标。

（4）详辨脉象变化：脉搏的节律异常为本病的特征性征象，故尚需辨脉象，如脉率快速型心悸，可有一息六至之数脉，一息七至之疾脉，一息八至之极脉，一息九至之脱脉，一息十至以上之浮合脉。脉率过缓型心悸，可见一息四至之缓脉，一息三至之迟脉，一息二至之损脉，一息一至之败脉，两息一至之夺精脉。脉律不整型心悸，脉象可见有数时一止，止无定数之促脉；缓时一止，止无定数之结脉；脉来更代，几至一止之代脉，或见脉象乍疏乍数，忽强忽弱。临床应结合病史、症状，推断脉症从舍。一般认为，阳盛则促，数为阳热，若脉虽数、促而沉细、微细，伴有面浮肢肿，动则气短，形寒肢冷，舌质淡者，为虚寒之象。阴盛则结，迟而无力为虚寒，脉象迟、结、代者，一般多属虚寒，其中结脉表示气血凝滞，代脉常表示元气虚衰、脏气衰微。凡久病体虚而脉象弦滑搏指者为逆，病情重笃而脉象散乱模糊者为病危之象。

2. 证候

[心虚胆怯]

（1）症状：心悸，善惊易恐，坐卧不安，多梦易醒，食少纳呆，恶闻声响。舌象多正常，脉细略数或弦细。

（2）病机分析：心虚则神摇不安，胆怯则善惊易恐，故心悸多梦而易醒；心虚胆怯，脾胃失于健运，故食少纳呆；胆虚则易惊而气乱，故恶闻声响；惊则脉细小数，心肝血虚则脉细略数或弦细。

［心脾两虚］

（1）症状：心悸气短，头晕目眩，面色不华，神疲乏力，纳呆腹胀。舌质淡，脉细弱。

（2）病机分析：心主血脉，脾为气血生化之源，心脾两虚则气血生化不足，血虚不能养心，则致心悸气短；血虚不能上荣于头面，故头晕目眩，面色不华；心脾两虚，气血俱亏，故神疲乏力；脾虚失于健运，故纳呆腹胀；舌为心苗，心主血脉，心血不足，故舌质淡，脉细弱。

［心阴亏虚］

（1）症状：心悸易惊，心烦失眠，口干，五心烦热，盗汗。舌红少津，脉细数。

（2）病机分析：心阴亏虚，心失所养，故心悸易惊；心阴亏虚，心火内生，故致心烦，不寐，五心烦热；虚火逼迫津液外泄则致盗汗；虚火耗津以致口干；舌红少津，脉细数，为阴虚有热之象。

［肝肾阴虚］

（1）症状：心悸失眠，五心烦热，眩晕耳鸣，急躁易怒，腰痛遗精。舌红少津，脉细数。

（2）病机分析：肾阴不足，肝阴亏损，故心悸、五心烦热；肝阳上亢故眩晕；肾水不足则耳鸣；肝火内炽，故易怒，引动心火则烦躁；阴虚火旺则舌红少津，细数之脉亦为肝肾阴虚之征。

［心阳不振］

（1）症状：心悸不安，动则尤甚，形寒肢冷，胸闷气短，面色㿠白，自汗，畏寒喜温，或伴心痛。舌质淡，苔白，脉虚弱，或沉细无力。

（2）病机分析：久病体虚，损伤心阳，心失温养，则心悸不安；不能温煦肢体，故面色㿠白，肢冷畏寒；胸中阳气虚衰，宗气运转无力，故胸闷气短；阳气不足，卫外不固，故自汗出；阳虚则寒盛，寒凝心脉，心脉痹阻，故心痛时作；阳气虚衰，无力推动血行，故脉象虚弱无力。

［水饮凌心］

（1）症状：心悸，胸脘痞满，渴不欲饮，小便短少或下肢浮肿，形寒肢冷，眩晕，恶心呕吐，泛涎。舌淡苔滑，脉弦滑或沉细而滑。

（2）病机分析：阳虚不能化水，水邪内停，上凌于心，饮阻气机，故见心悸，胸脘痞满，渴不欲饮，小便短少或下肢浮肿；饮邪内停，阳气不布，则见形寒肢冷；饮邪内停，阻遏清阳，则见眩晕；胃失和降，饮邪上逆，则恶心呕吐，泛涎。舌淡苔滑，脉弦滑或沉细而滑皆为阳虚饮停之象。

［痰浊阻滞］

（1）症状：心悸短气，心胸痞闷胀满，痰多，食少腹胀，或有恶心。舌苔白腻或滑腻，脉弦滑。

（2）病机分析：痰浊阻滞心气为本证的主要病机。正如《血证论·怔忡》所说："心中有痰者，痰入心中，阻其心气，是以心跳不安。"故见心悸短气之症；由于痰浊阻滞，上焦之气机不得宣畅，故见心胸痞闷胀满；中焦气机不畅，则致食少腹胀；胃失和降则见恶心；

痰多，苔腻，脉弦滑，均为内有痰浊之象。

[心血瘀阻]

（1）症状：心悸怔忡，短气喘息，胸闷不舒，心痛时作，或形寒肢冷。舌质暗或有瘀点、瘀斑，脉虚或结代。

（2）病机分析：或由心阳不振，或因阴虚血灼，或因痹证发展，均可导致血脉瘀阻，而使心失所养，引起心悸；血瘀气滞，心络挛急，不通则心痛，胸闷；气血不畅，则短气喘息；血脉不通，阳不外达故形寒肢冷；舌质暗，脉虚亦为血瘀之象；心脉瘀阻，气血运行失和，故脉律不匀，而成结代之象。

[邪毒犯心]

（1）症状：心悸，胸闷，气短，左胸隐痛。发热，恶寒，咳嗽，神疲乏力，口干渴。舌质红，少津，苔薄黄。脉细数，或结代。

（2）病机分析：外感风热，侵犯肺卫，故咳嗽，发热恶寒。表证未及发散，邪毒犯心，损及阴血，耗伤气阴，心神失养，故见心悸，胸闷；阴液耗损，口舌失润，故口干渴，舌少滓；气短，神疲乏力乃气虚表现。舌质红，苔薄黄为感受风热之象，脉细数或结代为气阴受损之征。

（二）治疗

1. 治疗原则

（1）补虚为基本治则：由于本证的病变部位主要在心，证候特点是虚实相兼，以虚为主，故补虚是治疗本病的基本治则。

（2）兼以祛邪：当视脏腑亏虚情况的不同，或者补益气血之不足，或者调理阴阳之盛衰，以求阴平阳秘，脏腑功能恢复正常，气血运行调畅。本病的邪实，以痰饮内停及瘀血阻络最为常见，故化痰涤饮、活血化瘀也为治疗本病的常用治则。又因惊悸、怔忡以心中悸动不安为主要临床症状，故常在补虚及祛邪的基础上，酌情配伍养心安神或镇心安神的方药。

总之，益气养血、滋阴温阳、化痰涤饮、活血化瘀及养心安神，为治疗惊悸怔忡的主要治则。

2. 治法方药

[心虚胆怯]

（1）治法：益气养心，镇惊安神。

（2）方药：平补镇心丹加减。方用人参、五味子、山药、茯苓益气健脾；天门冬、生地、熟地滋养心阴；肉桂配合前述药物，有鼓舞气血生长之效；远志、茯苓、酸枣仁养心安神；龙齿、朱砂镇惊安神；车前子可去。全方共奏益气养心，镇惊安神之功。

心虚胆怯而挟痰者，当用十味温胆汤为治。因为此类患者易受惊恐，故除药物治疗之外，亦当慎于起居，保持环境安静，方能使药物效用巩固。

此外，龙齿镇心丹、琥珀养心丹、宁志丸等方剂，也具有益气养心、镇心安神的功效，临床可酌情选用。

[心脾两虚]

（1）治法：健脾养心，补益气血。

（2）方药：归脾汤加减。方中用人参、黄芪、白术、炙甘草益气健脾，以资气血生化之源；当归、龙眼肉补养心血；酸枣仁、茯神、远志养心安神；木香理气醒脾，使补而不滞。

心血亏虚，心气不足，而见心动悸、脉结代者，可用炙甘草汤益气养血，滋阴复脉。方中用人参、炙甘草、大枣益气健脾；地黄、阿胶、麦门冬、麻仁滋阴养血；桂枝、生姜行阳气；加酒煎药，取其通利经脉，以增强养血复脉的作用。

心脾两虚，气血不足所致的心悸怔忡，亦可以选用十四友汤、益寿汤或七福饮等具有益气养血、养心安神功效的方剂进行治疗。

[心阴亏虚]

(1) 治法：滋养阴血，宁心安神。

(2) 方药：天王补心丹或朱砂安神丸。前方用天门冬、麦门冬、玄参、生地滋养心阴；当归、丹参补养心血；人参、茯苓补心气；酸枣仁、柏子仁、五味子、远志养心安神；朱砂镇心安神。后方用生地、当归滋阴养血；黄连清心泻热；朱砂镇心安神；甘草调和诸药。二方同为滋阴养血，宁心安神之剂，但前方偏于补益，清心作用较弱，以心气不足、阴虚有热者为宜；后者则重在清热，滋阴作用不强，对阴虚不甚而心火内动者较为适合。

除以上二方外，对心阴亏虚的患者，尚可采用安神补心丹或四物安神汤治疗。

[肝肾阴虚]

(1) 治法：滋养肝肾，养心安神。

(2) 方药：一贯煎合酸枣仁汤加减。一贯煎中，以沙参、麦门冬、当归、生地、枸杞子等滋养肝肾；川楝子疏肝理气。酸枣仁汤以酸枣仁养心安神；茯苓、甘草培土缓肝；川芎调血养肝；知母清热除烦。一贯煎侧重滋养肝肾，酸枣仁汤侧重养血安神，两方联合使用，可获滋补肝肾，补血宁心之功。若便秘可加瓜蒌仁，并重用生地；阴虚潮热，手足心热者，可加地骨皮、白薇；口渴者加石斛、玉竹。肝肾阴虚，虚火内炽，以致心肝火旺，而见心烦、急躁易怒、舌质红者，可加黄连、栀子清心泻火。

本证用一贯煎合朱砂安神丸治疗，亦可收到较好效果。此外，尚可用宁静汤加减化裁治疗。

[心阳不振]

(1) 治法：温补心阳。

(2) 方药：桂枝甘草龙骨牡蛎汤。方中桂枝、炙甘草温补心阳；生龙骨、生牡蛎安神定悸。心阳不足，形寒肢冷者，加黄芪、人参、附子；大汗出者，重用人参、黄芪，加煅龙骨、煅牡蛎，或加山茱萸，或用独参汤煎服；兼见水饮内停者，选加葶苈子、五加皮、大腹皮、车前子、泽泻、猪苓；夹有瘀血者，加丹参、赤芍、桃仁、红花等；兼见阴伤者，加麦门冬、玉竹、五味子；若心阳不振，以心动过缓为著者，酌加炙麻黄、补骨脂、附子，重用桂枝；如大汗淋漓，面青唇紫，肢冷脉微，喘憋不能平卧，为亡阳征象，当急予独参汤或参附汤，送服黑锡丹，或参附注射液静推或静滴，以回阳救逆。

[水饮凌心]

(1) 治法：振奋心阳，化气行水。

(2) 方药：苓桂术甘汤加味。本方主要功用是通阳行水，是“病痰饮者，当以温药和之”的代表方。方中茯苓，淡渗利水；桂枝、甘草，通阳化气；白术，健脾祛湿。兼见恶心呕吐，加半夏、陈皮、生姜；阳虚水泛，下肢浮肿，加泽泻、猪苓、车前子、防己、葶苈子、大腹皮；兼见肺气不宣，肺有水湿者，表现咳喘，加杏仁、前胡、桔梗以宣肺，葶苈子、五加皮、防己以泻肺利水；兼见瘀血者，加当归、川芎、刘寄奴、泽兰叶、益母草；若肾阳虚衰，不能制水，水气凌心，症见心悸，喘咳，不能平卧，尿少浮肿，可用真武汤。

［痰浊阻滞］

（1）治法：理气化痰，宁心安神。

（2）方药：导痰汤加减。方中以半夏、陈皮理气化痰；茯苓健脾渗湿；甘草和中补土；枳实、制天南星行气除痰。可加酸枣仁、柏子仁、远志养心安神。痰浊蕴久化热，痰热内扰而见心悸失眠，胸闷烦躁，口干苦，舌苔黄腻，脉象滑数者，则宜清热豁痰，宁心安神，可用黄连温胆汤加味。属于气虚夹痰所致的心悸，治宜益气豁痰，养心安神，可用定志丸加半夏、橘红。

［心血瘀阻］

（1）治法：活血化瘀

（2）方药：血府逐瘀汤加减。方中桃仁、红花、川芎、赤芍、牛膝活血祛瘀；当归、生地养血活血，使瘀去而正不伤；柴胡、枳壳、桔梗疏肝理气，使气行血亦行。

心悸怔忡虽以正虚为主，但瘀血阻滞心络为常见的病变。在运用本方时，可根据患者虚实兼夹的不同情况加减化裁。兼气虚者，可去柴胡、枳壳、桔梗，加黄芪、党参、黄精补气益气；兼血虚者，加熟地、枸杞子、制何首乌补血养血；兼阴虚者，去柴胡、枳壳、桔梗、川芎，加麦门冬、玉竹、女贞子、旱莲草等养阴生津；兼阳虚者，去柴胡、桔梗，酌加附子、肉桂、淫羊藿、巴戟天等温经助阳。

［邪毒犯心］

（1）治法：清热解毒，益气养阴。

（2）方药：银翘散合生脉散加减。方中重用金银花、连翘辛凉透表，清热解毒；配薄荷、牛蒡子疏风散热；芦根、淡竹叶清热生津；桔梗宣肺止咳；人参益气生津；麦门冬益气养生津；五味子生津止咳，共具清热解毒，益气养阴之功，治疗邪毒犯心所致气阴两虚，心神失养之证。热毒甚者，加大青叶、板蓝根；若夹血瘀，症见胸痛不移，舌质紫暗有瘀点、瘀斑者，加丹皮、丹参、益母草、赤芍、红花；若夹湿热，症见纳呆，苔黄腻者，加茵陈、苦参、藿香、佩兰；若兼气滞，症见胸闷、喜叹息者，可酌加绿萼梅、佛手、香橼等理气而不伤阴之品；口干渴，加生地、玄参；若邪毒已去，气阴两虚为主者，用生脉散加味。

当然，临床所见证候不止以上几种，且疾病进程中亦多有变化，故临证必须详审。遇有证候变化，治疗亦应随之而变化，切不可徒执一法一方。

对于惊悸怔忡的治疗，要抓住病变主要在心及重在调节 2 个环节。因其病主要在心，故常于方中酌用养心安神之品。凡活动后惊悸、怔忡加重者，宜加远志、酸枣仁、柏子仁，以助宁心之功。凡活动后惊悸怔忡减轻者，多为心脉不通，当加郁金、丹参、川芎之属，以增通脉之力。另一方面，本病发生亦与其他脏腑功能失调或虚损有关，因此，治疗又不可单单治心，而应全面考虑，分清主次；若原发在他脏，则应着重治疗他脏，以除病源。

本病晚期，气血双亏，阴阳俱损，临床表现常以心肾两衰为主，治疗中更应谨守益气与温阳育阴兼用之大法，以防阳脱阴竭之虞。

3. 其他治法

（1）单方验方

1）苦参 20 克，水煎服。适用于心悸而脉数或促的患者。

2）苦参合剂：苦参、益母草各 20 克，炙甘草 15 克，水煎服。适用于心悸而脉数或促者。

3）朱砂 0.3 克，琥珀 0.6 克，每日 2 次，吞服，适用于各种心动过速。

（2）中成药

1）珍合灵：每片含珍珠粉0.1克，灵芝0.3克，每次2~4片，每日3次。

2）宁心宝胶囊：由虫草头孢菌粉组成，每次2粒，每日3次。

3）稳心颗粒：由黄精、人参、三七、琥珀、甘松组成，每次9克，每日3次。

4）益心通脉颗粒：由黄芪、人参、丹参、川芎、郁金、北沙参、甘草组成，每次10克，每日3次。

5）灵宝护心丹：由红参、麝香、冰片、三七、丹参、蟾酥、牛黄、苏合香、琥珀组成，每次3~4丸，每日3~4次。

（3）药物外治：生天南星3克，川乌3克。共为细末，用黄蜡熔化摊于手心、足心。每日1次，晚敷晨取，10次为一个疗程。适用于心悸患者。

（4）针灸

1）体针：主穴选郄门、神门、心俞、巨阙。随证配穴：心胆气虚配胆俞，心脾两伤配脾俞，心肾不交配肾俞、太溪，心阳不振配膻中、气海，心脉痹阻配血海、内关。

2）耳针：选交感、神门、心、耳背心。毫针刺，每日1次，每次留针30分钟，10次为一个疗程。或用揿针埋藏或王不留行贴压，每3~5日更换1次。

3）穴位注射：选心俞、脾俞、肾俞、肝俞、内关、神门、足三里、三阴交。药用复方当归注射液，或复方丹参注射液，或维生素B_{12}，每次选2~3穴，每穴注射0.5~1毫升，隔日注射1次。

七、转归及预后

心悸仅为偶发、短暂阵发者，一般易治，或不药而解；反复发作或长时间持续发作者，较为难治，但其预后主要取决于本虚标实的程度，邪实轻重，脏损多少，治疗当否及脉象变化等情况。如患者气血阴阳虚损程度较轻，未兼瘀血、痰饮，病损脏腑单一，治疗及时得当，脉象变化不显著，病证多能痊愈。反之，脉象过数、过迟、频繁结代或乍疏乍数者，治疗颇为棘手，预后较差，甚至出现喘促、水肿、胸痹心痛、厥脱等变证、坏证，若不及时抢救，预后极差，甚至猝死。心悸初起，病情较轻，此时如辨证准确，治疗及时，且患者能遵医嘱，疾病尚能缓解，甚至恢复。若病情深重，特别是老年人，肝肾本已损亏，阴阳气血亦不足，如病久累及肝肾，致真气亏损愈重，或者再虚中夹实，则病情复杂，治疗较难。

八、预防与护理

治疗引起心律失常的基础疾病，如积极治疗冠心病、肺心病；对于高血压患者应控制好血压；有风湿热者则宜抗风湿；有高脂血症者应注意饮食清淡，并予以降脂药；积极预防感冒，防治心肌炎；严禁吸烟。

患者应保持精神乐观，情绪稳定，坚定信心，坚持治疗。对心虚胆怯及痰火扰心、阴虚火旺等引起的心悸，应避免惊恐及忧思恼怒等精神刺激。

轻症可从事适当体力活动，以不觉劳累，不加重症状为度，避免剧烈活动。对水饮凌心、心血瘀阻等重症心悸，应嘱其卧床休息，保持生活规律。

应饮食有节，进食营养丰富而易消化吸收的食物，忌过饥、过饱、烟酒、浓茶，易低脂、低盐饮食。心气阳虚者忌过食生冷，心气阴虚者忌辛辣炙煿，痰浊、瘀血者忌过食肥甘，水饮凌心者宜少食盐。

药物治疗十分重要，治疗过程中应坚持服药，症状缓解后，亦当遵医嘱服药巩固一段时间。

九、现代研究

（一）辨证治疗

严氏将本病的病因归纳为邪、情、痰、瘀、虚五个字。病机归纳为：痰饮、瘀血内停；或心阴亏虚、心气不足、气阴两伤；或阴阳失调；或心阳不振、心肾阳虚等。临床上主要采用益气养心法、温通心阳法、滋阴宁心法、养心定志法、化痰泻热法、活血通脉法、疏肝理气法等治疗。

王氏指出本病病因病机在于气阴不足为本，痰瘀互阻为标，治疗时须辨证与辨病相结合，审度虚实偏重或虚实并重，益气养阴治其本，化痰逐瘀治其标。强调无论“补”或“通”，都应以“通”为重点。益气养阴为主的基本方为：炙黄芪30克，生地、太子参各12克，麦门冬、玉竹、郁金、降香各10克，丹参15克，五味子6克。痰瘀并治的基本方为：瓜蒌、薤白、法半夏、陈皮、淡竹茹、石菖蒲、郁金、降香各10克，茯苓、丹参各15克。

袁氏认为，本病为本虚标实之证，气血阴阳不足为本，血瘀、痰浊、水饮等为标，以虚证为多，常虚实兼夹，治疗上采用益气养阴、温肾助阳、理气化瘀、健脾利湿、化痰清热、镇心安神为法，常用保元生脉饮（人参、黄芪、肉桂、麦门冬、五味子、炙甘草）、黄连温胆汤、血府逐瘀汤之类加减。

周氏等观察规范化中医辨证治疗本病的临床疗效。将150例本病患者随机单盲分成观察组100例、对照组50例，观察组采用规范化中医辨证治疗，对照组采用常规西药治疗。结果在症状改善方面，规范化中医辨证治疗比常规西药治疗疗效要好。

（二）分型治疗

1. 快速性心律失常　王氏等观察参麦注射液加稳心颗粒治疗急性病毒性心肌炎伴快速性心律失常的疗效。结果：治疗组应用参麦注射液加稳心颗粒后抗快速性心律失常的总有效率明显优于对照组。

宋氏等用复律煎剂治疗快速性心律失常患者，用心律平作对照。结果：治疗组总有效率优于对照组。

邢氏等观察养心定悸冲剂治疗快速性心律失常的临床疗效。结果：治疗组疗效要比对照组疗效好。

2. 缓慢性心律失常　治疗较困难，尤其是病窦综合征是一种较严重的顽固难治性心律失常。近年来中医治疗报道较多，且收到良好效果。

屈氏等治疗了86例缓慢性心律失常患者，将本病分为气阴两虚、气滞血瘀、痰湿阻遏3种证型，运用温阳通脉、益气化瘀、理气化痰等方法治疗，疗效满意。

冯氏等认为本病为心肾阳虚而导致阴寒凝滞，瘀血阻于心脉，属本虚标实之证，治疗当用温阳益气活血化瘀之法，以振奋心肾之阳气，使血脉流通，扶正复脉，经用此法治疗46例本病患者，临床症状改善明显。

刘氏等应用温通心阳、养血活血法治疗40例缓慢性心律失常患者，并设立阿托品对照组31例，结果治疗组在临床症状改善和动态心电图检查结果两方面均明显优于对照组。

杜氏用调律冲剂（由淫羊藿、黄芪、参三七、黄精、山楂、茶叶、炙甘草组成，具有温补心肾、化瘀复脉之功）治疗病态窦房结综合征取得较好疗效，且优于心宝丸对照组。

3. 早搏　钱氏验证了复方苦参颗粒剂（苦参、黄芪、党参、麦门冬、柏子仁、炙甘草）治疗室性早搏的疗效，与对照组心律平相比较，结果两组总有效率无明显差异。

樊氏用脉安颗粒（由人参、丹参、徐长卿、郁金、苦参组成）在临床上与普罗帕酮对照观察治疗各类早搏66例，结果两组总有效率相当，而对患者临床症状的改善方面明显优于对照组。

李氏等观察宁心汤（黄芪、炒白术、薏苡仁、谷芽、麦芽、茯苓等）治疗过早搏动患者206例。结果：治疗组总有效率优于对照组。

十、小结

惊悸、怔忡的病因主要是体质素虚（久病或先天所致的气血阴阳亏虚或脏腑功能失调）、情志内伤，以及外邪侵袭。此三者互相影响，互为因果．有主有从，其中体质素虚是发病的根本。本病的病位在心，但亦常与其他脏腑有密切关系。其病机变化不外虚、实两端。虚为气、血、阴、阳的亏虚，以致心气不足或心失所养；实则多为痰饮内停或血脉瘀阻，以致心脉不畅，心神不宁。虚实两者常互相夹杂，虚证之中，常兼痰浊、水饮或血瘀为患；实证之中，则多有脏腑虚衰的表现。

本病在临床上，应与胸痹心痛、奔豚、卑惵相鉴别。对于本病的辨证，应着重辨明惊悸与怔忡之不同，虚实夹杂的情况，脏腑亏损的程度，以及脉象的变化。

益气养血、滋阴温阳、涤痰化饮、活血化瘀为治疗惊悸怔忡的主要治则。心气不足治宜补益心气；心阴亏虚治宜滋养阴血、宁心安神；心脾两虚治宜健脾养心、补益气血；肝肾阴虚治宜滋养肝肾、养心安神；脾肾阳虚治宜温补脾肾、利水宁心；心虚胆怯治宜益气养心、镇惊安神；痰浊阻滞治宜理气化痰、宁心安神；血脉瘀阻治宜活血化瘀。因本病以心中悸动不安为主要临床特点，所以对各种证型的惊悸怔忡，都经常配伍养心安神的药物，有时尚需采用重镇安神之品，但重镇安神药一般不宜久用。

近几年来，应用中医药治疗缓慢性心律失常及快速性心律失常取得一定疗效，研究工作有一定的进展。

附方

（1）苓桂术甘汤（《金匮要略》）：茯苓　桂枝　白术　甘草。

（2）天王补心丹（《摄生秘剖》）：人参　玄参　丹参　茯苓　五味子　远志　桔梗　当归　天门冬　麦门冬　柏子仁　酸枣仁　生地。

（3）朱砂安神丸（《医学发明》）：朱砂　黄连　生地　当归　甘草。

（4）安神补心丹（《沈氏尊生》）：当归　生地　茯神　黄芩　川芎　白芍　白术　酸枣仁　远志　麦门冬　玄参　甘草。

（5）四物安神汤（《万病回春》）：生地　当归　白芍　熟地　麦门冬　酸枣仁　黄连　茯神　竹茹　栀子　朱砂　乌梅。

（6）归脾汤（《济生方》）：白术　茯神　黄芪　龙眼肉　酸枣仁　人参　木香　甘草　当归　远志。

（7）炙甘草汤（《伤寒论》）：炙甘草　大枣　阿胶　生姜　人参　生地　桂枝　麦门冬　麻仁。

（8）十四友汤（《和剂局方》）：人参　黄芪　茯神　肉桂　当归　酸枣仁　地黄　远

志　桃仁　阿胶　紫石英　龙齿　朱砂。

(9) 益寿汤（《世医得效方》）：人参　黄芪　远志　茯神　酸枣仁　柏子仁　木香　白芍　当归　甘草　大枣　紫石英。

(10) 七福饮（《景岳全书》）：人参　白术　远志　甘草　当归　酸枣仁　熟地。

(11) 一贯煎（《柳州医话》）：沙参　麦门冬　当归　生地　枸杞子　川楝子。

(12) 酸枣仁汤（《金匮要略》）：酸枣仁　甘草　知母　茯苓　川芎。

(13) 宁静汤（《石室秘录》）：熟地　玄参　麦门冬　白芍　酸枣仁　人参　白术　白芥子。

(14) 真武汤（《伤寒论》）：茯苓　芍药　白术　生姜　附子。

(15) 平补镇心丹（《和剂局方》）：龙齿　朱砂　人参　山药　肉桂　五味子　天门冬　生地　熟地　远志　茯神　酸枣仁　茯苓　车前子。

(16) 十味温胆汤（《医学入门》）：甘草　人参　陈皮　茯苓　熟地　半夏　酸枣仁　远志　枳实　五味子。

(17) 龙齿镇心丹（《和剂局方》）：龙齿　远志　天门冬　熟地　山药　茯神　车前子　麦门冬　桂心　地骨皮　五味子。

(18) 琥珀养心丹（《证治准绳》）：琥珀　龙齿　石菖蒲　远志　黑豆　甘草　茯神　酸枣仁　人参　当归　生地　朱砂　黄连　柏子仁　牛黄。

(19) 宁志丸（《证治准绳》）：人参　茯神　茯苓　远志　柏子仁　酸枣仁　当归　琥珀　石菖蒲　朱砂　乳香。

(20) 导痰汤（《济生方》）：半夏　橘红　茯苓　甘草　天南星　枳实。

(21) 温胆汤（《备急千金要方》）：半夏　橘红　茯苓　甘草　竹茹　枳实　大枣。

(22) 定志丸（《和剂局方》）：石菖蒲　远志　人参　茯神　朱砂。

(23) 血府逐瘀汤（《医林改错》）：当归　生地　桃仁　红花　枳壳　赤芍　柴胡　甘草　桔梗　川芎　牛膝。

(24) 银翘散（《温病条辨》）：金银花　连翘　桔梗　薄荷　竹叶　甘草　荆芥　淡豆豉　牛蒡子。

(25) 生脉散（《备急千金要方》）：人参　麦门冬　五味子。

(26) 桂枝甘草龙骨牡蛎汤（《伤寒论》）：桂枝　炙甘草　龙骨　煅牡蛎。

(27) 独参汤（《景岳全书》）：人参。

(28) 参附汤（《正体类要》）：人参　附子。

（陈　劲）

第二节　胸痹心痛

胸痹者，乃胸间闭塞而痛也。其主证为胸憋，心痛。心痛多呈间歇性，其痛多向颈、臂或左上胸膺部延伸，常兼见心悸短气。严重病者出现四肢逆冷、汗出、脉微欲绝等“阳脱”危候。鉴于疼痛程度、兼挟症状和病程的新久，“胸痹”的病势较轻，感觉胸中气塞痞闷不舒，重者兼见胸痛和背痛。病势沉重者为“真心痛”。形成胸痹的原因大多为胸阳不足，阴乘阳位，气机不畅所致。即上焦阳虚，阴邪上逆，闭塞清旷之区，阳气不通之故。《医宗金鉴·胸痹心痛短气病脉证治》曰：“凡阴实之邪，皆得以乘阳虚之胸，所以病胸痹心痛。”

胸痹最早见于《灵枢・本脏》:“肺大则多饮,善病胸痹,喉痹逆气。”次见于《金匮要略・胸痹心痛短气病脉证治》:“胸痹,不得卧,心痛彻背者……”古代文献对胸痹的记载《诸病源候论・胸痹候》甚为详尽,“胸痹之候,胸中愊愊如满,噎塞不利,羽羽如痒,喉里涩,唾燥;甚者,心里强痞急痛,肌肉苦痹,绞急如刺,不得俯仰,胸前皮皆痛,手不能犯,胸满短气,咳唾引痛,烦闷,自汗出,或彻背膂。其脉浮而微者是也。”唐孙思邈对胸痹的证候论述亦甚明了:“胸痹之病,令人胸中坚满痹急痛……胸中愊愊而满短气咳,唾引痛,咽塞不利,羽羽如痒,喉中干燥,时咳欲呕吐,烦闷自汗出,或彻引背痛。”(《备急千金要方・胸痹第七》)

后世医家对胸痹的证候、脉象、治疗以及病理机转论述均有发展,如《类证治裁》曰:“胸痹胸中阳微不运,久则阴乘阳位而为痹结也。其症胸满喘息,短气不利,痛引心背,由胸中阳气不舒,浊阴得以上逆,而阻其升降,甚则气结咳唾,胸痛彻背。夫诸阳受气予胸中,必胸次空旷,而后清气转运,布息展舒。胸痹之脉,阳微阴弦,阳微知在上焦,阴弦则为心痛。此《金匮》《千金》均以通阳主治也。”又如余无言叙述:“所谓胸痹,统一胸部而言,且其痛,有放散性及牵掣性……有胁下逆抢心,诸逆心悬痛,心痛彻背,背痛彻心……”(《金匮要略新义》)

心痛者,古人有称为真心痛。《灵枢・厥病》曰:“真心痛,手足青至节,心痛甚,旦发夕死,夕发旦死。”《素问・脏气法时论》称心痛为“胸中痛”;《金匮要略・胸痹心痛短气病脉证治》形容心痛为“心痛彻背,背痛彻心”。《脉经・心小肠部第二》记载心痛脉象:“心脉……微急为心痛引背。”隋唐以后对心痛的论述有了发展,《诸病源候论・心痛病诸候》曰:“心痛者,风冷邪气乘于心也。其痛发,有死者,有不死者,有久成疹者。心为诸脏主而藏神,其正经不可伤,伤之而痛,为真心痛,朝发夕死,夕发朝死。心有支别之络脉,其为风冷所乘,不伤于正经者,亦令心痛,则乍间乍甚,故成疹不死。又心为火,与诸阳汇合,而手少阴心之经也。若诸阳气虚,少阴之经,气逆,谓之阳虚阴厥,亦令心痛,其痛引喉是也。”这里确切地说明心痛的病因为“风冷邪气”侵及于心,“支别之络脉”而成疾,并将心痛分为“乍间乍甚”及“成疹不死”之轻症,“朝发夕死,夕发朝死”的重笃危象。

《备急千金要方・胸痹第七》对心痛之危候认识颇清楚,心痛“不治之,数日杀人”。此者,虽然指出了本病预后不良,但也指出尚有治疗机会。

后世医家对心痛的论述亦甚多,《丹台玉案》曰:“卒然大痛无声,面青气冷,咬牙噤齿,手足冰冷者,乃真心痛也。又如《世医得效方》说,心痛“不暇履治”,未得到医生治疗即死,明代李梴形容“一至即死”心痛来势之急。

古人曾将心痛和胃脘痛误认为一证,使后人认识含糊,很难辨识,至明代王肯堂对心痛和胃脘痛有了明确的认识。《证治准绳》曰:“或问丹溪言,心痛即胃痛,然乎?曰:心与胃各一脏,其病形不同,因胃脘痛处在心下,故有当心而痛之名,岂胃脘痛即心痛者哉!历代方论,将二者混叙于一门,误自此始。”这里明确地指出心痛与胃脘痛为两种病,不应混淆。

综上所述,历代文献虽然有单言胸痹,或单言心痛,但胸痹、心痛二者的病变部位皆在心胸,而且常常为共同发生,又相互影响,故二者的病因、证候以及治疗有着密切联系,因此本文合而述之。

临床上,究其病因、病理和脏腑辨证相结合的原则,本病可分为13个证候类型:①外感风寒、内舍于心；②阳虚气滞、痰涎壅塞；③阳气不足，脉行不畅；④胸中气塞、饮邪挟痰；⑤郁怒伤肝，气结胸膺；⑥怒火伤肝、气瘀停胸；⑦阴寒厥冷、遏阻心阳；⑧气滞血瘀、脉络闭阻；⑨心阴不足、内热灼营；⑩心气不足、心阳虚损；⑪心肾阳虚，津伤蚀气；⑫阴阳两虚，气血不继；⑬心阳欲脱，肺心衰竭。论其治法就胸痹心痛而言，实证固当用攻法，但不可一味地攻邪，适当照顾正气；虚证固当用补法，亦不可专恃补益，适当运用“通法”，补中寓“通”，既可补而不滞，亦是通痹止痛之方法。

一、证候治疗

（一）外感风寒　内舍于心

1. 四诊摘要　胸痛胸闷，虚里处隐隐作痛，咳嗽痰多，形寒畏冷，头痛身疼，骨节烦痛，舌淡，肺浮紧。

2. 辨证分析　素体阳虚或心阳不振，摄生不慎外感六淫、风寒束表、内舍胸膺、阴占阳位、寒邪犯上、客凝胸中、胸阳不振、心脉痹阻或收缩或痉挛，故胸痛、胸闷、虚里处隐隐作痛；风寒束表，内合其肺，肺失肃降，故咳嗽痰多；肺主皮毛，故形寒畏冷；寒主收引，寒为阴邪，故头身关节烦疼，舌淡、脉浮紧乃外感风寒之征象。

3. 论治法则　助阳解表，宣痹通络。

4. 首选方剂　麻黄附子细辛汤《伤寒论》方解：体质素来心气不足或阳虚之体，或有胸痹心痛宿疾。一旦外感风寒，寒邪遏闭心阳，阳气不展，心脉痹阻，胸痹心痛辄发。方用附子温经助阳，离空高照，阴霾自散；麻黄辛温发汗解表，开无形肺气，细辛发汗化痰，祛风止痛。三药合用，内助阳宣痹，外解表通络，宿疾邪病同治。古方组合之妙，异病同治之法，实开后学另一法门。

5. 备用方剂　当归四逆汤《伤寒论》方解：本方仲景用来治疗手足厥寒，脉细欲绝之厥阴病，以养血祛寒为主，故冠以当归，病机乃血虚寒滞，营血内虚，阳气被阻，不能温于四末，不能温行脉中。此与外感风寒，内舍于心的胸痛心痛，有异病同治之理。方用桂枝、细辛温散寒邪，宣痹通络止痛；当归、白芍养血活血；白芍、甘草同用，可缓急止痛；通草可上通乳络，下达膀胱，入经通络，气机畅达，大枣养营和胃。诸药组成，共成助阳解表、宣痹通络之功。

6. 随症加减　咳嗽痰多者加葶苈子、紫苏子、头痛甚者加蔓荆子、白芷、川芎；关节烦疼，舌苔白腻者加威灵仙、苍术、薏苡仁；胸痛剧且四肢不温，冷汗出者，可含化苏合香丸，温开通窍止痛。

（二）阳虚气滞　痰涎壅塞

1. 四诊摘要　胸懑时痛，心痛彻背，胸脘痞满，胁下逆抢心，喘息短气不得卧，咳嗽，痰多而盛，神疲乏力，形寒肢冷，舌苔白或厚腻，舌质淡，脉弦滑或沉迟或紧数。

2. 辨证分析　本证由于风寒外束而致上焦阳气不足，阴邪上乘，寒饮停滞所引起。阴寒之邪入侵则凝滞，凝滞则气逆，气逆则胸痹心痛。《素问·举痛论》曰：“经脉流行不止，环周不休，寒气入经而稽迟，泣而不行，客于脉外则血少，客于脉中则气不通，故卒然而痛。”又说：“寒气客于脉外则脉寒，脉寒则缩蜷，缩蜷则脉绌急……故卒然而痛。”总之，其病机：一为痰涎壅塞，气滞不通；一为中焦虚寒，大气不运。前者为实证，后者为虚证。实证者，除见胸痛之主证外，尚有胸满，胁下逆抢心之症，因气滞于胸，故胸满较甚，同时又影响于肝胃，肝胃气逆，所以胁下之气又上逆抢心；虚证者，神疲乏力，形寒畏冷，发语音低，脉沉迟，乃气虚之故也。《金匮要略方论本义·胸痹》曰："胸痹自是阳微阴盛矣，心中痞气，气结在胸，正胸痹之病状也，再连胁下之气俱逆而抢心，则痰饮水气，俱乘阴寒邪动而上逆，胸胃之阳全难支拒矣。"此即余无言所称之；"胸痹而兼心痞气，气结在胸"之谓也。(《金匮要略新义》)

胸背为阳，寸口亦为阳。今上焦阳气不足，故寸口脉沉而迟，胃脘以上寒邪停滞，故关上脉小紧数，紧数相加出现弦滑之象。上焦阳虚气滞，故出现呼吸短促而喘息，咳嗽、唾痰以及胸背疼痛等症。《金匮要略论注》曰："谓人之胸中如天，阳气用事，故清肃时行，呼吸往还，不愆常态，津液上下，润养无壅；痹则虚而不充，其息乃不匀而喘，唾乃随咳而生。胸为前，背为后，其中气痹则前后俱痛，上之气不能常下，则下之气能时上而短矣。寸口主阳，因虚伏出不鼓则沉而迟，关主阴，阴寒相搏则小紧数。"舌苔白或白腻或厚，舌质淡，均因痰湿之故。

3. 论治法则　通阳散结，豁痰下气。

4. 首选方剂　瓜蒌薤白半夏汤。方解：瓜蒌开胸中之痰结；薤白辛温通阳；白酒之轻扬，能引药上行；半夏逐饮降逆，行阳破阴。《金匮要略编注》曰："……瓜蒌苦寒，润肺消痰而下逆气，薤白辛温，通阳散邪，以白酒宣通营卫，使肺通调，则痹自开矣。"本方出于《金匮要略》胸痹不得卧，心痛彻背者，瓜蒌薤白半夏汤主之"条，用于因胸阳不足，痰涎壅塞，病变在胸，喘息咳唾，心痛彻背者适合。

按：白酒为米酒之初熟者。《金匮要略语译》曰："白酒，有两说，曹颖甫即用高梁酒。《千金方》系白哉浆，《外台秘要》称白哉酒。哉，读'再'，程敬通解为酢浆，也就是米醋。"

5. 备用方剂　导痰汤。方解：半夏辛温性燥，功能燥湿化痰，消痞散结，橘红理气化痰，使气顺则痰降，气化则痰化，茯苓健脾利湿，甘草、生姜和中补脾，使脾健则湿化痰消，更加天南星、枳实、瓜蒌，使积聚之痰化，胸中正气得伸。《医方集解》曰：二陈汤"加胆星、枳实为导痰汤……导痰汤加木香、香附名顺气导痰汤，治痰结胸满，喘咳上逆。"

6. 随症加减　有热化之象者，如苔黄腻，舌质淡红时，瓜蒌薤白半夏汤去白酒加贝母、前胡，葶苈子；寒甚者去瓜蒌加附子、陈皮、杏仁、干姜；胸闷重者，酌加郁金、石菖蒲、檀香；胸痛剧者，酌选红花、延胡索、丹参，或加宽胸丸、冠心苏合丸等以辛温通阳，芳香化浊；痰阻络脉，咳痰不爽者，加远志、炙枇杷叶等。

胸痹、心痛其症除胸痛、心痛、喘息、咳唾、短气之外，尚有胸满，胁下逆抢心为实证，方用瓜蒌薤白白酒汤去白酒加厚朴、枳实、桂枝即枳实薤白桂枝汤，以通阳散结，降逆平冲，除主证之外尚有神疲乏力，形寒畏冷，发语低微，脉沉迟为虚证者，可用人参汤（即理中汤）补中助阳，阳气振奋，则阴寒自散。《医宗金鉴·胸痹心痛短气病脉证治》曰："心中，即心下也。胸痹病，心下痞气，闷而不通者虚也。若不在心下而气结在胸，胸满连胁下，气撞心者实也。实者用枳实薤白桂枝汤主之，倍用枳朴者，是以破气降逆为主也。虚者用人参汤主之（即理中汤），是以温中补气为主也。由此可知，痛有补法，塞因塞用之义也。"

（三）阳气不足　脉行不畅

1. 四诊摘要　心悸不安，胸闷气短，动则尤甚，伴见面色晄白，形寒肢冷，胸冷背凉，舌胖质淡、苔白，脉结代或虚弱无力。

2. 辨证分析 久病体虚，慢性疾患迁延日久，宗气不足；或急病暴病耗气伤阳，阳气脱泄，心气衰竭、虚脱；或老年体衰、脏气不足、心气衰退；或素体先天不足、心气心阳虚衰。心阳心气皆有热能含义，能推动血液在脉管内运引，生生息息，循环无端。“运血者，即是气”，（唐容川语）心气心阳有推动温煦血脉的作用。而今心气心阳虚衰、阳热温煦功能不足，“阳虚者，阴必凑之”，阴寒之邪阻滞血脉，导致血脉运行不畅，或见痉挛，或见阻塞，由于心居胸中膈上两肺之间，故见心悸不安胸闷；“心主身之血脉”（《素问·痿论》），血脉营养全身，心气不足，故见短气、胸闷、动则尤甚；心气心阳不足、血脉空虚，故见面色晄白，“血脱者，色白，天然不泽”，（《灵枢·决气》）即指此而言。阴阳互根，今心阳心气不足，“阳虚者，寒动于中”，故见形寒肢冷，胸冷背凉；“心气通于舌”（《灵枢·脉度》），心气足，心阳盛则舌红柔润，今心气、心阳不足，故舌淡；温煦失职，血行涩滞，故脉见结、代，或虚弱无力。

3. 论治法则 益气复脉。

4. 首选方剂 炙甘草汤。方解：《伤寒论·辨太阳病脉病并治》曰：“伤寒，脉结代，心动悸，炙甘草汤主之。甘草、生姜、人参、生地黄、桂枝、阿胶、麦门冬、麻仁、大枣，一名复脉汤。”方中炙甘草甘温益气，补心气，助心阳通经脉，利血气，治心悸不安，脉结代，是为君药；人参、大枣益气安胃，培补中州，“血化中焦”，资脉血之本源；生地黄、阿胶、麦冬、火麻仁补血滋阴，充养心阴，妙用桂枝、生姜辛温之品，振阳气，调营卫。合而用之，俾气血充足，阴阳调合，心阳得补，心阴得充，心之动悸，脉之结代者，自能恢复正常。本方在使用时，酒、水同煎是其特色。盖酒性辛热，可助行药势，温煦经脉，同时方中生地黄与酒同煎，临床证明养血复脉之力卓著。古人“地黄得酒良”之说，信不诬也。《肘后备急方》《备急千金要方》方书中，酒和地黄同用的方剂多具活血行血之功效。

5. 备用方剂 保阴煎《顾松园医镜》方解：方用龟甲、鳖甲血肉有情之品，滋补肾阴；生地黄、熟地黄、天冬、麦冬、玉竹补血养阴；磁石、酸枣仁安神镇惊除烦；茯苓、山药健脾和胃，以资化源；龙眼肉养心治怔忡；更用牛膝、地骨皮，活血通络，制其温补之品燥热之弊。诸药同用，共奏养阴补血、宁心安神之功。

6. 随症加减 脉迟无力者，加熟附子片；形寒肢冷者加桂枝、干姜；心烦失眠者加黄连、肉桂（交泰丸）；易感冒者加黄芪、防风；脘腹饱胀，连及胸膺者加百合、乌药；肝郁气滞、胃脘疼痛者加良姜、广木香（女子用香附）；头晕耳鸣者加天麻、夏枯草。

（四）胸中气塞 饮邪挟痰

1. 四诊摘要 胸闷短气，头晕目眩，胸胁支满，咳逆吐涎，小便不利，舌苔薄白，舌质淡，脉沉细。

2. 辨证分析 本证因寒邪犯肺，胸中气塞，饮邪挟痰所致。本证为胸痹之轻症，所以只出现胸中气塞短气，尚未发展到胸痛。短气是由于水气阻滞所致，因肺主通调水道，水道不通，则阻碍其呼吸之路，故发生短气。《金匮要略补注》曰：“胸痹既有虚实，又有轻重，故痹之重者，必彻背彻心者也，轻者不然，然而何以亦言痹，以其气塞而不舒，短而弗畅也。”《医宗金鉴·胸痹心痛短气病脉证治》曰：“胸痹胸中急痛，胸痛之重者也，胸中气塞，胸痹之轻者也。胸为气海，一有其隙，若阳邪干之则化火，火性气开不病痹也。若阴邪干之则化水，水性气阖，故令胸中气塞短气，不足以息，而胸痹也。”

饮邪者，乃脾阳不运，以致水饮停聚。阳明经脉走胸，少阳经脉走胁，因经气既虚，水饮凝聚，影响经气输注，所以胸胁支满；头晕目眩，为饮邪上冒所致，咳逆吐涎为水饮上逆之故；小便不利，乃肾阳不能气化之故；舌苔脉象均为胸中气塞与饮邪之象。《金匮要略方论本义》曰："此痰饮之在胃，而痞塞阻碍及于胸胁，甚至支系亦苦满，而上下气行愈不能利，清阳之气不通，眩晕随之矣。此虽痰饮之邪未尝离胃，而病气所侵，已如斯矣。"

3. 论治法则 宣肺利水，疏利胃气。

4. 首选方剂 茯苓杏仁甘草汤、橘枳姜汤合方。方解：茯苓化水逐饮，杏仁利肺气，甘草和胃气，使中宫有权，肺气畅利，则水饮多消。《金匮要略补注》曰："……茯苓逐水，杏仁散结，用之当矣．又何于甘草，盖以短气则中土不足也，土为金之母也。"陈皮理气，枳实泄满，生姜温胃行水。曹颖甫曰："……湿痰阻气，以疏气为主，而橘皮、枳实以去痰。"（《金匮要略发微》）《神农本草经》曰："茯苓主胸胁逆气，杏仁主下气，甘草主寒热邪气，为治胸痹之轻剂。"

按：本证一属于饮，一属于气滞，这主要是以病机方面而言。而在临证中，二者不能截然分开。因此，二方合之而用，但临证也不应拘泥于此，可以分用，也可以与栝蒌薤白汤配伍运用。

5. 备用方剂 苓桂术甘汤。方解：方中茯苓健脾，渗湿利水为主药；桂枝通阳化气，温化水饮为辅药；白术健脾燥湿为佐药；甘草补脾益气，调和诸药为使药。四味合用，温运脾阳，可为治本之剂。《金匮要略》曰："病痰饮者，当以温药和之……短气有微饮，当从小便去之。"《删补名医方论》曰："茯苓淡渗逐饮出下窍，因利而去，故用以为君，桂枝通阳疏水走皮毛，从汗而解，故以为臣，白术燥湿，佐茯苓消痰以除支满，甘草补中，佐桂枝建土以制水邪也。"

6. 随症加减 呃逆者，酌加枳壳、竹茹、半夏；大便不实者，枳实易枳壳；有浮肿者，酌加薏苡仁、冬瓜皮、大腹皮、防己以健脾利湿。

（五）郁怒伤肝 气结胸膺

1. 四诊摘要 急躁易怒，心胸满闷，虚里隐隐作痛，头目、少腹胀痛，口苦咽干，呕恶不食，舌边红，苔薄黄，脉弦数。

2. 辨证分析 肝主疏泄，性喜条达，由于精神刺激，郁怒伤肝，而使肝脏疏泄功能过亢，肝气横逆上冲气结胸中，故见心胸满闷；气郁不畅，虚里隐隐作痛；气机不升不降，头目、少腹皆胀痛；肝气横逆，犯胃克脾，胃不纳，脾不运，故呕恶不食，肝气化火，故见口苦咽干，舌边红，苔薄黄，脉弦数。

3. 论治法则 平肝理气，清热泻火。

4. 首选方剂 龙胆泻肝汤（《医宗金鉴》） 方解《金匮翼》："肝火盛而胁痛者，肝火实也，其人气急善怒。"郁怒伤肝，肝气横逆上冲，气结胸中不得疏泄，从而化火，疾患生焉。方用苦寒之龙胆草泻肝胆之火，柴胡疏肝开郁，和解退热，二者同用泄肝疏肝，平肝皆寓意其中；黄芩、栀子泻热除烦；木通、车前子、泽泻清利湿热；阳邪伤阴劫液，肝体阴而用阳，故用生地黄、当归柔肝养肝，刚脏济之以柔，甘草和中解毒，"益用甘味之药"，肝气得疏得平，肝火得清得泻，肝脏得柔得养，方证合拍，收平肝理气、清热泻火之功效。

5. 备用方剂 柴胡疏肝散《景岳全书》方解：柴胡、炙甘草、枳壳、白芍乃仲景名方四逆散，能疏肝理气，调解心胸气机郁滞，胀闷不舒；柴胡配枳壳，一升一降，调畅气机；白芍伍甘草，疏缓心胸挛痛；香附理血中之气而循常道而行；川芎气中血药，活血兼理气，不失为备用方剂。

6. 随症加减 胸闷心痛甚者，加炒蒲黄、五灵脂、降香；热盛者加牡丹皮、栀子；胃痛泛酸者加黄连、吴茱萸；舌苔白厚腻者，加苍术、草豆蔻；便秘者加生大黄。

（六）怒火伤肝气瘀停胸

1. 四诊摘要　急躁易怒，气逆胸闷，心胸憋闷刺痛，痛引肩背内侧，口唇指甲青紫，舌紫或有瘀点、瘀斑，脉细涩或见结代。

2. 辨证分析　喜怒不节，情志内伤，怒火伤肝，气逆于上，郁积胸中，气滞而致血瘀，胸阳不能宣通，怒气、痰浊、瘀血阻塞心络，故心胸憋闷刺痛；心肺同居上焦，肺失肃降，故见气逆胸闷；手少阴心经循肩背而行，故痛引肩背内侧；舌紫或有瘀斑，脉细涩，为气滞血瘀所致；脉或见结代，乃心阳不足且有气滞之征。

3. 论治法则　平肝降气，活血化瘀。

4. 首选方剂　通窍治血汤《医林改错》方解：本证病机乃气滞血瘀，心阳痹阻，不能舒展，宜选用降气通络，活血化瘀，辛香化浊之药予之，通窍活血汤乃首选。方用川芎活血行气止痛，其辛香走散之力最强，张元素谓其“上行头目，下达血海”通达气血；赤芍活血，长于治疗血滞；桃仁破血行瘀；红花活血散瘀；红枣建中和胃，固其生化之源；老葱、鲜姜用其辛香之性味，行气化浊；尤妙用麝香走窜通闭，开窍镇痉，通络止痛，胸痹、心痛发作者，投之即止。用黄酒作煎，其辛温走窜之力，要有助于降气、活血。全方九味药有降气、止痛、活血、化瘀之功效。

5. 备用方剂　冠心苏合丸《中华人民共和国药典》方解：苏合香理气宽胸；乳香活血祛瘀，疗血滞之痛；檀香降气，又可清阳明之热，还可化太阴之湿；冰片通窍，散火止痛；青木香理气滞，“塞者通之”最为所长。诸药合用，有理气宽胸，活血通络，宣痹止痛之功效，常法炼蜜为丸，有缓图之意也。

6. 随症加减　胸闷不舒者，加瓜蒌、薤白、桂枝；畏寒肢冷者，加附子、肉桂；短气乏力者，加人参、炙甘草；胸膺刺痛明显，舌有瘀斑者加丹参、三七；舌苔白腐者加石菖蒲、郁金。

（七）阴寒厥冷　遏阻心阳

1. 四诊摘要　胸痛胸闷，心痛彻背，背痛彻心，四肢厥冷，喜暖喜温，面色苍白，或紫黯灰滞，爪甲青紫，脉沉紧，或结代，舌质淡或青紫。

2. 辨证分析　本证因先天禀赋不足，或后天折丧太过，阳气大虚，阴寒之气上冲，即《素问·举痛论》所指之“寒气客于背俞之脉……其俞注于心，故相引痛。”所以心痛牵引及背，背痛牵引及心，相互牵掣，疼痛剧烈，发作有时，经久不瘥。《金匮要略心典》曰：“心背彻痛，阴寒之气，遍满阳位，故前后牵引作痛，沈氏云：‘邪感心包，气应外俞，则心痛彻背，邪袭背俞，气从内走，则背痛彻心。俞脏相通，内外之气相引，则心痛彻背；背痛彻心”。又因寒气厥逆，病位偏下，病程较长，以痛为主，故四肢厥冷，爪甲青紫，脉象沉紧等，其他如面色苍白、喜暖喜温等均为阴寒之象。

3. 论治法则　扶阳通痹，峻逐阴邪。

4. 首选方剂　赤石脂丸。方解：乌头、附子、川花椒、干姜均为大辛大热之品，用之驱寒止痛，并用赤石脂温涩调中，收敛阳气，使寒去而正不伤。《医宗金鉴》曰：“既有附子之温，而复用乌头之迅，佐干姜行阳，大散其寒，佐蜀椒下气，大开其邪，恐过于大散大开，故复佐赤石脂人心，以固涩而收阳气也；《成方切用·祛寒门》曰：“此乃阴寒之气，厥逆而上干，横格于胸背经脉之间，牵连痛楚，乱其气血，扰其疆界……仲景用蜀椒、乌头，一派辛辣，以温散其阴邪，然恐胸背既乱之气难安，而即于温药队中，取用干姜之温，赤石脂之涩，以填塞厥气所横冲之新隧，俾胸之气自行于胸，背之气自行于背，各不相犯，其患乃除。”

5. 备用方剂　回阳饮。方解：方中人参大补元气，补气固脱；附子大辛大热，为祛寒之要药；配以炮姜辛苦大热，守而不走，散寒力大；佐以甘草和中益气，诸味合之，以达回阳复阴。《中医内科学杂病证治新义》曰：“本方为固气温阳之剂，人参补气固脱为主，四逆汤之温里回阳为辅，故用于虚脱，四肢厥冷，脉搏沉伏微弱者，有兴奋强壮强心之作用。”此方适合于胸痹心痛阴寒厥逆之象者。

6. 随症加减　寒邪冷气入乘心络，或脏腑暴感风寒上乘于心，令人卒然心痛或引背膂，甚者终年不瘥者用《医学启源》桂附丸，即赤石脂丸加桂枝，“每服 30 丸，温水下，觉至痛处即止，若不止加至 50 丸，以止为度；若是朝服，至午后再进 20 丸，若久心痛，每服 30 丸至 50 丸”。

胸痛并有瘀血征象者，酌加活血定痛之味，如川芎、赤芍、降香、乳香、延胡索、荜茇；肤冷自汗甚者，加黄芪、龙骨、牡蛎等。

若胸痛时缓时急，时觉胸中痞闷，并兼有其他湿象者，乃属寒湿留着，宜用薏苡附子散，以温化寒湿。若胸痹心痛，寒中三阴无脉者，回阳救急汤加猪胆汁，以其苦人心而通脉；泄泻者加升麻、黄芪；呕吐加姜汁，吐涎沫加盐炒吴茱萸。

（八）气滞血瘀　脉络闭阻

1. 四诊摘要　胸闷心痛，短气，喘息，心烦善恐，口唇、爪甲青紫，皮肤黯滞，苔白或干，舌质青紫，舌尖边有瘀点，脉细涩结代。

2. 辨证分析　本证为胸痹日久所致气滞血瘀之象。胸阳闭阻，气血逆乱，血脉不通，血行不畅，心失所养，则心气不足，气衰血涩，故血脉运行不利，进而导致瘀血塞络。如《血证论》所述：“气为血之帅，血随之而运行，血为气之守，气得之而静谧，结则血凝。”血凝“在于脉，则血凝而不流”（《素问·痹论》），气滞血瘀则不通，“不通则痛”，于是症见胸闷心痛，喘息，咳嗽，咯血，爪甲青紫，血瘀日久化热，烘热晡热，烦躁闷乱；当心气不匀，则出现结代脉；舌青紫、尖边瘀点为血瘀脉络之征。

3. 论治法则　行气活血，化瘀通络。

4. 首选方剂　血府逐瘀汤。方解：方中当归、川芎甘温辛散，养血通经活络；配生地黄之甘寒，和血养阴；合赤芍、红花、桃仁、牛膝活血祛瘀，通利血脉；柴胡以疏肝解郁；桔梗宣肺和气，以通百脉；枳壳理气，即“气为血帅，气行则血行”。总之，此方具有桃红四物汤与四逆散二方之综合作用，不仅能行血分之瘀滞，又善于解气分之郁结，活血而不耗血，祛瘀又能生新。此方适用于胸痹心痛之气滞血瘀重者。

5. 备用方剂　加味丹参饮。方解：丹参化瘀，檀香、砂仁调气，青皮行气；百合清心安神；乌药顺气止痛，川楝子理气止痛，郁金行气解郁、破瘀血。本方适用于气郁日久，瘀血停着胸痹心痛，气滞血瘀之轻者。

6. 随症加减　气郁化火，烦躁眩晕，口苦咽干者，酌加牡丹皮、桑叶、炒栀子、生石决明以清肝潜阳，若瘀血严重，疼痛剧者，但正气未衰，可酌加三棱、莪术、穿山甲（代）、土鳖虫破血消坚之味，或用蒲黄、五灵脂等份研细末冲服。《医学实在易·补遗并外备方》曰：“……治心痛血滞作痛，蒲黄、五灵脂（等份），生研每服三钱，酒煎服。”若有呕者，酌加三七、花蕊石等化瘀止血药；舌苔黄腻，口苦者，先用温胆汤加藿香、佩兰、杏仁、薏苡仁，清热利湿，苔化再用活血化瘀方。

（九）心阴不足　内热灼营

1. 四诊摘要　胸闷心痛，心悸怔忡，虚烦不眠，躁扰不宁，五心烦热，潮热盗汗，呼吸气短，或急促困难，口干饮少，咳嗽少痰，偶有咯血，尿赤便结，头晕目眩，苔少或干或无苔或剥苔，舌质红绛或青紫，脉细数或结代。

2. 辨证分析　本证为忧虑过度，气郁化火，火灼阴津，心阴不足之证。即所谓阴虚则生内热。《体仁汇编》曰："心虚则热收于内，心虚烦热也。"内热灼营，症见心悸、怔忡，虚烦不眠，五心烦热，躁扰不宁，《丹溪心法》曰："怔忡者血虚，怔忡无时，血少者多。"阴虚必耗伤阴血，血不养心，故胸闷心痛；阴虚则阳浮，神明失濡，故头晕目眩，《东垣十书》曰："心君不宁，化而为火……津液不行"，故内热灼津，则咳嗽痰少，咯血，尿赤便结；心虚日久，则心肺俱病，肺气损伤，故呼吸困难，少气无力；脉舌之征均为心阴亏损之故。

3. 论治法则　滋阴除烦，养心宁神。

4. 首选方剂　天王补心丹。方解：生地黄、玄参滋阴清虚热除烦，使心不为虚火所扰，为主药；辅以丹参、当归补血养心；党参、茯苓益心气；柏子仁、远志安心神，使心血足而神自藏，佐以天冬、麦冬之甘寒滋阴液以清虚养心；五味子、酸枣仁之酸温以敛心气，桔梗载药上行；朱砂入心安神，共以滋阴养血，补心阴。《删补名医方论》曰："心者主火，而所以主者神也，火盛则神困。心藏神，补神者必补其心，补心者必消其火，而神始安。补心丹故用生地……取其下足少阴以滋水，主水盛可以伏火（制约火势，不使偏亢），此非补心阳，补心之神耳……清气无如柏子仁，补血无如酸枣仁……参苓之甘以补心气，五味之酸，以收心气，二冬之寒，以清气分之火，心气和而神自归矣。当归之甘，以补心血，丹参之寒以生心血，玄参之咸，以清血中之火，血足而神自藏矣。更加桔梗为舟楫，远志为向导，和诸药，人心而安神明……"本方适用于胸痹心痛之心阴血不足，又兼心神不宁者。

5. 备用方剂　百合固金汤。方解：百合、生地黄、熟地黄滋润肺肾之阴，肾阴足则能交通心肾为主药；麦冬助百合以润肺止嗽；玄参助生地黄、熟地黄以滋肾清热为辅药，当归、白芍养血和阴；贝母、桔梗清肺化痰为佐药；甘草协调诸药。以上诸味合而用之，阴液充足，使心阴得养。

6. 随症加减　心悸怔忡，睡眠不宁，酌加龙齿、夜交藤，以养心安神，口燥咽干，酌加石斛以养胃阴；阳亢内热甚者，酌加焦柏、黄芩以降相火；神情躁扰者，酌加朱砂、龙骨、琥珀，以镇静安神；舌红苔剥，脉细数，酌加肥玉竹、磁石等养阴潜阳；盗汗严重者，酌加生龙骨、地骨皮以退虚热。

（十）心气不足　心阳虚损

1. 四诊摘要　心痛憋闷，心悸短气，面色㿠白，言语轻微，精神萎靡，一身尽肿，四肢无力，形寒肢冷，自汗纳少，小便不利，舌苔薄自，舌质淡，脉沉无力，或细或结代。

2. 辨证分析　本证因劳累疲乏，耗损心气，从而造成心气虚，心阳虚。心阳不足，气血运行不畅，心脉阻滞，则心痛憋闷；心气不足，心气虚弱，因虚而悸，故心悸气短，脉细而弱，《伤寒明理论》曰："其气虚者，由阳气内弱，心下空虚，正气内动而为悸也"；气来不匀，则脉有结代；心阳虚，则气不足，故精神萎靡；心阳不足，卫外之气不固，则自汗；阳虚则外寒，故有形寒肢冷；阳虚水泛，膀胱气化不利，故一身尽肿，小便不利，舌苔薄白，舌质淡亦为心阳不足之象。吴昆曰："夫面色萎白，则望之而知气虚矣，言语轻微，则闻之而知其气虚矣，脉切之而知其气虚矣。"

3. 论治法则　补养心气，温煦心阳。

4. 首选方剂　保元汤。方解：人参益气，黄芪固表，甘草和中，桂枝助阳，其中人参得桂枝之引导，则益心气之功更显，桂枝得甘草之和平，则温心阳而调理气血，所谓气虚不愈，诸药无效者，惟有益脾补肾。本方用人参、黄芪、甘草补中益气，恢复胃气，心气方得以而升，再酌以肉桂温下焦元阳，两顾脾肾。脾为后天之本，运化水谷之精微，心得谷气，心血而足，肾为先天之本，肾阳充沛，温煦心阳和心气，从而达到补心气，温煦心阳之功。本方适用于胸痹心痛之气怯者。

5. 备用方剂　四君子汤加附子、肉桂。方解：四君子汤甘温益气，健脾养胃；附子、肉桂温经散寒，使脾阳健运，心阳亦升，心气充足，因而气返血生，即所谓"阳旺则能生阴血"（《脾胃论》）。本方用于胸痹心阳虚，心气不足者适合。

6. 随症加减　精神萎靡，阳虚气怯甚者，可重用人参、黄芪；心痛甚者或阵发性心痛，酌加上油肉桂，丹参、川芎；呼吸气促而喘者，酌加蛤蚧、五味子；心悸失眠重者，酌加龙骨、牡蛎、酸枣仁、茯神等；头面、四肢浮肿者，酌加茯苓皮、冬瓜皮等利水之品。

（十一）心肾阴虚　津伤蚀气

1. 四诊摘要　心悸不宁，心烦易怒，短气，失眠艰寐，五心潮热，颧红口干，目眩，头晕耳鸣，盗汗口干，舌红少津，脉细数。

2. 辨证分析　究其病因，或为中焦脾胃虚弱，纳呆食少，或脾失健运，水谷精微不能濡养五脏六腑，皆可引起血的化源不足，心血、阴精、津液不足，造成心阴虚；或为大吐、大泻、大失血之后，导致心阴亏虚；或为热病后期，热邪伤阴，累及肾阴，故肾阴虚和心阴虚，每多同时互见，谓之心肾阴虚；或为七情内伤，"五志化火"，暗耗肾精阴血，导致心肾阴虚。是故心肾阴虚，水火未济，心火内动，犯扰神明，心神不定，故心悸不宁；心火亢盛，子病及母，肝火亢盛，故心烦易怒，失眠艰寐；肝火灼阴，肝体阴而用阳，"诸风掉眩，皆属于肝"，风阳上扰，故目眩、头昏；阴虚于下，阳亢于上，故颧红、口干，亢阳逼津外泄为盗汗；"阴虚者热生于内"，故见五心潮热，舌红少津，津伤蚀气，故见短气，细数脉，皆为阴虚之脉象也。

3. 论治法则　滋阴清火，养心安神。

4. 首选方剂　天王补心丹《摄生秘剖》方解：本方组成药物多为养阴安神药，生地黄、天冬、麦冬、玄参养阴精，增津液；丹参、当归补血养心，旨在补益心肾之阴而治其本；人参、茯苓补益心气；远志、柏子仁、酸枣仁宁心安神；五味子酸收，耗散心神，非敛不救，点睛之药，独具巧思；桔梗乃舟楫之品，载药上行，直达神明之府，更用朱砂为衣，入心安神。诸药协用，有滋阴清火，养心安神的功效。

5. 备用方剂　七福饮《景岳全书》方解：全方旨在益气养阴，宁心安神。人参、熟地黄相伍为两仪膏，益气、养阴、补血；当归、白术、炙甘草活血通络，健脾和胃，三药同伍、通心阳、利经脉、善治心悸不宁；酸枣仁、远志安神宁心。药仅七味，配伍得当。功效益气养阴，宁心安神。

6. 随症加减　心悸甚者，加入磁石、龙齿；腰酸遗精者，加入山茱萸、巴戟；挟有瘀热者，加入牡丹皮、泽兰；眩晕耳鸣者，加入天麻、钩藤；头痛者加入白芷、荷叶。

（十二）阴阳两虚　气血不继

1. 四诊摘要　胸闷心痛，夜卧憋醒，短气心悸，自汗，口干少津，头晕耳鸣，食少倦怠，腰酸肢软，恶风肢冷，或手足心热，夜尿频数，舌质红或黯，舌苔少或少津，脉弦细无力，或结代。

2. 辨证分析　本证因患胸痹已久，久病耗伤气血。气血两亏，血行不畅，心气不继，故见胸闷心痛，夜卧憋醒，心悸短气，舌质黯，脉来结代；阴血不足，则头晕耳鸣，手足心热；阳气虚衰，则食少倦怠，腰酸膝软，恶风肢冷，夜尿频数；苔薄少津，脉细弱。《长沙方歌括》曰："以患者正气大亏，无阳以宣其气，更无阴以养其心，此脉结代，心动悸之所由来也。"

3. 论治法则　益气补血，滋阴复脉。

4. 首选方剂　炙甘草汤。方解：炙甘草甘温，益气补中，化生气血，以复脉之本，为主药；党参、大枣补气益胃，以助气血生化之源；生地黄、阿胶、麦冬、火麻仁补心血，养心阴，以充养血脉；桂枝合炙甘草，以壮心阳，合生姜以通血脉，使血行旺盛，共为辅佐之味。诸药合用，心气复而心阳通，心血足而血脉充，从而达到益气养阴。《注解伤寒论》曰："补可以去弱，人参、甘草、大枣之甘，以补不足之气；桂枝、生姜之辛，以益正气……麻仁、阿胶、麦门冬、地黄之甘，润经益血，复脉通心也。"

5. 备用方剂　八珍汤。方解：党参甘温，补中益气；白术甘苦温，健脾助运；茯苓甘淡，合白术健脾渗湿，炙甘草甘温，益气补中，化生气血；熟地黄滋肾补血；当归补血养阴；白芍养血和阴；川芎活血行气。总之，四物治血虚，四君治气虚，更用生姜、大枣调和营卫，使气血互为生长，故本方适合于胸痹心痛之气血双亏者。

6. 随症加减　阴虚阳亢，头晕耳鸣，心烦易怒者，酌加钩藤、桑叶、牡丹皮、炒栀子；心神不宁，烦躁惊悸失眠者，酌加茯神、酸枣仁、远志、合欢皮、桑叶等，亦可加沉香、郁金、延胡索等以行气止痛；大便溏者去火麻仁加酸枣仁以养心宁心；心悸甚者，可酌加龙齿、朱砂，以镇心安神。

（十三）心阳欲脱　肺心衰竭

1. 四诊摘要　胸闷气憋，心痛频发，咳嗽喘息，吐血咯血，语言低微，冷汗淋漓，肢厥肤冷，重则神志昏蒙，沉睡不醒，或神昏谵语，舌质青紫或紫绛，苔少或黄燥，脉沉细虚数无力，或出现怪脉（鱼跃、雀啄、弹石……）。

2. 辨证分析　本证因病程日久，元气大亏，心脉瘀阻已极，心阳欲脱而致肺心衰竭之证。心气衰败，又肺气将竭，故气血瘀阻，症见胸闷气憋，心痛频发；气机不畅，则咳喘不宁，语言低微；阳气外散，阴不内守，则吐血、咯血；心阳耗尽，阳不达四末，则肢厥肤冷，汗为心之液，汗多则亡阳；真阳欲脱，真元外散，则神志昏蒙，沉睡不醒，或神昏谵语；舌脉之征，为血瘀络阻，真元告罄，阴阳绝离之象。余无言曰："……少阴之脉沉，尤不可一刻缓也。脉沉一证，不论在太阴、少阴，总属于阳虚，此即心脏衰弱之表现。"（《伤寒论新义》）

3. 论治法则　回阳救逆，益气固精。

4. 首选方剂　参附汤。方解：病势危笃，此时若不急用大温大补之味，不足回阳救脱，故方中以人参大补元气为主药，附子温壮真阳为辅佐药。二药合用，相得益彰，具有回阳固脱之功。方中药味较少，但药量宜重，以资药力迅速而功专。《删补名医方论》曰："补后天之气无如人参，补先天之气不如附子，此参附汤之所由立也……二药相须，用之得当，则能瞬息化气于乌有之乡，顷刻生阳于命门之内，方之最神捷者也。”本方适合于阳气暴脱，危在顷刻之胸痹心痛之急救，待至阳气来复，病情稳定之后，视病之转机，再行他法调理之。

5. 备用方剂　回阳救急汤。方解：本方附子大辛大热，温壮真阳，祛寒散邪为主药；人参大补元气为辅药；干姜温中散寒，协助附子加强回阳之力；肉桂温中散寒止痛；白术温健脾胃；茯苓渗湿；五味子生津敛汗；麝香芳香走窜，斩关直入，助参附姜桂以速奏殊功。诸味合之，功效回阳救逆，益气生脉。《成方切用·祛寒门》曰：“寒中三阴，阴盛则阳微，故以附子姜桂辛热之药，祛其阴寒，而以六君温补之药，助其阳气，五味合人参，可以生脉，加麝香者，通其窍也。”本方适用于胸痹心痛阴寒内盛，阳气衰微而见四肢厥冷之主候。何秀山曰：“此为回阳固脱，益气生脉之第一良方。”

6. 随症加减　喘急不得卧，为肾不纳气，酌加黑锡丹；脾阳亦虚者，加椒目、升麻、干姜。肺肾阴阳俱虚者，加五味子、蛤蚧尾；心神不宁并有瘀斑、唇绀、脉沉细涩，加丹参、朱砂、琥珀、沉香；呕吐涎沫或少腹痛，加盐炒吴茱萸；无脉者，加猪胆汁一匙呕吐不止者，加姜汁。

二、参考方

1. 细辛散（《备急千金要方》）　治胸痹达背痛。细辛3克，枳实9克，瓜蒌15～20克，生地黄9克，白术9克，桂心3克，茯苓9克，甘草3克，酒服。（方解：细辛辛温入心，散寒止痛，枳实行气消痞；瓜蒌宽胸散结；生地黄甘寒入心，滋阴凉血；白术、茯苓健脾益心气，桂心温中补阳，散寒止痛；甘草调和诸药，补中益气。诸味合之，温散胸中阴寒，使胸痹达背之痛缓解）。本方用于胸痹心痛彻背，背痛彻心者适合。

2. 前胡散（《备急千金要方》）　治胸中逆气，心痛彻背，少气不食。前胡、茯苓、白术、白芍桂心、当归、半夏、吴茱萸、麦冬、大枣、羊脂。（方解：前胡降气化痰，解胸中痞气；茯苓、白术健脾渗湿；白芍补血，益肝脾真阴，而收摄脾气之散乱；桂心温中补阳，散寒止痛；当归养血和血补阴；半夏降逆止呕，宽中消痞，下气散结；吴茱萸温中止痛，理气止呕；麦冬主心腹结气，伤中伤饱，胃络脉细；大枣补脾和胃，益气生津；羊脂补虚润燥。诸味合之温降胸中逆气，以止痛。）本方用于胸痹逆气，心痛彻背者适合。

3. 治中汤（《备急千金要方》）　治胸中满，噎塞。人参5～10克，白术9克，甘草3克，干姜3克，青陈皮各6克。（方解：人参补气益脾，白术健脾燥湿，甘草和中补土，干姜温中散寒，青陈皮理气散结化滞。《张氏医通》曰：“胸中愊愊，如满噎塞，习习如痒，喉中涩燥，唾沫，橘皮枳实生姜汤不应，用治中汤。”）本方用于胸痹心痛中满气结者适合。

4. 下气汤（《备急千金要方》）　治胸腹闭满，上气喘息。杏仁9克，槟榔5～9克。（方解：杏仁润肺降气，槟榔利气，疗胸腹胀。）本方应用于胸痹腹满，上气喘息者适合。

5. 三甲养心汤（《中医心病证治》）　治胸痹心痛心阴不足者。（方解：牡蛎养阴收敛，固涩潜阳；龟甲、鳖甲滋阴潜阳，散结通脉；丹参活血祛瘀，养血凉血；麦冬养阴生津；寄生养血通络，益血脉，制首乌益精血；女贞子、百合、墨旱莲、玄参养阴生精，补气升阳；竹茹甘微寒，疗惊悸怔忡，心烦躁乱。）本方对胸痹心痛，阴虚内热灼营者适合。

6. 附陈杏姜汤（验方）　治胸痹心痛之痰浊阻络。（方解：附子辛热，散寒止痛，陈皮理气健脾，燥湿化痰；杏仁降气行痰；生姜温中散寒。）本方用于胸痹心痛痰湿阻络之证。

7. 冠心二号（验方） 治胸痹心痛之气滞血瘀者。（方解：川芎活血行气止痛，丹参活血祛瘀，赤芍活血行滞，红花活血祛瘀，降香行瘀止痛。本方为活血而不破血，行气而不破气。）适用于胸痹心痛气滞血瘀者。

8. 四逆汤（《伤寒论》） 治胸痹心痛之心阳欲脱者。

9. 救脱汤（《类证治裁》） 治胸痹心痛之心阳欲脱之证。（方解：附片大辛大热，温阳散寒，人参补元气，黄芪补气固表；熟地黄主补血气，补益真阴，五味子生津敛汗，麦冬养阴生津。方由参附汤、生脉散，加熟地黄、黄芪而成，回阳、益气、救脱。）适用于胸痹，心痛，心阳欲脱者。

10. 膈下逐瘀汤（《医林改错》） 治胸痹心痛气血瘀阻者。（方解：方中当归、川芎、赤芍养血活血，牡丹皮清热凉血，活血化瘀；桃仁、红花、五灵脂破血逐瘀，配香附、乌药、枳壳、延胡索行气止痛，且增强逐瘀之力，甘草调和诸药，）本方适用于胸痹心痛气滞血瘀者。

三、文献别录

《灵枢·厥病》篇："厥心痛，与背相控，善瘈，如从后触其心，伛偻者，肾心痛也。"

《素问·举痛论》："寒气客于五脏，厥逆上泄，阴气竭，阳气未入，故卒然痛，死不知人，气复返则生矣。"

《脉经》："短而数，心痛心烦，寸口沉，胸中痛引背。吴上沉，心痛，上吞酸。寸口伏，胸中有逆气。寸口滑，胸满逆。"

《圣济总录》："心痛诸候，皆由邪气客于手心主之脉。盖少阴心之经，五脏六腑君主之官也。将神所舍，诸阳所合。其脏坚固，邪气未易以伤。是以诸邪在心，多在包络者，心主之脉也。其候不一，有寒气卒客于脏腑，发卒痛者；有阳虚阴厥，痛引喉者；有心背相引，善瘈伛偻者；有腹胀归于心而心痛甚者；有急痛如针锥所刺者；有其色苍苍，终日不得太息者；有卧从心间痛，作愈甚者；有发作种聚，往来上下，痛有休止者。或因于饮食，或从于外风，中脏既虚，邪气客之，痞而不散。宜通而塞。故为痛也。君主真心不痛，苦痛即实气相搏，手足厥冷，非治药之所及，不可不辨也。"

《仁斋直指方》："夫心为五官之主，百骸之所以听命者也，心之正经，果为风冷邪气所干，果为气血痰水所犯，则其痛掣背胀胁，胸烦咽干，两目赤黄，手足具青至节。朝发而暮殂矣。然心之包络，与胃口相应，往往脾痛连心，或阳虚阴厥。亦令心下急痛。或他脏之邪，亦有客乘于心者，是则心之别脉受焉，如所谓九种心痛皆是也。"

《医学正传》："有真心痛者，大寒触犯心君，又曰污血冲心。医者宜区别诸证而治之，无有不理也。"

《丹台玉案》："平素原无心痛之疾，卒然大痛无声，面青气冷，咬牙噤齿，手足如冰冷者，乃真心痛也。"

《证治准绳》："心痛者，手足厥逆而痛，身冷汗出，便溺清利或大便利而不渴，气微力弱，急以术附汤温之，寒厥暴痛，非久病也，朝发暮死，急当救之，是知久病无寒暴病非热也。"

《医门法律》："胸痹总因阳虚，故阴得乘之。"

《张氏医遥》："千金治胸痹达背痛，用细辛散。胸中逆气，心痛彻背，少气不食，用前胡汤。胸中幅幅如满，噎塞羽羽如痒，喉中涩燥唾沫，服橘皮枳实生姜汤。不应用治中汤，胸痹腹背闭满，上气喘息，用下气汤。胸背疼痛。用熨背散，足补金匮之未逮。”

《类证治裁》：“胸痹胸中阳微不运，久则阴乘阳位而为痹结也。其症胸满喘息，短气不利，痛引心背。由胸中阳气不舒，浊阴得以上逆，而阻其升降，甚则气结咳唾，胸痛彻痛，夫诸阳受气于胸中，必胸次空旷，而后清气转运，布息展舒。胸痹之脉，阳微阴弦，阳微知在上焦，阴弦则为心痛，此金匮千金均以通阳主治也。”

《医醇賸义·真心痛》：“真心痛者，水来克火，寒邪直犯君主，脘痛呕吐，身冷，手足青至节，甚则旦发夕死，茯苓四逆汤主之。”

《医醇賸义·厥心痛》：“厥心痛者，中寒发厥而心痛也，虽在包络，然已是心之外府，故手足厥逆，身冷汗出，便溺清利，甚亦朝发夕死。”

《王庆其医案医话集·治真心痛经验》：“听任继学先生介绍治疗真心痛经验：急性心肌梗死，病本在心，标在五脏；病因，情志、饮食、风寒；三气杂至，合而为病；病机，瘀、痰、热。治疗基本方：归尾（白酒洗）、川芎、金银花、土鳖虫。加减：手足厥冷加附子；疼痛加香樟梅皮粉（串雅内编·心痛门）；气滞加香附、郁金、檀香；寒滞加川椒、附子、干姜；妇人加仙茅、淫羊藿；补气阴加黄芪（上焦水炙、中焦蜜炙）、麦冬（30~40克，脾虚用炒），也可补阴中加肉桂或桂枝；气虚加党参或生晒参。心动过缓加麻黄、细辛、鹿角。急性期缓解后调理：命门火衰用右归饮，中气不足用补中益气汤；肝郁不舒用逍遥散。高血压用吴茱萸、青葙子泡脚；心痛用失笑散外敷心俞穴。食疗：千金鲤鱼汤、当归生姜羊肉汤等。转归：急性心梗3~7天是关键，大面积心梗者2小时服1次药，9天可下地，动静结合。”

（彭海平）

第三节　不寐

一、定义

不寐即失眠，指经常不易入寐，或寐而易醒，时寐时醒，或醒而不能再寐，甚至彻夜不寐，醒后常见神疲乏力，头晕头痛，心悸健忘，心神不宁，多梦等症。由于外感或内伤等病因，致使心、肝、胆、脾、胃、肾等脏腑功能失调，心神不安而成本病。不寐在古代书籍中称为“不得眠”、“目不瞑”，亦有称为“不得卧”者。

二、历史沿革

《灵枢·大惑论》较为详细地论述了“目不瞑”的病机，认为“卫气不得入于阴，常留于阳。留于阳则阳气满，阳气满则阳蹻盛；不得入于阴则阴气虚，故目不瞑矣”。《灵枢·邪客》对“目不瞑”更提出了具体的治法和方药：“补其不足，泻其有余，调其虚实，以通其道而去其邪，饮以半夏汤一剂，阴阳已通，其卧立至。”这种治疗方法至今对于临床仍有一定的指导意义。《灵枢·营卫生会》还论述了老年人“不夜寐”的病因病机，认为“老者之气血衰，其肌肉枯，气道涩，五脏之气相搏，其营气衰少而卫气内伐，故昼不精，夜不瞑”。《难经·四十六难》认为老人“血气衰，肌肉不滑，荣卫之道涩，故昼日不能精，夜不得寐也”的观点基本与此相同，对我们认识和治疗“不寐”也有很重要的参考价值。

汉代张仲景对“不寐”的临床证候和治法有详细的论述，丰富了《内经》的内容。如：“少阴病，得之二三日以上，心中烦，不得卧，黄连阿胶汤主之”（《伤寒论·辨少阴病脉证治》），“虚劳虚烦不得眠，酸枣仁汤主之”（《金匮要略·血痹虚劳病脉证治》）。前者是少阴病热化伤阴后的阴虚火旺证，后者是虚劳病虚热烦躁的不寐证。二方至今仍在临床广泛应用。

隋代巢元方《诸病源候论·大病后不得眠候》说：“大病之后，脏腑尚虚，荣卫未和，故生于冷热。阴气虚，卫气独行于阳，不入于阴，故不得眠。若心烦不得眠者，心热也。若但虚烦，而不得眠者，胆冷也。”指出脏腑功能失调和营卫不和是不寐的主要病机所在，并结合脏腑功能的变化对不寐的证候作了初步的分类。唐代孙思邈《千金翼方·卷一》中记载了丹砂、琥珀等一些重镇安神药，以及在半夏秫米汤基础上，拟选温胆汤等治疗“大病后虚烦不眠”，为秦汉以来治疗不寐增添了新的内容。王焘《外台秘要·伤寒不得眠方四首》中说：“虽复后仍不得眠者，阴气未复于本故也。”进一步阐明了在热病后，阴血耗损是引起失眠的常见原因，并收录了较多治疗失眠的方剂。

宋代许叔微《普济本事方·卷一》论述不寐的病因说：“平人肝不受邪，故卧则魂归于肝，神静而得寐。今肝有邪，魂不得归，是以卧则魂扬若离体也。”此说明肝经血虚，魂不守舍，影响心神不安而发生不寐。并针对这种病因创制真珠圆以育阴潜阳。在服药方法上，提出了“日午夜卧服”的观点，对临床确有一定的指导意义。

明代张景岳《景岳全书·不寐》指出：“不寐证虽病有不一，然唯知邪正二字则尽之矣。盖寐本乎阴，神其主也。神安则寐，神不安则不寐。其所以不安者，一由邪气之扰，一由营气之不足耳；有邪者多实证，无邪者皆虚证。”明确提出了以邪正虚实作为本病辨证的纲要。并提出了“无邪而不寐者……宜以养营气为主治……即有微痰微火皆不必顾，只宜培养气血，血气复则诸证自退”、“有邪而不寐者，祛其邪而神自安也……仍当于各门求法治之”等治疗原则。他还指出饮浓茶可以影响睡眠的问题：“饮浓茶则不寐……而浓茶以阴寒之性，大制元阳，阳为阴抑，则神索不安，是以不寐也。”明代李中梓《医宗必读·不得卧》对不寐的病因和治法论述亦颇具体而实用，他说：“愚按《内经》及前哲诸论，详考之而知不寐之故，大约有五：一曰气虚，六君子汤加酸枣仁、黄芪；一曰阴虚，血少心烦，酸枣仁一两，生地黄五钱，米二合，煮粥食之；一曰痰滞，温胆汤加南星、酸枣仁、雄黄末；一曰水停，轻者六君子汤加菖蒲、远志、苍术，重者控涎丹；一曰胃不和，橘红、甘草、茯苓、石斛、半夏、神曲、山楂之类。大端虽五，虚实寒热，互有不齐，神而明之，存乎其人耳。”清代冯兆张《冯氏锦囊秘录·杂证大小合参·方脉不寐合参》对青年人和老年人睡眠状态不同的认识，提出了“壮年肾阴强盛，则睡沉熟而长；老年阴气衰弱，则睡轻而短”，说明不寐的病因又与肾阴的强弱有关。明代戴思恭《证治要诀·虚损门》有“年高人阳衰不寐”之论，说明不寐的病机与阳虚有关，其论点颇值得注意。其他如林珮琴《类证治裁》、沈金鳌《杂病源流犀烛》、程国彭《医学心悟》、叶天士《临证指南医案》以及唐容川《血证论》等等，都以《内》、《难》、《伤寒》、《金匮》等理论为指导，结合历代医家的观点和自己的临床经验，对不寐证的病因、病机、治法、方药等方面有所发挥，从而使不寐一证，从理论到实践，均有了比较系统的认识。

三、范围

不寐，是以失眠为主要表现的一种病证，西医学的神经症、高血压、脑动脉硬化、贫血、肝炎、更年期综合征以及某些精神病中凡是有失眠表现者，均可参考本篇的论述进行辨证治疗。

四、病因病机

人的正常睡眠是由心神所主，阳气由动转静时，人即进入睡眠状态；反之，阳气由静转动时，人即经入清醒状态。清代林珮琴《类证治裁·不寐论治》中说："阳气自动而之静，则寐；阴气自静而之动，则寤。"可见，人的正常睡眠是阴阳之气自然而有规律的转化的结果。如果这种规律遭到破坏，就可能导致不寐发生。张景岳在《景岳全书·不寐》中也持这种观点不寐的病因病机大致可分为外感和内伤两方面。由外感引起者，主要见于热病过程中；由内伤引起者，则多由于情志不舒、心脾两虚、阴虚火旺、心肾不交、心虚胆怯、痰热内扰、胃气不和所引起。一般来说，因外感所致的不寐，实证较多；因内伤所致的不寐，虚证为主。本篇着重论述内伤所致的不寐，现将其病因病机分析如下。

1. 情志所伤　情志活动以五脏的精气为物质基础。情志之伤，影响五脏，都有可能使人发生不寐，尤以过喜、过怒、过思和过悲更为常见。因为这些情志的活动往往耗损五脏的精气，使脏腑功能失调。其中与心、肝、脾三脏关系最为密切。心藏神，劳心过度，易耗血伤阴，心火独炽，扰动神明；或喜笑无度，心神涣散，神魂不安，均易发生不寐。肝藏血，血舍魂。由于数谋而不决，或暴怒伤肝，或气郁化火，皆可使魂不能藏，从而发生不寐。脾藏意，主思，思虑过度则气结，气机不畅，必然影响脾的健运功能，以致气血化源不足，不能养心安神，以致不寐。

2. 心脾两虚　劳心过度，伤心耗血；或妇女崩漏日久，产后失血；病后体虚，或行大手术后，以及老年人气虚血少等等，均能导致气血不足，无以奉养心神而致不寐。正如《景岳全书·不寐》中说："无邪而不寐者，必营血之不足也，营主血，血虚则无以养心，心虚则神不守舍。"

大吐、大泻、饮食、劳倦等伤及脾胃，致使胃气不和，脾阳不运，食少纳呆，气血化生的来源不足，无以上奉于心，亦能影响心神而致不寐。如清代郑钦安《医法圆通·不卧》所说："因吐泻而致者，因其吐泻伤及中宫之阳，中宫阳衰，不能运滓液而交通上下。"

3. 心肾不交　心主火，肾主水，肾水上升，心火下降，水火既济，心肾交通，睡眠才能正常。《清代名医医案精华·陈良夫医案》对此有所论述："心火欲其下降，肾水欲其上升，斯寤寐如常矣。"若禀赋不足，或房劳过度，或久病之人，肾精耗伤，水火不济，则心阳独亢，心阴渐耗，虚火扰神，心神不安，阳不入阴，因而不寐。

4. 血虚肝旺　清代唐容川《血证论·卧寐》说："肝病而不寐者，肝藏魂，人寤则魂游于目，寐则魂返于肝。若阳浮于外，魂不入肝，则不寐，其证并不烦躁，清醒而不得寐，宜敛其阳魂，使入于肝。"说明肝病不寐是由于血虚肝旺，魂不守舍。暴怒伤肝，或肝受邪后，而致不寐者均属同一病机。

5. 心虚胆怯　平时心气素虚者，遇事易惊，善恐，心神不安，终日惕惕，酿成不寐。正如《类证治裁·不寐论治》中说："惊恐伤神，心虚不安。"若胆气素虚，决断失司，不能果断处事，忧虑重重，影响心神不宁，亦可导致不寐。《素问·奇病论篇》中说："此人者，数谋虑不决，故胆虚气上溢而口为之苦。"又因胆属少阳，具升发之气，胆气升，十一脏之气皆升，各脏腑的功能即能正常活动。若胆气虚者，十一脏皆易受其影响，尤以心为甚，心神不安，则生不寐，正所谓"凡十一脏取决于胆也"（《素问·六节脏象论篇》）。胆虚则少阳之气失于升发，决断无权，则肝气郁结，脾失健运，痰浊内生，扰动神明，不能入寐。正如明代戴思恭《证治要诀·不寐》中所云："有痰在胆经，神不归舍，亦令不寐。"心虚胆怯引起的不寐症状，主要是虚烦不眠，《杂病源流犀烛·不寐多寐源流》中说："心胆惧怯，触事易惊……虚烦寐。"

6. 痰热内扰　唐容川《血证论·卧寐》中说："肝经有痰，扰其魂而不得寐者，温胆汤加枣仁治之。"《类证治裁·不寐论治》中说："由胆火郁热，口苦神烦，温胆汤加丹皮、栀子、钩藤、桑叶。"《景岳全书·不寐》引徐东皋语："痰火扰乱，心神不宁，思虑过伤，火炽痰郁而致不眠者多矣。"说明痰热内扰，也是引起不寐的一个病机。

7. 胃气不和　饮食不节，宿食停滞，或肠中有燥屎，影响胃气和降，以致睡卧不安，而成不寐。《素问·逆调论篇》有"胃不和则卧不安"的论述。

不寐主要和心、肝、脾、肾关系密切。因血之来源，由水谷精微所化生，上奉于心，则心得所养；受藏于肝，则肝体柔和；统摄于脾，则生化不息。调节有度，化而为精，内藏于肾，肾精上承于心，心气下交于肾，阴精守于内，卫阳护于外，阴阳协调，则神志安宁。若思虑劳倦伤及诸脏，精血内耗，心神失养，神不内守，阳不入阴，则每致顽固不寐。

五、诊断与鉴别诊断

（一）诊断

1. 发病特点　本病多为慢性病程，缠绵难愈。亦有因急性因素而起病者。

2. 临床表现　本证患者以夜晚不易入眠或寐而易醒，醒后不能再寐，重者彻夜难眠为主要表现，常伴有心悸、头晕、健忘、多梦、心烦等症状及隔日精神萎靡。经各系统和实验室检查未发现有影响睡眠的其他器质性病变。

（二）鉴别诊断

1. 健忘　指记忆力差，遇事易忘的一种病证，可伴有不寐，但以健忘为主症，不寐仅是因难以入眠而记忆力差。

2. 百合病　百合病临床也可表现为"欲卧不能卧"，但与不寐易区别，它以精神恍惚不定、口苦、尿黄、脉象微数为主要临床特征，多由热病之后，余热未尽所致，其与不寐的伴随症状也有差别。

六、辨证论治

（一）辨证

1. 辨证要点

（1）辨病机：若患者虽能入睡，但夜间易醒，醒后不能再寐者，多系心脾两虚；心烦失眠，不易入睡，又有心悸，口舌糜烂，夜间口干者，多系阴虚火旺；入睡后易于惊醒，平时善惊，易怒，常叹气者，多为心虚胆怯或血虚肝旺等。

（2）辨脏腑：由于所受脏腑不同，表现的兼证也有差异，必须抓住脏腑病变的特点。例如，除不寐主诉之外，尚有不思饮食，或食欲减退，口淡无味，饭后即胃脘胀闷，腹胀，便溏，面色萎黄，四肢困乏，或嗳腐吞酸等一系列症状者，多属脾胃病变；若兼多梦、头晕、头痛、健忘等症状者，则其病在心。

（3）辨虚实：虚证多属阴血不足，责之心、脾、肝、肾。实证多为肝郁化火，食滞痰浊，胃腑不和。

（4）辨轻重：患者少寐或失眠，数日即安者属轻症；若彻夜不眠，数日不解，甚至终年不眠者则病情较重。

2. 证候

［心脾两虚］

1）症状：患者不易入睡，或睡中多梦易醒，醒后再难入寐，或兼见心悸、心慌、神疲、乏力、口淡无味，或食后腹胀，不思饮食，面色萎黄。舌质淡，舌苔薄白，脉缓弱。

2）病机分析：由于心脾两虚，营血不足，不能奉养心神，致使心神不安，故失眠、多梦、醒后不易入睡；血虚不能上荣于面，所以面色少华而萎黄；心悸、心慌、神疲、乏力均为气血不足之象；脾气虚则饮食无味，脾不健运则食后腹胀，胃气虚弱则不思饮食，或饮食减少；舌淡，脉缓弱，均为气虚、血少之象。

［阴虚火旺］

1）症状：心烦，失眠，入睡困难，同时兼有手足心发热，盗汗，口渴，咽干，或口舌糜烂。舌质红，或仅舌尖红，少苔，脉细数。

2）病机分析：心阴不足，阴虚生内热，心神为热所扰，所以心烦、失眠、手足心发热；阴虚津液不能内守，所以盗汗；心阴不足，则虚火上炎，所以口渴、咽干、口舌糜烂；舌质红，脉细数，为阴虚火旺之征，舌尖红为心火炽。

［心肾不交］

1）症状：心烦不寐，头晕耳鸣，烦热盗汗，咽干，精神萎靡，健忘，腰膝酸软；男子滑精阳痿，女子月经不调。舌尖红，苔少，脉细数。

2）病机分析：心主火在上，肾主水在下，在正常情况下，心火下降，肾水上升，水火既济，得以维持人体水火、阴阳之平衡。水亏于下，火炎于上，水不得上济，火不得下降，心肾无以交通，故心烦不寐；盗汗，咽干，舌红，脉数，头晕耳鸣，腰膝酸软，均为肾精亏损之象。

［肝郁血虚］

1）症状：难以入寐，即使入寐，也多梦易惊，或胸胁胀满，善太息，平时性情急躁易怒。舌红，苔白或黄，脉弦数。

2）病机分析：郁怒伤肝，肝气郁结，郁而化热，郁热内扰，魂不守舍，所以不能入寐，或通宵不眠，即使入睡也多梦惊悸；肝失疏泄，则胸胁胀满，急躁易怒，善太息。舌红苔黄、脉弦数为肝郁化火之象。

［心虚胆怯］

1）症状：虚烦不得眠，入睡后又易惊醒，终日惕惕，心神不安，胆怯恐惧，遇事易惊，并有心悸、气短、自汗等症状。舌质正常或淡，脉弦细。

2）病机分析：心气虚则心神不安，终日惕惕，虚烦不眠，眠后易惊醒，心悸、气短、自汗；胆气虚则遇事易惊，胆怯恐惧；舌质淡，脉弦细，为心胆气虚、血虚的表现。

［痰火内扰］

1）症状：失眠，心烦，口苦，目眩，头重，胸闷，恶心，嗳气，痰多。舌质偏红，舌苔黄腻，脉滑数。

2）病机分析：肝胆之经有热、有痰，则口苦、目眩；痰火内盛，扰乱心神，所以心烦、失眠；痰瘀郁阻气机，所以头重、胸闷、恶心、嗳气；舌质红，舌苔黄腻，脉滑数，为痰热之象。

［胃气不和］

1）症状：失眠兼食滞不化的症状，如脘腹胀满或胀痛，时有恶心或呕吐，嗳腐吞酸，大便异臭，或便秘，腹痛。舌苔黄腻或黄燥，脉弦滑或滑数。

2）病机分析：饮食不节，胃有食滞未化，胃气不和，升降失常，故脘腹胀痛、恶心、呕吐、嗳腐、吞酸以致不能安睡，即所谓“胃不和则卧不安”；热结大肠，大便秘结，腑气不通，所以腹胀、腹痛；舌苔黄腻或黄燥，脉弦滑或滑数，均系胃肠积热的表现。

（二）治疗

1. 治疗原则

（1）注意调整脏腑气血阴阳：不寐主要是由脏腑阴阳失调，气血失和，所以治疗的原则，应着重在调治所病脏腑及其气血阴阳，如补益心脾、滋阴降火、交通心肾、疏肝养血、益气镇惊、化痰清热、和胃化滞等，“补其不足，泻其有余，调其虚实”，使气血调和，阴阳平衡，脏腑的功能得以恢复正常。

（2）强调在辨证治疗的基础上施以安神镇静：不寐的关键在于心神不安，故安神镇静为治疗不寐的基本法则。但必须在平衡脏腑阴阳气血，也就是辨证论治的基础上进行，离此原则，则影响疗效。安神的方法，有养血安神、清心安神、育阴安神、益气安神、镇肝安神，以及安神定志等不同，可以随证选用。

（3）注重精神治疗的作用：消除顾虑及紧张情绪，保持精神舒畅，在治疗中有重要作用，特别是因情志不舒或紧张而造成的不寐，精神治疗更有特殊作用，应引起重视。

2. 治法方药

［心脾两虚］

1）治法：补益心脾，养心安神。

2）方药：归脾汤。方中人参、黄芪补心脾之气；当归、龙眼肉养心脾之血；白术、木香、陈皮健脾畅中；茯神、酸枣仁、远志养心安神。脾虚便溏者，宜温脾安神，选用景岳寿脾煎。方中以人参、白术、山药、干姜温脾；炒酸枣仁、远志、莲子肉、炙甘草安神。偏于气虚者，可选用六君子汤加炒酸枣仁、黄芪。偏于血虚者，养血安神，可选用茯神散。

［阴虚火旺］

1）治法：滋阴降火，清心安神。

2）方药：常用黄连阿胶汤。方中以黄连、黄芩降火；生地、白芍、阿胶、鸡子黄滋阴，而收清心安神之功。此外，朱砂安神丸、天王补心丹亦可酌情选用。

［心肾不交］

1）治法：交通心肾。

2）方药：交泰丸。方中黄连清心降火，少佐肉桂，以引火归元，适用于心火偏旺者。若以心阴虚为主者，可用天王补心丹；如以肾阴虚为主者可用六味地黄丸加夜交藤、酸枣仁、合欢皮、茯神之类。

［肝郁血虚］

1）治法：疏肝养血安神。

2）方药：酸枣仁汤加柴胡。方中酸枣仁养肝血、安心神；川芎调畅气血、疏达肝气；茯苓、甘草宁心；知母清热除烦；酌加柴胡加强疏肝的作用。肝郁化火者，可用丹栀逍遥散加忍冬藤、夜交藤、珍珠母、柏子仁之类。

［心虚胆怯］

1）治法：益气镇惊，安神定志。

2）方药：可选安神定志丸加炒酸枣仁、夜交藤、牡蛎。亦可选用温胆汤加党参、远志、五味子、炒酸枣仁。心虚胆怯，昼夜不寐，证情重者，可选用高枕无忧散。

［痰火内扰］

1）治法：化痰清热，养心安神。

2）方药：可用清火涤痰汤。方中用胆南星、贝母、竹沥、姜汁化痰泄浊；柏子仁、茯神、麦门冬、丹参养心安神；僵蚕、菊花息风定惊；杏仁、橘红豁痰利气。得效后可改为丸剂，服用一段时间，以巩固疗效。一般轻症可用温胆汤。

［胃气不和］

1）治法：和胃化滞。

2）方药：轻症可用保和丸或越鞠丸加山楂、麦芽、莱菔子。重症者宜用调胃承气汤，胃气和，腑气通即止，不可久服。如积滞已消，而胃气未和，仍不能入睡者，可用半夏秫米汤，以和胃气。

3. 其他治法

（1）单方验方

1）炒酸枣仁10～15克，捣碎，水煎后，晚上临睡前顿服。

2）炒酸枣仁10克，麦门冬6克，远志3克，水煎后晚上临睡前服。

3）酸枣树根（连皮）30克，丹参12克，水煎一两个小时，分2次在午休及晚上临睡前各服1次，每日1剂。

（2）食疗：酸枣仁粥：炒酸枣仁20克，牡蛎30克，龙骨30克，粳米100克。先以3碗水煎煮酸枣仁、牡蛎、龙骨，过滤取汁备用，粳米加水煮粥，待半熟时加入药汁再煮至粥稠，代早餐食。适用于心脾两虚之不寐。

（3）中成药

1）归脾丸：6克，每日2次。适用于心脾两虚之不寐。

2）知柏地黄丸：6克，每日2次。适用于阴虚火旺之不寐。

3）逍遥丸：8克，每日2次。适用于肝郁气滞或化火之不寐。

4）保和丸：6克，每日2次。适用于胃气不和之不寐。

（4）针灸

1）体针：主穴选四神聪、神门、三阴交；配穴选心脾两虚配心俞、脾俞，心肾不交配心俞、肾俞、太溪，心胆气虚配心俞、胆俞，肝阳上亢配太冲，脾胃不和配足三里。留针30分钟，每日1次，10次为一个疗程。

2）耳穴：主穴选神门、心、皮质下、垂前；配穴：心脾两虚配脾、小肠，心肾不交配肾，心胆气虚配胆，肝阳上亢配肝、三焦，脾胃不和配胃、肝，痰热内扰配耳背、心、脾。操作：将王不留行贴附于0.6厘米×0.6厘米大小胶布中央，用镊子夹住贴敷在选用的耳穴上，嘱患者每日自行按压3～5次，每次3～5分钟，使之产生酸麻胀痛感，3～5日更换1次，双耳交替施治，5次为一个疗程。

七、转归及预后

不寐一证，虽可分为心脾两虚、阴虚火旺、心肾不交、肝郁血虚、心虚胆怯、痰火内忧、胃气不和等若干证型，但由于人体脏腑是一个整体，在疾病状态下常可以互相影响，加之本病病程一般较长，故其转归变化亦多种多样。要之，不外虚实之间的转化和由某一脏腑病变而转致多脏腑的病变两方面。如肝郁气滞，疏泄不行，既可能因郁久化火而耗伤肝血，并进一步上灼心阴，下汲肾水；又可能因木横克土，影响脾胃运化功能，导致化源不足，而为心脾气血衰少；或因肝郁气滞、脾运不健而生痰留瘀，等等。

本病的预后，当视具体病情而定。病程不长，病因比较单纯，在治疗上又能突出辨证求本、迅速消除病因者，则疗效较好；病程长，证见虚实夹杂，特别是正难骤复而邪实又不易速去者，则病情往往易于反复，治疗效果欠理想，且病因不除或治疗失当，又易产生变证和坏证，如痰热扰心证者，如病情加重有成狂或癫之势。

八、预防与护理

首先应注意精神调摄，保持心情愉快，不要贪欲妄想，消除恐惧和顾虑，顺其自然，避免情绪波动，克服过度的紧张、兴奋、焦虑、抑郁、惊恐等不良情绪。同时睡眠环境宜安静，空气宜清新；忌烟酒，不喝浓茶。适当参加体力劳动，加强体育锻炼，增强体质；作息有序，养成良好的生活习惯。患病以后应尽早治疗，按时服药，掌握好服药时间，尤其重视睡前服药；可配合气功和心理治疗。

不寐患者的护理，服药方法很重要，为了使中药达到血内一定的浓度，起到安神镇静入睡的目的，一般以早晨和上午不服药，只在午后或午休及晚上临睡前各服1次。这种服药方法，古人已有经验，临床常可收到较好的疗效。对于严重不寐或同时具有精神失常的不寐患者，要注意安全，以防意外发生。

九、现代研究

（一）当代中医学者治疗不寐的经验总结

周绍华辨证治疗不寐。木郁火旺宜疏肝、泻火、定神志，治疗用丹栀逍遥散加灵磁石、淡竹叶以疏肝解郁，泻火除烦，安神定志。湿热内扰宜清热、化湿、安心神，治宜柴芩温胆汤加石菖蒲、炒远志以清热化湿，疏肝利胆，宁心神。阴虚火旺宜滋阴、养血、宁心神，治用天王补心丹或酸枣汤合逍遥散加减以疏肝解郁，调理气血，养心安神。心脾两虚宜益气、养血、安心神，治用归脾汤加减。

田令群从火论治不寐。从心火论治：方用二阴煎加减，药用生地黄、麦冬、酸枣仁、玄参、茯苓、黄连、木通等，如胸中懊侬，加淡豆豉、栀子以清热泻火，镇心安神，若肝火炽盛者方用龙胆泻肝汤加减。从痰火治：证属痰热内蕴型不寐，治以化痰清热，和中安神，予黄连温胆汤加减。从虚火论治：证属阴虚火旺型不寐，治以滋阴降火，清心安神，方用六味地黄丸加减。

石冠卿从肝论治不寐。不寐一证，人多责之于心。验诸临床，或效或不效。石老治疗不寐，在注重心神作用的基础上，擅长从肝论治。酸枣仁汤乃治疗不寐证之良药。该方首载于《金匮要略·血痹虚劳病脉证治》，方中酸枣仁滋养肝阴，安养心神为君药；川芎疏理肝之气血，与君药酸辛相成，收散相协；知母养阴清热除烦，茯苓安神宁心，甘草调和诸药；全方具有养肝宁神之效。另加合欢皮、夜交藤、珍珠母，标本同治而显效。石老认为在诸多安神药中，以夜交藤作用最佳，此品善于养血，故用于血虚所致之失眠尤其适宜。

王翘楚从五脏治不寐。王氏倡导脑主神明，肝主情志，心主血脉，五脏皆能致不寐的学术思想。主张失眠证从肝论治，在临床取得显著疗效。心病不寐，平肝解郁治。先予疏肝解郁，理气活血治之。处方：柴胡、煅龙骨、煅牡蛎、天麻、钩藤（后下）、郁金、石菖蒲、葛根、川芎、赤芍、白芍、丹参、麦门冬、夜交藤、远志肉、灯芯草。肝病不寐，平肝清邪同治。处方：炒柴胡、生龙骨、生牡蛎、郁金、石菖蒲、延胡索、金铃子、葛根、川芎、赤芍、白芍、丹参、白花蛇舌草、蒲公英、夜交藤、生枣仁、茯神。脾胃病不寐，疏肝健脾论治。处方：桑叶、菊花、郁金、石菖蒲、生黄芪、党参、茯苓、生甘草、鸡内金、生麦芽、焦山楂、木香、黄连、肉豆蔻、赤芍、白芍、丹参、制首乌。燥咳不寐，从平肝润肺治。处方：羚羊角粉（吞）、桑叶、白菊花、生牡蛎、天麻、钩藤（后下）、蝉蜕、白僵蚕、炙白部、炙款冬、旋覆花、代赭石、生地、知母、赤芍、白芍、郁金、夜交藤、合欢皮、焦山楂、茯神。肾虚不寐，平肝活血寓固肾。处方：冬桑叶、白菊花、天麻、钩藤、葛根、川芎、柴胡、生龙骨、生牡蛎、赤芍、白芍、丹参、郁金、炒枳壳、生地、知母、山茱萸、菟丝子、金樱子、夜交藤、合欢皮、生枣仁。

张磊论治顽固性不寐。他提出，顽固性不寐多因脏阴亏虚，痰火内伏，神不守舍，魄不归位，魂不潜藏所致。与心、肺、肝关系密切。治以滋阴润脏，清热化痰为主。药物有生地、百合、麦门冬、炒酸枣仁、黄连、胆南星，茯神、生龙骨、生牡蛎、半夏、小麦、大枣、甘草。方中重用生地、百合，取百合地黄汤之意。

祝谌予治疗不寐。祝老认为肝郁血虚，魂不守舍，心神不安而发生不寐，治当疏肝和胃，养血安神，方选逍遥散加减。痰热内扰，肝经有痰，扰其魂而不得寐者，用十味温胆汤。祝氏经验方，不同于《证治准绳》中的十味温胆汤。方中半夏燥湿化痰，和胃止呕；陈皮理气和中，燥湿化痰；茯苓健脾利湿；炙甘草益气和中；枳实下气行痰；竹茹清热化痰；石菖蒲、远志豁痰开窍；酸枣仁、五味子收敛心气，养血安神，加入对药夏枯草与半夏、女贞子与旱莲草，实有交通阴阳之妙。瘀血阻滞，因思虑郁结日久，气与血结而为瘀，瘀血不去则眠终不安。方中当归、赤芍、川芎，活血化瘀，以祛滞血。气为血帅，气行则血行，广木香、白芍行气柔肝；葛根、丹参伍用活血化瘀，滋润筋脉；沙参、麦门冬、五味子养阴润燥，使瘀祛而不伤阴血；白蒺藜、木贼草清肝明目，共收活血化瘀、行气消滞之功。心肾不交，处方：石菖蒲、远志、生龙骨、半夏、夏枯草、女贞子、旱莲草、葛根、郁金、酸枣仁、龟板、百合、丹参。阴虚内热，处方：当归、麦门冬、五味子、钩藤、菟丝子、生地、熟地、黄芩、黄柏、黄连、沙参、续断、生黄芪、白头翁、桑寄生。

（二）多道睡眠图用于中医证型分析

多道睡眠图被用于不寐的中医证型分析。对心肾不交型及心脾两虚型患者，分别进行了多道睡眠图检查与睡眠问卷，发现两型患者睡眠参数存在差异。心脾两虚型与心肾不交两型睡眠效率均明显下降，但心脾两虚型 REM 潜伏期缩短，REM 期减少，心肾不交型 REM 潜伏期缩短而 REM 期正常或增加，S1 期增加，两者与正常比较有显著意义，因此认为 REM 期与 S1 期可作为辨证分型或鉴别的实验室检查依据之一。

十、小结

不寐病位在心，主要指神明之心，与肝、胆、脾、胃、肾关系密切。病类分虚实两类。病性有虚有实，但以虚证居多，病久多虚实夹杂。病机关键为阳不入阴。本病发生主要由情志所伤，劳逸过度，久病体虚，饮食不节，五志过极所引起。临床症状有轻重之别，轻者仅入寐不酣，重者彻夜不寐。虚证不寐多责之心脾两虚、阴虚火旺、心胆气虚，治疗宜补益心脾，滋阴降火，益气镇惊为法，同时佐以养血安神之品，方用归脾汤、黄连阿胶汤、安神定志丸等治疗。实证不寐多责之痰火内扰，治疗当清热化痰，常佐以重镇安神之品，方用清热涤痰汤之类。

附方

(1) 归脾汤（《济生方》）：党参　黄芪　白术　茯神　炒酸枣仁　桂圆肉　木香　甘草　当归　远志　生姜　大枣。

(2) 茯神散（《普济本事方》）：茯神　熟地　白芍　川芎　当归　茯苓　桔梗　远志　党参　红枣。

(3) 黄连阿胶汤（《伤寒论》）：黄连　黄芩　白芍　阿胶　鸡子黄。

(4) 朱砂安神丸（《寿世保元》）：黄连　甘草　地黄　当归　朱砂。

(5) 天王补心丹（《世医得效方》）：人参　玄参　丹参　当归　天门冬　麦门冬　生地　茯苓　茯神　五味子　远志　桔梗　柏子仁　酸枣仁。

(6) 交泰丸（《医方集解》）：黄连　肉桂。

(7) 高枕无忧散（《杂病广要》）：人参　石膏　陈皮　半夏　茯苓　枳实　竹茹　麦门冬　桂圆肉　甘草　酸枣仁。

(8) 温胆汤（《备急千金方》）：半夏　橘皮　茯苓　竹茹　枳实　甘草　生姜　大枣。

(9) 酸枣仁汤（《金匮要略》）：酸枣仁　甘草　知母　茯神　川芎。

(10) 安神定志丸（《医学心悟》）：人参　茯苓　茯神　远志　石菖蒲　龙齿。

(11) 景岳寿脾煎（《景岳全书》）：白术　当归　山药　炙甘草　枣仁　远志　干姜　莲肉　人参。

(12) 六君子汤（《医学正传》）：人参　炙甘草　茯苓　白术　陈皮　半夏　生姜　大枣。

(13) 六味地黄丸（《小儿药证直诀》）：熟地　山茱萸　山药　泽泻　茯苓　丹皮。

(14) 丹栀逍遥（《妇人良方》）：当归　芍药　茯苓　白术　柴胡　丹皮　栀子　炙甘草　生姜　薄荷。

(15) 保和丸（《丹溪心法》）：山楂　神曲　半夏　茯苓　陈皮　连翘　莱菔子。

(16) 越鞠丸（《丹溪心法》）：苍术　香附　川芎　神曲　栀子。

(17) 调胃承气汤（《伤寒论》）：大黄　炙甘草　芒硝。

(18) 半夏秫米汤（《兰台轨范》）：半夏　秫米。

(19) 清火涤痰汤（《医醇賸义》）：胆南星　贝母　竹沥　姜汁　柏子仁　茯神　麦门冬　丹参　僵蚕　菊花　杏仁　橘红。

（孙晓东）

第四节　多寐

一、定义

多寐指不分昼夜，时时欲睡，呼之能醒，醒后复睡，精神困顿萎靡，不能自主，甚至不分地点、场合，卧倒便睡的病证。亦指一般所谓嗜睡。其发病原因主要由于阳气不足或脾虚湿盛所致。

二、历史沿革

《内经》虽无多寐的病名，但有类似记载。如《素问·诊要经终论篇》说："秋刺夏分，病不已，令人益嗜卧。"《素问·六元正纪大论篇》说："凡此阳明司天之政……初之气……其病中热胀，面目浮肿，善眠……"《灵枢·口问》叙述了睡眠的基本生理，说："阳气尽，阴气盛，则目瞑，阴气尽而阳气盛，则寤矣。"而《灵枢·大惑论》则阐述了多寐的病机，说："人之多卧者，何气使然？岐伯曰：此人肠胃大而皮肤涩，而分肉不解焉。肠胃大则卫气留久，皮肤涩则分肉不解，其行迟……留于阴也久，其气不清，则欲瞑，故多卧矣。"明确指出阳气受阻，久留于阴，是造成多寐的主要病机。《灵枢·海论》则曰："髓海有余，则轻劲多力，自过其度；髓海不足，则脑转耳鸣，胫酸眩冒，目无所见，倦怠安卧。"《灵枢·天年》曰："六十岁，心气始衰，苦忧悲，血气懈惰，故好卧。"可见精气亏虚，髓海不足也是多寐的病机。《难经》则明确指出多寐的病位在脾，"怠坠嗜卧，四肢不收。有是者，脾也；无是者，非也"。汉代张仲景《伤寒杂病论》认为太阳病表邪未尽或少阴阳气不足均可表现为多寐，尤其少阴病以"但欲寐"为主症。如《伤寒论·辨少阴病脉证治》曰："少阴之为病，脉微细，但欲寐也。"《伤寒论·辨太阳病脉证治》曰："风温为病，脉阴阳俱浮，自汗出，身重，多眠睡"本病还与心气不足有关，如《金匮要略·五脏风寒积聚病脉证治》提出"心气虚者，其人则畏，合目欲眠"。

隋代《诸病源候论》进一步阐述了《内经》的观点，认为多寐与阳气不足有关。其曰："嗜眠者，由人有肠胃大，皮肤涩者，则令分肉不开解，其气行于阴而迟留，其阳气不精，精神明不爽昏塞，故令嗜眠。"宋代《太平圣惠方》认为多寐的病因病机"由荣卫气涩，阴阳不和，胸膈多痰，脏腑壅滞，致使精神昏浊，昼夜耽眠，此皆积热不除，肝胆气实，故令多睡也"。历代医家对此多有发挥，金代李东垣《脾胃论·卷上》提出"脾胃之虚，怠惰嗜卧"。元代朱丹溪《丹溪心法·中湿四》指出："脾胃受湿，沉困无力，怠惰好卧。"明代李梴《医学入门》有"多眠"一节，说"多眠阴盛，而昼寝不厌"，与多寐基本一致。至清代沈金鳌著《杂病源流犀烛》，则有多寐之称，并立"不寐多寐源流"一篇加以论述，认为"多寐，心脾病也。一由心神昏浊，不能自主。一由心火虚衰，不能生土而健运"。可谓各有剖析，各具见地。

对于多寐的治疗，《伤寒论》对少阴病但欲寐的证治，主用温经助阳、逐水消阴之法，李东垣则从脾胃论治，提出当升阳益气。《杂病源流犀烛》总结前人的经验，治疗较为系统，提出："体重或浮而多寐，湿胜也。宜平胃散加防风、白术。食方已即困倦欲卧，脾气弱……俗名饭醉，宜六君子汤加山楂、神曲、麦芽。四肢怠惰而多寐，气弱也，宜人参益气汤。"

三、范围

西医学的发作性睡病、神经症、原发性睡眠增多症、Kleine－Levin 综合征、睡眠呼吸暂停综合征、精神病的某些患者，其临床症状与多寐类似者，可参考本篇内容辨证论治。

四、病因病机

多寐的主要病位在心，与脾、肾关系密切。主要由于饮食失调，情志不遂，年老体衰，头部外伤等原因，导致痰湿困阻，脾气不足，阳气虚衰，瘀血阻窍，心气不足，精气亏损，而致气血阴阳失调，无以奉养心神，心神失养而致多寐。本病主要以虚证为本，实证为标，临床多见虚实夹杂之证。

1. 痰湿困扰　久居卑湿之地，或长时间涉水冒雨而感受湿邪，以致湿邪束表，阳气不宣；或过食生冷、肥甘，饮酒无度，以致脾胃受损，湿从内生。湿为阴邪，其性重着黏腻，弥散于肌肤分肉之间，阳气痹阻，久留于阴，即成多寐。

脾胃虚弱，运化无权，则使谷不化精而成痰湿。痰湿壅滞，阳气不振，亦成多寐。

2. 脾气不足　思虑劳倦，饮食不节，损伤脾胃，运化无权，化源不充，而致气血亏虚，亦成多寐。明代徐春甫《古今医统大全·倦怠嗜卧门》中说："脾胃一虚，则谷气不充，脾亦无所禀，脾运四肢，即禀气有亏，则四肢倦怠，无力以动，故困乏而嗜卧也。"亦即此意。

3. 阳气虚衰　年老体虚，肾气衰惫，脾肾不足，阴寒内生。亦有亡血失精，肾阴先亏，阴病及阳，而致阴阳俱虚，故委顿困倦，而成多寐。

4. 瘀血阻窍　头部外伤，血脉瘀阻；惊恐气郁，气机逆乱，气血失调；痰浊入络，阻塞血络。凡此种种，均可使气血运行不畅，阳气痹阻而成多寐。

5. 心气不足　多由禀赋不足，或病后失调，或思虑劳心过度，心血暗耗，或劳役不节，伤及心气，以致心气不振而成多寐。

6. 精气亏损　年高体衰，或大病久病后，肾气亏虚，阴阳俱损，不能化生精气充养脑髓，或房劳过度，阴精耗损，而脑为髓之海，肾阴亏虚，髓海不足，脑失其用，神明不爽，以致多寐。

综上所述，多寐的主要病位在心，与脾、肾关系密切。其病机有虚实不同，实证由于痰湿困扰，瘀血阻窍，或痰瘀互结，以致清阳不升，浊阴不降，阳气痹阻不能上奉于脑而致多寐。虚证则由脾气虚弱，或心肾阳气亏虚，或精气不足，心神失养，髓海空虚而致多寐。实证与虚证又可相互转化，或由实致虚，或虚中夹实，以致于虚实互现。

五、诊断与鉴别诊断

（一）诊断

1. 发病特点　本病患者多有反复发作史。

2. 临床表现　患者不论白天黑夜，不分场合地点，精神委顿，随时可以入睡，若呼之亦能觉醒，但未几又入睡，严重影响正常生活、工作、学习，因此不得不以此为主诉求医就诊。

至于一般慢性患者，年老体衰，精神困倦，睡眠较多，虽可按多寐病机辨证，但不能称为多寐。发热患者，或热病后期，昏昏欲睡，这是热病邪正相争的表现，应根据热病的病情辨证，亦不应以多寐论治。各系统及实验室检查应排除能导致意识障碍的严重器质性病变和感染性疾病。

（二）鉴别诊断

1. 昏迷　多寐者整日嗜睡，有时会和昏迷混淆，但多寐虽然也可终日昏睡，但呼之能醒，对周围的事物有反应，能够分辨环境和认识亲人，神志清楚。昏迷的特点是不省人事，神志不清，意识丧失，是临床上一个严重的证候。有少数浅昏迷患者，虽然偶有呼之能醒者，但最多不过稍能睁目示意而已，与多寐完全不同。

2. 厥证　厥证是由阴阳失调，气机逆乱所引起的。以突然昏倒，不省人事，伴有四肢逆冷为其特征。多寐者则病史较长，虽整日昏昏欲睡，但呼之能醒。厥证一般多有夙因，或正值大病之际，呼之不应，而且伴有四肢逆冷，脉微欲绝等阴阳离决之象，两者当不难鉴别。

六、辨证论治

（一）辨证

1. 辨证要点

（1）区分虚实：多寐的辨证要点，主要是区分虚实。如前所诉，多寐的主要病机为阳气衰微，但导致阳气衰微的则有阳气不足和阳气痹阻。阳气不足为虚证，阳气痹阻则多为实证，两者病因不同，治法亦异。需详加辨证，才能进行正确的治疗。

（2）明辨标本：多寐虽分虚实，但由于病程较久，症状都较为复杂，往往都是虚中夹实，实中有虚。因此在辨证当中，应详加审察，根据患者病史、体质、神态、临床见证、舌脉表现等，判断何者为本，何者为标，在治疗上才能有的放矢。

2. 证候

［湿邪困脾］

1）症状：头蒙如裹，日夜昏昏嗜睡，肢体沉重，或见浮肿，胸脘痞闷，纳少泛恶。苔腻，脉濡。

2）病机分析：湿邪外束，内困脾土，运化失司，湿浊停留，清阳不升，故头蒙如裹，昏昏欲睡；脾主四肢，湿浊困脾，则四肢沉重，甚至浮肿；湿阻中州，则胸脘痞闷，纳少泛恶，苔腻、脉濡为湿邪内困之征。

［痰浊痹阻］

1）症状：精神委顿，昼夜嗜睡，胸闷脘胀，形体肥胖。苔厚，脉滑。

2）病机分析：脾运不健，水谷不化精微而成痰浊，痰浊痹阻，阳气不振，故见精神委顿，昼夜嗜睡；痰浊壅滞，气机不畅，故胸闷多痰；形体肥胖为痰湿之躯；苔厚、脉滑均为痰湿之征。

［脾气不足］

1）症状：精神倦怠，嗜睡，饭后尤甚，肢怠乏力，面色萎黄，纳少便溏。苔薄白，脉微弱。

2）病机分析：脾虚气弱，运化无权，脾气不足，清阳不升，则神倦嗜睡，饭后尤甚；脾运不健，故纳少便溏，肢怠乏力；面色萎黄，脉虚弱，均属脾虚气弱之象。

［阳气虚衰］

1）症状：精神疲惫，整日嗜睡懒言，畏寒肢冷，健忘。舌淡苔薄，脉沉细无力。

2）病机分析：年高久病，肾气亏虚，命门火衰，阳气虚衰，故见精神疲惫，嗜睡懒言；阳气不足，不能温煦肌表四肢，故畏寒肢冷；髓海不足故健忘；舌淡苔薄，脉细无力。均为阳气虚衰的表现。

［瘀血阻滞］

1）症状：头昏头痛，神倦嗜睡，病程较久，或有头部外伤史。舌质紫暗或有瘀斑，脉涩。

2）病机分析：瘀血阻络，故见头昏头痛；瘀血阻滞，阳气痹阻，故见神倦嗜睡；脉涩，舌质紫暗或有瘀斑，均为瘀血之征。

［肾精亏虚］

1）症状：倦怠嗜卧，神情呆滞，思维迟钝，任事精力不支，记忆力减退，懒言少语，耳鸣耳聋，腰膝酸软。舌质淡，脉细弱。

2）病机分析：年高久病或房劳过度损耗肾中精气，导致肾精亏虚不能充养脑髓，则倦怠嗜卧，神情呆滞，思维迟钝，记忆力减退；肾精不足则不能充养耳窍则耳鸣耳聋，腰膝酸软；舌质淡，脉细弱则是肾精亏虚的舌脉表现。

［心气不足］

1）症状：精神萎靡，嗜睡难醒，健忘易惊，心悸气短，自汗，动则汗出，面色少华。舌质淡红，苔薄白，脉沉细无力。

2）病机分析：多由禀赋不足，或病后失调，或思虑劳心过度而使心气受损，心气不足，运血无力，心失所养，故见精神萎靡，嗜睡难醒，健忘，心悸气短；汗为心之液，心气虚无力固摄则自汗，动则尤甚；心其华在面，心气虚则面色少华；舌质淡红，苔薄白，脉沉细无力则为心气不足的征象。

（二）治疗

1. 治疗原则　治疗多寐，气虚者当从健脾入手，阳虚者当以温肾为主，湿困者当以化湿，痰痹者当以化痰，瘀阻者当以活血，心气不足者则补益心气，精气亏损者则补益肾精。若病程延久，病情复杂者又当灵活变通之。

2. 治法方药

［湿邪困脾］

1）治法：燥湿，健脾，醒神。

2）方药：太无神术散。此方为平胃散之变方，方中苍术燥湿健脾；藿香芳香化浊；陈皮理气和中；厚朴、生姜宽中理脾除湿；草、枣调和诸药，理脾胃；菖蒲醒脾、提神、开窍。湿浊得化，脾胃健运，则神爽身清矣。

若湿邪久蕴，每易化热，证见苔腻而黄，脉濡略数，口黏而苦，溲黄，心中懊恼，治当清热化湿，香燥之品宜减量，或加黄芩、栀子、通草、薏苡仁等。

［痰浊痹阻］

1）治法：化痰醒神。

2）方药：温胆汤加减。方中二陈化痰和中；竹茹清痰热除烦止呕；枳实下气宽胸；茯苓健脾化湿；加生酸枣仁以醒神。若痰郁化热加黄芩、黄连、黛蛤散、胆南星、石菖蒲、远志等。

［脾气不足］

1）治法：健脾益气。

2）方药：香砂六君子汤加减。方中四君子汤健脾益气；二陈汤化痰和中；木香、砂仁醒脾开胃。若脾虚下陷见气短、脱肛，可用补中益气汤益气升阳。若气血俱虚，兼见气短心悸，面白无华，可用人参养荣汤化裁。

［阳气虚衰］

1）治法：益气温阳。

2）方药：附子理中丸加减。方中附子、干姜辛热温阳，附子重在温肾，干姜重在温脾；人参健脾益气，大补元气；甘草和中益气，共奏温补脾肾之功。脾肾阳旺，嗜睡自退。水谷得运，则精神自振。若属阴精久亏，阴病及阳而阴阳俱衰。证见疲惫嗜卧，腰膝冷痛，溲频不禁，法当以右归饮阴阳双补，甚至可加鹿角胶、紫河车等血肉有情之品，以峻补精血。

［瘀血阻滞］

1）治法：活血通络。

2）方药：通窍活血汤加减。方中赤芍、川芎、桃仁、红花活血化瘀；麝香、葱白通阳开窍；姜、枣调和营卫。若兼有气滞者加青皮、陈皮、枳壳、香附理气以和血；兼有热象者加黄芩、栀子；兼有阳虚者加桂枝、附子；兼有痰浊者加半夏、陈皮、白芥子等。

［肾精亏虚］

1）治法：益精填髓。

2）方药：河车大造丸加减。方中熟地、紫河车、龟板补益精血；人参大补元气；麦门冬、枸杞子、山茱萸养阴生津；杜仲、益智仁温补肾阳；牛膝则引药下行，共奏补肾填精，补髓益脑之功。兼阳虚可加附子、肉桂、鹿茸；头晕目眩者加天麻、菊花、钩藤、石决明，以平肝息风。

［心气不足］

1）治法：补益心气。

2）方药：养心汤加减。方中黄芪、人参以补养心气，气行则血行；当归、川芎补血、活血，行气则心有所养；茯苓、半夏曲健脾和胃，则气有所生；肉桂引火归元以助阳气；茯神、五味子、柏子仁以养心安神；远志以开窍醒神；甘草调和诸药，共奏养心安神、醒神开窍之效。若恶风，怕冷，肢厥，加附子、桂枝、防风；多梦加生龙骨、生牡蛎。

3. 其他治法

（1）单方验方

1）商陆花阴干，捣末，水送服1克。治人心昏塞，多忘喜卧。

2）大麦蘖一升，川椒30克并炒，干姜60克捣末，每服2克，开水送，每日3次。治脾虚多寐，食毕尤甚。

3）马头骨烧灰，水送服2克，每日3次，做枕亦良。主治喜眠。

4）生酸枣仁30克，全梃腊茶60克（或以绿茶代），以生姜汁涂，炙微焦为散，每服6克，水煎温服。治肝热多寐。

（2）针刺：针刺的治则：理气化痰，调神醒脑为主。湿浊困脾、气血亏虚、肾精不足者针灸并用补法或平补平泻。以督脉为主，可以针刺百会、四神聪、印堂、丰隆、足三里。湿浊困脾加脾俞、三阴交；气血亏虚加气海、心俞、脾俞；肾精不足加关元、肾俞。

耳针：取脑点、枕、内分泌、脾、肝、神门。每次选用3~5穴，毫针浅刺，留针30分钟，也可用王不留行贴压。

梅花针法：选百会、风池、太阳等穴，常规消毒后，以梅花针轻轻叩打之，力度掌握在皮肤微微出血为佳。每日1次，10~15次为一个疗程。

足浴疗法：以黄连15克，肉桂10克，置盆内，加入开水后闷泡15~30分钟，待药液温度降至50°左右后，浴足，并反复揉搓，每日早晚各1次。

七、转归及预后

多寐的转归与致病因素有较密切的关系。湿邪困脾或痰浊所致的多寐，只要治疗得当，效果比较满意。但由于湿性重浊黏腻，不易速化，治疗进展缓慢，不可急于求成。若治疗不当，脾胃之气愈伤，痰湿不化，进一步可致虚实夹杂之证。脾虚日久，后天化源不足，可引起阴阳气血亏损，导致全身其他病变。

多寐的预后一般良好，实证疗效较佳。虚证患者，特别是老年体衰、阳气不足者，则疗效较差。

八、预防与护理

多寐一证，与阳气不足和阳气痹阻关系最为密切，阳气痹阻又与痰湿及瘀血等有关。因此，在饮食起居上应多加注意，勿久居潮湿之地，饮食要节制肥甘厚味，选取清淡而营养丰富的食物。适当进行气功、太极拳等锻炼，以增强体质，振奋精神。

九、现代研究

多寐与西医学的嗜睡症、发作性睡病及睡眠呼吸暂停综合征相关的嗜睡症类似。

嗜睡症多表现为白天过度嗜睡和睡眠发作（非睡眠不足引起）或觉醒时达到完全觉醒状态的过渡时间延长，可从轻度嗜睡至严重嗜睡和睡眠发作不等。患者并无夜间睡眠的减少，表现为白天过度嗜睡或睡眠发作，有的表现为觉醒时间延长。西医学认为，除了器质性病变伴发的嗜睡，如脑炎、脑膜炎、脑外伤、脑肿瘤、变性疾病、代谢性疾病、中毒及内分泌的异常引起的嗜睡症状之外，嗜睡症的发生通常与心理因素或精神障碍有关，临床上可伴有一些精神症状。防治方面，嗜睡症目前尚无有效疗法，低剂量的精神振奋药可能有一定的效果。一般性的心理治疗对患者及其家属有一定的指导及安慰作用。患者应尽量避免一些具有潜在危险性的活动，必要时需有专人予以陪护。

睡眠呼吸暂停综合征是一种不仅降低患者生活质量，还容易引起多种并发症，严重者甚至可危及生命的一种睡眠呼吸性疾病，20 世纪 70 年代末以来，逐渐引起全球医学界的重视。国外流行病学资料表明，本病的发生率为 2% ~4%。目前来讲，睡眠呼吸暂停综合征主要存在两方面的病因。其一为阻塞型睡眠呼吸低通气综合征，其中又分为解剖学因素引起和功能性因素引起两个方面。前者主要是由于肥胖者上呼吸道狭窄，鼻部的结构异常鼻息肉，咽壁肥厚，软腭松弛，腭垂过长，扁桃体过大，肢端肥大症，巨舌，先天性小颌畸形，咽喉部的结构异常所致。后者如饮酒，服用安眠药，妇女绝经后，甲状腺功能低下，年老等功能性因素也会引起该疾病的发生。其二为中枢型睡眠呼吸暂停综合征，主要是由呼吸调节紊乱所致。如脑血管意外、神经系统的病变、脊髓前侧切断术、血管栓塞或变性病变引起的脊髓病变，家族性自主神经异常，与胰岛素相关的疾病等可引起呼吸调节异常的疾病，也可成为睡眠呼吸暂停综合征发生的诱因。如睡眠多导记录仪等的实验室和辅助检查有助于本病的诊断。治疗主要是对因、对症治疗。如减肥、口腔内矫治器、气道正压通气、外科手术等。药物治疗已经试用于临床，但疗效不确切。如呼吸兴奋剂甲羟孕酮、乙酰唑胺等；改善睡眠结构的普罗替林、氯西咪嗪等。

十、小结

多寐系不分昼夜，时时欲睡，呼之能醒，醒后复睡的病证。

多寐与《内经》所论述的“嗜卧”、“喜眠”颇相似，历代医家对此证多有发挥，清代沈金鳌在其所著《杂病流源犀烛》中，始命名为多寐。

有关多寐的病机，主要是由于阳气不足，或阳气痹阻。阳气不足与脾气、心气不足，阳气虚衰，肾精亏损有关；阳气痹阻则与痰湿阻滞、瘀血阻窍有关。

本病在临床上可分为湿邪困脾、痰浊痹阻、脾气不足、阳气虚衰、瘀血阻滞、心气不足、肾精亏虚七个证候，在辨证上应区分虚实，明辨标本。在治法上湿邪困脾以燥湿、理脾、醒神之法为治；痰浊痹阻以化痰醒神之法为治；脾气不足以健脾益气之法为治；阳气虚衰以益气温阳之法为治；瘀血阻滞以活血通络之法为治；心气不足以补益心气为治；肾精亏虚以补益精气为治。

多寐的预后一般良好，实证患者疗效较佳，虚证患者，特别是年老体衰，阳气不足的，预后较差。

附方

(1) 太无神术散（《医方集解》）：苍术　陈皮　藿香　厚朴　石菖蒲　生姜　大枣。

(2) 温胆汤（《千金要方》）：竹茹　枳实　半夏　橘红　茯苓　甘草。

(3) 香砂六君子汤（《和剂局方》）：人参　白术　茯苓　甘草　半夏　陈皮　木香　砂仁。

(4) 补中益气汤（《脾胃论》）：党参　黄芪　白术　陈皮　升麻　柴胡　当归身　炙甘草。

(5) 人参养荣汤（《和剂局方》）：人参　白术　茯苓　黄芪　炙甘草　当归　白芍　熟地　陈皮　桂心　五味子　远志　生姜　大枣。

(6) 附子理中丸（《和剂局方》）：附子　人参　白术　干姜　甘草。

(7) 通窍活血汤（《医林改错》）：赤芍　川芎　桃仁　红花　老葱　生姜　大枣　麝香　黄酒。

(8) 养心汤（《证治准绳》）：黄芪　酸枣仁　党参　茯苓　茯神　半夏曲　当归　川芎　远志　桂枝　人参　五味子　柏子仁　甘草。

(9) 河车大造丸（《医方集解》）：紫河车　人参　黄柏　杜仲　牛膝　天门冬　麦门冬　龟板　熟地　茯苓。

（彭燕霞）

第五节　百合病

一、定义

百合病是一种以精神恍惚，欲卧不能卧，欲行不能行和食欲时好时差，以及口苦、尿黄、脉象微数为主要临床表现的疾病。其主要病机为心肺阴虚，常继发于热病之后或由情志不遂而引起。

二、历史沿革

百合病的病名，首见于汉代张仲景《金匮要略·百合狐惑阴阳毒病脉证治》："百合病者，百脉一宗，悉致其病也"、"意欲食，复不能食，常默默，欲卧不能卧，欲行不能行，饮食或有美时，或有不用闻食臭时，如寒无寒，如热无热，口苦，小便赤；诸药不能治，得药则剧吐利，如有神灵者，身形如和，其脉微数。"在治疗上，仲景以百合为专药，百合地黄汤为主方。这些论述和治法方药，一直为后世论百合病者所宗。

隋代巢元方《诸病源候论》把本病纳入伤寒范畴，认为是"伤寒虚劳大病之后不平复，变成斯疾”，即认为本病由热病后余邪未尽或虚劳大病后体虚未复而引起。自此至明代，大多医家沿袭仲景、巢氏之说，较少发挥。

迨至明清，《金匮要略》一书的注家渐多，不少注家根据自己所得，对百合病提出了新的见解。如百合病的命名问题，历来争议颇多，魏念庭《金匮要略方论本义》直截了当地说：“即因用百合一味而瘳此疾，因得名也。”至其病机，尤在泾《金匮要略心典》云：“此病多于伤寒热病前后见之。其未病而预见者，热气先动也。其病后四五日，或二十日，或一月见者，遗热不去也。”说明热邪是此病发病的关键，“热邪散漫，未统于经，其气游走无定，故其病亦去来无定。”他还指出，本病见症虽多，皆“不可为凭之象”，唯“口苦、小便赤、脉微数，则其常也”。至其病因病机，《医宗金鉴·订正仲景全书》认为本病除因“伤寒大病之后余热未解，百脉未和”所致外，亦有因“平素多思不断，情志不遂，或偶触惊疑，卒临异遇”，而“形神俱病”者，明确指出本病的发生，与情志所伤有关。《医宗金鉴》还引李彣的注文，精辟地指出：心藏神，肺藏魄，由于神魄失守，故有此恍惚错妄之情。明确此病病位在心、肺。张璐《张氏医通》认为本病总属热蓄血脉，“阳火烁阴”之患，病位主要在心，并可累及上中下三焦。治疗上主张“当随所禀虚实偏胜而调之”，对病久气阴两伤者，于仲景治法之外，另立生脉散一方，并谓养心宁神之品，亦可酌加；热盛者不妨兼用左金丸以折之。王孟英《温热经纬》则谓本病多系余热逗留肺经，但不一定皆在疫病之后，“凡温、暑、湿、热诸病之后皆有之”；其病理机制，王氏认为“肺主魄，魄不安则如有神灵”，主张以平淡之剂清其余热则病自已，亦属经验有得之言。这些论述说明清代医家对百合病的认识比前人更为深入，基本上抓住了百合病的实质。

三、范围

根据发病特点与临床表现，西医学的癔病、神经衰弱，尤其是于感染性疾病或其他疾病病程中出现的神经症与百合病比较相似者，可以参照本篇辨证论治。

四、病因病机

本病系由于伤寒温病，热灼阴伤，或虚劳大病，阴精亏虚，或忧思抑郁，阴血暗耗，以致阴虚内热，心神失养，虚火扰动，神志不宁而发病。其病位主要在心，与肺、脾、肝、肾有关，尤其与肺关系密切。

本病的病因病机，大致可分为以下几方面。

1. 伤寒温病，热邪伤阴　在伤寒或温病病程中，由于热邪太盛，或汗、下、吐用之失当，以致病去而阴虚未复；或热邪毒气伤气伤血；或病后余热未尽，熏灼心肺。心主血脉而藏神，肺主气、朝百脉而司治节，心肺阴虚，气血失调，神明无主，百脉失养，而为本病。

2. 大病久病，耗损气血　各种大病重病或久病虚劳，脏腑不调，精元耗伤，生化不足，气血亏虚，百脉失和，心神涣散，肺魄不安，诸症由生。如《张氏医通》所说：“百合病……由大病虚劳之后，脏腑不调所致。”

3. 情志不遂，忧思成疾　平素忧思不断，抑郁寡欢；或境遇不佳，不能自释，以致阴血暗耗，虚热内生，炼液成痰，扰乱心神，神气失于依附，以致行动、语言、饮食失常。

总之，百合病以热病大病之后，心肺阴虚，心神失养而发病者为多，但亦可因气血不足，或痰热内扰所致，百脉失和，心神不宁为病机关键。

五、诊断与鉴别诊断

（一）诊断

1. 发病特点　多继发于急性热病或大病重病之后，或因在较长时期内情志失畅而发病。

2. 临床表现　精神恍惚不安、默默无语、欲卧不能卧、欲行不能行、如寒无寒、如热无热、食欲或差或好等莫可名状的自觉症状，同时多兼有口苦、尿黄，脉细数等症。

（二）鉴别诊断

1. 郁证　郁证为情志怫郁，气机郁滞所引起的疾病的总称。两者相似之处在于，在病因方面，百合病亦有因情志所伤而致者；在症状上，郁证之郁郁寡欢，精神不振，不思饮食，神呆不寐等表现与百合病的“常默默”、“意欲食，复不能食”、“欲卧不能卧，欲行不能行”也有相近之处。但百合病与郁证无论病机本质，还是主要临床表现均有不同。百合病多由阴虚内热而致，以精神恍惚，语言、行动、饮食似若不能自主，症象变幻无定为临床特点；郁证则属气机郁滞所生，诸如胁痛、胀满、噫气等气机痹阻之象，症状较为确定。气郁化火，虽然也有口苦、口干、便秘、尿赤等表现，但气郁化火为实火，除上述表现外，还兼见面赤火升，烦躁易怒，胸胁胀痛，嗳气频频，均与百合病不同。

2. 不寐　不寐是指经常不能得到正常的睡眠，或不易入睡，或睡而易醒；这与百合病的“欲卧不能卧”等精神恍惚不安显然不同。当然百合病患者也可能出现不寐，但百合病的其他表现，则是不寐所没有的。

3. 脏躁　患者主要表现为悲伤欲哭，与百合病之精神恍惚不安，虽同属莫可名状之证，而表现各有不同。而且，百合病以口苦、小便赤等为特征性症状，而脏躁没有这类特征性表现。

4. 卑惵　卑惵系因心血虚而致的一种病证，《杂病源流犀烛》谓：“卑惵，心血不足病也，与怔忡病一类。其症胸中痞塞，不能饮食，如痴如醉，心中常有所歉，爱居暗室，或倚门后，见人即惊避无地。”显然与百合病之“常默默”、“如有神灵者”不同。

六、辨证论治

（一）辨证

1. 辨证要点

（1）临变不惑，把握本病特征：百合病的临床表现复杂，诸如“意欲食，复不能食，常默默，欲卧不能卧，欲行不能行，如寒无寒，如热无热”等等，皆无可凭据之象，而且上述症状也非同时并见，因此颇难辨识。辨证时，应掌握本病恍惚迷离，不能自主的特点，结合口苦、小便赤、脉微数等征象，于无定中求“一定”，始能临变不惑，抓住重点。

（2）知常达变，分清阴阳虚实：仲景原著以本病未经汗、下、吐者为常，以误用汗、下、吐或虽未经误治而日久出现口渴、发热者为变。仲景所论之“常”、“变”，皆属阴虚内热之证；究之实际，本病既有在病中或病后因痰热内扰而为病者，亦有因心肺气虚而为病者。故本篇所论之“常”、“变”，是以仲景所论之心肺阴虚内热证为常，以痰热内扰证、心肺气虚证为变。

2. 证候

［阴虚内热］

1）症状：精神、饮食、行动有异于常人，如时而厌食不纳，时而又觉饮食甘美，或意欲进食，一旦食至，却又不能食；常沉默寡言，甚或不通问答；或欲卧而不能卧，或欲行而不能步；或自觉发冷或发热，实则无寒无热；口苦、小便短赤。舌红，脉微数。

2）病机分析：热病之后，余邪不解，或情志不遂，神思过用，心主神明，肺司治节，心伤则神气无所依附，故精神恍惚，迷乱无定；肺虚则治节不行，故行、坐、住、卧、饮食皆若不能自主；口苦、尿赤、脉虚数，均是心肺阴虚内热之象。

［痰热内扰］

1）症状：精神、行动、饮食皆失常态；头痛而胀，心中懊恼，卧寝不安，面红。舌尖红，苔薄黄微腻，脉滑数。

2）病机分析：病后阴伤而余热不去，熏灼津液为痰，痰热扰于心肺，故心神不安，治节失常。面红、头胀痛，苔腻脉滑，皆属痰热内蕴之象。

［心肺气虚］

1）症状：精神、行动、饮食皆若不能自主，自汗，头昏，短气乏力，少寐或多寐而睡不解乏。舌淡，有齿痕，脉弱，两寸脉模糊。

2）病机分析：心肺气虚，神气不充，治节不行，故恍惚迷乱，语言、行动、饮食、坐卧皆失常态；肺主皮毛，肺虚则皮毛不固而自汗出；心肺气虚，则短气、乏力；舌淡、脉弱，亦皆为气虚之征。

（二）治疗

1. 治疗原则

（1）攻补兼施：百合病多属正虚邪恋，既不任攻伐，又虚不受补，用药失当，往往吐利皆至。因此选方用药，应以补虚不碍邪，去邪不伤正为基本原则，以甘润、甘平、甘淡为治疗大法。

（2）注重主方：百合病以百合为主药，以百合地黄汤为主方。故其治疗，可在专药专方基础上，随证施治，以期不离不泛。

（3）分辨阴阳：百合病虽以阴虚内热为多，但仍然有“见于阴”与“见于阳”的不同，临证要知常达变，随证治之。

2. 治法方药

［阴虚内热］

1）治法：清心润肺。

2）方药：常用百合地黄汤为主方。本方以百合润肺清心，益气安神，生地养阴清热，煎以泉水（或新汲水），取引热下行之意。方中生地用量较大，如经久煎至40分钟以上，即无泻利之弊。渴者，加天花粉清热生津，或再加生牡蛎以潜阳固阴；发热，尿赤，加知母、滑石、淡竹叶、鲜芦根，清热利尿；胃气上逆加代赭石；虚烦不安，清而补之，加鸡子黄一枚搅匀，和入煎成之汤药中。

［痰热内扰］

1）治法：清化痰热。

2）方药：苇茎汤加减。本方以苇茎清心肺之热而利小便，桃仁、冬瓜子、薏苡仁化痰、泻浊、开积，合为清化痰热郁滞之方。热盛加知母泻热清金；尿黄加竹叶、滑石；痰多加竹茹、川贝母；头痛加桑叶、菊花。阴虚而挟痰热者，用百合为主药，酌加麦门冬、知母、苇茎、冬瓜子、川贝母、竺黄等，养阴清热，兼化痰浊。

［心肺气虚］

1）治法：益气安神。

2）方药：甘麦大枣汤。本方养心气以宁神，益脾土而生金。临床运用时，常加百合、酸枣仁、玉竹、茯神、龙齿之类，俾神明得守，治节复常，则其病自已。气阴均不足者，用生脉散加百合、浮小麦、大枣。

七、转归及预后

百合病是精神情志的病变，以心肺阴虚证最为常见，但亦间有痰热羁肺，心神被扰，或心肺气虚、神气不充而致病者。阴虚生内热，熏灼津液成痰；痰热久留不去，亦伤心肺之阴，故百合病在临床上每多虚实兼见。在治疗上，实不任攻，虚不受补，所以古人称本病为难治之证，多迁延难愈。

百合病的病情变化大，病程有长有短，故其愈期颇难预测。但如能得到正确的治疗与护理，预后一般较好。

八、预防与护理

本病之发生，既然与精神因素有关，所以精神愉快，心胸开阔，至关重要。应尽可能地避免外界不良刺激，并合理地安排工作、学习和生活，使脑力劳动与适当的体育锻炼、体力劳动相结合。此外，如患时令疾病，即使病情不重，也不可轻忽，应积极治疗，以防患于未然。以上这些措施，对预防百合病的发生，具有积极意义。

在护理上应多向患者做思想工作，耐心地说服、开导，以消除患者的疑虑或紧张。医护人员对于患者的态度尤当和蔼可亲。正确的治疗与良好的护理结合起来，往往可以收到事半功倍的效果。

九、现代研究

有关百合病的研究时有报道，内容仍集中在病名、范围、病位、病因病机、百合系列方剂的临床应用等几方面。

百合病的病名由来一直存在四种不同的解释，即主药命名说、证候命名说、病机命名说与病因命名说，目前基本认同主药命名的观点。

百合病的西医学疾病范围，一般认为属于西医学“神经衰弱”或“癔病”一类神经症。如潘氏即谓本病属于西医学之精神神经病之一种。作者通过个人临床体会，指出肠伤寒患者，在退行与恢复期之间的阶段常可出现精神紊乱状态，以百合地黄汤为主方，可使患者精神恢复常态。徐氏也认为百合病属于神经系统疾病中的精神分裂症，或神经衰弱。何氏的观点则不同，认为百合病是热病后余邪未清所致之病，若说是神经衰弱，难以置信。岳氏认为百合病属于伤寒热病之后遗症，强调“小便赤”应是百合病的特征。赵氏根据临床观察和总结，认为感冒、大叶性肺炎、急性肠炎、细菌性痢疾、伤寒、肺结核咯血、肝炎、分娩大出血等均可发生百合病。他认为本病属于“病后机体失调之综合病征”，不同意后遗症之说。在治疗上，他强调了辨证论治的意义，认为不可拘于古人成法。他报道的 53 例患者，经治疗大都获得痊愈，所用方均为八珍汤。陶氏等在他人认为是感染性精神病的基础上更具体地指出百合病相当于西医学的散发性脑炎。

百合病的病位历来也有多种学说，姜氏与王氏等曾有综述与讨论。今人多认为百合病的病位主要在心，其理由有三：其一，心主血脉，引起歧义的“百脉一宗”实际是指的血脉与心脏。其二，心主神明，心藏神，脉舍神，精神活动虽与五脏相关，五脏各有所属，但求其所由，无不从心而发。由于心神不宁，神不守舍，所以百合病出现以精神恍惚为特点的症候群。其三，治疗百合病的主药百合并非只入肺经，也入心经，“能敛气养心，安神定魄”。

百合病的病因病机主要是热病伤阴，或久病阴虚，或五志化火，阴虚内热，心神失养，神魄不安。姜氏等认为，仲景所论之百合病是指心肺阴虚，以心阴虚为主的病变。日久可以阴虚及阳，或因误用过用苦寒之品，出现阳虚见证。李氏也认为百合病是以心阴虚为主的全身性疾病，同时可能阴损及阳，以阴虚为“常”，阳虚为“变”。故治疗上不应忽视温柔养阳。针对将“口苦、小便赤、脉微数”等阴虚内热症状作为百合病的诊断要点，曹氏指出，三症虽然多见，但只能反映百合病某一阶段的特点，而不能概括百合病的发展规律。百合病不是一个证，有阴虚也有阳虚，治疗当审其阴阳所伤，气血亏虚之异，随证治之。

百合病的主方百合地黄汤、百合知母汤等已被广泛应用在精神神经疾病如癔病、抑郁症等治疗中，并收到较好的疗效。此类报道时见于杂志报刊，可资研究、参考。

十、小结

百合病之名，首见于《金匮要略》，后世又不断有所研究和发展。

百合病的病因病机，不外外感热病之后，余热留连，心肺阴虚，或忧思抑郁，情志不遂，久而成病。由于百合病与郁证、不寐、脏躁、卑惵等在病因上和临床表现上有某些相近之处，故需鉴别。

百合病的临床表现复杂多变，但总以精神恍惚不宁，坐卧、行动、语言、饮食均不能自主为特点。阴虚内热的百合病，更以口苦、尿黄、脉微数为必具的症状和体征。

百合病的治疗，应在前人专药专方的基础上，再根据阴虚、气虚、痰热等不同证候表现，随证治之。本病虚不受补，实不任攻，因此性味峻烈之剂不可轻投，也不能滥施补剂，否则就会导致不良后果。

百合病的发生和变化，与精神因素有关，因此除了积极地药物治疗之外，还应向患者作耐心细致的思想工作。百合病虽然愈期难以预测，但预后一般较好。

附方

（1）百合地黄汤（《金匮要略》）：百合　生地黄。

（2）苇茎汤（《备急千金要方》）：桃仁　薏苡仁　冬瓜子　苇茎。

（3）甘麦大枣汤（《金匮要略》）：炙甘草　小麦　大枣。

（4）生脉散（《内外伤辨惑论》）：人参　麦门冬　五味子。

（仲建刚）

第六节　心力衰竭

心力衰竭是指在静脉血回流正常的情况下，由于心脏收缩或（和）舒张功能障碍，使心排血量绝对或相对低于全身组织代谢需要的综合征，临床上可出现动脉系统灌注不足、肺或（和）体循环静脉瘀血的各种症状和体征。症见：呼吸困难、咳嗽、咳痰、下肢浮肿、尿少、食欲不振等。目前，随着心脏病治疗水平的提高，患者存活时间延长，使心衰几乎成为多数器质性心脏病患者不可避免的结局。据统计，目前美国约有400万人罹患心衰，每年死于心衰者约有40万人，每日死亡超过1 000人。我国心衰的发病率与死亡率也在逐年升高，心衰已成为世界公共卫生的重大问题。

中医经典文献无此相关病名，根据其主要临床表现，与中医所述“心水”、“心悸”、“喘证”等有关，现代有医家主张以“心衰”或“悸－喘－水肿”联证作为其病名。

一、发病机制

（一）中医学认识

中医认为，心衰的病因可为先天不足或病后失调、久病，各种失血、思虑、劳欲过度等造成气血阴阳诸种亏虚，使心失所养，亦可为六淫外邪所致。由于心衰是反复发作的慢性病理过程，某些因素如外感时邪、情志剧变、劳累疲乏，输血输液过快、过多等均可诱发或加重心衰。心阳气虚是本病的发病关键。全身血液的正常运行，依赖心之阳气的基本动力，从而维持心脏的正常搏动；若心阳气失调，势必导致气血运行障碍，久者历岁，由轻渐重，终致心悸怔忡，血脉瘀滞，水道不利，少尿水肿，故心阳气虚弱构成了心衰最基本的病理基础。心肺同居膈上，肺朝百脉助心行血，而心主血，血载气行，正常血液循环有助于维持肺司呼吸的功能。故心气不足可引起肺失肃降，升降出入异常而喘作。血瘀是本病的重要病理环节，“元气既虚，不能达于血管，血管无气，必停留而瘀”，明确地指出了气虚血瘀的发病机制；以本病而言，心肺功能低下，导致元气亏虚，推动和温煦的功能减退，进而产生血瘀的病理状态。内生水湿是本病重要的病理产物和继发性致病因素，内生水湿的表现恒多，但以本病而言，水肿是心衰的主要症状，其表现特点是，首先发生于下垂部位，自下而上，遍及全身。心之阳气虚衰，不能下达于肾以温肾阳，寒水泛溢而为身肿、阴肿、尿少；水邪上凌心肺，心肺之阳被遏，血液瘀阻，则见心悸、少气、气促、不能平卧、喘咳、唇舌紫绀等症状。本病的病理重点当责之于心之阳气虚衰，推动血液循环的原动力减弱，从而导致血瘀、水肿，而气、血、水三者又具有相互转化、相互兼夹为病的特点。

（二）西医学认识

1. 病因

（1）心肌丧失及其间质异常：此为引起心衰的最常见原因，主要包括缺血性心脏病、心肌病和心肌炎等。

（2）心脏负荷过度和机械异常：容量负荷过重如房间隔缺损、室间隔缺损、主动脉瓣关闭不全、二尖瓣关闭不全、动脉导管未闭等。压力负荷过度如高血压、主动脉瓣狭窄、肺动脉瓣狭窄、主动脉缩窄等。机械异常最常见的原因是缩窄性心包炎和心包填塞。

（3）心脏激动形成或传导障碍：如严重心率过缓或过速、频发性期前收缩、心室颤动、心室传导障碍等。

2. 诱因　据统计约有80%～90%心衰的发生是由于诱因引发的。因此，了解和控制诱因，对防治心衰有重要意义。诱因很多，最常见者有以下几种。

（1）感染：感染诱发心衰以呼吸道感染占首位，其次为风湿热。而女性患者泌尿道感染也为常见诱因。

（2）体力活动过度和情绪激动。

（3）妊娠和分娩。

（4）输液不当：过多或过快的输液（血）可造成血容量急剧增加，心脏前负荷过大，尤其在原血容量和外周血管阻力增加的基础上，或在心脏储备功能严重降低的情况下，更易诱发心衰。

（5）出血与贫血。

（6）电解质紊乱和酸碱平衡失调：酸中毒是诱发心衰的常见原因。电解质紊乱诱发心衰最常见于高血钾、低血镁和低血钙。

（7）心律失常：心律失常尤其是快速型心律失常，既可诱发或加重心衰，又可在原心功能正常情况下，引起心衰。

（8）另外，患者合并糖尿病、肝脏严重疾患或洋地黄类药物应用不当（过量或停药过早）以及应用有抑制心肌收缩的药物或某些抗心律失常药物（奎尼丁、维拉帕米等），也可诱发心衰。

3. 心力衰竭发生的机制　心衰的发生机制比较复杂，不同原因所致的心衰以及心衰发展的不同阶段和程度，参与的发生机制都不同，且有不同水平（器官、细胞和分子）的机制参与。但心衰的本质是其射血功能不能满足机体的需要，而完成心脏射血的基础是心肌的舒缩功能，故心衰发生、发展的基本机制是心肌舒缩功能障碍，而导致心肌舒缩功能障碍的主要机理有以下几个方面。

（1）心肌丧失和构型重建（重塑）：心肌组织是由心肌细胞和非心肌细胞两种成分组成，前者约占心脏结构空间的75%，而后者约占25%，其中包括内皮细胞、血管平滑肌细胞、少量的巨噬细胞和成纤维细胞及其产生、分泌的胶原蛋白所构成的间质网络。所谓心肌构型重建（又称重塑）就广义而言，既包括心肌细胞大小、数量和分布的改建，又包括胶原间质的多少、类型和分布的改建，同时还包括心肌实质和间质两者的比例改建。任何形式的改建，都会引起心脏舒缩功能障碍乃至心衰的发生。

1）心肌丧失：心肌丧失包括细胞死亡和功能丧失两种含义。引起心肌细胞死亡的有两种原因，一种是由于心肌缺血、中毒和炎症等原因所致的被动性死亡，另一种是单个细胞自我消化的主动性死亡，称为凋零性死亡或程序性死亡。两种死亡的原因和表现有所不同。前者主要是当细胞受损后，首先发生细胞膜的完整性被破坏，胞质内容物漏出，细胞肿胀，随之细胞溶解、坏死，同时伴有炎症反应。后者死亡主要是细胞内源性蛋白降解激活，胞内支架破裂，细胞皱缩和胞膜的小疱化，同时出现核DNA裂解形成片段，不伴有炎性反应，但伴有原癌基因活化、蛋白合成和能量消耗。现证明肿瘤坏死因子、神经介质、生成因子的不足、钙和理糖激素以及各种损伤有关因子如氧化剂、自由基、热休克、病毒感染、细菌中毒、肿瘤抑制因子（p^{53}）和细胞毒性T细胞等都可促进细胞的凋零性死亡；相反，生长因子、细胞外间质、中性氨基酸、锌以及性激素等则可抑制之。凋零性死亡具有重要的病理生理意义。现已证明心肌梗死的中心区细胞是缺血性坏死，而其周围区的细胞则多是凋零性死亡。缺血或再灌注后由于氧自由基的激活和钙的超负荷也可能导致本类细胞（包括间质细胞）的死亡。另外，心肌肥大由代偿转入失代偿期的细胞数减少可有本类死亡的参与。

细胞死亡必然功能丧失，但功能丧失未必细胞死亡。心肌细胞功能丧失多见于顿挫心肌和心肌冬眠。当心肌缺血或再灌注后，被挽救免于死亡的心肌细胞，虽然恢复了血液供应，但其舒缩功能尚不能及时恢复，这种处于“无功能”的心肌谓之顿挫心肌。心肌的这种无功能临床上常维持数小时乃至数周，是冠脉痉挛或阻塞解除和心脏外科手术恢复心肌血运后，仍可发生心衰的重要原因之一。当心肌长期处于低灌流或缺氧不利的情况下，心肌细胞为了节省能量消耗避免死亡，将其收缩功能降低到冬眠无功能状态，这是心肌对低灌流情况下进行的一种功能下调的适应现象，一般是可逆的。临床见于冠脉供血不足造成区域性低灌注。

2）间质改建（重塑）：心肌间质改建在心衰发生中日益受到重视。心肌间质胶原网络不但对心肌细胞起着支架和固定的保护作用，且对保证心肌的协调舒缩功能以及储备供应起着不可忽视的作用。间质改建表现为破坏性和增生性两种形式。破坏性改建见于急性心肌缺血和扩张型心肌病；增生性改建多见于心脏压力负荷过度导致的心肌肥大以及容量负荷过度的晚期时。无论是胶原网络的破坏或增生性改建，均可通过不同机制导致心肌的舒张或（和）收缩功能障碍，从而引起心衰的发生和发展。因此，在防治心衰的战略上，除了应注意如何保护心肌细胞和防止心肌细胞质和量的改变外，还应考虑如何防止或逆转间质网络的改建。

3）心肌舒缩协调性的改建：从心泵“器官”角度上看，心脏各部区心肌舒缩活动在时间和空间上必须保持高度的协调性和严格的程序性，才能保证心脏的正常射血功能。如果这种协调性或（和）程序性发生了改建，则可降低其射血量甚至引起心衰。最常见的收缩不协调性有：收缩减弱；无收缩即受损区丧失收缩性；收缩性膨出即当未受损区心肌收缩时，本区反而向外膨出；心肌收缩的不同步性。近来发现心脏的舒张也出现与收缩类似的不协调性。任何形式的收缩不协调将会影响心脏的射血量，而舒张的不协调则会妨碍心脏的充盈。

4）自由基在心肌改建和心衰中的作用：自由基参与心肌改建和心衰的作用机制是多方面的。其中主要是通过对细胞膜（包括线粒体、溶酶体膜等）结构中的不饱和脂质过氧化作用，使其结构和功能受损，轻者细胞功能障碍或丧失，重者细胞死亡。另外，自由基通过激活胶原酶原变成胶原酶，降解胶原蛋白破坏胶原网络；通过影响肌浆网对 Ca^{2+} 的释放，增加胞质中的 Ca^{2+} 浓度等，从而导致心肌的舒缩功能障碍。此外，自由基还可激活细胞膜上的脂加氧酶和环加氧酶催化花生四烯酸的代谢，产生生物活性物质如血栓素等加强白细胞和血小板的聚集以及冠脉的收缩，从而导致冠脉微循环障碍和心肌的缺血、缺氧，这在急性心肌缺血或（和）再灌注后心衰的发生中更为重要。

（2）细胞能量“饥饿”和信息传递系统障碍：心脏是一个高活动、高能量消耗的器官。无论心肌舒张或收缩都需要充足的能量供应，当心肌能量供不应求出现心肌能量“饥饿”状态时，则会导致心肌的舒缩障碍，从而发生心衰。临床上造成心肌能量“饥饿”状态往往是供不应求和需求增加共同作用的结果。例如，缺血性心脏病，开始是心肌的缺血使能量的供应障碍，但随后因室壁应力的增高、室腔的扩大以及心率加快等因素的参与，致使心肌耗氧量增加，又加重心肌能量的“饥饿”。无论心肌的收缩和舒张均需充足的ATP。ATP对心肌舒缩活动有两种作用，一种是ATP分解提供化学能量，另一种是起着滑润剂的作用，即有助于离子泵、离子交换和离子通道的开放，此称为空间移位效应。本效应虽不需要分解ATP，但ATP的浓度水平需在远高于完成ATP化学能的环境下，才能完成本效应。此外，当心肌能量“饥饿”时，还可引起心肌动作电位的改变诱发心律失常。

心肌受体－信息传递系统尤其是β－肾上腺受体－G蛋白－腺苷环化酶系统对心肌的变力和变时调控具有重要作用。当本系统激活时，可使细胞内cAMP水平升高，后者再通过cAMP依赖性蛋白激酶的磷酸化作用，一方面使胞膜 Ca^{2+} 通道开放促使 Ca^{2+} 的内流，加强心肌的收缩功能，另一方面又可通过磷酸接纳蛋白的磷酸化，促使肌浆网对 Ca^{2+} 的摄取，而加强心肌的舒张；同时还能加速窦房结的冲动发放，使心率加快等。故当本调控系统发生障碍时，则可导致心脏的舒缩功能减弱或异常。

心肌β受体有$β_1$和$β_2$两个亚型，$β_1$分布于心肌约占受体的80%，$β_2$主要分布于血管，也分布于心房和心室肌，约占20%。在正常情况下，儿茶酚胺类物质主要通过$β_1$受体及信息传递系统调控着心肌的舒缩功能。心衰时$β_1$受体下调、密度降低，其下降程度与心衰程度相关，但与心衰原因无关。G蛋白是一类能与鸟嘌呤核苷可逆性结合的膜蛋白，它是多种激素信息传递的耦联因子和调节器。现证明，心衰时抑制性G蛋白（Gi）活性加强、含量增加，对激动性G蛋白（Gs）的抑制作用加强；同时由于$β_1$受体下调和β受体激酶活性增强促使β受体的磷酸化，从而导致β肾上腺受体与Gs耦联障碍，影响心肌的舒缩功能。

（3）基因结构和表达异常：心衰的患者在长期代偿过程中，均有不同程度的心肌肥厚，而心肌肥厚的同时，毛细血管的数量不相应增加，肥厚心肌单位容积内线粒体的增加也赶不上肌原纤维的增加，使细胞内线粒体数目相对减少，且因肌浆网摄Ca^{2+}能力下降，大量的Ca^{2+}转存于线粒体内，使线粒体的氧化磷酸作用受抑制，产生ATP的能力降低。此外，心肌细胞内肌凝蛋白本身具有ATP酶作用，能分解ATP而产生能量。这一作用可被Ca^{2+}激活，被Mg^{2+}所抑制。肌凝蛋白ATP酶具有三种同功酶，依其活性高低和使心肌收缩速度快慢分别称为V_1、V_2、V_3。三者呈一定的比例。在心脏慢性负荷过重和发生心肌肥厚的情况下，肌凝蛋白ATP酶活性降低，V_1成分减低而V_3成分增加。意味着心脏在牺牲收缩速度的情况下，节省能量消耗，保持继续进行工作状态。这是一种节能的保护机制，有利于心脏适应慢性血流动力学负荷过重，有助于延缓心衰恶化，有可能延长生命，并为负性肌力药β受体阻滞剂的应用提供理论基础。

4. 心衰时的代偿和失代偿

（1）心率加快：心率加快是启动快、见效迅速的一种心脏本身的代偿机制。一定范围内的心率加快，可提高心输出量，增加冠脉血流量；但心率过快，心肌耗量增大，心室充盈不足，心搏量减少，另外可使冠脉灌注减少。

（2）心肌肥大（肥厚）：心肌收缩组织的数目增加，进而增加了肌凝蛋白与肌纤蛋白的相互作用点，使心输出量增加。因此在心衰时作为代偿机理的心室扩大和心肌肥厚常常首先出现。

（3）神经内分泌的激活：心衰时主要的表现是交感神经兴奋，副交感神经抑制。心衰时可能引起各种内分泌激素的改变，就其主要功能而言，可分为两大类，一是具有缩血管保钠、正性肌力和促生长作用的（统称A类），如儿茶酚胺、肾素-血管紧张素、加压素、神经肽、内皮素等；二是具有扩血管排钠、负性肌力作用的（统称B类），如心房肽、前列腺素、缓激肽、多巴胺、内皮舒张因子等。A类激素的激活，从本质上讲是代偿性的，但其后果又可加重心脏负荷和心衰恶化；而B类激素的激活，实际上是机体的自我防卫和调控，如果经过自我调控，使A与B能达到新的平衡，心衰即可停止发展或好转；否则，A强于B，则促进心衰恶化。临床上常采用扩血管、排钠、利尿和减轻心脏负荷的多种措施，其病理生理基础即在于对抗A类激素作用，使之恢复平衡。

（4）外周血管和组织代谢的适应性改变：心衰时外周血管的主要改变是紧张性增大、阻力升高，而其舒张适应性降低。此外，心衰时，血红蛋白释放氧增加，骨骼肌组织的有氧氧化减弱，而无氧代谢加强。

二、诊断

（一）左心衰竭的诊断

1. 临床表现

（1）病史：有较长的心脏病史。

（2）症状：①呼吸困难：包括缓慢型劳力性呼吸困难、阵发性夜间呼吸困难和端坐呼吸。②咳嗽、咯泡沫痰，在活动或夜间平卧时加重，甚至咯粉红色泡沫样痰。

（3）体征：①心脏方面体征：心脏增大，心率常增快，心尖区舒张期奔马律，肺动脉瓣区第二心音亢进。②肺脏方面体征：两肺底湿性啰音或全肺湿性啰音，伴或不伴哮鸣音及干啰音；呼气及吸气均感困难。③交替脉：部分病例可见。

2. 特殊检查

（1）胸部X线表现：中、上肺野纹理增粗，或见到Kerley线，尤其B线。

（2）血流动力学检查：应用有创性或无创性方法测定肺毛细血管楔嵌压（PCWP）、心排血量（CO）和心脏指数（CI）。其中PCWP正常值为0.8～1.6kPa（6～12mmHg），当PCWP>2.4kPa（18mmHg）时，即出现肺淤血；>3.3kPa（25mmHg）时，有重度肺淤血；达4kPa（30mmHg）时，即出现肺水肿。

（二）右心衰的诊断

1. 临床表现

（1）病史：有心脏病史。

（2）症状：由于各脏器淤血、水肿，可出现各种胃肠道症状，以及肝区不适、黄疸、少尿、浮肿、体重增加等。

（3）体征：①心脏体征：右室舒张早期奔马律。②全身表现：颈静脉充盈、怒张或搏动，肝脏肿大和压痛，肝颈静脉回流征阳性，下垂性水肿，胸水，腹水甚至心包积液。

2. 特殊检查　颈静脉压>1.5kPa（15mmHg）。

（三）分型与分期

（1）按心衰的程度将心功能分为四级、心衰分为三度

Ⅰ级：一般体力活动不受限制，不出现疲劳、乏力、心悸、呼吸困难及心绞痛等症状，无心力衰竭体征。通常称心功能代偿期。

Ⅱ级：体力活动稍受限制，休息时无症状，但中等体力活动时（如常速步行3～4里路或登三楼等），即出现疲劳、乏力、心悸、呼吸困难症状及心力衰竭体征，如心率加快、肝肿大等。亦称一度或轻度心衰。

Ⅲ级：体力活动明显受限，休息时无症状，轻微体力活动（如日常家务劳动、常速步行1～2里路、登二楼等），即出现心悸、呼吸困难或心绞痛等症状及肝肿大、水肿等心力衰竭体征。卧床休息后症状好转，但不能完全消失。亦称二度或中度心衰。

Ⅳ级：不能胜任任何体力活动，休息时仍有疲乏、心慌、呼吸困难或心绞痛及明显的心力衰竭体征，如内脏淤血及显著水肿，久病者可有心源性肝硬化。亦称三度或重度心衰。

（2）根据心衰有无临床症状分为隐性心衰和显性心衰。

（3）按身体休止时有无心衰表现分为静息性心衰和负荷性心衰。

（4）按心衰发展的进程分为急性心衰和慢性心衰。

(5) 按心衰发生的部位分为左心衰竭、右心衰竭和全心衰竭。

(6) 按心衰时心输出量的高低分为高心输出量心衰和低心输出量心衰。

(7) 按心衰时心肌机械性能改变分为收缩性心衰、舒张性心衰和混合性心衰。

(四) 鉴别诊断

左心衰竭主要与支气管和肺部疾病所引起的呼吸困难及非心源性肺水肿等相鉴别；右心衰竭需与心包积液、缩窄性心包炎、肾炎、肝硬化等引起的水肿和腹水相鉴别。

1. 左心衰竭的鉴别诊断

(1) 心源性哮喘与支气管哮喘的鉴别点：①前者有引起急性瘀血的基础心脏病，后者部分病例有过敏史或长期哮喘史。②前者平卧时加重，坐起或站立后减轻，痰为泡沫样，尤其是粉红色泡沫样痰；后者多见于年轻人或青少年时起病，发作时有咳嗽，喷嚏等先兆。③体征方面：前者可有各种相应的心脏体征，尤其是奔马律，无肺气肿征；而后者心脏正常，双肺满布哮鸣音，呈呼气性呼吸困难，可有肺气肿征。④X 线检查：前者心脏常增大、肺瘀血；后者心影正常，肺野清晰或有肺气肿征。⑤治疗反应：前者使用洋地黄、快速利尿剂、吗啡常有效；后者用吗啡后病情加重，对支气管扩张剂有效。

(2) 慢性阻塞性肺部疾病尤其是肺气肿时，亦可有呼吸困难，但有慢性支气管、肺及胸廓疾病的既往病史，常有肺气肿征，紫绀比呼吸困难重，咯痰后缓解，不一定需要坐起。如进行血气分析及肺功能测定，则更有利于鉴别。

2. 右心衰竭的鉴别诊断

(1) 心包积液或缩窄性心包炎：①本病无心脏病史，可以平卧，无气急。②心脏听诊无杂音、心脏搏动弱、心音遥远、肺动脉瓣 S2 不亢进，心包积液者，其扩大的心浊音界可随体位而改变，并有奇脉。③超声心动图可显示心包积液的液性暗区，X 线摄片可见心包蛋壳样钙化影为缩窄性心包炎的特征，具有鉴别诊断的价值。

(2) 心源性水肿与肾源性水肿：①前者逐渐形成水肿，后者则发展迅速。②水肿开始部位：前者呈上行性；后者则多从眼睑开始，自上而下。③水肿性质：前者为压凹性，后者软而易移动。④其他表现：前者伴有心力衰竭的其他征象，如心脏扩大、心脏杂音、静脉压增高等；后者则有肾脏疾病的其他征象，如蛋白尿、血尿、管型尿等。

(3) 门脉性肝硬化：无心脏病基础和心脏体征，主要表现为肝病特征，如腹壁静脉曲张及蜘蛛痣、脾肿大、肝功能不良等。但右心衰竭晚期亦可发生心源性肝硬化。

三、治疗

(一) 辨证论治

“阳虚则寒”，“血气者，喜温而恶寒，寒则泣不能流，温则消而去之。”气血以温为宜，气得温而行，血得温而活，水得温而化。心衰的基本病理改变是心之阳气不足，血脉流行无力，血行缓慢而瘀滞，水湿不化聚生痰饮，属因虚致实，虚实交错之证。其阳气虚衰是本，血水瘀滞为标，本虚标实。故心衰的治疗当以温阳益气为首要，使正复邪去，气充血行。在此基础上，根据兼证的轻重缓急，适当配合化瘀行水之法，寓通于补中，以补为主，以通为辅，祛邪而不伤正，不可滥用攻伐，徒伤正气，正气愈虚则气血愈难复。具体应用时，还应时刻注意辨明脏腑之间的标本相移，阴阳气血互损、虚实转化的动态发展，针对其病变的主要矛盾，灵活变通以提高疗效。

(1) 心气不足，心阴（血）亏虚证：症状：心悸，气短，活动后加重，疲乏无力，头晕，心烦，失眠，自汗、盗汗，舌质偏红，脉细结代或细数。

证候分析：心气不足，推动无力，故心悸，气短，乏力；动则耗气，故活动后加重；气虚无力推动血行，血不上荣则头晕，血不养心则见心烦、失眠；气虚不能固摄津液故自汗；阴虚内热逼液外泄则见盗汗；阴虚则舌质偏红，脉细数；气虚血不充脉则脉细，脉气不相顺接则脉结代。

治法：益气敛阴，活血利水。

方药：葶苈生脉五苓散加减。药用葶苈子 10g，党参 15～30g，麦冬 12g，五味子 10g，茯苓 15～30g，泽泻 30g，白术 30g，车前子 30g（包煎），猪苓 10g。

方解：党参、麦冬、五味子益气养阴；葶苈子、茯苓、泽泻、白术、车前子、猪苓泻肺利水，为辨病与辨证相结合用药。

加减：气虚重，见自汗明显者加黄芪 30g；阳虚明显，见怕冷、畏寒者加制附子 10g；阴虚明显者去白术加楮实子 15～30g，白茅根 30g；瘀血明显者加丹参 15～30g，桃仁 10g，红花 10g。

(2) 脾肾阳虚，水湿不化证：症状：心悸，咳嗽，气喘，畏寒肢冷，腰酸尿少，大便溏泄，面色苍白或见青紫，全身水肿。舌淡苔白，脉沉细或结代。

证候分析：心之阳气虚弱，鼓动无力，故心悸；脾肾阳虚，故畏寒，肢冷，大便溏泄，腰酸；心阳虚衰，不能下达于肾以温肾阳助膀胱气化，则寒水泛滥而为身肿，尿少；水邪上凌心肺，则见咳嗽，气喘；面色苍白为阳虚之征，青紫为水湿之象；气虚不能上承则舌淡苔白；阳虚脉行不畅则沉细或结代。

治法：益气温阳，活血利水。

方药：真武汤加减。药用制附子 9～18g，茯苓 15～30g，白芍 10g，白术 10g，桃仁 9g，红花 9g，黄芪 20g，桂枝 6g，五加皮 10g。

方解：附子温补肾阳；茯苓、白术、五加皮化湿利水，且白术、茯苓能健脾，五加皮辨病用药，有强心的作用；桃仁、红花活血以助水湿祛除；黄芪补气补虚；桂枝通阳化气以利水。

加减：若兼见肺失肃降，水饮上泛之咳嗽、吐血痰、胸闷憋气、气短、脉浮者佐以泻肺利水，可和葶苈大枣泻肺汤合用；若水湿内蕴，腹部膨胀，纳少脘闷，恶心呕吐，苔白，脉缓者，宜合实脾饮加减；若高度水肿，或有胸水、腹水者，宜重用真武汤，配以五苓散；若气虚，神疲乏力，甚则喘促汗出、心阳欲脱者，重用人参 15g、黄芪 30g、制附子 15g。

(3) 气虚血瘀，痰湿阻滞证：症状：两颧红暗，口唇紫绀，心悸怔忡，胁下痞块作痛或有水肿，咳喘，咯吐白痰；纳差腹胀。舌质暗滞，或紫斑，脉涩或结代。

证候分析：气虚无力推动血行，瘀血内停，而阳虚不能制水，水邪上凌心肺，心肺之阳被遏，又加重血液瘀阻，则见两颧红暗，口唇紫绀，心悸怔忡，胁下痞块；寒水泛滥而为水肿，上凌心肺而为咳喘，咯吐自痰，留于胃肠而致纳差腹胀；舌质暗滞，或紫斑，脉涩或结代为血瘀之征。

治法：活血化瘀，兼以补气。

方药：血府逐瘀汤加减。药用黄芪 15～30g，当归 10g，桃仁 10g，红花 9g，赤芍 10g，枳壳 10g，乌药 10g，香附 10g，车前子 30g（包煎）。

方解：黄芪补气；当归、桃仁、红花、赤芍活血化瘀；枳壳、香附、乌药调理气机，取气为血帅，气行则血行之意；车前子利水渗湿。

加减：若见心悸、失眠者可加丹参12g，酸枣仁10g等养心安神之品；若下肢水肿，苔薄腻或白腻者，可加桂枝6g、茯苓12g、泽泻12g以化气利水；若见咳嗽痰白者，可加用葶苈子12g、桑白皮12g等以泻肺逐水。

（4）痰饮阻肺，气道不利证：症状：心慌、气短、喘憋不得卧，咯吐稀痰或泡沫样痰，胁胀，脘腹痞满，肢体水肿，舌质淡，苔白，脉弦数或细数。

证候分析：阳气虚衰日久，心脾肺肾阳气均亏，水湿不化，水邪泛溢为病。水邪上凌心肺则见心慌、气短、喘憋不得平卧，咯吐稀痰或泡沫样痰；水流胁下则为胁胀；停留胃肠则为脘腹痞满；水溢肌肤则为肢体水肿；舌淡苔白为痰饮之征，脉数为本虚之象。

治法：泻肺逐饮。

方药：葶苈大枣泻肺汤合泻白散加减。药用葶苈子30g，大枣6枚，炙甘草10g，地骨皮15g，桑白皮15g，北五加皮4～6g，大腹皮15g，厚朴10g，杏仁10g，车前子30g（包煎），泽泻15g。

方解：葶苈大枣泻肺汤泻肺逐饮；地骨皮、桑白皮泻肺利水；北五加皮、大腹皮、车前子、泽泻利水渗湿；厚朴、杏仁止咳平喘化痰。

加减：若脉细数无力，加人参10g、黄芪30g以益气生脉；若气喘极为严重，面色青灰，张口抬肩，喘促鼻煽，心悸不宁，烦躁不安，小便量少，大汗肢冷，舌质淡白，脉沉细欲绝者，宜回阳益气固脱，用人参10g，制附子10g，煅龙骨30g，煅牡蛎30g，山萸肉30g。这一类型表现痰饮水湿过盛，病情急重，因此，对待这种情况，必须采用"急则治其标"的治则，以泻肺逐水，祛除实邪为主。若出现阳越于外，阴竭于内，必须及时抢救，可用大剂量生脉液静脉注射。

（二）中成药

（1）心宝丸：适应证：用于心衰阳气亏虚证，尤适宜心跳缓慢者。

用法：轻者每次2粒，中度每次3粒，重者每次4粒，每日3次。

（2）参附补心丸：适应证：用于心衰阳气虚衰证。

用法：每次2丸，每日3次。

（3）北五加皮粗甙：适应证：适用于急、慢性心力衰竭。

用法：每次20mg，每日3～4次，服2～3天后改为维持量，每日20～40mg。

（4）参附针：适应证：用于心衰阳气亏虚证。

用法：每次10～20ml，加入50%葡萄糖液30～40ml，静注1～2次后，用40～80ml加入10%葡萄糖液250～500ml中静滴，每日2次。

（5）参麦针：适应证：用于心衰气阴两虚证。

用法：每次20～30ml，加入50%葡萄糖液30ml静注；1～2次后，用50～100ml加入10%葡萄糖液250ml中静滴。

（6）丹参或复方丹参注射液：适应证：冠心病心绞痛及心肌梗死、心衰。

用法：16ml加入5%葡萄糖液500ml中静滴，每日1次。

（7）福寿草总甙：适应证：适用于急、慢性心力衰竭，对心房颤动和心房扑动也有一定效果。

用法：每10ml含总甙1mg。成人每次0.6～0.8mg，加入50%葡萄糖液稀释后缓慢注射。

（8）黄夹苷：适应证：适用于急、慢性心功能不全，尤其是伴心房颤动、心房扑动和室上性心动过速者（非预激综合征所致）。

用法：0.125～0.25mg，加入50%葡萄糖液20ml稀释，缓慢注射。

（9）万年青注射液：适应证：适用于急、慢性心力衰竭。

用法：2～4ml，用50%葡萄糖液20ml稀释后静脉推注，每日2～4次。

（三）专病方

（1）心衰合剂：葶苈子30g，桑白皮30g，车前子30g，紫丹参30g，生黄芪30g，太子参30g，泽泻15g，麦冬15g，五味子10g，全当归10g，一般每日服用1剂，病情重者服用2剂。适用于肺心病、冠心病所致的心衰。

（2）抗心衰1号：葶苈子30g，枳壳15g，丹参10g。适用于顽固性心衰，有效率达80%以上。

（3）抗心衰方：赤芍15g，川芎15g，丹参15g，鸡血藤15g，党参25g，坤草25g，麦冬25g，附子10g，五加皮10g，泽兰15g。适用于以右心衰为主者。

（4）丹芎通络汤：丹参30g，川芎10g，葛根30g，生蒲黄（布包）15g，郁金10g，降真香10g，山楂15g。适用于左室舒张功能不全性心力衰竭之瘀阻心络证。

丹蝎通络汤：丹参30g，降真香10g，生蒲黄（布包）15g，天麻（蒸兑）10g，钩藤15g，白芍药15g，石决明（布包先煎）30g，珍珠母（布包先煎）30g，全蝎（为末兑入）5g，山楂10g。适用于左室舒张功能不全性心力衰竭之瘀阻夹风证。

丹菖通络汤：丹参30g，川芎10g，赤芍10g，益母草12g，三七粉（兑）3g，瓜蒌壳10g，薤白10g，法半夏10g，石菖蒲10g，郁金10g。适用于左室舒张功能不全性心力衰竭之瘀阻夹痰证。

丹苓通络汤：丹参30g，生蒲黄（布包）15g，泽兰10g，葶苈子10g，茯苓20g，桂枝7g，白术10g，甘草5g，泽泻15g，薏苡仁30g。适用于左室舒张功能不全性心力衰竭之瘀阻夹水证。

（5）强心汤：葶苈子30g，北五加皮30g，益母草30g，茯苓30g，泽泻30g，桔梗10g。适用于各类心衰。

（6）防己茯苓汤加减：防己15g，茯苓15g，大枣15g，黄芪20g，党参20g，葶苈子30g，丹参18g，桂枝9g，川芎9g，车前子9g，泽泻9g，白芥子9g，莱菔子9g，苏子9g。

（7）万附葶方：万年青15～30g，附子15～40g，葶苈子30～45g。

（8）强心饮：党参24g，黄芪30g，丹参30g，茯苓30g，麦冬20g，益母草20g，万年青根（鲜品）20g，玉米须20g，炙甘草10g，泽兰15g，葶苈子15g，五加皮7g。适用于心衰以气虚、血虚、瘀阻、水湿内停为主，兼有心阳或心阴不足。

（四）针灸

（1）毫针：主穴取心俞、厥阴俞、膻中、内关、足三里、束骨、郄门、神门。呼吸困难配气海、太渊，乏力配中脘、阳陵泉、水分、肾俞、阴谷、气海、复溜。采用平补平泻法，每日一次，留针15～20分钟，15～20次为一疗程。每一疗程间隔5～7天。

（2）灸法：主穴取心俞、百会、关元、神阙、足三里、人中、内关。呼吸困难配膻中、肺俞、肾俞、足三里，呕吐配中脘、建里、肝俞、脾俞，水肿配水道、水分、三焦俞、阴陵泉。用艾条或艾柱灸，每日1～2次，每穴艾条悬灸15～20分钟，或艾炷灸3～5壮，10～

15 次为一疗程。

（五）临证要点

（1）本病的基本病理以阳气虚衰为本，水泛血瘀为标：故常以温阳益气、利水消瘀为治疗大法。临证应注意本虚与标实的轻重缓急，以确定扶正与祛邪的主次搭配。

（2）阴阳互根，无阳则阴无以生，无阴则阳无以化：阳虚日久，必损及阴液。若阳虚阴损，阴阳俱虚者，当选用益气养阴法，阴阳并补，使阳生阴长，正气康复。肺、脾、肾三脏阳气不足，水液代谢输布失常，不仅会出现水液异常积聚的痰饮水肿症状，还常同时出现口干唇燥等津液不足之症。在治疗过程中，如不能很好地掌握温、润方药的配合应用，就会出现温药伤阴，或过用阴药而不利于治肿的情况。因此，恰当掌握温阳利水法与育阴利水法的配合交互应用，使温阳之品不伤阴，育阴之剂不助水湿，是提高疗效的重要环节。

（3）外邪羁留，非祛邪不足以安正：外邪是心衰中常兼有的病理因素之一，几乎各证型中都可合并，每每导致心衰加重和难愈。外邪羁留，多犯于肺脏，使痰阻于肺，肺失宣肃，典型证候有发热恶寒，或但热不寒，咳嗽痰多色黄，多不难辨别。然有时重度心衰患者，因正气虚极，难与邪争，虽有外邪，而无明显寒热、咳嗽痰多等邪实征象，应细心审证，如咳虽不甚而气逆憋闷，痰虽少而质粘色黄难咯，或听诊肺部湿啰音难以心衰本身解释者，均可作为外邪羁留之佐证。尤其在按一般辨证施治等治疗效果不著时，都应想到外邪羁留的可能。治疗应注意祛邪利肺，一般根据虚实主次。以虚为主，邪不甚者，可于扶正方中酌选宣肺或清肺化痰之品以及金荞麦、鱼腥草、山海螺、漏芦等；如正虽虚，外邪已成为病情难愈的主要矛盾，可将扶正药如独参汤等仅用一、二味另煎，送服葶苈子末 3g，每日 2～3 次，另处汤剂以祛邪利肺为主。或先祛其邪，后固其本。或配合西药抗感染，往往邪去而元气自复，心衰易于改善。此即《内经》“病发而不足，标而本之，先治其标，后治其本”之意。

（4）精髓亏耗，不填精髓则无以化生阳气：心衰之正虚，虽以阳气虚衰为多，但若阳损及阴，伤精耗髓，或本有阴精亏损，复加阳气虚衰，表现全身重度浮肿及腹水难消，小溲量少，腰脊背痛，舌淡红或光红无苔，脉沉细，经检查有低蛋白血症者，此时若单纯利水或益气养阴、滋阴配阳、活血化瘀等常收效亦不显。可配用填精补髓法，以左归丸为主，并选加紫河车、鹿角片或鹿角胶、阿胶、龟甲等血肉有情之品，辅以鲤鱼汤等食疗，有时能事半功倍，治疗后随低蛋白血症纠正而水肿得以消退，心衰随之改善。此种治法，颇值得玩味。张介宾在注《素问·阴阳应象大论》“精化为气”时说：“精化为气，谓之气由精而化也。”夫气赖精化，精盈则气盛，精少则气衰，精亏髓耗，阳气化源欲竭，其时精损为本中之本，填精而精得充盈，阳气自生，阴霾自散，是故不治水而水自消，不扶阳而阳自复。使用时须注意：填精要适当配合温肾药，如鹿角片、仙灵脾之属；二是要注意健运脾气，不可使中焦呆滞，常配伍枳术丸，特别是用大剂量白术，白术既可健脾，前人认为还能通利水道，现代研究可升高白蛋白。

（六）西药治疗

治疗原则为：防治病因；增强心肌收缩力；减轻心脏前后负荷；消除心衰的诱发因素。

1. 病因的防治　积极采取药物和外科手术等治疗方法，有效地根治或控制心衰的病因。如外科手术矫正血管动力学异常，切除局限性病变和组织更换，以及内科治疗感染性心内膜炎、甲状腺功能亢进、纠正贫血、控制风湿活动和高血压，并尽早发现和尽量消除一切诱发心衰的诱因，如过度疲劳、感染、电解质紊乱、心律失常和肺栓塞等。

2. 正性肌力药物

（1）洋地黄类药物：适应证：①心功能Ⅲ、Ⅳ级收缩功能障碍为主的心力衰竭；②窦性心律的心力衰竭患者；③心房颤动伴心室率快的心力衰竭患者。

禁忌证：①旁道下传的预激综合征合并快速型室上性心动过速、心房扑动、心房颤动；②已出现洋地黄中毒表现者；③窦性心律的单纯二尖瓣狭窄；④Ⅱ度或高度房室传导阻滞；⑤病态窦房结综合征，尤其是在老年患者，又无起搏器保护者；⑥单纯性左室舒张功能障碍性心力衰竭。

常用制剂和用法：①快速作用制剂：如毛花甙C，缓慢静注0.2～0.4mg/次，24h总量可达1～1.6mg；毒毛旋花子甙K，缓慢静注0.25～0.5mg/次；②中速作用制剂，如地高辛常采用维持量法给药，即口服0.25～0.5mg，1次/日；③慢速作用制剂，如洋地黄毒苷，口服0.05～0.1mg，1次/日（表6－1）。

表6－1 常用洋地黄类制剂作用时间及剂量

药物	给药途径	起效时间（min）	作用高峰时间（h）	维持时间（d）	消失时间（d）	半衰期（d）	负荷量（mg）	每日维持量（mg）
毒K	静注	5	1～2	1～2	2～5	1～1.5	0.25～0.5	
毛花苷C	静注	10～30	0.5～2	1～2	3～6	1.5	1.2	
地高辛	口服	60～120	4～12	1～2	5～7	1.5～2	1～2	0.25～0.5

给药方法有两种：速给法：多采用静注速效洋地黄制剂，如西地兰可视病情先静注0.4～0.8mg，2～4h后再注0.2～0.4mg；毒K首剂0.25mg，2h后再注0.125～0.25mg。这种在治疗上最初快速给予较大剂量洋地黄类制剂，能迅速发挥最高疗效而不出现毒副作用所需要的剂量称为洋地黄负荷量或洋地黄化量。目前此法主要用于治疗急性左心衰竭或快速心房颤动伴心衰者，亦适用于危重的充血性心力衰竭患者，有效后改为口服维持。

每日维持量疗法：适用于病情不太急的慢性心衰患者。目前临床应用最广的是地高辛0.25mg，每日1次，口服，心房颤动和个别患者为每日0.5mg，约5个半衰期（即1.5×5＝7.5d），血浓度即可达到治疗水平。在一般情况下宜采用每日维持量疗法，其优点是既可降低洋地黄用量，又可减少其毒副作用，对控制慢性心衰十分满意。

洋地黄的治疗量与毒性量相差较小，用量的个体差异很大，同一患者不同条件下也有差异。剂量要因人、因时而定，以策安全。如老人、有缺血缺氧、肾功能不全、低血钾、贫血、甲减等易致毒性反应，要特别谨慎，用量须减少。

洋地黄毒性反应表现为：①胃肠道反应如纳差、恶心、呕吐；②心律失常如室早呈二联律、室性心动过速、房颤伴完全性房室传导阻滞与房室交界处心律、房颤伴加速的交界处自主心律呈干扰性房室分离、房性心动过速伴房室传导阻滞等；③神经精神症状，常见的有头痛、失眠、忧郁、眩晕甚至精神错乱；④视觉改变，可出现黄视或绿视。但毒性反应表现多为非特异性，要与其他原因所致者鉴别。测定地高辛血浓度有一定意义。地高辛治疗浓度为0.5～2mg/ml，90%的洋地黄中毒者＞2mg/ml。

一旦确定为洋地黄毒性反应，须①立即停用洋地黄；②补充钾及镁盐，轻者口服10%氯化钾10～20ml，3～4次/日，较重者可静脉滴注，10%氯化钾15～20ml加入5%葡萄糖液500ml，1ml/min静滴。25%硫酸镁10ml加入250ml液体静滴。亦可用门冬酸钾镁20～50ml

加入5%葡萄糖液250~500ml中静滴。高血钾、肾功能衰竭及严重房室传导阻滞者禁用。③心律失常的治疗，洋地黄中毒所致的心律失常的特殊药物治疗包括苯妥英钠、利多卡因、钾盐、阿托品；④洋地黄特异性抗体的应用。

（2）β受体激动剂：①多巴胺：小剂量2~5μg/（kg·min）激动肾血管、肠系膜血管、脑血管及冠状血管等多种脏器的多巴胺受体，扩张肾血管使尿量增多；中剂量6~10μg/（kg·min）激动β_1和β_2受体，增强心肌收缩力，扩张外周血管，改善心衰患者血流动力学异常；大剂量>10μg/（kg·min）可兴奋α受体，导致心动过速，所有动脉及静脉收缩。常规应用2~10μg/（kg·min）对低心排血量、高充盈压和低血压的急、慢性心衰患者均有显著效果。连续滴注超过72小时，可能出现耐药性，因而大多数采用间歇静脉滴注，最主要的副作用是室上性心律失常和心绞痛，大剂量可有恶心、呕吐。②多巴酚丁胺：静滴速度5~10μg/（kg·min），增加心肌收缩力的作用可能最强，副作用最小。

（3）磷酸二酯酶抑制剂：①氨力农：本品静注2min内生效，10min达到高峰，半衰期为5~10min，作用持续1~1.5小时。静滴每次0.5~3mg/kg，一般以50mg加入生理盐水20ml静脉注射，然后以150mg加入生理盐水250ml，以5~10μg/（kg·min）速度静滴。每日最大量不超过10mg/kg。静脉注射液不能用含右旋糖酐或葡萄糖的溶液稀释。少数有轻微食欲减退、恶心、呕吐等副作用；快速静注可致室早、室性心动过速；大剂量使用时可有血小板减少，如每日剂量不超过300mg，不致发生。②米力农：本品静注5~15min生效，半衰期为2~3小时。一般开始10min内给予50μg/kg，然后以0.375~0.75μg/（kg·min）维持。每天最大剂量不超过1.13μg/kg。本品可与强心剂、利尿剂、血管扩张剂联合应用，与多巴胺、多巴酚丁胺使用有协同作用。副作用：少数有头痛、低血钾；过量时可有低血压、心动过速，故低血压、心动过速者慎用；心肌梗死急性期忌用，肾功能不全者宜减量。

3. 血管扩张剂

（1）硝酸甘油：静脉滴注最初剂量为10μg/min，5~10min增加剂量一次，一般用量为20~50μg/min，最高剂量<200μg/min。治疗中以动脉收缩压维持在100~110mmHg（13.3~14.6kPa），有高血压者不宜低于120mmHg（16.0kPa）。停药时，尤其长期用药者，应逐渐减量。

（2）酚妥拉明：静脉滴注常用剂量为1~5μg/（kg·min），成人相当于0.05~0.3μg/min。老年人一般20μg/min开始，逐步增加剂量至出现疗效或收缩压有所下降，一般下降10~15mmHg。对低血压患者可与多巴胺联合应用，避免血压进一步下降。

（3）硝普钠：25mg硝普钠溶解于5%葡萄糖500ml（浓度50μg/ml）静滴，以10μg/min小剂量开始，无效时每5~10min增加一次，每次增加5~10μg/min，直至达到所需效果。通常维持量为25~250μg/min。血压偏低而情况紧急又必须用硝普钠时，可同时滴注多巴胺。一般连用3~4天，连续应用一周以上时应注意硫氰化物中毒。

（4）血管紧张素转化酶抑制剂（ACE-Ⅰ）：①卡托普利，初始剂量6.25mg，3次/日（饭前服用），以后逐渐加量至25~50mg，3次/日，每日最大剂量为450mg，过敏体质者忌用，肾功能不全者慎用。②依那普利，初始剂量为2.5mg，2次/日，以后可逐渐增加至10mg，1~2次/日。③贝那普利，初始剂量为2.5mg/d，可增加到10~20mg/d。④培哚普利，初始用量为2mg/d，可增加到4mg/d。

（5）血管紧张素受体拮抗剂：缬沙坦，80mg/d，可增至160mg/d。

4. 利尿剂

（1）氢氯噻嗪：每日量25～50mg，必要时可增至75～100mg，分2次口服。

（2）呋塞米：口服每日20～40mg，静注单剂20～40mg。

（3）螺内酯：每日用量为40～120mg，分3～4次口服。

（4）阿米洛利：每日用量10～20mg，分2～3次口服。

（5）武都力：每片含阿米洛利5mg，氢氯噻嗪50mg。每次1片，1～2次/日。

（6）吲哒帕胺：每日2.5mg，即有降压作用，加大剂量时利尿作用增强。

5. β受体阻滞剂：在临床症状稳定时开始使用β受体阻滞剂，开始剂量要小，递增剂量要慢，且病情一旦加重，应迅速减量。β受体阻滞剂治疗心衰2～3个月才能显示出效果，而最明显的疗效则出现在治疗后12个月。β受体阻滞剂停药时，至少在一周前开始逐渐减量，停药过程中避免运动和情绪激动。

6. 心肌代谢赋予药

（1）G-I-K即葡萄糖-胰岛素-氯化钾液：通常10%葡萄糖液500ml+10%氯化钾10～15ml+普通胰岛素8～12U，也可加25%硫酸镁10～20ml。

（2）1，6，二磷酸果糖（FDP）：剂量每日10～20g，分2次静注。一般每5g注射5～10分钟，连用5～10天。

（3）辅酶Q_{10}：常用量为10～20mg，3/d。

7. 心力衰竭治疗指南要点（摘自ACC/AHA和欧洲心脏病学会，1999.11）

（1）收缩性心力衰竭：①全部收缩性心力衰竭患者，以及NYHAⅠ级无症状左心功能不全（LVEF<35%～40%）患者，均需应用ACE抑制剂，除有禁忌证或不能耐受。②ACE抑制剂需无限期终身应用。③根据临床试验结果，ACE抑制剂推荐量较大。治疗宜从小量开始，逐步递增至最大耐受量或靶剂量，而不按症状的改善来调整剂量。④所有有症状的心衰患者（即使无水肿），均应给予利尿剂。利尿剂必需与ACE抑制剂合用。利尿剂一般亦需无限期应用，并宜应用能缓解症状的最小剂量，制剂则依病情和肾功能而定。⑤地高辛适用于心衰伴房颤患者。有症状的心衰伴窦性心律患者亦可应用。DIG试验的结果表明，地高辛对死亡率的影响为中性。⑥钙拮抗剂对收缩性心衰并未证实有益，甚或有害，因此不主张应用。长效钙拮抗剂氨氯地平的作用尚需进一步研究（PRAISE试验为中性）。⑦β受体激动剂和磷酸二酯酶抑制剂仅限应用于终末期心衰和准备作心脏移植的患者。低剂量多巴酚丁胺（$2\sim5\mu g\cdot kg^{-1}\cdot min^{-1}$）或米力农（50μg/kg负荷量，继以$0.375\sim0.75\mu g\cdot kg^{-1}\cdot min^{-1}$）静滴，可短期选用于难治性心衰患者。⑧所有NYHAⅡ级、Ⅲ级病情稳定者均必需应用β受体阻滞剂，除非有禁忌证。应在ACE抑制剂和利尿剂基础上加用β受体阻滞剂。必须强调的是，β受体阻滞剂不能用于“抢救”急性心衰患者，β受体阻滞剂应在心衰血流动力学稳定的基础上开始使用。应告知病者，症状改善常在治疗2～3个月后出现。应注意β阻剂必须从极小量开始，每2～4周剂量加倍，一直达到最大耐受量或靶剂量。⑨心衰患者合并无症状的窦性心律失常时不必治疗。⑩不主张常规应用抗凝治疗。仅适用于心房颤动患者、以往有栓塞史者、射血分数极低患者或有心内血栓者。

必需鼓励动态运动，以避免去适应状态。

所有有瓣膜疾病的心力衰竭患者，均需对手术治疗做出评价。

（2）舒张性心力衰竭：①应用静脉扩张剂或利尿剂降低左心室舒张末压，但不宜过度，以免心输出量减少。②不用正性肌力药和动脉扩张剂。③维持窦性心律非常重要。④ACE

抑制剂逆转心肌肥厚最佳，钙拮抗剂亦可应用。⑤冠心病患者伴活动性心肌缺血时，β 受体阻滞剂可改善心肌舒张功能。⑥β 受体阻滞剂和钙拮抗剂维拉帕米对肥厚性心肌病均有效。⑦积极治疗高血压，包括孤立性收缩期高血压。

四、预防与康复

（1）积极治疗各种原发性心脏病，是预防心衰的根本措施。许多心脏病发展到严重阶段都可引起心衰，其中某些心脏病的病因如能得到彻底治疗，心衰亦可因此而解除，可预防心衰的发生。如高血压性心脏病是心衰的常见病因之一，而积极预防和治疗高血压病，就可避免疾病的进一步发展，从而防止心衰的发生。

（2）积极预防和控制感染，亦是预防心衰的重要措施。如风心病、肺心病等患者，往往于上呼吸道感染、慢支合并感染时发生心衰，或慢性风心病患者反复风湿活动而加速心衰的形成。此类患者平素应积极预防感冒，已有感染者应及时给予足量的抗生素或中药清热解毒之品以控制感染，是预防心衰的重要措施之一。

（3）避免过度劳累和情绪激动，适当进行体育锻炼，以提高心脏的代偿能力。心脏病患者输液时应避免过多和速度过快，以免加重心脏的负担。

五、小结

中医药研究 CHF 已取得了许多成绩，但还存在不少薄弱环节和问题，这也许就是值得深入研究的前景所在。

1. 关于疗效问题　目前的研究，无论是临床，还是实验，均肯定了中医药对 CHF 的疗效。但由于 CHF 是急危重症，许多情况下是中西医结合并用，甚至有时中医仍处于辅助地位。多数临床报道缺乏严密设计，样本较小，因此，对其疗效的评估，还缺乏确切的依据。

2. 关于证型问题　尽管国家卫生部颁布的《指导原则》中规定了五个证型，然而在临床实际操作中还有一定距离。在单、复证型的划分与组合方面，如何更接近临床实际，有待于进一步探讨，在证型客观指标以及疗效机理等研究方面，比较多的是心气虚与左心功能相关性的观察，对其他证型或复合证型指标的观察较少，更缺乏深层次的研究，如中医药对无症状心衰、舒张性心衰、心肌重构、心肌组织、心衰内分泌变化，以及细胞、分子水平的研究还寥寥无几，甚至缺如。此外单、复证型之间，不同病因心衰的证型、客观指标等方面有何差异，还很少阐明。在研究方法手段上，心衰证型模型还是薄弱环节。

3. 关于剂型问题　CHF 病情危重者需要快速、有效、无毒副作用的静脉注射剂型。尽管目前已有生脉针、参附针等，但远远不能适应需要，且其急救疗效尚未得到确认，故急需研究能作用于多环节的、疗效肯定而稳定的复方注射剂。

4. CHF 具有较长的慢性病理发展过程　中医学在其病理发展环节上起到什么样的作用，是关系到中医药有无防止、逆转心衰病理发展进程的关键，有待于进一步深入研究。

（郝新平）

第七节　心源性休克

心源性休克是由于心脏排血功能衰竭，不能维持其最低限度的心排血量，导致血压下降，器官和组织供血严重不足，引起全身性微循环功能障碍，从而出现一系列以缺血、缺氧、代谢障碍及重要脏器损害为特征的病理生理过程。其临床表现有血压下降，心率增快，脉搏细弱，全身乏力，面色苍白或紫绀，皮肤湿冷，尿少或尿闭，神志模糊，烦躁或昏迷。各种心脏病心功能不全后期发病率高，其中心肌梗死伴心源性休克的发生率为4.6% ~16.1%。

根据本病的发病特点和临床表现，主要与中医的“脱证”、“厥证”相关。

一、发病机制

（一）中医学认识

中医认为，心源性休克的主要发病原因为心气不足或心阳亏虚，鼓动血脉无力，进而损及肾阳，终至心肾阳气虚衰，阴阳失调，气血逆乱，血脉瘀阻，正气衰脱，神失所主而发为本病。如原有心病（如胸痹、心悸）迁延日久，失治误治或病情进一步发展，心脏严重受损，继而伤及多脏多腑。这时若津血亏耗，则阴虚不能敛阳，气随液脱；若阳气虚衰，气血运行不畅，瘀血阻滞，阳衰则阴为之脱；阴阳欲脱而出现本病一系列临床危重证候。心肾阳衰，不能温煦肢体则面色苍白、畏寒、四肢逆冷；阳虚不能固摄阴液，则汗出、肢体潮湿；阳虚神失所养出现神志改变如轻度烦躁或欲寐；阳虚气不化水、或阴竭液枯均导致少尿或无尿；阳虚血运乏力则皮肤花白、脉细数或沉微等休克的早中期症状。病情进一步发展，阳微阴脱，血脉瘀阻可见四肢厥冷、手足发绀、口唇青紫、大汗淋漓、呼吸气微、神识模糊甚至昏迷不省人事等症状；病情恶化，元气真精衰竭，五脏俱败，阴阳离决，而成不可逆之凶证。

（二）西医学认识

心源性休克是心泵衰竭的极期表现，常见病因有以下几个方面。

1. 心肌收缩力极度降低　包括大面积心肌梗死、急性暴发性心肌炎（如病毒性、白喉性以及少数风湿性心肌炎等）、原发性及继发性心肌病、心肌抑制因素（如严重缺氧、酸中毒、药物、感染毒素、心瓣膜病晚期）、严重心律失常以及各种心脏病的终末期表现。

2. 心室射血障碍　包括大块或多发性大面积肺梗死、乳头肌或腱索断裂、瓣膜穿孔所致严重的心瓣膜关闭不全、严重的主动脉口或肺动脉口狭窄以及室间隔穿孔。

3. 心室充盈障碍　包括急性心包压塞，持续性心室率过速，严重二、三尖瓣狭窄，心房肿瘤、心室内占位性病变。

4. 手术后　心脏直视手术后低排量综合征。

5. 混合型　即同一患者可同时存在2种或2种以上原因，既有心肌收缩力下降因素，又有心室间隔穿孔等所致的血流动力学紊乱。

心源性休克的发病机理：各种病因引起功能性心肌数量减少，心肌收缩力减弱，心肌运动不协调，造成心排血量降低，左室舒张末期压增高，左房压增高，以致肺瘀血、肺水肿、肺功能障碍，引起泵血功能减弱，心排血量下降，外周血管运动张力失调，毛细血管通透性增高，血浆外渗，有效循环血量减少，造成微循环障碍，引起弥散性血管内凝血，最终导致脑、肾、肺、肝等器官功能衰竭。

二、诊断

（一）诊断标准

（1）有发生休克的原因：如心脏手术、心肌炎、心肌病心衰、急性心梗泵衰等。

（2）意识异常。

（3）脉搏快超过 100 次/分，细或不能触及。

（4）四肢湿冷，胸骨部位皮肤指压阳性，皮肤花纹、黏膜苍白或发绀，尿量小于 30ml/h 或无尿。

（5）收缩压小于 80mmHg。

（6）脉压小于 20mmHg。

（7）原有高血压者收缩压较原有水平下降 30% 以上。

凡符合（1）、（2）、（3）、（4）中的二项，和（5）、（6）、（7）中的一项者，即可成立诊断。

（二）鉴别诊断

心源性休克最常见于急性心肌梗死，在判断急性心肌梗死所致的心源性休克时需与低血容量性休克、急性大块肺动脉栓塞、急性心包填塞、主动脉夹层分离、快速性心律失常、急性主动脉瓣或二尖瓣关闭不全等相鉴别。

1. 低血容量性休克　心源性休克时常兼有低血容量因素，很难与低血容量性休克相区别。PCWP 有时因代偿机制可维持在相对正常水平，使鉴别更为困难。可以用 100ml 右旋糖酐或生理盐水于 10 分钟内静脉滴入，10 分钟后患者心率无明显增快，PCWP 无升高，则考虑有低血容量症的存在；如 PCWP >2. 4kPa（18mmHg），休克症状无改善，则可能为心源性休克。

2. 急性大块肺动脉栓塞　大面积肺栓塞可因肺血流梗阻、左室充盈不足、冠状动脉灌注降低而致休克。临床呈急性右心衰竭表现，心电图可显示肺性 P 波、电轴右偏，可呈 SiQm、RBBB 图形。肺动脉压（PAP）和右房压（RAP）升高，CI 降低，但 PCWP 可以正常。放射性核素及血管造影可明确诊断。

3. 急性心包填塞　其临床表现及血流动力学特征与右室梗死相似，但心浊音界扩大，心音遥远，心电图有电交替现象，超声心动图检查可以探及大量心包积液。

（三）分期与分度

1. 根据病理生理变化将休克分为三期　Ⅰ期为代偿期，Ⅱ期为失代偿期，Ⅲ期为不可逆期。

2. 根据其临床表现，可将休克分为以下 4 度　轻度休克：血压开始下降，收缩压≤10. 64kPa（80mmHg），脉压 <4. 0kPa（30mmHg），心率 >100bpm，脉速尚有力，四肢尚暖，但肢端发凉、发绀，面色苍白，口干，出汗，神志清楚，可有烦躁不安，尿量略减。

中度休克：血压明显下降，收缩压在 8 ~ 10. 6kPa（60 ~ 100mmHg）左右，脉压 <2. 67kPa（20mmHg），尿量明显减少（<17ml/h），伴面色苍白，表情淡漠，四肢湿冷、大汗，肢端发绀，但神志尚清。

重度休克：收缩压降至 5. 32 ~ 8. 0kPa（40 ~ 60mmHg）左右，心率 >120bpm，心音低钝，脉细弱无力，神志欠清，意识模糊，反应迟钝，面色苍白，四肢厥冷，发绀，皮肤出现大理石样改变，尿量明显减少或无尿。

极重度休克：收缩压 <5. 32kPa（40mmHg）或血压测不出，心音低钝或呈单心音，脉搏极弱甚至扪不到，无尿，神志不清、昏迷，呼吸浅而不规则，四肢厥冷，口唇和皮肤发绀，可有广泛皮肤、黏膜及内脏出血，多脏器衰竭的征象。

三、治疗

（一）辨证治疗

心源性休克病情复杂多变，临床以寒厥、阴脱、阳脱、阴阳俱脱四种证型多见，治疗应灵活运用益气、养阴、回阳、开窍、行气、活血等诸法。

（1）寒厥：主证：手足厥冷，无热畏寒，神志淡漠，身冷如冰，尿少或遗尿，下利清谷，面色晦暗。舌淡苔白，脉微欲绝。

证候分析：心气心阳不足，无力温养肌肤四末，故见面色晦暗，手足厥冷，身冷如冰；阳虚则生内寒，故见无热畏寒；阳气不能温化水谷，故见下利清谷；阳虚气不化水则尿少，膀胱气化失约则遗尿；阳气虚弱不能推动血循环，血不养神见神志淡漠，血脉空虚则见脉微欲绝；舌为心之窍，舌淡苔白为心阳不足之象。

治法：温经散寒，回阳救逆。

方药：四逆汤合当归四逆汤加减。药用人参 10g，当归 10g，白芍 10g，熟附子 10g，细辛 3g，干姜 10g，炙甘草 5g，大枣五枚。

方解：人参大补元气；附子、干姜回阳救逆；细辛温经散寒；炙甘草既益心气，又可解附子毒性；当归、白芍、养血通络；大枣调和诸药。

加减：若表虚自汗，加黄芪 20g，白术 10g；阳虚不能固阴汗出不止者，加煅龙骨 30g，煅牡蛎 30g；心神不宁心悸者，加远志 6g，酸枣仁 10g。

（2）阴脱：主证：发热烦躁，面色苍白，心悸多汗，口渴喜饮，尿少色黄，肢厥不温。舌红苔薄少，脉细数或沉微欲绝。

证候分析：久病心阴耗伤，阴虚内热，故见发热烦躁，口渴喜饮，尿少色黄；阴血不足，头面失养，故见面色苍白；汗为心之液，虚热内扰，故见心悸多汗；阴血耗伤，阳气无所依附，血不载气，故见肢厥不温；脉细数为阴虚内热之象；若阴伤及阳，则见脉沉微欲绝。

治法：益气养阴，救逆固脱。

方药：固阴煎合生脉散加减。药用西洋参 15～20g（另炖），黄精 15g，五味子 10g，山萸肉 10g，山药 15g，麦冬 10g，熟地 10g，黄芪 30g，炙甘草 3g。

方解：西洋参补心气养心阴；黄精、山药、五味子益气养阴；熟地、山萸肉、麦冬补肾阴，滋水养心；黄芪炙甘草益气固阴。

加减：阴虚液脱脉细数而汗多者，加煅龙骨 30g，煅牡蛎 30g；兼有痰热咳嗽，咯粘痰者，加桑白皮 15g，贝母 10g；兼瘀血唇青紫，舌质紫暗者，加丹参 20g，红花 10g；肾虚液亏尿黄短少者，加生地 12g，玄参 10g。

（3）阳脱：主证：面色灰白，精神萎靡，气短，谵妄，汗出不止，呼吸气微，畏寒遗尿。舌淡白而润，脉微欲绝。

证候分析：久病心气心阴耗竭，阳气欲脱，心神颓败，故见精神萎靡，谵妄；心阳欲脱，肺肾之气亦衰，故见面色灰白，气短，汗出不止，呼吸气微，畏寒遗尿。舌淡白而润，脉微欲绝均为阳脱之象。

治法：回阳救逆。

方药：参附汤合人参汤加减。药用红参 20g（另炖），熟附片 10g，干姜 10g，甘草 5g，肉桂 5g（后下），当归 10g，白芍 10g。

方解：红参大补元气；附片、干姜回阳救逆；肉桂补心肾之阳；当归、白芍养血通络；甘草解附子毒性，又益心气。

加减：阴随阳脱汗多者可加煅龙骨 20g，煅牡蛎 20g，山萸肉 15g。

（4）阴阳俱脱：主证：昏迷不醒，目呆口张，气少短促，汗出如油，周身俱冷，瞳仁散大，舌卷囊缩，二便失禁。脉微细欲绝。

证候分析：阴阳俱脱，有离决之势，脏腑败绝，神志无所主，故见昏迷不醒，目呆口张，气少短促，汗出如油，周身俱冷，瞳仁散大，舌卷囊缩，二便失禁的危象；脉微细欲绝为阴阳俱脱之象。

治法：救阴敛阳，回阳固脱。

方药：参附汤合生脉散加减。药用西洋参 30g，红参 15g，熟附子 10g，干姜 10g，麦冬 10g，五味子 10g。

方解：西洋参益气养阴；红参大补元气；附子回阳救逆；麦冬、五味子救阴敛阳。

加减：阴液虚脱汗多者加山萸肉 30g，煅牡蛎 30g；下元失固尿失禁者加桑螵蛸 10g，益智仁 10g；兼血脉瘀阻唇紫甲绀者加丹参 20g，赤芍 15g。

（二）中成药

（1）生脉注射液：适应证：气阴两脱证。

用法：先以本品 10～20ml 稀释后静脉推注，每隔 15～30 分钟 1 次，待血压回升，再次 50～100ml 加入 5% 葡萄糖液 250～500ml 中静滴，直至脱离厥脱状态为止。

（2）人参注射液：适应证：用于心源性休克阳气欲脱者。

用法：每次 40～100ml，稀释后静滴。

（3）参麦注射液：适应证：用于心源性休克气阴两脱证。

用法：先用 10～30ml 加入 50% 葡萄糖液 20～30ml 静脉推注，每隔 15～30 分钟 1 次，连续 3～5 次，待血压回升后，再次 50～100ml 加入 5% 葡萄糖液 250～500ml 中静滴，直至脱离厥脱状态为止。

（4）四逆注射液：适应证：用于心源性休克阳脱证。

用法：每次 30～50ml 加入 10% 葡萄糖液 250～500ml 中静滴。

（5）参附注射液：适应证：用于心源性休克阴阳俱脱证。

用法：每次 10～20ml 加入 10% 葡萄糖液 20ml 中静注，必要时每隔半小时至 1 小时重复 1 次；或以 50～100ml 加入 5% 葡萄糖液 250～500ml 中静滴。

（6）参附青注射液：适应证：用于心源性休克阴阳俱脱证。

用法：用 10ml 加入 25% 葡萄糖液 20ml 中静推，待血压上升后再用 100ml 加入 10% 葡萄糖液 500ml 中静滴。

（7）枳实注射液：适应证：用于心源性休克阴阳俱脱证。

用法：先以 0.3～0.5g/kg，稀释后静注，继以 20～80g 加入 10% 葡萄糖液 100ml 中静脉点滴，滴速视血压而定。

（8）青皮注射液：适应证：用于心源性休克寒厥证。

用法：先用 0.1～0.5ml 加入 25% 葡萄糖液 20ml 中缓慢静注，继以 5～10ml 加入 10% 葡萄糖液 500ml 中静滴。

（9）红花泽兰注射液：适应证：用于心源性休克见有瘀血证者，防止出现 DIC。

用法：每次 30ml 加入 10% 葡萄糖液 100ml 内静滴，每日 1～2 次。

(10) 复方丹参注射液：适应证：用于心源性休克见有瘀血证者。

用法：每次 20～30ml 加入 5% 葡萄糖液 100ml 中静滴，每日 1～2 次。

(11) 川芎嗪注射液：适应证：用于心源性休克见有瘀血证者。

用法：每次 40～120mg 加入 5% 葡萄糖液 100ml 中静滴，每日 1～2 次。

(12) 血府逐瘀注射液：适应证：用于心源性休克见有瘀血证者。

用法：每次 50ml 加入 5% 葡萄糖液 200ml 静滴，每日 2 次。

(13) 牛角地黄注射液：适应证：用于心源性休克阴脱证。

用法：每次 20～30ml，加入 10% 葡萄糖液 100ml 中静滴。

(三) 专病方

(1) 四逆汤：制附子 10～30g，干姜 10g，炙甘草 15g。上药水煎 2 次，取汁 150～200ml，口服或鼻饲。适用于心源性休克阳脱证、寒厥证。

(2) 生脉散：西洋参 10～30g，麦冬 30g，五味子 10g。上药水煎 2 次，取汁 150～200ml，口服或鼻饲。适用于心源性休克阴脱证。

(3) 参附汤：红参 10～30g，制附子 10～30g。上药水煎 2 次，取汁 150～200ml，口服或鼻饲。适用于心源性休克阳脱证。

(4) 三甲复脉汤：麦冬 30g，五味子 10g，生地 10g，白芍 30g，龟甲 25g，牡蛎 25g，鳖甲 25g。上药水煎 2 次，取汁 150～200ml，口服或鼻饲。适用于心源性休克阴脱证。

(5) 瓜蒌薤白汤加味：红参 10g（另炖），丹参 15g，当归 15g，白芍 15g，首乌 15g，桂枝 5g，石菖蒲 10g，沉香 5g，全瓜蒌 30g，制半夏 10g。煎汁频灌。用于心源性休克痰浊阻络，心阳失展证。

(6) 参附汤加味：人参 12g，附子 10g，黄芪 50g，麦冬 12g，五味子 12g，炙甘草 10g。水煎服，据病情 1～2 剂/日，分多次服用，用于心源性休克阳脱证。

(7) 四逆汤合生脉散化裁：熟附子、川芎、丹参各 15g，炙甘草、五味子各 10g，干姜、人参、麦冬各 12g。水煎，日 2 剂，分 4 次温服，用于心源性休克阴阳俱脱证。

(四) 针灸

(1) 体针：主穴为素髎、内关、人中，配穴为少冲、中冲、少泽、涌泉。针刺半小时。中度刺激。

(2) 耳针：取皮质下、肾上腺、升压点、心等穴。备用取穴甲状腺、激素点、神门、交感穴，以两耳交叉取穴，间歇留针 1～2 小时。每日 1 次。

(3) 电针：主穴素髎、内关；配穴人中、中冲、涌泉、足三里。电压 10.5～14 伏，频率 105～120 次/分，持续 20 分钟。

(五) 临证要点

(1) 关于治法方药：我们认为心源性休克的治疗原则是益气养阴，回阳固脱，但应以益气回阳为主。本病为原有“胸痹”、“心悸”等病发展而见的危重症，心气心阳亏虚，阴血耗损是本病的病理基础。阳气虚弱，不能推动血循环和固摄血液，而致阴虚血亏；阴血虚损不能承载和化生阳气，使阳气益衰，最终阴阳离绝而脱。所以此时以益气回阳为当务之急，以其有形之阴不能速生，当急以温阳益气为要。临床阳脱者固然宜回阳益气，阴脱者亦应加入温补之品，以益气生津，温阳敛阴。阴脱者，以益气养阴为主，选用生脉散类；阳脱者，当回阳救逆为主，选用四逆汤类；阴阳俱脱者，当益气养阴，回阳固脱，选用参附汤类。药用人参、西洋参、麦冬、五味子、熟附片、干姜等。其中人参大补元气，西洋参益气养阴，麦冬、五味子敛阴固脱，附子、干姜回阳救逆。现代药理研究表明，这些药物具有双向性调节血压作用，可增加心肌收缩力，增加心血输出量，改善心肌供血、供氧，能使全血黏度比、血球压积明显降低，凝血酶原时间缩短，还有降聚血小板的作用。

心源性休克患者每多见心血瘀阻之象，而气虚、阴血耗伤更加重了血瘀，故治疗中常佐以活血通络之品。常用药如丹参、川芎、赤芍、桃仁、红花等。此类药物可改善微循环，促进组织的血液灌流，保护心脏等重要脏器，对防止出现 DIC 有重要意义。

（2）临床用药经验点滴：心源性休克是临床急危重症之一，当中西医结合抢救，在辨病的基础上结合辨证，充分采用现代医学的监测技术及其有效的急救方法，如充分供氧、心电监护等，辨证施治救逆固脱，最大限度降低死亡率。

1）关于辨病与辨证相结合：心源性休克多在患有器质性心脏病者中发生，临床用药时既要注重辨别寒厥、阴脱、阳脱、阴阳俱脱之证，急则治其标；待病情稍有稳定，亦要考虑原发疾病的情况，适当配伍一些针对性强的药物，‘如风湿性心脏病者可配入秦艽、苍术、黄柏等药抗风湿；肺心病者可配入蛤蚧、桑皮、葶苈子等药化痰平喘；有心律失常者可配入枣仁、柏子仁、远志等宁心安神。

2）关于防治 DIC：休克可并发 DIC，而 DIC 的出现又可加重休克，增加死亡率，故防治 DIC 是治疗心源性休克不可忽视的环节。中医中药在这方面具有独特的优势，在汤药中适当配以活血化瘀之品，如丹参、川芎、赤芍、水蛭等，可改善微循环，保护血管内皮，降低血液粘度，解聚血小板等作用。实践证明，在益气、养阴的基础上活血化瘀，有利于改善休克时出现的四肢厥冷、唇甲紫绀等症，此外，药理研究也证实有防治 DIC 的作用。临床体会这类药物如及早配伍应用，疗效更为满意。

3）关于防止药物的副作用：在心源性休克的抢救过程中，既要选用作用力强的有效药物，如附子，又要防止这些药物的毒副作用，故当配伍甘草以解其毒性；在中西药同时应用时，也要注意中药、西药之间有无互相不良作用，如异丙肾上腺素与丹参注射液、生脉针、参芪注射液等配伍时，不仅不能升压，血压反而下降；多巴胺、肾上腺素、异丙肾上腺素等可使丹参针、参芪针的疗效下降；间羟胺与丹参针、生脉针等同用时毒性增加。

4）关于用药方法：心源性休克患者当根据休克发展的不同阶段采用最有效的给药方法，休克后期患者出现神志昏迷时，除必要的静脉通道给药外，还可予鼻饲中药开窍醒神，或给行军散吹鼻。血压下降明显者，当选用适当的有效升压药，并注意配合中药保持血压稳定。人参、西洋参等药力恢宏而价昂者，多予另炖，可采用多次频服的方法，以充分吸收药物，增加药力。

5）关于生活指导：患者及家属在病发时往往出现焦虑、恐慌等情绪，这些使得他们不能很好地配合抢救。此时医护人员当态度积极热情而又沉着稳定，操作熟练，以取得患者信赖，减轻患者心理压力，稳住患者及家属情绪，使他们配合治疗。应向家属交代注意事项及有关护理知识，注意保暖，按时翻身，做好口腔及皮肤护理，记录尿量。注意加强患者营养，给予高维生素、高蛋白、低脂的流质或半流质。

（六）西医治疗

1. 一般紧急处理　取平卧位，尽量不要搬动，伴心衰气急者可取半卧位，予吸氧并保持呼吸道通畅，尽快建立静脉通道，行血流动力学心电图的监测，并注意观察尿量。

2. 镇痛　急性心梗的剧痛对休克不利，可用吗啡 5～10mg 皮下注射，或 2～5mg 加于葡萄糖液中缓慢静注。吗啡可能使迷走神经张力增高而引起呕吐，可用阿托品0.5~1mg静注对抗。

3. 供氧　如一般供氧措施不能使动脉血氧分压维持在60mmHg以上时，应考虑经鼻气管内插管，作辅助通气和正压供氧。

4. 维持血压　如血压急骤下降，应立即开始静脉滴注间羟胺，10~20mg稀释于100ml葡萄糖液内，亦可同时加入多巴胺20~30mg。

5. 纠治心律失常

（1）室上速、房扑、房颤：用西地兰0.4~0.6mg稀释后iv缓慢注射，不宜选用其他负性肌力的抗心律失常药。明确或怀疑有病窦综合征（心动过缓-心动过速综合征）的患者应使用0.2mg西地兰，观察心率变化，也不宜使用其他药物。确需使用其他药物室上速发作者，应先放置心室临时起搏后用药。药物治疗无效时，可用食道调搏或同步直流电击转复。

（2）室性心律失常（频发室早、室速）：应首选利多卡因快速静脉注射50~75mg，之后1~4mg/分持续静脉滴注。如利多卡因无效，可依次选用普鲁卡因胺和溴苄胺。室速如药物无效，应用电击转复（100焦耳）。同时积极寻找基础原因，消除可逆性因素，如低血钾缺血等。

（3）缓慢性心律失常（病窦综合征、房室传导阻滞）：对于病窦患者可用静脉注射阿托品0.5~1mg或异丙肾上腺素1~3μg/分静脉滴注。房室传导阻滞时可用异丙肾上腺素。以下情况需起搏治疗：①完全性房室传导阻滞、莫氏Ⅱ型Ⅱ度房室传导阻滞；②双分支传导阻滞伴有间断发生的莫氏Ⅱ型Ⅱ度或Ⅲ度房室传导阻滞；③病窦综合征，窦性停搏>3秒；④房颤伴有缓慢心室率（<40次/分）。有上述表现的急诊患者应放置临时起搏，凡有可纠正病因，恢复窦性心律者可不植入永久性心脏起搏器，而对无病因可纠的持续存在的缓慢心律失常者，应植入永久性心脏起搏器。

6. 补充血容量　一般应用低分子右旋糖酐，可先在10~20分钟内输入100ml，如中心静脉压上升不超过2cmH_2O，可每20分钟重复输入同样剂量，直至休克改善。

7. 纠正酸碱平衡失调和电解质紊乱　主要纠正代谢性酸中毒和高或低血钾症。休克较重或用升压药不能很快见效者，可即静脉滴5% $NaHCO_3$ 100~200ml，以后参照血pH值，血气分析或CO_2CP测定结果及时发现和处理可能出现的呼吸性碱中毒或酸中毒。

8. 应用血管活性药物

（1）升压药类：可使心肌收缩力增强，增加心排血量，常用如间羟胺10~30mg加入5%葡萄糖液100ml中静脉滴注；或多巴胺20~40mg加入5%葡萄糖液100ml中静脉滴注，可和间羟胺合用，两者比例1：1或2：1。

（2）血管扩张剂：当血管收缩造成周围血管总阻力增加，病变的左心室面临高阻抗时，应用血管扩张剂可减低心脏的后负荷，明显降低左室喷血阻力，增加心排血量。常用如硝普钠5~10mg加入5%葡萄糖500ml中静滴，20~100μg/min；或酚妥拉明10~20mg加人5%葡萄糖液100ml中静滴0.3~0.5mg/min。

9. 辅助循环装置　对药物治疗无效的患者，有人提倡机械辅助循环的方法，以减轻左心室负担及工作量，同时改善冠状动脉及其他重要器官的血液灌注，其方法有多种，包括体外反搏术，主动脉气囊术，副心脏，人工心脏等。

10. 预防肾功能衰竭　血压基本稳定后，在无心力衰竭情况下，可在10~30分钟内快速静滴20%甘露醇或者25%山梨醇100～250ml以利尿。有心力衰竭的则宜用呋塞米40mg静注。

四、预防与康复

（1）心源性休克最常见的原因是急性心肌梗死，预防的关键在于早期积极控制、缩小梗死范围，治疗消除引起休克的诱因，及时解决心力不足的先兆，积极控制心律失常。心脏功能的衰竭是本病发生的重要环节，故当积极治疗原发病，防止心衰；一旦出现心衰，当积极控制，以防病情恶化。

（2）休克期必须卧床休息，尽早抢救，但要稳定患者情绪，避免恐慌和过度焦虑，应当尽快予以心电监护、血流动力学监测等，注意观察皮肤黏膜循环状况、尿量等，积极防治DIC，肾衰等并发症。

（3）注意加强患者营养，供给足够的热量，给予高维生素、高蛋白、低脂、流质或半流质饮食，不能进食者可经鼻饲或静脉高营养。

五、小结

近年来对中医中药治疗心源性休克的研究，研制与应用了中药系列方药，开发了许多品质优良，疗效可靠，副作用小的新药，如生脉针、参附针等，并初步证实其药理作用，在临床上中西医结合抢救心源性休克，大大提高了治愈率。中药稳定血压，改善心肌供血供氧，改善微循环，防治DIC等优势作用，弥补了西药的缺陷。但也存在某些方面的问题：一是如何做好微观辨证与宏观辨证的结合问题，应充分利用现代医学的检测手段，如测定动脉压，中心静脉压，肺动脉楔嵌压等，尽早控制休克前期病情的恶化。二是如何掌握好中药与西药运用的证候与时机，有待今后进一步明确中药针剂的药理作用与作用禁忌及配伍禁忌，在临床观察时也应客观地反映中、西药运用情况，准确运用统计学手段，增加说服力。

（郝新平）

第七章

呼吸系统疾病

第一节　肺脓肿

肺脓肿是由多种病因所引起的肺化脓性感染，伴有肺组织炎性坏死、脓腔形成。临床表现为高热、咳嗽和咳大量脓臭痰。其致病菌多为金黄色葡萄球菌、化脓性链球菌、革兰阴性杆菌和厌氧菌等。因感染途径不同，可分为吸入型、血源性和继发性三种。病程在3个月以内者为急性肺脓肿；若病情未能控制，病程迁延至3个月以上者则为慢性肺脓肿。

本病多发生于青壮年，男多于女。临床主要表现为高热、咳嗽、胸痛及咯大量脓臭痰。根据其证候特征，系属于中医“肺痈”范畴。

一、病因病理

外邪犯肺是肺脓肿形成的主要原因；而正气虚弱，或痰热素盛、嗜酒不节、恣食辛热厚味等，致使湿热内蕴，则是易使机体感邪发病的内在因素。

由于风热之邪袭肺，或风寒郁而化热，蕴结于肺，肺受邪热熏灼，清肃失司，气机壅滞，阻滞肺络，致使热结血瘀不化而成痈；继而热毒亢盛，血败肉腐而成脓；脓溃之后，则咳吐大量脓臭痰。若热毒之邪逐渐消退，则病情渐趋改善而愈；但若误治或治疗措施不力，迁延日久，热毒留恋不去，则必伤及气阴，形成正虚邪实的病理状态。

二、诊断

（一）临床表现

1. 病史　往往有肺部感染或异物吸入病史。

2. 症状　常骤起畏寒、发热等急性感染症状。初多干咳或有少量黏液痰，约1周后出现大量脓性痰，留置后可分为三层，下层为脓块，中层为黏液，上层为泡沫，多有腥臭味；炎症累及壁层胸膜可引起胸痛，且与呼吸有关。病变范围大时可出现气促。有时还可见有不同程度的咯血。

3. 体征　肺部体征与肺脓肿的大小和部位有关。初起时肺部可无阳性体征，或患侧可闻及湿啰音；病变继续发展，可出现肺实变体征，可闻及支气管呼吸音；肺脓腔增大时，可出现空瓮音；病变累及胸膜可闻及胸膜摩擦音或呈现胸腔积液体征。血源性肺脓肿大多无阳性体征。慢性肺脓肿常有杵状指（趾）。

（二）实验室检查

急性肺脓肿血白细胞总数达（20～30）$\times 10^9$/L，中性粒细胞百分率在90%以上，核明显左移，常有中毒颗粒。慢性患者的血白细胞可稍升高或正常，红细胞和血红蛋白减少。血源性肺脓肿时，血培养可检出致病菌。

（三）特殊检查

1. X线检查　早期多呈大片浓密模糊浸润阴影，边缘不清，或为团片状浓密阴影，分布在一个或数个肺段。当肺组织坏死、肺脓肿形成后，脓液经支气管排出后，则脓腔病灶内可出现空洞及液平，脓腔内壁光整或略有不规则。恢复期脓腔逐渐缩小、消失，最后仅残留纤维条索阴影。慢性肺脓肿脓腔壁增厚，内壁不规则，有时呈多发性，周围有纤维组织增生及邻近胸膜增厚，肺叶收缩，纵隔可向患侧移位。血源性肺脓肿，病灶分布在一侧或两侧，呈散在局限炎症，或边缘整齐的球形病灶，中央有小脓腔和气液平。炎症吸收后，亦可能有局灶性纤维化或小气囊后遗阴影。肺部CT则能更准确定位及区别肺脓肿和有气液平的局限性脓胸，发现体积较小的脓肿和葡萄球菌肺炎引起的肺气囊，并有助于作体位引流和外科手术治疗。

2. 细菌学检查　痰涂片革兰染色，痰、胸腔积液和血培养，以及抗菌药物的药敏试验，有助于确定病原体和指导选择抗菌药物。

3. 气管镜检查　有助于明确病因和病原学诊断，并可用于治疗。如有气道内异物，可取出异物使气道引流通畅。还可取痰液标本进行需氧和厌氧菌培养。经支气管镜对脓腔进行冲洗、吸引脓液、注入抗菌药物等，可以提高疗效与缩短病程。

三、鉴别诊断

（一）细菌性肺炎

早期肺脓肿与细菌性肺炎在症状和X线改变往往相似，有时甚难鉴别。一般而言，细菌性肺炎高热持续时间短，起病后2～3天，多数患者咯铁锈色痰，痰量不多，且无臭味，经充分和有效的治疗后体温可于5～7天内下降，病灶吸收也较迅速。

（二）空洞性肺结核

本病常有肺结核史，全身中毒症状不如肺脓肿严重，痰量也不如肺脓肿多，一般无臭味，且不分层。X线显示空洞周围炎症反应不明显，常有新旧病灶并存，同侧或对侧可有播散性病灶，痰检查可找到结核菌，抗结核药物治疗有效。

（三）支气管肺癌

本病多见于40岁以上，可出现刺激性咳嗽及痰血、多无高热，痰量较少，无臭味，病情经过缓慢：X线表现为空洞周围极少炎症，可呈分叶状，有细毛刺，洞壁厚薄不均，凹凸不平，少见液平，肺门淋巴结可肿大；血检白细胞总数正常，痰中可找到癌细胞。

四、并发症

本病的并发症有支气管扩张、支气管胸膜瘘、脓气胸、大咯血及脑脓肿等。

五、临证要点

肺脓肿系邪热郁肺，肺气壅滞，痰热瘀阻所致。初期为表邪不解，热毒渐盛，治疗宜在辛凉解表的基础上，酌情配合清热解毒类药以冀截断邪热传里。若热毒炽盛，痰瘀互结不化，酿成脓肿，甚而脓肿溃破，咳吐大量脓臭痰时，则须采用苦寒清解之品，佐以化痰祛瘀利络，以直折壅结肺经热瘀之邪；如肺移热于大肠，出现腑气不通，大便秘结，但正气未虚者，可予通腑泄热治之。至于肺脓肿后期或转变为慢性者，往往存在正气虚弱而余热未清的病理状况，此时应注意扶正，宜益气养阴以复其元，清热化痰以清余邪，切不可纯用补剂，以免助邪资寇，使之死灰复燃。

六、辨证施治

（一）邪热郁肺

主症：畏寒发热，咳嗽胸痛，咳而痛甚，咳痰黏稠，由少渐多，呼吸不利，口鼻干燥。舌苔薄黄，脉浮滑而数。

治法：疏风散热，清肺化痰。

处方：银翘散加减。

银花30g，连翘30g，淡豆豉9g，薄荷6g（后下），甘草6g，桔梗12g，牛蒡子9g，芦根30g，荆芥穗6g，竹叶9g，败酱草30g，鱼腥草30g，黄芩12g。

肺脓肿病初多表现为表热实证，与上呼吸道感染以及肺炎早期的症状颇相类似，往往甚难鉴别。在临床上，此时采用银翘散或桑菊饮以清热散邪至为合拍。但要注意，本病乃属大热大毒之证，不能按一般常法治疗。因此，在应用银翘散时，宜适当加入败酱草、鱼腥草、黄芩等清热解毒药物以增强消炎防痈的作用。邪热亢盛，极易伤阴耗液，方中芦根具有清热生津之功，用量宜重，以新鲜多汁者为佳，干者则少效；淡竹叶能清心除烦，也属必不可少之品。此外，如咳嗽较剧者，可加桑白皮、杏仁、枇杷叶、浙贝；胸痛明显者酌加广郁金、瓜蒌皮、丝瓜络；食欲较差者，加鸡内金、谷麦芽、神曲等以醒脾开胃。根据笔者经验，若痰量由少而转多，发热持续不退者，有形成脓肿之可能，应重用鱼腥草，以鲜者为佳，剂量可加至45～60g；也可酌加丹皮、红藤，此乃治疗肠痈之要药，移用于治疗肺脓肿，颇有异曲同工之妙。

（二）热毒血瘀

主症：壮热不退，汗出烦躁，时有寒战，咳嗽气急，咳吐脓痰，气味腥臭，甚则吐大量脓痰如沫粥，或痰血相杂，胸胁作痛，转侧不利，口干舌燥。舌质红绛，舌苔黄腻，脉滑数。

治法：清热解毒，豁痰散结，化瘀排脓。

处方：千金苇茎汤合桔梗汤加减。

鲜芦根30～45g，冬瓜仁15～30g，鱼腥草30g，桔梗15g，甘草5g，生苡仁30g，桃仁10g，黄芩15g，黄连5g，银花30g，金荞麦30g，败酱草30g，桑白皮12g。

肺脓肿发展至成脓破溃阶段，其实质乃为邪热鸱张、血败瘀阻所致。因而必须重用清热解毒药物，若热势燎原，病情重笃者，可每日用2剂，日服6次，待病情基本控制，肺部炎性病变明显消散，空洞内液平消失，才可减轻药量，否则病情易于反复。同时，为促使脓痰能尽快排出，桔梗一药非但必不可少，而且剂量宜大，可用至15～30g，即使药后略有恶心等不良反应也无妨。此药开肺排脓化痰之力较强，为历代医家屡用屡验的治疗肺痈要药。但用时要注意的是，对于脓血相兼者，其用量以9～12g为宜；脓少血多者，6g已足矣；纯血无脓者则慎用或禁用，以免徒伤血络。此外，对因热结腑实，大便秘结者，可加大黄、枳实以通里泄热；咳剧及胸痛难忍者，酌加杏仁、浙贝、前胡、广郁金、延胡索、川楝子以理气镇痛、化痰止咳；呼吸急促、喘不得卧者则加甜葶苈、红枣以泻肺平喘；高热神昏谵语者，加服安宫牛黄丸以开窍醒神；血量较多时常加三七及白及研末冲服。

值得一提的是，本方中所用的金荞麦一药，即蓼科植物之野荞麦，具有清热解毒、润肺补肾、活血化瘀、软坚散结、健脾止泻、收敛消食、祛风化湿等多种功效。据中国医科院药物研究所等单位的研究结果，认为本品系一种新抗感染药，有抗炎解热、抑制血小板聚集以及增强巨噬细胞吞噬功能等作用。它虽然不能直接杀菌，但可通过调节机体功能，提高免疫力，降低毛细血管通透性，减少炎性渗出，改善局部血液循环，加速组织再生和修复过程，从而达到良好的治疗效果。南通市中医院以该药制成液体剂型，先后经临床验证达千余例，疗效满意；近年并提取出其有效成分——黄烷醇，制成片剂应用于临床，也同样有效。笔者的实践结果表明，以本药配合败酱草、鱼腥草、黄芩、黄连等药组方，对增强解毒排脓及促进炎性病灶的吸收，比单用金荞麦则更胜一筹。

（三）正虚邪恋

主症：身热渐退，咳嗽减轻，脓痰日少，神疲乏力，声怯气短，自汗盗汗，口渴咽干，胸闷心烦。舌质红，苔薄黄；脉细数无力。

治法：益气养阴，扶正祛邪。

处方：养阴清肺汤合黄芪生脉饮、桔梗杏仁煎加减。

黄芪 15～30g，麦冬 12g，太子参 15～30g，大生地 15～30g，玄参 12g，甘草 6g，浙贝 9g，丹皮 12g，杏仁 9g，桔梗 9g，百合 12g，银花 30g，金荞麦 30g，苡仁 30g。

肺脓肿在发展过程中最易耗气伤阴，尤其在大量脓痰排出之后，此时邪势虽衰，但正虚渐明，亟须采用益气养阴之剂，临床常常选用养阴清肺汤合黄芪生脉饮等。以扶其正气，清其余热。用药时宜注意的是，补肺气不可过用甘温，以防助热伤阴；养肺阴则不可过用滋腻，以防碍胃困脾。益气生津选用太子参或绞股蓝为宜，养阴则以玉竹、麦冬、百合、沙参为妥。但须指出，本病不宜补之过早，只有在热退、咳轻，痰少、且有明显虚象时，方可适当进补。同时，在扶正之时，不可忘却酌用祛邪药物，故方中合用桔梗杏仁煎以及适当选用金荞麦、银花等清热解毒、宣肺化痰、利气止咳之品。只有这样，才能达到既防余热留恋，又可振奋正气的作用。另外，对于病后自汗、盗汗过多者，可加用炒白术、防风、浮小麦、穞豆衣以固表敛汗；如低热不退者，可加青蒿、地骨皮、炙鳖甲、银柴胡等以清虚热；脾虚纳呆、便溏、腹胀者，酌加炒白术、茯苓、扁豆、鸡内金、神曲、谷麦芽等开胃运脾类药，以生金保肺。

七、西医治疗

（一）控制感染

急性肺脓肿大多数为厌氧菌感染，因此，早期的一线治疗首选青霉素 G，一般可用 240 万～1 000 万 U/d，对于轻症患者，静脉青霉素，甚至口服青霉素或头孢菌素常可获痊愈。但随着细菌耐药的出现，尤其是产生 β－内酰胺酶的革兰阴性厌氧杆菌的增多，青霉素 G 的治疗效果欠佳，甚至治疗失败。而用甲硝唑（0.4g，每日 3 次口服或静脉滴注）辅以青霉素 G，对严重厌氧菌肺炎是一种有效选择。甲硝唑对所有革兰阴性厌氧菌有很好的抗菌效果，包括脆弱杆菌和一些产β-内酰胺酶的细菌。甲硝唑治疗厌氧性肺脓肿或坏死性肺炎时，则常需与青霉素G（或红霉素）连用。青霉素G对某些厌氧性球菌的抑菌浓度需达8μg/ml，故所需治疗量非常大［成人需（1 000万~2 000万）U/d］，因此目前青霉素G、氨苄西林、阿莫西林不再推荐单独用于中重度厌氧性肺脓肿或坏死性肺炎的治疗。同时即作痰菌培养以及药物敏感试验，然后根据细菌对药物的敏感情况应用相应的抗生素。头孢西丁、羧基青霉素（羧苄西林、替卡西林）和氧哌嗪青霉素对脆弱菌属、一些产β-内酰胺酶的拟杆菌、大多数厌氧菌及肠杆菌科细菌有效。头孢西丁对金黄色葡萄球菌有效，而哌拉西林对铜绿假单胞菌有很好抗菌活性，亚胺培南、美洛培南对所有厌氧菌都有较好抗菌活性，β-内酰胺/β-内酰胺酶抑制剂，如替卡西林/克拉维酸、氨苄西林/舒巴坦对厌氧菌、金黄色葡萄球菌和很多革兰阴性杆菌有效，氯霉素对大多数厌氧菌包括产β-内酰胺酶的厌氧菌有效，新一代喹诺酮类药物对厌氧菌具有较好抗菌活性。治疗疗程基本为2~4个月，须待临床症状及X线胸片检查炎症病变完全消失后才能停药。

血源性肺脓肿多为葡萄球菌和链球菌感染，可选用耐β-内酰胺酶的青霉素或头孢菌素，如氨苄西林舒巴坦、哌拉西林/舒巴坦、头孢哌酮/舒巴坦钠等。若为耐甲氧西林的葡萄球菌，应选用万古霉素1~2g/d分次静滴，或替考拉宁首日0.4g静滴，以后0.2g/d，或利奈唑胺0.6g每12小时1次静滴或口服。对于肺炎克雷伯杆菌或其他一些兼性或需氧革兰阴性杆菌，氨基糖苷类抗生素治疗效果肯定。因庆大霉素耐药率的升高，目前较推荐使用阿米卡星，半合成青霉素、氨曲南、β-内酰胺/β-内酰胺酶抑制剂亦有较好抗菌疗效。复方磺胺甲噁唑和新一代喹诺酮对很多非厌氧革兰阴性杆菌有效，常用于联合治疗。在重症患者，特别是免疫抑制患者，β-内酰胺类抗生素和氨基糖苷类抗生素组合，也是一种不错的选择。亚胺培南、美洛培南基本能覆盖除耐甲氧西林金黄色葡萄球菌以外的大部分细菌，故亦可选择。

（二）痰液引流

1. 祛痰剂　化痰片500mg，每日3次口服；或氨溴索片30mg，每日3次口服；或吉诺通胶囊300mg，每日3次餐前口服；必要时应用氨溴索注射液静脉注射。

2. 支气管扩张剂　对于痰液较浓稠者，可用雾化吸入生理盐水以湿化气道帮助排痰，也可以采用雾化吸入氨溴索、异丙托溴铵、博利康尼等化痰及支气管舒张剂，以达到抗炎化痰的目的，每日2~3次。

3. 体位引流　按脓肿在肺内的不同部位以及与此相关的支气管开口的方向，采用相应的体位引流。每日2~3次，每次10~15分钟。同时，可嘱患者做深呼吸及咳嗽，并帮助拍背，以促使痰液之流出。但对于体质十分虚弱及伴有严重心肺功能不全或大咯血的患者则应慎用。

4. 支气管镜　经支气管镜冲洗及吸引也是引流的有效方法。

5. 经皮肺穿刺引流　主要适用于肺脓肿药物治疗失败，患者本身条件不能耐受外科手术、肺脓肿直径>4cm，患者不能咳嗽或咳痰障碍不能充分的自我引流，均质的没有痰气平面的肺脓肿，CT引导下行经皮肺穿刺引流可增加成功率，减少其不良反应。

（三）其他

1. 增强机体抗病能力　加强营养，如果长期咯血，出现严重贫血时可少量间断输注同型红细胞。

2. 手术治疗 肺脓肿病程在3个月以上，经内科治疗病变无明显好转或反复发作者；合并大咯血有危及生命之可能者；伴有支气管胸膜瘘或脓胸经抽吸、引流和冲洗疗效不佳者；支气管高度阻塞使感染难以控制或不能与肺癌、肺结核相鉴别者，均需外科手术治疗。对病情重不能耐受手术者，可经胸壁插入导管到脓腔进行引流。术前应评价患者一般情况和肺功能。

八、饮食调护

（1）进食前宜以淡盐水漱口，清洁口腔。

（2）宜食清淡蔬菜、豆类和新鲜水果，如菊花脑、茼蒿菜、鲜萝卜、黄豆、豆腐、橘子、枇杷、梨、核桃等；多吃薏苡仁粥，常饮芦根或茅根汤以助排脓；禁食一切辛辣刺激物品，如葱、胡椒、韭菜、大蒜及烟、酒；忌油腻荤腥食物，如黄鱼、虾子、螃蟹等。

（3）宜少吃多餐，可用下列食谱。

早餐：赤小豆粥、酱豆腐、煎鸡蛋。

加餐：牛奶、南瓜子。

午餐：米饭、猪肺萝卜汤、菊花脑炒鸡蛋。

加餐：薏苡仁粥、梨子。

晚餐：汤面（肉丝、青菜）。

（郝新平）

第二节 肺间质纤维化

肺间质纤维化（PIF）是由已明或未明的致病因素通过直接损伤或有免疫系统介入，引起的肺泡壁、肺间质的进行性炎症，最后导致肺间质纤维化。常见的已知病因为有害物质（有机粉尘、无机粉尘）吸入，细菌、病毒、支原体的肺部感染，致肺间质纤维化药物的应用，以及肺部的化学、放射性损伤等。未明病因则称为特发性间质性肺炎（IIPs），可分6种亚型，其中以特发性肺间质纤维化（IPF）为最常见。此外，还继发于其他疾病，常见的有结缔组织病、结节病、慢性左心衰竭等。

PIF的临床表现均因病变累及肺泡间质而影响肺换气功能，故引起低氧血症的临床表现，有病因或有原发病的PIF应归属原发病中介绍，故本文仅介绍病因未明的PIF即IIPs。

中医古籍中无本病病名，有关本病的认识，散见于肺痿、肺胀、上气、咳喘、胸痹、肺痨、虚劳等病证的记载中。

一、病因病理

肺为五脏六腑之华盖，肺气与大气相通，肺气通于鼻，在空气中的有机粉尘、无机粉尘（二氧化硅）、石棉、滑石、煤尘、锑、铝及霉草尘、蔗尘、棉尘、真菌、曲菌、烟雾、气溶胶、化学性气体及病毒、细菌等，经鼻咽部吸入肺中，肺为娇脏，受邪而致发病。如宋代孔平钟《孔氏谈苑》曰："贾谷山采石人，末石伤肺，肺焦多死"。

气候急剧变化也是本病致病原因。节气应至而未至，干燥寒冷或闷热潮湿的气候变化常使人有"非时之感"或温疫之邪相染，经口鼻而入，首先犯肺而致病。

皮毛者，肺之合也，肺主皮毛。风、寒、燥、暑之邪常在肌表皮毛汗孔开泄，卫气不固之时侵袭人体。许多农药、除草剂等有毒物质经皮肤吸收入血液中，“肺朝百脉”，直接损其肺脏而发病。

肺与其余四脏相关作用，心肝脾肾有病，或受邪时亦可损于肺而发病。如有毒农药、细胞毒性药物、免疫抑制剂、磺胺类、神经血管活性药物、部分抗生素可损伤脾之运化、肝之疏泄，致使化源不足，肺失所养而致病。其中一部分药物还可损及肾精、骨髓，使脾肾功能低下，引起骨髓造血低下，自身免疫功能异常，精血亏耗，使肺之功能异常而发病。

肾为先天之本，本病的发生与先天禀赋关系密切，已经观察到本病有家族遗传因素，具有同种白细胞抗原相对增多的特征。有人研究发现组织与细胞毒性组织特异性抗体相结合，引起细胞和组织的损伤及免疫复合物的沉着，经各种炎细胞、肺泡巨噬细胞、T淋巴细胞等免疫系统的介入，发生肺泡炎和纤维化的形成。而以上这些免疫异常的形成与个体素质、先天禀赋有着内在的密切关系。本病病理主要有燥热、痰瘀、痰浊及津亏。

（一）燥热伤肺

多见于先天禀赋不足，肾气亏虚者。因吸入金石粉尘及有毒物质，常以其燥烈之毒性直接伤及肺脏本身，“金石燥血，消耗血液”（李木延），除伤其阴津外，由于气道干燥，痰凝成块不易咳出而郁于内，生热生火。又因先天肾亏，阴津不能蒸腾自救，燥痰郁阻更伤于肺。故见干咳、喘急、低热、痰少、胸闷诸症，劳作时则更剧。

（二）气亏津伤

气根于肾主于肺，肾气亏虚而气无所根，燥热伤肺，肺气不足而气无所主。肺肾气虚而不能保津，阴津亏耗，精液枯竭又不能养气，气亏津伤而肺脏失养，纤维增生或缩小而成肺痿，或膨胀而为肺胀。肺肾皆虚，呼气无力，吸气不纳，故胸闷气急，呼吸浅促，口咽干燥，舌红苔少，脉细弱而数。

（三）痰瘀互结

肺气亏虚则血行无力，阴虚血少则血行涩滞，故气滞血瘀。肺肾亏虚，脾失肺之雾露、肾之蒸滕，输布津液上不能及肺，下不能与肾，津液停聚，燥邪瘀热，煎熬成痰，痰阻脉络，使瘀更甚，痰瘀互结，故唇舌色黯，手足发绀，痰涎壅盛而气息短促。

（四）痰浊内盛

久病脾肾亏虚，以致饮停痰凝，痰湿内聚，脉道受阻，肺气不达，不能“朝百脉”升清降浊，血气不能相合，脏腑失养，五脏衰竭，清气不得升，浊气不得降，故喘满、气急、发绀、烦躁，痰盛甚者，阳衰阴竭，痰浊内阻，清窍不明，气阴两衰，内闭外脱。

二、诊断

（一）临床表现

1. 症状　IIPs均为病因不明，以进行性呼吸困难，活动后加重为其临床特征。急性型常有发热，干咳、起病后发展迅速的胸闷、气急，类似ARDS的病情，1～2周即发生呼衰，1～2个月可致死亡。慢性型隐匿起病，胸闷、气短呈进行性加重，初期劳累时加重，后期则静息时亦然。病程常数年。当继发感染后则咳吐痰液、喘急、发热、或导致呼吸衰竭。

2. 体征　呼吸急促、发绀、心率快，两肺底听及弥漫性密集、高调、爆裂音或有杵状指。慢性型可并发肺心病，可有右心衰竭体征，颈静脉充盈，肝大、下肢浮肿。

（二）辅助检查

1. 肺活检　可采用纤维支气管镜进行肺活检。本病初期病变主要在肺泡壁，呈稀疏斑点状分布；增生期则肺组织变硬，病变相对广泛；晚期肺组织皱缩实变，可形成大囊泡。

2. 胸部X线检查　早期可无异常，随病变进展肺野呈磨砂玻璃样，逐渐出现细网影和微小结节，以肺外带为多，病变重时则向中带、内带发展。且细网状发展为粗网状、索条状，甚至形成蜂窝肺，此期肺容积缩小，膈肌上升，可并有肺大疱。

3. 肺功能检查

呈限制性通气功能障碍，肺活量下降，弥散功能减退，P（A－a）O_2 增大，低氧血症，运动后加重，早期 $PaCO_2$ 正常或降低，晚期可增加。

4. 血气检测　IIPs主要表现为低氧血症，或并有呼吸性碱中毒，PaO_2、$SaO_2\%$ 降低的程度和速度与病情严重程度呈正相关，可作为判断病情严重程度、疗效反映及预后的依据。

（三）临床诊断要点

1. 临床表现

（1）发病年龄多在中年以上，男：女≈2：1，儿童罕见。

（2）起病隐袭，主要表现为干咳、进行性呼吸困难，活动后明显。

（3）本病少有肺外器官受累，但可出现全身症状，如疲倦、关节痛及体重下降等，发热少见。

（4）50%左右的患者出现杵状指（趾），多数患者双肺下部可闻及velcro音。

（5）晚期出现发绀，偶可发生肺动脉高压、肺心病和右心功能不全等。

2. X线胸片（高千伏摄片）

（1）常表现为网状或网状结节影伴肺容积减小。随着病情进展，可出现直径多在3～15mm大小的多发性囊状透光影（蜂窝肺）。

（2）病变分布：多为双侧弥漫性，相对对称，单侧分布少见。病变多分布于基底部、周边部或胸膜下区。

（3）少数患者出现症状时，X线胸片可无异常改变。

3. 高分辨CT（HRCT）

（1）HRCT扫描有助于评估肺周边部、膈肌部、纵隔和支气管，血管束周围的异常改变，对IPF的诊断有重要价值。

（2）可见次小叶细微结构改变，如线状、网状、磨玻璃状阴影。

（3）病变多见于中下肺野周边部，常表现为网状和蜂窝肺，亦可见新月形影、胸膜下线状影和极少量磨玻璃影。多数患者上述影像混合存在，在纤维化严重区域常有牵引性支气管和细支气管扩张，和（或）胸膜下蜂窝肺样改变。

4. 肺功能检查

（1）典型肺功能改变为限制性通气功能障碍，表现为肺总量（TLC）、功能残气量（FRC）和残气量（RV）下降。一秒钟用力呼气容积/用力肺活量（FEV1/FVC）正常或增加。

（2）单次呼吸法一氧化碳弥散（DLCO）降低，即在通气功能和肺容积正常时，DLCO也可降低。

(3) 通气/血流比例失调，PaO_2、$PaCO_2$ 下降，肺泡 - 动脉血氧分压差 [P (A - a) O_2] 增大。

5. 血液检查

(1) IPF 的血液检查结果缺乏特异性。

(2) 可见红细胞沉降率增快，丙种球蛋白、乳酸脱氢酶 (LDH) 水平升高。

(3) 出现某些抗体阳性或滴度增高，如抗核抗体 (ANA) 和类风湿因子 (RF) 等可呈弱阳性反应。

6. 组织病理学改变

(1) 开胸/胸腔镜肺活检的组织病理学呈 UIP 改变。

(2) 病变分布不均匀，以下肺为重，胸膜下、周边部小叶间隔周围的纤维化常见。

(3) 低倍显微镜下呈“轻重不一，新老并存”的特点，即病变时相不均一，在广泛纤维化和蜂窝肺组织中常混杂炎性细胞浸润和肺泡间隔增厚等早期病变或正常肺组织。

(4) 肺纤维化区主要由致密胶原组织和增殖的成纤维细胞构成。成纤维细胞局灶性增殖构成所谓的“成纤维细胞灶”。蜂窝肺部分由囊性纤维气腔构成，常常内衬以细支气管上皮。另外，在纤维化和蜂窝肺部位可见平滑肌细胞增生。

(5) 排除其他已知原因 ILD 和其他类型的 IIP。

三、鉴别诊断

(一) 嗜酸性粒细胞性肺疾病 (eosinophilic lung disease, ELD)

包括单纯性、慢性、热带型、哮喘性或变应性支气管肺曲菌病、过敏性血管炎性肉芽肿、特发性嗜酸细胞增多综合征等类型，影响多为肺实质嗜酸细胞癌浸润，部分并有肺间质浸润征象，亦常为弥漫性阴影故需鉴别，主要依据 ELD 的临床病情和周围血 BAL 中嗜酸性粒细胞增加 >10%。

(二) 外源性过敏性肺泡炎 (HP)

HP 的影像亦为弥漫性肺间质炎、纤维化征象，其和 nPs 影响相似，不能区别，主要依据 IIPs 病因不明，HP 则有过敏源（如鸟禽、农民肺等）接触，BAL 中淋巴细胞增高（常至 0.3 ~0.7)，治疗需脱离过敏源接触，否则 GC 不能阻止病情。

(三) 郎格罕组织细胞增多症 (LCH)

以往称为肺嗜酸细胞肉芽肿、组织细胞增多症，好发于中青年，累及肺者为 LCH 细胞浸润，发病过程可分为三期：细胞期（细胞浸润），增殖期（肺间质纤维化）、纤维化期（细支气管阻塞形成囊泡），肺影响呈弥漫性，早期为小结节，继之纤维化和囊泡，胸片特征为常不侵犯肋膈角部位。其和 nPs 的鉴别为 LCH 具有弥漫性囊泡的特征。

(四) 肺结节病

肺结节病可分为 4 期。Ⅰ期肺门、纵隔淋巴结肿大，Ⅱ期淋巴结肿大并间质性肺炎，Ⅲ期肺间质纤维化，Ⅳ期蜂窝肺。Ⅱ、Ⅲ、Ⅳ期时需和 IIPs 鉴别，常依据结节病有Ⅱ、Ⅲ、Ⅳ期相应的影像发展过程，有时需依据病理。

(五) 结缔组织病

类风湿关节炎，进行性系统硬化症、皮肌炎和多发性肌病、干燥综合征等为全身性疾病，可伴有肺间质纤维化。可依据结缔组织病的临床表现如关节畸形、皮肤肌肉炎症、口腔干燥等病情和相应的自身免疫抗体相鉴别。

（六）药物性肺间质病

抗肿瘤化疗与免疫抑制剂如博莱霉素、氮芥类、百消安、环磷酰胺、甲氨蝶呤、巯基嘌呤、丝裂霉素、甲基苯肼等均可引起肺间质病变。苯妥英钠、异烟肼、肼屈嗪当引起不良反应时可伴有肺间质损害。胺碘酮、呋喃妥因、青霉胺等也可引起肺间质病变，可依据有关应用药物史作鉴别。

（七）尘肺

石棉肺是因吸入多量石棉粉尘引起广泛弥漫性肺间质纤维化及胸膜增厚。痰内和肺组织中可查到石棉小体。矽肺是因吸入多量游离二氧化硅粉尘、煤尘引起，影响以结节性肺纤维化为特征。均有职业接触史为特点。

四、并发症

本病常因呼吸不畅引起阻塞性肺气肿和泡性肺气肿，甚至发生气胸。合并慢性感染时易形成阻塞性肺炎、支气管扩张、慢性肺化脓症。累及胸膜时常有胸膜增厚，随病情进展可导致肺心病。合并肺癌者也不少见，多发于明显纤维化的下叶，多为腺癌、未分化细胞癌及扁平细胞癌。

五、临证要点

（一）首辨气阴亏虚、五脏气衰

本病以本虚为其病理基础，急进型多以气阴两亏并见，阴亏甚者必耗其气，气虚者必伤其阴，益气养阴为急重型治疗大法，非益气不能统摄阴津，不保阴津血液而气无所主。病缓者应辨其五脏虚损，初病者胸闷、气短、咽干口燥、纳少腹胀、汗出量多，病属脾肺气虚。病久者胸闷如窒，胸痛彻背，胸胁疼痛，口苦烦躁，目眩耳鸣，心悸不寐，腰膝酸软，则以心、肝、肾亏虚多见。

（二）明辨在气在血，掌握轻重缓急

本病虽与外感疾病不同，但多数也有先入气分，后入血分，新病在气，久病入血的规律。但急重型（急性间质性肺炎）发展迅速，症状明显，患者多痛苦异常，胸闷如窒，行走气短，口干咽燥，乏力汗出，这时治疗非常关键，应早期配合应用西药肾上腺皮质激素，用大剂的益气养阴之品，有效地控制病情发展，不然病情会迅速恶化，导致功能衰竭。但对缓进型患者，养阴补血、滋填肝肾、化瘀祛痰为治疗大法，对中型、轻型患者，单纯中药治疗往往有效，但要以症状、体征、肺功能的客观指标为依据，密切观察病情，必要时仍需中西医结合治疗。

（三）急以养阴清热，缓以活血化瘀

重症患者以痰、瘀、热毒为标，以气阴两亏为本。邪毒甚者，可用银花、连翘、蒲公英、生地、沙参、黄芩、丹参、栀子、芦根、玄参、柴胡、陈皮、川贝、浙贝、桔梗、甘草。气阴两亏为主者则投人参、西洋参、童参、麦冬、沙参、五味子、生地、川贝、陈皮。缓进期气虚津亏血瘀，应重在益气活血化瘀，在辨证治疗基础上加入丹参、当归、生地、赤芍、桃仁、红花等。

六、辨证施治

适用于各种病因及病因不明所致的肺间质纤维化及肺泡炎的治疗。

（一）肺阴亏虚，燥热伤肺

主症：干咳无痰，胸中灼热、紧束感、干裂感，动则气急，胸闷，胸痛，乏力，气短，或有五心烦热，夜不得寐，或有咽干口渴，唇干舌燥。舌红或舌边尖红，苔薄黄而干或无苔，甚者舌红绛有裂纹，脉细或细数。

治法：益气养阴，止咳化痰。

处方：五味子汤。

红参12g（慢火单炖1小时）（或党参、北沙参各30g），麦冬15g，五味子9g，川贝母12g，陈皮6g，生姜3片，大枣3枚。

本证是本类疾病最常见的临床症候，可见于本病的各种临床病种，以肺阴亏虚为主要病理机制，投以五味子汤养阴止咳化痰，既顾其阴虚之本，又兼管其干咳之症。若舌红苔少或无苔干裂者，可加鲜生地60g、鲜石斛30g、肥玉竹15g；伴身热、咳嗽、咽干、便结者，可予以清燥救肺汤；胃中灼热、烦渴者，予沙参麦冬汤；五心烦热、夜热早凉、舌红无苔者，予以秦艽鳖甲汤；伴腰膝酸软者，予以百合固金汤；如有低热干咳，痰少带血丝鲜红者，改用苏叶、黄芪、生地、阿胶、白茅根、桔梗、麦冬、贝母、蒲黄、甘草加三七粉冲服。

（二）肺脾气虚，痰热壅肺

主症胸闷气急，发热，咽部阻塞憋闷，喉中痰鸣，咯吐黄浊痰，难以咯出，胃脘灼热，纳可。舌红苔黄厚或腻，脉弦滑数。

治法益气开郁，清热化痰。

处方涤痰汤加味。

全瓜蒌15g，枯黄芩12g，党参12g，姜半夏12g，桔梗12g，云苓15g，橘红12g，贝母12g，石菖蒲9g，竹茹3g，甘草3g，生姜3片，大枣3枚。

本型多见于慢性病继发感染者，以痰热壅肺为主，故以清热化痰治疗。兼胸脘痞满者加薤白12g；伴呛咳、咽干，脉细数者改用贝母瓜蒌散加沙参、杏仁；伴咽部红肿者再加蝉衣、僵蚕、银花、连翘、薄荷。

（三）脾肺肾亏，痰浊内阻

主症：胸中窒闷，咳吐痰涎或痰黏难咯，脘腹胀闷，腰膝酸软，乏力，纳呆食少或腹胀泄泻。舌淡或黯红，苔白或白腻，脉滑或沉。

治法：健脾益肾，化痰止咳。

处方：金水六君煎加味。

清半夏12g，云苓12g，当归12g，陈皮9g，党参9g，苍术9g，白术9g，紫苏9g，枳壳9g，生、熟地各12g，生姜（煨）3片，大枣（擘）5枚。

本证多见于慢性进展、迁延难愈者，以痰浊内蕴为主要表现，化痰为主要治则。若咳嗽重者加浙贝母、杏仁、桑白皮；喘鸣、咳痰清稀伴腰背胀痛者改用小青龙汤；伴腰膝酸软，下肢浮肿，咳嗽痰多，腹胀者予以苏子降气汤；病久咳嗽夜甚，低热者用紫菀茸汤（人参、半夏、炙甘草、紫菀、冬花、桑叶、杏仁、贝母、蒲黄、百合、阿胶、生姜、水牛角粉)。

(四) 气虚阴亏，痰瘀交阻

主症：胸痛隐隐或胸胁掣痛，胸闷，焦躁善怒，失眠心悸，面唇色黯，胃脘胀满，纳少，乏力，动则气短。舌黯红，苔黄或有瘀斑，脉沉弦或细涩。

治法：益气养阴，化瘀止痛。

处方：血府逐瘀汤加味。

当归15g，生地18g，党参12g，桃仁12g，赤芍12g，柴胡9g，枳壳9g，川芎12g，牛膝9g，红花9g，桔梗9g，炙甘草6g。

本型多见于晚期患者，以气虚阴亏为主，但其病理已呈肺痿，有瘀血内阻，故治用活血化瘀。伴咳嗽气急者，可加沙参12g、浙贝9g、瓜蒌18g；胃脘疼痛，干呕者可加香附12g、焦山栀9g、苏叶9g；胃脘疼甚者，加丹参18g、砂仁9g；咽干善饮者，加麦冬15g、芦根30g、木蝴蝶6g。

(五) 五脏俱虚，气衰痰盛

主症：干咳气急，喘急气促，短气汗出，动则喘甚，心悸、憋闷异常，胸痛如裂，羸弱消瘦。舌红或红绛，少苔或无苔，脉细弱或细数。

治法：益气养阴，利窍祛痰。

处方：三才汤加味。

人参（慢火单炖1小时）15g，天门冬30g，生地黄60g，川贝母12g，桔梗6g，菖蒲9g。

本证已是本病的晚期表现，已有呼衰等垂危见症，当以益气养阴救逆为主。兼口干甚，舌红绛无苔干裂者加鲜石斛、鲜芦根、鲜玉竹；骨蒸潮热、盗汗者加秦艽、鳖甲、青蒿、知母，人参改用西洋参；病情较缓者可用集灵膏（生地、熟地、天冬、麦冬、人参、枸杞）；如纳呆乏力，舌淡苔白，脉沉者改用香砂六君子汤；病情危重，大汗淋漓，精神萎靡，口开目合，手撒遗尿，脉微欲绝者，急用独参汤，取红参30g或野山参15g单炖喂服。

七、西医治疗

(一) 肾上腺糖皮质激素

IIPs的发病涉及类证和免疫反应所致肺损伤，产生大量促纤维化生长因子导致纤维化，而GC对炎性和免疫反应有抑制作用，但对纤维化则失去有效作用，因此要采取早期用药、控制病情最小剂量、长期维持用药的方法，以求有效控制病情的进展。使用该药的依据是患者肺部炎症进展（复查肺部X片炎症进展或者患者呼吸困难明显加重伴剧烈阵发咳嗽或者肺底部爆裂音)，这证明患者自身产生肾上腺皮质激素已不能控制肺部非特异性炎症，需要加用外源性药物治疗，但大剂量用药会造成自身肾上腺皮质功能迅速衰退，常对患者病情不利，甚至使部分患者病情加重，笔者看到许多案例都是因为大剂量冲击治疗导致。通过多年临床治疗数百例患者的治疗，摸索出以下用药原则，使患者临床病控率提高，介绍如下，以临床供参考。

1. 剂量　对缓慢隐匿进展（前后肺部CT片对照观察）无显著临床症状者建议给甲泼尼龙片4mg/d或泼尼松5mg/d，晨顿服，并按随访病情变化予以调整剂量。对有近期肺部炎症进展者（依据临床表现为阵咳或呼吸困难加剧，近期肺部 CT 片有病变轻度进展者）根据病情给予甲泼尼龙片 4～8mg/d，每日 2 次，或泼尼松 5～10mg/d，每日 2 次。病情较重者（平地走动即感呼吸困难者）则根据病情适当加大剂量，甲泼尼龙片 12mg/d，每日 2 次，或泼尼松 15mg/d，每日 2 次，对严重者或 AIP、IPF 急性加重患者采用静脉冲击治疗（甲泼尼龙注射液 40～80mg/d，每日 2～3 次）。

2. 疗程　原则上开始用较大剂量，如中度或较重病情口服泼尼松 15～30mg/d（其他制剂可折换相应剂量），待病情缓解后则减为维持剂量，连续用药 3 个月至半年，根据患者改善程度持续减药至停用。严重患者或 IPF 急性加重（AE～IPF）患者、AIP 患者静脉给药冲击治疗 5～10 天后，改甲泼尼龙片 12mg/d，每日 2～3 次或泼尼松 15mg/d，每日 2～3 次，渐依据病情减至维持量。连续用药 6 个月至 1 年后根据临床肺功能评价、胸部 X 线、肺功能检查明显改善者即可继续减量至停药。部分患者需要用药 2～3 年以上才能随病情改善继续减量至停药。

3. 合并用药

（1）百令胶囊 2g，每日 3 次。

（2）中药辨证用药参照以上辨证论治方法，每日 1 剂。

（3）假如病情需要静脉给肾上腺糖皮质激素时，需要同时与低分子肝素 5 000U 皮下注射，每日 1 次，防止激素长期使用导致的动静脉血栓形成，应观察凝血指标。

（4）钙片和止酸剂可防止骨质疏松、胃肠道不良反应等。

（5）对于肺部炎症进展明显者，常同时用 3 组中草药静脉给药——清热剂（苦参碱、穿心莲）、活血剂（丹参、川芎）、益气剂（参麦、参芪），可有效缓解患者病情的进展。

（二）免疫抑制剂

仅用于泼尼松疗效差者，可并用环孢素 A、环磷酰胺、硫唑嘌呤等。

（三）抗纤维化药物

纤维化的发生初为炎细胞浸润释放细胞因子和炎性递质及生长因子等而致纤维化细胞增殖，胶原形成及基质沉积，至晚期为纤维化，故治疗应针对发病机制，吡非尼酮（pirfenidone）能抑制炎细胞因子，因而阻断纤维化的早期阶段，同时能抑制肺成纤维化细胞增殖、减少胶原合成、细胞外基质沉积，还能抑制巨噬细胞产生加重肺组织炎症损伤的血小板衍生生长因子（PDGF），并可能有类似自由基清除作用，故此药具有抗纤维化作用。剂量 20～40mg/kg，每日 3 次（最大剂量 3 500mg/d），有改善肺功能、稳定病情、减少急性发作等作用。

1. 疗效判定

（1）反应良好或改善

1）症状减轻，活动能力增强。

2）X 线胸片或 HRCT 异常影像减少。

3）肺功能表现 TLC、VC、DLCO、PaO_2 较长时间保持稳定。以下数据供参考：TLC 或 VC 增加≥10%，或至少增加≥200ml；DLCO 增加≥15% 或至少增加 3ml/（min · mmHg）；SaO_2 增加＞4%；心肺运动试验中 PaO_2 增加≥4mmHg（具有 2 项或 2 项以上者认为肺生理功能改善）。

(2) 反应差或治疗失败

1) 症状加重，特别是呼吸困难和咳嗽。

2) X 线胸片或 HRCT 上异常影像增多，特别是出现了蜂窝肺或肺动脉高压迹象。

3) 肺功能恶化。以下数据供参考：TLC 或 VC 下降≥10% 或下降≥200ml；DLCO 下降≥15% 或至少下降≥3ml/（min·mmHg）；SaO_2 下降≥4%，或运动试验中 P（A-a）O_2 增加≥4mmHg（具有 2 项或 2 项以上者认为肺功能恶化）。

疗效评定多数患者接受治疗 3 个月至半年以上。

4) 疗效尚不能肯定的药物

a. N-乙酰半胱氨酸（NAC）和超氧化物歧化酶（SOD）能清除体内氧自由基，作为抗氧化剂用于肺纤维化治疗。NAC 推荐大剂量（1.8g/d）口服。

b. γ 干扰素、甲苯吡啶酮、前列腺素 E2 以及转化生长因子等细胞因子拮抗剂，对胶原合成有抑制作用。

c. 红霉素具有抗炎和免疫调节功能，对肺纤维化治疗作用是通过抑制 PMN 功能来实现的。主张小剂量（0.25g/d）长期口服，但应观察不良反应。

2. 并发症的处理

(1) 低氧血症：予氧疗，需要时高浓度氧吸入，但要注意氧中毒，并注意给氧的温度、湿度以利于气体在肺泡中的交换。晚期常并有二氧化碳潴留，故应注意控制性给氧，并用血气分析或血氧饱和度仪监测，氧疗效果不佳时，要注意气道痰栓、酸碱失衡、呼吸肌疲劳等，请参阅“呼吸衰竭”。

(2) 继发感染：因糖皮质激素的应用，继发感染常见，应及时选用适当的抗生素，有条件者应根据痰培养药敏情况用药，要静脉给药，足量，短疗程，联合用药。

(3) 心力衰竭：晚期患者常并发心力衰竭，应及时予以适当治疗和配合中医辨证治疗以缓解病情。

八、饮食调护

急重期患者饮食应清淡，多食新鲜富含汁液的水果、蔬菜，口咽干燥患者可予果汁，如梨汁、萝卜汁、藕汁及西瓜等。缓解期患者应少食海鲜、羊肉等发物，但要保持每日饮食有鲜猪肉、禽蛋及水果、蔬菜等。忌暴饮暴食。

（郝新平）

第三节　结核性胸膜炎

结核性胸膜炎系由结核杆菌侵入胸膜腔所引起的胸膜炎症。本病往往继发于肺结核，且多数伴有胸腔积液，为临床常见病。

根据本病发热、胸痛、气急等主要临床表现，系属于中医“悬饮”、“胁痛”、“水结胸”、“瘵”等范畴。

一、病因病理

本病多由于素体正气不足、饮食劳倦或久病体虚而致痨虫感染，侵犯肺胸，初则伤及肺阴，灼津生热，邪热内结而发病；如痨虫感染日久，阴损及阳，由肺及脾，甚则累及于肾，以致肺失输布、脾失运化、肾失气化，进而影响水液代谢，遂使水湿停聚成饮，积于胸胁而使病情进一步加重，形成本虚标实之候。

二、诊断

（一）临床表现

1. 病史 常有结核接触史，或肺及其他器官的结核病史。

2. 症状 起病时常有轻中度发热、干咳及其他结核毒性症状。干性胸膜炎主要症状为胸痛，多发生于胸廓扩张度最大的部位，如腋侧胸下部。疼痛性质为剧烈尖锐的针刺样痛，深呼吸及咳嗽时更甚，浅呼吸、平卧和患侧卧位，胸痛可减轻，故呼吸常急促表浅。渗出性胸膜炎起始时有胸痛，待渗液增多时，壁层与脏层胸膜分开，胸痛即减轻。大量胸腔积液者可出现气急、胸闷，积液愈多，症状也愈明显。急性大量渗出性积液时可有端坐呼吸、发绀。

急性结核性脓胸毒性症状重，伴有支气管胸膜瘘时，则咳出大量脓痰（即脓性胸腔积液），有时呈血性。慢性者多不发热，但贫血及消瘦较明显。

3. 体征 患侧呼吸运动受限制，呼吸音减低。干性及少量渗出性胸膜炎腋侧下胸部常有恒定的胸膜摩擦音，吸气及呼气期均可闻及，听诊器紧压胸壁时摩擦音增强，咳嗽后摩擦音不变；渗出性胸膜炎胸腔积液量较多时病侧呼吸运动度减弱，叩诊浊音，听诊呼吸音减低或消失；大量渗液时气管、心脏移向健侧。

（二）实验室检查

1. 血象 一般无明显异常。有时白细胞数可稍增多；血沉增快。

2. 胸水 胸腔积液一般呈草黄色、透明或混浊的液体，少数也可呈淡红或深褐色的血性液体，含大量纤维蛋白，放置后形成胶冻样凝块。

胸腔积液 pH 在 7.30 ~ 7.40（鲜有超过 7.40），但大约有 20% 的患者 < 7.30，大约 80% ~ 85% 的胸腔积液中糖 > 3.33mmol/L（60mg/dl），大约 15% 的患者 < 1.67mmol/L（30mg/dl）。比重 1.018 以上，蛋白定量 >30g/L，镜检有核细胞 100 ~ 1 000 个/mm^3，病程前 2 周，分类以中性粒细胞为主，后转为淋巴细胞。结核性脓胸的脓液性状和普通脓胸相似，胸腔积液中白细胞总数 10 000 ~ 15 000 个/mm^3 或更多，以中性粒细胞为主，pH < 7.2，糖 < 1.11mmol/L（20mg/ml），乳酸脱氢酶（LDH） >1 000IU/L。一般腺苷脱氨酶（ADA） > 70IU/L 高度怀疑结核性胸膜炎，ADA <40IU/L 作为除外诊断。ADA 诊断结核性胸膜炎的敏感性 47.1% ~100%，特异性 0 ~100%，差异主要在于不同的检测方法和临界值的设定。在发达国家，由于发病率低，ADA 的阳性预测值只有 15%，而在结核高发的发展中国家，其敏感性和特异性可高达 95% 和 90%。γ - 干扰素（IFN - γ）其敏感性在 78% ~100%，特异性在 95% ~100%。许多研究显示 IFN - γ 要优于 ADA。其他可以引起胸腔积液 IFN - γ 增高的疾病是血液系统肿瘤和脓胸。

胸腔积液离心沉淀后行涂片检查结核菌的阳性率在 5% 以下，胸腔积液培养的阳性率在 12% ~70%，绝大多数的报道在 30% 以下。

3. 痰培养 传统认为结核性胸膜炎痰抗酸杆菌检查阳性率很低，但有研究表明即使胸片没有发现病灶的结核性胸膜炎，导痰后痰结核杆菌培养的阳性率也高达 55%。

（三）特殊检查

1. X 线检查 可见肋膈角变钝，或上肺外周有增厚的胸膜影。中等量积液时可见中下部肺野呈一片均匀致密影，上缘呈弧形向上，外侧升高，患者仰卧后积液散开，可见整个肺野亮度降低。大量积液时，患侧全为致密阴影，仅肺尖尚透亮。胸膜若有粘连，可形成包裹性积液。

2. 超声波检查　B超探测胸腔积液远较X线灵敏，可测出肋膈角少量积液，并可估计胸腔积液的深度和积液量，提示积液穿刺部位，对包裹性积液的穿刺尤其重要。可提示穿刺部位、深度、范围等，此外对鉴别胸膜肥厚也有帮助。

3. CT检查　CT是发现胸腔积液最敏感的方法，可以发现极少量的积液，并能鉴别胸膜增厚和包裹性积液，对鉴别包裹性积液和肺内或纵隔巨大囊性肿块较X线和B超优越。

4. PCR　用PCR方法检测胸腔积液中结核分枝杆菌的DNA，可以检出至少20个结核分枝杆菌，一系列的研究表明敏感性在20%～90%，特异性在78%～100%，主要和胸腔积液中结核分枝杆菌的数量和检测的技术有关。用PCR检测胸膜活检组织，可达90%的敏感性和100%的特异性。

5. 经皮胸膜活检　曾经是诊断结核性胸膜炎的金标准，活检胸膜组织表现为肉芽肿性炎症、干酪样坏死、抗酸染色阳性，胸膜活检有50%～97%显示为肉芽肿，组织培养分枝杆菌的阳性率在39%～80%。胸膜活检显示为肉芽肿的其他疾病有结节病、真菌感染、类风湿关节炎、诺卡菌病，诊断时需要排除。

6. 胸腔镜　是诊断不明原因胸腔积液的最好方法，典型结核性胸膜炎可以看到壁层胸膜黄白色的小结节，胸膜面红肿充血，并可见纤维渗出粘连。通过胸腔镜活检可以进行病理检查和结核分枝杆菌的病原检查。

三、鉴别诊断

（一）肋间神经痛

疼痛沿神经走向分布，常有感觉减退或过敏，在脊柱旁点、腋中线肋间及胸骨旁区有压痛点，一般无发热、咳嗽及胸膜摩擦音。此与干性胸膜炎不同，易于鉴别。

（二）流行性肌痛

由柯萨奇B病毒所引起。起病有乏力、胸痛、发热、食欲减退，偶有腹泻等肠道症状；胸痛常急起，随呼吸、咳嗽而加剧，可放射至颈、肩及上腹部，胸部肌肉可有压痛；X线检查常无异常发现或仅有肋膈角变钝。此可与干性胸膜炎进行鉴别。

（三）风湿性疾病引起的胸腔积液

系统性红斑狼疮、类风湿关节炎合并胸腔积液时，起病也以发热为主，胸腔积液为渗出性积液，多以淋巴细胞为主，胸腔积液ADA增高，容易与结核性胸膜炎混淆。但风湿性疾病一般有关节、皮肤和全身表现，引起胸腔积液一般为双侧，胸腔积液的量在中等以下，多发生于风湿性疾病的活动期，随着风湿性疾病的控制胸腔积液可以消退，SLE患者胸腔积液中抗核抗体多阳性，类风湿关节炎胸腔积液中糖很低或无糖是其特征。

（四）肺炎旁胸腔积液（parapneumonic effusion）

40%的肺炎患者可以并发胸腔积液称为肺炎旁胸腔积液，肺炎旁胸腔积液一般同时有肺炎的急性起病证状，全身症状明显，血白细胞常常增多。胸腔积液检查细胞计数（5 000～10 000）个/mm^3，中性粒细胞90%以上，胸腔积液pH和葡萄糖常常降低，LDH通常较高，部分患者的胸腔积液呈脓性，胸腔积液涂片或培养有助于诊断。

（五）癌性胸腔积液

癌性胸腔积液肺部恶性肿瘤、乳腺癌、淋巴瘤、消化道和妇科肿瘤常可转移至胸腔引起胸腔积液，多缓慢起病，通常无发热，胸腔积液增长速度较快，转移至壁层胸膜可以有持续性胸痛。胸腔积液常呈血性，胸腔积液中红细胞数多超过 10 万个/mm^3，胸腔积液内肿瘤标志如癌胚抗原 CEA 部分增高，胸腔积液 ADA 和 IFN－γ 低。胸腔积液引流后胸部 CT 检查多可以发现肺内的转移性结节和纵隔淋巴结肿大，其他部位转移也可以有相应的病史和症状以资鉴别。胸腔积液离心沉淀发现恶性细胞可确诊。

四、并发症

广泛应用抗结核药物治疗以来，肺结核管道播散的并发症，如喉、肠结核已很少见。肺内空洞及干酪样病变靠近胸膜部位破溃时，可引起结核性脓气胸。渗出性胸膜炎的胸水如未及时治疗，亦可逐渐干酪化甚至变为脓性，成为结核性脓胸。

五、临证要点

本病系因正气虚弱而被痨虫所感染，侵蚀肺叶胸膜，导致气虚阴亏，饮停胸胁，表现本虚标实之证，故益气养阴、化痰逐饮为基本治则。如胸痛剧烈，则常须配合疏肝理气、通络化瘀之品。

六、辨证施治

（一）痰热结胸

主症：恶寒发热，胸胁疼痛，干咳少痰，呼吸稍粗，口苦纳呆。舌苔薄黄而糙，质红，脉弦数或滑数。

治法：清热化痰，疏肝散结。

处方：小柴胡汤合小陷胸汤加减。

柴胡 6～9g，黄芩 12g，黄连 4.5g，太子参 15g，甘草 6g，全瓜蒌 12g，竹沥半夏 9g，桑白皮 12g，地骨皮 12g，平地木 30g，炙百部 12g。

本型多见于干性胸膜炎阶段或渗出性胸膜炎初期，胸腔积液量较少的患者，此时以小柴胡汤和解少阳，疏肝散结；小陷胸汤清热化痰，理气宽胸，并能加强其散结消痞的作用。方中加用桑白皮、地骨皮，目的在于泻肺散邪；配伍平地木、百部，对于有结核病者，能起到较好的抗痨止咳效果。此外，若见胸胁疼痛较甚时，可酌加广郁金 12g、延胡索 15g；咳嗽、痰黏或咯痰不畅者，加用桔梗 9g、杏仁 9g、浙贝 9g；食欲较差者，加鸡内金 9g；邪热偏盛而伤阴者，可去半夏，加麦冬 12g、玉竹 12g、石斛 15g。

（二）饮停胸胁

主症：胸胁疼痛或疼痛逐渐减轻，转侧或咳嗽可使之加剧，肋间胀满，气短息促，动则更甚。苔薄，质淡红，脉弦滑。

治法：泻肺逐饮，健脾利水。

处方：葶苈大枣泻肺汤合五苓散加减。

葶苈子 15g，红枣 15～30g，白术 9g，茯苓 15g，猪苓 12g，泽泻 12g，太子参 15～30g，车前草 15g，平地木 30g，桑白皮 12g，丹参 15～30g。

本型多见于渗出性胸膜炎胸腔积液量较多的患者。对此，临床常选用《金匮要略》所载治疗饮证的葶苈大枣泻肺汤为主方，合五苓散之健脾利水以加强其利水逐饮的功效。方中加上车前草、平地木、桑白皮、丹参等品，不仅有抗痨止咳作用，而且还可起到通络、祛瘀、利肺、化饮的良好效果。一般而言，对于年老体弱多病的患者，治以标本兼顾。但对于青壮年体质尚可的患者，则以泻肺逐饮攻邪为主，可酌加控涎丹1.5~2g。每日清晨空腹一次，连用3~7天。此方对胸水虽少，但胸痛顽固者亦可使用。若症见神疲肢倦、气短较甚者，酌加黄芪30g、党参15g；心悸、肢寒者，宜加附子、桂枝、干姜以温阳利水。

（三）气阴两虚

主症：胸痛、咳嗽、气急等症状基本消失，唯有体力虚弱，或时有自汗、盗汗，懒言声低。舌质淡，苔薄白，脉细弱。

治法：益气养阴，健脾补肺。

处方：沙参麦冬汤合四君子汤加减。

沙参15g，麦冬12g，甘草6g，玉竹15g，桑叶9g，扁豆9g，生黄芪30g，党参15g，白术9g，茯苓12g，山药15g，天花粉12g。

此多属于结核性胸膜炎恢复期阶段。此时饮消邪去，正气未复，故往往表现气阴两虚、肺脾俱亏，治疗应根据“损者益之”、“虚者补之”的原则，采用沙参麦冬汤以补肺养阴，四君子汤以健脾益气，这对促使病体的早日康复能起到较好的作用。如有自汗、盗汗较甚者，可酌加浮小麦15g、穞豆衣6~12g、牡蛎30g；胃纳欠馨者，加鸡内金12g、山楂肉15g。

七、西医治疗

（一）抗结核治疗

一旦诊断为结核性胸膜炎，应进行正规抗结核治疗，如不经治疗，65%的患者在5年内发展为活动性肺结核，部分患者甚至可能进展为结核性脓胸。抗结核治疗的方案参照痰菌阳性的肺结核方案，可以用2HRZE（S）/4HR，或$2H_3R_323E_3/4H_3R_3$。由于结核性脓胸腔内药物浓度远较血液中为低，结核分枝杆菌在较低浓度下可能诱导耐药，因此结核性脓胸可以考虑脓腔内注入对氨基水杨酸钠4~8g、异烟肼400~600mg或链霉素0.5~1g。

（二）胸腔穿刺抽液

胸腔抽液有助于减少纤维蛋白沉着和胸膜增厚，使肺功能免遭损害。一般主张大量胸腔积液时及早进行，每周抽液2~3次，直至胸腔积液完全吸收，以减少胸膜粘连及肥厚。也有报道一旦诊断明确，胸腔置入猪尾导管，一次性把胸腔积液引流干净，可以减少胸膜粘连。结核性脓胸须反复胸穿抽脓，或置管冲洗，一般每周抽脓2~3次，每次用0.9%氯化钠溶液或2%碳酸氢钠溶液冲洗脓腔。

另外注意抽液速度不宜过快，首次量不宜超过800ml，以免造成急性循环衰竭、休克或肺水肿。大量抽液及应用激素治疗者应适当补充氯化钾。

（三）激素治疗

一般泼尼松20~30mg/d，分3次口服。体温正常、全身毒性症状消除、胸腔积液吸收或明显减少时，逐渐减量至停用，疗程约4~6周。但由于国内结核性胸膜炎的诊断许多时候仅仅是临床诊断，需要通过抗结核治疗反应来确认诊断，糖皮质激素的应用尤需慎重。

（四）对症治疗

咳嗽剧烈者可口服棕色合剂10ml，每日3次口服。胸痛剧烈者可口服可待因30mg。

八、饮食调护

1. 日常饮食及禁忌　结核性胸膜炎与肺结核一样，是一种慢性消耗性疾病，需要高热量、高蛋白性饮食，同时还要进食含有丰富维生素及微量元素的新鲜蔬菜、水果、豆制品、牛奶、禽蛋、鱼类等食物。忌用辣椒、姜葱等辛烈刺激、动火伤津食物，并须戒烟戒酒及少吃肥甘厚味。

2. 要注意劳逸结合　休息要充分，忌饮浓茶、咖啡等兴奋性饮料，以避免影响睡眠，不利于疾病的早日康复。

（郝新平）

第四节　成人呼吸窘迫综合征

成人呼吸窘迫综合征（ARDS）是一种急性、进行性、缺氧性呼吸衰竭。可见于临床各科，包括内、外、妇科和儿科的多种原发疾病的抢救或医治过程中。其主要病理生理改变为肺的微循环障碍、毛细血管壁通透性增加及肺泡群萎陷，导致通气/血流比例失调，肺内分流量增加。临床表现为呼吸频数、严重的呼吸困难和不易缓解的低氧血症。如不给予有效的治疗，缺氧持续，可危及患者生命。属于中医“喘证”的范畴。

引起本病的常见病因有休克、严重创伤、大手术后、烧伤、严重感染、体外循环、输液过量、异型输血、脂肪或羊水栓塞等。中医对此也早有类似记载，认为伤损、产后、温病、失血、痈疽等，均可导致喘逆的发生，且多表现为虚实夹杂的病理变化。

一、辨证施治

ARDS所致的喘证，一般多属于本虚标实或虚实夹杂。虚主要为肺肾气血虚亏，实则多为瘀血、水湿或热毒等壅滞肺气。由于其病因、病程及各自体质状况的不同，治当根据具体病情进行辨证论治。

（一）热毒犯肺

主症：发热汗出，喘促气急，烦躁不安，面赤鼻扇，甚或神昏谵语。舌质红，苔黄燥，脉滑数。

治法：清热解毒，涤痰平喘。

处方：黄连解毒汤合千金苇茎汤加减。

黄连5g，山栀9g，黄芩12g，甘草6g，银花30g，连翘15g，竹叶9g，芦根30g，生石膏30g，知母9g，鱼腥草30g，桑白皮12g，甜葶苈12g，前胡9g。

本型为阳明热盛，肺气壅遏所致，故以黄连解毒汤合千金苇茎汤以清肺泻火，涤痰降逆。如便闭尿涩者，可加生大黄9g、全瓜蒌12g、车前草30g、茯苓15g；神昏谵语较重者，可用安宫牛黄丸，日服2次，每次1粒或用紫雪丹0.9～1.5g，分次口服。

（二）气虚血瘀

主症：因外伤、手术、产后等造成张口抬肩，喝喝喘急，气短难续，或胁痛唇青，恶露不行。舌质黯，苔薄白，脉弦细或结代。

治法：益气活血，祛瘀生新。

处方：二味参苏饮加减。

党参30g，黄芪30g，苏木15g，麦冬12g，五味子6g，当归12g，茯苓12g。

此系损伤、产后，或血虚失运，瘀血内留而致气血运行受阻，肺气不利之见症，方以二味参苏饮益气行滞，加黄芪、当归、丹参、麦冬、五味子以增强其益气养血、祛瘀生新之功。此外，也可选用中成药参麦注射液加丹参注射液静滴。

（三）肺肾两虚

主症：喘促难平，呼多吸少，动则更甚，神疲乏力，甚则汗出肢冷，唇青。舌淡，苔薄白；脉沉细。

治法：益肺补肾，固本培元。

处方：生脉散合右归丸加减。

党参30g，黄芪30g，麦冬12g，五味子6g，生熟地各15g，怀山药15g，山萸肉9g，杜仲12g，菟丝子12g，杞子12g，当归12g，肉桂5g，制附子9g。

此型多为大出血或急性重症导致肺肾两虚，下元不固所出现的临床症状，故此时以生脉饮益气养阴，上以治肺；并以右归丸补肾助阳，下以固本纳气。方中加用黄芪伍当归，有补气养血之功，对大出血所致的ARDS，则更为适用。

二、成人呼吸窘迫综合征的中西医研究

在ARDS的发生与发展过程中，缺氧严重而且难以纠正，因而往往容易导致体内各重要器官，如脑、肾、心、肝等发生不同程度的组织损害及功能障碍而使病情进一步加重，故迅速纠正缺氧，是抢救ARDS患者的当务之急。西医此时的主要治疗措施就是给氧，初期可用鼻导管给氧，如无效或病情危重者，则用人工呼吸机械通气，在P（A－a）O_2高于40kPa（300mmHg）、QS/QT大于15%时，须考虑采用呼气末正压通气（PEEP）。根据近年的临床报道，中医益气活血剂如生脉饮加丹参、川芎或采用中成药参麦注射液加丹参注射液进行静脉滴注，对各种原因引起的低氧血症有一定疗效，因此对ARDS所致的低氧血症，在给氧的同时，配合上述中药的治疗，对纠正其严重低氧状态，可能有较好的作用。

急性感染性疾病所致的ARDS，选用西药抗生素控制炎症，效果较好；但如能及早结合中医治疗，根据其邪热深入发展的程度，分别选用人参白虎汤合泻心汤或清营汤加减等清热解毒方药，以起到“菌毒并治”的作用。此外，若属里、热、实证者，可选用增液承气汤或大承气汤加减以清里攻下。实践证明，这对减轻呼吸困难及促进一般情况的好转也有一定裨益。

在ARDS病程中，如失治或治疗不当，常易发生肺水肿，在控制液体入量，保持体液负平衡及输入晶体液、应用强心利尿剂等的同时，配合中医宣肺利水之剂，选用宣肺渗湿汤加减进行治疗，对消除肺水肿，促进疾病恢复有一定作用。

肺微循环障碍是ARDS的基本病理生理改变，西医在治疗中，多采用酚妥拉明、低分子右旋糖酐及肾上腺皮质激素，予以扩张肺内血管、降低肺静脉压及改善微循环，近年已主张配合中医活血化瘀之品，如注射复方丹参注射液或川芎嗪注射液，认为能加强消除肺瘀血，增加肺血流，提高肺通气及换气功能等效果。

（韩珊珊）

第五节 慢性阻塞性肺疾病

慢性阻塞性肺疾病（COPD）是一种具有气流受限特征的可以预防和治疗的疾病，气流受限不完全可逆、呈进行性发展，与肺部对香烟烟雾等有害气体或有害颗粒的异常炎症反应有关。COPD 主要累及肺脏，但也可引起全身（或称肺外）的不良效应。

COPD 是呼吸系统疾病的常见病和多发病，患病率和死亡率均居高不下。目前居全球死亡原因的第 4 位，世界银行/世界卫生组织公布，至 2020 年 COPD 将位居世界疾病经济负担的第 5 位。在我国，COPD 同样是严重危害人民身体健康的重要慢性呼吸系统疾病。近期对我国 7 个地区 20 245 位成年人群进行调查，COPD 患病率占 40 岁以上人群的 8. 2%，其患病率之高十分惊人。

根据 COPD 的主要临床表现特点，应当归属于咳嗽、喘证、肺胀范畴。COPD 的形成是一个反复迁延的过程，因此，COPD 的咳嗽当属内伤咳嗽范畴，当疾病急性加重时，应属内伤基础上的外感咳嗽。当病情逐渐发展，肺功能进一步损伤，患者出现气促、喘息时，诊断为喘证。疾病进一步发展，病理表现有肺气肿出现，或临床有肺心病表现时，当属中医肺胀范畴。

一、病因病理

慢性阻塞性肺疾病的形成与吸烟、环境污染、感染及机体遗传因素等有关。肺主气，司呼吸，又主皮毛，宣行卫阳之气，以清肃下降为顺，壅塞为逆。如各种原因使肺气宣降失常，即可出现咳嗽、咳痰、气急、胸闷、喘息等症。肺朝百脉，气为血帅，气行血行。若久咳肺气虚弱，则无力辅心运血，致心脉瘀阻、呼吸不畅、肺气壅塞，形成痰瘀阻肺、气道壅塞所致的肺气肿。肺气虚是慢性阻塞性肺疾病发生和发展的内在条件，吸烟、六淫外邪是导致慢性阻塞性肺疾病发生和发展的主要外因，痰瘀内阻贯穿慢性阻塞性肺疾病病程始终。痰瘀阻肺、气机不利是慢性阻塞性肺疾病的基本病机。本病虽然表现一派肺系症状，但本质与脾、肾关系颇为密切，尤其以肾阳不足为关键。先天禀赋不足或后天失养，而致脾肾亏虚，肺气根于肾，肾虚失于摄纳，动则气促；脾土为肺金之母，脾土虚弱，不能生肺金，则卫气不足，肺卫不密，易感外邪，脾虚损肺，肺虚失于宣肃，肺气上逆而久咳不愈，甚至咳而兼喘。“久病必瘀”，病久经脉瘀阻，痰浊瘀血互结，导致疾病缠绵难愈，反复发作。综上所述，慢性阻塞性肺疾病的根本在于本虚标实，本虚涉及五脏六腑，而集中体现在肺、脾、肾三脏虚损；标实多为痰瘀、六淫外邪等。

二、诊断

（一）临床表现

1. 病史　COPD 患病过程应有以下特征。

（1）吸烟史：多有长期较大量吸烟史。

（2）职业性或环境有害物质接触史：如较长期粉尘、烟雾、有害颗粒或有害气体接触史。

（3）家族史：COPD 有家族聚集倾向。

（4）发病年龄及好发季节：多于中年以后发病，症状好发于秋冬寒冷季节，常有反复呼吸道感染及急性加重史。随病情进展，急性加重愈渐频繁。

（5）慢性肺源性心脏病史：COPD后期出现低氧血症和（或）高碳酸血症，可并发慢性肺源性心脏病和右心衰竭。

2. 症状

（1）慢性咳嗽：通常为首发症状。初起咳嗽呈间歇性，早晨较重，以后早晚或整日均有咳嗽，但夜间咳嗽并不显著。少数病例咳嗽不伴咳痰。也有部分病例虽有明显气流受限但无咳嗽症状。

（2）咳痰：咳嗽后通常咳少量黏液性痰，部分患者在清晨较多；合并感染时痰量增多，常有脓性痰。

（3）气短或呼吸困难：这是COPD的标志性症状，是使患者焦虑不安的主要原因，早期仅于劳力时出现，后逐渐加重，以致日常活动甚至休息时也感气短。

（4）喘息和胸闷：不是COPD的特异性症状。部分患者特别是重度患者有喘息；胸部紧闷感通常于劳力后发生，与呼吸费力、肋间肌等容性收缩有关。

（5）全身性症状：在疾病的临床过程中，特别在较重患者，可能会发生全身性症状，如体重下降、食欲减退、外周肌肉萎缩和功能障碍、精神抑郁和（或）焦虑等。合并感染时可咳血痰或咯血。

3. 体征　COPD早期体征可不明显。随疾病进展，常有以下体征。

（1）视诊及触诊：胸廓形态异常，包括胸部过度膨胀、前后径增大、剑突下胸骨下角（腹上角）增宽及腹部膨凸等；常见呼吸变浅，频率增快，辅助呼吸肌如斜角肌及胸锁乳突肌参加呼吸运动，重症可见胸腹矛盾运动；患者不时采用缩唇呼吸以增加呼出气量；呼吸困难加重时常采取前倾坐位；低氧血症者可出现黏膜及皮肤发绀，伴右心衰竭者可见下肢水肿、肝脏增大。

（2）叩诊：由于肺过度充气使心浊音界缩小，肺肝界降低，肺叩诊可呈过度清音。

（3）听诊：两肺呼吸音可减低，呼气相延长，平静呼吸时可闻干性啰音，两肺底或其他肺野可闻湿啰音；心音遥远，剑突部心音较清晰响亮。

（二）实验室检查

低氧血症，即 $PaO_2 < 55mmHg$ 时，血红蛋白及红细胞可增高，血细胞比容 >55% 可诊断为红细胞增多症。并发感染时痰涂片可见大量中性粒细胞，超敏C反应蛋白（CRP）增高，痰培养可检出各种病原菌，常见者为肺炎链球菌、流感嗜血杆菌、卡他摩拉菌、肺炎克雷白杆菌。

（三）特殊检查

1. 肺功能检查　肺功能检查是判断气流受限的客观指标，其重复性好，对COPD的诊断、严重程度评价、疾病进展、预后及治疗反应等均有重要意义。气流受限是以 FEV_1 和 FEV_1/FVC 降低来确定的。FEV_1/FVC 是COPD的一项敏感指标，可检出轻度气流受限。FEV_1 占预计值的百分比是中、重度气流受限的良好指标，它变异性小，易于操作，应作为COPD肺功能检查的基本项目。吸入支气管舒张剂后 $FEV_1/FVC\% < 70\%$ 者，可确定为不能完全可逆的气流受限。呼气峰流速（PEF）及最大呼气流量－容积曲线（MEFV）也可作为气流受限的参考指标，但COPD时PEF与 FEV_1 的相关性不够强，PEF有可能低估气流阻塞的程度。气流受限可导致肺过度充气，使肺总量（TLC）、功能残气量（FRC）和残气容积

（RV）增高，肺活量（VC）减低。TLC 增加不及 RV 增加的程度大，故 RV/TLC 增高。肺泡隔破坏及肺毛细血管床丧失可使弥散功能受损，一氧化碳弥散量（DLCO）降低，DLCO 与肺泡通气量（VA）之比（DLCO/VA）比单纯 DLCO 更敏感。深吸气量（IC）是潮气量与补吸气量之和，IC/TLC 是反映肺过度膨胀的指标，它在反映 COPD 呼吸困难程度甚至反映 COPD 生存率上具有意义。作为辅助检查，不论是用支气管舒张剂还是口服糖皮质激素进行支气管舒张试验，都不能预测疾病的进展。用药后 FEV_1 改善较少，也不能可靠预测患者对治疗的反应。患者在不同的时间进行支气管舒张试验，其结果也可能不同。但在某些患者（如儿童时期有不典型哮喘史、夜间咳嗽、喘息表现），则有一定意义。

2. 胸部 X 线检查　X 线检查对确定肺部并发症及与其他疾病（如肺间质纤维化、肺结核等）鉴别有重要意义。COPD 早期 X 线胸片可无明显变化，以后出现肺纹理增多、紊乱等非特征性改变；主要 X 线征为肺过度充气：肺容积增大，胸腔前后径增长，肋骨走向变平，肺野透亮度增高，横膈位置低平，心脏悬垂狭长，肺门血管纹理呈残根状，肺野外周血管纹理纤细稀少等，有时可见肺大疱形成。并发肺动脉高压和肺源性心脏病时，除右心增大的 X 线征外，还可有肺动脉圆锥膨隆，肺门血管影扩大及右下肺动脉增宽等。

3. 胸部 CT 检查　CT 检查一般不作为常规检查。但是，在鉴别诊断时 CT 检查有益，高分辨率 CT（HRCT）对辨别小叶中心型或全小叶型肺气肿及确定肺大疱的大小和数量，有很高的敏感性和特异性，对预计肺大疱切除或外科减容手术等的效果有一定价值。

4. 血气检查　当 FEV1 <40% 预计值时或具有呼吸衰竭或右心衰竭的 COPD 患者均应做血气检查。血气异常首先表现为轻、中度低氧血症。随疾病进展，低氧血症逐渐加重，并出现高碳酸血症。呼吸衰竭的血气诊断标准为静息状态下海平面吸空气时动脉血氧分压（PaO_2）<60mmHg 伴或不伴动脉血二氧化碳分压（$PaCO_2$）增高 >50mmHg。

三、鉴别诊断

（一）支气管哮喘

早年发病（通常在儿童期），以发作性喘息为特征，发作时两肺可闻及哮鸣音；每日症状变化快；夜间和清晨症状明显；也可有过敏性鼻炎和（或）湿疹史；哮喘家族史；气流受限大多可逆，症状经治疗后可缓解或自行缓解。某些患者可能存在慢性支气管炎合并支气管哮喘，在这种情况下，表现为气流受限不完全可逆，从而使两种疾病难以区分。

（二）充血性心力衰竭

听诊肺基底部可闻细啰音；胸部 X 线片示心脏扩大、肺水肿；肺功能测定示限制性通气障碍（而非气流受限）。

（三）支气管扩张症

大量脓痰，常反复咯血；常伴有细菌感染；粗湿啰音、杵状指；X 线胸片示肺纹理粗乱或呈卷发状，高分辨 CT 可见支气管扩张、管壁增厚。

（四）肺结核

所有年龄均可发病；可有午后低热、乏力、盗汗等结核中毒症状；X 线胸片示肺浸润性病灶或结节状空洞样改变；细菌学检查可确诊。

（五）闭塞性细支气管炎

发病年龄较轻，且不吸烟；可能有类风湿关节炎病史或烟雾接触史、CT 片示在呼气相显示低密度影。

（六）弥漫性泛细支气管炎

大多数为男性非吸烟者；几乎所有患者均有慢性鼻窦炎；X 线胸片和高分辨率 CT 显示弥漫性小叶中央结节影和过度充气征；红霉素治疗有效。

四、并发症

（一）慢性呼吸衰竭

常在 COPD 急性加重时发生，其症状明显加重，发生低氧血症和（或）高碳酸血症，可具有缺氧和二氧化碳潴留的临床表现。

（二）自发性气胸

如有突然加重的呼吸困难，并伴有明显的发绀，患侧肺部叩诊为鼓音，听诊呼吸音减弱或消失，应考虑并发自发性气胸，通过 X 线检查可以确诊。

（三）慢性肺源性心脏病

由于 COPD 肺病变引起肺血管床减少及缺氧致肺动脉痉挛、血管重塑，导致肺动脉高压、右心室肥厚扩大，最终发生右心功能不全。

五、临证要点

慢性阻塞性肺疾病是慢性疾病，不同的阶段往往存在不同的证候类型，随着病情的不断进展，往往可以将其归入“咳嗽”、“喘证”、“肺胀”范畴。对于本病的治疗，应在辨证的前提下，抓住慢性阻塞性肺疾病各个不同阶段的主要矛盾。发作时以控制症状为主，根据病邪的性质，分别采取祛邪宣肺（辛温、辛凉），降气化痰（温化、清化），温阳利水（通阳、淡渗），活血祛瘀，甚或开窍、息风、止血等法；缓解时以培元固本为重，根据 COPD 的病理特点以及中医“气血相关”理论，慢性阻塞性肺疾病稳定期核心病机为肺肾两虚，气虚血瘀。故当以益气活血，补肾固本为主，兼顾润肺止咳，化痰平喘。正气欲脱时则应扶正固脱，救阴回阳。虚实夹杂者，应扶正与祛邪共施，根据标本缓急，扶正与祛邪当有所侧重。

六、辨证施治

（一）痰浊壅肺证

主症：咳嗽痰多，色白黏腻或成泡沫，短气喘息，稍劳即著，怕风易汗，脘痞纳少，倦怠乏力，舌质偏淡，苔薄腻或浊腻，脉小滑。

治法：化痰止咳，降气平喘。

处方：二陈汤合三子养亲汤加减。

半夏 9g，陈皮 6g，茯苓 12g，苏子 12g，白芥子 6g，莱菔子 6g，甘草 3g，厚朴 6g，杏仁 9g，白术 9g，桃仁 6g，广地龙 9g，红花 6g。

慢性阻塞性肺疾病患者反复感受外邪，邪犯于肺，肺失肃降，而滋生痰浊。同时由于长期反复发作，脾、肾二脏亦受累，水湿运化失常，致聚湿生痰。慢性阻塞性肺疾病患者多素嗜烟，烟雾熏蒸清道，灼津成痰，痰浊内伏，壅阻肺气，病情迁延不愈，导致肺气胀满，不能敛降。肺气日虚，久病累及脾肾，脾失健运，痰浊内生。痰浊贯穿慢性阻塞性肺疾病的始终，既是病理产物，更是致病因子，若不清除，将造成恶性循环，因此宣肺化痰需贯穿于整个治疗过程。二陈汤是历代医家广泛应用于脾虚生痰、肺虚贮痰等证的久用不衰的名方。方中半夏、陈皮燥湿化痰；茯苓、甘草、白术健脾和中；由苏子、白芥子、莱菔子组成的三子养亲汤，是临床常用于化痰降气平喘的著名古方；加上厚朴燥湿行气，化痰降逆；杏仁降气平喘。由于痰浊日久夹瘀，故需酌加地龙、桃仁、红花等以活血祛瘀，宣通气道。

（二）痰热郁肺证

主症：咳逆喘息气粗，烦躁，胸满，痰黄或白，黏稠难咳。或身热微恶寒，有汗不多，溲黄，便干，口渴舌红，舌苔黄或黄腻，边尖红，脉数或滑。

治法：清肺化痰，降逆平喘。

处方：越婢加半夏汤或桑白皮汤加减。

麻黄5g，石膏12～30g，半夏9g，生姜3g，甘草3g，大枣6g，黄芩12g，葶苈子9g，贝母9g，桑白皮15g，野荞麦根30g，三叶青20g，鱼腥草30g。

本型常见于慢性阻塞性肺疾病急性加重期，该期总是热痰多于寒痰，即使外感邪气，无论寒邪抑或热邪均易入里化热，与痰胶着，至咳嗽咳痰加重，故不必过于拘泥分型辨治，尤应加大清肺化痰止咳力度，尽快控制肺部感染，保持呼吸道通畅，以防痰与外邪胶恋不解，而致疾病加重。故治疗以清肺化痰为主，方中麻黄、石膏辛凉配伍，宣肺散邪，清泄肺热；鱼腥草、黄芩、葶苈子、贝母、桑白皮、三叶青、野荞麦根等清热解毒类药并用，更好地起到化痰平喘之功；甘草、大枣扶正祛邪。

（三）痰蒙神窍证

主症：神志恍惚，谵妄，烦躁不安，撮空理线，表情淡漠，嗜睡，昏迷，或肢体瞤动，抽搐，咳逆喘促，咳痰不爽，苔白腻或淡黄腻，舌质黯红或淡紫，脉细滑数。

治法：涤痰开窍，息风平喘。

处方：涤痰汤、安宫牛黄丸或至宝丹加减。

半夏9g，茯苓15g，橘红6g，胆南星9g，竹茹9g，枳实6g，甘草3g，石菖蒲9g，党参15g，黄芩12g，桑白皮15g，葶苈子9g，天竺黄6g，浙贝9g，钩藤9g，全蝎3g，红花6g，桃仁6g。

本型多见于慢性阻塞性肺疾病发展至呼吸衰竭或肺性脑病时。处方涤痰汤中半夏、茯苓、甘草、竹茹、胆南星清热涤痰；橘红、枳实理气行痰除壅；菖蒲芳香开窍；人参扶正防脱，并能提高血氧水平，兴奋呼吸肌，降低二氧化碳潴留。加安宫牛黄丸或至宝丹清心开窍醒脑，此两者常用于各种昏迷患者，其效甚佳，是传统的经典名方，前人有“糊里糊涂牛黄丸，不声不响至宝丹”之说。若痰热内盛，身热，烦躁，谵语，神昏，舌红苔黄者，加黄芩、桑白皮、葶苈子、天竺黄以清热化痰。若痰热引动肝风而有抽搐者，加钩藤、全蝎、羚羊角粉凉肝息风。唇甲发绀，瘀血明显者，加红花、桃仁活血祛瘀。

（四）阳虚水泛证

主症：面浮，下肢肿，甚则一身悉肿，腹部胀满有水，心悸，咳喘，咯痰清稀，脘痞，纳差，尿少，怕冷，面唇青紫，苔白滑，舌胖质黯，脉沉细。

治法：温肾健脾，化饮利水。

处方：五苓散合防己黄芪汤加减。

茯苓15g，猪苓15g，泽泻12g，白术9g，桂枝6g，防己12g，黄芪20g，车前草15g，桑白皮 15g，葶苈子 9g，炙苏子 12g，当归 12g，川芎 9g，野荞麦根 30g，三叶青 15g，虎杖 20g，杏仁 9g。

慢性阻塞性肺疾病发展至后期，多引起肺动脉高压，以致慢性肺源性心脏病的发生，该阶段的病机与“虚、瘀、水”有关。故治以益气活血和通阳利水并用。多年来于临床中，笔者常以五苓散合防己黄芪汤加减投治，此方对利水消肿，改善心功能、纠正肺心病、心力衰竭患者颇具效验，且无西药利尿剂的不良反应。处方中茯苓甘淡，利小便以利水气，是制水除湿之要药；猪苓甘淡，功同茯苓，通利水道，其清泄水湿之力，较茯苓更捷，两药配伍，利水之功尤佳；泽泻甘寒，利水渗湿泄热，善泄水道，化决渎之气，透达三焦蓄热，为利尿之第一佳品，猪苓、茯苓、泽泻三药淡渗利水以利小便。佐以白术甘苦而温，健脾燥湿利水，乃培土制水，少量桂枝辛温通阳，既能解太阳之表，又能温化膀胱之气，调和营卫，通阳利水。防己黄芪汤擅益气祛风，健脾利水。防己大苦辛寒，祛风利水，与黄芪相配，利水力强而不伤正，臣以白术甘苦温，健脾燥湿，既助防己以利水，又助黄芪以益气。此外，可选用车前草、桑白皮、葶苈子等配伍黄芪泻肺平喘，利水消肿，能起到“上开下达”、通调水道的作用，炙苏子降气化痰，止咳平喘，当归、川芎一动一静，补血调血，以增加利尿效果，野荞麦根、三叶青、虎杖合杏仁共奏苦降泄热、化痰止咳之功。肢肿唇绀消退后，则重用益气、健脾、补肾之药以扶正固本，巩固疗效。

（五）肺肾气虚证

主症：呼吸浅短难续，声低怯，活动后喘息，甚则张口抬肩，倚息不能平卧，神疲乏力；咳嗽，痰白如沫，咯吐不利，胸闷，心慌，形寒汗出，腰腿疲软，头晕耳鸣，舌淡或黯紫，脉沉细无力，或有结代。

治法：补肺纳肾，降气平喘。

处方：补虚汤合参蛤汤加减。

人参 20g，黄芩 20g，茯苓 15g，甘草 6g，蛤蚧 3g，五味子 6g，干姜 3g，半夏 9g，厚朴 9g，陈皮 6g，当归 12g，川芎 9g，桃仁 6g，麦冬 12g。

本型多见于慢性阻塞性肺疾病晚期甚至并发呼吸衰竭时，年老体虚，肺肾俱不足，体虚不能卫外是六淫反复乘袭的基础，感邪后正不胜邪而病益重，反复罹病而正更虚，如是循环不已，促使肺胀形成。方中用人参、黄芪、茯苓、甘草补益肺脾之气；蛤蚧、五味子补肺纳肾；干姜、半夏温肺化饮；厚朴、陈皮行气消痰，降逆平喘。还可加桃仁、川芎、水蛭活血化瘀。若肺虚有寒，怕冷，舌质淡，加桂枝、细辛温阳散寒。兼阴伤，低热，舌红苔少，加麦冬、玉竹、知母养阴清热，如见面色苍白，冷汗淋漓，四肢厥冷，血压下降，脉微欲绝等喘脱危象者，急加参附汤送服蛤蚧粉或黑锡丹补气纳肾，回阳固脱。

（六）肺络瘀阻证

主症：咳嗽，咳痰，气急，或气促，张口抬肩，胸部膨满，憋闷如塞，面色灰黯，唇甲发绀，舌质黯或紫或有瘀斑、瘀点，舌下瘀筋，脉涩或结代。

治法：益气活血，润肺止咳。

处方：保肺定喘汤。

党参 15g，生黄芪 15g，丹参 10g，当归 10g，麦冬 10g，熟地 10g，仙灵脾 10g，地龙 15g，桔梗 6g，生甘草 6g。

慢性阻塞性肺疾病迁延不愈，久则肺气不足，无力推动心之血脉，心血运行不畅而瘀阻，即由肺病累及于心，而致肺心同病，导致慢性肺源性心脏病，后者的形成的关键在于气虚血瘀，因此疾病发展和预后均与气血相关。根据“气血相关”学说，在慢性阻塞性肺疾病稳定阶段，应于清热化痰、宣肺止咳的同时，予以酌加活血化瘀药物，可选用保肺定喘汤（王会仍经验方）。以党参、生黄芪补益肺气、健脾助运，当归、丹参活血化瘀，四者益气活血，共为君药；熟地、麦冬滋阴养肺为臣药，君臣相伍，共奏益气活血养阴之效，气足则血行，阴滋则血运，瘀化则脉道通畅，从而使慢性阻塞性肺疾病气虚血瘀这一关键的病理环节得到改善；地龙性寒、味咸，能清热化痰，舒肺止咳平喘，仙灵脾性温、味辛，温肾纳气，两者一阴一阳以燮理阴阳；桔梗开宣肺气、宣通气血、利咽喉、祛痰排脓，甘草润肺止咳，补益肺脾，而为佐使。诸药相伍，既能益气活血养阴，又能化痰利咽平喘，宣通气血，且能兼顾脾肾，清肺化痰止咳，综合起到调补肺肾，益气活血化痰作用，切中慢性阻塞性肺疾病的病理环节，具有良好的扶正固本以祛邪疗效。本验方经临床与实验研究已证明对慢性阻塞性肺疾病具有令人鼓舞的良好作用。

七、西医治疗

（一）稳定期治疗

1. 禁烟　教育和劝导患者戒烟；避免或防止粉尘、烟雾及有害气体吸入。

2. 支气管舒张药　包括短期按需应用以暂时缓解症状，及长期规则应用以减轻症状。

（1）β_2 受体激动剂：主要有沙丁胺醇、特布他林等，为短效定量雾化吸入剂，持续疗效 4～5 小时，每次剂量 100～200μg，24 小时内不超过 8～12 喷。主要用于缓解症状，按需使用。福莫特罗为长效定量吸入剂，作用持续 12 小时以上。福莫特罗吸入后 1～3 分钟起效，常用剂量为 4.5～9μg，每日 2 次。本类药应用可能出现头痛、心悸，偶见急躁、不安、失眠、肌肉痉挛。甲状腺功能异常，或严重心血管疾病及肝、肾功能不全、糖尿病者应慎用。目前认为治疗 COPD，不推荐单用，宜与吸入性激素联合使用。

（2）抗胆碱药：主要短效制剂有异丙托溴铵气雾剂，定量吸入时开始作用时间比沙丁胺醇等短效 β_2 受体激动剂慢，但持续时间长，维持 6～8 小时，剂量为 40～80μg，每天 3～4 次。长效制剂噻托溴铵，其作用长达 24 小时以上，吸入剂量为 18μg，每天 1 次。运用抗胆碱药可能出现口干、便秘或尿潴留，对有前列腺增生、膀胱颈梗阻和易发闭角型青光眼的患者，宜慎用或禁用。

（3）茶碱类药物：缓释型或控释型茶碱每天 1 次或 2 次口服可达稳定的血浆浓度，对 COPD 有一定效果。

3. 糖皮质激素　长期规律的吸入糖皮质激素较适用于 FEV1 < 50% 预计值（Ⅲ级和Ⅳ级）并且有临床症状以及反复加重的 COPD 患者。这一治疗可减少急性加重频率，改善生活质量。联合吸入糖皮质激素和 β_2 受体激动剂，比各自单用效果好，目前已有布地奈德/福莫特罗、氟地卡松/沙美特罗两种联合制剂可供选择，可与噻托溴铵联合使用，效果更好。

4. 祛痰药　常用药物有盐酸氨溴索（ambroxol）、乙酰半胱氨酸等。

5. 长期家庭氧疗（LTOT）　COPD 稳定期进行长期家庭氧疗对具有慢性呼吸衰竭的患者可提高生存率。对血流动力学、血液学特征、运动能力、肺生理和精神状态都会产生有益的影响。长期家庭氧疗应在Ⅳ级即极重度 COPD 患者应用，具体指征是：① $PaO_2 \leq 55mmHg$ 或动脉血氧饱和度（SaO_2）≤88%，有或没有高碳酸血症。② PaO_2 55～60mmHg，或 SaO_2 < 89%，并有肺动脉高压、心力衰竭水肿或红细胞增多症（血细胞比容 > 55%）。长期家庭氧疗一般是经鼻导管吸入氧气，流量 1.0～2.0L/min，吸氧持续时间 >15h/d。长期氧疗的目的是使患者在海平面水平，静息状态下，达到 PaO_2≥60mmHg 和（或）使 SaO_2 升至 90%。

6. 康复治疗　包括呼吸生理治疗，肌肉训练，营养支持、精神治疗与教育等多方面措施。

7. 手术治疗　包括肺大疱切除术、肺减容术、肺移植术等。

（二）急性加重期治疗

急性加重是指咳嗽、咳痰、呼吸困难比平时加重或痰量增多或成黄痰；或者是需要改变用药方案。

（1）确定 COPD 急性加重的原因及病情严重程度，最多见的急性加重原因是细菌或病毒感染。

（2）根据症状、血气、胸部 X 线片等评估病情的严重程度，并根据病情严重程度决定门诊或住院治疗。

（3）支气管舒张药药物同稳定期：短效 β_2 受体激动剂较适用于 COPD 急性加重期的治疗。若效果不显著，建议加用抗胆碱能药物（为异丙托溴铵，噻托溴铵等）。对于较为严重的 COPD 加重者，可考虑静脉滴注茶碱类药物。β2 受体激动剂、抗胆碱能药物及茶碱类药物联合应用可获得更大的支气管舒张作用。

（4）控制性氧疗：氧疗是 COPD 加重期住院患者的基础治疗。无严重并发症的 COPD 加重期患者氧疗后易达到满意的氧合水平（PaO_2 >60mmHg 或 SaO_2 >90%）。但吸入氧浓度不宜过高，需注意可能发生潜在的 CO，潴留及呼吸性酸中毒，给氧途径包括鼻导管或 Venturi 面罩。

（5）抗生素：当患者呼吸困难加重，咳嗽伴有痰量增多及脓性痰时，应根据 COPD 严重程度及相应的细菌分层情况，结合当地区常见致病菌类型及耐药流行趋势和药物敏感情况尽早选择敏感抗生素。如对初始治疗方案反应欠佳，应及时根据细菌培养及药敏试验结果调整抗生素。如给予 β 内酰胺类/β 内酰胺酶抑制剂；第二代头孢菌素、大环内酯类或喹诺酮类。如门诊可用头孢唑肟 0.25g 每日 3 次、头孢呋辛 0.5g 每日 2 次、左氧氟沙星 0.4g 每日 1 次、莫西沙星或加替沙星 0.4g 每日 1 次；较重者可应用第三代头孢菌素如头孢曲松钠 2.0g 加于生理盐水中静脉滴注，每天 1 次。住院患者当根据疾病严重程度和预计的病原菌更积极的给予抗生素，一般多静脉滴注给药。如找到确切的病原菌，根据药敏结果选用抗生素。抗菌治疗应尽可能将细菌负荷降低到最低水平，以延长 COPD 急性加重的间隔时间。长期应用广谱抗生素和糖皮质激素易继发深部真菌感染，应密切观察真菌感染的临床征象并采用防治真菌感染措施。

（6）糖皮质激素：COPD 加重期住院患者宜在应用支气管舒张剂基础上，口服或静脉滴注糖皮质激素，推荐口服泼尼松 30～40mg/d，连续 7～10 天后逐渐减量停药。也可以静脉给予甲泼尼龙 40mg，每天 1 次，3～5 天后改为口服。

（7）机械通气：机械通气，无论是无创或有创方式都只是一种生命支持方式，在此条件下，通过药物治疗消除 COPD 加重的原因使急性呼吸衰竭得到逆转。

1）无创性机械通气：COPD 急性加重期患者应用 NIPPV 可降低 $PaCO_2$，减轻呼吸困难，从而降低气管插管和有创呼吸机的使用，缩短住院天数，降低患者病死率。

2）有创性机械通气：在积极应用药物和 NIPPV 治疗后，患者呼吸衰竭仍进行性恶化，出现危及生命的酸碱失衡和（或）神志改变时宜用有创性机械通气治疗。病情好转后，根据情况可采用无创机械通气进行序贯治疗。

（8）其他治疗措施：注意维持液体和电解质平衡；注意补充营养；对卧床、红细胞增多症或脱水的患者，需考虑使用肝素或低分子肝素；注意痰液引流，积极排痰治疗（如刺激咳嗽，叩击胸部，体位引流等方法）；识别并治疗伴随疾病（冠心病、糖尿病、高血压等）及并发症（休克、弥漫性血管内凝血、上消化道出血、肾功能不全等）。

八、饮食调护

（1）避免用辛辣刺激性食物，不宜过酸过咸，有过敏史者，忌食海腥发物及致敏性食物。慢性阻塞性肺疾病急性加重期阶段，饮食宜清淡、并多饮水；或食牛奶、蛋汤、馄饨、蛋羹等流质、半流质饮食。

（2）注意饮食摄入充足，以提高患者自身免疫能力，减少疾病复发率。

（3）保持居室空气清新，忌烟戒酒，避免烟尘、异味及油烟等理化因素刺激。

（4）预防感冒，逐渐加强耐寒锻炼，秋冬季节要注意保暖御寒，及时加衣被，防止忽冷忽热，外出时应戴口罩；缓解期要注意劳逸适度，适当锻炼身体以增强体质。

（韩珊珊）

第六节　睡眠呼吸暂停低通气综合征

睡眠呼吸暂停低通气综合征（sleep apnea hypopnea syndrome，SAHS）是指各种原因导致睡眠状态下反复出现呼吸暂停和（或）低通气，引起低氧血症、高碳酸血症、睡眠中断，从而使机体发生一系列病理生理改变的临床综合征。其主要临床表现为形体肥胖，睡眠时打鼾且鼾声不规律、呼吸及睡眠节律紊乱，反复出现呼吸暂停及觉醒，或患者自觉憋气，夜尿增多，白天嗜睡，乏力，睡不解乏，晨起头痛、口干，注意力不集中，记忆力下降，性格异常等。

根据睡眠过程中呼吸暂停时胸腹呼吸运动的情况，临床上将睡眠呼吸暂停综合征分为中枢型（CSAS）、阻塞型和混合型，中枢型指呼吸暂停过程中呼吸运动消失，阻塞型指呼吸暂停过程中呼吸运动仍然存在，混合型指一次呼吸暂停过程中前半部分为中枢型特点，后半部分为阻塞型特点。三种类型中以阻塞型最常见，目前把阻塞型和混合型两种类型统称为阻塞型睡眠呼吸暂停低通气综合征（OSAHS）。

中医虽无“睡眠呼吸暂停低通气综合征”的病名，但根据其临床表现当属中医学“鼾眠”、“嗜睡”、“嗜卧”、“但欲寐”、“鼻鼾”范畴。相似记载最早可见于东汉时期张仲景所著的《伤寒论·辨太阳病脉证并治第一》，“风温为病，脉阴阳俱浮，自汗出，身重，多眠睡，鼻息必鼾，语言难出。”

一、病因病理

根据现代中医观点 SAHS 的发生，系先天禀赋异常，后天调摄失当所致。其发病机制往往与下列因素有关。

（一）先天禀赋异常

如先天性鼻中隔偏曲、下颌后缩、小颌畸形、巨舌等上气道解剖结构异常，导致气道不畅，呼吸不利而暂停，具有一定的家族史。

（二）饮食不当

SAHS 患者多有肥胖。随着生活水平的提高，肥胖者日渐增多。《脾胃论》曰：“能食而肥……油腻，厚味，滋生痰涎”。嗜食酒酪肥甘、膏粱厚味，使脾失健运，不能运化与转输水谷精微，聚湿生痰，痰湿血脂聚集，以致体态臃肿。痰湿上阻于气道，壅滞不畅，痰气交阻，肺气不利，入夜益甚，使肺主气、司呼吸功能失常，出现鼾声如雷、呼吸暂停等症状。痰湿浊脂壅塞，则致血脉痹阻，痰、湿、气、瘀血交阻，互为因果，更是加重病情，而并发肺动脉高压、右心衰竭、冠心病、红细胞增多症与血栓形成等。

（三）嗜烟成性

熏蒸清道，灼津成痰，上阻咽喉，肺失宣降，气机升降失常，痰气搏击气道而作鼾，甚至呼吸暂停。

（四）外感六淫

感受风温热邪伤阴耗气，灼津成痰，咽喉肿胀壅塞，气血痹阻；或感受风寒湿之邪，引动痰湿，均将诱发或加重本病。

（五）体虚病后

素体虚弱，或病后体虚，或劳倦内伤，损伤脏腑功能。心主神明，统帅元神；肺主气，司呼吸，肺气通于鼻。“肺为气之主肾为气之根，肺主出气，肾主纳气，阴阳相交呼吸乃和”。心阳不振，失却主神明统帅作用；肺气虚弱，失于宣降，肾亏摄纳无权，呼吸失却均匀调和，则夜间打鼾、呼吸表浅甚至呼吸暂停。或肺脾肾虚，脾不能转输水湿，肺不能发散津液，肾不能蒸化水液，而致阴津水液凝聚成痰，壅遏肺气。

总的说来，SAHS 属本虚标实，主要病理因素为痰湿、血瘀、气滞。主要病机为痰湿内阻或痰热内壅，气滞血瘀，肺脾肾虚，心阳不足，尤以脾失健运，肺气不利为关键。一般来说，在病变早期，脾虚痰湿内生，上阻肺气，肺气壅滞；进而导致气滞血瘀，复加肺脾气虚，血瘀益甚，病情得以进展；日久损及肾阳、心阳，失去推动、温煦作用，而见胸中窒闷、心悸怔忡、阳痿、夜尿频多或遗尿等；晚期可阳损及阴，阴阳俱损，甚至痰蒙神窍而昏迷。

二、诊断

（一）临床表现

1. 病史　常有打鼾、憋醒，白天出现疲劳、嗜睡、精神行为异常等表现。

2. 症状

（1）白天症状：主要表现为嗜睡、乏力、睡不解乏、晨起头痛、注意力不集中、精细操作能力下降，记忆力下降等，约有 10% 的患者可以出现性欲减低，甚至阳痿，部分可以出现烦躁、抑郁、焦虑等个性变化。其中以嗜睡最为常见，轻者表现为日间工作或学习时间困倦、困睡，严重时吃饭、与人谈话时即可入睡。

（2）夜间症状：打鼾为主要症状，其鼾声多不规则，高低不等，并与呼吸暂停间歇交替出现，夜间出汗较多，睡眠行为异常（包括恐惧、惊叫、呓语、夜游、幻听等），部分患者有夜尿增多甚至遗尿，严重者可出现呼吸暂停后憋醒，常伴有翻身，四肢不自主运动甚至抽搐，或突然坐起，感觉心慌、胸闷等。

3. 体征　CSAS 可有原发病的相应体征；OSAHS 的体征有肥胖（BMI 指数 >28），颈围 >40cm，鼻甲肥大，鼻中隔偏曲，下颌短小，下颌后缩，悬雍垂肥大，扁桃体和腺样体肥大，舌体肥大等。

（二）实验室检查

1. 血常规　病程时间长，血中红细胞计数及血红蛋白含量可有不同程度的增加。

2. 血气分析　病情严重者可以出现低氧血症、高碳酸血症及呼吸性酸中毒。

（三）特殊检查

1. 胸片　早期可以没有异常表现，后期并发高血压、肺动脉高压及冠心病等疾病时，可以出现心影增大，肺动脉段突出等表现，

2. 肺功能检查　并发肺心病、呼吸衰竭时，可以出现不同程度的通气功能障碍。

3. 心电图　伴有高血压、冠心病时，可出现心室肥厚、心肌缺血或心律失常表现等变化。

4. 多导睡眠图（PSG）　PSG 是诊断 SAHS 的金标准，当睡眠呼吸暂停低通气指数≥5 次/小时则可确诊。它不仅可判断其严重程度，还可全面定量评估患者的睡眠结构，睡眠中呼吸紊乱、低血氧情况，以及心电、血压的变化。呼吸暂停是指睡眠过程中口鼻呼吸气流完全停止 10 秒以上；低通气是指睡眠过程中呼吸气流强度（幅度）较基础水平降低 50% 以上，并伴有血氧饱和度较基础水平下降≥4% 或微醒觉；睡眠呼吸暂停低通气指数是指每小时睡眠时间内呼吸暂停加低通气的次数。

三、鉴别诊断

（一）单纯性鼾症

有明显的鼾声，PSG 检查无气道阻力增加，无呼吸暂停和低通气，无低氧血症。

（二）上气道阻力综合征

气道阻力增加，PSG 检查反复出现 α 醒觉波，夜间醒觉 >10 次/小时，睡眠连续性中断，有疲倦及半天嗜睡，可有或无明显鼾声，无呼吸暂停及低氧血症。

（三）发作性睡病

半天过度嗜睡，发作性猝倒，PSG 检查睡眠潜伏期 <10 分钟，入睡后 20 分钟内有快速眼动时相出现，无呼吸暂停和低氧血症，多次小睡潜伏时间试验检测平均睡眠潜伏期 <8 分钟，有家族史。

（四）不宁腿综合征和睡眠中周期性腿动综合征

患者主诉多为失眠或白天嗜睡，多伴有醒觉时的下肢感觉异常，PSG 监测有典型的周期性腿动，每次持续 0.5 ~5 秒，每 20 ~40 秒出现 1 次，每次发作持续数分钟到数小时。通过详细向患者及同床睡眠者询问患者睡眠病史，结合体检和 PSG 监测结果可以予以鉴别。

四、并发症

SAHS 可以并发高血压病、冠心病、心律失常、脑血管病、肺心病、呼吸衰竭、精神异常（包括抑郁、焦虑、躁狂性精神病等）、糖尿病、性功能障碍等。

五、临证要点

SAHS 的发生多为先天禀赋异常，后天调摄失当所致，属本虚标实之证，其主要病理因素为痰湿、痰热、血瘀、气滞，主要病机为痰湿内阻或痰热内蕴，气滞血瘀，肺脾肾虚，心阳不足，尤以脾失健运，肺气不利为关键。一般来说，在疾病早期以痰湿内阻，气滞血瘀多见，故治疗上以健脾化痰、活血化瘀及疏理气机为主；若病程日久，病情得以进展，日久损及肾阳、心阳，治疗上则需温阳补肾之剂，同时仍需活血、理气、化痰。无论以实证为主，或以虚证为主，均须运用活血化痰开窍之品如石菖蒲、郁金、胆南星等。

SAHS 的治疗需辨证与辨病相结合，根据西医的病因分型来予以处方，可取得更好的疗效。西医认为，中枢型患者睡眠呼吸驱动停止，其临床多表现为脏腑功能的减弱，中医辨证以气虚、阳虚为主，因此治疗上则以扶正为主，或益气，或温阳，兼以祛邪。阻塞型患者，其呼吸驱动存在，但伴有上呼吸道阻塞，临床上多表现为标实的一面，或以痰象为主，或以瘀象为著，或痰瘀并见，故治疗上则以祛邪为主，或化痰，或祛瘀，或化痰祛瘀并重，辅以扶正。混合型患者，兼有上述两型的特点，其临床表现也大多为本虚标实并见，因此，治疗上应扶正祛邪并重。但所有患者均存在着肺气壅滞，气机不利，因此，疏利气机当贯穿治疗始终。

六、辨证施治

（一）痰湿内阻，肺气壅滞

主症：睡眠时鼾声阵作，时断时续，与呼吸暂停间歇交替出现，夜间常常自觉憋气而醒。形体多肥胖，白天神疲乏力，睡不解乏，伴胸闷，咳吐白痰，喜食油腻之物，纳呆呕恶，头昏肢沉，记忆力减退，舌体胖大，舌质淡红，苔白厚腻，脉弦滑。

治法：健脾化痰、顺气开窍。

处方：二陈汤化裁。

制半夏 10g，陈皮 9g，茯苓 15g，甘草 5g，党参 15g，白术 10g，苍术 10g，石菖蒲 12g，郁金 12g，旋覆花 9g，代赭石 15g，桔梗 6g，杏仁 10g，苏子 12g，川朴 10g，浙贝 15g。

本证型临床最常见，多见于肥胖者、发病初期。痰饮之治必重在培土燥湿，二陈汤燥湿化痰、理气和中，善治痰证，被后世称为“祛痰之通剂”，本方中加入四君子汤以益气健脾，以助化痰；石菖蒲，具有化痰开窍、化湿和胃、醒神益智等作用，为涤痰开窍之要药。研究表明石菖蒲对中枢神经系统有双向调节作用，对脑组织和神经细胞有很好的保护作用，因其含有多种解痉平喘成分，从而具有祛痰止咳平喘的作用。刘薇等采用健脾化痰法治疗轻度 OSAHS 患者，结果发现治疗组用药后嗜睡、疲倦、头痛及总积分下降，呼吸紊乱指数和氧减指数明显下降。若痰湿郁而化热，症见口黏，口苦，痰黄或质黏咳，佐以黄连、黄芩、胆南星、鲜竹沥等；若咽中如有炙脔，胸胁满闷显著，可用半夏厚朴汤；若多食则脘腹胀满，昏昏欲睡者，可佐以鸡内金、山楂、米仁等。

（二）痰浊壅塞，气滞血瘀

主症：睡眠时打鼾，鼾声如雷且不规律，呼吸节律紊乱，夜寐不实，易憋气而醒。形体多肥胖，白天表现为神疲嗜睡，睡不解乏，健忘，胸膈满闷，咳痰白稀，头重如蒙，面色晦黯，口唇发绀，舌质黯紫或有瘀点，舌底络脉迂曲增粗，脉细滑或涩。

治法：理气化痰、活血开窍。

处方：涤痰汤合血府逐瘀汤加减。

制半夏10g，茯苓15g，陈皮9g，甘草5g，石菖蒲12g，胆南星6g，郁金12g，白芥子12g，桔梗6g，党参15g，枳实12g，红花9g，桃仁12g，当归12g，丹参20g。

痰湿是本病发病的最主要病理因素之一，痰邪贯穿于本病的始终，然而随着疾病迁延，势必导致气血瘀滞，"久病入络"亦可产生瘀血，故治疗过程中需要适当加入活血化瘀之品。血府逐瘀汤出自《医林改错》，为活血化瘀法的代表方剂，被广泛应用于临床。彭文以益气活血法为主治疗儿童鼾症40例，结果总有效率达85%。若痰浊郁而化热，症见痰黄或质黏难咳，苔黄腻，脉滑数，佐以黄芩、鲜竹沥、竹茹、鲜芦根等；如神倦乏力，少气懒言，气虚症状明显者，佐以党参、白术等。

（三）肺脾肾亏，痰瘀交阻

主症：睡眠时鼾声阵作，鼾声响亮，夜寐不实，时时憋醒。晨起头痛，白日嗜睡，睡不解乏，胸中窒闷，咳吐痰涎，气息短促，神倦乏力，健忘，腰膝酸软，伴夜间遗尿或夜尿频多，性功能减退，面唇色黯，舌紫或有瘀斑，苔薄润，脉沉或细涩。

治法：益肾健脾、祛瘀除痰。

处方：金水六君煎化裁。

当归12g，熟地15g，陈皮9g，制半夏10g，茯苓15g，黄芪15g，太子参15g，石菖蒲12g，胆南星6g，郁金12g，丹参20g，地龙12g，白芥子12g，枳实12g，仙灵脾12g，甘草6g。

本证型多见于老年人、发病后期，往往伴有肺功能明显受损，白天也可有血气分析指标的异常。同时，并有腰膝酸软，畏寒肢冷等肾阳不足表现者，可酌情加用肉桂、川牛膝、菟丝子、补骨脂等；而兼瘀象较重者，则重用活血祛瘀之品，加桃仁、红花、川芎等；若伴有脾气急躁，性情忧郁者，可佐以制香附、醋柴胡等。

（四）心肾两虚，阳气不足

主症：眠时有鼾声，鼾声不响，时断时续，与呼吸暂停间歇交替出现，夜寐不实而时时憋醒。白天表现为嗜睡，睡不解乏，哈欠频频，举止迟钝，神疲懒言，动则气促息短，面色㿠白，畏寒肢冷，头昏健忘，胸闷，夜尿频多，小便清长，腰膝酸软，性功能减退，舌质淡胖，苔白滑，脉沉。

治法：补益心肾、温阳开窍。

处方：金匮肾气丸加味。

熟附子5g，桂枝6g，熟地15g，山药15g，萸肉12g，茯苓15g，泽泻12g，石菖蒲15g，远志6g，麦冬12g，郁金12g，仙灵脾12g，黄芪15g，党参15g，五味子6g，桔梗6g。

本证型多见于CSAS病人或老年OSAHS病人发病后期。如有阴虚内热之象，可改用麦味地黄丸化裁；若见口唇发绀，舌黯红或有瘀点，可佐以紫丹参、当归、广地龙、虎杖等。

七、西医治疗

（一）CSAS的治疗

CSAS临床上较少见，治疗包括原发病的治疗、呼吸兴奋药物治疗（阿米三嗪、乙酰唑胺和氨茶碱等）、氧疗及辅助机械通气等。

（二）OSAHS 的治疗

1. 一般治疗　减肥、戒烟酒、侧位睡眠、抬高床头以及避免服用镇静剂、白天避免过度劳累等。

2. 氧疗　低流量控制性吸氧能预防低氧的并发症。

3. 药物治疗　疗效不肯定，可试用乙酰唑胺、甲羟孕酮等治疗。抗抑郁药普罗替林（10mg，1～2 次/天），可抑制 REM 睡眠期。莫达非尼有改善白天嗜睡作用，应用于接受 CPAP 治疗后嗜睡症状改善不明显的患者，有一定的疗效。长期服用药物最好用多导睡眠图检查核实疗效，并注意避免药物不良反应。近期有文献报道，药物对 OSAHS 无效，目前已不主张使用。

4. 机械治疗

（1）经鼻持续气道正压通气治疗（CPAP）：此法是目前治疗中重度 OSAHS 患者的首选方法，CPAP 犹如一个上气道的空气扩张器，可以防止吸气时软组织的被动塌陷，并刺激颏舌肌的机械感受器，使气道张力增加。可单独作为一种疗法，也可和外科手术配合使用。

（2）双水平气道内正压治疗：使用鼻（面）罩呼吸机时，在吸气和呼气相分别给予不同的压力，更符合呼吸的生理过程，增加了治疗的依从性。

（3）自动调压智能呼吸机治疗：根据患者夜间气道阻塞程度的不同，呼吸机送气压力随之变化。疗效及耐受性可能优于 CPAP 治疗，但费用贵，难以普及。

（4）各种口腔矫治器治疗：睡眠时戴用专用矫治器可以抬高软腭，牵引舌主动或被动向前，以及下颌前移，达到扩大口咽及下咽部，改善呼吸的目的，但对重症患者无效。

（5）手术治疗：手术是治疗 OSAHS 的基本方法，手术治疗的目的在于减轻和消除气道阻塞，防止气道软组织塌陷。选择何种手术方法要根据气道阻塞部位、严重程度、是否有病态肥胖及全身情况来决定。常用的手术方法有以下几种。

1）扁桃体、腺样体切除术：这类手术仅用于青春期前有扁桃体、腺样体增生所致的儿童患者。一般术后短期有效，随着青春发育，舌、软腭肌发育后，仍然可复发。

2）鼻腔手术：对鼻中隔偏曲、鼻息肉或鼻甲肥大引起鼻气道阻塞者，可行鼻中隔成形术，鼻息肉或鼻甲切除，以减轻症状。

3）舌成形术：有舌体肥大、巨舌症、舌根后移、舌根扁桃体增大者，可行舌成形术。

4）腭垂、软腭、咽成形术：此手术是切除腭垂过长的软腭后缘和松弛的咽侧壁黏膜，将咽侧壁黏膜向前拉紧缝合，以达到缓解软腭和口咽水平气道阻塞的目的，但不能解除下咽部的气道阻塞，因此一定要选好适应证。

5）激光辅助咽成形术：利用激光进行咽部成形术，局部麻醉，可以门诊进行，降低了手术风险。

6）正颌外科：常用的方法有下颌前移术、颏前移术、颏部移、舌骨下肌群切断悬吊术及双颌前移术等，要严格掌握手术适应证，对高龄患者、重度肥胖、有全身脏器功能不良者，手术危险性很大，故应非常谨慎。

八、饮食调护

肥胖引起的阻塞性睡眠呼吸暂停综合征的患者，首选治疗为控制体重，而控制体重以限制饮食和增加体力活动为主。饮食上宜高蛋白，减少高脂肪、高胆固醇，限制总热量的摄入；宜多吃蔬菜和水果、瘦肉、鸡蛋、鱼类、豆类，少吃猪油、黄油、奶油、油酥点心、肥鹅、烤鸭、肥肉、花生、核桃及油炸食物。限制高胆固醇食物，如动物肝、脑、鱼子、蛋黄等。戒饮酒和咖啡。有饥饿感时，可供给低热量蔬菜如芹菜、冬瓜、南瓜等，以增加饱食感，减少热量的吸收。适当给予蛋白质如瘦肉、鱼虾、脱脂奶、豆制品等。

（韩珊珊）

第七节　呼吸衰竭

呼吸衰竭是由于各种疾病导致的呼吸功能障碍，使气体交换不能满足组织或细胞代谢的需要，多是肺吸入的空气含氧低和肺内气体交换及气体输送障碍引起，以患者在静息状态下，呼吸大气压空气时，动脉血氧分压（PaO_2）低于8kPa（60mmHg），动脉二氧化碳分压（$PaCO_2$）高于6.67kPa（50mmHg）作为诊断条件。

呼吸衰竭有急性和慢性之分。急性呼吸衰竭是原来肺功能正常，由于突发原因引起呼吸中枢及呼吸运动的周围神经、肌肉病变、胸部外伤、气道及肺疾病所致的呼吸功能突然发生衰竭。慢性呼吸衰竭则是原有慢性呼吸系统疾病如慢性阻塞性肺病（COPD）、尘肺等所致肺功能减退、低氧及二氧化碳潴留，且呈渐进性加重。平时患者机体能代偿适应，多能胜任轻体力劳动及日常生活，这时称为代偿性慢性呼吸衰竭，一旦由于呼吸道感染或其他原因引起肺功能减退加重，使代偿丧失，即可出现严重的机体缺氧和二氧化碳潴留，称为失代偿性慢性呼吸衰竭。临床上将缺氧不伴二氧化碳潴留者称为Ⅰ型呼吸衰竭，伴有二氧化碳潴留者称为Ⅱ型呼吸衰竭。本病以喘急、发绀、神昏为主要临床表现，其有关内容见于中医古籍中有关“喘证”、“哮病”、“心悸”、“水肿”、“上气”、“肺胀”及“神昏”、“闭脱”、“痉厥”等病症的记载中。

一、病因病理

急性呼吸衰竭常为时令之邪、瘟疫相染。“温邪上受，首先犯肺，逆传心包”（叶天士《外感温热篇》）。临床所见：SARS、人禽流感、甲型H1N1流感致重症肺炎导致急性呼吸窘迫综合征，流行性脑炎、脑脊髓膜炎等；外感疾病引起的中枢性呼吸衰竭；类固醇肌病、重症肌无力和周围神经病变引起的呼吸机麻痹；外伤、重创、金石所伤、头部外伤、多发性骨折以及胸肋部、大腿、躯干部挤压伤引起的“挤压综合征”等所致急性呼吸窘迫综合征（ARDS），产伤、失血过多、恶露不尽、肺栓塞、呼吸道梗阻、窒息引起急性呼衰（如《症因脉治》：“临产去血过多，荣血暴竭，卫气无主，此名孤阳无阴；若恶露不行，上冲肺胃，又名恶血攻心，二者皆令人喘也”），以及肺脏本身损伤、气道灼伤、真心痛发作（心病及肺）均可导致热、毒、痰、瘀上迫于肺，致使气机逆乱，痰阻瘀痹，脉络不通，神明失养而见喘促、发绀、神昏、狂躁、痰涌等诸症。如《重订严氏济生方》：“将理失宜，六淫所伤，七情所盛，或因坠堕惊恐，渡水跌仆，饱食过伤，动作用力遂使脏气不和，荣卫失其常度，不能随阴阳出入以成息，促迫于肺，不得宣通而为喘也。”慢性呼吸衰竭常是在慢性咳喘病的基础上发展而来。有长期咳嗽、吐痰、喘息发作病史，肺、脾、肾三脏亏虚，水饮停聚成痰、成饮，故常见咳嗽、憋喘，病久者痰量愈增；痰饮阻塞气道，肺气失宣，故见喘息、胸闷，动则气急；气道壅塞，肺气失宣，血气不能相合，痰饮阻络，脉道瘀滞，水道不通，故见口唇、面颊、趾指紫黯；重者人迎处青筋暴露，舌下紫脉显露，胁下癥瘕积聚，下肢浮肿。由于体虚无力抗邪而易反复外感，常因外感风邪、时疫或情志因素、饮食不节而使痰饮内停或内聚生热，而见痰黄量多，咳喘加重，重者痰瘀交阻，心脉失养，热痰上扰神明，故见发绀更重、心悸、神昏。如《杂病源流犀烛》曰："喘因虽多，而其原由未有不由虚者，元气衰微，阴阳不接续，最易汗脱而亡，一时难救。古人言诸般喘症，皆属恶候是也……若不接续，即见鼻扇唇青，掀胸抬肚，张口摇肩等状，脉亦不续，无神即死。"

二、诊断

呼吸衰竭是气道阻塞，肺泡通气不足，肺内气体弥散障碍，通气/血流比例失调，静一动脉分流等导致的缺氧，伴有或不伴二氧化碳潴留，及由此产生的酸碱平衡失调，电解质紊乱，神经精神障碍与心力衰竭，临床病情以呼吸困难、发绀、神志障碍为主要表现。

（一）症状与体征特点

1. 呼吸　急性呼衰常为端坐气急，烦闷异常，张口抬肩，呼吸常为深大而急促，如出现呼吸浅慢，节律不整，呼吸停顿常为呼吸中枢受累表现。慢性呼衰则呼吸常浅快，"三凹征"阳性，常取端坐或跪卧，胸腹式交替呼吸，胸腹矛盾呼吸（赫窝征，Hoover 征）阳性。临床常见慢性阻塞性肺病，膈肌下降，收缩无力，吸气时由于胸腔负压，膈肌反向移动，致腹壁内陷，呼气时腹壁外凸，提示膈肌疲劳、膈肌萎缩、无力，当伴有 CO_2 潴留（呼吸性酸中毒，呼酸）时则呼吸改变为：$PaCO_2$ > 6kPa（45mmHg）、< 8kPa（60mmHg），呼酸越重，呼吸越深大，呈正相关。但 $PaCO_2$ > 8kPa 则呼吸不再深大，$PaCO_2$ > 10.7kPa（80mmHg）则转为呼吸抑制（CO_2 麻醉状态），故呼酸程度不同时其呼吸征象不同。

2. 发绀　皮肤、黏膜因缺氧而苍白，随缺氧加重，唇舌、趾指由红润变为黯红，急性呼衰唇舌多为红绛、黯红色，慢性呼衰则多为黯紫色，称为发绀。此时动脉血还原血红蛋白≥5g/dl，故伴有贫血，则发绀可不明显。Ⅱ型呼衰由于 CO_2 潴留致皮肤潮红、多汗、结膜充血、水肿、四肢多温可和发绀并存。

3. 神志障碍　由于脑组织耗氧量大，急性呼衰多伴有神志障碍。当 PaO_2 < 8kPa（60mmHg）时，急性呼衰多因急性脑缺氧而表现烦躁、无意识的活动，甚至狂躁。重度缺氧可引起脑水肿，颅内压升高，如 PaO_2 < 2.67kPa（20mmHg）脑细胞不能摄氧，可发生不可逆性损害。慢性呼衰患者由于适应和代偿，PaO_2 多在≤4.67～5.3kPa（35～40mmHg）出现意识障碍，如有 CO_2 潴留（$PaCO_2$ > 8kPa 时，多有神志障碍），其临床多表现嗜睡、昏睡、多语、答非所问等。

4. 体征　低氧、高碳酸血症，并发感染、充血性心衰均可使心率增快，急性缺氧 8～4kPa（60～30mmHg），慢性缺氧 5.33～2.67kPa（40～20mmHg）可致心律失常，低于 2.67kPa 可致心搏骤停。CO_2 潴留常可使血压上升、脉压增大，严重低氧血症可使血压下降，甚至出现休克。由 COPD 引起的慢性呼衰患者胸部查体，可见肋间隙增宽，桶状胸，呼吸动度减弱，叩过清音，呼吸音减低，双肺低调或（和）高调干啰音，肺底湿啰音。急性呼衰者多有原发病的体征特点。

5. 床边简易监护方法

（1）血氧：取动脉血（勿进气泡）肉眼观测，若动脉血颜色黯于正常动脉血，红于正常静脉血示轻度缺氧（约 8kPa、60mmHg）提示肺功能不良；若动脉血色和正常静脉血一样，示重度缺氧（约 5.3kPa、40mmHg），提示预后不良。取静脉血（勿进气泡）肉眼观测，静脉血与正常静脉血颜色相似，提示心功能好，组织供氧好。若静脉血明显黯于正常静脉血，则示心功能不良或周围循环衰竭，组织明显缺氧。

（2）尿量：饮水不足则尿量少，饮水多则尿量多，是由于血浆渗透压中枢调节抗利尿激素（ADH）分泌所致，由于慢性呼吸系统疾病导致胸膜腔内压升高，回心血量减少，低血压、脱水等病情增剧时，可促使ADH分泌增高，而使尿量减少。另外，尿液量还受循环功能影响，心衰、休克时肾灌注量减少而尿量减少，循环改善后则尿量增加。尿量也受肾功能影响，肾功能差时尿少，且尿比重固定，血糖、电解质也能影响尿量，呼衰时病情复杂，故应全面考虑。

（3）指氧仪：是一种简易的经皮血氧饱和度测定，可判断缺氧程度，当pH正常、$PaO_2$60mmHg以上时SaO_2为90%，故常以SaO_2 90%作为判断病情好转或恶化的检测标准。

（二）临床监测及实验室检查有关指标

1. 反映血氧状况的有关指标

（1）动脉血氧分压（PaO_2）：指动脉血液内混合气总压力中氧单独所占的压力，在接近海平面地区，吸空气时正常值为10.7～13.3kPa（80～100mmHg），通常随年龄增加而下降，75岁健康人PaO_2可低至9.33～10.0kPa（70～75mmHg）。PaO_2是反映动脉血氧的敏感指标，可作为低氧血症分级依据。轻度缺氧PaO_2 6.67～8.53kPa（50～64mmHg），中度缺氧$PaO_2$5.3～6.53kPa（40～49mmHg），重度缺氧$PaO_2 \leq$5.3kPa（40mmHg以下）。

（2）动脉血氧饱和度（SaO_2）：血红蛋白能够结合氧的最大量称为氧容量。血红蛋白实际结合氧的量称为血红蛋白氧含量，它所占氧容量的百分数即为血红蛋白氧饱和度（简称血氧饱和度）正常人SaO_2为95.5%～98.0%，从氧的解离曲线可看出，轻度缺氧时血氧饱和度的变化幅度极小，直至氧分压降低到氧解离曲线陡直部分时才急剧下降，因此，SaO_2能敏感地反映中度或重度缺氧但不能敏感反映轻度缺氧的程度。

（3）动脉血氧含量（CaO_2）：指血液中氧的总量，包括血红蛋白的氧含量和血液物理溶解的氧量。CaO_2除与SaO_2有关外，与血红蛋白（Hb）的多寡更有直接关系，如Hb11g%时其结合氧量为11×1.34（每克Hb结合1.34ml O_2）×0.95（SaO_2%）＝13.965ml，再加上游离氧95×0.003（PaO_2×0.003）＝0.285ml，故每百毫升血含氧14.35ml，仅相当于静脉血氧含量，而Hb15g%则CaO_2为19.897 5ml，故贫血时有低氧血症。血红蛋白和SaO_2均正常者，CaO_2约20ml%，CaO_2下降可造成组织缺氧。

（4）血氧饱和度50%时氧分压（P50）：正常值为3.55kPa（26.6mmHg）。P50是反映氧解离曲线的位置，也就是反映血红蛋白亲和力增减的一种方法。P50大于正常值表示氧解离曲线右移，血红蛋白在肺毛细血管中氧合不全，但向组织放氧增加，具有代偿意义。P50小于正常值说明氧解离曲线左移，虽有利于肺部氧和血红蛋白结合，但妨碍氧在组织中的释放，若患者有低氧血症，则P50的减低会加重组织缺氧。

2. 反映肺通气状况的指标

（1）动脉二氧化碳分压（$PaCO_2$）：指动脉血混合气总压力中二氧化碳单独所占的压力，不受年龄影响，正常值4.67～6.0kPa（35～45mmHg）。$PaCO_2$的高低与肺泡通气量成反比，在肺泡通气量4L/min之前尤其如此，因此测定$PaCO_2$是临床评价肺通气状态最简单、最确实的指标。

（2）潮气量及肺活量：潮气量正常值约为10ml/kg，肺活量正常值女（3 000±400）ml，男（4 000＋600）ml，当潮气量小于5ml/kg，肺活量低于15ml/kg，应给予辅助呼吸。监测通气量能较早发现由于通气障碍所致的血气变化，使用呼吸流量流速仪床边测定，如每分钟最大肺泡通气量不足4L［肺泡通气量＝（潮气量－无效腔量）×呼吸次数/分］，会在静息下出现低氧血症和高碳酸血症。

（3）生理无效腔与潮气量的比值（VD/VT）：应用何氏气体分析仪或红外线光谱仪测呼出气的 CO_2 浓度（$PECO_2$），再计算出呼出气的 PCO_2（$PECO_2$），用重复呼吸法测肺泡 CO_2 浓度（$FACO_2$），再计算出肺泡 PCO_2（$PACO_2$），则 VD/VT =（$PACO_2$ - $PECO_2$）/$PACO_2$，正常 VD/VT 为 0.33 ~0.45，当 >0.6 需机械通气。

（4）肺顺应性：系指单位压力所引起的肺容量变化。正常全胸肺顺应性为 0.1 L/cmH_2O，计算公式：肺顺应性 = 潮气量 ÷（最大吸气压 - 呼气终末压），正常为 0.2L/cmH_2O。由于食管内压测定较难，一般多采用胸肺顺应性，使用呼吸机患者，给予不同的潮气量，气道内压力峰值随潮气量的增加而上升，可获得顺应性曲线，由于呼吸动作连续，反映为动态胸肺顺应性。在气流停止时所得的为静态顺应性。当肺水肿、肺不张、肺炎、肺纤维化，肺表面活性物质减少时，肺顺应性降低，使动态静态曲线均右移，如仅动态曲线右移，提示气道阻力增加，见于支气管痉挛或分泌物潴留等。未用呼吸机的呼衰患者可通过呼吸次数、潮气量、肺活量的测定来估价通气能力。

（5）呼吸肌功能测定：应用单向活瓣测定最大吸气压（PImax）和最大呼气压（PEmax）以评价呼吸肌功能，男 PImax 最低值 7.25kPa，PEma 最低值 9.67kPa，女 PImax 最低值 4.84kPa，PEmax 最低值 7.74kPa。PImax 小于最低值的 30% 易出现呼衰，或需辅助呼吸，并为机械通气能否撤机的指标。而 PEmax 可评价咯痰能力的指标，两指标亦可评价呼吸肌疲劳。

3. 反映组织供氧状况的指标

（1）混合静脉血氧分压（PvO_2）：PvO_2 可判断输送氧和组织供氧，因为 PvO_2 是测定动脉血经组织细胞代谢后，由静脉回入右心形成的混合静脉血的 PO_2（PvO_2），正常 PvO_2（mmHg）=45.6 - 0.19 × 年龄（岁）+2.8，PvO_2 降低可判断组织细胞缺氧，亦可提示心功能差。由于此测定需行心导管故应用不广泛，亦可按简易公式推算：PvO_2（mmHg）= 1.0325PvO_2 - 0.898，其和心导管测定值 r = 0.915，呈高度相关，而为临床实用。

（2）动脉血乳酸：正常值 0.4 ~1.3mmol/L，当持续大于 5mmol/L，血 pH 常小于 7.25，可诊断高乳酸血症和组织缺氧指标。另外，乳酸/丙酮酸大于 9 ~15 为组织缺氧，有人也观察到（PvO_2）在 28mmHg 以下时，绝大多数病例有高乳酸血症，且均死亡。临床上亦可用阴离子间隙（AG）来判断，当增大到 25 ~45mmol/L 可考虑为血乳酸增高［$Na^+ + K^+ - (Cl^- + HCO_3^-) = AG$］。

4. 反映肺内分流的指标

（1）静脉 - 动脉分流：当静脉血流经通气不良的肺泡，不能有效的动脉化，与已动脉化的血相混则形成动 - 静脉分流，一般以分流量和心排出量之比（QS/Qt）表示，正常（3.65 +1.69）%，如肺疾病（如肺不张等肺泡通气不良）而致静 - 动脉分流增加。

（2）氧合指数（PO_2/FiO_2）：用以判断肺换气功能，氧合指数的正常值 >400，如 ARDS 病人急性呼衰的诊断标准中氧合指数≤26.7kPa（200mmHg），以往特发性肺间质纤维化急性加重（AE - IPF）病人急性呼衰的诊断标准中氧合指数≤30kPa（225mmHg），均表示肺内分流量增加。

（3）肺内分流和解剖分流：静息状态成人每分钟肺通气（V）4L，和肺循环（Q）量 SL，V/Q = 0.8。如呼吸病变使 V 降低则不能使流过肺血液的 Hb 充分氧合，应属右至左的分流，此时 PaO_2 降低，而有 P（A - a）O_2 增大。此时如吸纯氧 20 分钟可使 P（A - a）O_2

值恢复，称为肺内分流；如吸纯氧后 P（A－a）O_2 仍高则属解剖分流，正常人分流量3%～5%以下，故吸纯氧后 P（A－a）O_2 不应超过 16×5＝90mmHg，故超过 90mmHg 应属解剖分流。可帮助鉴别低氧血症是否原发于肺疾病，以及分流的程度。

5. 反映酸、碱、水电解质失衡的实验指标及判定方法

（1）$PaCO_2$（动脉血二氧化碳分压）：$PaCO_2$ 值可反映呼吸性因素对酸、碱的影响，$PaCO_2$ >45mmHg 为呼吸性酸中毒，$PaCO_2$ <35mmHg 为呼吸性碱中毒。

（2）HCO_3^-（碳酸氢根离子）：表示血浆中 CO_2 的结合形式，占 CO_2 总量的95%，代表了体内缓冲碱的一个重要部分。实际测得血 HCO_3^- 的量称为实际碳酸氢（AB），在 38℃，$PCO_2$5.3kPa，SaO_2 100%条件下测得血浆中所含 HCO_3^- 的量称为标准碳酸氢（SB）。SB 排除了呼吸因素，健康者 SB 近于 AB，正常值为 21～27mmol/L，平均值为 24mmo/L。AB < SB，提示呼碱，AB > SB 提示有 CO_2 潴留；AB = SB 均低于正常为代酸，均高于正常为代碱。

（3）CO_2CP（二氧化碳结合力）：表示在 $PCO_2$5.3kPa 下，25℃时血清、血浆或全血所能结合的 CO_2 量，正常值（50～70）vol%，或 22～31mmol/L，受呼吸和代谢因素的影响。CO_2CP 减低提示代酸或呼喊；CO_2CP 升高提示代碱或呼酸。

（4）BB（缓冲碱）：代表具有抗酸能力的一组阴离子，在血浆中的 BB，主要是 HCO_3^-（24mmol/L）和血浆蛋白（17mmol/L），正常值为 41mmol/L，全血 BB 还包括血红蛋白（6.3mmol/L）。及少量磷酸盐（1mmol/L），正常值 48.3mmol/L。由于 BB 含量受电解质、pH 及血红蛋白的影响，所以又以标准条件（pH 7.40、$PCO_2$5.3kPa）气体平衡后，测得血浆或全血的缓冲碱值称为正常缓冲碱（NBB）。BB 增高为代碱，降低为代酸。

（5）BE（剩余碱）：是实际 BB 与正常 BB 的差数。在 38℃，$PCO_2$5.3kPa 条件下，使 1 升血液 pH 滴定至 7.4 时所需的酸或碱量的 mmol 量，用酸滴定者为正常值，代表剩余碱，用碱滴定者为负值，代表缺失碱，正常值为 ±3mmol/L。BE >3 为代碱，<3 为代酸。

（6）pH（酸碱度）：指溶液内氢离子浓度的负对数，血流 pH 实际上是指没有分离血细胞的血浆 pH。正常值为 7.35～7.45，平均值为 7.40。pH 最大范围为 6.8～7.9，超出这个范围生命就不生存。

（7）呼吸性酸碱紊乱的判定：呼吸性酸碱的改变主要是 H_2CO3（$H_2CO_3 = CO_2 + H_2O$，亦 $= PaO_2 \times 0.03$），阻塞性通气功能减退引起体内 CO_2 潴留，使 H_2CO_3 上升，HCO_3^-/H_2CO_3 比值小于 20，称为呼酸；如呼吸过度引起体内 CO_2 排出过多（如肺间质纤维化、肺水肿等）则使 H_2CO_3 减少，使 HCO_3^-/H_2CO_3 的比值大于 20，称为呼碱。在呼酸或呼碱发生后，肾脏即通过 HCO_3^- 吸收和排泌使（HCO_3^-/H_2CO_3）比值逐步恢复到 20，当 HCO_3^-/H_2CO_3 已有恢复，尚未达到 20 时，称为部分代偿，已达到 20 则称为完全代偿。部分代偿和完全代偿已有 HCO_3^- 的升高。称为慢性代偿性呼酸，如呼酸发生时间尚短，尚未能代偿时称为急性呼酸，一般肾脏代偿时间，2～4 天部分代偿，5～7 天完全代偿。呼碱则相反，由于 H_2CO_3 呼出过多，使 HCO_3^-/H_2CO_3 >20，亦有肾脏代偿排出 HCO_3^-，发生部分、完全代偿和急、慢性呼碱。呼碱时常有呼吸浅而减少，CO_2 排出，使 HCO_3^-/H_2CO_3 恢复。呼吸性酸、碱紊乱常并有代谢性酸、碱紊乱，构成二重性，甚至三重性，其判断应依据以下几点：

1）判定合并代碱：①实测 HCO_3^- > 预计 HCO_3^-。②实测 HCO_3^- >40mmol/L。③潜在 HCO_3^- > 预计 HCO_3^-。有以上三项之一即为合并代碱。

2）判定合并代酸：① AG［血 Na^+ －（Cl^- ＋ HCO_3^-）］＞16mmol/L。②实测 HCO_3^- ＜预计 HCO_3^-。有此二项之一即为合并代酸。

注：潜在 HCO_3^- ＝实测 HCO_3^- ＋ΔAG（ΔAC＝AG－16）。预计 HCO_3^- 的计算公式：

a. 急性呼酸 HCO_3^- 预计值（mmol/L）＝［24.7 × PCO_2（mmHg）］÷［0.77 × PCO_2（mmHg）＋8］

b. 慢性呼酸 HCO_3^- 预计值（mmol/L）＝［24.7 × PCO_2（mmHg）］÷［0.3 × PCO_2（mmHg）＋26.8］

c. 急性呼碱 HCO_3^- 预计值（mmol/L）＝24－0.2［40－PCO_2（mmHg）］

d. 慢性呼碱 HCO_3^- 预计值（mmol/L）＝24－0.5［40－PCO_2（mmHg）］

（8）血清电解质测定：呼吸衰竭常伴有酸、碱失衡及水、电解质的紊乱，酸、碱失衡与电解质之间有相互影响的关系。血清钾正常值增高见于肾衰、酸中毒及补钾过多，降低见于应用利尿剂、激素及碱中毒。血清钠正常值增高见于高钠饮食及大量肾皮质激素的应用等。降低见于非钠高渗液应用、低钠饮食及利尿剂应用、大汗、呕吐及泄泻、抗利尿激素（ADH）分泌过多。尿钠排出不减少（＞20～30mmol/L）。血清氯化物正常值增高见于呼碱及代酸，降低见于呼酸及代碱。血清钙（正常值2.2～2.7mmol/L）碱中毒时可降低。血清镁（正常值0.8～1.2mmol/L）利尿剂及糖皮质激素长期应用可使其降低。

6. 其他

（1）Hb（血红蛋白）：长期慢性缺氧患者因继发性红细胞增多而常常增高。

（2）WBC＋DC（白细胞计数及分类）：呼衰时并有肺部感染时，革兰阳性球菌感染，WBC计数常增高，N（中性粒细胞）多在80%以上，严重时有核左移或细胞浆内中毒性颗粒，而革兰阴性杆菌感染，WBC则可正常、降低或增高。老年患者感染，WBC总数可不高或减低，但常有中性粒细胞升高。

（3）痰液检查：痰量增多，特别是黄色或黄绿色脓性痰，常是感染严重，涂片作革兰染色检查，有时可初步判断病原菌，但应作痰培养，同时作药敏测定，作为选用抗生素的依据。

（4）X线检查：床边摄片可判断呼吸衰竭病人的病因。如ARDS、左心衰竭及肺部炎症、肺间质纤维化等均有其X线特征。

7. 急性呼吸窘迫综合征（ARDS）诊断标准　ARDS为临床较常见的急性呼衰的一种类型，其诊断标准如下。

（1）具有可引起ARDS的原发疾病：包括肺部疾病如误吸、重症肺部感染（包括流感病毒与肺包虫病等）；肺外伤、栓塞（脂肪或羊水）和毒类气体吸入（光气与烟雾）等；肺外疾病如外伤、败血症、各种原因的休克、体外循环、大量输库存血、急性胰腺炎、DIC以及长期高浓度氧（＞70%）吸入等。

（2）呼吸系统症状：呼吸频数（＞28次/分钟）或呼吸窘迫。

（3）血气分析：低氧血症，$PaO_2/FiO_2 < 26.7kPa$（200mmHg）。

（4）胸部X线征象：包括肺纹理增多，边缘模糊影或大片阴影等肺间质或肺泡性病变。

（5）排除慢性肺疾病和左心衰竭。

凡具备以上5项或（1）、（2）、（3）、（5）项者可诊断。

三、鉴别诊断

（一）水电解质失衡引起的神志异常

1. 低钠血症　有钠摄入不足或排出过多致低钠血症的病史，表现倦怠、头晕、厌食、定向力消失、视力模糊、肌肉痉挛，需和肺性脑病鉴别，肺性脑病则有 PaO_2 下降、PCO_2 升高，但两病也可同时并存。

2. 低氯血症　有氯摄入不足或排出过多致低氯血症，血氯降低常并有 HCO_3^- 升高，即低氯碱中毒。再有躁动不安或多语、神志模糊、错乱等低氯临床表现需和肺性脑病鉴别，飞行脑病则有 PaO_2 降低和 $PaCO_2$ 升高，但两病亦可并存。

（二）脑血管病

脑血管病伴意识障碍者，尤其原有 COPD 病人，常需和肺性脑病鉴别，肺性脑病均有 PaO_2 降低、$PaCO_2$ 升高，故可鉴别，但两病可并存。

（三）心源性哮喘

有心脏病史，可因劳累引起，大多有夜间突然发作者性呼吸困难、憋喘，呈端坐体位，肺听诊哮鸣音、水泡音，血气分析 PaO_2 下降，但 $PaCO_2$ 正常或降低，心电图有 ST－T 改变，心脏 B 超检查可作鉴别。

（四）与其他内科常见病昏迷鉴别

如肝昏迷有肝病史，A/G 比例失调、腹水等，尿毒症有肾病史，BUN、肌酐明显升高，糖尿病昏迷有血糖、酮体增高等。

四、并发症

呼吸衰竭是以呼吸功能严重障碍所致 PaO_2 降低、$PaCO_2$ 增高的临床综合征，常常合并以下病症：

（一）低氧血症

严重低氧血症可致中枢神经、循环、肝、肾等功能不全或衰竭，常为主要死亡原因。

（二）呼吸性酸、碱紊乱

由于呼吸功能障碍引起呼吸性酸、碱紊乱，常并有代谢性和多重性酸、碱紊乱，表现为呼吸、神志、精神的改变及 pH、CO_2CP、HCO_3^-、CO_2 的改变。

（三）肺性脑病

慢性呼吸道疾病最常见的是慢支、慢阻肺、肺心病引起的慢性Ⅱ型呼衰，严重时可表现精神及神经系统障碍、脑疝，其发病除低氧损及脑组织外，CO_2 潴留为关键，急性 CO_2 潴留致脑脊液 pH（CSF－pH）降低所致，正常 CSF－pH 为 $7.311 + 0.026$，当 CSF－pH < 7.259 则引起意识障碍，即肺性脑病，此时观察脑电图出现慢波。

（四）低渗血症

由于低盐饮食，发热、出汗及利尿剂、肾上腺皮质激素的应用，可导致血电解质含量减少而引起晶体渗透压降低，且呼衰患者又易发生抗利尿激素分泌增高，致水潴留而引起晶体稀释性减少，均能发生低渗血症（血浆渗透压低于 280mmol/L）。

（五）消化道出血

慢性呼衰并发上消化道出血多是由胃肠道严重缺氧引起，亦为常见病死原因。其临床特点为顽固性腹胀、呕血、黑便、血气分析有重度低氧血症。

（六）DIC

多见于重度呼衰，由于缺氧、感染、酸中毒引起，特点是有多系统出血倾向，实验室检查血小板计数低于 $100\times10^9/L$，凝血酶原时间延长 3 秒以上，纤维蛋白原定量 2g/L 以下，鱼精蛋白副凝试验阳性（3P 试验阳性）。

五、临证要点

呼吸衰竭以痰浊、瘀血、毒邪为实，以肺、脾、肾三脏亏损为虚。急以邪实，缓以本虚，故救急之法在于益气泄浊、逐瘀、解毒，特别是对于那些既往无慢性咳喘病史的急性呼衰，活血化瘀，清热解毒、通里泄浊、祛痰平喘为其治疗大法，而对于有慢性咳喘病史慢性呼衰发作期急当益气养阴，固其肺气，敛其阴津，病情缓解后才以培补脾肾，调补延年。

呼吸衰竭病情重笃、多变，救治要掌握主动。必须用药在病发之前，须细心观察病情变化，审变求因（大体有四：①痰量增多变黄为邪毒炽盛；②呼吸深快为毒邪瘀血壅盛，呼吸急促而浅为肺气绝；③下肢浮肿尿少者为肾气亏，或为肺脾肾亏虚所致；④脉来疾促不调，心悸为心气绝），一旦心中明了，即投以重剂，以救其急。

呼吸衰竭病情复杂，常常虚实夹杂，瘀血、痰浊并见，易见其实而常蔽其虚、犯虚虚实实之忌。久病多虚，急症多实，慢性呼衰急性发作者虽以喘急胸闷、咳痰多见，但常是心、肺之气亏虚欲绝的表现，急以大剂参麦味救其心肺之气，常可收到正复邪安之效。如一味克伐，祛痰清热，待胃气衰败之后，再救已晚。

在多年的急症抢救中，笔者体会，中药湿化吸入对神昏痰阻不能吸出者有较好疗效。中药灌肠对神昏服药困难、特别是大便不通者有显著疗效，但这些治疗要尽可能及时，因晚期重症低氧血症会使脏器功能衰败，药物不能正常进入人体作用于组织器官，效果非常差。

六、辨证施治

（一）痰浊蒙蔽

主症：昏睡不醒，呼之不应或呼之可应，随之即睡，喘促痰鸣，呼吸气粗，面唇青紫，高枕卧位，咳吐黄脓痰量多，或有下肢高度浮肿，小便量少，舌黯紫，苔白或黄腻，脉滑。

治法：涤痰开窍醒神。

处方：菖蒲郁金汤、涤痰汤加减。

石菖蒲 6g，郁金 9g，南星 9g，天竺黄 12g，川贝母 12g。

水煎两次共取 500ml 左右，重者冲服羚羊角粉 3g，或安宫牛黄丸 1 丸。

本型多为慢性呼衰较晚期患者，常有长期不正确用氧史、反复发作史，血气分析多在 pH7.28、$PaCO_2$68Torr 以上、$PaO_2$40Torr 范围，表明患者有二氧化碳潴留和中度缺氧，其中不少患者由于用氧使二氧化碳潴留明显，缓解期也在 70Torr 以上，急性期可高达 120Torr 左右。说明患者肺通气不良，有气道的阻塞及痰栓，因此改善通气、祛痰、兴奋呼吸是治疗关键。另外，低氧血症造成高黏血症，右心衰竭所致的肝大、下肢浮肿在本型也较为常见，活血化瘀可以使其改善，亦可使肺循环改善，使肺通气/血流比例失调情况得以改善。方用石菖蒲醒神开窍，用胆星、天竺黄、川贝母祛除痰饮，郁金行气活血，羚羊角平肝清热。如发绀、肝大者加丹皮、赤芍、桃仁活血化瘀；如下肢浮肿明显加益母草、田基黄、泽兰叶活血清热利水消肿；如痰多色黄、发热者加金银花30g、连翘15g、黄芩12g；如有抽搐、眠差、烦躁者加酸枣仁30g、钩藤18g。

（二）风火痰躁扰

主症：喘促气急，憋闷异常，张口抬肩，气短难续，呼吸表浅急促，坐卧不宁，甚者烦乱狂躁，肢体抽搐，咳吐黄痰，黏而难咯，口唇多无发绀。或有浮肿、小便频少，舌淡红或黯、苔黄腻而干，脉弦滑。

治法：清热祛痰、平肝息风。

方药：天麻钩藤饮合涤痰汤加减。

羚羊角粉3g（冲服），石决明30g，炒黄芩12～30g，山栀9～15g，胆南星9～12g，天麻12g，化橘红9g，云苓12g，重者冲服紫雪丹3g。

本型多见于Ⅰ型呼衰或成人窘迫综合征（ARDS），早期常常不伴有二氧化碳潴留，血气分析多在pH7.38，$PaCO_2$45Torr、$PaO_2$35Torr范围。临床监测可见P（A－a）O_2增大，肺顺应性降低，PvO_2降低，肺内分流增加。HCO_3^-下降，中性粒细胞增高，早期床边胸片可见肺间质炎症表现，而随之常呈双肺弥漫性云雾状阴影。上型以热毒痰瘀为重，易动肝风，故治疗以清热祛痰平肝为主，常在上方基础上加入大剂银花、连翘、公英、地丁、败酱及生地、赤芍、丹皮、玄参、紫草等清热解毒凉血之品，有高热、神昏者加水牛角。方中羚羊角、石决明、天麻、黄芩、山栀清肝热，解毒邪、平肝风；胆南星、橘红、云苓清热化痰，本方应早用，一旦发现以上特点征象即可用，重剂应用效果较好。狂躁者要慎用镇静药物，因可以抑制呼吸，羚羊角粉冲服有一定效果，可用至9g。由于急性缺氧造成上消化道出血、急性肾衰、尿少甚至尿闭，可查到尿量少而比重低1.010，尿素氮急剧升高，这时患者发绀较明显，止血剂及止血中草药作用不好的原因是组织缺氧不能改善，相反活血化瘀中草药及滴注复方丹参液、川芎嗪有一定效果，这对患者血黏度增高，凝血机制亢进，出现DIC、急性肺栓塞有一定治疗及预防作用，当然这时重要的是改善组织缺氧情况。

（三）痰热腑实

主症：神志恍惚或昏睡，面唇紫黯，呼吸浅促，痰喘气急，咳吐黄痰，口干不喜饮，腹胀而大便不通，小便黄少，或有下肢浮肿，舌黯苔黄腻，脉弦滑。

治法：清肺化痰通腑。

方药：承气汤加瓜蒌。

全瓜蒌30g，黄芩12g，半夏9g，生大黄9～15g，厚朴9g，枳实9g。

本型患者以急性呼吸衰竭及慢性呼吸衰竭急性发作多见，血气分析多在pH 7.3、$PaCO_2$ 54Torr、$PaCO_2$ 45Torr范围。亦是急性呼衰治疗中有效的方法之一。方中全瓜蒌、黄芩、半夏清热泻肝，祛痰；大黄、厚朴、枳实同用泻热通腑，本方对中毒性肺炎、中毒性休克、感染、ARDS导致的急性呼衰有较好的疗效，使毒素、细菌、代谢产物从大便排出，对病情的缓解是很有利的。已有人发现呼衰时血氨水平升高，因此对这些患者不管是否有无大便秘结均可应用。“肺与大肠相表里”，灌肠给药方法对昏迷患者有特别重要的意义，有时灌肠后随黑色污便的排出，神昏即转清醒；但要注意浓煎，量要在150ml以下，肛管插入要尽可能深一些，一般要大于20cm，尽可能保留时间长一些。伴有高热者可加入大剂量清热解毒、凉血药物。

（四）痰盛气衰

主症：面色、唇甲黯淡，神疲倦卧或昏不知人，呼之睁眼而反应差，呼吸微弱浅促，喉中痰鸣但无力咳痰，小便失禁，四肢厥冷，舌淡或淡紫少苔，或舌红绛少苔，脉沉弱或细数无力。

治法：益气养阴，涤痰开窍。

方药：生脉饮合涤痰汤、菖蒲郁金汤化裁。

人参或西洋参9～15g或各15～30g，麦冬30g，五味子9g，黄芪15g，胆星9g，石菖蒲9g，郁金9g，天竺黄9g，化橘红9g，醒神散6g，日3次冲服（羚羊角粉1.5g，石菖蒲9g，郁金9g，天竺黄6g，黄芩6g，栀子6g，黄连6g，人工牛黄0.25g，冰片0.25g）。

本型患者多是慢性阻塞性肺病、肺心病呼吸衰竭及其他类型呼衰并有左心衰竭者，血气分析多在pH7.35、$PaCO_2$ 60Torr、PaO_2 50Torr范围，特点是在几十年咳喘病史基础上又发病较长时间，由于纳少、体衰、呼吸微弱、缺氧，全身器官心、脑、肾均受累，故患者处于明显衰竭状态，既有呼吸衰竭又有心力衰竭、低氧血症、呼吸性酸碱紊乱、低渗血症、呼吸肌疲劳，这类患者在急症室及呼吸科较为常见，临床治疗非常棘手，抢救及时非常重要。据临床观察，服本方的当天患者精神及神志即有较明显好转。方中人参益气，西洋参益气养阴，重症患者要同用，量要大，慢火浓煎100～150ml左右，其他药物同煮，生脉散加黄芪益气养阴生津，如伤阴较重者可加生地30～60g，胆星、郁金、石菖蒲、天竺黄、化橘红有涤痰开窍之效。慢性呼衰危候多见气脱，本方益气养阴涤痰开窍有很好临床疗效，重要的是本方要在脱证之前投药效果更好，常可使患者病情迅速好转。

（五）肺肾气虚

主症：喘急、胸闷，动则加重，静坐息卧时如常人，清晨咳吐黏痰数口，每因遇冷风、活动及异常气味而引起阵咳，伴有喘急、哮鸣，口唇、两颊紫黯，舌黯苔黄或白滑，脉沉。

治法：培补肺肾，健脾化痰。

方药：肺肾固本方（自拟）。

黄芪15～30g，党参15g，云苓9g，白术9g，半夏9～12g，陈皮9g，生熟地各15～30g，枸杞子12g，鹅管石30g，川贝9g，杏仁9g，当归9g，甘草3g。

本型患者为慢性呼衰缓解期，或在发作症状较轻时应用，亦可在急性发作期应用，但要有有效抗生素控制炎症。本方用六君子汤加黄芪健脾肺之气，用生熟地、枸杞子、鹅管石补肾，用川贝、杏仁化痰止咳，用当归行气解瘀，补中有消，药性平和临床应用得心应手，长期服用可增强体质，短期应用改善症状，不失为慢性呼衰治疗中的有效方剂。

七、西医治疗

（一）保持呼吸道通畅

1. 湿化气道　鼓励饮水，蒸汽吸入，雾化吸入，静脉输液均可达到湿化气道作用，长期吸氧患者要用恒温湿化瓶。

2. 辅助排痰　湿化气道痰液可变稀，另外，可应用氨溴索、吉诺通、痰易净、必嗽平，或α－糜蛋白酶雾化吸入可使痰液变稀，和刺激咳嗽排痰，环甲膜穿刺置导管每次注入生理盐水3～5ml亦可稀释痰液刺激排痰，对重症患者由于排痰无力可改变体位行引流排痰，可五指并用略弯曲成碗状叩击其胸背部排痰。痰能否排出是抢救成功的关键，痰阻气道经上述处理仍不能排出的患者要积极经口鼻插管吸引，亦可用纤维支气管镜吸引排痰，如上述方法未能解决，则应考虑气管插管或气管切开。

3. 控制呼吸道感染　抗生素使用要联合应用，要足量、静脉给药，一般在 2～3 天内起效，如使用 5 天后效果欠佳者要考虑更换。应做痰培养，最好用 1%～3% 双氧水漱口 3 次后取其脓性痰送检。

4. 扩张支气管　氨茶碱 0.25g 加 50% 葡萄糖注射液 20～40ml 中缓慢推注 20 分钟，有心功能不全者，推速更宜减慢。推注时或推注后需注意患者有无恶心、呕吐、心律失常等不良反应，浓度过高或推注过快可致心室颤动、脑缺氧性惊厥。慢阻肺呼衰维持量为 0.4mg/（kg·h）。支气管哮喘持续状态呼衰者维持量可增高致 0.8mg/（kg·h）。另外可用地塞米松 2.5～10mg 或氢化可的松 150～200mg 静滴，好转后减量或改为泼尼松口服，在较短时间内撤除。

（二）氧疗

通常予低流量鼻管持续给氧即可达到 PaO_2 50～60mmHg，如达不到者则增加给氧浓度。

（三）机械通气

呼吸功能不能维持生存的急、慢性呼衰病人，有重度发绀、呼吸困难、痰阻气道、意识障碍，参考以下肺功能作为机械通气的适应证：包括呼吸频率 >30 次/分，或 <10 次/分，每分钟通气量 >10L，潮气量 <15ml/kg，功能残气量占预计值 <50%，PIma× <20cmH_2O，吸空气 PaO_2 <50mmHg，PaO_2/FiO_2 <200mmHg，吸空气 P（A－a）O_2 >50mmHg，VD/VT >0.6，急性呼衰 $PaCO_2$ >55mmHg，应结合临床病情。急性呼吸窘迫综合征患者可采用大功率定容型呼吸器，采用低潮气量，通常为 5～8ml/kg，可降低肺泡压而防止肺泡过度扩张，因而减少炎症介质释放，以获得保护性通气的效果。并给予适宜的呼气终末正压呼吸（PEEP）供氧，因 PEEP 的作用能防止气道过早闭合，有助于肺泡复张，降低肺泡压和间质静水压间的梯度而减少毛细血管膜的通透性，因而能有效地提高功能残气量，增加弥散量，改善 V/Q，减少肺内右至左分流。适宜的 PEEP 压力能防止自发性气胸和不影响回心血量、心排量，有效改善缺氧。神经肌肉病变的呼衰患者使用呼吸器有时可达数年，用定压型呼吸器以维持稳定的通气量，但需注意加湿及根据 $PaCO_2$、PaO_2 调节吸氧浓度（FiO_2）。COPD 等慢性呼衰患者可选用定压或定容型呼吸器，要根据 PaO_2、$PaCO_2$ 调节 FiO_2、吸/呼时比，通气量和压力；对一些长期咳喘反复发作呼吸肌疲劳的慢阻肺老年患者慢性呼吸衰竭，今年我们采取高频通气鼻塞供氧方法，取得了较好疗效。方法是正确联接高频喷射型呼吸机，采用压力 0.5kg/cm^2，频率 60～100 次/分钟，吸/呼时比 1/（3～4）。联结 HZ－Ⅱ恒湿氧气湿化瓶中加“金钟益肺液”（主要成分：石菖蒲、郁金、银花、紫苏叶等）鼻塞供氧，经治疗后 2 小时患者即有呼吸困难较明显改善，血气分析监测证明 PaO_2SaO_2 的恢复有明显效果，且无撤机困难，使用简便易行，为基层医院抢救可采用的方法。

（四）呼吸兴奋剂的应用

氧疗同时予呼吸兴奋剂可使部分患者避免使用呼吸机。尼可刹米 0.375g/每支，2 支静脉推注，也可以静脉推注 2 支后，4～6 支加入 500ml 液体中静脉滴注。不良反应有：出现焦虑、烦躁不安、心动过速或心律不齐，甚至抽搐、癫痫样发作。山梗菜碱每支 3mg，每次 3～10mg 肌内注射、静脉推注均可，主要作用于颈动脉化学感受器，但作用较弱。二甲弗林每支8mg，每次8mg，静脉缓慢推注，主要兴奋中枢神经和呼吸中枢，作用是尼可刹米的100倍，其过量可引起肌肉震颤、惊厥。氨苯噻唑每次100mg，每日3~4次口服，也可100~150mg肌注或缓慢静推，作用与尼可刹米相似。巴豆丙酰胺每次400mg，日三次，也可4小时一次静脉注射，每次225mg，与尼可刹米相似，特点是治疗量可增加呼吸深度，不影响频率。多沙普仑0.7mg/kg，静脉注射，2分钟达最大呼吸效应，作用持续5~10分钟，可使需氧量减至最小，可减少CO_2潴留，其兴奋呼吸作用较强，但剂量过大时可引起胃肠道反应、尿潴留以及焦虑、心率加快、血压升高，甚至出现心律失常，慢阻肺患者可使肺动脉压增高，气道阻塞增重，并用拟交感胺、单胺氧化酶抑制剂，可明显加重心血管不良反应，故此药常不用于高血压、冠心病。此外，安眠药中毒所致呼衰，可用贝美格50mg加入5%葡萄糖注射液500ml中静滴，重症患者可静推，每3~5分钟注射50mg直至病情改善。有人认为呼吸兴奋剂对慢性呼衰患者因能兴奋全身骨骼肌，增加呼吸功与氧耗量，无助于肺性脑病的恢复。笔者认为对神志不清、呼吸较浅的呼吸衰竭患者可短期适当地用呼吸兴奋剂，但应注意气道通畅及配合氧疗。

（五）改善心功能

呼吸衰竭由于原发病情和低氯血症、高碳酸血症影响心功能，或并存肺心病，或冠心病病人心功能差，心功能差亦影响血气交换和运输，因而亦使呼衰加重，故应改善心功能，肺心病常因呼吸衰竭和肺感染等使心功能不全加重，故重点纠正呼衰和控制感染，如冠心病引起心功能差则应重点纠正心功能不全。

（六）纠正酸碱平衡失调

通常呼酸时应将血pH纠正到7.3，呼碱则应将pH降至7.40，通常可进行呼吸调整，必要时可补酸、碱液体予以纠正。

（七）纠正水电解质紊乱

低钠时，补钠量（mmol）=（140-血Na实测值）×20%千克体重，常予3%氯化钠注射液静脉缓滴，抗利尿激素增高者，同时限水；高钠时限钠入量，用呋塞米、双氢克尿噻、螺内酯排钠，输液用低钠液，补水量（ml）=（血钠值-140）×体重×2；低钾时，尿量>40ml/h每日补钾6g，血钾<2mmol/L每日补10g；高钾时，用25%葡萄糖注射液400ml+胰岛素50U静脉滴注，5%碳酸氢钠溶液50~100ml静脉缓慢推注，1~2小时重复，5%氯化钙50~60ml分次静脉推注。

（八）高黏血症治疗

①肝素100mg加入250ml液体内，每次静滴60ml，每日4次，可应用5~7天。②复方丹参注射液20ml加入5%葡萄糖注射液静滴日1次，用7~10天。③川芎嗪注射液800mg加入5%葡萄糖注射液静滴，日1次。④低分子右旋糖酐500ml静滴日1次。⑤酚妥拉明10mg加入5%葡萄糖注射液250ml中静滴，日1次，7~10天。⑥放血疗法：血细胞比容>60vol%，每次放血300ml，降低血细胞比容2~3vol%，酌情间隔后再放血，使血细胞比容在50~55vol%之间。

（九）肺脑治疗

主要依靠改善肺通气治疗，如已有意识进行性恶化，呼吸节律频率明显异常、头晕胀疼、瞳孔改变、颅内压增高，脉缓、呕吐、视盘水肿，应及时脱水治疗，20%甘露醇100~

250ml 静滴 1～2 次，地塞米松 5～10mg 1～2 次，呋塞米 20mg 静推，1～2 次/日。

（十）支持疗法

营养对慢性呼吸衰竭非常重要，经上述治疗效果不佳的全身衰竭患者要及时给予①新鲜全血 200ml 缓慢输入；②血浆蛋白 100～150ml 缓慢输入；③支链氨基酸 500ml 静滴日 1 次或隔日 1 次，5～10 天，肺脑有明显支链氨基酸/芳香氨基酸比值降低，对肺脑及呼吸肌疲劳均有一定改善作用；④胃、肠内外营养液的选用，如佳维体 30～50ml，日 3 次。

（十一）上消化道出血的治疗

出现上消化道出血常是低氧血症较严重的表现，因此积极改善低氧血症是根本性治疗，此外，口服糖皮质激素，氨茶碱及氯化钾片可成为诱发原因应考虑停药，出血量大要禁食，血止后进少量流质，可用奥美拉唑 40mg 加入 5% 葡萄糖注射液 250ml 静滴；积极输新鲜全血；酚磺乙胺 250mg 肌注，日 2 次；卡巴克络 10mg 肌注，日 2 次；胃肠内外营养液的选用。

（十二）DIC 的治疗

呼衰并发 DIC 者并不少见，要注意早期诊断、早期治疗。肝素 5 000U 皮下注射，日1～2 次，可抑制微血栓形成，防止血小板，凝血因子被消耗，恢复正常凝血功能，用药时可用试管法观察凝血时间，以 20～30 分钟为宜，若出血好转，应及时减量后停药，一般给药3～5 天。若需输血时，每 200ml 中加入肝素 30～50mg。肝素过量可引起自发性出血，可用鱼精蛋白治疗，每 1mg 鱼精蛋白可对抗 1 单位肝素。肝素停药后予双嘧达莫 0.1g、日 3 次，阿司匹林 0.5g、日 3 次，低分子右旋糖酐 500ml 静脉滴注、日 1 次。以继续防止微血栓形成，降低血黏度，改善微循环。

目前，我们习惯使用尿激酶 20 万单位静脉滴注连续 5～7 天，临床效果显著，且尚未见一例因此出血者。

（十三）关于使用肾上腺皮质激素及镇静剂问题

由于糖皮质激素有抗过敏、缓解支气管痉挛、减少渗出、减轻细胞水肿、改善通气功能作用，在急性呼衰及肺性脑病时可考虑应用。但应注意有溃疡病，糖尿病及高血压病史者禁用。一般以 5～10mg 地塞米松加入 5% 葡萄糖注射液中滴注 3～5 天后停药，如 ARDS 要大剂量应用甲泼尼龙注射液 120mg 或氢化可的松 200mg 静注，每8 小时1 次，连用2 天。通常用镇静剂后会抑制呼吸，故应禁用。

八、饮食调护

重症期：对间歇使用辅助呼吸器的病人，待人工辅助呼吸或吸氧的间歇期，给予流质或半流质饮食，如果汁、藕粉、菜泥、面条等，少量多餐给病人喂食，尽量通过饮食来补充静脉输入水、盐和热量不足部分。持续吸氧不能进食者，给予米汤、牛奶、瘦肉汤等鼻饲。有发热、咳大量脓痰者，指导其选择具有清热化痰、平喘止咳之功效的药粥，如梨粥、竹蔗茅根粥、罗汉果粥、薏仁粥等，清淡爽口，制作简单，病人易于接受。在心功能耐受的情况下，鼓励病人多饮水，补充充足的水分，使痰液易于咳出，减少并发症。

好转期：指导病人逐步增加食物中蛋白质及纤维素，食物以软而易消化的半流质为主。可选用稀肉粥、馒头、面包、软饭、肉丸、鲜鱼、新鲜蔬菜及水果等，每天 5～6 餐，早晨和夜间加饮豆浆或牛奶一杯，以供给充足的热量和多种维生素，逐步纠正负氮平衡。对应用利尿剂的患者，指导其增加食物中的钠，鼓励其进食橘子、番茄、香菇排骨汤等含钾多的食物，将氯化钾口服液加入果汁中同服，可减轻患者不适反应。

康复期：指导患者进普食，选用鸡、鱼、瘦肉、蛋等优质蛋白和含纤维素的青菜和水果。食物宜软、烂、清淡可口，不宜过咸、过油腻，食物品种多样化要精粗搭配。指导患者有计划地增加营养，不要盲目追求营养及补品，防止消化不良。

（江海艳）

第八节　矽肺

矽肺系由于长期吸入含有游离二氧化硅的粉尘而引起的一种职业病，主要表现为肺内广泛结节性纤维化。起病较缓慢，早期多无明显症状，病情发展则逐渐发生全身衰弱及呼吸功能减退，甚至导致心力衰竭或大咯血而死亡。在中医文献中散见于“肺痿”、“喘咳”、“虚劳”等病证。

关于本病的发病机制，中医认为系由于“石末伤肺”所致。金石燥烈，耗阴伤肺，日久而致肺之气阴亏虚，遂出现气短、胸闷、干咳等肺系症状；此外，石末阻塞肺络，气血运行受阻，导致气滞血瘀，宣降失司，也是形成本病的重要机制之一。同时，肺虚之后，外邪更易侵袭，故常出现外感及痰湿阻肺的证候，久之则进而累及脾肾。

一、辨证施治

（一）阴虚燥咳

主症：咳嗽无痰或痰黏黄量少，咯而不爽，口干舌燥，常感气急，五心烦热，或面色红赤。舌红苔薄，脉弦细或细数。

治法：养阴清肺，润燥止咳。

处方：百合固金汤化裁。

百合15g，麦冬12g，玄参12g，大生地15～30g，丹皮12g，地骨皮12g，当归12g，白芍12g，甘草6g，桑白皮12g，川贝母9g，沙参15g。

本方具有养阴清热、润肺止咳的作用，对矽肺并发肺结核或咯血的患者尤为适用。如盗汗较甚者，可加牡蛎30g、穞豆衣15g、浮小麦15g；大便干结者加麻仁12g、当归12g、瓜蒌仁12g；咯血量多者，酌加仙鹤草30g、茜草炭12g、白茅根30g；气急明显者可加五味子5g、胡桃肉12g。

（二）气虚血瘀

主症：咳嗽气短，痰少而黏，胸闷胸痛，声低懒言，神疲乏力。舌质紫黯，苔薄白，脉弦细或细软。

治法：益气活血，化痰祛瘀。

处方：生脉散合瓜蒌薤白半夏汤加减。

太子参30g，黄芪30g，麦冬12g，五味子6g，瓜蒌皮12g，薤白9g，姜半夏9g，丹参15g，降香6g（后下），当归12g，牡蛎30g（先煎），海藻30g。

本方以生脉饮加黄芪、当归、丹参、降香以益气活血、化瘀生新，而以瓜蒌皮、薤白、半夏以利气宽胸、温阳散结，加牡蛎、海藻以加强其软坚散结、化痰止痛作用。如胸痛、气急较甚者，可酌加广郁金 12g、桑白皮 12g、苏子 9g、延胡索 12g；痰少口干，有伤阴现象者，酌加沙参 15g、玉竹 15g，知母 9g。

（三）脾肾两虚

主症：咳嗽痰少，胸闷倦怠，短气息促，动则更甚，纳差便溏，腰膝酸软，肢冷面青，时而自汗。舌质淡，苔薄白，脉沉细。

治法：健脾化痰，补肾纳气。

处方：六君子汤合金匮肾气丸加减。

党参 30g，白术 9g，茯苓 15g，甘草 6g，陈皮 6g，姜半夏 9g，熟地 15g，山萸肉 9g，怀山药 15g，泽泻 12g，肉桂 5g，制附子 9g，五味子 6g，胡桃肉 12g。

矽肺晚期者多表现为脾肾两虚证候，因此用六君子汤以健脾化痰，金匮肾气丸以补肾纳气。如有肢肿者，酌加黄芪 30g、防已 12g、车前草 15g；如有唇甲青紫者可加丹参 15g、当归 12g、川芎 9g。

二、矽肺的中西医研究

本病强调防重于治。一般都主张中西医结合治疗，认为这对于阻止及延缓病变进展、改善患者体质及保护呼吸功能有一定作用。据一些文献报告，西药克矽平、磷酸喹哌及从中药防已中提取出来的汉防已甲素对早期矽肺的防治有较好效果，可供临床选用。

矽肺者容易并发慢性支气管炎、支气管痉挛、肺部感染、肺结核、大咯血等。因此，必须根据其不同情况分别择优选药，目前比较一致的看法是，对控制炎症及抗结核菌效果，应首选西药，但中医对增强机体免疫功能及止咳化痰方面不仅具有一定优势，而且对减轻某些西药多引起的不良反应也有一定作用，故两者结合，可以取长补短，有助于提高本病的临床疗效。

（江海艳）

第九节　失音

一、概述

失音是一个症状，凡是语声嘶哑，甚则不能发声者，统谓之失音。主要由于感受外邪，肺气壅遏，声道失于宣畅；或精气耗损，肺肾阴虚，声道失于滋润所致。古代将失音称为瘖或喑。

早在《内经》就已经对人体的发音器官有了认识。如《灵枢·忧恚无言》提到："喉咙者，气之所以上下者也。会厌者，音声之户也。口唇者，音声之扇也。舌者，音声之机也。悬雍垂者，音声之关也。颃颡者，分气之所泄也。横骨者，神气所使，主发舌者也。"说明喉咙、会厌、唇舌、悬雍垂、颃颡、横骨均与发音有关。

关于失音，《内经》中指出有 2 种不同的情况：一是感受外邪。如《灵枢·忧恚无言》中提到"人卒然无音者，寒气客于厌，则厌不能发，发不能下，至其开阖不致，故无音"，《素问·气交变大论篇》有"岁火不及，寒乃大行……民病……暴瘖"，说明了在感受外邪的情况下，声门的开阖作用受到影响而病失音。二是脏气内伤。如《素问·宣明五气篇》中有"五邪所乱……搏阴则为瘖"。所谓阴者，五脏之阴也，手少阴心脉上走喉咙系舌本，手太阴肺脉循喉咙，足太阴脾脉上行结于咽、连舌本、散舌下，足厥阴肝脉循喉咙之后，上入颃颡而络于舌本，足少阴肾脉循喉咙系舌本，故皆主病瘖。五脏为邪所扰而失音，《灵枢·邪气脏腑病形》有“心脉……涩甚为瘖”。《素问·脉解篇》提出“内夺而厥，则为瘖痱，此肾虚也；少阴不至者；厥也”，《素问·大奇论篇》有“肝脉骛暴，有所惊骇，脉不至若瘖，不治自已”，《灵枢·忧恚无言》也有“人之卒然忧恚，而言无音”的记载。这些说明心气不足、肾精亏耗、突受惊扰等因素，皆可使心、肾、肝受损而失音；但是因情志变化而失音者，多可自愈。由此可见，《内经》所论述的两类失音，感受外邪者与肺有关，五脏内伤者，主要涉及心肝肾。

总之，对于失音一证，古代医家从脏腑经络的整体观点来看，以心、肺、肾三脏病变为主。其中属于中风的舌强不语（舌瘖），主要与心有关；属于喉瘖者，则与肺、肾有关。

二、范围

本篇内容以“喉瘖”为主。主要见于各种原因引起的急性喉炎、慢性喉炎、喉头结核、声带创伤、声带小结、声带息肉等，也见于癔症性失音。若其他疾病而兼有失音的，亦可参照本篇辨证治疗。

三、病因病机

失音的致病因素多端，主要与感受外邪、久病体虚、情志刺激和用声过度有关，导致肺、肾、肝等脏腑功能失调，声道不利。

（一）外邪犯肺

由于风寒外袭，邪郁于肺，肺气失于宣畅，会厌开合不利，音不能出，以致卒然声嗄。如感受风热燥邪，或寒郁化热，肺受热灼，清肃之令不行，燥火灼津，声道燥涩，均可导致发音不利。或因热邪灼津为痰，痰热交阻，壅塞肺气，而使声音不扬。此外亦有因肺有蕴（痰）热、复感风寒、寒包热邪、肺气壅闭、失于宣肃而致失音者。

（二）肺肾阴虚

慢性疾患，久咳劳嗽，迁延伤正；或酒色过度，素质不强，以致体虚积损成劳，阴虚肺燥，津液被灼；或肺肾阴虚，虚火上炎，肺失濡润，而致声瘖。亦有因阴伤气耗、气阴两虚、无力鼓动声道而致失音者。如《古今医统》指出：“凡患者久嗽声哑，乃是元气不足，肺气不滋。”

（三）气机郁闭

此因忧思郁怒，或突受惊恐，而致气机郁闭，声喑不出。情志因素致瘖与内脏功能失调密切有关。

（四）声道受损

用声过多、过强，损伤声道，津气被耗，亦可导致失音。

综上所述，失音可归纳为外感和内伤所致2大类。外感属实，为“金实无声”；因感受外邪，阻塞肺窍，肺气壅遏，失于宣畅，会厌开合不利，而致声音嘶哑。内伤属虚，为“金碎不鸣”；多系久病体虚、肺燥津伤，或肺肾阴虚、精气耗损，咽喉、声道失于滋润，而致发音不利。《临证指南医案·失音》亦有“金实则无声，金破碎亦无声”之说。一般说来，内伤失音临床表现多以阴虚为主，但因“声由气而发”，因此常可同时有气虚的一面。如属情志致病，郁怒伤肝，肝气侮肺，或悲忧伤肺，肺气郁闭，不能发音者，又属内伤中的实证。其他如高声号叫引起的一时性失音，由于声道受损，亦常有津气耗伤之候。

就病位而言，失音虽属喉咙和声道的局部疾患，病变脏器主要在肺系，但同时与肾密切相关。因喉属肺系，肺脉通于会厌，肾脉上系于舌，络于横骨，终于会厌。肺主气，声由气而发，肾藏精，精足则能化气，精气充足，自可上承于会厌，鼓动声道而发音。若客邪闭肺，或肺肾阴气耗损，会厌受病，声道不利，皆可导致失音。

四、诊断与鉴别诊断

（一）诊断

1. 发病特点　失音发病有急有缓，急者突然而起，常伴外感表证；缓者逐渐形成，持续加重，多有慢性病史可询，表现正虚之候，另外亦有呈发作性者。病情轻者，语声嘶哑，重者声哑不出；若慢性虚劳久病，全身衰竭而伴有失音者，为病情严重的征兆。

2. 临床表现　本病以声音嘶哑或声哑不出为特征。

3. 相关专科检查　如耳鼻咽喉科喉镜检查，神经科检查可协助诊断。

（二）鉴别诊断

失音一证，应当分喉瘖和舌瘖。本篇论述的为喉瘖，当与舌瘖相鉴别。喉瘖为喉中声嘶，或声哑不出，而舌本运转自如；舌瘖为舌本不能运转言语，而喉咽音声如故，每有眩晕、肢麻病史，或同时伴有口眼㖞斜及偏瘫等症。

五、辨证

（一）辨证要点

1. 辨外感内伤　对失音的辨证，当从发病缓急、病程长短，区别外感内伤。凡急性发病，病程短者，多属外感引起；病起缓慢，病程长者，多因内伤疾病所致。

2. 辨虚证实证　一般可分为暴瘖、久瘖 2 类。暴瘖为卒然起病，多因邪气壅遏，窍闭而失音，其病属实；久瘖系逐渐形成，多因肺肾阴虚，声道燥涩而失音，或兼肺肾气虚，鼓动无力所致，其病属虚。但内伤气郁致瘖者亦可属实，外感燥热表现为肺燥津伤者亦可属虚。

（二）证候

1. 实证

（1）风寒：卒然声音不扬，甚则嘶哑；或兼咽痒，咳嗽不爽，胸闷，鼻塞声重，寒热，头痛等症，口不渴，舌苔薄白，脉浮。或兼见口渴，咽痛，烦热，形寒，气粗，舌苔薄黄，脉浮数者。或见卒然声暗，咽痛欲咳而咳不出，恶寒身困，苔白质淡，脉沉迟或弦紧。

病机分析：风寒袭肺，会厌开合不利，故卒然声音不扬，甚至嘶哑，肺被邪遏，气失宣畅，则咳嗽咽痒、胸闷、鼻塞声重；风寒束表，则见寒热头痛、舌苔薄白、脉浮。若邪热内郁，风寒外束，又可见口渴、咽痛、气粗、烦热、形寒等“寒包热”证。若肾虚受寒，太阳少阴两感，可见恶寒身困、苔白舌淡、脉沉迟或弦紧。

（2）痰热：语声嘎哑，重浊不扬，咳痰稠黄，咽喉干痛，口干苦，或有身热。舌苔黄腻，脉滑数。

病机分析：风热犯肺，蒸液成痰，肺失清肃，故语声嘎哑，重浊不扬；痰热壅肺，则咳痰稠黄；邪热灼津，故见咽喉干痛、口苦；若风热在表，可见身热；舌苔黄腻、脉滑数乃痰热郁肺之征象。

（3）气郁：突然声哑不出，或呈发作性。常因情志郁怒悲忧引发。心烦易怒，胸闷气窒，或觉咽喉梗塞不舒。舌苔薄，脉小弦或涩滞不畅。

病机分析：郁怒伤肝，肝气侮肺，悲忧伤肺，肺气郁闭，而致突然声哑不出；肝郁化火则心烦易怒；肝气上逆，肺气不降，则胸闷气窒，咽喉如物梗阻；脉小弦、涩滞不畅，是属肝郁之候。

2. 虚证

（1）肺燥津伤：声嘶，音哑，咽痛，喉燥，口干；或兼咳呛气逆，痰少而黏。舌质红少津、苔薄，脉小数。

病机分析：燥火伤肺，声道燥涩而致声嘶、音哑；燥伤肺津，咽喉失于滋润，故咽喉干燥疼痛、口干；肺失清润，燥邪灼津为痰，则咳呛气逆、痰少质黏；舌红少滓，脉象小数，乃属燥热蕴肺之象。

（2）肺肾阴虚：声音嘶哑逐渐加重、日久不愈，兼见干咳少痰，甚则潮热、盗汗、耳鸣、目眩、腰酸膝软、形体日瘦。舌质红，苔少，脉细数。

病机分析：肺阴不足，病损及肾，阴精不能上承，以致声音嘶哑日渐加重，久延不愈，肺失滋润，清肃无权，则干咳少痰；阴虚内热，阴不内守，故见潮热、盗汗；肾虚肝旺，而致耳鸣、目眩；肾虚，阴精不能充养腰脊，外荣形体，故腰膝酸软、形体日瘦；舌质红、苔少、脉细数为阴虚之象。

六、治疗原则

凡属暴瘖因邪气壅遏而致窍闭者，治当宣散清疏；久瘖因精气内夺所致者，治当清润滋养，或气阴并补。具体言之，实证则辨别风寒、痰热的不同，分别予以宣、清；久瘖应区分肺燥津伤与肺肾阴虚的轻重，或润或养。病缘气郁者，气郁化火，日久亦可灼伤津液，导致肺肾阴虚，因此又当注意本虚与标实之间的关系，权衡施治。

凡失音日久，经治疗效果差者，可在辨证的基础上酌配活血化瘀之品，亦可径以活血化瘀为主进行治疗，如《张氏医通》论失音中即有“若膈内作痛，化瘀为先，代抵当丸最妥”的记载。

七、治法方药

（一）实证

1. 风寒

治法：疏风散寒，宣肺利窍。

方药：三拗汤、杏苏散加减。麻黄、苏叶、生姜功能疏风散寒；前胡、杏仁宣肺止咳；桔梗、甘草利咽化痰。

“寒包热”者，当疏风散寒，兼清里热，方用大青龙汤，或在疏风散寒的药物上配以石膏、黄芩、知母，并合蝉蜕、木蝴蝶以利咽喉、开声音。太阳少阴两感证，可用麻黄附子细辛汤。

2. 痰热

治法：清肺泻热，化痰利咽。

方药：清咽宁肺汤。方中桔梗、甘草清利咽喉，桑白皮、黄芩、栀子清泻肺热；前胡、知母、贝母清宣肺气、化痰止咳。并可酌情选用蝉蜕、胖大海、牛蒡子、枇杷叶等清肺泻热、利咽开音之品。

若觉痰阻咽喉，哽痛不适，加僵蚕、射干消痰利咽；内热心烦，加石膏清热除烦；痰热伤阴，口渴、咽喉肿痛，加玄参、天花粉养阴清咽。

3. 气郁

治法：疏肝理气，开郁利肺。

方药：小降气汤、柴胡清肝汤加减。前方中紫苏、乌药、陈皮理气，白芍、甘草柔肝，用于肝郁暴逆、气闭为瘖；后方中柴胡疏肝，黄芩、栀子、连翘清肝泻肺，桔梗、甘草清利咽喉，用于气郁化火，有清肝散郁之功，并可兼清肺热。

对于气郁失音，尚可酌情选用百合、丹参养心解郁闷；厚朴花、绿梅花、白蒺藜、合欢花疏肝解郁，川楝子泻肝降气，木蝴蝶解郁通音。

肺气郁闭，胸闷气逆，配苏子、瓜蒌皮降气化痰。忧思劳心，精神恍惚，失眠多梦者，酌配党参、远志、茯神、石菖蒲、龙齿、酸枣仁以安神定志。

气郁所致的失音，虽应理气解郁，但忌过用辛香之品，若病久气郁化火伤滓，当酌配润燥生津之品。

（二）虚证

1. 肺燥伤津

治法：清肺生津，润燥利咽。

方药：桑杏汤、清燥救肺汤。方中沙参、麦门冬、梨皮有生津润燥之功；桑叶、枇杷叶、栀子皮清宣肺热；杏仁、贝母化痰止咳；桔梗、甘草清利咽喉。可加蝉蜕、木蝴蝶利咽喉、开声音。

若兼微寒、身热、鼻塞、头痛等表证，可酌配荆芥、薄荷以疏风透表；燥火上逆、咳呛气急加桑白皮以清润止咳；津伤较著，口咽干燥、舌红唇裂加天门冬、天花粉滋润肺燥。

2. 肺肾阴虚

治法：滋养肺肾，降火利咽。

方药：百合固金汤、麦味地黄丸等。方中百合、麦门冬、熟地、玄参滋养肺肾，五味子、白芍滋阴敛肺，桔梗、甘草、贝母化痰利咽，当归养血活血。可酌加诃子肉、凤凰衣、木蝴蝶、蜂蜜等敛肺利咽、濡润声道之品。

虚火偏旺，潮热、盗汗、口干、心烦、颧红者，加知母、黄柏；兼有气虚、神疲、自汗、短气者，去玄参、生地，加黄芪、太子参。

如因用声过度，声道损伤，津气被耗而失音者，注意适当休息，避免大声说话。同时可用响声丸，每日含化1~2粒。或用桔梗、甘草、胖大海等泡茶服。亦可配合养阴之剂内服，如二冬膏、养阴清肺膏等。

八、其他治法

（一）蒸汽吸入

风寒证用苏叶、藿香、佩兰、葱白各适量，水煎，趁热吸入其蒸汽。风热证用薄荷、蝉蜕、菊花、桑叶各适量，水煎，趁热吸入其蒸汽。

（二）针灸

主穴：天突、鱼际、合谷；配穴：尺泽、曲池、足三里。每日取主穴1~2个，配穴1~

2 个，暴瘖者用泻法，每日 1 次。

九、转归及预后

凡外感风寒、痰热蕴肺的失音，一般容易治疗。但燥热伤肺所致者，如迁延日久，需防其趋向肺虚劳损之途。

若肺肾阴虚，久喑不愈，濒于虚损之境者，称为“哑劳”，每为严重征兆。如《简明医彀》指出：“酒色过度，肾脏亏损，不能纳气归元，气奔咽嗌，嗽痰喘胀，诸病杂糅，致气乏失音者，俗名哑劳是也，神人莫疗。”（转引自《杂病广要·瘖》）当辨病求因，分别对待。其他如因情志所伤、气郁失音，则又可呈反复性发作。

十、预防与护理

对失音患者，除药物治疗外，必须注意避免感冒，少进辛辣、厚味，并忌吸烟、饮酒。风寒痰火所致者，宜宣宜清，切忌酸敛滋腻，以免恋邪闭肺，迁延不愈。因痰热交结或肺燥津伤者，可食用梨子、枇杷、橙子等清润生津；肺肾两虚者，可以白木耳、胡桃肉作为食疗。因于情志郁怒所致的失音，则应避免精神刺激。如与用声有关者，又当避免过度及高声言语，以利恢复。

（江海艳）

第十节　感冒

一、概述

感冒是由卫表不和引起，以鼻塞、流涕、喷嚏、咳嗽、头痛、恶寒、发热、全身不适等为主要临床表现的外感疾病。

感冒又有伤风、冒风、伤寒、冒寒、重伤风等名称。

“感冒”一词首见于北宋《仁斋直指方·诸风》，此后历代医家沿用此名。隋代《诸病源候论》所指的“时气病”之类，应包含有“时行感冒”。

《内经》认识到感冒主要是外感风邪所致，《素问·骨空论》：“风从外入，令人振寒，汗出，头痛，身重，恶寒。”汉代《伤寒论》已经论述了寒邪所致感冒。《诸病源候论·风热候》指出：“风热之气，先伤皮毛，乃人于肺也……其状使人恶风寒战，目欲脱，涕唾出……有青黄脓涕”，已经认识到风热病邪可引起感冒并较准确地描述其临床症候。清代不少医家已认识到本病与感受时行疫毒有关，《类证治裁·伤风》就有“时行感冒”之名。

汉代张仲景《伤寒论》所列桂枝汤、麻黄汤为感冒风寒轻重两类证候的治疗作了示范。

金元时期《丹溪心法·伤风》明确指出本病病位在肺，治疗“宜辛温或辛凉之剂散之”。明代《万病回春·伤寒附伤风》说：“四时感冒风寒者宜解表也。”

清代《证治汇补·伤风》等对虚人感冒有了进一步认识，提出扶正祛邪的治疗原则。

二、病因病机

病机关键：卫表不和。

1. 外感风邪，时行疫毒　风邪或时行疫毒，从皮毛或口鼻侵犯人体，使卫表不和而发病。风邪虽为六淫之首，但在不同季节，往往随时气而入侵。临床上以冬、春两季发病率较高，故以夹寒、夹热为多见。疫毒指一种为害甚烈的异气，或称疫疠之气，是具有较强传染性的邪气，即指时行疫毒之邪。人感时行疫毒而病感冒则为时行感冒。由此可见，外感风邪是感冒的主要原因，但风邪多合时气或时行疫毒伤人为病。

2. 正气虚弱，卫表不和　人体感冒，除因邪气盛外，总是与人体的正气失调有关。由于正气素虚，或素有肺系疾病，不能调节肺卫而感受外邪。即使体质素健，若因生活起居不慎，如疲劳、饥饿而机体功能下降，或因汗出裹衣，或餐凉露宿、冒风沐雨，或气候变化时未及时加减衣服等，正气失调，腠理不密，邪气得以乘虚而入。

总之，风性轻扬，即“伤于风者，上先受之”。肺为脏腑之华盖，其位最高，开窍于鼻，职司呼吸，外主皮毛，其性娇气，不耐邪侵，故外邪从口鼻、皮毛入侵，肺卫首当其冲。感冒病位在肺卫，主要在卫表，其基本病机是外邪影响肺卫功能失调，导致卫表不和，肺失宣肃，尤以卫表不和为主要方面。

三、诊断与鉴别

（一）诊断

1. 病史　四季皆有，以冬春季为多见，气候突然变化，有伤风受凉、淋雨冒风的经过，或时行感冒正流行之际；起病较急，病程较短，病程3～7天，普通感冒一般不传变。

2. 证候　典型的肺卫症状，初起鼻咽部痒而不适，鼻塞，流涕，喷嚏，语声重浊或声嘶，恶风，恶寒，头痛等。继而发热，咳嗽，咽痛，肢节酸重不适等。部分患者病及脾胃，而兼有胸闷，恶心、呕吐，食欲减退，大便稀溏等症。时行感冒呈流行性发病，多人同时发病，迅速蔓延。可有咽部充血，扁桃体肿大。

3. 理化检查　血常规、胸部X线检查。

（二）鉴别诊断

1. 风温　二者均有发热，风温早期更与风热感冒相似。但感冒一般病情轻微，发热不高或不发热，病势少有传变，服解表药后多能汗出热退，病程较短，四时可发；而风温其病情较重，必有发热，甚至高热寒战，服解表药后热虽暂减，但旋即又起，多有传变，由卫而气，入营入血，甚则神昏、谵妄、惊厥等，有明显季节性。

2. 鼻渊　二者均可见鼻塞流涕，或伴头痛等症。但鼻渊多流浊涕腥臭，眉额骨处胀痛、压痛明显，一般无恶寒发热，病程漫长，反复发作；而感冒一般多流清涕，并无腥臭味，寒热表证明显，头痛范围不限于前额或眉骨处，病程短，治疗后症状很快消失。

四、辨证论治

（一）辨证要点

1. 辨风寒感冒与风热感冒　感冒常以风邪夹寒、夹热而发病，因此临床上应首先分清风寒、风热两证。二者均有恶寒、发热、鼻塞、流涕、头身疼痛等症，但风寒证多见恶寒重发热轻，无汗，有时无汗恶寒，可伴高热，头身疼痛不适症状明显，鼻流清涕，口不渴，舌苔薄白，脉浮或浮紧；风热证发热重恶寒轻，有汗，鼻流浊涕，口渴，舌苔薄黄，脉浮数。

2. 辨普通感冒与时行感冒　普通感冒呈散发性发病，肺卫症状明显，但病情较轻，全身症状不重，少有传变；时行感冒呈流行性发病，传染性强，肺系症状较轻而全身症状显著，症状较重，且可以发生传变，入里化热，合并他病。

3. 辨常人感冒与虚人感冒　普通人感冒后，症状较明显，但易康复。平素体虚之人感冒之后，缠绵不已，经久不愈或反复感冒。在临床上还应区分是气虚还是阴虚。气虚感冒，兼有倦怠乏力，气短懒言，身痛无汗，或恶寒甚，咳嗽无力，脉浮弱等症。阴虚感冒，兼有身微热，手足心发热，心烦口干，少汗，干咳少痰，舌红，脉细数。

（二）治疗原则

感冒，邪在肺卫，治疗当因势利导，从表而解，以解表达邪为原则。解表之法应根据所感外邪寒热暑湿的不同，而分别选用辛温、辛凉、清暑解表法。时行感冒的病邪以时行疫毒为主，解表达邪又很重视清热解毒。虚人感冒应扶正祛邪，不可专事发散，以免过汗伤正。病邪累及胃肠者，又应辅以化湿、和胃、理气等法治疗，照顾其兼证。

（三）分证论治

1. 风寒感冒

证候：恶寒重，发热轻，无汗，头痛，肢节酸痛，鼻塞声重，时流清涕，喉痒，咳嗽，咳痰稀薄色白，舌苔薄白，脉浮或浮紧。

病机：风寒外袭，肺气失宣，故咳嗽，咯痰清稀色白；肺气失宣，窍道不利，故鼻塞声重，流清涕，咽痒；风寒之邪外束肌表，卫阳被郁，故见恶寒发热，无汗；清阳不展，络脉失和，则头痛，肢节酸痛；寒为阴邪，故口不渴或喜热饮；苔薄白而润，脉浮紧，俱为表寒之象。

治法：辛温解表，宣肺散寒。

方药：荆防败毒散。

加减：风寒重，恶寒明显，加麻黄、桂枝；头痛，加白芷；项背强痛，加葛根；风寒夹湿，身热不扬，身重苔腻，脉濡，用羌活胜湿汤加减；风寒兼气滞，胸闷呕恶，用香苏散加减。

2. 风热感冒

证候：发热，微恶风寒，或有汗，鼻塞，喷嚏，流稠涕，头痛，咽喉疼痛，咳嗽痰稠，舌苔薄黄，脉浮数。

病机：风热犯表，热郁肌腠，卫表不和，故身热，微恶风寒，汗出不畅；风热上扰，则见头胀痛；风热之邪熏蒸清道，则咽喉肿痛，咽燥口渴，鼻流黄涕；风热犯肺，肺失清肃，则咳嗽，痰黄黏稠；舌苔薄黄，脉浮数，为风热侵于肺卫之征。

治法：辛凉解表，宣肺清热。

方药：银翘散。

加减：发热甚，加黄芩、石膏、大青叶；头痛重，加桑叶、菊花、蔓荆子；咽喉肿痛，加板蓝根、玄参；咳嗽痰黄，加黄芩、知母、浙贝母、杏仁、瓜蒌皮；口渴重，重用芦根，加花粉、知母。

时行感冒，呈流行性发生，寒战高热，全身酸痛，酸软无力，或有化热传变之势，重在清热解毒，方中加大青叶、板蓝根、蚤休、贯众、生石膏等。

3. 暑湿感冒

证候：发生于夏季，面垢身热汗出，但汗出不畅，身热不扬，身重倦怠，头昏重痛，或有鼻塞流涕，咳嗽痰黄，胸闷欲呕，小便短赤，舌苔黄腻，脉濡数。

病机：夏季感冒，感受当令暑邪，暑多夹湿，每多湿热并重，暑湿伤表，卫表不和，故发热，汗出热不解；暑湿犯肺，肺气不清，窍道不利，故鼻塞流浊涕；暑邪夹湿上犯，则面垢，头昏重胀痛；暑热内扰，热盛津伤，则心烦口渴，小便短赤；暑湿阻滞，气机不展，故身重倦怠，胸闷泛恶；舌苔黄腻，脉濡数为暑热夹湿之象。

治法：清暑祛湿解表。

方药：新加香薷饮。

加减：暑热偏盛，加黄连、青蒿、鲜荷叶、鲜芦根；湿困卫表，身重少汗恶风，加藿香、佩兰；小便短赤，加六一散、赤茯苓。

4. 体虚感冒

（1）气虚感冒

证候：素体气虚，易反复感冒，恶寒，发热，热势不高，鼻塞流涕，头痛，汗出，倦怠乏力，气短，咳嗽咯痰无力，舌质淡苔薄白，脉浮无力。

病机：老年人多病者，气虚则卫表不密，故恶风，易汗出；腠理不固，易受邪侵，风寒外袭，卫表不和，故恶寒发热，头痛鼻塞；气虚腠理不固，易受邪侵，故反复发作，稍有不慎即易感冒；肺气失宣，则咳嗽，咯痰无力；素体气虚体弱，故见倦怠无力，气短；舌质淡苔薄白，脉浮无力为气虚邪在卫表之征。

治法：益气解表。

方药：参苏饮。

加减：表虚自汗，加黄芪、白术、防风；表证轻，气虚明显，用补中益气汤。

（2）阴虚感冒

证候：微恶风寒，少汗，身热，手足心热，头昏心烦，口干，干咳少痰，鼻塞流涕，舌红少苔，脉细数。

病机：由于素体阴虚，感受外邪后邪从热化，故见身热头痛，微恶风等证；阴虚生内热，故头晕心悸，手足心热；虚热迫津外泄，则盗汗；虚火上扰，心神不安，故心烦，失眠；肺阴不足，气失宣肃，故干咳少痰；阴虚津少，津不上承，故口干咽燥；舌红少苔，脉细数均为阴虚内热之象。

治法：滋阴解表。

方药：加减葳蕤汤。

加减：阴伤明显，口渴心烦，加沙参、麦冬、黄连、天花粉。

（四）其他

1. 单验方

（1）生姜10g，红糖适量，煎水服用。适用于风寒感冒轻证。

（2）蒲公英、大青叶各30g，草河车15g，薄荷5g（或荆芥10g），水煎服。适用于风热感冒热毒较重者。

（3）柴胡、炒黄芩、青蒿各15g，大青叶30g，水煎服。适用于感冒身热持续，或发热起伏不退者。

（4）贯众、紫苏、荆芥各10g，甘草3g，水煎顿服，连服3天。适用于预防冬春季节流行性感冒。

（5）藿香、佩兰各5g，薄荷2g，煎汤代茶口服。适用于预防夏季暑湿感冒。

2. 中成药

（1）通宣理肺丸：每次1丸，每日2次口服。适用于风寒感冒。

（2）感冒退热冲剂：每次1~2袋，每日3次，开水冲饮。适用于风热感冒。

（3）银翘解毒片：每次4片，每日2~3次。适用于风热感冒。

（4）正柴胡饮冲剂：每次1袋，每日3次，开水冲服。适用于外感风寒初起。

（5）藿香正气软胶囊每次2~3粒，每日3次口服。适用于外感风寒，内伤湿滞之头痛昏重、脘腹胀满、呕吐泄泻等症。也可用藿香正气的其他剂型。

（6）板蓝根冲剂每次1包，每日2~3次口服。适用于风热感冒，发热、咽喉肿烂，以及时行感冒。

（7）玉屏风滴丸每次1袋，每日3次口服。适用于气虚易感冒患者。

3. 外治法

（1）刮痧：用边缘光滑的瓷汤匙蘸润滑油（花生油或麻油）刮颈背，颈自风池穴向下，骨从背脊两旁由上而下。刮时要用力均匀，不要太重，防止刮破皮肤，刮到出现紫色出血点为止。感冒周身酸痛者，可以均匀力量反复刮胸背、腋窝、腘窝处至皮肤出现红色斑点或紫色斑片。

（2）拔火罐：选大椎、身柱、大杼、肺俞，拔罐后留罐15min后起罐，或用闪罐法。适用于风寒感冒。

（3）刺络拔罐：选大椎、风门、身柱、肺俞，常规消毒后，用三棱针点刺，使其自然出血，待出血颜色转淡后，加火罐于穴位上，留罐10min后起罐，清洁局部并再次消毒针眼。适用于风热感冒。

4. 针灸

（1）主穴：列缺合谷大椎太阳风池。

配穴：风寒感冒者加风门、肺俞；风热感冒者加曲池、尺泽、鱼际；夹湿者加阴陵泉；夹暑者加委中；体虚感冒者加足三里。鼻塞流涕者加迎香；咽喉疼痛者加少商；全身酸楚者加身柱。

（2）耳针：选肺、内鼻、屏尖、额，用中强刺激，适用于感冒初期。咽痛加咽喉、扁桃体，毫针刺。

五、辨病思路

（1）感冒有普通感冒与时行感冒之分，中医感冒与西医学感冒基本相同，普通感冒相当于西医学的普通感冒、上呼吸道感染，时行感冒相当于西医学的流行性感冒。

（2）反复感冒，引起正气耗散，由实转虚，或在素体亏虚的基础上，反复感邪，以致正气愈亏，而风邪易侵，均可导致本虚标实之证。

（江海艳）

第十一节　咳嗽

一、概述

咳嗽是指肺气不清，肺失宣肃而上逆，发出咳声或咳吐痰液为主要表现的一种病证。

历代将有声无痰称为咳，有痰无声称为嗽，有痰有声谓之咳嗽。临床上多为痰声并见，很难截然分开，故以咳嗽并称。

《黄帝内经》对咳嗽的成因、症状及证候分类、证候转归及治疗等问题已作了较系统的论述，阐述了气候变化、六气影响及肺可以致咳嗽，如《素问·宣明五气》说："五气所病……肺为咳。"《素问·咳论》更是一篇论述咳嗽的专篇，指出"五脏六腑皆令人咳，非独肺也"。强调了肺脏受邪以及脏腑功能失调均能导致咳嗽的发生。对咳嗽的症状按脏腑进行分类，分为肺咳、心咳、胃咳、膀胱咳等，并指出了证候转归和治疗原则。

汉代张仲景所著《伤寒论》、《金匮要略》不仅拟出了不少治疗咳嗽行之有效的方药，还体现了对咳嗽进行辨证论治的思想。

隋代《诸病源候论·咳嗽候》在《黄帝内经》脏腑咳的基础上，又论述了风咳、寒咳等不同咳嗽的临床证候。唐宋时期，如《备急千金要方》、《外台秘要》、《太平惠民和剂局方》等收集了许多治疗咳嗽的方药。

明代《景岳全书》将咳嗽分为外感、内伤两类，《明医杂著》指出咳嗽"治法须分新久虚实"，至此咳嗽的理论渐趋完善，切合临床实际。

二、病因病机

病机关键：肺气不清。

咳嗽分外感咳嗽与内伤咳嗽，外感咳嗽病因为外感六淫之邪；内伤咳嗽病因为饮食、情志等内伤因素致脏腑功能失调，内生病邪。外感咳嗽与内伤咳嗽，均是病邪引起肺气不清，失于宣肃，迫气上逆而作咳。

1. 外感　由于气候突变或调摄失宜，外感六淫从口鼻或皮毛侵入，使肺气被束，肺失肃降，《河间六书·咳嗽论》谓："寒、暑、湿、燥、风、火六气，皆令人咳嗽"即是此意。风为六淫之首，其他外邪多随风邪侵袭人体，所以外感咳嗽常以风为先导，或夹寒，或夹热，或夹燥，其中尤以风邪夹寒者居多。《景岳全书·咳嗽》说："外感之嗽，必因风寒。"

2. 内伤　内伤病因包括饮食、情志及肺脏自病。饮食不当，嗜烟好酒，内生火热，熏灼肺胃，灼津生痰；或生冷不节，肥甘厚味，损伤脾胃，致痰浊内生，上干于肺，阻塞气道，致肺气上逆而作咳。情志刺激，肝失调达，气郁化火，气火循经上逆犯肺，致肺失肃降而作咳。肺脏自病者，常由肺系疾病日久，迁延不愈，耗气伤阴，肺不能主气，肃降无权而肺气上逆作咳；或肺气虚不能布津而成痰，肺阴虚而虚火灼津为痰，痰浊阻滞，肺气不降而上逆作咳。

《素问·咳论》说："五脏六腑皆令人咳，非独肺也。"说明咳嗽的病变脏腑不限于肺，凡脏腑功能失调影响及肺，皆可为咳嗽病证相关的病变脏腑。但是其他脏腑所致咳嗽皆须通过肺脏，肺为咳嗽的主脏。肺主气，咳嗽的基本病机是内外邪气干肺，肺气不清，肺失宣肃，肺气上逆迫于气道而为咳。

三、诊断与鉴别

（一）诊断

1. 病史　有外感病史或脏腑失调表现。

2. 证候　以咳逆有声，或咳吐痰液为主要临床症状；听诊可闻及两肺野呼吸音增粗，或干湿啰音。

3. 理化检查　血常规、胸部 X 线、肺 CT 或肺功能检查。

（二）鉴别诊断

1. 哮病、喘病　共同点是均有咳嗽。哮病和喘病虽然也会兼见咳嗽，但各以哮、喘为其主要临床表现。哮病主要表现为喉中哮鸣有声，呼吸气促困难，甚则喘息不能平卧，发作与缓解均迅速；喘病主要表现为呼吸困难，甚至张口抬肩，鼻翼翕动，不能平卧。

2. 肺胀　二者均有咳嗽症状。但肺胀有久患咳、哮、喘等病证的病史，除咳嗽症状外，还有胸部膨满，喘逆上气，烦躁心慌，甚至颜面紫黯、肢体浮肿等症，病情缠绵，经久难愈。

3. 肺痨　二者均有咳嗽，咳嗽是肺痨的主要症状之一，但尚有咯血、潮热、盗汗、身体消瘦等主要症状，具有传染性，X 线胸部检查有助鉴别诊断。

4. 肺癌　二者均有咳嗽，但肺癌常以咳嗽或咯血为主要症状，多发于 40 岁以上吸烟男性，咳嗽多为刺激性呛咳，病情发展迅速，呈恶液质，一般咳嗽病证不具有这些特点。肺部 X 线检查及痰细胞学、气管镜检查有助于确诊。

四、辨证论治

（一）辨证要点

1. 辨外感内伤　外感咳嗽，多为新病，起病急，病程短，常伴肺卫表证。内伤咳嗽，多为久病，常反复发作，病程长，可伴见他脏见证。

2. 辨证候虚实　外感咳嗽以风寒、风热、风燥为主，均属实，而内伤咳嗽中的痰湿、痰热、肝火多为邪实正虚，阴津亏耗咳嗽则属虚，或虚中夹实。另外，咳声响亮者多实，咳声低怯者多虚；脉有力者属实，脉无力者属虚。

（二）治疗原则

外感咳嗽，为邪气壅肺，多为实证，故以祛邪利肺为治疗原则，根据邪气为风寒、风热、风燥的不同，应分别采用疏风、散寒、清热、润燥治疗。内伤咳嗽，多属邪实正虚，故以祛邪扶正、标本兼顾为治疗原则，根据病邪为“痰”与“火”，祛邪分别采用祛痰、清火为治，正虚则养阴或益气为宜，又应分清虚实主次处理。

咳嗽的治疗，除直接治肺外，还应从整体出发注意治脾、治肝、治肾等。外感咳嗽一般均忌敛涩留邪，当因势利导，肺气宣畅则咳嗽自止；内伤咳嗽应防宣散伤正，注意调理脏腑，顾护正气。咳嗽是人体祛邪外达的一种病理表现，治疗决不能单纯见咳止咳，必须按照不同的病因分别处理。

（三）分证论治

1. 外感咳嗽

（1）风寒袭肺

证候：咳声重浊，气急，喉痒，咯痰稀薄色白，常伴鼻塞、流清涕、头痛、肢体酸楚、恶寒发热、无汗等表证，舌苔薄白，脉浮或浮紧。

病机：风寒之邪外束肌表，内袭于肺，肺卫失宣，肺气闭郁，不得宣通，故咳嗽声重，气急咽痒；寒邪郁肺，气不布津，凝聚为痰，故痰白清稀；风寒束表，皮毛闭塞，卫阳被郁，故见鼻塞，流清涕，头痛，肢体酸楚，恶寒发热，无汗等风寒表证；舌苔薄白，脉浮或浮紧均为风寒袭肺之象。

治法：疏风散寒，宣肺止咳。

方药：三拗汤合止嗽散。

加减：痒甚，加牛蒡子、蝉蜕；鼻塞声重，加辛夷花、苍耳子；夹痰湿，咳而痰黏，胸闷，苔腻，加半夏、茯苓、厚朴；表证明显，加防风、苏叶；表寒未解，里有郁热，热为寒遏，咳嗽音嘎，气急似喘，痰黏稠，口渴心烦，身热，加生石膏、桑白皮、黄芩。

（2）风热犯肺

证候：咳嗽咳痰不爽，痰黄或稠黏，喉燥咽痛，常伴恶风身热、头痛肢楚、鼻流黄涕、口渴等表热证，舌苔薄黄，脉浮数或浮滑。

病机：风热犯肺，肺失清肃而见咳嗽频剧，气粗或咳声嘶哑；肺热伤津，则见口渴，喉燥咽痛；肺热内郁，蒸液成痰，故咳痰不爽，痰黄或稠黏；风热犯表，卫表不和而见鼻流黄涕，头痛，汗出，四肢酸楚，恶风身热等表热证；舌苔薄黄，脉浮数或浮滑，均为风热犯肺之征。

治法：疏风清热，宣肺止咳。

方药：桑菊饮。

加减：咳嗽甚，加前胡、瓜蒌、枇杷叶、浙贝；表热甚，加银花、荆芥、防风；咽喉疼痛，声音嘎哑，加射干、牛蒡子、山豆根、板蓝根；痰黄稠，肺热甚，加黄芩、知母、石膏；鼻衄或痰中带血，加白茅根、生地；咽燥口干，加沙参、麦冬；夏令暑湿，加六一散、鲜荷叶。

（3）风燥伤肺

证候：喉痒干咳，无痰或痰少而黏连成丝，咳痰不爽，或痰中带有血丝，咽喉干痛，唇鼻干燥，口干，常伴鼻塞，头痛，微寒，身热等表证，舌质红干而少津，苔薄白或薄黄，脉浮。

病机：风燥犯肺，肺失清肃故见干咳作呛；燥热灼津则咽喉口鼻干燥，痰黏不易咯吐；燥热伤肺，肺络受损，则痰中夹血；本病多发于秋季，乃燥邪与风热并见的温燥证，故见风燥外客，卫气不和的表证；舌质红干而少津，苔薄白或薄黄，脉浮，均为温燥伤肺的表现。

治法：疏风清肺，润燥止咳。

方药：桑杏汤。

加减：表证较重，加薄荷、荆芥；津伤较甚，加麦冬、玉竹；肺热重，加生石膏、知母；痰中带血丝，加生地、白茅根。

干咳而少痰或无痰，咽干鼻燥，兼有恶寒发热，头痛无汗，舌苔薄白而干，用杏苏散加减；

恶寒甚、无汗，加荆芥、防风。

2. 内伤咳嗽

（1）痰湿蕴肺

证候：咳嗽反复发作，尤以晨起咳甚，咳声重浊，痰多，痰黏腻或稠厚成块，色白或带灰色，胸闷气憋，痰出则咳缓、憋闷减轻，常伴体倦，脘痞，腹胀，大便时溏，舌苔白腻，脉濡滑。

病机：痰湿蕴肺，肺失宣降，故咳嗽痰多，咳声重浊，痰黏腻或稠厚成块，色白或带灰色；晨间痰壅，故咳痰尤甚，痰出则咳缓、憋闷减轻；湿痰中阻，脾为湿困，故见胸闷，体倦，脘痞，腹胀，大便时溏等症；舌苔白腻，脉濡滑，为痰湿内盛之象。

治法：燥湿化痰，理气止咳。

方药：二陈汤合三子养亲汤。

加减：肺气不宣，加桔梗、杏仁、枳壳；胸闷脘痞，加苍术、厚朴；寒痰较重，痰黏白如泡沫，怯寒背冷，加干姜、细辛；脾虚证候明显，加党参、白术；有表寒，加紫苏、荆芥、防风；病情平稳后可服六君子汤加减调理。

（2）痰热郁肺

证候：咳嗽气息急促，或喉中有痰声，痰多稠黏或为黄痰，咳吐不爽，或痰有热腥味，或咳吐血痰，胸胁胀满，或咳引胸痛，面赤，或有身热，口干欲饮，舌苔薄黄腻，舌质红，脉滑数。

病机：痰热壅阻肺气，肺失清肃，故咳嗽气息粗促，痰多稠黏或为黄痰，咳吐不爽；痰热郁蒸，则痰有腥味；热伤肺络，故咳吐血痰，胸胁胀满，或咳引胸痛；肺热内郁，则有身热，口干欲饮；舌苔薄黄腻，舌质红，脉滑数，均为痰热壅肺之征。

治法：清热肃肺，化痰止咳。

方药：清金化痰汤。

加减：痰黄如脓或有热腥味，加鱼腥草、金荞麦根、象贝母、冬瓜仁等；便秘，加葶苈子、风化硝；咳痰不爽，加北沙参、麦冬、天花粉。

（3）肝火犯肺

证候：上气咳逆阵作，咳时面赤，常感痰滞咽喉，咯之难出，量少质黏，或痰如絮状，咳引胸胁胀痛，咽干口苦，症状可随情绪波动而增减，舌红或舌边尖红，舌苔薄黄少津，脉弦数。

病机：肝失调达，郁结化火，上逆侮肺，肺失宣肃以致气逆作咳，咳则连声；肝火上炎，故咳时面红，咽干口苦；木火刑金，炼液成痰，肺热津亏，则痰黏或痰如絮状，难以咳出；胁肋为肝经循行的区域，故咳引胸胁胀痛；舌红或舌边尖红，舌苔薄黄少津，脉弦数，皆为肝火肺热之征。

治法：清肝泻火，化痰止咳。

方药：黛蛤散合黄芩泻白散。

加减：火旺，加山栀、丹皮；胸闷气逆，加葶苈子、瓜蒌、枳壳；咳引胁痛，加郁金、丝瓜络；痰黏难咯，加海浮石、浙贝母、冬瓜仁；咽燥口干，咳嗽日久不减，加北沙参、百合、麦冬、天花粉、诃子。

（4）肺阴亏耗

证候：干咳，咳声短促，痰少黏白，或痰中带血丝，或声音逐渐嘶哑，口干咽燥，常伴有午后潮热，手足心热，夜寐盗汗，口干，舌质红少苔，或舌上少津，脉细数。

病机：肺阴不足，虚火内灼，肺失滋润，肃降无权，肺气上逆，则干咳，咳声短促；虚火灼津为痰，肺损络伤，故痰少黏白，或痰中带血丝；阴虚肺燥，津液不能濡润上承，则咳声逐渐嘶哑，口干咽燥；阴虚火旺，故午后潮热，手足心热，颧红，夜寐盗汗；阴精不能充养而致形瘦神疲；舌质红少苔，或舌上少津，脉细数，为肺阴亏虚，阴虚内热之征。

治法：滋阴润肺，化痰止咳。

方药：沙参麦冬汤。

加减：久热久咳，用桑白皮易桑叶，加地骨皮；咳剧，加川贝母、杏仁、百部；咳而气促，加五味子、诃子；咳吐黄痰，加海蛤粉、知母、瓜蒌、竹茹、黄芩；痰中带血，加山栀、丹皮、白茅根、白及、藕节；低热，潮热骨蒸，加功劳叶、银柴胡、青蒿、白薇；盗汗，加糯稻根须、浮小麦。

（四）其他

1. 单验方

（1）川贝母3g，白梨2个，白冰糖适量，水煎服用。适用于燥热咳嗽。

（2）蚕茧2个剪碎，用棉籽油30g炸焦后，打入鸡蛋1个，炒热，1次吃完，每日1次。适用于慢性咳嗽。

（3）生梨1个，洗净连皮切碎，加冰糖炖水服；或用大生梨1个，切去盖，挖去心，加入川贝母3g，仍旧盖上，以竹签插定，放碗内隔水蒸2h，喝汤吃梨，每日1个。适用于肺燥咳嗽，痰量少，咯痰不爽者。

（4）佛耳草、苏子、莱菔子各6g，煎服。适用于咳嗽痰浊壅盛证。

（5）桑皮、枇杷叶各12g，煎服。适用于咳嗽痰热证。

（6）矮地茶30g，每日1次，服20～30天。适用于咳嗽肺热证。

2. 中成药

（1）二冬膏每次9～15g，每日2次口服。适用于咳嗽阴虚证。

（2）二陈丸每次9～15g，每日2次口服。适用于咳嗽痰湿停滞证。

（3）川贝枇杷糖浆每次10ml，每日3次口服。适用于感冒、咳嗽风热犯肺，内郁化火证。

（4）止嗽定喘口服液每次10ml，每日2～3次口服，儿童酌减。适用于咳嗽表寒里热证。

（5）蛇胆川贝散每次0.3～0.6g，每日2～3次口服。适用于咳嗽肺热痰多证。

（6）蛇胆陈皮口服液每次10ml，每日2～3次口服。适用于咳嗽痰热证。

（7）清肺消炎丸1袋，每日2～3次口服，适用于咳嗽痰热阻肺证。

3. 外治法

（1）石白散（熏洗法）：石菖蒲、麻黄、生姜、葱白、艾叶各适量。上药共研粗末，入锅内炒热后，用纱布包裹备用。取药袋趁热在胸背上，由上而下，反复热熨。凉后再炒用，每次热熨10～15min。每日1次。适用于咳嗽，兼有喘促者。

（2）药蛋熨法：半夏、苍术、麻黄各25g，鸡蛋（连壳）1枚。将药放入砂锅内，加清水适量（水超出药面1cm），入鸡蛋，以文火煎沸15min，待药性深入鸡蛋后取出鸡蛋备用。趁热取鸡蛋揉熨背部的心俞、肺俞及足部涌泉双侧穴位。蛋凉再入药液中煮之再熨，每次热熨10～15min，每日1～2次。适用于咳嗽肺气上逆证。

（3）熏洗法：款冬花（适量）。蛋拌、晾干，将药放入有嘴壶中点燃烧之，吹熄盖住壶口，备用。将壶嘴对准患者口咽吸之。若胸中发闷，抬起头，以指掩盖嘴，稍定再吸咽之，每次吸3～5min，每日1次。适用于慢性咳嗽（久嗽）。

4. 针灸

（1）外感咳嗽

主穴：列缺　合谷　肺俞。

配穴：风寒加风门、太渊；风热加大椎、曲池；咽喉痛加少商放血；急性支气管炎加大椎、风门、足三里；肺炎加大椎、身柱、膻中；支气管扩张加尺泽、鱼际、孔最。

（2）内伤咳嗽

主穴：肺俞　太渊　三阴交。

配穴：痰湿阻肺加丰隆、阴陵泉；肝火灼肺加行间；肺阴亏虚加膏肓；咯血加孔最；上呼吸道感染加尺泽、鱼际；慢性支气管炎加身柱、膏肓、足三里；肺结核加尺泽、膏肓、百劳。

（3）穴位贴敷法

选肺俞、定喘、风门、膻中、丰隆。用白附子16%、洋金花48%、川椒33%、樟脑3%制成粉剂。将药粉少许置穴位上，用胶布贴敷，每3～4日更换一次，最好在三伏天应用。亦可用白芥子、甘遂、细辛、丁香、苍术、川芎各等量，研成细粉，加入基质，调成糊状，制成直径1cm圆饼，贴在穴位上，用胶布固定，每3日更换1次，5次为1个疗程。

（4）穴位注射法

选定喘、大杼、风门、肺俞，用维生素B_1 100mg注射液或胎盘注射液，每次以1～2穴，每穴注入药液0.5ml，选穴由上而下依次轮换。隔日1次。本法用于慢性咳嗽。

五、辨病思路

（1）咳嗽既是独立性的病证，又是肺系多种病证的一个症状。本节是讨论以咳嗽为主要临床表现的一类病证。西医学的上呼吸道感染、支气管炎、支气管扩张、肺炎等以咳嗽为主症者可参考本病证进行辨证论治，其他疾病兼见咳嗽者，可与本病证联系互参。

（2）咳嗽是许多肺系疾患所共有的症状，但作为中医病证之一的咳嗽，应着重与肺痨、肺胀、喘证、哮证、肺癌等病证相鉴别。

（3）外感咳嗽与内伤咳嗽可相互影响为病，病久则邪实转为正虚。外感咳嗽如迁延失治，邪伤肺气，更易反复感邪，而致咳嗽屡作，转为内伤咳嗽；肺脏有病，卫外不固，易受外邪引发或加重，特别在气候变化时尤为明显。久则从实转虚，肺脏虚弱，阴伤气耗。由此可知，咳嗽虽有外感、内伤之分，但有时两者又可互为因果。

（江海艳）

第十二节　肺痈

一、概述

肺痈是肺叶生疮，形成脓肿的一种病证，属内痈之一。其临床特征为发热、咳嗽、胸痛、咯吐腥臭脓血浊痰。

现代医学所指的多种原因引起的肺组织化脓症，如肺脓肿、化脓性肺炎、肺坏疽，以及支气管扩张继发感染等疾病，均可参照本篇辨证论治，其中，肺脓肿的临床表现与肺痈更为贴近。

二、临床表现

发病多急，常突发高热，咳嗽胸痛，初期咳少量黏液痰，溃脓期即病后10天左右，咯吐多量黄绿色脓痰或脓血痰，气味腥臭。并多伴有精神不振、乏力、食欲减退等全身感染中毒症状。

三、鉴别诊断

肺痈应注意与下列病证作鉴别。

1. 风温　由于肺痈初期与风温极为类似，故应注意区别。风温起病多急，以发热、咳嗽、烦渴，或伴气急胸痛为特征，与肺痈初期颇难鉴别。但肺痈之振寒、咯吐浊痰明显，喉中有腥味。风温经正确及时治疗后，多在气分解除，如经一周后身热不退，或热退而复升，应进一步考虑肺痈之可能。

2. 痰饮　痰饮咳嗽见弛有咳逆倚息，咳痰量多等症，易与肺痈相混，但痰饮咳嗽起病较缓，痰量虽多，然无腥臭脓痰，亦非痰血相兼，且痰饮咳嗽的热势不如肺痈亢盛。

3. 肺痿　肺痿、肺痈同属肺部疾患，症状也有相似之处，两者虽同为肺中有热，但肺痈为风热犯肺，热壅血瘀，肺叶生疮，病程短而发病急，形体多实，消瘦不甚，咳吐脓血腥臭，脉数实；肺痿为气阴亏损，虚热内灼，或肺气虚冷，以致肺叶萎缩不用，病程长而发病缓，形体多虚，肌肉消瘦，咳唾涎沫，脉数虚。两者一实一虚，显然有别。《金匮要略心典》："肺痿、肺痈二证虽同，惟胸中痛，脉滑数，唾脓血，则肺痈所独也。比而论之，痿者萎也，如草木之萎而不荣，为津烁而肺焦也，痈者壅也，如土之壅物而不通，为热聚而肺瘀也。故其脉有虚实不同，而其数则一也。"若肺痈久延不愈，误治失治，痰热壅结二焦，熏灼肺阴，可转成肺痿。《外科正宗》："久嗽劳伤，咳吐痰血，寒热往来，形体消削，咯吐瘀脓，声哑咽痛，其候传为肺痿。"

4. 肺疽　《外科精义》："其肺疮之候，口干喘满，咽燥而渴，甚则四肢微肿，咳嗽脓血，或腥臭浊沫，胸中隐隐微痛者，肺疽也。"即把肺痈亦称之谓肺疽。因此，肺痈、肺疮、肺疽有时可视为一义。然《中国医学大辞典》："肺疽：①此证生于紫宫、玉堂二穴，属仃脉之经，十日可刺，脓水黄白色者可治，如无脓或渐大旁攻，上硬下虚，自破流水不绝，咳唾引痛者，不治。②因饮酒或食辛热之物而吐血者之称。治详伤洒吐血条。"即把位于紫宫、玉堂穴之疮疡和伤酒或食辛热饮食物所致之吐血亦称之谓肺疽，与称谓肺疽之肺痈，当不难区别。

四、辨证论治

（一）辨证要点

1. 掌握病性　本病为热毒瘀结于肺，成痈酿脓，故发病急，病程短，属于邪盛证实。临床以实热证候为主要表现。

2. 辨别病期　根据病程的先后不同阶段和临床表现，辨证可分为初期、成痈期、溃脓期、恢复期以作为分证的依据。

（二）分证论治

1. 初期

主症：恶寒、发热、咳嗽、胸痛、咳则痛甚，呼吸不利，咯白色黏沫痰，痰量日渐增多，口干鼻燥。舌苔薄黄或薄白，脉象浮数而滑。

治法：疏风散热，宣肺化痰。

方药：银翘散加减。

金银花 18g，连翘 15g，芦根 20g，竹叶 10g，荆芥 10g，薄荷 6g（后下），瓜蒌仁 15g，鱼腥草30g，甘草6g。水煎服。

头痛者，可加菊花、桑叶、蔓荆子等以疏风热，清头目；内热转甚者，可加石膏、炒黄芩以清肺热，或可加鱼腥草以加强清热解毒之力；咳甚痰多者，可加杏仁、桑白皮、冬瓜子、枇杷叶、贝母以化痰止咳；胸痛呼吸不利，可加瓜蒌皮、广郁金、桃仁以活血通络，化瘀止痛；喘甚者，可加用麻杏石甘汤以清肺平喘。

2. 成痈期

主症：身热转甚，时时振寒，继则壮热不退，汗出烦躁，咳嗽气急，胸满作痛，转侧不利，咳吐黄稠脓痰，气味腥臭，口干咽燥。舌质红苔黄腻；脉滑数或洪数。

治法：清热解毒，化瘀散结，泄肺逐痰。

方药：苇茎汤合如金解毒散加减。

苇茎30g，冬瓜仁20g，薏苡仁20g，桃仁12g，桔梗12g，黄芩12g，黄连10g，栀子10g，鱼腥草30g，红藤30g，蒲公英20g，瓜蒌仁18g，甘草6g。水煎服。

咳痰黄稠，酌配桑白皮、瓜蒌、射干、竹茹等清化之品；咳而喘满，咯痰稠浊量多，不得卧者，合葶苈大枣泻肺汤泄肺逐痰；咯脓浊痰，腥臭味严重者，可合用犀黄丸；胸痛甚者，可加乳香、没药、郁金、赤芍药、丹参等活血散结，通络定痛；烦渴甚者，可加石膏、知母、天花粉清热保津；便秘者，可加大黄、枳实荡涤积热。

3. 溃脓期

主症：咳吐大量脓痰，或如米粥，或痰血相兼，腥臭异常，有时咯血，胸中烦满而痛，甚则气喘不能平卧，有热面赤，烦渴喜饮。舌质红或绛，苔黄腻，脉象滑数或数实。

治法：清热解毒，化瘀排脓。

方药：加味桔梗汤加减。

桔梗15g，薏苡仁20g，川贝母12g，金银花18g，白及12g，鱼腥草30g，野荞麦根30g，败酱草20g，黄芩12g，甘草6g。水煎服，每日1剂。若咯血者，可加牡丹皮12g，三七末3g，紫珠草30g，藕节20g。伤津者，加沙参15g，麦冬12g，天花粉18g。气虚者，加黄芪18g。

4. 恢复期

主症：身热渐退，咳嗽减轻，咯吐脓血痰日渐减少、臭味亦减，痰液转为清稀，食纳好转，精神渐振；或见胸胁隐痛，难以久卧，短气，自汗盗汗，低热，午后潮热，心烦，口燥咽干，面色不华，形体消瘦，精神萎靡，或见咳嗽，咯血脓血痰日久不净，或痰液一度清稀而复转臭浊，病情时轻时重，迁延不愈。舌质红或淡红，苔黄或薄黄；脉细或细数无力。

治法：益气养阴，润肺化痰，扶正托邪。

方药：沙参麦冬汤加减。

北沙参18g，麦冬15g，玉竹15g，天花粉12g，桑叶12g，桔梗12g，薏苡仁18g，冬瓜仁20g，百合18g，川贝母10g，甘草6g。水煎服。

若低热者，加青蒿15g，白薇、地骨皮各12g。咯痰腥臭脓浊者，加鱼腥草30g，败酱草20g。

五、其他疗法

简验方：

（1）鲜薏苡根。适量、捣汁，温热服，一日3次，或加红枣煨服，可下臭痰浊脓。

（2）丝瓜水。丝瓜藤尖（取夏秋间正在生长的），折去一小段，以小瓶在断处接汁，一夜得汁若干，饮服。

（3）白及30g，生蛤壳45g，怀山药30g，共研细末，一日2次，每次3g，开水送服。

（4）白及120g，浙贝30g，百合30g，共研细末，早、晚各服6g。

前二方用于溃脓期，后二方用于恢复期。

六、预防与调摄

凡属肺虚或原有其他慢性疾患，肺卫不固，易感外邪者，当注意寒温适度，起居有节，以防受邪致病；并禁烟酒及辛辣炙焯食物，以免燥热伤肺。一旦发病，则当即早治疗，力求在未成脓前得到消散，或减轻病情。

肺痈患者，应做到安静卧床休息，每天观察记录体温、脉象的变化，咳嗽情况，咳痰的色、质、量、味，注意室温的调节，做好防寒保温。在溃脓后可根据肺部病位，予以体位引流；如见大量咯血，应警惕血块阻塞气道，或出现气随血脱的危症，当按“咯血”采取相应的调摄措施。

饮食宜清淡，多食蔬菜，忌油腻厚味。高热者可予半流质。多吃水果，如橘子、梨、枇杷、莱菔等，均有润肺生津化痰的作用。每天可用苡米煨粥食之，并取鲜芦根煎汤代茶。禁食一切辛辣刺激及海腥发物，如辣椒、葱、韭菜、黄鱼、鸭蛋、虾子、螃蟹等。吸烟、饮酒者一律均须戒除。

七、病案选录

邹××，男，56岁，1972年10月24日初诊。

病史：发热、咳嗽、吐脓痰约一周。患者过去有慢性咳嗽史，西医诊为支气管扩张。一周前感冒后病情加重，咳嗽，吐脓性痰，量多，有恶臭味，伴发热（38.6～39.2℃）、口干、右胸痛。曾服四环素、土霉素等无效。脉滑数，苔薄黄腻。

辨证施治：痰热壅肺，蕴而成痈。治以清热化痰，解毒化瘀之法。

处方：银花15g，连翘24g，鱼腥草30g，蒲公英30g，黄芩9g，瓜蒌12g，陈皮9g，半夏9g，茯苓12g，薏苡仁24g，桃仁9g，赤芍12g，甘草6g。

二诊：服药二剂，咳嗽轻，吐痰少，发热、胸闷，口干等症状有所好转。脓滑而不数。照原方续服。

三诊：又服上方四剂，病情显著好转，体温正常，咳嗽轻，痰量又较前减少，亦无明显腥臭味，偶感胸痛，舌苔薄白，脉弦。

原方去蒲公英，加丹参12g。后以此方为基础，随证化裁，共服20余剂，病愈。

（江海艳）

第十三节　肺胀

一、概述

肺胀是多种慢性肺系疾患反复发作，迁延不愈，导致肺气胀满，不能敛降的一种病证。临床表现为胸部膨满，憋闷如塞，喘息上气，咳嗽痰多，烦躁，心悸，面色晦暗，或唇甲发绀，脘腹胀满，肢体浮肿等。其病程缠绵，时轻时重，经久难愈，严重者可出现神昏、痉厥、出血、喘脱等危重证候。

根据肺胀的临床证候特点，与西医学中慢性支气管炎合并肺气肿、肺源性心脏病相类似，肺性脑病则常见于肺胀的危重变证，可参考本节内容进行辨治。但由于本病是临床常见的慢性疾病，病理演变复杂多端，还当与咳嗽、痰饮（支饮、溢饮）等互参，注意与心悸、水肿（喘肿）、喘厥等病证的联系。

二、诊断依据

（1）有慢性肺系疾患病史多年，反复发作，时轻时重，经久难愈。多见于老年人。

（2）临床表现为咳逆上气，痰多，胸中憋闷如塞，胸部膨满，喘息，动则加剧，甚则鼻扇气促，张口抬肩，目胀如脱，烦躁不安，日久可见心慌动悸，面唇发绀，脘腹胀满，肢体浮肿，严重者可出现喘脱。

（3）常因外感而诱发：其他如劳倦过度、情志刺激等也可诱发。

三、相关检查

1. X线检查　胸廓扩张，肋间隙增宽，肋骨平行，活动减弱，横膈降低且变平，两肺野透亮度增加，肺血管纹理增粗、紊乱，右下肺动脉干扩张，右心室增大。

2. 心电图检查　表现为右心室肥大的改变，电轴右偏，顺钟向转位，出现肺型P波等。

3. 血气分析检查　可见低氧血症或合并高碳酸血症。

4. 血液检查　红细胞和血红蛋白可升高，全血黏度和血浆黏度可增加。白细胞总数可增高，中性粒细胞增加。后期可有肝、肾功能的改变，血清电解质紊乱。

四、鉴别诊断

肺胀与哮病、喘证：肺胀与哮病、喘证均以咳而上气、喘满为主症，有其类似之处。区别言之，肺胀是多种慢性肺系疾病日久积渐而成，除咳喘外，尚有心悸，唇甲发绀，胸腹胀满，肢体浮肿等症状；哮是呈反复发作性的一个病种，以喉中哮鸣有声为特征；喘是多种急慢性疾病的一个症状，以呼吸气促困难为主要表现。从三者的相互关系来看，肺胀可以隶属于喘证的范畴，哮与喘病久不愈又可发展成为肺胀。此外，肺胀因外感诱发，病情加剧时，还可表现为痰饮病中的“支饮”证。凡此俱当联系互参，掌握其异同。

五、辨证论治

（一）辨证要点

辨证总属标实本虚，但有偏实、偏虚的不同，因此应分清其标本虚实的主次。一般感邪时偏于邪实，平时偏于本虚。偏实者须分清痰浊、水饮、血瘀的偏盛。早期以痰浊为主，渐而痰瘀并重，并可兼见气滞、水饮错杂为患。后期痰瘀壅盛，正气虚衰，本虚与标实并重。偏虚者当区别气（阳）虚、阴虚的性质，肺、心、肾、脾病变的主次。早期以气虚为主，或为气阴两虚，病在肺、脾、肾；后期气虚及阳，甚则可见阴阳两虚，病变以肺、肾、心为主。

（二）治疗原则

治疗应抓住治标、治本两个方面，祛邪与扶正共施，依其标本缓急，有所侧重。标实者，根据病邪的性质，分别采取祛邪宣肺。降气化痰，温阳利水，甚或开窍、息风、止血等法。本虚者，当以补养心肺、益肾健脾为主，或气阴兼调，或阴阳两顾。正气欲脱时则应扶正固脱，救阴回阳。

（三）分证论治

1. 痰浊壅肺证

主症：胸膺满闷，短气喘息，稍劳即著，咳嗽痰多，色白黏腻或呈泡沫，畏风易汗，脘痞纳少，倦怠乏力，舌暗，苔薄腻或浊腻，脉小滑。

证机概要：肺虚脾弱，痰浊内蕴，肺失宣降。

治法：化痰降气，健脾益肺。

方药：苏子降气汤合三子养亲汤加减。二方均能降气化痰平喘，但苏子降气汤偏温，以上盛兼有下虚，寒痰喘咳为宜；三子养亲汤偏降，以痰浊壅盛，肺实喘满，痰多黏腻为宜。

常用药：苏子、前胡、白芥子化痰降逆平喘；半夏、厚朴、陈皮燥湿化痰，行气降逆；白术、茯苓、甘草运脾和中。

痰多，胸满不能平卧，加葶苈子、莱菔子泻肺祛痰平喘；肺脾气虚，易出汗，短气乏力，痰量不多，酌加党参、黄芪、防风健脾益气，补肺固表。

若属外感风寒诱发，痰从寒化为饮，喘咳，痰多黏白泡沫，见表寒里饮证者，宗小青龙汤意加麻黄、桂枝、细辛、干姜散寒化饮；饮郁化热，烦躁而喘，脉浮，用小青龙加石膏汤兼清郁热；若痰浊夹瘀，唇甲紫暗，舌苔浊腻者，可用涤痰汤加丹参、地龙、桃仁、红花、赤芍、水蛭等。

2. 痰热郁肺证

主症：咳逆，喘息气粗，胸满，烦躁，目胀睛突，痰黄或白，黏稠难咯，或伴身热，微恶寒，有汗不多，口渴欲饮，溲赤，便干，舌边尖红，苔黄或黄腻，脉数或滑数。

证机概要：痰热壅肺，清肃失司，肺气上逆。

治法：清肺化痰，降逆平喘。

方药：越婢汤加半夏汤或桑白皮汤加减。前方宣肺泄热，用于饮热郁肺，外有表邪，喘咳上气，目如脱状，身热，脉浮大者；后方清肺化痰，用于痰热壅肺，喘急胸满，咳吐黄痰或黏白稠厚者。

常用药：麻黄宣肺平喘；黄芩、石膏、桑白皮清泄肺中郁热；杏仁、半夏、苏子化痰降气平喘。

痰热内盛，胸满气逆，痰质黏稠不易咯吐者，加鱼腥草、金荞麦、瓜蒌皮、海蛤粉、大贝母、风化硝清热化痰利肺；痰鸣喘息，不得平卧，加射干、葶苈子泻肺平喘；痰热伤津，口干舌燥，加天花粉、知母、芦根以生津润燥；痰热壅肺，腑气不通，胸满喘逆，大便秘结者，加大黄、芒硝通腑泄热以降肺平喘；阴伤而痰量已少者，酌减苦寒之味，加沙参、麦冬等养阴。

3. 痰蒙神窍证

主症：神志恍惚，表情淡漠，谵妄，烦躁不安，撮空理线，嗜睡，甚则昏迷，或伴肢体瞤动，抽搐，咳逆喘促，咳痰不爽，苔白腻或黄腻，舌质暗红或淡紫，脉细滑数。

证机概要：痰蒙神窍，引动肝风。

治法：涤痰，开窍，息风。

方药：涤痰汤加减。本方可涤痰开窍，息风止痉，用于痰迷心窍，风痰内盛，神志昏蒙或嗜睡，痰多，肢体瞤动者。

常用药：半夏、茯苓、橘红、胆星涤痰息风；竹茹、枳实清热化痰利膈；菖蒲、远志、郁金开窍化痰降浊。另可配服至宝丹或安宫牛黄丸以清心开窍。

若痰热内盛，身热，烦躁，谵语，神昏，苔黄舌红者，加葶苈子、天竺黄、竹沥；肝风内动，抽搐，加钩藤、全蝎，另服羚羊角粉；血瘀明显，唇甲发绀，加丹参、红花、桃仁活血通脉；如皮肤黏膜出血，咯血，便血色鲜者，配清热凉血止血药，如水牛角、生地、丹皮、紫珠草等。

4. 阳虚水泛证

主症：心悸，喘咳，咳痰清稀，面浮，下肢浮肿，甚则一身悉肿，腹部胀满有水，脘痞，纳差，尿少，怕冷，面唇青紫，苔白滑，舌胖质黯，脉沉细。

证机概要：心肾阳虚，水饮内停。

治法：温肾健脾，化饮利水。

方药：真武汤合五苓散加减。前方温阳利水，用于脾肾阳虚之水肿；后方通阳化气利水，配合真武汤可加强利尿消肿的作用。

常用药：附子、桂枝温肾通阳；茯苓、白术、猪苓、泽泻、生姜健脾利水；赤芍活血化瘀。

若水肿势剧，上凌心肺，心悸喘满，倚息不得卧者，加沉香、黑白丑、川椒目、葶苈子、万年青根行气逐水；血瘀甚，发绀明显，加泽兰、红花、丹参、益母草、北五加皮化瘀行水。待水饮消除后，可参照肺肾气虚证论治。

5. 肺肾气虚证

主症：呼吸浅短难续，声低气怯，甚则张口抬肩，倚息不能平卧，咳嗽，痰白如沫，咯吐不利，胸闷心慌，形寒汗出，或腰膝酸软，小便清长，或尿有余沥，舌淡或黯紫，脉沉细数无力，或有结代。

证机概要：肺肾两虚，气失摄纳。

治法：补肺纳肾，降气平喘。

方药：平喘固本汤合补肺汤加减。前方补肺纳肾，降气化痰，用于肺肾气虚，喘咳有痰者；后方功在补肺益气，用于肺气虚弱，喘咳短气不足以息者。

常用药：党参（人参）、黄芪、炙甘草补肺；冬虫夏草、熟地、胡桃肉、脐带益肾；五味子收敛肺气；灵磁石、沉香纳气归原；紫菀、款冬、苏子、法半夏、橘红化痰降气。

肺虚有寒，怕冷，舌质淡，加肉桂、干姜、钟乳石温肺散寒；兼有阴伤，低热，舌红苔少，加麦冬、玉竹、生地养阴清热；气虚瘀阻，颈脉动甚，面唇发绀明显，加当归、丹参、苏木活血通脉。如见喘脱危象者，急用参附汤送服蛤蚧粉或黑锡丹补气纳肾，回阳固脱。病情稳定阶段，可常服皱肺丸。

六、预防调护

（1）原发病的治疗。

（2）防止经常感冒、内伤咳嗽迁延发展成为慢性咳喘，是预防形成本病的关键。

（3）既病之后，更应注意保暖，秋冬季节，气候变化之际，尤需避免感受外邪。

（4）一经发病，立即治疗，以免加重。

（5）平时常服扶正固本方药增强正气，提高抗病能力，禁烟酒，忌恣食辛辣、生冷、咸、甜之品。

（6）有水肿者应进低盐或无盐饮食。

（江海艳）

第十四节　肺痿

一、概述

肺痿，系咳喘日久不愈，肺气受损，津液耗伤，肺叶痿弱，临床表现以气短，咳吐浊唾涎沫，反复发作为特点。

大凡各种原因所致的慢性咳嗽，如现代医学的慢性支气管炎、支气管扩张症、慢性肺脓肿后期、肺纤维化、肺不张、肺硬变、矽肺等，经久不愈，咳唾稠痰、脓痰或涎沫，或痰中带血丝，咯血者，均可参照本病辨证论治。

二、临床表现

咳吐浊唾涎沫，虚热者痰黏而稠，不易咯出，容易咯血；虚寒者吐涎沫，痰清稀而量多。有肺脏内伤久咳，或痰热久嗽，或肺痨久咳，或肺痈日久，或寒哮日久等病史。

三、鉴别诊断

1. 肺痿与肺痈　肺痿与肺痈同属肺脏疾患，但肺痿以咳吐浊唾涎沫为主症；而肺痈以咳则胸痛、吐痰腥臭，甚则咳吐脓血为主症。《医门法律》说：“肺痈者，肺气壅而不通也；肺痿者，肺气衰而不振也。”一般说，肺痈为实证，或虚实夹杂为主，肺痿则纯属虚；肺痈脓痰腥臭，肺痿浊痰不臭，虚热肺痿虽亦咯吐黄痰浊痰，或咳唾脓血，但痰浊脓血不腥；肺痈发病急，病势凶，形体不瘦，肺痿发病缓，病程长，形体消瘦。肺痈失治久延，可转为肺痿。肺痈脉数而实，肺痿脉数而虚。《医宗金鉴》说：“肺痿得之于热亡津，虚邪也，故脉数虚；肺痈得之于热毒蓄结，实邪也，故脉数而实。”

2. 肺痿与劳嗽　劳嗽与肺痿都存在程度不同的肺脏器质性和功能性病变，但肺痿不同于劳嗽的病理改变，二者有轻重因果关系。一般说，肺痿较劳嗽更为严重，是在劳嗽的基础上进一步恶化而形成。临床表现二者都有口干舌燥、痰中带血，骨蒸盗汗，气短，喘促，语声低怯，皮毛干枯，神疲消瘦，失精亡血，脉虚数等，为阴虚内热，鉴别要点就在于有无浊唾涎沫及气息张口抬肩。一般说，劳嗽未恶化到肺痿病理阶段，不出现浊唾涎沫之症状；劳嗽虽然可以出现呼吸困难，气短，但其程度没有肺痿严重，待劳嗽发展成肺痿时，呼吸就更加困难，不得不借助于张口抬肩来进行呼吸。临床见有劳嗽后期可转为肺痿重疾。

3. 涎沫与饮痰　肺痿写痰饮病之临床表现不难区别，仅就咳吐涎沫与饮痰而言，一般肺燥津伤之轻者，则发为无痰之干咳，然肺燥深重津气伤极而叶萎者，则发为“吐白沫”之肺痿，这种白沫的特点是中间不带痰块，胶黏难出，伴口燥咽干，白沫之泡，小于粟粒，轻如飞絮，结如棉球，有时粘在唇边，吐而不爽，与痰饮病咳吐之饮痰，痰液成块，或虽色白粘连成丝，但口咽一般不燥，较易咯出，显然有别。肺痿咳吐之浊唾涎沫与痰饮病之饮痰，乃一燥一湿，一虚一实，有如水之与火，冰之与炭，不可混为一谈。

四、辨证论治

（一）辨证要点

1. 辨寒热　虚热肺痿是阴液不足，虚热内生；虚寒肺痿是用气耗伤，肺中虚冷；两者容易辨认。唯虚热肺痿日久，阴损及阳，可见气阴两虚，或出现寒热夹杂现象。寒热夹杂者，应当辨其阴虚内热为主，或是气伤虚冷为主，施治方可中的。如虚寒肺痿仍按虚热论治，必将进一步耗伤阳气，反使病情加重，不可不慎。

2. 辨兼证　肺痿病位主要在肺，肺阴不足可以同时有肾阴不足，证见潮热盗汗，手足心热，腰痛膝软，足跟疼痛等；肺气不足可以同时有脾气虚损，证见全身乏力，纳少腹胀，大便溏稀，四肢沉重等。在辨证中均宜分辨。

（二）分证论治

1. 肺燥津伤，虚热肺痿

主症：咳吐浊唾涎沫，其质黏稠，不易咯出，胶黏唇边，吐不清爽，长丝不断，或涎沫中带有血丝，或咳甚则咯血，血色鲜红，咳声不扬，语声低怯，甚则音嗄，气急喘促，咽干口燥，潮热盗汗，形体消瘦，皮毛干枯，可兼肾阴亏损或心阴不足等见症。舌质红，津少而干；脉象虚数。

治法：滋润生津，益气养阴，清金救肺。

方药：麦门冬汤加减。

党参15g，麦冬12g，法半夏10g，山药18g，玉竹15g，石斛12g，甘草6g。水煎服，每日1剂。

如阴虚燥热较盛、虚热表现比较明显，可用清燥救肺汤（桑叶、石膏、杏仁、甘草、麦冬、人参、阿胶、炒胡麻仁、炙枇杷叶）以清热润燥。津伤甚者，再加沙参、玉竹养其肺津；潮热明显，可加银柴胡、地骨皮等以清虚热。平时可常服琼玉膏调理（生地黄汁、茯苓、人参、白蜜）。

2. 肺中虚冷，虚寒肺痿

主症：咳吐涎沫，其质清稀量多，口不渴，形寒气短，神疲乏力，不思饮食，尿频数或遗尿不禁，夜尿次数较多，舌质淡苔薄白，舌体胖嫩，脉虚弱。

治法：温肺散寒，益气生津。

方药：甘草干姜汤加味。

炙甘草9g，干姜12g，党参15g，白术12g，茯苓12g，黄芪12g，大枣5枚。水煎服，每日1剂。

阴虚血少气弱者，可选用炙甘草汤以益气养血滋阴（炙甘草、人参、桂枝、生姜、阿胶、生地黄、麦冬、火麻仁、大枣），往往可收到比较好的效果。

五、其他疗法

简验方：

（1）百合30g煮粥，每日一次，适用于虚热肺痿。

（2）银耳15g，冰糖10g。同煮内服，适用于虚热肺痿。

（3）紫河车一具，研末，每日一次，每服3g，适用于虚寒肺痿。

六、预防与调摄

由于肺痿是因久咳引起，积极预防咳嗽反复发作，对预防肺痿有积极的意义，除了外感咳嗽及时治疗外，平时还需要做到以下几点。

（1）要加强锻炼，增强体质，提高机体的抗病能力。

（2）要戒烟，减少对呼吸道的刺激，也可减轻咳嗽的发作。

（3）避免过食黏腻肥甘之品，以免助痰生湿，加重病情。

（4）改善环境卫生，消灭烟尘等空气污染，对预防咳嗽有重要意义。

（彭红星）

第十五节 肺痨

一、概述

肺痨是指以咳嗽、咯血、潮热、盗汗及身体逐渐消瘦为主要临床表现的一种具有传染性的慢性虚弱性肺系病证。病轻者诸症间作，重者则每多兼见。西医所称的肺结核可参考本篇辨证论治。

二、病因病机

肺痨的致病因素，主要有两个方面，外则痨虫传染，内伤则正气虚弱，两者多互为因果。痨虫蚀肺，肺阴耗损，可致阴虚火旺，或气阴两虚，甚则阴损及阳，其病理性质主要在于阴虚。

（一）感染“痨虫”

“痨虫”传染是形成本病的主要病因，因直接接触本病患者，导致“痨虫”入肺，侵蚀肺脏而发病。如探病、酒食、看护患者或与患者朝夕相处，都是导致感染的条件。

（二）正气虚弱

或由于先天禀赋不足，小儿发育不良，抗病能力低下，“痨虫”乘虚入侵。或因酒色过度，耗伤精血，元气受伤；或劳倦太过，忧思伤脾，脾虚肺弱，痨虫入侵而发病。或因大病、久病后身体虚弱，失于调治；或外感咳嗽，经久不愈；或胎产之后失于调养，气血不足等，皆易致“痨虫”入侵。还可因生活贫困，或厌食挑食，饮食营养不足，终致体虚不能抗邪而感染“痨虫”。

肺痨之病机特点以阴虚为主。肺喜润恶燥，痨虫蚀肺，肺体受损，首耗肺阴，而见肺阴亏损之候，继则肺肾同病，兼及心肝，导致阴虚火旺；或因肺脾同病，导致气阴两伤，甚则阴损及阳，而见阴阳两虚之候。

三、临床表现

初期仅感疲劳乏力、干咳、食欲不振、形体逐渐消瘦。病重者可出现咳嗽、咯血、潮热、颧红、盗汗、形体明显消瘦等主要临床表现。且有与肺痨患者长期密切接触史。

四、相关检查

X线检查可早期发现肺结核，X线摄片大多可见肺部结核病灶。活动性肺结核痰涂片或结核菌培养多呈阳性。听诊病灶部位呼吸音减弱或闻及支气管呼吸音及湿啰音。红细胞沉降率增快、结核菌素试验皮试呈强阳性有助于诊断。

五、鉴别诊断

1. 虚劳　肺痨与虚劳的共同点是都有正气虚表现，而主要区别在于肺痨为痨虫侵袭所致，主要病变在肺，具有传染性，以阴虚火旺为其病机特点，以咳嗽、咯血、潮热、盗汗、消瘦为主要临床症状；而虚劳则由多种原因所导致，病程较长，病势缠绵，一般不具有传染性，可出现五脏气、血、阴、阳亏虚的虚损症状，是多种慢性虚损证候的总称。

2. 肺痿　肺痨与肺痿两者病位均在肺，但肺痿是多种慢性肺部疾患所导致的肺叶痿弱不用。在临床上肺痿是以咳吐浊唾涎沫为主要症，而肺痨是以咳嗽、咯血、潮热、盗汗为特征。肺痨后期亦可致肺痿。

3. 肺胀　以咳嗽、咳痰、气喘、浮肿四大主症为特征，其中气喘不续症状最为显著，多为久咳、哮证等肺系疾病演变而成，而肺痨以咳嗽、咯血、潮热、盗汗、消瘦为主要临床症状。

六、辨证论治

（一）辨证要点

初期仅感疲劳乏力、干咳、食欲不振、形体逐渐消瘦。病重者可出现咳嗽、咯血、潮热、颧红、盗汗、形体明显消瘦等主要临床表现。且有与肺痨患者长期密切接触史。

（二）分证论治

肺痨的病变部位主要在肺，临床以肺阴亏损为多见，如进一步演变发展，则表现为阴虚火旺，或气阴耗伤，甚至阴阳两虚。病久多及脾肾，临床上以咳嗽、咯血、潮热、盗汗四大主要症状为特点。

肺痨的治疗当以补虚培元和治痨杀虫为原则。根据体质强弱分别主次，尤需重视增强正气，以提高抗病能力。调补脏器重点在肺，同时注意补益脾肾。治疗大法应以滋阴为主，火旺者兼以降火，合并气虚、阳虚者，则当同时兼顾。杀虫主要是针对病因治疗，如《医学正传·劳极》指出“一则杀其虫，以绝其根本，一则补其虚，以复其真元”的两大治则。

1. 肺阴亏损

主症：干咳少痰，咳声短促，或痰中带血丝，血色鲜红，胸部隐痛，午后自觉手足心热，或盗汗，皮肤干灼，口干咽燥，苔薄，舌边尖红，脉细或兼数。

证候分析：阴虚肺燥，肺失滋润，其气上逆，故咳；虚火灼津，故少痰；肺损络伤，则痰中带血，血色鲜红，胸部隐痛；阴虚内热，故午后手足心热，皮肤干灼；肺阴耗伤，则口干咽燥；苔薄质红，脉细数属阴虚之候。

治法：滋阴润肺。

方药：月华丸（《医学心悟》）。本方功能补虚杀虫，滋阴镇咳，化痰止血。方中沙参、麦冬、天冬、生地、熟地滋阴润肺；百部、獭肝、川贝润肺止嗽，兼能杀虫；桑叶、白菊花疏风清热，清肺止咳；阿胶、三七有止血和营之功；茯苓、山药健脾补气，以资气血生化之源。若咳频而痰少质黏者，可加甜杏仁与方中川贝共奏润肺化痰止咳之功，并可配合琼玉膏（《洪氏集验方》）以滋阴润肺；痰中带血丝较多者，加白及、小蓟、仙鹤草、白茅根等和络止血；若低热不退者可酌配银柴胡、地骨皮、功劳叶、青蒿、胡黄连等以清热除蒸；若久咳不已，声音嘶哑者，可加诃子皮等以养肺利咽，开音止咳。

2. 虚火灼肺

主症：呛咳气急，痰少质黏，或吐痰黄稠量多，咯血，血色鲜红，午后潮热，骨蒸，五心烦热，颧红，盗汗量多，心烦口渴，失眠，急躁易怒，或胸胁掣痛，男子遗精，女子月经不调，形体日渐消瘦，舌红而干，苔薄黄或剥，脉细数。

证候分析：肺病及肾，肺肾阴伤，虚火内灼，炼津成痰，故呛咳气急，痰少质黏，或吐痰黄稠量多；虚火灼伤血络，则咯血，血色鲜红；肺病及肾，不能输津滋肾，致肾水亦亏，水亏火旺，故骨蒸，潮热，盗汗，五心烦热；肝肺络脉不和，故见胸胁掣痛；心肝火盛，则心烦失眠，易怒；肾阴亏虚，相火偏旺，扰动精室，则遗精；冲任失养，则月经不调；阴精耗伤以致形体日渐消瘦；舌红而干，苔薄黄而剥，脉细数均为阴虚燥热内盛之象。

治法：滋阴降火。

方药：百合固金汤（《医方集解》）合秦艽鳖甲散（《卫生宝鉴》）加减。百合固金汤功能滋养肺肾，用于阴虚阳浮，肾虚肺燥之证。用百合、麦冬、玄参、生地、熟地滋阴润肺，止咳生津；当归活血养血；白芍柔润滋阴；桔梗、贝母、甘草清热化痰止咳；合鳖甲、知母滋阴清热；秦艽、柴胡、地骨皮、青蒿清热除蒸；另可加龟甲、阿胶、五味子、冬虫夏草滋养肺肾之阴，培其本元；百部、白及补肺止血，抗结核杀虫。若火旺较甚，热势明显者，酌加胡黄连、黄芩苦寒泻火、坚阴清热；痰热蕴肺，咳嗽痰黄稠浊，酌加桑白皮、花粉、知母、马兜铃、鱼腥草等清化痰热；咯血较著者，加黑山栀、丹皮、紫珠草、大黄炭、地榆炭等凉血止血；血出紫黯成块，伴胸胁刺痛者，可酌加三七、茜草炭、蒲黄、郁金等化瘀和络止血；盗汗甚者可选乌梅、煅牡蛎、麻黄根、浮小麦等养阴止汗。

3. 气阴耗伤

主症：咳嗽无力，气短声低，咳痰稀白量多，或痰中带血，午后潮热，伴有畏风寒，自汗、盗汗，纳少神疲，便溏，面色㿠白，颧红，舌质淡、边有齿痕，苔薄，脉细弱而数。

证候分析：肺脾同病，阴伤气耗，清肃失司，肺不主气而为咳，气不化津而成痰，肺虚络损，痰中带血；阴虚内热则午后潮热，盗汗，颧红；阴虚日久而致气虚，气虚不能卫外，故畏风，自汗；脾虚不健，则纳少神疲，便溏；舌质淡、边有齿痕，苔薄，脉细弱而数均为气阴两虚之候。

治法：益气养阴。

方药：保真汤（《十药神书》）加减。本方功能补气养阴，兼清虚热。药用人参、黄芪、白术、茯苓、大枣、炙甘草补肺益脾，培土生金；天冬、麦冬、五味子滋阴润肺止咳；熟地、生地、当归、白芍以育阴养荣，填补精血；地骨皮、银柴胡清退虚热；黄柏、知母滋阴清热；陈皮、生姜运脾化痰。亦可加白及、百部以补肺杀虫。若夹有湿痰者，可加姜半夏、橘红、茯苓等燥湿化痰；咯血量多者可酌加蒲黄、仙鹤草、三七等，配合补气药，以补气摄血；咳嗽痰稀者，可加紫菀、款冬花、苏子温润止嗽；有骨蒸、盗汗等伤阴症状者，可加鳖甲、牡蛎、乌梅、地骨皮、银柴胡等补阴配阳，清热除蒸；如纳少腹胀、大便溏薄者，酌加扁豆、薏苡仁、莲子肉、山药等甘淡健脾。

4. 阴阳虚损

主症：咳逆喘息，少气，咳痰色白有沫，或夹血丝，血色暗淡，潮热，盗汗，自汗，声嘶或失音，面浮肢肿，心慌，唇紫，形寒肢冷，或见五更泄泻，口舌生糜，大肉尽脱，男子滑精阳痿，女子经少、经闭，舌质光淡隐紫，少津，脉微细而数，或虚大无力。

证候分析：肺痨日久，阴伤及阳，出现阴阳两虚，肺、脾、肾三脏并损的证候。肺不主气，肾不纳气，故咳喘少气，咳痰色白；咳伤血络则痰中带血，血色暗淡；阴伤则潮热盗汗；阴伤声道失润，金碎不鸣而声嘶；脾肾两虚则见浮肿，肾泄；病及于心，则心慌，唇紫；虚火上炎，则口舌生糜；卫虚则形寒自汗；精气衰竭，无以充养形体、资助冲任之化源，故女子经少、经闭，大肉尽脱；命门火衰，故男子滑精、阳痿；舌脉均为阴阳俱损之象。

治法：滋阴补阳。

方药：补天大造丸（《医学心悟》）加减。本方温养精气，培补阴阳。方中用人参、黄芪、白术、山药、茯苓以补肺脾之气；白芍、当归、枣仁、远志养血宁心；枸杞、熟地、龟甲培补阴精；鹿角、紫河车助真阳而填精髓。另可酌加麦冬、阿胶、五味子滋养肺肾。若肾虚气逆喘息者，配钟乳石、冬虫夏草、诃子、蛤蚧、五味子等摄纳肾气以定喘；心悸者加丹参、远志镇心安神；五更泄泻者配用煨肉豆蔻、山茱萸、补骨脂以补火暖土，并去地黄、阿胶等滋腻碍脾的药物。

七、其他疗法

（一）针灸治疗

1. 基本处方　膏肓、肺俞、膻中、太溪、足三里。

膏肓功擅补肺滋阴；肺俞、膻中属前后配穴法，可补肺止咳；太溪补肾水以滋肺阴；足三里疗诸劳虚损。

2. 加减运用

（1）肺阴亏损证：加肾俞、复溜、三阴交以养阴润肺。诸穴针用补法，膏肓、肺俞可用灸法。

（2）虚火灼肺证：加尺泽、阴郄、孔最以滋阴清热、凉血止血。诸穴针用平补平泻法，膏肓、肺俞可用灸法。

（3）气阴耗伤证：加气海、三阴交以益气养阴。诸穴针用补法，膏肓、肺俞可用灸法。

（4）阴阳虚损证：加肾俞、脾俞、关元以填补精血、温补脾肾。诸穴针用补法，膏肓、肺俞可用灸法。

（5）胸痛：加内关以理气宽胸。诸穴针用平补平泻法。

（6）心烦失眠：加神门以养心安神。诸穴针用平补平泻法。

（7）急躁易怒：加太冲以疏肝理气。诸穴针用平补平泻法。

8. 面浮肢肿　加关元、阴陵泉以温肾健脾利水。诸穴针用平补平泻法，关元可用灸法。

（二）耳针疗法

取肺区敏感点、脾、肾、内分泌、神门，每次取双耳穴 2 ~ 3 穴，毫针刺法，留针 15 ~ 20 分钟，隔日 1 次，10 次为 1 个疗程。

（三）穴位敷贴法

（1）取穴：颈椎至腰椎旁膀胱经第一侧线。

（2）药物：五灵脂、白芥子各15g，甘草6g，大蒜15g。

（3）方法：五灵脂、白芥子研末，与大蒜同捣匀，入醋少量，摊纱布上，敷于颈椎至腰椎旁膀胱经第一侧线上，保持1～2小时，皮肤有灼热感则去之，7日1次。

八、预防及预后

肺痨是一种慢性传染性疾病，长期以来一直威胁着人类健康。结核病的传染源主要是痰涂片检查阳性的肺结核排菌患者，传染途径是经呼吸道传染。结核病传染的程度主要受结核患者的排菌量、咳嗽症状以及接触的密切程度等因素的影响。预防或减少发生结核病的措施首先就是不要受结核菌感染，不受结核菌感染就不会发生结核病。因此及时发现和彻底治疗结核患者，消灭传染源，是控制结核病在人群中流行的最有效和最重要的方法。如能在人群中及时发现并彻底治疗传染源，则能保护健康人减少或免受结核菌的传染，从而使受结核菌感染的人群和发生结核病的人明显减少。

新生儿应进行疫苗注射结核病患者，尤其是排菌患者应尽量减少出现在公共场所，避免对着他人咳嗽、打喷嚏，在患病期间最好不结婚、生育，以免把病菌传染给对方或加重病情，应待肺结核病情稳定后再结婚、生育。肺结核患者一旦确诊必须进行全程规律化疗，这种方法能治愈90%以上新发的肺结核患者。对长期与排菌患者密切接触且结核菌素试验呈强阳性人群也主张用异烟肼预防性化疗六个月。卡介苗接种是预防儿童粟粒型肺结核和结核性脑膜炎的有效方法，所以对新生儿应该按计划免疫程序进行卡介苗接种，以提高对结核病的免疫能力。

做好宣传工作，预防疾病的传播流行。痰是结核杆菌最集中的地方，对痰的处理，是防止结核病传播的重要手段之一。最科学简便的方法是把吐在纸上，包好，然后烧掉。或在痰盒中装少量石灰，能杀死结核菌。

做到“无病早防，有病即查，查出必治，治必彻底”，并且向广大群众进行防痨宣传，使广大群众掌结核病的防治知识。定期集体肺部检查，对新生儿接种卡介苗，是预防结核病发生的重要措施。

九、病案选录

郭××，女，20岁，1976年3月25日初诊。

病史：咳嗽，发热两个多月，伴精神不振，身软乏力，食欲减退，口苦乏味，吐痰不多，两颧潮红，午后发热，体温在37.4～38.3℃，夜间盗汗，有时心悸，睡眠不实，停经一个多月，血沉38mm，胸透为浸润型肺结核，注射链霉素有反应。现仅服雷米封，但症状不减。脉沉弦数，舌质红，苔薄。

辨证施治：肺阴不足，阴虚火旺，肺失清肃，虚热内生。治以滋阴清热之法。

处方：沙参12g，生地12g，黄芩9g，夏枯草15g，连翘15g，麦冬12g，丹皮6g，地骨皮12g，百部12g，甘草6g。

二诊：服上方六剂，精神佳，咳嗽轻，痰少，仍低热，纳呆。上方加麦芽24g，银柴胡9g。

三诊：服药十剂，症状明显好转，精神好，食欲增，体温降低，37.2～37.5℃。原方加赤芍12g，银柴胡9g。

四诊：又服十剂，一般情况好转，体重增加，身不发热，体温正常，盗汗也不明显。仍以上方化裁，共服四十余剂，病情稳定，60多天后复查血常规、血沉均属正常，5个月后胸部透视病灶已趋硬结。

（彭红星）

第十六节　咯血

一、概述

咯血是血由肺而来，经咳嗽而出的一种证候。或痰血相混，或痰中夹有血丝，或为纯血，间夹泡沫，或一咯即出，满口皆血，故前人又称为嗽血或咯血。

咯血的发生多和肺有关，但其他疾病，特别是心脏疾患也可引起咯血。

现代医学的肺结核、肺炎、肺脓肿、支气管扩张、心力衰竭、血液病等，都能引起咳血，均可参照本篇施治。

二、辨证论治

（一）辨证要点

1. 辨外感、内伤　外感者多属肺有燥热，证见发热头痛，咽痒咳嗽，口干鼻燥，脉浮数。内伤者，或属肝火犯肺，证见口苦胁痛，烦躁火升，苔黄，脉弦数，或属阴虚阳亢，两颊潮红，午后潮热，咳嗽痰少，五心烦热，舌红苔少，脉弦细。

2. 辨标本虚实　咯血者其标在肺，其本在肾。张景岳说：“咳血属肾。”即是指其本而言。若肾阴亏损，则虚火上犯于肺，而里上盛下虚之侯。一般来说，外感者属实，内伤者多虚或虚实夹杂之证。

3. 咯血与吐血相鉴别　两者容易混淆，但其病因证治各不相同，故必须分清。参见（表7－1）。

表7－1　咯血与吐血的鉴别

证＼辨	咯血	吐血
出血方式	随咳嗽而出	随呕吐而出
出血前伴有症状	喉部发痒，咳嗽	上腹部不适或痒痛，恶心呕吐或眩晕
血色	鲜红色或带泡沫	深红或咖啡色
血液内混合物	常与痰相混	伴有食物残渣及胃液
酸碱反应	碱性	酸性
病史	有肺病、心脏病、血液病史	有消化系疾病史
大便	一般为正常黄色	多呈柏油样色

（二）分证论治

1. 燥热伤肺

主症：喉痒咳嗽，痰中带血，口干鼻燥，或有身热，舌红，少津，苔薄黄，脉数。

治法：清热润肺，宁络止血。

方药：桑杏汤。

桑叶、栀子、淡豆豉、沙参、梨皮、杏仁、贝母。

加减：兼有外感风热的表证时，加银花、连翘、牛蒡子。

2. 肝火犯肺

主症：咳嗽阵作，痰中带血或纯血鲜红，胸胁胀痛，烦躁易怒，口苦，舌质红，苔薄黄，脉弦数。

治法：清肝泻肺，凉血止血。

方药：泻白散合黛蛤散。

桑白皮、地骨皮、海蛤壳、青黛、甘草。

加减：肝火较甚者加丹皮、栀子、黄芩；若咯血量多、纯血鲜红，可用犀角地黄汤加三七粉冲服。

3. 阴虚肺热

主症：咳嗽痰少，痰中带血或反复咯血，血色鲜红，口干咽燥，颧红，潮热盗汗，舌质红，脉细数。

治法：滋阴润肺，宁络止血。

方药：百合固金汤。

百合、麦冬、玄参、生地、熟地、当归、白芍、贝母、甘草。

加减：盗汗加糯稻根、浮小麦、五味子、牡蛎。

三、其他疗法

（1）鲜土大黄60g。水煎服。适用于肺结核咯血。

（2）生地18g，黄芩8g，丹皮9g，大黄炭9g。水煎服。适用于热伤血络之咯血。

（3）地榆、甘草各12g。水煎服。适用于肺结核咯血。

（4）白及30g，百部30g，百合60g，桃仁9g。共为细末，每次9g，每日2次。适用肺结核，支气管扩张咯血。

（5）白及、花蕊石、血余炭各等分，或其中任何一味研细末，每次6～9g。适用于应急止血。

四、预防与调摄

咯血，是内科常见急症，病因复杂，病情多变，严重者威胁患者生命，应尽快找出病因，明确出血部位。急则治其标，先止血。但千万不能忽略针对病因的治疗。虽然咯血国内常见的仍是支气管扩张、肺结核、肺肿瘤，但对每个患者均需全面考虑具体分析，有的放矢地进行检查、治疗。

（1）预防感冒外出时要根据天气变化增加衣服，防止受寒感冒。

（2）注意饮食以富含维生素的食物为首选。

（3）“管理空气”房间经常通风，保持适宜温度（一般18～25℃）和湿度（一般40%～70%）。

（4）锻炼身体要进行适度的体育锻炼和呼吸功能锻炼。

（5）备急救药家里要备小药箱，尤其要备足止咳药物，如治疗干咳为主的喷托维林（咳必清）片和糖浆；以镇咳为主的可愈糖浆；以镇咳化痰为主的棕胺合剂等。家庭必备止血药物如云南白药、镇静的药物如安定等。注意要及时更换小药箱里的过期药物。

（6）戒烟、限酒患有呼吸道疾病的患者，一定要戒烟、限酒，以减少发生咯血的诱因。

（7）情志调畅中医认为，情志变化和疾病有一定的关系，如“喜伤心”“忧伤肺”。像

《红楼梦》中患有肺结核的林黛玉平时忧虑过度，对花落泪，悲天悯人，最后因咯血而死。所以，预防咯血还要注意修身养性。

五、病案选录

励××，男，39岁，1973年9月6日初诊。

病史：吐血五天。患者于7年前发现胃小弯溃疡。五天前突然大口吐血，量较多，同时黑便，在某医院治疗五天，稍有好转，但仍断断续续，且黑便不止，伴胃脘嘈杂不适，头晕，耳鸣，口干苦，全身乏力，精神不振，睡眠不安，过去有吐血、便血史。

体检：面色苍白，精神委靡，呈明显贫血貌，肺（－），心前区可闻柔软之吹风样收缩期杂音，上腹部轻压痛，肝脾来触及，三天前查血色素10.9g，现大便潜血试验仍阳性。舌质淡，苔白，脉沉细数。

辨证施治：胃病日久，脾胃虚弱，劳倦过度以致气不摄血，血液妄行而吐血。治以益气摄血，佐以降逆清火之法。

处方：黄芪30g，当归15g，赤、白芍各12g，生地炭12g，旱莲草9g，丹参12g，白及9g，黄芩炭12g，仙鹤草12g，煅牡蛎30g。

二诊：服药两剂，症状明显好转，头晕减轻，食欲好，未再吐血，大便转为黄色，仍感全身乏力，有时上腹部不适，舌淡苔白，脉细弱。仍宗前方加减：

黄芪30g，党参12g，当归15g，白芍12g，茯苓9g，白术9g，白及9g，仙鹤草12g，陈皮9g，麦芽15g，牡蛎30g，甘草6g。

三诊：服药三剂，大便潜血试验（－），精神食欲均佳，有时上腹轻微不适，舌质较前转红，上方去仙鹤草，加山药15g，远志6g。

四诊：一般情况较好，生活自理如常，唯感腰困，乏力，仍以上方为基础去白及、牡蛎，加枸杞子、麦冬等。后以此方加减化裁，又服中药十余剂，恢复正常工作。

（彭红星）

第十七节　哮病

一、定义

哮病是一种突然发作，以呼吸喘促、喉间哮鸣有声为临床特征的疾病。痰浊内伏，是哮病的宿根，常因感受外邪、饮食不当或情志失调而诱发。

由于哮必兼喘，所以哮病又称作哮喘；亦有称之为哮吼或喘者。

二、历史沿革

《内经》虽无哮病之名，但在许多篇章里都有与哮病相关的症状、病因病机的记载。如《素问·阴阳别论篇》说："阴争于内，阳扰于外，魄汗未藏，四逆而起，起则熏肺，使人喘鸣。"《素问·通评虚实论篇》亦有"乳子中风热，喘鸣肩息……"的记载。喘，指气喘；鸣，即指喉间作声。《素问·太阴阳明论篇》又把这一症状称作"喘呼"："犯贼风虚邪者阳受之……阳受之则入六腑……入六腑则身热不时卧，上为喘呼。""喘呼"也就是气喘而呼鸣有声的意思。可见，《内经》不但对哮病的临床特征有所掌握，而且还认识到本病主要是肺的病变，且与其他脏腑有关；外邪入侵，影响脏腑（特别是肺）的生理功能，是哮病的主要病因病机。

汉代张仲景《伤寒论》中虽然亦无“哮病”这一病名，但“喘家作，桂枝加厚朴杏子佳”之“喘家”，可能就是指素有哮喘史的患者，“作”，则指本病之发作。《金匮要略·肺痿肺痈咳嗽上气病脉证并治》的“咳而上气，喉中水鸡声”、“其人喘，目如脱状”、“咳逆上气，时时唾浊，但坐不得眠”；《金匮要略·痰饮咳嗽病脉证并治》的“膈上病痰，满喘咳吐，发则寒热，背痛、腰疼，目泣自出，其人振振身瞤剧，必有伏饮”，即是对哮病发作时的喉间哮鸣有声、不能平卧的临床特点的描述，同时也指出伏饮、痰浊与本病的发病直接有关。仲景对本病的治疗有丰富的经验，他的许多处方，如桂枝加厚朴杏子汤、越婢加半夏汤、小青龙汤、射干麻黄汤、皂荚丸、葶苈大枣泻肺汤等，至今仍为治疗哮病常用之方。

隋代巢元方《诸病源候论》称本病为“上气鸣息”、“呷嗽”，对其病机有精辟的阐发：“肺主于气，邪乘于肺，则肺疾，疾则肺管不利，不利则气道涩，故气上喘逆，鸣息不通。”该书还指出本病之发与痰有关：“其胸膈痰饮多者，嗽则气动于痰，上搏咽喉之间，痰气相击，随嗽动息，呼呷有声。”其书虽不载方药，但对本病有“应加消痰破饮之药”的原则性的提示。

唐代孙思邈《备急千金要方》、王焘《外台秘要》等著作，以广搜博采为特点，保留了古代医家许多宝贵的经验。如《外台秘要·卷九·久咳坐卧不得方》所载“久患气嗽，发时奔喘，坐卧不得，并喉里呀声，气欲绝”的证候和以麻黄、杏仁为主药的处方，就很明确地认识到本病的发作性和证候特点。

宋代赵佶《圣济总录》等方书虽然没有专门论及哮病，但所论之“伤寒喘”、“肺实”、“肺气喘急”等证，无疑也包括哮病在内。在“伤寒喘”一证里，就指出“其证不一”，有邪气在表、邪实在里以及水气、郁热之异；并强调治法虽多，“各求其本”；已经初具辨证论治的规模。陈无择《三因极一病证方论·喘脉证治》认为上气喘咳一类疾患，主要是肺的病变，应明确定位，庶免迷乱多歧。他说：“夫五脏皆有上气喘咳，但肺为五脏华盖，百脉取气于肺，喘既动气，故以肺为主。”杨士瀛《仁斋直指附遗方论》亦谓：“肺主气，一呼一吸，上升下降，营卫息数，往来流通，安有所谓喘；惟夫邪气伏藏，痰涎浮涌，呼不得呼，吸不得吸，于是上气促急，填塞肺脘，激动争鸣，如鼎之沸，而喘之形状具矣。”从他所描述的喘的症状与病因病机看，很明显的是指哮喘，即哮病。许叔微《普济本事方·卷一》称哮病为“齁喘”，并谓“凡遇天阴欲作雨，便发……甚至坐卧不得，饮食不进，此乃肺窍中积有冷痰，乘天阴寒气从背、口鼻而入，则肺胀作声。此病有苦至终身者，亦有母子相传者”。对哮病的病因病机、临床特点、预后都有了比较明确的认识。书中还载有治哮专方“紫金丹”，以砒剂治哮，至今还为临床所用。在王执中的《针灸资生经》中，已经有了哮喘之名，如他说：“因与人治哮喘，只缪（刺）肺俞，不缪（刺）他穴”、“凡有喘与哮者，为按肺俞无不酸疼，皆为缪刺肺俞，令灸而愈”。又，此期医方中治疗哮病的处方多不胜计，如《圣济总录》一书，单肺气喘急一门就有35方；《普济本事方》还载有治哮专方“紫金丹”，以砒剂治哮。

金元时期，朱丹溪在《丹溪心法》一书中始以“哮喘”作为独立的病名成篇。他认为“哮喘必用薄滋味，专注于痰”；并把哮喘的治法，精辟地概括为“未发以扶正气为主，既发以攻邪气为急”。此论一直为后世医家所宗，影响颇大。

迨明代，朱丹溪弟子戴思恭在《秘传证治要诀·卷六·哮喘》中，明确地提出本病有

“宿根”之说：“喘气之病，哮吼如水鸡之声，牵引胸背，气不得息，坐卧不安，此谓嗽而气喘，或宿有此根……遇寒暄则发……”虞抟《医学正传》明确地对哮与喘作出了区别：“喘以气息言，哮以声响言”、“喘促喉中如水鸡响者，谓之哮；气促而连续不能以息者，谓之喘。”王肯堂《证治准绳》更详细地叙述了两者见症之异：“喘者，促促气急，喝喝息数，张口抬肩，摇身撷肚”、“哮与喘相类，但不似喘开口出气之多……以胸中多痰，结于喉间，与气相搏，随其呼吸呀呷于喉间作声……待哮出喉间之痰去，则声稍息；若味不节，其胸中未尽之痰复与新味相结，哮必更作。”秦景明《病因脉证》认为，哮与喘的主要区别，在于哮是发作性疾患：“每发六、七日，轻则三、四日。或一月，或半月，起居失慎，则旧病复发。”在哮喘的治疗方面，王肯堂《证治准绳》比较系统地对前人经验进行了总结，对哮之属冷而发者，属中外皆寒，用东垣参苏温肺汤合紫金丹劫寒痰；属寒包热，宗仲景、丹溪用越婢加半夏；遇厚味而发者，用清金丹。李士材《医宗必读》则认为哮病其因甚多，或因坐卧寒湿，或因酸咸过食，或因积火熏蒸，总不外乎痰火郁于内，风寒束于外，所以用药不可过于寒凉，恐风邪难解；亦不可过热，恐痰火易升，主张用苏子、枳壳、桔梗、防风、半夏、瓜蒌、茯苓、甘草一方统之，冬加麻黄，夏加石膏，寒加生姜。张景岳《景岳全书》认为哮病之治，应宗丹溪未发扶正、已发攻邪之说，但“扶正气须辨阴阳，阴虚者补其阴，阳虚者补其阳；攻邪气须分微甚，或温其寒，或清其痰火；发久者，气无不虚，故于消散中宜酌加温补，或于温补中宜量加消散”。明人论哮病的治疗，要推张氏最为全面精当。他还指出：“倦倦以元气为念，必使元气渐充，庶可望其渐愈，若攻之太甚未有不致日甚而危者。”亦很有见地。

清代医家在哮病的认识上较之前人又有所进展。李用粹《证治汇补·卷五》精辟地把哮病病因总结为“内有壅塞之气，外有非时之感，膈有胶固之痰”三句话；吴谦《医宗金鉴》把喘吼分作寒热虚实四类，按外寒伤肺、停饮、火郁、痰盛、气虚、肾气虚寒立方。沈金鳌《沈氏尊生书》更进一步认识到本病“大都感于童稚之时，客犯盐醋，渗透气脘，一遇风寒，便窒塞道路，气息喘促”。又谓本病有食哮、水哮、风痰哮、远年久哮种种之异。此外，张璐《张氏医通》、林珮琴《类证治裁》、俞根初《通俗伤寒论》、陈修园《医学三字经》等书中有关哮喘的部分，都结合自己临床实践，对前人经验进行总结和整理。

三、范围

西医学的支气管哮喘、哮喘型支气管炎以及嗜酸性粒细胞增多症或其他急性肺部过敏性疾患引起的哮喘，均可参考本篇进行辨证论治。

四、病因病机

宿痰内伏于肺，每因外感、饮食、情志、劳倦等因素，以致痰阻气道、肺失宣降，是哮病的基本病因病机。

1. 痰伏于内　痰为体内的病理产物，哮病的形成与发作，均以痰为基本病因。产生痰的原因很多，由于痰为津液败浊所成，而脾主饮食水谷的精华与水湿的运化，所以一般常说“脾为生痰之源”，但除脾运失健之外，其他脏腑的功能失调也能产生痰，同时与外界各种致病因素对人体的影响也分不开。如外感风寒而失于表散，或燥热之邪袭肺，病邪由浅入深，留于肺系，影响人体气机和津液的流通，日久而变生痰浊；或因饮食不节，恣食厚味肥甘，嗜饮茶水、酒浆，损伤脾胃；或因长期吸烟，熏灼气道，亦能生痰。此外，如愤怒忧思不断，气机郁滞；或病后体弱，失于调摄，也能造成脏腑功能失调，从而产生痰浊。痰伏于内，胶结不去，遂成为哮病的宿根，一经新邪引动，则痰随气动，聚于肺系，发为哮喘。

2. 肺失宣降　肺主气，司呼吸，外合皮毛，主宣发和肃降。痰浊既为哮病的宿根，又因其久留人体不去，而使正气逐渐虚弱。脾土虚弱，运化功能低下，则新痰日生；肺气耗散，卫外不固，又易致外邪入侵。如因外受风寒，或淋雨践露，或气候突然变化，或正值节气递换，宿痰为新邪引动；或积食化热，火升气逆；或情志违和，或疲劳困乏；以至痰动气阻，壅于肺系，使肺气既不得宣发于外，又不能肃降于下，上逆而为喘息迫促，而哮鸣作声。

总之，哮病的病理因素以痰为主，痰伏藏于肺．成为发病的“宿根”。此后如遇气候突变、饮食不当、情志失调、劳累等多种诱因，均可引起发作。发作期的基本病机变化为“伏痰”遇感引触，痰阻气闭，以邪实为主。若反复久发，肺脾肾渐虚，则在平时也有正虚表现，当大发作时，可见正虚与邪实相互错杂，甚则发生喘脱。

五、诊断与鉴别诊断

（一）诊断

1. 发病特点　哮病大多起病于童稚之时，与禀赋有关，以后可因感冒、气候变化、疲劳、饮食不当、起居失宜等诱因引动而发作，常数年、数十年发作不愈。且发作常有明显的季节性。一般发于秋初或冬令者居多，其次是春季，至夏季则缓解。但也有常年反复发作者。发作时以呼吸迫促、喉间痰鸣有声以及咳嗽、咯痰、胸闷为特点。

2. 临床表现　哮喘发作时的表现：常突然发作，或先有寒热、喷嚏、鼻痒、咽痒、咳嗽或胸闷、恶心呕吐、腹胀、情绪不宁等症状而后出现哮喘并逐渐加重。患者呼吸困难，呼气延长，往往不能平卧，伴有哮鸣、咳嗽，痰多呈黏液样或稀水样，咯吐不利，如能咯出黏痰则痰鸣气喘可得暂时平息，而移时复作。哮喘严重时，甚至张口出气，两肩高耸，心跳心慌，额部冷汗淋漓，面唇紫黑，睛突，烦躁不安，痛苦异常。每次发作可持续数分钟、数小时或数日不等。

哮喘缓解期的表现：哮病在缓解期，可有轻度咳嗽、咯痰、呼吸紧迫感等表现，但也有毫无症状者；病程日久，反复发作者，平时亦可见气喘、咳嗽、咯痰，呼吸时喉间有声，以及自汗畏风、神疲形瘦、腰酸、浮肿等症状。

（二）鉴别诊断

喘证喘证以气息喘急迫促为主要表现，多并发于多种急、慢性疾病病程中。而哮病是一个独立的疾病，除了气息喘促外，以在发作时喉中哮鸣如水鸡声为其特点。“喘以气息言，哮以声响言”，两者以此为辨。实喘中的痰喘，也可能出现气息喘促、哮鸣有声，有类似于哮病、但不若哮病有反复发作的特点，不难鉴别。

六、辨证论治

（一）辨证

1. 辨证要点

（1）辨冷哮、热哮：哮病在发作期主要表现为实证，但有寒热之别。寒证内外皆寒，谓之冷哮；其证喉中哮鸣如水鸡声，咳痰清稀，或色白而如泡沫，口不渴，舌质淡，苔白滑，脉象浮紧。热证痰火壅盛，谓之热哮；其证喉中痰声如曳锯，胸高气粗，咳痰黄稠胶黏，咯吐不利，口渴喜饮，舌质红，舌苔黄腻，脉象滑数。

（2）辨肺、脾、肾之虚：哮病在缓解期可表现为虚证，但有肺虚、脾虚、肾虚之异。肺气虚者，证见自汗畏风、少气乏力；脾气虚者，证见食少、便溏、痰多；肾气虚者，证见腰酸耳鸣、动则喘乏。俱当加以辨别，分清主次。

2. 证候

（1）发作期

1）冷哮

症状：初起恶寒，发热，头痛，无汗，咳嗽，呼吸紧迫感，喉痒、鼻痒或身痒，鼻流清涕如水样；继则喘促加剧，喉中痰鸣如水鸡声，咳吐稀痰，不得平卧，胸膈满闷如窒，面色苍白或青灰，背冷，口不渴，或渴喜热饮。舌质淡，苔白滑，脉浮紧。也有一开始就突然发作，咳喘哮鸣皆呈，而兼见恶寒发热头痛等表证者。

病机分析：感受风寒，或坐卧寒湿，或进食生冷或气候突变，新邪引动在里之伏痰，壅于气道，痰气相搏，故呼吸迫促，哮鸣有声。恶寒、发热、头痛、无汗、鼻痒、喉痒，皆风寒束表之征；咳吐稀痰，背部冰冷，面色苍白或青灰，为寒痰在里之象。痰气阻于气道，肺失清肃宣发，气机不得流通，故胸闷如窒、不能平卧；中外皆寒，故不渴；渴者，亦非津液之虚，而是痰气交阻、津液不升，故虽渴而不思饮，即使饮亦喜饮热汤。苔白滑、脉浮紧，亦为外有风寒、里有寒痰之象。

2）热哮

症状：发热，头痛，有汗，气促胸高，喉中哮鸣，声若曳锯，张口抬肩，不能平卧，痰色黄而胶黏浓稠，呛咳不利，胸闷，烦躁不安，面赤，口渴喜饮，大便秘结。舌质红，苔黄腻或滑，脉滑数。

病机分析：肥甘厚味，酿痰积热，熏灼肺胃，引动宿痰，窒塞关隘，使肺失清肃下行之常，故胸高气粗、痰喘哮鸣；痰火壅盛，故胸闷烦躁、痰黄黏稠难出、咳呛不已；痰火内蒸，则汗出、身热、头痛、口渴饮冷、大便秘结；舌红、苔黄、脉滑数，亦皆痰热内盛之象。

（2）缓解期

1）肺脾气虚

症状：咳嗽短气，痰液清稀，面色㿠白，自汗畏风，食少，纳呆，便溏，头面四肢浮肿。舌淡有齿痕，苔白，脉濡弱。

病机分析：哮病反复发作，正气日伤，脾虚则运化失职，其证食少、便溏、多痰、浮肿；咳喘既耗肺气，脾虚母气亏虚，土不生金，而肺气更虚，皮毛不固，则自汗畏风，藩篱空疏，外邪易侵；舌薄脉濡弱皆脾肺气虚之征。

2）肺肾两虚

症状：咳嗽短气，自汗畏风，动则气促，腰膝酸软，脑转耳鸣，盗汗遗精。舌淡脉弱。

病机分析：肺为气之主，肾为气之根；久病不已，穷必及肾。咳嗽、短气、自汗、畏风，为肺气不足；动则气喘、腰酸耳鸣等症状，为肾气不纳、肾精亏乏的表现。

（3）哮病危证

阳气暴脱：

症状：哮病发作过程中，陡见吐泻，肉腘筋惕，神气怯倦，面色青紫，汗出如油，四肢厥冷。舌色青黯，苔白滑，脉微欲绝。

病机分析：哮病屡发，正气日虚，或因内外皆寒，格阳外越，或凉下太过，克伐真阳，而致阳气暴脱的危症。阳气浮于外，阴邪盛于内，故吐泻不止、汗出如油、神倦气怯、肢厥脉微，种种败象悉呈。

（二）治疗

1. 治疗原则　以发时治标、平时治本为原则。由于痰浊是本病之宿根，故发时以宣肺豁痰为重点，并根据证候寒热之属性，或宣肺散寒，或宣肺清热。治本主要从肺、脾、肾着手，区别不同的证候，或补益脾肺，或肺肾双补。

2. 治法方药

（1）发作期

1）冷哮

治法：宣肺散寒，豁痰平喘。

方药：初起用九宝汤加半夏、赤茯苓以散邪豁痰。方中麻黄、杏仁、甘草即三拗汤，有宣肺平喘之效；更配合薄荷、姜、葱，透邪于外；肉桂、紫苏、陈皮、大腹皮行气于里，加半夏、茯苓等以化痰。俾表解气顺，肺气得宣降之常，而哮喘自已。

哮喘大作，可选用厚朴麻黄汤、射干麻黄汤、小青龙汤。三方立方相同之处在于都用麻黄、细辛、半夏、五味子；麻黄宣肺平喘，半夏化痰降逆，细辛、五味子一开一阖，以利肺气的升降；不同之处在厚朴麻黄汤兼用干姜、厚朴温化行气；小麦宁神除烦；杏仁、石膏清热平喘，故适用于外受寒邪、里有水饮、饮邪化热而见烦躁里热症状者。射干麻黄汤兼用射干下逆气，生姜散寒，大枣和中，紫菀、款冬花温肺止咳，故适用于内外皆寒、呛咳不已者。小青龙汤兼用干姜、桂枝等以温化水饮，故适用于外寒内饮之证。三方各有侧重，应视具体情况，斟酌选用，或加减化裁。冷哮久发可合冷哮丸温肺化痰，或紫金丹开关劫痰。

如经过治疗后，哮喘未完全平复，可用神秘汤或苏子降气汤消痰理气；继用六君子汤作丸常服，或服参苏温肺汤即六君子汤加肉桂、紫苏、五味子、木香、桑白皮、生姜，温肺畅气、健脾化痰，以善其后。

2）热哮

治法：宣肺清热，涤痰利气。

方药：越婢加半夏汤。方用麻黄、石膏开肺泄热；半夏、生姜化痰降逆；大枣、甘草甘缓和中。痰稠而黏者，去甘草、大枣，合苇茎汤（苇茎、冬瓜子均需用大量），竹沥、川贝母、全瓜蒌、鱼腥草、海浮石、桑白皮等清化热痰药物，亦可酌加。哮喘较剧者，加杏仁、地龙。热痰壅盛，阻塞气道，气急欲死者，加吞猴枣粉，每日2次，每次0.3克。

厚味积热，痰热化火，或热哮当盛夏而发，面赤、身热、汗出、口渴饮冷、脉洪大者，用白虎汤泻火清金为主，加黛蛤散、黄芩、全瓜蒌、川贝母、枳壳、滑石、桑白皮、苇茎。痰火熏灼，津液销烁，舌苔黄燥、大便秘结者，用礞石滚痰丸坠下痰热；或三化汤，或大承气汤合小陷胸汤以通腑泻热，腑气得通，痰垢得下，其喘自平。

如服药后哮喘渐平，而痰热留恋于肺，气急、咳嗽、痰黄者，用定喘汤，或费氏鹅梨汤以清化之。如肺阴伤者，去麻黄，酌加沙参、麦门冬、玉竹、百合之类以润肺保金。

（2）缓解期

1）肺脾气虚

治法：健脾益气，补土生金。

方药：四君子汤，常加山药、薏苡仁甘淡益肺；五味子摄纳肺气。表虚自汗加炙黄芪、浮小麦、大枣，不效加制附片、龙骨、牡蛎以敛汗固卫。食少、腹胀、痰多者，加半夏、陈皮、前胡。面色㿠白、形寒、心悸者，四君子汤合保元汤或黄芪建中汤温阳益气。平时可常服六君子丸或资生丸。

2）肺肾两虚

治法：肺肾双补。

方药：四君子汤合金水六君煎。方用熟地补肾纳气；人参补肺益气；白术、茯苓、炙甘草健脾；陈皮理气；当归养血；半夏化痰。以肺气虚为主者，加黄芪、山药之类；以肾虚为主者，加杜仲、怀牛膝、菟丝子、淫羊藿之类；或用大补元煎。咳嗽气喘者，兼以川贝母、杏仁、车前子、前胡、苏子、旋覆花之类出入。平时可常服《金匮》肾气丸、六君子丸或嵩崖脾肾丸以培其根本。

（3）哮病危证：阳气暴脱。

1）治法：回阳救逆。

2）方药：四逆汤加人参。方用附子、干姜迅化浊阴以回阳；人参、炙甘草益气固脱。面色青紫、舌紫者，加桃仁、红花活血化瘀。阳气津液两脱者，宜回阳固阴、益气生脉，用陶氏回阳救急汤。方用人参、附子、肉桂、干姜、炙甘草以回阳，麦门冬、五味子以固阴，并借麝香之香窜以醒脑通窍。

3. 其他治法

（1）古方：古代文献中治疗哮喘的复方很多，兹选录出一部分，以供临床组方用药参考。

1）橘皮汤（《备急千金要方》）：橘皮、麻黄、柴胡、紫苏、杏仁、生姜、石膏。用于寒包热之哮喘。

2）厚朴汤（《备急千金要方》）：厚朴、麻黄、桂心、黄芩、石膏、大戟、橘皮、枳实、甘草、秦艽、杏仁、茯苓、细辛、半夏、生姜、大枣，水煎服。用于哮喘实证，寒热并见，胸满喘促。

3）紫菀汤（《圣济总录》）：紫菀、甘草、葶苈子、槟榔、茯苓等。用于痰气交阻之哮喘。

4）紫菀饮（《圣济总录》）：紫菀、川贝母、五味子、木通、大黄、杏仁、白前、竹茹。用于肺热哮喘。

5）控涎丹（《三因极一病证方论》）：甘遂、大戟、白芥子。用于顽痰致哮。

6）泻肺丸（《圣济总录》）：马兜铃、茯苓、桑白皮、杏仁、款冬花、甘草、葶苈子、防已、陈皮、皂荚。用于痰壅气滞，哮喘咳嗽。

7）四神汤（《圣济总录》）：麻黄、五味子、杏仁（去皮尖）、炙甘草，嚼咀，如麻豆，水煎 15 克，空心温服。用治肺气喘嗽。

8）清金丹（《类证治裁》）：莱菔子、牙皂、姜汁。

9）五虎二陈汤（《古今医鉴》）：麻黄、杏仁、石膏、陈皮、半夏、茯苓、甘草、人参、木香、沉香、细茶、生姜，水煎服。用于哮吼喘急、痰盛。

10）新增加味散邪定喘汤（《诸证提纲》）：陈皮、茯苓、半夏、贝母、瓜蒌、天南星、枳壳、黄芩、白术、桔梗、葶苈子、杏仁、麦门冬、羚羊角（可不用）、甘草、款冬花、苏子、桑白皮、生姜。用于气喘痰热。

11）沉香降气散（《顾氏医镜》）：沉香、砂仁、苏子、橘红、郁金、蜜炙枇杷叶、茯苓、麦门冬，肺壅喘甚者加葶苈子，夹热者加茅根。用于肺郁致喘。

12）皂荚丸（《沈氏尊生书》）：皂荚（去皮子弦）、明矾、杏仁、白丑头末、紫菀、甘草、桑皮、石菖蒲、半夏、胆星、百部。用于久哮。

13）小萝皂丸（《诸证提纲》）：萝卜子（蒸）、皂角（烧灰）、南星（白矾水浸，晒）、瓜蒌仁、海蛤粉，上为极细末，姜汁和蜜捣匀为丸，噙化。用于痰喘。

（2）针灸

1）实证，宜针。常用穴位有大椎、身柱、风门、肺俞、丰隆、膻中、曲池、合谷、外关、商阳、鱼际等。

2）虚证，宜灸。常用穴位有肺俞、璇玑、膻中、天突、气海、关元、膏肓、神阙、三阴交、肾俞、复溜、命门等。

（3）穴位埋线选取定喘、大椎、肺俞、厥阴俞、中府、尺泽等穴，埋植羊肠线，20～30日1次，连续数次。

（4）贴敷法

1）三健膏：天雄、川乌、川附子、桂心、官桂、桂枝、细辛、川椒目、干姜各等份，麻油熬，加黄丹收膏，摊贴肺俞穴，三日一换。

2）白芥子涂法：白芥子（研末）、延胡索各30克，甘遂、细辛各15克，入麝香1.5克，研末杵匀，姜汁调涂肺俞、膏肓、百劳等穴，10日一换，最好在夏月三伏天涂治。

此外，割治、拔罐、梅花针、药物小剂量穴位注射等疗法，均可酌情采用。

七、转归及预后

哮病虽有冷哮、热哮之分，但冷哮日久或治疗中长期过用温燥，在里之寒痰、湿痰亦有化燥化火的可能，而为寒热夹杂或外寒里热之证；热哮日久，如屡用凉下，损伤中阳，也可能转化为冷哮。无论冷哮、热哮，由于病邪久留不去，哮喘屡愈屡发，都会使人体正气日耗，由实证渐次向虚证方向转化，而为正虚邪恋或正虚邪实之证。

哮病是一种顽固难愈的疾病，病程颇长，反复发作，根深蒂固，难以速除。如能控制其发作，平时注意将护，调养正气，并坚持服用以扶正固本为主的方药，部分患者可望获得根治，即使未得根治，亦可望减少或减轻发作。

哮病如长期不愈，反复发作，见周身悉肿、饮食减少、胸凸背驮；发作时冷汗如油、面色苍白或青紫、四肢厥冷、下利清谷、脉来短数或按之如游丝者，预后不良。

八、预防与护理

哮喘每因气候突然变化、特别是寒冷空气的刺激而诱发，故患者应注意避免感冒，并可以根据具体情况，做适当的体育锻炼，如打太极拳、跑步等，以逐步增强体质。青壮年患者，可逐渐试作冷水浴，以适应寒冷刺激，减少发病。饮食宜清淡，忌肥甘厚味，如酒、鱼、虾、肥肉、浓茶等。勿过饮过饱。居住环境的空气宜新鲜，避免异味和烟尘刺激。有吸烟嗜好者，应坚决戒烟。

哮喘发作时应及时治疗；平时可长期服用切合具体情况的扶正固本中药，以增强机体抗病能力，减少发作，但严忌杂药乱投、损伤正气。

九、现代研究

（一）病因病机

近年来，许多学者认识到风、痰、瘀等为哮喘的重要病理因素，同时某些脏腑功能失调与哮喘的发生也有一定的关系。晁氏等针对哮病发病迅速、时发时止、反复发作、发时痰鸣气喘的特征，认为此与风邪善行数变的性质相符，以“风哮”命名，提出“风盛痰阻，气道挛急”是本病急性发作主要病机的观点。柯氏认为，无论发作期和缓解期，肾虚（尤其是肾阳虚）始终是哮病最根本的病理机制。吴氏认为，“痰、瘀”是哮喘发病的主要病理因素，而（肾）阳虚是哮喘反复发作的根本原因。周氏认为哮喘反复发作，因痰气交阻，肺气郁滞，久则肺络不通，瘀血停积，阻滞气道，妨碍气机升降，而致气逆喘息加重，此即“先由气病，后累血病”，“久病入络”。又提出痰气瘀阻、肺失宣降为哮喘的基本病机。武氏认为，哮喘发作是正邪交争、脏腑功能失调的结果，病性总属本虚标实，强调风、痰、气、瘀、虚为哮喘发作的基本病机特点。

（二）辨证分型

随着近代医家对哮病病因病机研究的不断深入，对哮病的辨证分型也出现了许多新的观点。曾氏将哮喘分寒邪伏肺型、热痰阻肺型、气郁痰阻型、痰瘀气壅型、肺肾两虚型。姜氏将哮病分为寒邪凝滞、热邪壅肺、贼风袭肺、肝乘肺金、痰毒互结、脾肺气虚、肺肾两虚7种证型。杨氏将哮喘分为寒痰型、热痰型、痰浊型、脾肾阳虚型。李氏根据哮病的发生发展规律，分为早、中、后期，同时以脏腑辨证为纲，把哮病归纳为鼻哮、肺哮、肝哮、脾哮、肾哮5个证型。窦氏等将哮病发作期分为寒痰伏肺、痰热蕴肺、风痰阻肺、痰浊壅肺4个证型；缓解期分为肺卫虚弱、脾失健运、肾气不足、肺络瘀阻4个证型。武氏则将哮病分为风哮、痰哮、气郁哮、血瘀哮、虚哮5个证型。

（三）辨证论治

1. 发作期　发作时治标，以攻邪为主。针对寒热，治分温清。近代学者多将发作期分为寒哮和热哮分别治之。邱氏等将支气管哮喘的患者136例，随机分为喘平胶囊（麻黄、杏仁、地龙、黄芩、椒目、党参等）治疗组106例，桂龙咳喘宁胶囊对照组30例，连续观察2星期，结果临床控制率分别为45.28%和36.67%，总有效率分别为92.45%和86.67%。余氏等以平喘定哮方（射干、炙麻黄、紫菀、款冬花、竹沥、半夏、柴胡、前胡、枳壳、桔梗、生甘草、丹参、郁金）为基础方治疗哮喘232例，临床控制27例，显效88例，有效99例，总有效率为92.25%；1星期内见效211例，占90.25%。陈氏等将支气管哮喘中医证属热哮者90例随机分为治疗组50例、对照组40例，前者用止咳定喘片、后者用蠲哮片治疗。结果治疗组总有效率为80%，对FEV1和PEFR均有升高作用，对IgE有降低作用，对喘息、哮鸣音、咳嗽、咯痰等有显著改善作用，与对照组相比差异有显著性（$P<0.05$）。王氏等将支气管哮喘急性发作期60例轻、中度患者，随机分为调肝理肺汤（香附、桑白皮、全瓜蒌、黄芩、清半夏、丹参、钩藤、白芍、桔梗、地龙、防风、炙麻黄）治疗组30例，对照组30例，予氨茶碱片；治疗2星期后，总有效率分别为90%和86.67%，控显率分别为63.33%和66.67%。倪氏等将支气管哮喘发作期的患者随机分为治疗组（23例）和对照组（20例），分别给予常规药合复方丹参注射液和常规药物治疗，疗程均14日。结果：治疗组总有效率为95.7%，与对照组比较有显著差异（$P<0.05$）。提示

加用活血化瘀药物复方丹参注射液治疗支气管哮喘发作期有较好的疗效。干氏将65例支气管哮喘患者随机分为2组，治疗组34例，采用自拟补虚止哮汤（黄芪、半夏、白果、皂荚、淫羊藿、补骨脂、五味子、射干、杏仁、白术、茯苓、炙麻黄、桃仁、甘草）内服治疗；对照组31例，采用泼尼松、酮替芬等治疗。均4星期为一个疗程，结果：治疗组总有效率为97.06%，对照组总有效率为80.65%，两组差异有显著性（$P<0.05$）。

2. 缓解期　缓解期治本为主，或扶正祛邪并用。邓氏等将221例支气管哮喘非急性发作期患者随机分成2组，治疗组116例，口服温阳平喘胶囊（川附片、小白附子、麻黄、黄芩等）治疗，对照组105例，口服桂龙咳喘宁胶囊，30日为一个疗程。结果：治疗组总有效率为93.1%，与对照组比较有显著性差异（$P<0.05$）；且能明显降低血清IgE、外周血嗜酸粒细胞的水平，改善FEV的指标。李氏等选择55例非急性发作期哮喘患者，随机分2组，治疗组29例，口服宣肺定喘胶囊；对照组26例，口服桂龙咳喘宁胶囊；治疗4星期后2组症状、体征均有明显改善（$P<0.01$），治疗组改善喘息、哮鸣音更明显（$P<0.05$）。两组肺功能均有明显提高（$P<0.01$），治疗组疗效高于对照组（$P<0.01$）。郑氏等将80例支气管哮喘缓解期患者随机分为2组，每组40例，分别治以喘舒颗粒（党参、补骨脂、白芥子、细辛等）和氨茶碱片口服，连用8星期，治疗组总有效率为87.5%，对照组总有效率为65%。胡氏自拟喘舒汤治疗缓解期难治性支气管哮喘，治疗组60例，对照组60例，2组均常规给予解痉平喘、抗感染和祛痰等治疗。治疗组在此基础上予自拟喘舒汤（蛤蚧粉、紫河车粉、熟地、红参、核桃仁、山药、桃仁），每日1剂，1月为一个疗程，结果治疗组总有效率为90%，对照组总有效率为55%，两组比较有显著性差异。

（四）外治疗法

外治法是中医传统治疗方法。包括穴位敷贴、针灸、穴位埋藏法等，在临床治疗哮喘有广泛的应用和广阔的前景。陶氏等根据中医阴病取阳理论，自制贴敷药饼（白芥子、细辛、生甘遂、莪术、延胡索、硫黄、麝香、姜汁、冰片）贴敷于大椎、定喘（双）、肺俞（双）、膏肓（双）、心俞（双）穴，夏日三伏为治疗时机，对70例哮喘患者连续3年治疗，总有效率为91.4%。陈氏等采用白芥子散（白芥子、细辛、甘遂、延胡索）穴位敷贴治疗支气管哮喘130例，分别敷贴在百劳、肺俞、膏肓穴上；并设对照组35例，采用西药抗生素配合口服氨茶碱常规治疗，均以6日为一个疗程。治疗组总有效率为88%，对照组总有效率为53%。李氏等比较化脓灸与针刺治疗的疗效，将支气管哮喘患者随机分成2组，灸治组30例，用麻黄、桂枝、麝香等药物研粉与陈年艾绒拌匀装瓶，施灸于肺俞、大杼、定喘等穴位，灸后贴自制化脓灸药膏，30日为一个疗程。针刺组30例，取穴、疗程与灸治组相同。灸治组总有效率为100%，针刺组总有效率为66.7%。陆氏以定喘方（制附子、党参、白术、茯苓、制半夏、款冬花、白芥子、细辛、甘草）浸泡羊肠线，埋于肺俞、定喘、肾俞等穴中，共治疗哮喘68例，总有效率为93%，对虚喘型患者疗效优于实喘型。

十、小结

哮病以呼吸喘促、喉间哮鸣有声为特征。多系痰浊内伏、遇新邪引动而触发。往往反复发作，短期很难治愈。

哮病在发作期以治标为急，缓解期以治本为主。冷哮治以宣肺散寒、豁痰平喘；热哮治以宣肺清热、涤痰利气。治本当区别肺脾气虚和肺肾两虚，分别予以补益脾肺和肺肾双补。至于哮病屡发，正气亏虚，出现阳气暴脱，又当急予回阳固脱之剂。此外，治疗此病要注意寒热虚实之间的转化，明辨证候寒热、虚实之兼夹，方能切中病机。

（彭红星）

第十八节　喘证

一、定义

喘即气喘、喘息，以气息迫急为其主要临床表现，可见呼吸困难，甚至张口抬肩，鼻翼煽动，不能平卧，严重者每致喘脱。作为一个症状，喘可以出现在许多急、慢性疾病过程中，如咳嗽、肺胀、悬饮、哮证等。但喘不仅是肺系病的主要证候之一，也可因其他脏腑病变影响于肺所致，如水肿、鼓胀、虚劳等。当喘成为这些疾病某一阶段的主证时，即称作喘证。

二、历史沿革

《内经》一书最早记载了喘的名称、症状表现和病因病机。如《灵枢·五阅五使》说："肺病者，喘息鼻张。"《灵枢·本脏》也说："肺高则上气，肩息咳。"提示喘证以肺为主病之脏。《素问·脏气法时论篇》说："肾病者，腹大胫肿，喘咳身重。"《灵枢·经脉》亦谓："肾足少阴之脉……是动则病饥不欲食……咳唾则有血，喝喝而喘。"认为喘证的病位除肺之外，还与肾有关。至其病因，则与"风热"、"水气"、"虚邪贼风"（泛指六淫之邪）、"岁火太过"、"岁水太过"、"气有余"等有关。

汉代张仲景除在《伤寒论》中记载了麻黄汤证之风寒束肺、小青龙汤证之外寒内饮、桂枝加厚朴杏子汤证之"下之微喘者，表未解"、麻杏石甘汤证之余热迫肺等致喘外，其在《金匮要略》的"肺痿肺痈"、"虚劳"、"胸痹"、"痰饮咳嗽上气"、"水气"、"黄疸"、"吐血"以及妇人篇等许多篇章里，也都有关于喘这一症状的论述。尤其可贵的是，还记载了有因医而喘的现象，告诫"误下、误汗"等均可致喘。他在喘证的辨证、立法和方药运用方面的经验，一直为后世所尊奉。

隋代巢元方所著《诸病源候论》一书，认为喘有虚、实之异。如"虚劳上气候"描述："虚劳之病，或阴阳俱伤，或血气偏损，今是阴不足，阳有余，故上气也。"即是论虚喘；又"上气鸣息候"表现："邪乘于肺……故气上喘逆……"即是论实喘。宋代《圣济总录》明确提出"下虚上实"的病机："盖肺为五脏之华盖，肾之脉入肺中，故下虚上实，则气道奔迫，肺叶高举，上焦不通，故喘急不得安卧。"唐代王焘《外台秘要》记载"肘后疗咳上气，喘息便欲绝，以人参末之，方寸匕，日五次"，是肺虚气脱之喘，为后世治肺虚气脱之独参汤的起源。

其后医家又充实了内伤致喘的证治。如宋代严用和《济生方》论及："将理失宜，六淫所伤，七情所感，或因坠堕惊恐，渡水跌仆，饱食过伤，动作用力，遂使脏气不和，营卫失其常度，不能随阴阳出入以成息，促迫于肺，不得宣通而为喘也……更有产后喘急，为病尤亟，因产所下过多，营血暴竭，卫气无所主，独聚于肺，故令喘急。"喘可由于多种原因诱发，故治喘必求其本。如宋代张锐《鸡峰普济方》指出："因他疾而发喘者，当只从本病治之，则喘证自已。"宋代杨士瀛《仁斋直指方》明确指出喘之由"肺虚肺寒……法当温补；肺实肺热……法当清利；水气者……与之逐水利小便；惊扰者……与之宽中下气；真阳虚惫以金石镇坠、助阳接真而愈者……至若伤寒发喘，表汗里下，脚气喘满，疏导收功，此则但疗本病，其喘自安”。唯此期著作，仍都把哮病与喘证混论，统称为喘；虽然南宋王执中《针灸资生经》中已经有了哮与喘的病名，宋代许叔微《普济本事方》另有“齁喘”（即哮病）之说，但由于哮必兼喘，所以一直未能作出明确的分证论述。

金元时期的医家著书立说多各明一义，因此互有发明，亦互有短长。如刘完素论喘因于火热；但张子和则认为亦有“寒乘肺者，或因形寒饮冷，冬月坐湿地，或冒冷风寒，秋冬水中感之，嗽急而喘”。这些论述，对于后世影响很大。元代朱丹溪《丹溪心法·喘》说：“六淫七情之所感伤，饱食动作，脏气不和，呼吸之息，不得宣畅而为喘急，亦有脾肾俱虚，体弱之人，皆能发喘。”明代秦景明《脉因证治》则谓喘有虚实，“实喘气实肺盛”，与痰、火、水气有关；“虚喘由肾虚”，亦有肺虚者；实喘宜泻肺为主，虚喘宜补肾为主。

至明代，诸医家对喘证的症状特点、喘与哮和短气的鉴别、喘证的分类与治疗、喘证的预后等各个方面的描述，都更加深入细致。如明代王肯堂《证治准绳·杂病·喘》描述喘证的临床特点云：“喘者，促促气急，喝喝息数，张口抬肩，摇身撷肚。”《症因脉治》中对喘证进行证候分类，分作外感3条（风寒、暑湿、燥火），内伤6条（内火、痰饮、食积、气虚、阴虚、伤损），产后2条；陈文治的《诸症提纲》则分作10类（肺虚挟寒、水气乘肺、惊忧气郁、肺胀、阴虚、气虚、痰、食积、胃虚、火炎上）。张景岳则主张以虚喘、实喘分之以扼其要：“实喘者有邪，邪气实也；虚喘者无邪，元气虚也；实喘者，气长而有余；虚喘者，气短而不续。实喘者，胸胀气粗，声高息涌，膨膨然若不能容，惟呼出而快也；虚喘者，慌张气怯，声低息短，惶惶然若气欲断……劳动则甚。”这些对临床辨证是很有指导意义的。

清代叶天士《临证指南医案》在前人基础上进一步把哮喘的证治纲领扼要总结为“在肺为实，在肾为虚”。张聿青、蒋宝素、方仁渊对此又有补充。方氏说：“实喘治肺，须兼治胃；虚喘治肾，宜兼治肺。”张、蒋二氏则对治痰加以强调，指出“喘因痰作”、“欲降肺气，莫如治痰”，也均颇有见地。

综上所述，从《内经》以后，历汉唐宋元而至明清，历代医家在《内经》有关喘证论述的基础上，通过实践，又不断有所丰富和发展，并且积累了许多治疗经验。近年来，在对肺、脾、肾等脏腑实质的研究方面以及老年性慢性气管炎、肺气肿、肺心病的防治方面，做了大量工作，有一定成绩，促进了喘证论治的发展。

三、范围

西医学中的急、慢性支气管炎及肺炎、肺气肿、慢性肺源性心脏病、心力衰竭等疾病过程中所出现的呼吸困难，均可参照喘证辨证论治。

四、病因病机

六淫外感、七情所伤、水饮潴留、痰热内蕴以及饮食劳倦都可以引起喘证，而喘证发生的根本原因又在于人体肺、脾、肾等脏的功能失调，或者由于上述致病因素作用这些脏器所引起，或者因为这些脏器本身虚损而发病。兹分述如下。

1. 六淫外感　六淫之邪或侵犯人的肌表肺卫，或从口鼻而入。皮毛为肺之合，肺开窍于鼻，外邪袭入，表卫闭塞，肺气失于宣发，气壅于肺，肃降不行，因而奔迫为喘。六淫之邪侵犯人体时常相合致病，主要为风寒与燥热两端，如《简易方》说：“形寒饮冷则伤肺……重则为喘，轻则为嗽。”素体阳虚者皮毛不固、脾运不健，既易受外寒，又易内蓄水饮寒痰，外内相引而病作，临床所见甚多；素有痰热内蕴，或感受风热、燥热之邪，或风寒入里化热，而致肺胃热盛，火灼肺金，炼液为痰，阻塞气道，清肃失司，亦在所常见。

2. 水饮、痰热内蓄　痰和水饮都是人体病理产物之一，而且两者之间往往互为因果，即所谓“痰即煎炼之饮，饮即稀薄之痰”。饮邪迫肺，可使肺气上逆而为喘，如《素问·平人气象论篇》“颈脉动喘疾咳，日水”，《伤寒论》小青龙汤证“伤寒表不解，心下有水气”，皆指水饮为患作喘。水饮久蓄体内，受阳气煎熬，或阴虚火旺，或肺有蓄热，或饮食厚味积热，皆能蒸炼津液为痰，而形成痰火，胶结于肺，阻闭肺络，使肺气的宣降失常。正如清代何梦瑶《医碥》所记：“食味酸咸太过，渗透气管，痰入结聚，一遇风寒，气郁痰壅即发。”

3. 七情所伤　因七情关乎内脏，故气喘的发生，与精神因素亦有关系。而七情之病，多从肝起。七情太过，气迫于肺，不得宣通而为喘，《病机汇论》就指出：“若暴怒所加，上焦郁闭，则呼吸奔迫而为喘。”此外，七情太过也是痰饮产生的原因之一。如郁怒伤肝，肝气横逆既能乘脾土，影响脾的运化功能；肝郁化火，或肝阴虚而肝火亢盛，又可炼液为痰，甚至反侮肺金，暗耗肾水，如南宋张从正《儒门事亲》所说：“愤郁不得伸，则肝气乘脾，脾气不化，故为留饮。”

4. 饮食不节　《素问·痹论篇》指出：“饮食自倍，肠胃乃伤。”唐代孙思邈《备急千金要方》亦反复道及“临盆大饱，贪味多餐”之害。饮食不节，特别是多食膏粱厚味，积而不化，影响脾胃功能，变生痰浊，闭阻肺络；且因积食化热，熏蒸清道，影响人体气机的正常升降，而成为喘证的内在病因。

5. 肺肾亏虚　肺主气，司呼吸，肺气不足则呼吸失司。平素劳倦汗出，或久咳不已，或痰热久羁，或水饮内停，或频感外邪，或久病不愈等，皆能引起肺气、肺阴不足，令气失所主，而为短气、喘促。如《素问·玉机真脏论篇》说：“秋脉……不及则令人喘，呼吸少气而咳。”《证治准绳》亦谓“肺虚则少气而喘”。肾居下焦，为气之根，主纳气。如房劳伤肾，或久病及肾，肾虚摄纳无权，则呼多吸少，动则喘急。如明代赵献可《医贯·喘》说：“真元耗损，喘出于肾气之上奔……及气不归元也。”又肾主水，主命门火，火衰不能暖土，水失其制，上泛而为痰饮。此外，心阳式微，不能下归于肾而致心肾阳虚，则水失其制，皆可随肺气上逆，凌心射肺，而致喘促、心悸。

明代李梴《医学入门》则认识到本病与瘀血有一定关系，指出“肺胀满，即痰与瘀血碍气，所以动作喘息”。

综上所述，喘证的发病虽在肺、肾，但与五脏相关。肺为气之主，司呼吸，外合皮毛，内为五脏华盖，若外邪侵袭，或他脏病气上犯，可使肺气失于宣肃而致喘促；肾为气之根，主纳气，肾元不固，摄纳无权，则气不归元而为喘。此外，心阳虚衰，不能下归于肾可致阳虚水泛、凌心射肺之喘；脾虚痰阻、上干于肺，或肝失疏泄、逆乘于肺等均可致喘。

喘证的病机可分为虚实两类。实喘在肺，以肺气宣肃失常为病机要点，因外邪（风寒燥热）、痰浊、水饮或肝郁气逆、壅塞肺气而宣降不利；虚喘在肾，或在肺肾两脏，以肺气失肃、肾失摄纳为其病机要点；因精气不足，或气阴亏耗，而致肺肾出纳失常。病情错杂者，可下虚上实并见，即叶天士所谓“在肺为实，在肾为虚”。

五、诊断与鉴别诊断

（一）诊断

1. 发病特点　喘证可见于所有人群，在呼吸、心血管等多个系统的常见疾病中均可出现。呼吸系统疾病发生喘证常因感染诱发，大多表现为实喘，而虚喘则主要见于阻塞性肺气肿；循环系统疾病表现喘证则多发生于慢性心衰患者，急性加重（肺水肿）时可表现为喘脱，出现亡阳、亡阴的危候。

2. 临床表现　发病主要表现为呼吸困难的临床症状。实喘病势急骤，声粗息高，甚则张口抬肩；虚喘病势徐缓，慌张急促，呼多吸少，动则加剧。喘脱则不仅喘逆剧甚，端坐不能平卧，还见烦躁不安、面青唇紫、汗出如珠、肢冷、脉浮大无根，或模糊不清，为肺气欲绝、心肾阳衰危象。

（二）鉴别诊断

1. 哮病　喘证应与哮病相鉴别。喘证是一个临床症状，可见于多种急、慢性疾病过程中；哮病是一个独立的疾病，哮必兼喘，故称哮喘，以反复发作、喉间哮鸣有声的特点而区别于喘证。

2. 短气　喘证还应与短气相鉴别。短气即呼吸微弱而浅促，状若不能接续，似喘而无声，亦不抬肩，但卧为快。但喘证有时为短气之渐，故既有区别又有联系。

六、辨证论治

（一）辨证

1. 辨证要点

（1）辨虚实：可从病史、临床表现（症状、体征）、舌象、脉象等方面来辨别。病史方面应注意了解患者的年龄、性别、既往健康状况及有关病史。青壮年发生喘证多为实证，中、老年则多见虚证；既往体健，多属于实；平素多病，喘证遇劳、遇寒即发，多属于虚。妇女产后失血，突发气喘，多属虚证，甚至是元气败绝的危候。从发病诱因而论，一般受寒或饮食不当而喘者，多属于实；精神紧张，或因疲劳而喘者，多属于虚。临床表现方面，喘而呼吸深长，面赤身热，舌质红，舌苔厚腻或黄燥，无浮肿，脉象浮大滑数者为实证；呼吸微弱浅表，呼多吸少，慌张气怯，面色苍白或青灰，额有冷汗，舌质淡，舌上无苔或有苔而白滑或黑润，明显消瘦或浮肿，脉象微弱或浮大中空者为虚证。如气喘痰鸣，张口抬肩，不得卧，四肢厥冷，面色苍白，汗出如珠如油，六脉似有似无，为元气欲脱的危候。

（2）辨寒热：属寒者咯痰清稀如水或痰白有沫，面色青灰，口不渴或渴喜热饮，舌质淡、苔白滑，脉象浮紧或弦迟；属热者咳痰色黄、稠黏或色白而黏，咯吐不利，面赤，口渴引饮或腹胀便秘，舌质红、苔黄腻或黄燥，脉象滑数。

2. 证候

（1）实喘

1）风寒束肺

症状：咳嗽、气喘，胸闷，痰色白而清稀，口不渴；初起多兼恶寒、发热、无汗、头痛、身痛、喉痒、鼻痒等症。舌质不红，舌苔薄白，脉象浮紧。

病机分析：风寒表证以恶寒、发热、无汗、苔白脉浮为特点。肺合皮毛、主气、司呼吸，风寒袭表，肺气不宣，故咳嗽气喘。寒主收引，故初起兼见恶寒、发热、无汗、头痛等表证；鼻痒、喉痒，是风邪干于清道的表现。舌、脉亦均系风寒外束之象。

2）外寒内饮

症状：喘息、咳嗽、痰多稀薄，恶寒、发热无汗，形寒肢冷，背冷，面色青晦，口不渴或渴喜热饮。舌苔白滑，脉弦紧。

病机分析：饮邪内伏故背冷、痰多而清稀，并见有腹中漉漉有声、小便不利等。为脾肾之阳不足，不能制水，化为痰饮内停。感受风寒，外寒引动内饮，阻塞气道，肺气不得宣降，遂发气喘。饮邪内停，津液受阻，不能上承则无口渴，而渴喜热饮则是风寒外束所致。

3）痰湿蕴肺

症状：气喘，咳嗽，痰多而黏，咯吐不利，胸中满闷，恶心。舌苔白腻，脉滑。

病机分析：湿痰上壅于肺，肺气不得宣畅，故为喘、嗽、胸闷、恶心诸症。湿痰留恋体内，既影响脾的健运，又成为喘证的内在病因，一受风寒或因疲劳汗出、饮食不当则喘息加剧。

4）风热犯肺

症状：发热、恶风、有汗，口渴欲饮，咳喘气粗，甚则鼻张肩息，痰黄而黏稠。舌尖红，苔薄黄或薄白而干，脉浮数。

病机分析：风热之邪外袭，肺气郁闭，发为咳喘。邪热迫肺，灼津为痰，故痰黄而黏稠；热灼津伤，故口渴欲饮。舌尖红、苔薄黄或薄白而干、脉浮数，均为风热犯肺之象。

5）燥热伤肺

症状：发热、恶风，咳喘气急，痰少而咯吐不易，胸膺疼痛，痰中带血，口干，鼻干，大便干结。舌尖红，苔薄黄而干，脉浮数。

病机分析：此证多系感受秋令燥热之邪所致，燥热伤肺，清肃失司，咳喘作矣。燥热耗伤肺阴，故痰少而咯吐不易；灼伤肺络，则痰中带血。所见口鼻干燥等症状，均为燥热之征。

6）痰热壅肺

症状：喘急面红，胸闷炽热，口干，痰黄而稠，或虽白而黏，咯吐不利。舌红，苔黄腻而干，脉滑数。

病机分析：风寒入里化热，或肺胃素有蕴热，或饮食厚味积热，或湿痰蕴久化热，皆可成为痰热，胶结于肺，壅塞气道，而为咳嗽、喘息。舌红、苔黄腻而干、脉滑数皆为痰热之象。

7）外寒里热

症状：恶寒发热，无汗或有汗不多，喘急烦闷，痰黄而稠、咳吐不利，口渴。舌尖红，舌苔薄白微黄，脉浮数。

病机分析：风寒之邪，在表未解，却已入里化热；或里有蕴热，复受风寒，则寒束于外，热郁于内，肺气既不得宣散，又不得清肃下行，因而喘急奔迫，证见恶寒发热、喘急烦闷。痰热内蕴而症见痰黄而稠、咳吐不利；口渴、舌红、舌苔白微黄、脉浮数皆里热外寒之象。

8）肺气郁闭

症状：每遇情志郁怒而诱发喘促，发时突然呼吸短促，但喉中痰声不著，气憋，胸闷胸痛，咽中如窒，或伴失眠、心悸。苔薄，脉弦。

病机分析：郁怒伤肝，肝气冲逆犯肺，肺气不降，则喘促气憋、咽中如窒。肝肺络气不和而胸闷胸痛。心肝气郁则失眠、心悸、脉弦。

（2）虚喘

1）脾肺两虚

症状：喘促短气，乏力，咳痰稀薄，自汗畏风，面色苍白，舌不红，脉细弱；或见面红，口干，咽喉不利，盗汗，舌红苔少或剥，脉细数。或兼食少、食后腹胀不舒、便溏或食后即便，或大便不尽感，消瘦，痰多。

病机分析：肺气不足，故短气而喘，言语无力，咳声低弱；肺气虚弱则卫外不固，故自汗畏风；肺阴不足则虚火上炎，故见面红、口干、盗汗、舌红苔少、脉细数等象；脾气虚弱，则食少、消瘦，脾虚生痰上干于肺则喘息痰多。

2）肾阳虚衰

症状：喘促日久，呼多吸少，稍一活动则其喘更甚，呼吸不能接续，汗出肢冷，面浮，胫肿，腰酸，夜尿频多，精神委顿，痰多清稀。舌淡，脉沉细无力或弦大而虚。

病机分析：病由房劳伤肾，或大病久病之后，精气内亏，肾为气之根，肾虚则气失摄纳，故喘促甚而气不接续、呼多吸少，动辄益甚；阳虚内寒，不能温煦、固摄，故汗出肢冷、夜尿频多、精神委顿。舌淡，脉沉细无力或弦大而虚，皆肾阳虚衰之候。如病情进一步发展，可致心肾之阳暴脱，而见喘促加剧，冷汗如珠如油、肢冷、脉微、烦躁不安、脉浮大无根、面唇青紫等危候。

3）肾阴不足

症状：喘促气短，动则喘甚，口干，心烦，手足心热，面赤，潮热，盗汗，尿黄。舌红，脉细数。

病机分析：肾阴不足，则耳鸣、腰酸；精气不能互生，气不归元，故喘促乏力；阴虚火旺，故五心烦热、面赤咽干、盗汗潮热。尿黄、舌质红、脉细数亦为阴虚内热之象。阴阳互根，故若阴虚日久，必损阳气，进而成为阴阳两虚之证。

（二）治疗

1. 治疗原则

（1）平喘：实喘治肺为主，以祛邪为急；在表解之，在里清之；寒痰则温化宣肺，热痰则清化肃肺，湿痰则燥湿理气。虚喘治在肺肾，以扶正培本为主：或补肺、或健脾、或补肾；阳虚则温补之，阴虚则滋养之。至于虚实夹杂、上实下虚、寒热兼见者，又当分清虚实，权衡标本，根据具体情况辨证选方用药。

（2）积极防治原发病：由于喘证常继发于多种急、慢性疾病过程中，所以还应当积极治疗原发病，不能不问原因，见喘平喘。如因产后大失血引起的喘息，久病、重病突然出现呼吸迫促等，皆属正虚气脱的危候，亟应明辨。

2. 治法方药

（1）实喘

1）风寒束肺

治法：辛温解表，宣肺平喘。

方药：麻黄汤加减。麻黄、桂枝辛温发汗，杏仁下气平喘，甘草调和诸药。外感风寒，体实无汗者服药后往往汗出喘平。

若表证不重，可去桂枝，即为宣肺平喘之三拗汤；喘甚加苏子、前胡降气平喘，痰多加半夏、橘红，或制天南星、白芥子燥湿化痰，胸闷加枳壳、桔梗、苏梗。

若发热恶风、汗出而喘、脉浮缓者，可用桂枝加厚朴杏子汤调营卫而兼下气平喘。高龄、气虚之体，恐麻、桂过汗伤气，可选用参苏饮。

2）外寒内饮

治法：温肺散寒，解表化饮。

方药：小青龙汤加减。方中麻黄、桂枝解表散寒；细辛、干姜辛散寒饮；五味子收敛肺气；半夏降逆化痰。如咳喘重者，加杏仁、射干、前胡、紫菀。

若痰鸣、咳喘不得息，可合葶苈大枣泻肺汤；兼烦躁面赤、呛咳内热者，小青龙汤加生石膏、芦根，煎取药汁，稍凉服。

内饮每因脾肾阳虚而生，故药后喘证缓解即当健脾益肾，以治其本，常用苓桂术甘汤、六君子汤、《金匮》肾气丸等，脾肾双补，温阳化饮。

素体阳虚而患外寒内饮者，不任发越，可用小青龙汤去麻黄、细辛，或以六君子汤加干姜、细辛、五味子。阳虚水泛、阴寒内盛，证见恶寒肢冷、面目虚浮、口唇青紫、脉细微、苔白滑者，宜选真武汤或四逆汤加人参、肉桂、茯苓、麻黄等。

3）痰湿壅肺

治法：祛痰降逆，宣肺平喘。

方药：三子养亲汤、二陈汤。三子养亲汤化痰、平喘；痰多湿盛，合二陈汤、平胃散、小萝皂丸；兼寒加温化之品，或用苏子降气汤，除寒温中，降逆定喘；兼热宜加清化之品，如黄芩、瓜蒌仁、胆南星、海蛤壳、桑白皮等。

4）风热犯肺

治法：祛风清热宣肺。

方药：桑菊饮加味。常加金银花、连翘、板蓝根、桑白皮、黄芩、鱼腥草、射干、瓜蒌等味。

若肺热较甚，口渴欲冷饮，舌燥唇红，面赤，加生石膏、知母清热泻火；有热结便秘者，加凉膈散泻火清金；若喘促较甚，改用麻杏石甘汤加味，宣肺清热平喘。

5）燥热伤肺

治法：清金润燥，宣肺平喘。

方药：桑杏汤、清燥救肺汤。桑杏汤用桑叶、杏仁宣肺润燥；豆豉发表散邪；沙参、梨皮润肺生金；栀子皮清热；象贝母化痰。辛甘凉润共济，喘促自平。若病情较重者，用清燥救肺汤，方用桑叶、石膏清金润肺；阿胶、胡麻仁、麦门冬养阴增液；杏仁、枇杷叶降气平喘；人参、甘草兼益肺气，若嫌其性温，可改用西洋参、沙参、玉竹之类。燥热化火而迫肺者，治宜泻火清金，常用泻白散、黛蛤散加竹沥、贝母、马兜铃、杏仁、石膏、寒水石等。若喘咳痰稠、大便不通、苔黄脉实者，可加莱菔子、葶苈子、大黄，或礞石滚痰丸等以清下痰热。

6）痰热壅肺

治法：清热化痰，宣肺平喘。

方药：麻杏石甘汤加味。麻黄与杏仁配伍可宣肺平喘，与石膏配伍能发散郁热；常加薏苡仁、冬瓜仁、苇茎、地龙等，清热化痰定喘。若里热重，可加黄芩、大青叶、板蓝根、七叶一枝花以清热解毒；若喘甚痰多，可加射干、桑白皮、葶苈子；便秘腹胀加草决明、瓜蒌仁、大黄或青礞石。

7）外寒里热

治法：解表清里，化痰平喘。

方药：定喘汤加减。方中麻黄、杏仁宣肺平喘；黄芩、桑白皮清热泻肺；苏子、半夏降气化痰；白果、款冬花敛肺气之耗散；甘草调和诸药。全方清中有散，散中有收，配伍精当可法。此外，大青龙汤、越婢加半夏汤亦可因证选用。

若因饮食积滞而喘者，当消导食滞、化痰平喘，常用保和丸加减。方中神曲、山楂消食健胃；半夏、茯苓、陈皮、莱菔子化痰降逆；连翘清积滞之热。若气喘、大便不通，或见腹胀拒按者，必下之，腑气得通，其喘始平，用大承气汤。若伴发热烦躁、腹泻不爽、肛门灼热者，用葛根芩连汤加桑白皮、瓜蒌、杏仁等清热平喘。

8）肺气郁闭

治法：行气开郁，降逆平喘。

方药：五磨饮子加减。本方用沉香、木香、槟榔、乌药、枳壳、白酒等开郁降气平喘。伴心悸、失眠者加百合、合欢花、酸枣仁、远志等宁心安神。并劝慰患者心情开朗，配合治疗。

若由气郁化火、上冲于肺而发哮喘者，治宜清肝达郁，方用丹栀逍遥散去白术加郁金、香附、川芎。方中当归、白芍养血活血；柴胡疏郁升阳；茯苓健脾渗湿；生姜温胃祛痰；薄荷疏肝泻肺；郁金合香附、川芎调理气血；栀子、丹皮以清郁火。肝复条达，气机舒畅，哮喘自已。

（2）虚喘

1）脾肺两虚

治法：健脾益气，补土生金。

方药：补中益气汤合生脉散，方中人参、黄芪、炙甘草补益肺气；五味子敛气平喘；升麻、柴胡升阳，麦门冬养阴，白术健脾，当归活血，陈皮理气，共奏脾肺并调、阴阳兼理之功。

若咯痰稀薄，形寒、口不渴，为肺虚有寒，可去麦门冬加干姜以温肺祛寒；肺阴虚者，生脉散加百合、南北沙参、玉竹或用百合固金汤；脾虚湿痰内聚之哮喘，用六君子汤加干姜、细辛、五味子，平时可常服六君子丸。

妇女产后、月经后期、慢性失血，或大病之后见喘促气短者，应以大补气血为主，不能见喘平喘。可选用生脉散、当归补血汤、归脾汤、十全大补汤等。

若肺肾气虚，喘促欲脱，急需峻补固脱，先用独参汤，继进大剂生脉散合六味地黄丸。

2）肾阳虚衰

治法：温肾纳气。

方药：金匮肾气丸。本方温肾纳气，缓者用丸，急重者用汤。根据前人“虚喘治肾宜兼治肺”之论，本方尚可加用人参，以补益肺气。若喘甚而烦躁不安、惊悸、肢冷、汗出如油、脉浮大无根或疾数模糊，为阴阳欲绝之危候，急用参附汤合龙骨、牡蛎、桂心、蛤蚧、紫石英、五味子、麦门冬等味配合黑锡丹以扶阳救脱、镇摄肾气。

若阳虚饮停、上凌心肺致喘，可用真武汤合苓桂术甘汤，并重用附子以温阳利水。兼痰多壅盛，上实下虚，可酌加苏子、前胡、海蛤壳、杏仁、橘红、车前子等以降气豁痰。

3）肾阴不足

治法：滋阴填精，纳气平喘。

方药：七味都气丸、河车大造丸。七味都气丸滋阴敛肺补肾，收涩精气，适用于肺肾阴虚而咳喘之证；如正气不支，气喘较甚，可配用人参胡桃汤、参蛤散或紫河车粉；兼肺阴虚者，合生脉散、百合固金汤。若虚损劳伤，咳喘痨热，选用河车大造丸滋阴降火、益肺补肾而平喘。

肾阴肾阳两虚者，可用左归丸合右归丸，或用金匮肾气丸合河车大造丸二方，平时常服。

3. 其他治法

（1）单方验方

1）麻黄、五味子、甘草各30克，研细末，分作30包，每日2次，每次1包。用于寒喘实喘。

2）代赭石研末醋汤调服（《普济方》）：用于上逆之咳喘。张锡纯认为："生赭石压力最胜，能镇胃气、冲气上逆，开胸膈、坠痰涎、止呕吐、通燥结，用之得当，诚有捷效。"

3）艾灰香油鸡蛋［夏进才，梁俊兰，艾灰香油鸡蛋治寒喘，河南中医，1995，15（3）：184.］：艾叶10克，点燃成白灰，搓成细末，打入鸡蛋1枚，加入香油10克，打匀后加热，炒成絮状离火，即可食用。睡前食用，服后忌饮水。用于小儿寒喘。

4）莱菔子（蒸），皂角（烧存性），姜汁和蜜丸如梧子大，每服50丸，每日2~3次。用于实喘、痰喘。

5）桑白皮、苦葶苈各等份，炒黄，捣为粗末，水煎9克，去渣，食后温服。用于痰喘、热喘（《圣济总录》）。

6）人参胡桃汤（《济生方》）：人参10克切成片，胡桃5个去壳取肉，生姜5片。加清水武火煮沸，改用文火煮约20分钟，去渣取汁。用于肾虚型喘证。

（2）针灸

1）"老十针"［黄石玺．脾胃十针的临床应用举隅．中国针灸，2002，22（4）：243~244.］：针刺上脘、中脘、下脘、气海、天枢、内关、足三里共7穴10针。

2）梅花针叩刺［余淑芬，曾颂美．梅花针治疗小儿咳喘症80例．中国针灸，1996（11）：54~55.］：急性期取大椎、风门、肺俞为主穴，缓解期取肺俞、脾俞、肾俞为主穴。治疗小儿咳喘。

3）天灸疗法［杨龙，杨瑞春．天灸疗法临床运用举隅，广西中医药，2000，23：5］：用白芥子10克、葶苈子10克、细辛6克、杏仁10克、肉桂皮10克、前胡10克等研细成末，用姜汁、陈醋调制成0.5厘米×0.5厘米大小颗粒，置于1.5厘米×1.5厘米胶布中间贴在穴位上留置2~3日。取穴：A组取大椎、定喘（双）、肺俞（双）；B组取脾俞（双）、肾俞（双）、足三里（双）。两组穴位交替应用，每星期治疗1次，4次为一个疗程，第1疗程后改为10日治疗1次。

（3）穴位贴敷

1）温肺化痰膏［杜跃进，温肺化痰膏穴位敷贴防治咳喘症150例．中医外治杂志，1997（2）：8~9.］：白芥子、细辛、甘遂、细麻黄、麝香（比例为10：3：3：4：0.1），烘干、研末、过筛、装瓶加盖贮存。使用前以生姜适量煎水取汁，调成膏状，取指甲大小涂于敷料，然后胶布固定在穴位上。于每年夏季的初、中、末3个伏天，选患者背部俞穴定喘（双）、肺俞（双）、心俞（双）及前胸天突穴各贴敷1次，每次2~4小时取下。

2）白芥子散（陈少卿，王在意，麦用军，白芥子散敷贴治疗支气管哮喘130例，陕西中医，2001（22），10：615.）：敷贴药物为白芥子、延胡索、细辛、甘遂各等份共研细粉。方法：用新鲜姜汁调制成药饼6只，分别敷贴在百劳、肺俞、膏肓穴上，并用胶布固定，0.5～2小时后取下，每日1次，6日为一个疗程，有温肺化痰、止咳平喘之功效。

4. 食疗

（1）白果桑葚饮（《中医营养学》）：白果10克，人参3克，桑葚20克，冰糖适量。白果炒熟，去壳，与人参、桑葚加水煎煮20分钟后调入冰糖适量，煮沸片刻即可。用于肾虚型喘证。

（2）杏仁炖雪梨（《饮食疗法》）：取杏仁10克，雪梨1个放入盅内，隔水炖1小时，然后以冰糖调味，食雪梨饮汤。用于风热犯肺型喘证。

（3）贝母粥（《资生录》）：将贝母10克去心研末，备用；粳米100克，洗净，加清水，煮至米熟时，投入贝母末，继续煮10分钟，待米烂粥稠供食用。用于痰热遏肺型喘证。

（4）杏仁饼（《丹溪纂要》）：将杏仁10克炒黄研为泥状，与青黛10克搅拌均匀，放入10个掰开的柿饼中，以湿黄泥巴包裹，煨干后取柿饼食用。用于痰热遏肺型喘证。

（5）柚子皮茶（《食物疗法精萃》）：柚子皮切成细条，晒干备用。每次取20克，放入茶杯内，用开水冲泡，温浸10分钟即可代茶饮。用于气郁乘肺型喘证。

（6）山药甘蔗汁（《简单便方》）：将山药250克放入锅中，煮取汁液；甘蔗250克榨汁。用于肺脾气虚型喘证。

（7）参枣汤（《十药神书》）：人参6克，大枣10枚洗净，加清水以武火煮沸后改用文火继续煎煮15分钟即可。用于肺脾气虚型喘证。

七、转归及预后

喘证有虚实寒热之异，一般初起多为实喘，其病位主要在肺，治疗以祛邪为主，邪去则喘自平，预后一般良好；部分患者上气身热，不得平卧，喘急鼻煽，张口抬肩，烦躁不安，病情为重，但仍尚易于治疗。如延误治疗，以至病邪羁留，久咳久喘，既伤肺气，又可影响脾肺功能，而至脾虚生痰，肾不纳气，由实转虚，治疗上就比较困难。如喘息陡作，特别是急、慢性疾病危重阶段出现呼吸迫促、气不接续、烦躁不安、头汗如珠如油、四末不温、面赤躁扰、便溏、脉象浮大无根者，为阴阳离绝之危象，预后不良。

若因寒入肺俞，津液不行而为痰，遂为宿根，一遇风寒、风热之邪外袭，新邪宿邪相引，痰气相击，哮鸣有声，即由喘证而发展为哮病，经常发作，以至终生受累。如久喘不愈，肺脾肾虚损，气道滞塞不利，出现胸中胀满、痰涎壅盛、上气咳喘、动后尤显，甚则面色晦暗、唇舌发绀、颜面四肢浮肿，则成肺胀，病程缠绵，经久难愈。

八、预防与护理

本病发作每有外感引发，故重在预防。未病要慎风寒，适寒温，节饮食，薄滋味，并积极参加体育活动增强体质；青年、中年人，可试行冷水浴，以增强机体对寒冷的适应能力。已病则应注意早期治疗，力求及早根治，避免受凉，冬季要特别注意背部和颈部的保暖；有吸烟嗜好者应坚决戒烟；房事应有节制。在护理方面，饮食宜清淡而富有营养，忌油腻、荤腥，保持大便通畅；室内空气要新鲜，避免烟尘刺激；痰多者要注意排痰，使呼吸通畅。

九、现代研究

（一）关于慢性支气管炎病因和发病机制认识

喘证主要见于慢性支气管炎患者，关于慢支的病因和发病机制研究近年来有一定进展，认为可能与以下因素有关。

1. 吸烟　吸烟可导致支气管上皮纤毛变短、不规则，纤毛运动发生障碍；支气管杯状细胞增生，黏液分泌增加，气管净化能力减弱；支气管黏膜充血、水肿，黏液积聚，削弱吞噬细胞的吞噬、杀菌作用；平滑肌收缩，引起支气管痉挛，增加气道阻力。

2. 空气污染　空气中刺激性烟雾和一些有害气体如氯、二氧化氮、二氧化硫等能直接刺激支气管黏膜，并产生细胞毒作用。二氧化硫能刺激腺体分泌，增加痰量；二氧化氮可诱导实验动物的小气管阻塞。空气中的烟尘和二氧化硫超过 1 000 微克/米 3 时，慢性支气管炎的发病显著增多。

3. 感染　呼吸道感染是慢性支气管炎发生、发展的重要因素。慢性支气管炎急性发作期呼吸道病毒感染的发生率为 7% ~64% 不等。呼吸道上皮因病毒感染造成损害，又容易继发细菌感染。

4. 其他　喘息性慢支与过敏因素也有一定关系。慢支的发生还可能有机体内在因素的参与，如：①自主神经功能失调，副交感神经功能亢进，气管反应增高。②年老体弱，呼吸道防御功能下降，喉头反射减弱，慢支的发病增加。③维生素 A、维生素 C 等营养物质缺乏，影响支气管黏膜上皮的修复。④遗传可能也是慢支发病的因素之一。

（二）中医药防治喘证临床研究进展

1. 喘息性支气管炎（射干麻黄汤）　选 154 例确诊为喘息性支气管炎患儿随机分为治疗组 84 例和对照组 70 例，两组常规治疗相同，治疗组加用射干麻黄汤，观察两组咳嗽、哮喘变化及治愈时间。结果发现，治疗组显效 48 例，有效 32 例，无效 4 例，总有效率为 95. 24%；对照组显效 21 例，有效 22 例，无效 27 例，总有效率为 61. 43%；两组综合疗效有显著性差异（$U=4.2692$，$P<0.0001$）。应用射干麻黄汤治疗小儿喘息性支气管炎，可较快改善临床症状，缩短病程，提高疗效。

2. 毛细支气管炎（三拗汤加味）　毛细支气管炎 78 例，以三拗汤加味（炙麻黄 2 克，杏仁 5 克，葶苈子 4 克，僵蚕 3 克，薏苡仁 8 克，甘草 2 克）治疗，全部治愈，症状缓解时间平均为 4 ~6 日。

3. 慢性支气管炎急性发作（小青龙汤加地龙）　慢性支气管炎急性发作期患者 100 例，以小青龙汤加地龙（麻黄、法半夏、白芍各 10 克，细辛、干姜各 3 克，桂枝、炙甘草、五味子各 6 克，地龙 15 克）治疗，每日 1 剂，水煎服。显效 49 例，好转 41 例，无效 10 例，总有效率为 90%。另有小青龙汤加味（麻黄、桂枝、法半夏、干姜、赤芍药、白芍、炙甘草各 10 克，细辛、五味子各 5 克）治疗急、慢性支气管炎 140 例。急性支气管炎 60 例，临床控制 8 例，显效 17 例，有效 27 例，无效 8 例，总有效率为 86. 7%；慢性支气管炎 80 例，临床控制 10 例，显效 14 例，有效 48 例，无效 8 例，总有效率 90. 0%。

（三）喘证常用方剂的现代药理研究

1. 射干麻黄汤　能够降低血清及支气管肺泡灌洗液（BALF）中 NO 的含量，能有效改善肺通气功能，且有减轻气管炎症、降低气管高反应性的作用，达到控制哮喘症状、减少哮喘发作的双重治疗目的。黄氏等观察了射干麻黄汤对卵蛋白喷雾吸入所致过敏性哮喘豚鼠肺超微结构的影响。在停止卵蛋白喷雾吸入后的第8日，Ⅱ型肺泡细胞增生。而用射干麻黄汤治疗8日后，过敏性哮喘豚鼠的肺部组织则没有Ⅱ型肺泡细胞增多，其分泌正常；毛细血管无充血，基底膜无增厚，胶原纤维无增多，肺泡腔见不到嗜酸性粒细胞。刘氏等用放免法对实验各组肺部组织的环磷酸腺苷（cAMP）、环磷酸鸟苷（cGMP）含量的变化进行比较研究发现：治疗后中药组和西药组的cAMP、cAMP/cGMP均较模型组提高，cGMP降低。也有实验表明：射干麻黄汤可明显促进IL-2的产生，抑制肥大细胞脱颗粒和血清IgE的产生，从而增强机体的免疫功能，抑制和预防Ⅰ型变态反应的发生。

2. 苏子降气汤　苏子降气汤对小鼠及豚鼠均有镇咳作用，对组胺引起的豚鼠离体气管条收缩有明显的抑制作用。汪氏等观察苏子降气汤对哮喘大鼠气管高反应性（AHR）及肺组织形态学的影响，发现苏子降气汤能显著降低哮喘大鼠的气管反应性，并明显改善哮喘大鼠肺组织病理形态学。光学显微镜下观察，苏子降气汤组大鼠支气管纤维组织及肺泡间质灶性炎性细胞浸润减轻。

3. 定喘汤　有人发现，定喘汤对豚鼠离体气管平滑肌皆有较泼尼松更好的松弛作用，与氨茶碱组比较差异无显著性（$P>0.05$）；其镇咳作用与可待因组比较差异无显著性（$P>0.05$）。有研究发现定喘汤具有化痰、平喘、抗炎作用，能上调6-酮前列环素1aα（6-K-PGF1aα），下调血栓素-2（TXB2）；能拮抗组胺所致的豚鼠离体气管平滑肌收缩（$P<0.01$）；并能促进小鼠呼吸道苯酚红的分泌量（$P<0.01$），从药理学角度证明定喘汤有较好的平喘、化痰作用。

4. 小青龙汤　用放射性配基竞争结合法测定连续激发哮喘和小青龙汤治疗后各时点大鼠肺组织糖皮质激素受体（GCR）和β受体（βAR）含量，结果发现，小青龙汤治疗后，肺组织GCR、βAR与哮喘第7日组相比均显著增高，提示小青龙汤具有上调大鼠肺组织GCR及βAR水平的作用。

十、小结

喘证主要临床表现是呼吸迫促，可出现在多种急、慢性疾病病程中。

由于肺主气，肾主纳气，所以喘证多属肺、肾二脏的病变。喘证的病因有虚实、寒热之异，虚则以肺肾之虚为主，或脾虚生痰；实则水湿、痰饮、食滞；寒热则主要是指外感风寒、燥热之邪。在病邪作用下，肺失宣降之常，或精气内虚，不能纳气归元，是喘证的常见病机。

喘证的治疗，大法不外虚则补之，实者泄之，寒则热之，热则寒之。一般实喘其治在肺，解其外邪，则其喘自平；虚喘其治在肾，或益肾填精，或温肾壮阳，纳气归元，亦可逐渐向愈。唯喘可由多种疾病引起，故又应特别注意处理原发病，以求其本，如气随血脱之喘，当益气固脱；瘀血上冲之喘，当活血化瘀；气郁不舒、肝气横逆之喘，当疏肝理气；饮食积滞之喘，当消导攻下之类，不可一见气喘，便漫投平喘套方，延误病情。特别是大失血或疾病后期出现呼吸迫促、似断似续，兼见汗出如油、四肢厥冷者，是脱证危候，应积极抢救，否则立致危殆。

喘证之属实证者，一般易于见效；虚证之喘，则因精气亏损，难以速愈，故治之较难。应予以细致正确的辨证，守方治疗，巩固疗效。同时，患者还应积极配合治疗，注意摄生，以增强体质和祛除诱因。

（彭红星）

第十九节　痰饮

一、概述

痰饮是指水液在体内输布运化失常，停积于某些部位的一类病证。其中，饮留胃肠者为痰饮（狭义），饮留胁下者为悬饮，饮溢四肢肌肤者为溢饮，饮停胸肺者为支饮。西医学的慢性支气管炎、支气管哮喘、渗出性胸膜炎、慢性胃炎、胃下垂、胃扩张、胃肠功能紊乱、幽门梗阻、肾炎水肿等疾病的某一阶段具有相应临床表现者，可参照本证进行辨证论治。

二、临床表现

痰饮病多是久病宿根，反复发作，有脾肾阳虚，痰饮壅盛的本虚标实证。根据饮留部位的不同而出现相应的症状。饮停胸胁的悬饮以咳唾引胸胁疼痛为主症；饮留胸膈的支饮以咳逆倚息不得卧为主症；饮溢四肢的溢饮以肢体浮肿为主症；饮留肠胃的痰饮以胃肠中沥沥有声为主症。畏寒肢冷、胸背部恶寒，舌质胖嫩，舌苔白滑，脉弦滑等。

三、鉴别诊断

由于痰与饮干犯停滞部位不同，及体内阴阳二气偏盛偏衰，故临床表现相当复杂，可根据下列九条进行诊断。

痰病：①喘咳痰多，喉中痰鸣。②胸闷呕恶，眩晕心悸。③胸胁满闷，咽喉梗塞。④四肢麻木，关节漫肿、疼痛，或皮起包块。⑤眼周黑如烟灰色。⑥苔腻、脉滑。临床凡具备第一项或其他任何二项者，一般即可诊为痰病。

饮病：①胸满水肿，肠鸣食减。②咳逆。③舌白，脉弦。临床凡具备第一项与其他二项之一者，一般即可诊为饮病。

四、辨证论治

本病治疗当以温化为原则，即《金匮要略》提出“病痰饮者，当以温药和之”。因痰饮总属阳虚阴盛，本虚标实之证，故健脾、温肾为其正治，发汗、利水、攻逐，乃属治标的权宜之法，待水饮渐去，仍当温补脾肾，扶正固本，以杜水饮生成之源。

1. 痰饮

主症：形体消瘦，胸脘胀满，纳呆呕吐，胃中振水音或肠鸣辘辘，便溏或背部寒冷，头昏目眩，心悸气短。舌苔白润，脉弦滑。

治法：温阳化饮。

方药：苓桂术甘汤加减。

茯苓 20g，桂枝 15g，白术 12g，炙甘草 6g，法半夏 12g，生姜 10g。水煎服。

若小便不利者，加猪苓 15g，泽泻 12g。脘部冷痛、背寒者，加干姜 10g，吴茱萸 9g，肉桂 6g。饮郁化热者，可改用已椒苈黄丸（张仲景《金匮要略》）。

2. 悬饮

主症：病侧胁间胀满刺痛，转侧及咳唾尤甚，气短息促。舌苔白，脉沉弦。

治法：宣利逐饮。

方药：柴枳半夏汤和葶苈大枣泻肺汤加减。

柴胡12g，黄芩10g，枳实12g，法半夏12g，瓜蒌仁10g，桔梗12g，赤芍12g，葶苈子15g，桑白皮12g，白芥子10g，茯苓15g，泽泻12g，大枣5枚。水煎服。

3. 支饮

主症：咳逆喘满不得卧，痰吐白沫量多，颜面浮肿。舌苔白腻，脉弦紧。

治法：温肺化饮。

方药：苓甘五味姜辛汤加减。

茯苓18g，干姜10g，细辛5g，法半夏15g，紫菀12g，款冬花12g，五味子6g，北杏仁12g，炙甘草6g。水煎服。

4. 溢饮

主症：四肢沉重或关节重，甚则微肿，恶寒，无汗或有喘咳，痰多白沫，胸闷，干呕，口不渴。舌苔白，脉弦紧。

治法：发表化饮。

方药：小青龙汤加减。

麻黄10g，桂枝12g，北杏仁12g，生姜10g，茯苓12g，细辛5g，法半夏12g，五味子6g，白芍12g，紫菀12g，甘草6g。水煎服。

五、预后预防

（一）预后

痰饮病是脏伤阳虚，三焦通调输布失司，水湿津液不从正化，停积浸渍而成。致病之后，又多伤阳损正，造成邪实正虚之候。推断痰饮病的预后，应着重正邪两个方面，尤其是久病，应从症、脉、神来判断。饮病虽久，若正虚而脉弱者，是证脉相符，可治。正虚而脉实者，是正衰邪盛，难治。饮为阴邪，其脉当沉，如见弦数实大之脉，此时饮邪尚盛，正气已竭，当属死候。痰病虽久，若正虚而脉亦弱，神气不败，是证脉相符，可治。若见黄稠成块，咯之难出或吐臭痰，绿色痰，或喉中痰鸣如曳锯，是痰气灼津，正气已虚，为难治。若痰喘声高，喉中辘辘有声，不能咯出，精神昏愦，面色晦暗，脉散汗出如油，通身冰冷者，为邪盛，脉气欲竭，神气愦散之症，当属死候。临证可作参考。

（二）预防调护

（1）凡有痰饮病史者，平时应注意保暖，避免感受风寒湿邪。

（2）饮食宜清淡，忌生冷、甘肥、油腻。

（3）加强体质锻炼，保持劳逸适度，以防诱发。

六、病案选录

阎××，男，63岁，1973年1月13日初诊。

病史：咳嗽吐痰五六年，近半月加重。患者每当遇冷受凉或冬季容易犯病。半月前感冒，此后咳嗽，吐痰缠绵不尽，日益加重，咳嗽以早晚较重，痰多，色白，犹如稀涎，三五分钟即吐一次，上午吐多半茶缸（800～1 000ml），呼吸气短，喜热怕冷，纳呆脘闷，脉弦滑稍数，舌质暗，舌体胖，苔白腻。

曾服土霉素、四环素、麻黄碱、氨茶碱、棕色合剂等无效。

检查：慢性病容，面色晦暗，胸部叩响增强，肝浊音界第七肋间，两肺可闻散在干鸣，心音弱，心率速，律齐，腹部未见异常，胸透为肺气肿。

西医诊断：慢性支气管炎、肺气肿。

辨证施治：脾肺气虚，痰饮凌肺。治以温肺化饮。止咳平喘，佐以补益脾肺之法。

处方：麻黄8g，桂枝9g，党参9g，细辛8g，半夏9g，干姜9g，茯苓9g，赤芍12g，紫菀9g，款冬花9g，五味子3g，甘草6g。

二诊：服上方二剂，呼吸气短好转，咳嗽减轻，吐痰亦少，脉不数，舌苔微黄。

照上方改干姜6g，杏仁9g。

三诊：又服上方6剂，诸症显著好转，气不喘，咳嗽吐痰均明显减少，脘腹也较舒适，唯食欲尚差，舌质已恢复正常，舌体不胖，苔稍腻，脉滑。

原方去细辛、赤芍，改干姜6g，加麦芽24g。

四诊：一般情况良好，现已上班。脉平缓，苔薄白。予以调理脾胃，以矾固之。

党参9g，茯苓9g，白术9g，桂枝6g，山药15g，陈皮9g，半夏9g，麦芽15g，神曲12g，甘草6g。

（彭红星）

第二十节　小儿感冒

感冒俗称伤风，是感受外邪引起的肺系疾病，临床以发热，恶寒，鼻塞流涕，咳嗽为特征。小儿感冒常见于西医的上呼吸道感染。

一、诊疗

（一）病因病机（图7-1）

小儿感冒发生的原因，以感受风邪为主，常兼杂寒、热、暑、湿、燥等，亦有感受时邪疫毒所致者。在气候变化，冷热失常，沐浴着凉，调护不当时容易发生本病。

感冒的病变部位主要在肺，可累及肝、脾。病机关键为肺卫失宣。肺主皮毛，司腠理开阖，开窍于鼻，外邪自口鼻或皮毛而入，客于肺卫，致表卫调节失司，卫阳受遏，肺气失宣，因而出现发热、恶风寒、鼻塞流涕、喷嚏、咳嗽等症。

由于小儿肺脏娇嫩，感邪之后，失于宣肃，气机不利，津液不得敷布而内生痰液，痰壅气道，则咳嗽加剧，喉间痰鸣，此为感冒夹痰。小儿脾常不足，感邪之后，脾运失司，稍有饮食不节，致乳食停滞，阻滞中焦，则脘腹胀满，不思乳食，或伴呕吐、泄泻，此为感冒夹滞。小儿神气怯弱，肝气未盛，感邪之后，热扰肝经，易致心神不宁，睡卧不实，惊惕抽搐，此为感冒夹惊。

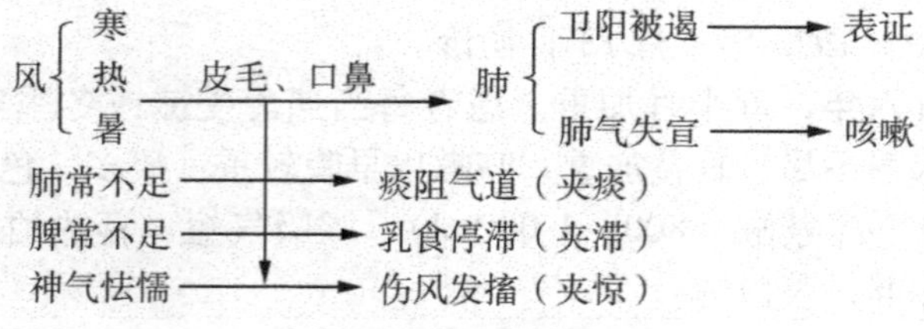

图7-1　病因病机示意图

（二）诊断要点

1. 辨病

（1）诊断依据

1）气候骤变，冷暖失调，或与感冒患者接触，有感受外邪病史。

2）发热，恶风寒，鼻塞流涕，喷嚏，微咳等为主症。

3）感冒伴兼夹证者，可见咳嗽加剧，喉间痰鸣；或脘腹胀满，不思饮食，呕吐酸腐，大便失调；或睡卧不宁，惊惕哭闹。

4）血象：病毒感染者白细胞总数正常或偏低；细菌感染者白细胞总数及中性粒细胞均增高。

5）病原学检查：咽拭子培养可有病原菌生长；链球菌感染者，血中抗链球菌溶血素“O”（ASO）滴度增高。采用免疫荧光技术、酶联免疫吸附试验，若检测到某种病原体的特异抗原，即可作为相应病原体感染的证据，且可用于早期诊断。

（2）鉴别诊断

1）急性传染病早期：多种急性传染病的早期都有类似感冒的症状，如麻疹、百日咳、水痘、幼儿急疹、流行性脑脊髓膜炎等，应根据流行病学史、临床特点、实验室资料、临床表现及其演变等加以鉴别。

2）急喉喑（急性感染性喉炎）：本病初起仅表现发热、微咳，当患儿哭叫时可闻及声音嘶哑，病情较重时可闻犬吠样咳嗽及吸气性喉鸣。

3）外感咳嗽：当感冒出现发热恶寒、咳嗽时，易与外感咳嗽相混，其鉴别应以主症为主，若发热恶寒症状突出者，按感冒论治；咳嗽吐痰，甚则喘息症状突出者，辨为外感咳嗽病证。

4）鼻渊：感冒与鼻渊均可见鼻塞流涕，或伴头痛等症。但鼻渊多流浊涕腥臭，感冒一般多流清涕，并无腥臭味；鼻渊眉额骨处胀痛、压痛明显，一般无恶寒发热，感冒寒热表证明显，头痛范围不限于前额或眉骨处；鼻渊病程漫长，反复发作，不易断根，感冒愈后不再遗留鼻塞、流腥臭浊涕等症状。

2. 辨证　感冒辨证，重在辨风寒、风热、暑湿，表里、虚实。根据发病季节及流行特点，冬春二季多为风寒、风热感冒；夏季多为暑邪感冒；冬末春初，发病呈流行性者多为时邪感冒。根据全身及局部症状，凡恶寒，无汗，流清涕，咽不红，舌淡，苔薄白为风寒之证；若发热恶风，有汗，鼻塞流浊涕，咽红，舌苔薄黄为风热之证。暑邪感冒发热较高，无汗或少汗，口渴心烦为暑热偏盛之证；若胸闷，泛恶，身重困倦，食少纳呆，舌苔腻为暑湿偏盛之证。时邪感冒起病急，发热，恶寒，无汗或少汗，烦躁不安，头痛，肢体酸痛，多为表证；若恶心，呕吐，胸胀，腹痛，大便不调，面红目赤，多为里证。感冒为外感疾病，病在肌表肺卫，属表证、实证；若反复感冒，体质虚弱，易出汗，畏寒，多为实中夹虚证。感冒的兼证，不论轻重，其证候与感冒有关，感冒缓解，兼证减轻。若感冒减轻而兼证加重，辨证时应注意有无其他病证。

（三）治则

感冒治疗原则有三。

1. 解表达邪　感冒由外邪客于肌表引起，应遵循《素问·阴阳应象大论》“其在皮者，汗而发之”之意，采用辛散解表的法则，祛除外邪，邪去则正安，感冒亦愈。解表之法应根据所感外邪寒热暑湿的不同，而分别选用辛温、辛凉、清暑解表法。时行感冒的病邪以时行病毒为主，解表达邪又要重视清热解毒。

2. 宣通肺气　感冒的病机之一是肺失宣肃，因此宣通肺气有助于使肺的宣肃功能恢复正常，肺主皮毛，宣肺又能协助解表，宣肺与解表相互联系，又协同发挥作用。

3. 照顾兼证　虚人感冒应扶正祛邪，不可专事发散，以免过汗伤正。病邪累及胃肠者，又应辅以化湿、和胃、理气等法治疗，照顾其兼证。

由于小儿多里热，一旦感冒容易寒从热化，或热为寒闭，形成寒热夹杂、外寒里热之证。因此，单独使用辛温之剂，虽有发汗散寒之功，但易助里热，在这种情况下，常用辛温辛凉并用，如寒邪重，应辛温重于辛凉，如热邪重，应辛凉重于辛热，自能热去而不寒，寒解而热不生。若热势较盛，邪有入里征象时，在解表的同时要佐以清热；若咳嗽较著，喉中痰声重浊时，又当佐以肃肺化痰；若伴有食积时，则需助以消导；若发生惊厥，又要散热定惊；如体质虚弱、反复感冒者，又不宜过于发表，而应扶正解表，或调和营卫。因此治疗小儿感冒，在使用汗法的基础上尚需配合使用清热、消导、定惊、补益、和解诸法。

治疗小儿感冒的方药甚多，辛温解表之荆防败毒散、辛凉解表之银翘散、清暑解表之新加香薷饮，调和营卫之黄芪桂枝五物汤，均为常用代表方，可在此基础上加减用药。应该指出的是，羚羊性平微凉，“既擅清里，又善透表，能引脏腑之热毒达于肌理而外出。”（《医学中衷参西录》），故为治感冒夹惊之要药。此外，小儿经常感冒，屡用清泄疏解，其表愈虚，耗气伤阳，此时当予疏化解热剂中，酌加益气扶阳之品。此败毒散、参苏饮中用参之奥妙，乃扶正解表之意。表解后可用柴胡桂枝汤和解表里，待其表解里和后而渐趋康复。

解表药多辛散轻扬，不宜久煎，以免气味耗散，作用减弱。解表发汗以遍身微微汗出为佳。若汗出不畅，病不易除；若汗出太过，则易耗伤气津，甚则导致亡阴亡阳之变。

（四）辨证论治

1. 风寒感冒

［证候］发热，恶寒，无汗，头痛，鼻流清涕，喷嚏，咳嗽，咽部未红肿，舌淡红，苔薄白，脉浮紧或指纹浮红。

［辨证］本证以恶寒，无汗，鼻流清涕，咽不红，脉浮紧或指纹浮红为特征。表寒重者恶寒无汗，咳声重浊。若患儿素蕴积热，复感风寒之邪，或外寒内热夹杂证，也可见恶寒、头痛、身痛、流清涕，面赤唇红、口干渴、咽红、舌质红、苔薄黄等外寒里热之证。小儿感冒风寒，邪盛正实者，正邪交争激烈，易于从阳化热，演变转化为热证。

［治法］辛温解表。

［主方］荆防败毒散加减。

荆芥10g，防风10g，羌活10g，独活10g，柴胡10g，薄荷（后下）5g，枳壳5g，茯苓10g，桔梗5g，前胡5g，生姜3g，甘草6g。（以3岁为例）

2. 风热感冒

［证候］发热重，恶风，有汗或少汗，头痛，鼻塞，鼻流浊涕，喷嚏，咳嗽，痰稠色白或黄，咽红肿痛，口干渴，舌质红，苔薄黄，脉浮数或指纹浮紫。

［辨证］本证以发热重，鼻塞流浊涕，咳痰黏稠，咽红，舌质红，苔薄黄，脉浮数或指纹浮紫为特征。表热重者高热，咳嗽重，痰稠色黄，咽红肿痛。咽部是否红肿，为本证与风寒感冒的鉴别要点。

［治法］辛凉解表。

［主方］银翘散加减。

金银花 10g，连翘 10g，淡豆豉 10g，牛蒡子 10g，荆芥 5g，薄荷（后下）5g，桔梗 5g，淡竹叶 10g，芦根 12g，甘草 6g。（以 3 岁为例）

3. 暑邪感冒

［证候］发热，无汗或汗出热不解，头晕、头痛，鼻塞，身重困倦，胸闷，泛恶，口渴心烦，食欲不振，或有呕吐、泄泻，小便短黄，舌质红，苔黄腻，脉数或指纹紫滞。

［辨证］本证发于夏季，以发热，头痛，身重困倦，食欲不振，舌红，苔黄腻为特征。偏热重者高热，头晕、头痛，口渴心烦，小便短黄；偏湿重者发热，有汗或汗出热不解，身重困倦，胸闷，泛恶，食欲不振，或见呕吐、泄泻。

［治法］清暑解表。

［主方］新加香薷饮加减。

香薷 5g，厚朴 5g，白扁豆花 10g，金银花 10g，连翘 10g，荷叶 10g，佩兰 5g。（以 3 岁为例）

4. 时邪感冒

［证候］起病急骤，全身症状重。高热，恶寒，无汗或汗出热不解，头痛，心烦，目赤咽红，肌肉酸痛，腹痛，或有恶心、呕吐，舌质红，舌苔黄，脉数。

［辨证］本证以起病急骤，肺系症状轻、全身症状重，发热恶寒，无汗或汗出热不解，目赤咽红，全身肌肉酸痛，舌红，苔黄为特征。表证重者高热，无汗或汗出热不解，头痛，肌肉酸痛；里证重者目赤，腹痛，或恶心、呕吐。

［治法］清热解毒。

［主方］银翘散合普济消毒饮。

金银花 10g，连翘 10g，荆芥 10g，羌活 10g，栀子 5g，黄芩 5g，大青叶 10g，桔梗 10g，牛蒡子 10g，薄荷（后下）5g。（以 3 岁为例）

5. 兼证

（1）夹痰

［证候］感冒兼见咳嗽较剧，痰多，喉间痰鸣。

［辨证］本证以咳嗽加剧，痰多，喉间痰鸣为特征。属风寒夹痰者痰白清稀，恶寒，无汗，或发热，头痛，舌淡红，苔薄白，脉浮紧或指纹浮红；属风热夹痰者痰稠色白或黄，发热，恶风，微汗出，口渴，舌红，苔薄黄，脉浮数或指纹浮紫。

［治法］辛温解表，宣肺化痰；辛凉解表，清肺化痰

［主方］在疏风解表的基础上，风寒夹痰证加用三拗汤、二陈汤，常用炙麻黄 5g，杏仁 5g，半夏 5g，陈皮 5g，宣肺化痰。风热夹痰证加用桑菊饮，常用桑叶 10g，菊花 10g，瓜蒌皮 10g，浙贝母 10g，清肺化痰。

（2）夹滞

［证候］感冒兼见脘腹胀满，不思饮食，呕吐酸腐，口气秽浊，大便酸臭，或腹痛泄泻，或大便秘结，小便短黄，舌苔厚腻，脉滑。

［辨证］本证以脘腹胀满，不思饮食，大便不调，小便短黄，舌苔厚腻，脉滑为特征。食滞中焦则脘腹胀满，不思饮食，呕吐，或见泄泻；食积化腐，浊气上升则口气秽浊，大便酸臭。

［治法］解表兼以消食导滞。

［主方］在疏风解表的基础上，加用保和丸加减。常加用山楂 10g，神曲 10g，鸡内金

10g，消食化积；莱菔子5g，枳壳5g，导滞消积。若大便秘结，小便短黄，壮热口渴，加大黄5g，枳实10g，通腑泄热，表里双解。

（3）夹惊

［证候］感冒兼见惊惕哭闹，睡卧不宁，甚至骤然抽搐，舌质红，脉浮弦。

［辨证］本证以惊惕哭闹，睡卧不宁，甚至抽风为特征。心肝热重者舌质红，脉弦。

［治法］解表兼以清热镇惊。

［主方］在疏风解表的基础上，加用镇惊丸加减。常加用钩藤15g，僵蚕10g，蝉蜕5g，清热镇惊。另服小儿回春丹或小儿金丹片。

（五）随证处理

（1）在风寒感冒证型中，如表寒重者，加麻黄5g。头痛甚者，加白芷5g。咳嗽剧者，加杏仁5g。

（2）在风热感冒证型中，如高热者，加生石膏20～30g，黄芩10g。头痛甚者，加桑叶10g，钩藤10g。咽喉肿痛者，加马勃5g，玄参10g。

（3）在暑邪感冒证型中，如湿重者，加苍术5g，法半夏5g。小便短赤者，加滑石15g，淡竹叶10g。不思饮食者，加麦芽15g，布渣叶10g。

（4）在时邪感冒证型中，如高热加柴胡10g，葛根10g；恶心、呕吐加竹茹10g，黄连3g。

（六）预后转归

一般而言，感冒属轻浅之疾，只要能及时而恰当地治疗，可以较快痊愈。但对婴幼儿、体弱患者及时感重症，必须加以重视，防止发生传变，或夹杂其他疾病。此外，病情之长短与感邪的轻重和正气的强弱有关。风寒易随汗解；风热得汗，未必即愈，须热清方解；暑湿感冒较为缠绵；虚体感冒则可迁延或易复感。

风寒感冒，寒热不退，邪气可化热而见口干欲饮，痰转黄稠，咽痛等症状。反复感冒，引起正气耗散，可由实转虚；或在素体亏虚的基础上反复感邪，以致正气愈亏，而成本虚标实之证。感冒未及时控制亦有转化为咳嗽、心悸、水肿等其他疾病者。时行感冒，高热鸱张，邪势弥漫，亦可转化为风温，甚至出现神昏、谵妄之证。

（七）预防与调护

（1）平时注意锻炼身体，增强体质，增强适应气候变化的能力。

（2）感冒流行期间，勿去公共场所，避免与患儿接触。

（3）食醋熏蒸。每立方米空间用食醋3～5ml，加水1～2倍，加热，任其蒸干为止。熏蒸时关闭门窗，连用3～5天。用于感冒流行期预防发病。

（4）香囊佩戴法。组成：藿香、艾叶、肉桂、山柰、苍术等各等量。制法：将处方中各味药洁净处理，去除杂质，烘箱600℃下干燥后，在洁净区内将药材混合粉碎至100目以上，有条件者粉碎至1 000目（采用微粉碎法），将粉碎的药粉包装成3.5g/袋，再制成香囊袋剂，用法：每天1个（3.5g/个）；其前胸佩戴，并每天置于鼻前闻香2次，每次3分钟，晚上睡觉时放置枕边。每周更换一次。用以增强免疫功能。

（5）患病期间，多饮开水，给予易消化食物，高热患儿及时物理降温，做好口腔护理。

（八）疗效评定

1. 治愈　体温正常，各种症状消失。

2. 好转　体温正常，各种症状均减轻。

3. 未愈　发热不退或增高，鼻塞流涕及兼症未改善或加重。

二、名家名方、医案

1. 王伯岳医案——风寒感冒

艾某，男，7 个月。

初诊：患儿发热，微咳，有汗不多，鼻流清涕，曾由家长自予阿鲁片、感冒冲剂、至宝锭等药，症犹未减。今晨起又增目眦红痒，口角流涎，体温仍 39℃。查：咽部红肿，舌苔白。

［辨证］外感风邪，上犯心肺。

［治法］祛风解表，清肺退热。

［方药］荆芥穗 6g，羌活 6g，板蓝根 6g，牛蒡子 9g，防风 6g，黄芩 10g，炒知母 6g，淡豆豉 6g，神曲 9g，桔梗 6g，杏仁泥 6g，淡竹叶 6g，生甘草 3g。

服上药 3 剂，诸证悉除。

2. 刘韵远医案——风热感冒

王某，女，3 岁。

初诊：患儿持续发热 2 周余，体温最高达 39.8℃，咳嗽，喘，鼻塞，纳差，大便干，2～3 天 1 行，小便黄。在某医院诊断为病毒性肺炎，曾予以中西药治疗，病情尚未控制。查：体温 39.2℃，精神萎靡，嗜睡，面色红赤，口唇红干，恶寒无汗，四肢欠温，鼻塞微喘，咳嗽痰多，咽充血，颌下淋巴结肿大，两肺可闻及细湿啰音，痰鸣音，以右下肺为甚。舌质红绛，苔少，脉弦数。胸透：双肺纹理增粗，右下肺可见片状阴影。血象：白细胞 8.7×10^9/L。

［辨证］温毒闭肺，热盛伤阴，复感外邪。

［治法］宣肺开闭，清热解毒，佐以透邪。

［方药］紫苏叶 6g，桔梗 10g，金银花 10g，连翘 10g，白茅根 25g，芦根 25g，生石膏 30g，杏仁 10g，葛根 10g，黄芩 15g，玄参 15g，柴胡 10g，熟大黄 10g。3 剂。另用紫雪散 1.5g，分 3 次冲服。嘱其食以清淡，避风，多饮温开水。

二诊：服上方 3 剂后，体温大至正常，但午后仍有低热 37.4℃～37.6℃，大便畅，咳喘轻，精神好转。上方减去紫雪散、熟大黄，黄芩减半，加升麻 5g，青蒿 15g，白薇 10g，继服 5 剂。

三诊：服上方 5 剂后，精神体温如常，双肺啰音减少，舌质微红，苔薄白，脉平和。仍遵前方之旨予泻白散加减：桑白皮 15g，地骨皮 15g，紫菀 10g，款冬花 10g，炙百部 10g，沙参 10g，玄参 15g，天竺黄 6g，生地黄 10g。7 剂。

四诊：服前方 7 剂后，痰祛咳喘平，胸透肺部阴影消失。为巩固疗效上方加黄芪 15g，太子参 15g，继服 5 剂而痊愈。

按语：本病例发病较急重，持续发热为主，传变迅速，三阳并病，有温毒犯肺之里热，又有复感外邪之表证，实为表里同病之发热。由于肺被邪束于表，又有热深伏于里，卫阳不得发越，故出现热深厥逆之高热、无汗、恶寒、四肢欠温等真热假寒现象。辨证需抓住肺胃热盛主证，兼顾复感外邪之兼证，治疗上以辛凉芳开透邪为主，以通腑泻热救阴为辅的方法，使邪毒有出路，正所谓“里气通则表气和”“外疏通则内畅遂”之理。方中采用麻杏石甘汤、银翘散加减，配以辛温发汗紫苏叶祛复感之邪尤妙；白茅根、芦根以辛凉透表而生津；葛根、升麻宣发解表有抗病毒之功；熟大黄清里通下。继用泻白散加止咳化痰之紫菀、款冬花、沙参、天竺黄，扶正顾阴之生地黄、玄参等，后以黄芪、太子参以善其后，收到了满意治疗效果。

3. 蒲辅周医案——伏暑夹湿

马某，女，4.5 岁。

初诊：反复发热 20 余天。患儿 20 天前高热 40.0℃，无汗，诊断为感冒，给予阿司匹林及抗生素服用，发热稍下降，持续 38.0℃左右。得病 8 天后，随母至上海探亲，低热持续不退。到沪后曾患风疹，瘙痒，退后脱皮，当地医院诊断为病毒性感冒。前日返京，服银翘散汤剂，昨日体温 37.6℃（腋下），无汗，口干喜饮，食纳尚可，大便干，1 次每天，小便尚多而黄。

现症：精神佳，不咳嗽，额及手心较热，无流涕，腹部较热。脉滑数，舌质淡，苔白腻。

胸部透视：心肺无异常表现。

血常规：正常范围

[诊断] 急性上呼吸道感染（中医：感冒）。

[辨证] 伏暑夹湿。

[治法] 通阳利湿。

[方药] 茯苓皮 6.6g，杏仁 5g，薏苡仁 10g，佩兰 5g，滑石 10g，黄芩 3.3g，茵陈 6.6g，竹叶 5g，苇茎 13.2g，神曲 5g，通草 3.3g。2 剂。

二诊：服药 2 剂后，低热退清而愈。

按语：本案初由暑湿内伏，后新凉外加，致卫气闭郁，腠理不开，故高热无汗。服退热药后，高热虽退，但湿邪留恋，邪不得外越，故出现风疹。“徒清热而热不退”“治湿非淡不渗，非辛不通”，蒲老谨守病机，以淡渗利湿为法，佐以微苦微辛，服药 2 剂，获得痊愈。

4. 张光煜医案——少阳阳明合病

王某，男，12 岁。

初诊：发热、咳嗽 8 天。查：体温一直持续在 37.5～39℃，下午较高，时有呕吐、腹痛，大便干结，精神欠佳，舌苔黄，脉浮数。

[辨证] 少阳阳明合病。

[方药] 柴胡 9g，黄芩、半夏、白芍、枳实、茯苓、陈皮、炒紫苏子、炒莱菔子各 6g，炒三仙各 9g，甘草 3g。2 剂，水煎服。

二诊：药后体温降至正常，大便通利，精神增加，仍有咳嗽，胃纳欠佳。

[方药] 紫苏叶、前胡、杏仁、桔梗、陈皮、半夏、茯苓、枳实、炒三仙各 6g，栀子 9g，酒大黄 3g，炒莱菔子 9g，甘草 3g。继服 2 剂病愈。

按语：张老治外感发热，组方用药有两个特点：一是表里双解，因小儿肌肤疏薄，藩篱不实，最易为外邪侵袭，而受邪之后，传变最快，化热最速，单纯的表证为时甚短。最常用大柴胡汤加减，解表攻里；其二是在表里双解剂中佐加消食导滞药，如山楂、六神曲、麦芽、莱菔子等。因小儿脾胃发育未臻完善，饮食不知自节，最易内伤停滞，复为外邪所侵，往往内外合邪，表里同病。

（彭红星）

第二十一节　小儿咳嗽

凡因感受外邪或脏腑功能失调，影响肺的正常宣肃功能，造成肺气上逆作咳，咳吐痰涎的，即称“咳嗽”。本证相当于西医学所称气管炎、支气管炎。

一、诊疗

（一）病因病机（图7－2）

小儿咳嗽发生的原因，主要为感受外邪，其中又以感受风邪为主。《活幼心书·咳嗽》指出：“咳嗽者，固有数类，但分寒热虚实，随证疏解，初中时未有不因感冒而伤于肺。”指出了咳嗽的病因多由外感引起。此外，肺脾虚弱则是本病的主要内因。

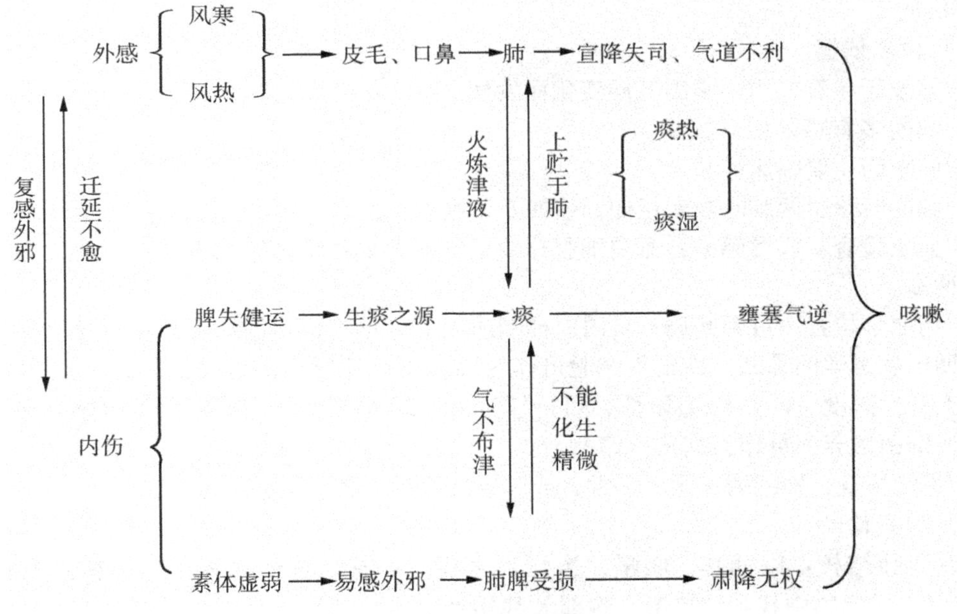

图7－2　病因病机示意图

咳嗽的病变部位在肺，常涉及于脾，病理机制为肺失宣肃。肺为娇脏，其性清宣肃降，上连咽喉，开窍于鼻，外合皮毛，主一身之气，司呼吸。外邪从口鼻或皮毛而入，邪侵于肺，肺气不宣，清肃失职而发生咳嗽。小儿脾常不足，脾虚生痰，上贮于肺，或咳嗽日久不愈，耗伤正气，可转为内伤咳嗽。

1. 感受外邪　主要为感受风邪。风邪致病，首犯肺卫，肺为邪侵，壅阻肺络，气机不宣，清肃失司，肺气上逆，则致咳嗽。风为百病之长，其他外邪又多随风而侵袭入体。若风夹寒邪，风寒束肺，肺气失宣，则见咳嗽频作，咽痒声重，痰白清稀；若风夹热邪，风热犯肺，肺失清肃，则致咳嗽不爽，痰黄黏稠。

2. 痰热蕴肺　小儿肺脾虚弱，气不化津，痰易滋生。若素有食积内热，或心肝火热，或外感邪热稽留，炼液成痰，痰热相结，阻于气道，肺失清肃，则致咳嗽痰多，痰稠色黄，不易咳出。

3. 痰湿蕴肺　小儿脾常不足，易为乳食、生冷所伤，则使脾失健运，水湿不能化生津液、水谷不能化生精微，酿为痰浊，上贮于肺。肺脏娇嫩，不能敷布津液，化液成痰，痰阻气道，肺失宣降，气机不畅，则致咳嗽痰多，痰色白而稀。

4. 肺气亏虚　小儿禀赋不足、素体虚弱者，或外感咳嗽经久不愈耗伤正气后，致使肺气亏虚，脾气虚弱，运化失司，气不布津，痰液内生，蕴于肺络，则致久咳不止，咳嗽无力，痰白清稀。

5. 肺阴亏虚　小儿肺脏嫩弱，若遇外感咳嗽，日久不愈，正虚邪恋，热伤肺津，阴津受损，阴虚生内热，热伤肺络，或阴虚生燥，而致久咳不止，干咳无痰，声音嘶哑。

小儿咳嗽病因虽多，但其发病机制则一，皆为肺脏受累，肺失宣肃而成。外感咳嗽病起于肺，内伤咳嗽可因肺病迁延，或他脏先病，累及于肺所致。

（二）诊断

1. 辨病

（1）诊断依据

1）好发于冬春二季，常因气候变化而发病。

2）病前多有感冒病史。

3）咳嗽为主要临床症状。

4）肺部听诊：两肺呼吸音粗糙，或闻及干啰音。

5）血象检查：病毒感染者血白细胞总数正常或偏低；细菌感染者血白细胞总数及中性粒细胞增高。

6）病原学检查：可于起病7日内取鼻咽或气管分泌物标本做病毒分离或桥联酶标法检测，有助于病毒学的诊断。冷凝集试验可作为肺炎支原体感染的过筛试验，一般病后1～2周开始上升，滴度>1∶32为阳性，可持续数月，50%～76%的肺炎支原体感染患儿可呈阳性。痰细菌培养，可作为细菌学诊断。

7）X线检查：X线胸片显示正常，或肺纹理增粗，肺门阴影增深。

（2）鉴别诊断

原发型肺结核：以低热，咳嗽，盗汗为主症。多有结核病接触史，结核菌素试验≥20mm，气道排出物中找到结核菌，胸部X线检查显示活动性原发型肺结核改变，纤维支气管镜检查可见明显的支气管结核病变。

2. 辨证　本病辨证，明确病位在肺，以八纲辨证为纲。外感咳嗽，发病较急，咳声高扬，病程短，伴有表证，多属实证；内伤咳嗽，发病较缓，咳声低沉，病程较长，多兼有不同程度的里证，且常呈由实转虚或虚中夹实的证候变化。咳嗽痰白清稀，咽不红，舌质淡红，苔薄白或白腻，多属寒证；咳嗽痰黄黏稠，咽红，舌质红，苔黄腻，或见苔少，多属热证。

（三）治则

咳嗽治疗，应分清外感、内伤。外感咳嗽以疏散外邪，宣通肺气为基本法则，根据寒、热证候不同治以散寒宣肺、解热宣肺。外感咳嗽一般邪气盛而正气未虚，治疗时不宜过早使用滋腻、收涩、镇咳之药，以免留邪。内伤咳嗽应辨别病位、病性，随证施治。痰盛者，按痰热、痰湿不同，分别治以清肺化痰、燥湿化痰。气阴虚者，按气虚、阴虚之不同，分别治以健脾补肺、益气化痰，养阴润肺、兼清余热之法。本病除内服汤药外，还常使用中成药等法治疗。

（四）辨证论治

1. 外感咳嗽

（1）风寒咳嗽

［证候］咳嗽频作，喉痒声重，痰白稀薄，鼻塞流涕，恶寒无汗，发热头痛，舌苔薄白，指纹浮红，脉象浮紧。

［治法］辛温解表，散寒宣肺

［主方］杏苏散

杏仁6g，紫苏叶10g，前胡6g，橘红3g，法半夏6g，桔梗6g，枳壳6g，茯苓10g，生姜6g，甘草3g。每日1剂，水煎服。（以5岁为例）

（2）风热咳嗽

［证候］咳嗽痰稠，鼻流浊涕，口渴咽痛，恶风有汗，舌苔薄黄，指纹浮紫，脉象浮数。

［治法］辛凉解表，宣肺止咳

［主方］桑菊饮

桑叶6g，菊花6g，桔梗8g，杏仁6g，连翘10g，薄荷5g（后下），芦根12g，甘草3g。每日1剂，水煎服。（以5岁为例）

（3）燥热咳嗽

［证候］干咳无痰或痰少而黏，咯吐不爽，鼻咽干燥，咳引胸痛，大便干结，小便短黄，唇干舌燥，舌苔或白或黄，脉象细数。

［治法］辛凉甘润，清燥救肺

［主方］桑杏汤加减

桑叶8g，杏仁6g，浙贝母12g，沙参12g，栀子8g，淡豆豉10g，梨皮10g。每日1剂，水煎服。（以5岁为例）

2. 内伤咳嗽

（1）痰湿咳嗽

［证候］咳嗽痰多，色白而稀，喉间痰声辘辘，胸闷纳呆，神情困倦，舌淡红，苔白，脉滑。

［治法］健脾燥湿，化痰止咳

［主方］二陈汤加味

橘红5g，法半夏6g，茯苓10g，甘草3g，生姜6g，乌梅10g。每日1剂，水煎服。（以5岁为例）

（2）痰热咳嗽

［证候］咳嗽痰多色黄，稠黏难咯，甚则气息粗促，喉中痰鸣，或伴发热口渴，烦躁不宁，小便短赤，大便干结，舌红，苔黄，脉滑数。

［治法］清热利肺，化痰止咳。

［主方］清金化痰汤加减

山栀子10g，知母6g，瓜蒌10g，浙贝母12g，桑白皮10g，黄芩10g，橘红5g，茯苓10g，麦门冬12g，甘草3g。每日1剂，水煎服。（以5岁为例）

（3）阴虚咳嗽

［证候］干咳无痰，或痰少则黏，不易咯出，口渴、咽干、喉痒、声音嘶哑，午后潮热

或手足心热，盗汗、舌红、苔少，脉细数。

［治法］滋阴清热，润肺止咳

［主方］沙参麦冬汤加减

沙参12g，麦门冬12g，白扁豆12g，桑叶10g，玉竹12g，天花粉10g，甘草3g。每日1剂，水煎服。（以5岁为例）

（4）气虚咳嗽

［证候］咳嗽反复不已，以清晨为主，痰白清稀，面色苍白，自汗畏寒，气短懒言，语声低微，纳谷不香，舌淡嫩，边有齿痕，脉微细。

［治法］健脾益气，化痰止咳

［主方］人参五味子汤加减

党参12g，白术10g，茯苓12g，甘草3g，五味子5g，麦门冬12g，生姜6g，大枣12g。每日1剂，水煎服。（以5岁为例）

（五）随证处理

（1）外感咳嗽

1）在风寒咳嗽证型中，寒邪较重加炙麻黄5g；咳重加杏仁5g，桔梗10g，枇杷叶10g；痰多加陈皮5g，茯苓10g。风寒夹热证，方用杏苏散加大青叶、黄芩清肺热。

2）在风热咳嗽证型中，肺热重加金银花10g，黄芩5g；咽红肿痛加土牛膝根10g，玄参10g；咳重加枇杷叶10g，前胡10g；痰多加浙贝母10g，瓜蒌皮10g。风热夹湿证，加薏苡仁12g，半夏5g，茯苓10g。

（2）内伤咳嗽

1）在痰热咳嗽证型中，痰多色黄，黏稠难咳加瓜蒌皮10g，胆南星10g，葶苈子10g；咳重，胸胁疼痛加郁金10g，青皮10g；心烦口渴加石膏12g，竹叶10g；大便秘结加瓜蒌仁10g，制大黄5g。

2）在痰湿咳嗽证型中，痰涎壅盛加紫苏子10g，莱菔子10g，白芥子5g；湿盛加苍术10g，厚朴5g；咳嗽重加款冬花10g，百部10g，枇杷叶10g；纳呆者加焦神曲10g，麦芽10g，焦山楂10g。

3）在气虚咳嗽证型中，气虚重加黄芪12g，黄精10g；咳重痰多加杏仁5g，川贝母5g，炙枇杷叶10g；食少纳呆加焦山楂10g，焦神曲10g。

4）在阴虚咳嗽证型中，阴虚重加地骨皮10g，石斛10g，阿胶10g；咳嗽重加炙紫菀10g，川贝母5g，炙枇杷叶10g；咳重痰中带血加仙鹤草10g，白茅根12g，藕节炭10g。

（六）预后转归

咳嗽一般预后好，尤其是外感咳嗽，因其病轻浅，及时治疗多能短时间内治愈。但外感夹燥夹湿者，治疗稍难。因夹湿者，湿邪困脾，久则脾虚而积湿生痰，转成为内伤之痰湿咳嗽；夹燥者，燥邪伤津，久则肺阴亏耗，转成为内伤之阴虚肺燥咳嗽。内伤咳嗽多呈慢性反复发作过程，其病深，治疗难取速效，但只要精心调治亦多能治愈。咳嗽病证若治疗失当，无论外感咳嗽还是内伤咳嗽，其转归总是由实转虚，虚实兼夹，由肺脏而及脾、肾，正所谓肺不伤不咳，脾不伤不久咳，肾不伤不喘，病久则咳喘并作。部分患者病情逐渐加重，甚至累及于心，最终导致肺、心、脾、肾诸脏皆虚，痰浊、水饮、气滞、瘀血互结而病情缠绵难愈。

（七）预防与调护

1. 平时要注意气候变化，避免受凉　内伤咳嗽尤应加强防寒保暖，防止外感。
2. 饮食不宜过于肥甘厚味　内伤咳嗽者，平时应忌辛辣刺激性食物、油炸之品。

（八）疗效评定

1. 治愈　咳嗽消失，听诊干、湿性啰音消失。如有发热则体温降至正常。
2. 好转　咳嗽减轻，呼吸音清晰，痰减少。
3. 未愈　咳嗽症状及体征未见改善或加重。

二、名家名方、医案

（一）何世英——“清肺丸（片）”治疗急性支气管炎

组成：前胡6g，桔梗6g，苦杏仁6g，炒枳壳6g，紫菀6g，旋覆花6g，天竺黄6g，浙贝母9g，枯黄芩9g，化橘红2.5g，海浮石12.5g，苏子6g，苏叶3g，薄荷3g，甘草3g。

剂型：蜜丸0.6g。片剂，每片0.3g。

服法：1日总量：1岁2丸，3岁4丸，6岁6丸。分2~3次服。每丸相当片剂2片。

功能：宣肺解表，化痰止咳

主治：急性支气管炎，风热感冒咳嗽，吐白痰或黄痰。

（二）区少章——“治咳效方1号方”

组成：茯苓、薏苡仁、北杏仁、苏子、甘草、枇杷叶、瓜蒌皮、谷芽。

主治：因感受风、寒、暑、湿、燥、火或乳食停滞，积滞生痰所致的咳嗽。

加减：痰色稀白，舌苔白，加半夏、陈皮；呕恶，大便溏，加苍术，厚朴；脾胃虚弱，停食生痰而咳，见痰色稀白，胃纳欠佳，大便烂，面色青白，可加党参、白术、法夏、陈皮，去苏子、北杏仁；有热见痰稠色微黄，去苏子，加天花粉、川贝母、天竺黄；咳而呕者，加竹茹；热盛气促，加生石膏、知母、黄芩、鱼腥草；痰多，可加牛黄末0.6g。

（三）王静安——“清宣宁嗽汤”治风寒咳嗽

组成：荆芥9g，炙麻黄9g，炙百部12g，炙旋覆花15g，炙白前根15g，苇根15~30g，橘络9g，黄连6~9g，山楂15g，神曲15g，枳壳9g，桔梗9g。

主治：干咳，渐见痰稀色白，喉痒声重。其偏寒者，咽不红，常伴恶寒无汗，指纹青红，脉浮紧；偏热者，咽多充血，常伴有恶寒，发热，舌苔薄白，质淡红，指纹或红或紫，脉浮数。

加减：偏于风寒者，去黄连，加紫苏叶9~15g；偏于风热者，加金银花9~15g、黄芩9~12g。

（四）王静安——“滋阴润肺饮”治疗阴虚咳嗽

组成：沙参15~30g，麦门冬9~15g，知母10g，天花粉10g，百合15g，炙百部12g，炙紫菀15g，炙枇杷叶15g，桔梗9g，山楂15g，神曲15g。

主治：素体阴虚，久咳伤肺，或热病后肺阴受损，或痰热蕴肺日久，或停积成热，积热熏蒸，灼伤肺津之阴虚肺燥咳嗽，咽喉干痒，低热，舌红少津，脉细数。

加减：鼻衄者，加白茅根30g、荷叶15g；大便秘结者，加胖大海10g；口渴者，加天花粉15g。

（五）岳美中——“锄云利肺汤”治咳嗽咯痰不爽

组成：沙参9g，马兜铃6g，山药9g，牛蒡子6g，桔梗6g，枳壳6g，橘红4.5g，杏仁9g，白薇6g，甘草3g。

主治：咯痰不爽，久不能愈之咳嗽症。

（六）王静安医案——痰热咳嗽

胡某，女，4岁。

初诊：患儿咳嗽阵作，已经两月。先后经某医院给予抗感冒，止咳等中西药治疗，症状未见减轻。患儿大便干燥，小便黄，午后颜面潮红，时流鼻血，舌质微红，苔白间黄，脉数。

［辨证］痰热咳嗽，兼有鼻衄。

［治法］清肺化痰。

［方药］清肺化痰汤加白茅根、荷叶。

荆芥9g，炙麻黄9g，生石膏30g，黄芩9g，瓜壳9g，法半夏9g，炙百部12g，炙旋覆花15g，炙白前根15g，焦三仙各15g，神曲15g，桔梗9g，白茅根30g，荷叶15g。两剂。

蛇胆陈皮开6支。

二诊：患儿咳嗽大减，夜间偶有咳嗽，咯痰已爽，鼻血已止。原方去白茅根、荷叶，继服两剂。

三诊：3日后随访，咳嗽愈，药已停服。

（七）王烈医案——风热犯肺

郑某，男，2岁。

初诊：患儿于诊前3天，因冷而感。症见发热，少咳，有涕，以感冒治之热退，但咳嗽不减，渐重。饮食及睡眠尚好，大、小便无异常。未服止咳剂而诊。查：神清气平，颊赤，唇红，咽红不肿。舌苔白厚、舌质红。心音钝，肺部听诊呼吸音粗，有时闻及干性啰音。腹软，脉数。

检验：肺部X线透视可见纹理增强。诊断为急性支气管炎。

［辨证］风热咳嗽。

［治法］用清热疏风，佐用止咳之法。

［方药］消咳灵（白屈菜、百部、贝母、黄芩等），每次0.5g，1日3次。合用清热止咳汤（黄芩5g，桑白皮5g，白前5g，连翘5g，枇杷叶5g，桔梗5g）。水煎服。日服3次。经治2日基本不咳，服药4天获愈。

（八）董廷瑶医案——痰浊咳嗽

姚某，男，6个月。咳嗽月余，痰咳不爽，二便尚调，舌苔薄白。西医拟诊“支气管炎”。

［辨证］风寒在表，痰浊阻络。

［治法］疏风散寒，宣肺化痰。

［方药］麻黄2.4g，杏仁6g，清甘草2.4g，陈皮3g，姜半夏9g，紫菀6g，牛蒡子9g，白芥子4.5g，炙苏子6g，竹茹6g。二剂。

药后风寒表散，痰咳已松，继以二陈加杏朴等，旋得痊愈。

（九）董廷瑶医案——风寒咳嗽

胡某，男，11岁。患儿咳已两周，曾服三拗汤等，咳痰较爽，但缠绵未止。现出汗较多，胃纳尚可，舌苔薄，脉弱而滑。

[辨证] 营卫不和，痰浊未清。

[治法] 调和营卫，止咳化痰。

[方药] 桂枝汤加味。

桂枝2g，白芍9g，生姜2片，红枣3枚，清甘草3g，陈皮3g，姜半夏9g，茯苓9g，杏仁6g，紫菀6g，百部9g。5剂。

药后其咳已和。

（十）单方验方

（1）芹菜根、陈皮、红糖水煎服。

（2）柿饼1个，川贝母末6g，柿饼挖去核，纳入川贝母末，放笼上蒸热，1次服，每日2次。用于干咳、燥咳。

（3）核桃仁20g，蜜炙后趁热服，用于久咳。

（4）紫苏、陈皮各9g，白萝卜汁12g。用水120ml煎成60ml，加红糖10g，趁热温服，用于风寒咳嗽。

（5）鸭梨1个去核，杏仁9g，冰糖15g，水煎服。用于风热咳嗽。

（韩珊珊）

第二十二节　小儿乳蛾

一、概述

乳蛾为儿科常见肺系疾病，是因邪客咽喉，喉核（腭扁桃体）内血败肉腐所致，临床以咽痛、喉核红肿，甚至溃烂化脓为主症。轻者可无全身症状，重者出现发热恶寒、头身疼痛、咳嗽等症。因喉核肿大，状如乳头或蚕蛾，故名乳蛾。发生于一侧者，名单乳蛾；发生于双侧者，名双乳蛾；喉核溃烂者，名烂乳蛾。本病相当于西医学的扁桃体炎，通常由链球菌感染引起，也可由病毒感染引起。临床上按其起病与病程，又将其分为急性扁桃体炎和慢性扁桃体炎。本病一年四季均可发病，较多见于4岁以上的小儿。

二、诊疗

（一）病因病机（图7-3）

1. 病因　风热邪毒从口鼻而入，侵袭咽喉；或素体肺胃热炽，复感外邪，邪毒上攻咽喉；或邪热伤阴、素体阴虚，虚火上炎；或肺脾气虚，卫表不固，反复不愈。

2. 病位　主要在肺胃，可累及于肾。

3. 病理因素　热毒。

4. 病机　热毒壅结咽喉，气血壅滞，肌膜灼伤受损。

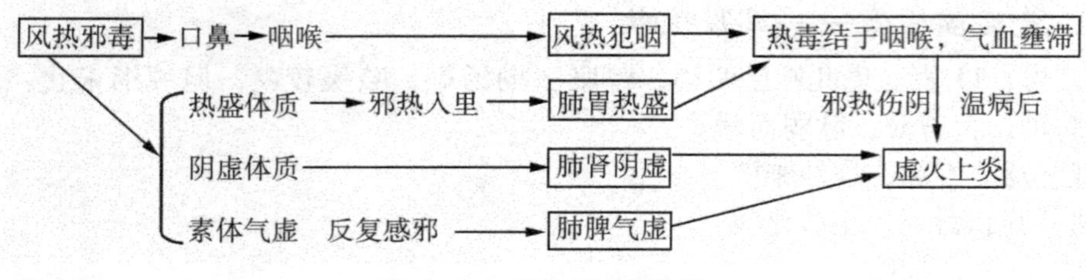

图 7-3　病因病机示意图

（二）诊断

1. 辨病

（1）诊断要点

1）体征：喉核肿大或伴红肿疼痛，咽痒不适为主症，重者喉核溃烂化脓。

2）症状：轻者可无全身症状，重者出现发热恶寒、头身疼痛、咳嗽等症。

3）实验室检查：由于细菌感染引起的血象白细胞总数及中性粒细胞均增多。

（2）鉴别诊断

1）烂喉痧：即猩红热。患者除具有急性扁桃体炎临床表现外，尚有皮疹等特殊表现。皮疹一般在起病后 24 小时内出现，典型的皮疹是在全身皮肤弥漫性充血发红的基础上，广泛散布针尖大小、密集而均匀的点状略微隆起的猩红色皮疹，病中 2～3 天可见草莓舌。

2）喉关痈：是发生在扁桃体周围及其附近部位的脓肿，病变范围较乳蛾大。临床以局部疼痛、红肿、化脓，并伴有恶寒发热、言语不清、饮食呛逆等特征，病情发展迅速。它包括了西医学的扁桃体周围脓肿、咽后壁脓肿等疾病。本病在形成脓肿前，一般有类似乳蛾急性发作的症状，这种症状若 3～4 天后逐渐加重，特别是咽痛加剧，吞咽困难者，应考虑本病。

2. 辨证

（1）辨表里：一般有表证者为风热犯咽，表证不明显者多为肺胃热炽。

（2）辨虚实：起病急，病程短，热象明显，喉核红赤肿胀，甚则溃烂化脓者，属实热证；慢性起病，病程迁延不愈，乳蛾肥大不收，多属虚证，肺肾阴虚证者多乳蛾暗红，为阴虚中夹热毒未清证，肺脾气虚证者多乳蛾淡白，以气虚为主卫表不固证。

（3）辨预后：年长儿若反复发作者应注意观察有无水肿、痹证、心悸等并发症。

（三）治则

总的治疗原则是清热解毒，利咽散结。根据表里、虚实的不同，风热犯咽者治以疏风清热，消肿利咽；肺胃热炽者治以清热解毒，泻火利咽；肺肾阴虚者治以滋阴降火，清利咽喉；肺脾气虚者治以补肺固表，健脾益气。治疗手段是内服药物加局部外喷散剂。

（四）辨证论治

1. 风热犯咽

［证候］发热，恶风，咽喉疼痛逐渐加重，吞咽不利，单侧或双侧喉核赤肿，咽痒不适，鼻塞流涕，头痛身痛，舌质红，舌苔薄白或黄，脉浮数，指纹青紫。

［辨证］本证见于乳蛾初起，风热犯肺，攻于咽喉，搏结喉核，则咽痛渐重，吞咽不利，喉核红肿，尚未化脓。风热犯肺，肺卫失宣，则见发热重，恶寒轻，鼻塞流涕等风热表证。

舌质红，舌苔薄白或黄，脉浮数或指纹青紫皆为风热之象。

［治法］疏风清热，消肿散结。

［主方］银翘马勃散加减。

金银花 10g，连翘 10g，蝉蜕 5g，薄荷（后下）5g，马勃 10g，射干 5g，牛蒡子 10g，桔梗 10g，生甘草 6g。（以 3 岁为例）

2. 肺胃热炽

［证候］壮热不退，喉核色赤肿大，溃烂化脓，咽痛剧烈，吞咽困难，烦躁不安，口干口臭，大便干燥，小便黄少，舌质红，苔黄厚，脉数，指纹青紫。

［辨证］本证因风热犯肺失治，邪热入里；或素体肺胃热盛，复感外邪，循经上攻喉关，郁结于喉核，热邪炽盛，血败肉腐而成脓，故见喉核肿甚化脓，咽痛剧烈等局部症状。热毒炽盛，充斥气分，则壮热不退，烦躁，口干口臭，大便干燥，小便黄少。舌红苔黄厚，脉数或指纹青紫为热盛之象。

［治法］清热解毒，泻火利咽。

［主方］牛蒡甘桔汤加减。

牛蒡子 10g，射干 5g，山豆根 5g，桔梗 10g，玄参 10g，连翘 10g，黄芩 5g，虎杖 15g，蒲公英 10g，生甘草 6g。（以 3 岁为例）

3. 肺肾阴虚

［证候］喉核暗红肿大或有少许脓液附着，咽干灼热，咽痒微痛，有异物感，日久不愈，手足心热，神疲乏力，或午后低热，颧红，腰膝酸软，虚烦失眠，耳鸣，大便干燥，舌红少苔，脉细数，指纹青紫。

［辨证］本证为乳蛾日久不愈，邪热伤阴；或素体肺肾阴虚，虚火上炎，搏结喉核，故见喉核暗红肿大或有少许脓液附着，咽干灼热，咽痒微痛，日久不愈。肺阴不足，则干咳少痰，大便干燥；日久及肾，则神疲乏力，或午后低热，颧红；舌红少苔，脉细数或指纹青紫均为阴虚之象。

［治法］滋阴降火，清利咽喉。

［主方］养阴清肺汤加减。

玄参 10g，生地黄 12g，麦冬 10g，天花粉 10g，芦根 15g，牡丹皮 10g，赤芍 10g，板蓝根 15g，浙贝母 10g。（以 3 岁为例）

4. 肺脾气虚

［证候］喉核肥大，色泽淡白，经久不消，反复外感，引起乳蛾屡发，面黄少华，常自汗出，疲乏少力，食欲不振，唇口色淡，舌质淡红，舌苔薄白，脉无力，指纹淡。

［辨证］本证见于平素气虚，乳蛾屡发之小儿。由于小儿肺脾两虚，日久生化乏源，宗气不足，卫外不固，以致乳蛾一再发作，而急性症状缓解后喉核肥大淡白而经久不消。其肺虚为主者屡感外邪，喉核淡白肥大，多汗；脾虚为主者面黄少华，疲乏少力，食欲不振。

［治法］补肺固表，健脾益气。

［主方］玉屏风散合异功散加减。

黄芪 15g，黄精 10g，党参 10g，白术 10g，茯苓 15g，山药 15g，煅牡蛎 15g，浙贝母 10g，僵蚕 10g，防风 6g，陈皮 6g。（以 3 岁为例）

（五）随证处理

1. 在风热犯咽证型中，热重者，加黄芩 5g，石膏 20g，栀子 5g，清热解毒；喉核赤肿者，加山豆根5g，板蓝根10g，浙贝母10g，赤芍10g，解毒利咽散结；声音嘶哑者，加木蝴蝶10g，玄参10g，芦根15g，利咽润肺；咳甚痰多者，加前胡10g，瓜蒌皮10g，僵蚕10g，竹沥15g，清热化痰。

2. 在肺胃热炽证型中，壮热烦渴者，加石膏20g，知母10g，清热除烦；溃烂化脓明显者，加黄连3g，紫花地丁10g，鱼腥草15g，解毒排脓；喉核、舌质红绛者，加生地黄10g，赤芍10g，牡丹皮10g，清热凉血。

3. 在肺肾阴虚证型中，喉核肿大明显者加夏枯草10g，海藻10g，利咽散结；干咳无痰加天冬10g，桔梗10g，紫菀10g，润肺止咳；低热起伏加地骨皮10g，胡黄连10g，养阴清热。

4. 在肺脾气虚证型中，余邪未清可加板蓝根15g，黄芩5g，玄参10g，清咽解毒；汗多加碧桃干10g，煅龙骨15g，浮小麦15g，固表止汗；食欲不振加焦山楂10g，鸡内金10g，炒谷芽15g，开胃消食；大便溏薄者加炒薏苡仁15g，芡实10g，健脾化湿。

（六）预后转归

小儿患者症状较成人重，常伴有高热。多数经积极治疗可获痊愈，但婴幼儿病程较长，也可迁延不愈或反复发生；部分年长儿因未及时或彻底治愈可导致水肿、痹证、心悸等病证。

（七）预防与调护

1. 积极防治感冒。

2. 饮食宜清淡，忌辛辣、坚硬、刺激食品。

3. 及时彻底治愈本病，防止病情迁延或并发他症。

（八）疗效评定

1. 治愈　咽部症状消失，扁桃体不充血，无脓点，或被摘除。

2. 好转　咽部症状减轻，扁桃体脓点消除。

3. 未愈　症状和体征无明显改善。

三、名家名方、医案

1. 黎炳南医案——风热乳蛾

梁某，男，4岁。

初诊：高热1周，抽搐1次。患儿1周前开始发热，以清热为主的中药及头孢唑啉（先锋Ⅴ）静滴5天（曾加滴双黄连注射液1天），近3天加入地塞米松静滴，发热未见好转。病程中因高热出现神昏抽搐1次。现精神疲乏，面色无华，恶寒、咽痛轻咳、喉核红肿，纳呆、口干，咽红，舌红苔白，脉细数。二便尚调。

[诊断] 急性扁桃体炎（中医：乳蛾）。

[辨证] 外感风热，气阴耗伤。

[治则] 疏风解表，清热利咽，益气养阴。

[处方] 紫苏叶10g，防风10g，青蒿10g，柴胡10g，升麻10g，射干10g，炙甘草10g，葛根20g，党参20g，大青叶15g，人参叶5g，白芍12g。3剂。即停用抗生素及激素，改静滴双黄连液（含金银花、黄芩、连翘）。

二诊：服药1剂后，热退，恶寒咽痛消失。

按语：患儿持续高热1周，喉核红肿，舌红脉数，为热盛之象。同时恶寒不减，为表证未罢之征。黎老重用疏风解表之品，辛温辛凉并用，配合清热利咽，使风邪外解而里热内清。因患儿面色玉华、神疲，口干，脉细，邪热久羁，气阴耗伤已见端倪，复重用党参、人参叶、白芍、炙甘草以益气和阴，且借升麻、柴胡以升阳散火，故正复邪退而获速效。

2. 卞同琦医案——风热外侵，肺胃热盛

周某，男，5岁。

初诊：发热、咽痛2天。患儿发热2天，体温39℃左右，咽干痛，稍流清涕。少干咳，纳差，大便三日未行，自服阿莫西林无缓解。查：体温38.7℃，咽显著充血，扁桃体Ⅱ度肿大、充血，有散在脓点，心、肺、腹无明显异常。舌质偏红，苔薄黄腻，脉滑数。血常规：白细胞10.8×10^9/L，淋巴细胞0.21，中性粒细胞0.78，单核细胞0.01。

［辨证］风热外侵，肺胃热盛。

［诊断］化脓性扁桃体炎（中医：乳蛾）。

［方药］金银花、连翘、桑叶、防风、莪术、玄参、青蒿各10g，薄荷（后下）6g，虎杖20g，生大黄（后下）4g。3剂，嘱少量频服。

二诊：服药后第2天即热退，咽痛止，大便畅，咽喉稍干，少咳，咽充血明显减轻，扁桃体Ⅰ度，充血减轻，无脓点。舌质淡红苔薄白，脉滑。上方去青蒿，改大黄3g，加桑白皮10g，继服2剂而告愈。

按语：化脓性扁桃体炎，中医称烂乳蛾，为热毒壅聚咽喉，气血壅滞，脉络受阻，肌膜受灼而发。现代医学认为本病多先为病毒感染，细菌感染常继发于后，以溶血性链球菌为主。本案患儿发热咽痛便结，为风热外侵，肺胃热盛，内外邪热相搏。治当表里双解，祛腐化脓。方以金银花、连翘、防风、桑叶辛凉解表，薄荷、玄参利咽，虎杖清热活血，生大黄通腑去积，青蒿解热。另加莪术一味，“止痛消瘀”（《明医指掌》）。在辨证基础上用莪术治疗扁桃体炎，是卞老在长期临床实践中总结出的用药经验之一，现代药理研究莪术挥发油有抗炎、抗菌作用，可抑制试管内β-溶血性链球菌，且小儿稚阴稚阳，脾常不足，大量寒凉药中加莪术一味温药，可防寒凉攻伐太过，损伤元阳，顾护脾胃，同时莪术本身能健脾开胃，可谓一举三得，在方中起到画龙点睛之功，故药到病除。

（郭亦男）

中医基础理论与临床实践

（下）

陈　劲等◎主编

吉林科学技术出版社

第八章　胃肠病证

第八章

胃肠病证

第一节　呕吐

一、定义

呕吐又名吐逆，是指食物或痰涎等由胃中上逆而出的病证。古人谓：有声有物谓之“呕”；有物无声谓之“吐”；有声无物谓之“哕”（干呕）；只吐涎沫谓之“吐涎”。由于临床呕与吐常兼见，难以截然分开，故合称呕吐。本病乃胃失和降，气逆于上所致，凡外感、内伤或饮食失节以及他病有损于胃者，皆可发为呕吐。至于妊娠恶阻，则属于妇科范畴，本篇不予讨论。

二、病因病机

1. 外邪犯胃　由于感受风寒暑湿火热之邪或秽浊之气侵犯脏腑，使胃失和降，水谷随气逆而上，即发生呕吐。一般说，猝然而呕吐的，多是邪客胃腑，在长夏多为暑湿之邪所干，在秋冬多乃风寒所犯。然而，在外邪所致呕吐中，又以寒邪致病最为常见，这是因为寒邪最容易损耗中阳，使邪气凝聚胸膈，动扰胃腑之故。

2. 饮食所伤　由于饮食不节，温凉失调，饥饱无常，因过食生冷油腻不洁食物，停滞不化，伤及胃腑，致胃气不能下行，便上逆为呕吐；或因脾胃运化失常，导致水谷不能化生精微，停痰留饮，积于中脘，痰饮上逆，亦可发生呕吐。

3. 肝郁犯胃　情志拂逆，木郁不达，肝气横逆犯胃，以致肝胃不和，胃气上逆而作呕吐。至于忧思伤脾，脾失健运，食难运化，胃失和降而发生呕吐的，是情志失调所致呕吐的另一种表现。

4. 脾胃虚弱　由于脾胃虚寒，中阳不振，不能腐熟水谷，化生气血，造成运化与和降失常，可引起呕吐。或因病后胃阴不足，失其润降，亦可引起呕吐。

5. 其他　如胃有痈脓，服食有毒食物或药物以及蛔虫扰胃等，都可引起呕吐。

三、诊断与鉴别诊断

（一）诊断

1. 发病特点　本病以呕吐宿食痰涎，或苦味、酸味水液诸物，或干呕等主症作为主要诊断依据。

2. 临床表现　若是风寒外邪犯胃致呕吐的，则苔白，脉浮紧；风热外邪致呕吐的，则舌质红，舌苔薄黄，脉浮数；属饮食停滞致呕吐的，则舌苔厚腻，脉滑；属肝气犯胃致呕吐的，则舌边红，苔薄腻，脉弦；脾胃虚寒致呕吐的，则舌质淡，苔白润，脉细弱；胃阴不足致呕吐者，则舌红津少，脉细数。应结合主症和病史作综合分析。

（二）鉴别诊断

1. 反胃　反胃又称胃反，是以食后脘腹胀满、朝食暮吐、暮食朝吐、宿食不化为特征，可见于幽门梗阻等疾病。由于反胃多属缓慢起病，缠绵难愈，使脾胃长期受损，人体缺乏水谷精微营养，故病者可见形体消瘦，面色少华，神倦乏力等症。而呕吐有虚实之不同，实证呕吐，多数起病急剧，食入即吐或不食亦吐；虚证呕吐，多数时吐时止，无一定规律，或干呕恶心，但多吐出当日之食物。

2. 噎膈　噎膈的症状主要是饮食咽下困难。轻者食物间或可入，但量不多；重者水饮可入，食物难入；更严重的汤水难下，虽或勉强吞下，其人日益消瘦，面色苍黄，津液枯槁，大便秘结如羊屎状。呕吐病变部位主要在胃，而噎膈病变部位主要在食管、贲门。一般呕吐，多数能治愈，预后较好；而噎膈多数预后不良，治疗困难。

3. 霍乱　霍乱的临床特征为起病急骤，来势凶险，上吐下泻，腹痛，泻下如米泔，患者迅即消瘦，肢冷脉沉微。而呕吐一证，多不伴有腹泻，亦少有危在顷刻之变，除非是剧烈呕吐不止，常不会像霍乱那样在短时间内造成阴津枯竭，阳气欲绝的危候。

四、辨证论治

（一）辨证要点

1. 辨实呕与虚呕　首先应详辨虚实。实证呕吐，多因外邪、饮食、七情犯胃所致，发病急骤，病程较短。虚证呕吐，常为脾胃虚寒或胃阴不足，失其和降而成。其发病缓慢，病程较长。实证有邪，去其邪乃愈；虚证无邪，全由胃气之虚所作，当温中健脾，滋养胃阴，扶正降逆为主，待胃气恢复，升降得宜，呕吐便可自愈。

2. 辨主症和兼症　呕吐是以食物或痰涎水液诸物从胃中上逆而出为主症。但其所因不同，兼症也不相同。如因寒滞者兼腹痛，因食滞者兼胀闷，因气逆者兼见胀痛连于胁下，因外感者兼头痛恶寒；虚寒呕吐，则必兼一派虚寒征象等。

3. 辨可下与禁下　就一般而论，呕吐不宜用下法，其理为呕吐病在胃，不应用下药攻肠。同时，呕吐能使胃中停滞之宿食或不洁之物从上排出，下之无益。若呕吐之属于虚者，下之更有虚虚之弊。若呕吐之属于外邪者，当逐邪外达，其呕自止，亦不宜攻里而引邪深入。但下法又并非所有呕吐都绝对禁忌，如呕吐因于肠胃实热，又兼大便秘结的，必要时就可用下法。因为人体是一个整体，上下相互联系，下既不通，势必上逆而呕，通其大便可折其上逆之势。《金匮要略·呕吐哕下利病脉证治》就有“食已即吐者，大黄甘草汤主之”的记载，《医宗金鉴·呕吐哕总括》亦指出：若“大小二便闭而不行，宜攻下也”。可见呕吐禁用下法，既有原则性，又有灵活性。可下与否，当因证而宜。

4. 辨可吐与止吐　呕吐大多属于病理现象，故一般均可选用降逆止呕之剂，冀其胃气调和，使呕吐自止。但也不是对所以呕吐一概不问病因均用止呕之剂。例如，有些呕吐是机体驱邪外出的抗病表现，此时应因势利导，使其邪去正安，无须止呕。胃有痈脓、痰饮、食滞、误吞毒物等所引起的呕吐，就是机体排除胃内有害物质的一种反应，可让其吐出，则邪去病除。所以何者可吐，何者不可吐，亦应当严格辨证来掌握。

（二）治疗原则

由于呕吐病机主要是胃失和降，气逆于上，所以治疗上对于邪实所致呕吐者，大抵重在祛邪，冀其邪去正安。如外邪犯胃者，宜疏邪解表和胃；饮食停积者宜消食导滞；痰饮内阻者宜温化痰饮；肝气犯胃者宜调肝解郁，兼以和胃降逆。偏于虚者重在扶正，对脾胃虚寒者宜温运脾胃，对胃阴不足者宜养阴润燥，并兼降逆止呕。

治疗呕吐要注意药物的配伍宜忌，一般含油质多及有腥臭气味之药物，多不宜用作止呕之剂，如瓜蒌仁、桃仁、阿魏等。而陈皮、生姜、半夏、代赭石等，多为治呕要药，可辨证选用。

（三）分证论治

1. 实证

（1）外邪犯胃

症状：突然呕吐，起病较急，如感受寒邪，兼见发热恶寒，头痛，无汗，舌苔薄白，脉浮紧；如感受风热，兼见发热恶风，头痛自汗，舌质红，舌苔薄黄，脉浮紧；如感受暑湿，多是时当暑令，呕吐兼见发热汗出，心烦口渴。舌质红，舌苔黄腻，脉濡数。

病机：外邪致吐，主要是由于感受风寒、风热、暑湿之邪，动扰胃腑，阻遏中焦，使胃失和降，浊气上逆，所以突然呕吐，来势较急。由于邪束肌表，故见发热头痛恶寒；暑湿秽浊之气阻于胸腹，气机失宣，故见胸脘痞闷，故舌苔黄腻，脉象濡数。

治法：疏解表邪，和胃降逆。

方药：风寒犯胃者可用藿香正气散为主方加减；风热犯胃者可用银翘散加减；暑湿致呕者可用新加香薷饮为主方加减。藿香正气散为芳香化湿剂，具有解表散寒、健胃止呕作用。方中藿香、紫苏、厚朴疏邪化浊；半夏、陈皮、茯苓、大腹皮降逆和胃，均为治疗风寒犯胃呕吐的要药。如兼夹宿食，证见胸闷、腹胀者，可去白术、甘草、大枣，加神曲、麦芽、鸡内金等消食导滞。风热犯胃用银翘散，可去桔梗之升提，加竹茹、橘皮，取其清热和胃、行气止呕之功。新加香薷饮具有解表祛暑、化湿和中作用，方中香薷是解表祛暑主药，扁豆花、厚朴和中化湿，行气止呕；金银花、连翘清热解毒，是暑湿犯胃作呕之常用方药。

（2）饮食停滞

症状：呕吐酸腐，脘腹胀满，嗳气厌食，腹痛，吐后反觉舒服，大便或溏或结。舌苔厚腻，脉滑。

病机：饮食不当，食滞停积，使脾胃运化失常，中焦气机受阻，胃气上逆，食随逆上，故呕吐酸腐；食伤胃脘，积滞内阻，不通则痛，故脘腹胀满作痛，大便或溏或结。舌苔厚腻，脉滑，是食滞停阻之征。

治法：消食化滞，和胃降逆。

方药：保和丸为主方加减。本方为消食导滞常用方剂，方中神曲、山楂、莱菔子消食化滞；连翘清积滞中伏热；陈皮、半夏、茯苓和胃降逆。胃热甚者，可加芦根、黄连；胃寒甚者，可去连翘加干姜、砂仁；如积滞较多，腹满便秘者，可加大黄、枳实，导滞通腑，使浊气下行，邪有出路。如属饮食不洁之物或饮食过量，症见脘腹疼痛，欲吐不得吐者，可先用盐水（温开水加食盐适量）内服，随用鹅毛或棉签探喉取吐，因势利导，冀其邪去病除。

(3) 痰饮内阻

症状：呕吐痰涎清水，胸脘痞闷，不思饮食，头眩心悸，或呕而肠鸣有声。舌苔白腻，脉滑。

病机：由于中阳不运，聚湿生痰，痰饮留聚，胃气不降，故脘闷食不得下，反上逆而呕吐清水痰涎；痰浊上泛，影响头目，并及心阳，使清阳之气不升，故眩晕心悸；舌苔白腻，脉滑，是痰浊内阻之象。

治法：温化痰饮，和胃降逆。

方药：二陈汤合苓桂术甘汤加减。二陈汤和胃降逆，桂枝温化痰饮，白术、茯苓、甘草健脾祛湿，二方合用，标本兼顾。如痰郁化热，阻遏中焦，胃失和降而出现口苦胸闷，恶心呕吐，舌红，苔黄腻，脉滑数，可用温胆汤以清热和胃，除痰止呕。

(4) 肝气犯胃

症状：呕吐吞酸，嗳气频作，胸胁满痛，烦闷不舒，每遇情志刺激，则呕吐吞酸更甚。舌边红，苔薄腻，脉弦。

病机：肝气不疏，横逆犯胃，胃失和降，故呕吐吞酸，嗳气频作，胸胁满痛；由于气郁化热，热聚胸膈，故烦闷不舒；舌边红，苔薄腻，脉弦，是肝气郁滞之象。

治法：疏肝理气，和胃降逆。

方药：初起可用半夏厚朴汤为主方；如气郁化热，可用四逆散合左金丸加减。半夏厚朴汤是行气开郁，和胃降逆之剂，对于七情郁结，气滞痰阻，或咳或呕者适宜。方中用苏叶行气开郁，半夏、茯苓、厚朴、生姜降逆止呕。如果气郁化热、烦闷不舒，呕吐酸水，可用四逆散合左金丸疏肝理气，清热止呕；若兼大便干结，腑气不通，可加大黄通腑泄热；如火郁伤阴，症见口燥咽干，胃中灼热，舌红少苔者，宜适当少用香燥药，酌加沙参、石斛等以养胃阴；若属胃气虚弱，常因情志刺激，精神紧张而发生呕吐的，可用旋覆代赭石汤以补虚降逆，和胃止呕。至于呕吐苦水之“呕胆”证，则应清泄胆火，降胃止呕，可用二陈汤加黄芩、黄连、生姜等。

2. 虚证

(1) 脾胃虚寒

症状：饮食稍多即欲呕吐，时作时止，胃纳不佳，食入难化，胸脘痞闷，口干而不欲多饮，面白少华，倦怠乏力，喜暖恶寒，甚则四肢不温，大便溏薄。舌质淡，苔薄白，脉细弱。

病机：脾主运化，胃主受纳，脾胃虚寒，中阳不振，腐熟与运化无能，故饮食稍有不慎，即易作呕。由于脾胃阳虚，气不外达，故面色㿠白，倦怠无力，四肢不温；又由于中焦虚寒，气不化津，故渴不欲饮或口淡不渴；脾虚失于健运，故大便溏薄。舌质淡，苔白润，脉细弱，是虚寒之象。

治法：温中健脾，和胃降逆。

方药：理中丸或六君子汤为主方。理中丸是温补脾胃，治疗中焦虚寒的要方。人体的升清降浊，全赖中气主持，若中焦虚寒，阳气不足，清浊升降失常，便可发生吐泻诸证。而理中丸温理中阳，适用于中焦虚寒，脾胃阳虚之呕吐证。六君子汤亦是健脾止呕之剂，可以选用。如呕吐痰涎清水者，可加桂枝、吴茱萸温中降逆。若泛吐清水，又兼脘冷肢凉者，还可加附子、肉桂等温阳散寒。以上皆为治疗虚寒呕吐常用而有效之方药。

（2）胃阴不足

症状：呕吐反复发作而量不多，或时作干呕，恶心，口燥咽干，饥不思食，脘部有嘈杂感。舌红津少，苔少，脉细数。

病机：热病之后，或肝郁化火，或反复呕吐，均能耗伤胃阴，以致胃失濡养，气失和降，导致呕吐反复发作，或时作干呕、恶心，似饥而不欲食；津液不得上承，因而口燥咽干。舌红津少，脉细数，为津液耗伤，阴虚有热之象。

治法：养阴润燥，降逆止呕。

方药：麦门冬汤为主方。胃气以下行为顺，上行为逆。方以麦门冬清火养阴，人参、甘草、大枣、粳米益气生津，半夏降逆止呕，对于胃阴不足之呕吐，可以选用。但如阴伤过甚，半夏剂量不宜过大，以免温燥劫阴，并可酌加石斛、天花粉等药，增加生津养胃作用。若呕吐频作者，可加姜竹茹、陈皮、枇杷叶等和降胃气。大便干结者，加火麻仁、白蜜润肠通便，通降腑气。

五、其他

1. 中成药

（1）保和丸：适用于四时感冒，见发热头痛，消化不良，肠胃不适，恶心呕吐等症，每服6～9g，每日2～3次，开水送服。

（2）藿香正气丸：适用外感风寒、内伤湿滞所致恶心呕吐，每服6～9g，每日3次，开水送服。但伤暑气虚伴呕逆者，不宜选用。

（3）理中丸：适用中焦虚寒，健运失职，喜唾涎沫，呕吐腹痛，每服5～8g，每日3次，开水送服，胃阴不足者不宜用。

（4）玉枢丹：适用于感受暑温时泻、秽浊之气，忽然呕吐，用此药以解毒辟秽止呕，每次0.6g，每日2次，吐止停服。

2. 单方验方

（1）生姜嚼服，适用于干呕吐逆不止（《备急千金要方》）。

（2）干呕不息，蔗汁温服半升，每日3次，入姜汁更佳（《肘后方》）。

（3）胃冷呕逆，气厥不通，母丁香3个，陈橘皮一块，去白，水煎热服（《十便良方》）。

（4）百合45g，鸡子黄1枚，用水洗百合浸1夜，当白沫出，去其水，再用清水煎，加鸡子黄，搅匀再煎，温服，适用于神经性呕吐。

（5）芦根90g，切碎，水煎服，适用于胃热呕吐。

（6）陈皮3g，白米一小撮，水煎，姜汁冲服，适用于胃炎呕吐。

（7）豆蔻15g，生姜汁1匙，将豆蔻研末，用生姜汁为丸，每服1～3g，开水送服。适用于胃寒呕吐。

3. 针灸疗法

主穴：内关、中脘。

配穴：足三里、公孙、丰隆、阳陵泉、肝俞、脾俞、隐白。

针法：先针主穴，中等强度刺激手法，宜留针。如食滞呕吐加针公孙、足三里，痰多加丰隆，肝逆犯胃刺肝俞、脾俞、阳陵泉。

灸法：脾胃虚寒宜灸隐白、脾俞。

内关，补则温中和胃，泻则调气畅中；中脘能通降胃腑之气；肝俞、脾俞、阳陵泉平肝和胃；艾灸隐白、脾俞能健脾温胃，和中止呕。

（彭燕霞）

第二节 呃逆

一、定义

呃逆是指气逆上冲，出于喉间，呃呃连声，声短而频，不能自止的病证，俗称打嗝。呃逆可单独发生，亦可作为兼症见于其他疾病，呈连续或间歇性发作。其证有虚实之分，多因寒邪、胃火、气郁痰滞或中焦及下元亏损，致使胃气上逆动膈，失于和降所致。

二、病因病机

本病主要由饮食不节导致胃中寒冷或实热蕴中，或情志失和、肝气犯胃，或脏腑亏虚、致使胃失和降。病因虽多，病机则一，总由胃气上逆动膈所致。

1. 饮食烟酒不当　冷食或进食太快太饱，烟酒无度，或因病而服寒凉药物过多，寒气蕴蓄中焦，损伤胃阳；或过食辛热炙煿，燥热内盛，阳明腑实，气不顺行，气逆动膈而发生呃逆。

2. 情志不和　恼怒伤肝，气机不利，以致肝气横逆犯胃，胃失和降；或因气郁化火，灼津成痰，使气滞与痰浊互结，升降失常为患。

3. 脾肾阳虚　多因大病久病之后，或素体不足，年高体弱，导致脾肾阳气虚弱，胃气衰败，清气不升，浊气不降。气逆动膈而发生呃逆。凡老人、虚人、妇人产后或大病之后而患呃逆，皆是病深之候。

4. 胃阴不足　热病耗伤胃阴或汗吐下太过，损伤胃津，致使胃中阴液不足，失于濡润，则虚火上炎，和降失常而发生本病。

呃逆病机有寒热虚实之分，一般而言，凡饮食烟酒不当或情志不和所致呃逆大多属实，阴阳亏虚之呃逆多为胃气败绝、脏腑功能衰绝的征兆。

三、诊断与鉴别诊断

（一）诊断

本病以气逆上冲，喉间呃呃连声，令人不能自制为主要症状。其呃声或疏或密，间歇时间无定，有连续呃逆七八声而暂止者，有连续呃逆而竟难止者，亦有几分钟或半小时呃一声者。至于兼证与舌脉，则因病因不同而各异。

（二）鉴别诊断

1. 干呕　呃逆与干呕在病机上均属胃气上逆，但症状其实不同：干呕病位在胃，但闻呕声，不见呕物；呃逆病位在胃动膈，气逆上冲，喉间呃呃连声，声短而频，不能自制。

2. 嗳气　呃逆与嗳气在病机上也同属胃气上进，并且两者通常都属不能自制之证，但嗳气是指胃中气体上逆，经口而出，可闻及酸腐气味，或一二声或数声；较之呃逆，声长而不频，连续性差；由于胃中内郁之气因嗳而伸，往往嗳气之后可得松快之感，而呃逆绝无快感。

四、辨证论治

（一）辨证要点

1. 辨轻重　询问病史，了解病因，以辨别呃逆是否因饮食情志一时气逆而发，抑或因疾病脏腑功能失调而致。轻者一时发作，无有兼症，呃逆止后如常人，经治易愈，甚或可以不治自愈；对出现在急重病证后期或年老正虚患者，呃逆断续不继，呃声低微，饮食难进及脉沉细伏者，是元气衰败之危笃证候，务要细心注意病情变化。

2. 辨虚实寒热　大抵实证呃声响亮有力，连续发作；虚证呃声低长，时断时续，气虚无力；寒证呃声沉缓，兼见面青肢冷便溏；热证呃声高响而短，兼见面红肢热，烦渴便结。

（二）治疗原则

1. 审因从本　呃逆轻者可以不治而愈。唯呃逆屡犯或病久不愈者，务要究其所因，正确施治。大抵寒呃可温可散，寒去气自舒也；热呃可清可降，火静气自平也；气滞痰阻之呃应化痰顺气；阳明腑实肠道不通者可下之；若声小息微，脉见微弱者，多宜补益，其中阳气虚弱宜温补脾肾，胃阴不足宜养胃生津。在重病中出现的呃逆，为元气衰败之证，应急扶持元气，以顾其本。

2. 止呃治标　由于呃逆的病机必由胃气上逆动膈而成，故无论何种证型，在审因求本的同时，均应不忘加入和胃止呃、平降气逆之品以治标。治疗标本兼顾，方为万全。

（三）分证论治

1. 实证

（1）胃中寒冷

症状：呃声沉缓有力，遇寒愈甚，得热则减，喜饮热汤，厌食冷物，饮食减少，常兼胸膈及胃脘不舒。舌苔白，脉迟缓。

病机：多由过食生冷，或胃本积寒，以致寒邪阻遏，胃气失于和降，故呃声沉缓有力；得热则减，遇寒更甚者，是因为寒气得热则易于流通而使呃逆减轻；因胃气不和，食不运化，故脘膈痞闷不舒；若内外之寒气相并，便益增其势。舌苔白，脉象迟缓者，均属胃中有寒之象。

治法：温中祛寒，降逆止呃。

方药：丁香散为主方。丁香散由丁香、柿蒂、高良姜、炙甘草组成。丁香辛温、暖胃降逆；柿蒂苦温入胃，功擅温中下气而治呃逆。丁香与柿蒂合用，其祛寒降逆的效果更好，乃治呃逆的常用要药。高良姜温中祛寒，宣通胃阳；炙甘草和胃。尚可酌加刀豆子、厚朴、枳壳以增强降逆和胃的作用。

（2）胃火上逆

症状：呃声洪亮有力，冲逆而出，口臭烦渴，多喜冷饮，大便秘结，小便短赤。舌苔黄或黄糙，脉滑数。

病机：主要由阳明热盛，胃火上冲而成。病者每多嗜食辛辣炙煿及醇酒厚味之品，或过用温补药物，使胃肠蕴积实热，郁而化火，胃火上冲，故呃声洪亮；阳明热壅，灼伤胃津，故口臭烦渴，喜冷饮；热邪内郁，肠间燥结，故小便短赤，大便难。舌苔黄，脉滑数，是胃热内盛之象。

治法：清火降逆，和胃止呃。

方药：竹叶石膏汤加柿蒂、竹茹。竹叶石膏汤有清热生津、益气降逆和胃作用。方中竹叶、石膏辛凉甘寒清泄胃火；麦门冬滋养津液；粳米、甘草益胃和中；半夏降逆和胃，配合柿蒂、竹茹增强其降逆止呃作用。若胃气不虚，可去人参改用沙参。

（3）气滞痰阻

症状：呃逆常因情志不畅而诱发或加重，伴有脘闷，胁胀满，食少，嗳气，甚或呼吸不利，头目昏眩。舌苔薄腻，脉弦滑。

病机：多源于七情所伤，肝气郁结，失其条达，肝气逆乘脾胃，胃气上冲而生呃逆。胁为肝经之分野，肝郁气滞，故胸胁胀闷不舒；而气郁化火，又灼津成痰，或因饮食不当，损伤脾胃，聚湿生痰，痰浊中阻，清气不升，浊气不降，气痰互阻，故食少嗳气脘闷。舌苔薄腻，脉象弦滑，均是气滞痰阻之征。

治法：理气化痰，降逆止呃。

方药：五磨饮子为主方。五磨饮子方中取木香、乌药解郁顺气，枳壳、沉香、槟榔宽中降气。可加丁香、代赭石降逆止呃。若痰郁化热，则合用黄连温胆汤。若积滞内停，脘腹胀满，大便秘结或里急后重，可用小承气汤通腑泄热，或用木香槟榔丸行气导滞，腑气通则胃气降，呃逆自已，属上病下取之意。

2. 虚证

（1）脾肾阳虚

症状：呃声低弱，气不接续，泛吐清水，脘腹喜热喜按，面白少华，气怯神疲困倦，或便溏久泻，腰膝无力，手足不温。舌质淡，苔薄白，脉细弱。

病机：阳气素虚，或劳倦伤中，或饮食失宜，使脾胃阳气受损，气虚而逆，故呃声低微，气不接续，口泛清水，便溏；若病深及肾，肾阳衰微，则腰膝无力，手足不温。舌质淡，苔白润，脉细弱，是阳虚之象。

治法：温补脾肾，和胃降逆。

方药：丁香散合吴茱萸汤、附子理中汤。丁香散降逆止呃，重在治标；吴茱萸汤与附子理中汤温运中焦，补益脾胃，可使脾胃健运，升清降浊的功能恢复正常，重在治本。方中附子、吴茱萸、干姜（或高良姜）温脾肾之阳；党参、白术、炙甘草健脾益气，振奋脾胃功能；丁香、柿蒂降逆除呃，三方合用，适用于久病呃逆之属于脾肾虚寒者。

（2）胃阴不足

症状：呃声短促而不连续，唇燥舌干，烦躁不安，不思饮食或大便干结。舌质红，苔少而干，脉细数。

病机：由于热病耗伤胃阴，或肝郁化火，或胃热不清，或过用辛温燥热药物耗劫胃中津液，气机不得顺降，故呃声短促而不连续；口干舌燥，烦渴不安，为津伤及虚热内扰所致。舌质红，苔少而干，脉细数，是阴虚之象。

治法：益气养阴，和胃止呃。

方药：橘皮竹茹汤合益胃汤为主。橘皮竹茹汤重在和胃降逆治标，益胃汤重在养阴治本。胃阴受损，当复其阴，胃阴复则气降呃平。益胃汤中沙参、麦门冬、玉竹、生地、冰糖甘润养阴益胃；橘皮竹茹汤中人参、陈皮、竹茹、甘草、生姜、大枣补中益气，和胃降逆，两方合用共奏益气养阴、顺气止呃之功。

五、其他

1. 单方验方

（1）黄连3g，紫苏叶2g，煎汤服。

（2）顽固性呃逆，蒸何首乌30～45g，水250ml，煎汤，去渣打入鸡蛋2个，分2次服。

（3）诸气呃逆，橘皮60g，水1 000ml，煎至300ml，顿服，或加枳壳。

（4）柿蒂9g，水煎服。或柿蒂7个，烧存性，研末，酒调服。亦可用柿霜，每服4.5g，开水调服。

（5）枇杷叶30～90g，刷去毛，以水2碗，浓煎1碗服，渣再煎服。或枇杷叶100g，甘松50g。水煎服，每日1剂。

（6）姜半夏9g，荔枝核24g，荷叶蒂21g，水煎服。

（7）南瓜蒂4只，水煎服，连服3～4次。

（8）沉香、砂仁各3g，白胡椒2g。水煎，每日1剂，分早晚2次服用。

（9）冰片适量，含于口中，徐徐咽下。

（10）丁香1g细嚼徐咽，渣吞下。30分钟不止者，可连续用2～3次。

（11）体虚呃逆：公丁香37粒，白莲子去心27个，同煮烂去渣，加煨姜片，糯米250g，食粥。

（12）病后呃逆：刀豆子烧存性，白汤调服6g；或老南瓜蒂4个煎服。

（13）炒韭菜子30g，加水300ml，煮至100ml，口服。或韭菜子18g研为细末，分2次温开水送服。

（14）鲜姜、蜂蜜各30g，鲜姜取汁去渣，与蜂蜜共调匀，一次服下。

（15）丁香10g，生姜汁，蜂蜜各等量。将丁香研为细末，贮瓶密封备用。用时取药末适量，用生姜汁和蜂蜜调和如膏状，敷于患者脐孔内，盖以纱布，胶布固定。每日换药1次。本方适用于呃逆日久不愈。

2. 针灸疗法

（1）体针：主穴内关、足三里、膈俞、中脘。根据证型选用三阴交、太冲、公孙、翳风等穴，实证用毫针泻法，虚证用毫针补法或用灸法。

（2）耳针：王不留行籽贴压耳穴神门、皮质下、肝、耳中、胃、交感，每日3～5次，每次按压5～10分钟。

（彭燕霞）

第三节 反胃

一、定义

反胃是以脘腹痞胀，宿食不化，朝食暮吐，暮食朝吐为主要临床表现的一种病证。

二、病因病机

反胃多由饮食不节，酒色过度，或长期忧思郁怒，损伤脾胃之气，并产生气滞、血瘀、痰凝阻胃，使水谷不能腐熟，宿食不化，导致脘腹痞胀，胃气上逆，朝食暮吐，暮食朝吐。

1. 脾胃虚寒　饥饱失常，嗜食寒凉生冷，损及脾阳，以致脾胃虚寒，不能消化谷食，终至尽吐而出。思虑不解或久病劳倦多可伤脾，房劳过度则伤肾，脾伤则运化无能不能腐熟水谷；肾伤则命火衰微，不能温煦脾土，则脾失健运，谷食难化而反。

2. 痰浊阻胃　酒食不节、七情所伤、房室、劳倦等病因，均可损伤脾胃，因之水谷不能化为精微而成湿浊，积湿生痰，痰阻于胃，逐使胃腑失其通降下行之功效，宿食不化而成反胃。

3. 瘀血积结　七情所伤，肝胃气滞，或遭受外伤，或手术创伤等原因可导致气滞血瘀。胃络受阻，气血不和，胃腑受纳、和降功能不及，饮食积结而成反胃。

4. 胃中积热　多由于长期大量饮酒，吸烟，嗜食甘脆肥浓、膏粱厚味，经常进食大量辣椒等辛烈之品，均可积热成毒，损伤胃气，而成反胃之证。抑或痰浊阻胃，瘀血积结，郁久化热。邪热在胃，火逆冲上，不能消化饮食，而见朝食暮吐，暮食朝吐。

三、诊断与鉴别诊断

（一）诊断

1. 发病特点　反胃在临床上较为常见，患者以成年人居多，男女性别差异不大，对老年患者要特别提高警惕，注意是否有癌肿等病存在。

2. 临床表现　本病一般多为缓起，先有胃脘疼痛，吐酸，嘈杂，食欲不振，食后脘腹痞胀等症状，若迁延失治或治疗不当，病情则进一步加剧，逐渐出现脘腹痞胀加剧，进食后尤甚，饮食不能消化下行，停积于胃腑，终致上逆而呕吐。其呕吐的特点是朝食暮吐，暮食朝吐，呕出物多为未经消化的宿食或伴有痰涎血缕；严重患者亦可呕血。患者每因呕吐而不愿进食，人体缺乏水谷精微之濡养，日见消瘦，面色萎黄，倦怠无力。由于饮食停滞于胃脘不能下行，按压脘部则感不适，有时并可触及包块；振摇腹部，可听到漉漉水声。脉象，舌质，舌苔，则每随其或寒或热，或虚或实而表现不同，可据此作为进一步的辨证依据。

（二）鉴别诊断

1. 呕吐　从广义言，呕吐可以包括反胃，而反胃也主要表现为呕吐。但一般呕吐多是食已即吐或不食亦吐，呕吐物为食物、痰涎、酸水等，一般数量不多。反胃则主要是朝食暮吐，暮食朝吐，患者一般进食后不立即呕吐，但因进食后，食物停积于胃腑，不能下行，至一定时间，则尽吐而出，吐后始稍感舒畅。所吐出的多为未经消化的饮食，而且数量较多。

2. 噎膈　噎膈是指吞咽时哽噎不顺，饮食在胸膈部阻塞不下，和反胃不同。反胃一般多无吞咽哽噎，饮食不下是饮食不能下通幽门，在食管则无障碍。噎膈则主要表现为吞咽困难，饮食不能进入贲门。噎膈虽然也会出现呕吐，但都是食入即吐，呕吐物量不多，经常渗唾痰涎，据此亦不难作出鉴别。

四、辨证论治

（一）辨证要点

1. 注意呕吐的性质和呕吐物的情况　反胃的主要特征是朝食暮吐，暮食朝吐，因此在辨证中必须掌握这一特点。要详细询问病史，例如呕吐的时间、呕吐的次数、呕吐物性状及多少等，这对于辨证很有价值。

2. 要细辨反胃的证候　反胃的辨证可概括为寒、热、痰、瘀四个主要证型。除从呕吐物的性质内容判断外，其他症状、脉象、舌质、舌苔、患者过去和现在的病史、身体素质等，均有助于辨证。

（二）治疗原则

1. 降逆和胃　以降逆和胃为基本原则，阳气虚者，合以温中健脾，阴液亏者，合以消养胃阴，气滞则兼以理气，有瘀血或痰浊者，兼以活血祛痰。病去之后，当以养胃气、胃阴为主。如此，方能巩固疗效，促进健康。

2. 注意服药时机　掌握服药的时机，也是治疗反胃的一个关键。由于反胃患者，宿食停积胃腑，若在此时服药，往往不易吸收，影响药效。故反胃患者应在空腹时服药或在宿食吐净后再服药，疗效较佳。

（三）分证论治

1. 脾胃虚寒

症状：食后脘腹胀满，朝食暮吐，暮食朝吐，吐出宿食不化及清稀水液，吐尽始觉舒适，大便溏少，神疲乏力，面色青白，舌淡苔白，脉细弱。甚者面色苍白，手足不温，眩晕耳鸣，腰酸膝软，精神萎靡。舌淡白，苔白滑，脉沉细无力。

病机：此证之主要病机是脾胃虚寒，即胃中无火。因胃中无火，胃失腐熟通降之职，不能消化与排空，乃出现朝食暮吐，暮食朝吐，宿食不化之症状，一旦吐出，消除停积，故吐后即觉舒适。患者吐出清稀水液，故云属寒，大便溏少，神疲乏力，面色青白，亦属脾胃虚寒；舌淡白，脉弱，均为阳气虚弱之症。其严重者面色苍白，手足不温，舌质淡白，脉沉细无力，为阳虚之甚；腰酸膝软，眩晕耳鸣属肾虚；精神萎靡属肾精不足神气衰弱之征。这些表现，是由肾阳衰弱，命火不足，火不生土，脾失温煦而致，此属脾肾两虚之证，较之前述之脾胃虚寒更为严重。

治法：温中健脾，和胃降逆。

方药：常用丁蔻理中汤。方中以党参补气健脾，干姜温中散寒；寒多以干姜为君，虚多以党参为君；辅以白术健脾燥温；甘草补脾和中，加白豆蔻之芳香醒胃，丁香之理气降浊，共奏温阳降浊之功。吐甚者，加半夏、砂仁，以加强降逆和胃作用。病久脾肾阳虚者，可在上方基础上，加入温补命门之药，如附子、肉桂、补骨脂、吴茱萸之类；如寒热错杂者，可用乌梅丸。

2. 胃中积热

症状：食后脘腹胀满，朝食暮吐，暮食朝吐，吐出宿食不化及混浊酸臭之稠液，便秘，溺黄短，心烦口渴，面红。舌红干，舌苔黄厚腻，脉滑数，

病机：朝食暮吐，暮食朝吐，宿食不化，是属反胃之症。今患者吐出混浊酸臭之液，故属于热证。内热消烁津液，故口渴便秘，小便短黄；内热熏蒸，故心烦，面红。舌红干，苔黄厚，脉滑数，皆为胃中积热之征。

治法：清胃泻热，和胃降浊。

方药：常用竹茹汤。方中竹茹、栀子清胃泄热，兼降胃气；半夏、陈皮、枇杷叶和胃降浊。热重可加黄芩、黄连；热积腑实，大便秘结，可加大黄、枳实、厚朴以降泄之。久吐伤津耗气，气阴两虚，表现反胃而唇干口燥，大便干结，舌红少苔，脉细数者，宜益气生津养阴，和胃降逆，可用大半夏汤加味。

3. 痰浊阻胃

症状：经常脘腹胀满，食后尤甚，上腹或有积块，朝食暮吐，暮食朝吐，吐出宿食不化，并有或稠或稀之痰涎水饮，或吐白沫，眩晕，心下悸。舌苔白滑，脉弦滑，或舌红苔黄浊，脉滑数。

病机：有形痰浊，阻于中焦，故不论已食未食，经常都见脘腹胀满。呕吐白色痰涎水饮或白沫，乃痰浊之征；痰浊积于中焦，故可见上腹部积块；眩晕乃因痰浊中阻，清阳不升所致；心下悸为痰饮阻于心下；舌苔白滑，脉弦滑，是痰证之特征；舌红，苔黄浊，脉滑数者，是属痰郁化热的表现。

治法：涤痰化浊，和胃降逆。

方药：常用导痰汤。方中以半夏、南星燥湿化痰浊；陈皮、枳实以和胃降逆；茯苓、甘草以渗湿健脾和中。痰郁化热者，宜加黄芩、黄连、竹茹；若体尚壮实者可用礞石滚痰丸攻逐顽痰。痰湿兼寒者，可加干姜、细辛；吐白沫者，其寒尤甚，可加吴茱萸汤；脘腹痞满、吐而不净者可选《证治汇补》木香调气散（白豆蔻、丁香、木香、檀香、藿香、砂仁、甘草）行气醒脾、化浊除满。吐出痰涎如鸡蛋清者，可加人参、白术、益智仁，以健脾摄涎。

4. 血瘀积结

症状：经常脘腹胀满，食后尤甚，上腹或有积块，朝食暮吐，暮食朝吐，吐出宿食不化，或吐黄沫，或吐褐色浊液，或吐血便血，上腹胀满刺痛拒按，上腹部积块坚硬，推之不移。舌质暗红或兼有瘀点，脉弦涩。

病机：有形之瘀血，阻于胃关，影响胃气通降下行，故不论已食未食，经常都见腹部胀满；吐黄沫或褐液，解黑便，皆由瘀血阻络，血液外溢所致；腹胀刺痛属血瘀；上腹积块坚硬，推之不移，舌暗有瘀点，脉涩等皆为血瘀之征。

治法：祛瘀活血，和胃降浊。

方药：常用膈下逐瘀汤。方中以香附、枳壳、乌药理气和胃，气为血帅，气行则血行；复以川芎、当归，赤芍以活血；桃仁、红花、延胡索、五灵脂以祛瘀；丹皮以清血分之伏热。可再加竹茹、半夏以加强降浊作用；吐黄沫或吐血，便血者，可加降香、田七以活血止血；上腹剧痛者可加乳香、没药；上腹结块坚硬者，可加鳖甲、牡蛎、三棱、莪术。

五、其他

（1）九伯饼（《证治汇补》）：天南星、人参、半夏、枯矾、枳实、厚朴、木香，甘草、豆豉为末，老米打糊为饼，瓦上焙干，露过，每服一饼，细嚼，以姜煎平胃散下，此方加阿魏甚效。

（2）壁虎（即守宫）1~2只（去腹内杂物捣烂），鸡蛋1个。用法：将鸡蛋一头打开，装入壁虎，仍封固蒸熟，每日服1个，连服数日。

（3）雪梨1个、丁香50粒，梨去核，放入丁香，外用纸包好，蒸熟食用。

（彭燕霞）

第四节 胃痛

一、定义

胃痛又称胃脘痛，指胃脘部疼痛为主要症状的病证，常伴见胃脘部痞闷胀满、嗳气、吞酸、嘈杂、恶心、呕吐、纳呆等脾胃症状。

二、病因病机

胃痛的病位在胃，但与肝、脾的关系至为密切。胃与脾互为表里，胃主受纳，腐熟水谷，以和降为顺；脾主饮食精微的运化转输，以上升为常。二者同为后天之本，仓廪之官，在生理上相互配合，在病机上亦相互影响。如劳倦内伤，饥饱无常，每多脾胃同病。肝属木，为刚脏，喜条达，主疏泄。肝气横逆，木旺乘土，或中土壅滞，木郁不达；或肝火亢炽，迫灼胃阴；或肝血瘀阻，胃失滋荣，故胃病亦多关乎肝。根据以上认识，胃痛的病因病机大致可以归纳为以下几点：

1. 郁怒伤肝，肝气犯胃　忧思恼怒，情怀不畅，肝郁气滞，疏泄失职，横逆犯胃，气机阻滞，因而疼痛；气滞日久，可导致瘀血的产生，瘀阻络脉，不通则痛，甚至可见吐血、便血等血证；肝气久郁，化而为火，邪热犯胃，胃脘灼痛；郁热日久，迫灼肝胃之阴，导致胃阴亏虚，胃失濡养，其痛绵绵，经久难愈。

2. 饮食不节，损伤脾胃　暴饮暴食，饥饱无常，最易损伤脾胃之气。或过食生冷，寒积胃脘，气血凝滞不通，而致胃寒作痛；或恣食肥甘辛辣，过饮烈酒，以致湿热中阻，而致胃热作痛，亦皆临床之所常见。

3. 禀赋不足，脾胃虚弱　素体脾胃虚弱，或劳倦内伤，或久病不愈，或用药不当，皆可损伤脾胃。若脾胃虚寒，中阳不运，寒从内生者，则多为虚寒胃痛，常因触冒风寒，饮食不慎而发病；若阴虚火旺或脾虚血少，木郁不达者，则多为阴虚郁火之胃痛，常因情志抑郁或进食燥热食物而发病。

本病的发生主要有忧思恼怒导致肝气犯胃，甚则气机郁滞导致气滞血瘀；饮食不节导致食物停积不化；寒邪客胃或湿热中阻；脾胃虚弱导致脾胃虚寒或胃阴亏损。故胃痛有寒热虚实之不同，寒有寒邪客胃和脾胃虚寒，热有肝胃郁热或火郁热结，虚有阴虚阳虚，实有气滞血瘀食积。临床上更有本虚标实，寒热错杂的复杂病机存在。

三、诊断与鉴别诊断

（一）诊断

本病以胃脘疼痛为主要症状，其疼痛有胀痛、闷痛、绞痛、钝痛、灼痛、冷痛、饱痛、饥痛、刺痛、隐痛、剧痛以及食前或食后疼痛、夜间疼痛等，疼痛的类型、程度、时间各有不同。在疼痛的同时，常伴见脘腹胀满，嗳气吞酸，嘈杂，恶心呕吐，不思食，大便或结或溏等脾胃症状以及倦怠乏力，面黄，消瘦，失眠等全身症状。

（二）鉴别诊断

1. 心痛　古代文献常把胃痛与心痛混称，其实二者疼痛的部位、性质、程度、伴随症状以及疾病的预后均有很大不同。胃痛的病位在胃脘，即上腹部；而心痛的病位则在胸中。胃痛以钝痛、隐痛为常见，亦有疼痛剧烈如针刺者，但一般不如心痛之剧烈；心痛的疼痛表现为绞痛如割，痛彻胸背。胃痛常伴有脘腹胀满，嗳气吞酸，嘈杂，恶心呕吐，纳呆等脾胃病症状；心痛常伴有心悸，胸憋闷，气短，患者常有濒死的感觉。胃痛一般预后较好；心痛一般病情较重，特别是“真心痛”，其疼痛之持续不已者，每每“夕发旦死，旦发夕死”，甚至危殆立至。

2. 腹痛　主要是部位之异。贲门部为上脘，幽门部为下脘，上脘下脘之间为中脘，三部统称胃脘，胃痛即指脘腹部的疼痛。腹痛则包括胁腹、大腹、少腹等部位的疼痛，是指胃脘以下，耻骨毛际以上部位的疼痛。

四、辨证论治

（一）辨证要点

1. 辨缓急　凡胃痛暴作，起病急者，多因外受寒邪，或恣食生冷，或暴饮暴食，以致寒伤中阳；或积滞不化，胃失通降，不通则痛。凡胃痛渐发，起病缓者，多因肝郁气滞，木旺乘土，或脾胃虚弱，土壅木郁，而致肝胃不和，气滞血瘀。

2. 辨寒热　寒性凝滞收引，故寒邪犯胃之疼痛，多伴脘腹胀满拒按，纳呆，苔白，脉弦紧等症。脾胃阳虚之虚寒胃痛，多见隐隐作痛，喜暖喜按，遇冷加剧，四肢不温，舌淡苔薄，脉弱等症。热结火郁，胃失通降之胃痛，多伴烦渴思饮，恶热喜凉，溲赤，便结，苔黄少津，脉象弦数等症。

3. 辨虚实　胃痛而胀，大便闭结不通者多实；痛而不胀，大便不闭结者多虚；喜凉者多实，喜温者多虚；拒按者多实，喜按者多虚；食后痛甚者多实；饥则腹痛者多虚；脉实气逆者多实；脉虚气少者多虚；痛剧而坚，固定不移者多实；痛徐而缓，痛处不定者多虚；新病体壮者多实；久病体衰者多虚；用补法治疗不效者多实；用攻法治疗加重者多虚。

4. 辨气血　胃痛有在气在血之分。一般初病在气，久病在血。凡痛属气分者，多见既胀且痛，以胀为主，痛无定处，时作时止，聚散无形，此乃无形之气痛。凡痛属血分者，多见持续刺痛，痛有定处，舌质紫暗，此乃有形之血痛。其他如食积、痰阻，亦属有形疼痛之列。

（二）治疗原则

1. 疏导气机，通则不痛　胃脘痛发病的基本病机亦是“不通则痛”，治疗上多用通法，使脾胃纳运升降复常，气血调畅，其痛自已。如寒凝者当散寒行气；食积者当消积导滞；气滞者当疏肝理气；血瘀者当活血化瘀。尤其对于“久痛入络”者需用辛润通络之法。

2. 行气止痛，中病即止　胃痛多兼气滞，所以常用辛香理气药，一般应中病即止，不可过剂，更不宜长服，以免耗气伤阴。

3. 扶助脾胃，从本论治　胃痛日久，脾胃多虚，当细辨而分治。脾胃虚弱者当健脾益气；中阳不足者当温阳益气；阴津亏损者当养阴益胃。如果辨证准确，可收不止痛而痛自止的效果。相反，见痛止痛，往往事倍功半。

（三）分证论治

1. 寒凝气滞

症状：胃痛甚剧，每因受寒感凉或饮食生冷而得之或加重，性喜热食，畏寒喜暖，得热痛减。舌苔白，脉弦紧或弦迟。

病机：由于腹部受寒或过食生冷，而致寒积于中。寒为阴邪，其性凝滞而致气血迟涩，其性收引而致脉绌急，故发胃痛。喜温熨，思热饮，舌苔白，均属寒象；弦脉主痛，紧脉及迟脉主寒，寒凝胃痛，故见弦紧或弦迟脉。

治法：温胃散寒，行气止痛。

方药：良附丸合吴茱萸汤加减。方用高良姜、吴茱萸温阳散寒止痛；香附行气止痛，人参、大枣补气助行，共奏散寒行气止痛之效。寒重者，加肉桂、荜茇、荜澄茄；气滞较甚，胀痛并见者，可选用青皮、陈皮、甘松、九香虫、佛手、枳壳、木香之类。如寒热身痛有表证或兼有腹泻者，可用藿香正气散以疏散风寒。如寒邪郁久化热，寒热夹杂，证见胸痞脘胀，不思食，恶心呕吐，胃脘疼痛，有灼热感，口苦口干，舌红，苔黄腻，脉濡数者，用半夏泻心汤辛开苦降，寒热并调。

2. 饮食积滞

症状：胃脘胀满，疼痛拒按，嗳腐吞酸，呕吐，或从胃中反出不消化食物之酸腐臭，不思食，大便秘结或溏滞不爽，伴有大便不尽感。舌苔厚腻而浮，刮之可去，脉滑。

病机：食滞中焦，脾胃纳化失常，胃失和降，故胃脘胀痛拒按，呕恶不思食；食积胃脘，浊气上逆，故嗳腐吞酸，呕吐不消化食物；腑行不畅则大便难。苔厚腻，脉滑，均为食积内阻之象。

治法：消导行滞，和胃止痛。

方药：保和丸加减。方中山楂酸温，善消油腻肉滞；神曲辛温，能消酒食陈腐之积；莱菔子辛甘，能宽畅胸腹，消面食积滞，并有导滞通腑作用；陈皮、半夏、茯苓，理气和胃；食滞易生郁热，佐药连翘散结清热，并非等闲之品，以上共成消食和胃止痛之剂。本方莱菔子与茯苓的使用剂量需要根据大便情况定夺，如腹泻便溏次数多，应重用茯苓；如便秘或后滞不爽，需重用莱菔子。若胃痛连及腹痛，大便秘结或里急后重、黏滞不爽，此积滞在肠，宜配合使用木香槟榔丸或枳实导滞丸以荡涤通腑。

3. 肝郁气滞

症状：胃脘攻撑胀痛，痛连两胁，胸闷嗳气，善太息，每因烦恼郁怒而痛作。苔多薄白，脉弦。

病机：恼怒忧思，肝郁气滞，不得疏泄，则横逆犯胃乘脾，肝胃不和故胃脘胀满而攻痛；气病多走窜，胁为肝之分野，故痛连胁肋；气郁不舒，胃失和降，则胸闷嗳气，善太息。苔薄白，脉弦，均是肝胃气痛的表现。

治法：疏肝理气，和胃止痛。

方药：逍遥散合柴胡疏肝散加减。柴胡疏肝解郁；白芍、甘草、当归、川芎养血活血，柔肝缓急止痛；香附、枳壳、陈皮理气止痛；木郁则土衰，故以白术、茯苓扶土抑木。痛甚者加金铃子散以增强理气解郁止痛之功，余如香橼、佛手、玫瑰花、绿萼梅等也可选用。若见目光忧郁，神情默默，悲伤欲哭，并用甘麦大枣汤。

4. 肝胃郁热

症状：胃脘灼痛，泛酸，嘈杂，口苦口干，烦躁易怒，口气热臭或牙龈红肿、疼痛、出血。舌红苔黄，脉弦数。

病机：肝气郁结日久，气有余便是火，肝火邪热犯胃，故胃脘灼痛；肝胃郁热则泛酸嘈杂，肝胆互为表里，肝热挟胆火循经上乘，迫灼津液，故口苦口干。舌红苔黄，为里热之象，脉弦数是肝胃郁热之征。

治法：疏肝和胃，泻热止痛。

方药：丹栀逍遥散合清胃散加减。方用丹皮、栀子清肝泻火；柴胡、薄荷疏肝，黄连直泻胃腑之火；白芍、当归、生地养血滋阴；陈皮理气，茯苓、甘草和中。诸药共奏清泄肝胃郁热之效。如火热内盛，灼伤胃络而导致吐血，伴见面赤，便秘，心烦，可用泻心汤苦寒清泄，直折其火。若伤阴明显，可并用一贯煎合沙参麦冬汤。若热中夹湿，伴舌苔黄腻，恶心，胸闷纳呆，渴不欲饮，肢体困重者，根据湿热偏颇，可选用藿朴夏苓汤、连朴饮、黄连温胆汤之类加减。

5. 瘀血阻络

症状：胃脘痛如针刺或刀割，痛处固定，拒按或见吐血、黑便。舌质紫暗或有瘀斑，舌下静脉迂曲扩张，脉涩或细。

病机：胃痛反复发作，气滞血瘀，瘀血阻络，故胃痛如针刺或刀割，痛有定处而拒按；瘀痛日久，损伤络脉，血不循经，上溢则吐血，下溢则便血。舌紫暗，脉涩，均为血瘀之象。

治法：活血化瘀，理气止痛。

方药：丹参饮合失笑散加味。丹参饮方中丹参和血，檀香调气，砂仁和中，药简意赅，其效甚佳；失笑散中蒲黄辛平行血消瘀，五灵脂甘温活血散瘀，尤以五灵脂止痛效果为佳。痛甚者还可加延胡索、乳香、没药。由于气为血帅，气行则血行，故于用活血化瘀药的同时，可酌加枳壳、青皮、佛手等以行气；气虚者可加党参、白术、黄芪以益气。党参与五灵脂古有相畏之说，其实不必顾忌，二药相伍，益气活血，相得益彰。血瘀气滞疼痛较剧者，可试用血府逐瘀汤或膈下逐瘀汤。

6. 脾胃虚寒

症状：胃脘隐隐作痛，绵绵不断，喜暖喜按，得食则减，时吐清水，纳少，乏力神疲，手足欠温，大便溏薄。舌质淡，脉细弱。

病机：胃痛日久不愈，脾胃阳虚，纳运不健，胃失温煦，中寒内生，故胃脘隐痛，喜暖喜按；时泛清水，食少，乏力，亦脾胃虚寒之象；脾主四肢，阳气虚衰，不能达于四肢，则手足欠温；脾运失司则便溏。舌淡、脉弱，均为中焦虚寒，阳气不足的表现。

治法：健脾益气，温中助阳。

方药：黄芪建中汤加减。方中黄芪补中益气；饴糖补虚健中，合桂枝补中阳而散寒；芍药、甘草和中缓急止痛；生姜、大枣健脾胃而和营卫。若胃寒痛甚，方中桂枝改肉桂，并可加良附丸、吴茱萸汤以增强温中散寒行气止痛之效；如泛吐清水较多者可加艾叶、陈皮、半夏、茯苓以降逆和胃；若吐酸水者可去饴糖加左金丸、瓦楞子、海螵蛸。痛止之后，可服用六君子丸或香砂六君子丸以温健脾胃，巩固疗效。

7. 胃阴亏虚

症状：胃脘隐痛，口燥咽干，食少，大便干结，舌红少苔，脉细数或细弦。

病机：胃痛日久，因寒邪化热，或气郁化火，或胃热素盛，或治疗上长期使用温燥之药，或肝阴虚，肝阳亢，迫灼胃阴，下汲肾水，而致胃液枯槁，郁火内盛，故证见胃脘灼痛，口燥咽干，烦渴思饮；阴伤肠燥则大便干。舌红少津，脉弦细数，亦是阴虚内热的征象。

治法：养阴益胃，缓急止痛。

方药：芍药甘草汤合一贯煎加减。方中芍药、甘草酸甘化阴，缓急止痛；取生地、沙参、麦门冬、枸杞子滋阴益胃，当归、川楝子理气活血止痛。如兼津枯便秘，需加大生地、当归的用量；如反便溏，则需酌量减少甘润之品，并配伍茯苓、白术、山药；如阴虚兼有内热，烦闷口干，欲呕，可投竹叶石膏汤甘寒清胃泄热；如口渴明显，可再加芦根、石斛、天花粉等。

五、其他

1. 中成药

(1) 仲景胃灵片（肉桂、高良姜、延胡索、小茴香、砂仁、白芍、牡蛎、炙甘草等），适用于寒凝气滞之胃痛，每次2~4片，每日3次。

(2) 安中片（桂枝、延胡索、砂仁、煅牡蛎、小茴香、高良姜、甘草等），适用于寒凝气滞之胃痛，每次2~3片，每日3次。

(3) 胃苏颗粒（紫苏梗、香附、陈皮、佛手等），适用于气滞型胃脘胀痛，每次1包，每日3次。

(4) 玄胡止痛颗粒（延胡索、白芷），适用于气滞血瘀的胃痛，每次1包，每日3次。

(5) 附子理中丸（附子、干姜、人参、白术、甘草）蜜丸，适用于脾胃虚寒之胃痛，每次1丸，每日2次。

2. 单方验方

(1) 吴茱萸沸水泡过14粒，白开水吞下。治寒凝气滞之胃痛。

(2) 良姜末3分，米汤调下。治寒凝气滞之胃痛。

(3) 二味散：小茴香30g，枳壳15g，炒，研末，盐酒调服，每次6g，治气滞胃痛。

(4) 延胡索炒研末，用3~5分，开水送下。治气滞血瘀之胃痛。

(5) 胃气痛方：五灵脂30g，半生半炒熟，为末，每服3g，用热酒调服，如不饮酒，以开水调下。治血瘀之胃痛。

(6) 莱菔子15g水煎，送服木香面4.5g。治食积胃痛。

(7) 鸡内金10g，香橼皮10g，共研细末，每服1~2g。治食积胃脘胀痛。

(8) 黄连18g，甘草3g，水煎温服。治肝胃郁热之胃痛。

(9) 砂仁30g，研为细末，以水调成糊状，涂于患者脐窝处，外以纱布覆盖，胶布固定，每日换药1次。治饮食停滞型胃痛。

(10) 郁金30g，研为极细粉末，用时取药末6g，以水调成糊状，涂于患者脐窝内，外以纱布覆盖，胶布固定，每日换药1次。本方适用于肝气犯胃型胃痛。

(11) 芒硝30g。将芒硝布包平摊，置于患者肚脐上，外用胶布固定，再用布带围裹，敷12小时取下，每晚1次。本方适用于胃部手术后引起的残胃炎。通常连用2~4次。

3. 针灸疗法 主穴：足三里、内关、中脘。寒邪犯胃者加公孙、脾俞、胃俞。饮食停滞者加梁门、下脘。脾胃虚寒者加脾俞、胃俞、章门。肝气犯胃者加太冲、期门、阳陵泉。实证用泻法，虚证用补法，寒证中脘、脾俞、胃俞加用灸法。

（彭燕霞）

第五节 腹痛

一、定义

腹痛是指脏腑气机阻滞，经脉痹阻或脏腑经脉失养所致的以胃脘以下，耻骨毛际以上部位发生疼痛为主要表现的一种病证。

二、病因病机

病机关键：邪气阻滞腹中，经脉运行不畅，不通则痛。

1. 感受外邪　外感风、寒、暑、热、湿邪，侵入腹中，均可引起腹痛。风寒之邪直中经脉则寒凝气滞，经脉受阻，不通则痛。若伤于暑热或寒邪不解，郁而化热，或湿热壅滞，可致气机阻滞，腑气不通而见腹痛。

2. 饮食不节　暴饮暴食，饮食停滞，纳运无力；过食肥甘厚腻或辛辣，酿生湿热，蕴蓄胃肠；或恣食生冷，寒湿内停，中阳受损，均可损伤脾胃，腑气通降不利而发生腹痛。其他如饮食不洁，肠虫滋生，攻动窜扰，腑气不通则痛。

3. 情志失调　肝与脾胃土木相关，情志不遂则肝失条达，肝气横逆乘犯脾胃，以致脾胃不和，气机不畅，均可导致腹痛。《证治汇补·腹痛》曰："暴触怒气，则两胁先痛而后入腹。"足见肝气内犯脾胃是腹痛的病因之一。

4. 阳气素虚　素体脾阳亏虚，虚寒中生，渐致气血生成不足，脾阳虚馁而不能温养，出现腹痛，甚至病久肾阳不足，相火失于温煦，脏腑虚寒，腹痛日久不愈。

总之，腹内有肝、胆、脾、胃、肾、大小肠、膀胱等脏腑，并为足三阴、足少阳、手足阳明、冲、任、带等经脉循行之处，所以外邪侵袭，内有所伤，引起脏腑气机不利，邪气阻滞腹中，经脉运行不畅，脏腑经络失养均可引起腹痛。

三、诊断与鉴别诊断

（一）诊断

1. 发病特点　其痛发或加剧常与社会、情志、受凉等因素有关。

2. 临床表现　凡是胃脘以下、耻骨毛际以上部位的疼痛，即为腹痛。一般按之柔软，压痛较轻，无肌紧张及反跳痛。排除外科、妇科及其他内科病证中出现的腹痛症状。

3. 理化检查　腹部X线检查，B超检查及有关实验室检查有助于诊断及鉴别诊断。

（二）鉴别诊断

1. 胃痛　二者均有腹部疼痛。胃痛部位在心下胃脘之处，常伴恶心、嗳气、反酸等；腹痛部位在胃脘以下，多伴便秘、泄泻等。

2. 内科疾病中的腹痛　如痢疾：伴里急后重，下痢赤白脓血；霍乱：伴吐泻交作；积聚：以腹中包块为特征；鼓胀：以腹部外形胀大为特征；淋证：小腹拘急、伴尿频、尿急、尿痛。

3. 外科、妇科腹痛　外科腹痛多先腹痛后发热，疼痛剧烈，痛有定处，压痛明显，内科腹痛常先发热后腹痛，疼痛不剧，压痛不明显，腹部柔软，痛无定处；妇科腹痛多在小腹，与经、带、胎、产有关，应及时进行妇科检查。

四、辨证论治

（一）辨证要点

1. 辨疼痛性质　寒主收引，故腹痛拘急，得温痛减为寒痛；寒实可兼气逆呕吐，坚满急痛；虚寒则痛势绵绵，喜揉喜按。痛多在脐腹，痛处亦热或伴有便秘、腹胀、喜饮冷为热痛；腹痛时轻时重，痛处不固定，攻撑作痛，伴腹胀、胁痛不舒，得嗳气、矢气后胀痛减轻者为气滞痛；腹痛无休止，痛处不移，刺痛拒按，入夜尤甚为血瘀痛；腹部饱胀疼痛，嗳腐吞酸，痛随便减者为伤食痛。

2. 辨疼痛急缓　突然发生腹痛，痛势较剧，伴随症状明显者，多因外感时邪，饮食不节，蛔虫内扰所致，属急性腹痛；发病缓慢，病程迁延，腹痛绵绵，痛势不甚，多由内伤情志、脏腑虚弱、气血不足所致，属慢性腹痛。

3. 辨疼痛部位　腹痛偏在胁腹、少腹多属肝经痛；脐以上大腹疼痛多为脾胃经痛；脐以下小腹痛多属膀胱及大小肠经痛；痛在脐周，时痛时止，痛时剧烈多为虫积痛，尤多见小儿。

（二）治疗原则

以“通”立法，临床又须灵活掌握。《医学传真》：“夫通则不痛，理也。但通之之法，各有不同，调气以和血，调血以和气，通也；下逆者使之上行，中结者使之旁达，亦通也，虚者助之使通，寒者温之使通，无非通之之法也。若必以下泄为通，则妄矣。”说出了通法之要旨。在通法的基础上，结合审证求因，标本兼治。属实证者，重在祛邪疏导；对虚痛，应温中补虚，益气养血，不可滥施攻下。对于久痛入络、绵绵不愈之腹痛，可采取辛润活血通络之法。

（三）分证论治

1. 寒邪内阻

症状：腹痛急暴，得温痛减，遇寒尤甚，溺清便溏，苔白腻，脉沉紧。

病机：寒为阴邪，其性收引，寒邪内侵，阳气不运，气血被阻，故腹痛暴急，得温则寒散而痛减，遇冷则寒凝而痛甚；如中阳未伤，运化正常，则大便自可；如中阳不足，运化不健，则大便溏薄；苔白腻，脉沉紧，为里寒之证。

治法：温里散寒，理气止痛。

方药：良附丸合正气天香散。腹中雷鸣切痛，胸胁逆满呕吐，用附子粳米汤；腹中冷痛，身体疼痛，内外皆寒，用乌头桂枝汤；少腹拘急冷痛，用暖肝煎；腹痛拘急，大便不通，用大黄附子汤；夏日感受寒湿，恶心呕吐，胸闷，纳呆，身重，倦怠，舌苔白腻，加藿香、苍术、厚朴、蔻仁、半夏。

2. 湿热壅滞

症状：腹部胀痛，痞满拒按，烦渴尿赤，大便秘结或溏滞不爽，舌质红，苔黄腻，脉滑数。

病机：湿热内结，气机壅滞，腑气不通，不通则痛，故腹胀拒按，胀满不舒；湿热内蕴，耗伤津液，津液不布，邪热内盛，故见烦渴尿赤；湿热之邪耗伤津液，胃肠传导功能失常，故大便秘结或溏泄不爽；尿赤，苔黄，脉数均为实热之象。

治法：通腑泄热。

方药：大承气汤。燥结不甚而湿热重，去芒硝加黄芩、山栀；腹痛引及两胁，加柴胡、郁金；胀痛，加槟榔、木香。

3. 中虚脏寒

症状：腹痛绵绵，喜热喜按，饥劳更甚，神疲乏力，气短，畏寒，便溏，舌淡，苔白，脉沉细。

病机：正虚不足，内失温养，故腹痛绵绵；病属正虚，属寒证，故喜温喜按；逢饥或劳累，则正伤以助邪，故腹痛更甚；脾阳不振，运化无权，故见大便溏薄；中阳不足，卫阳不固，故有神疲，气短，畏寒等证；舌淡苔白，脉象沉细，皆为虚寒之象。

治法：温中补虚，缓急止痛。

方药：小建中汤。阴阳气血俱虚的里急腹痛，喜温喜按，形体羸瘦，用黄芪建中汤；虚寒腹痛较剧，呕吐肢冷脉微，用大建中汤；腹痛自利，肢冷，脉沉迟，用附子理中汤；脐中冷痛，连及少腹，加葫芦巴、川椒、荜澄茄；腹中拘急冷痛，困倦，短气，纳少，自汗，加当归、黄芪。

4. 饮食停滞

症状：脘腹胀满，疼痛拒按，嗳腐吞酸，厌食，泻后痛减，舌苔厚腻，脉滑。

病机：宿食停滞胃肠，邪属有形，故脘腹满痛而拒按；宿食不化，浊气上逆，故恶食而嗳腐吞酸；食滞中阻，升降失司，运化无权，故腹痛而泻；泻则积食减邪消，故泻后痛减；舌苔厚腻，脉滑，均属食积之征。

治法：消食导滞，理气止痛。

方药：枳实导滞丸。食滞较轻，脘腹满闷，用保和丸；湿热不甚，去黄芩、黄连、茯苓；腹痛较甚，加槟榔、木香；嗳腐，大便不爽，加槟榔、炒莱菔子。

5. 肝郁气滞

症状：脘腹疼痛，胀满不舒，攻窜两胁，痛引少腹，时聚时散，得嗳气、矢气则舒，遇忧思、恼怒则剧，苔薄白，脉弦。

病机：肝气疏达则腑气通畅，所谓“木疏土”也。肝气郁则土气壅，腑气为之壅滞，故脘腹疼痛，胀满不舒；气为无形，其性走窜游移，故疼痛攻窜无定处，时聚时散；嗳气或矢气后则气机稍得疏通，故胀痛可减；遇恼怒则气郁更甚，故胀痛加剧；苔薄白，脉弦为肝郁之象。

治法：疏肝解郁，理气止痛。

方药：柴胡疏肝散。气滞较重，胁肋胀满，加川楝子、郁金；痛引少腹睾丸，加橘核、荔枝核、川楝子；腹痛肠鸣，痛则腹泻，用痛泻要方；少腹绞痛，阴囊寒疝，用天台乌药散。

6. 瘀血阻滞

症状：少腹疼痛，痛势较剧，痛如针刺，甚则尿血有块，经久不愈，舌紫暗，脉细涩。

病机：腑气凝聚日久，导致络脉瘀阻，瘀阻少腹则少腹剧痛，痛如针刺；血属有形，则痛处固定不移；有形为实，故甚则尿血有块或可触及包块；瘀血不散，疼痛经久不愈；舌紫、脉涩均为瘀血之象。

治法：活血化瘀，和络止痛。

方药：少腹逐瘀汤。腹部术后作痛，加泽兰、红花；跌仆损伤作痛，加丹参、王不留行、三七粉、云南白药；下焦蓄血，大便色黑，用桃核承气汤；胁下积块，疼痛拒按，用膈下逐瘀汤。

五、其他

1. 单验方

（1）肉桂、沉香粉各1g，和匀，温开水调服。适用于寒邪腹痛。

（2）玄胡索粉、木香粉各1.5g，4小时1次，温开水调服。适用于腹痛之寒阻气滞证。

2. 中成药

(1) 理中丸：每次 1 丸，每日 2 次口服。适用于腹痛之寒邪内阻证。

(2) 保和丸：每次 1 丸，每日 2 次口服。适用于腹痛之饮食停滞证。

(3) 木香顺气丸：每次 1 丸，每日 2 次口服。适用于腹痛之气机郁滞证。

3. 针灸推拿

(1) 针刺

选穴：腹痛——内关、支沟、照海、巨阙、足三里。

脐腹痛——阴陵泉、太冲、足三里、支沟、中脘、关元、天枢、公孙、三阴交、阴谷。

腹中切痛——公孙。

积痛——气海、中脘、隐白。

刺法：针刺每日 1 次，每次留针 30 分钟。

(2) 灸法：脐中痛、大便溏，灸神阙。

(3) 推拿：先按足三里、脾俞、胃俞等穴，再摩腹。

（彭燕霞）

第六节　泄泻

一、定义

泄泻是指多由脾胃运化功能失职，湿邪内盛所致，以排便次数增多，粪便稀溏，甚至泻出如水样为主症的一种病证。泄者，泄漏之意，大便稀溏，时作时止，病势较缓；泻者，倾泻之意，大便如水倾注而直下，病势较急。故前贤以大便溏薄势缓者为泄，大便清稀如水而直下者为泻。但临床所见，难于截然分开，故合而论之。

二、病因病机

病机关键：脾虚湿盛。

1. 感受外邪　外感寒湿暑热之邪均可引起泄泻，其中以湿邪最为多见。湿邪易困脾土，寒邪和暑热之邪，既可侵袭皮毛肺卫，从表入里，使脾胃升降失司，亦能夹湿邪为患，直接损伤脾胃，导致运化失常，清浊不分，引起泄泻。

2. 饮食所伤　误食馊腐不洁之物，使脾胃受伤，或饮食过量，停滞不化，或恣食肥甘辛辣，致湿热内蕴，或恣啖生冷，寒气伤中，均能化生寒、湿、热、食滞之邪，使脾运失职，升降失调，清浊不分，发生泄泻。

3. 情志失调　忧郁恼怒，精神紧张，易致肝气郁结，木郁不达，横逆犯脾；忧思伤脾，土虚木乘，均可使脾失健运，气机升降失常，遂致本病。

4. 病后体虚　久病失治，脾胃受损，日久伤肾，脾失温煦，运化失职，水谷不化，积谷为滞，湿滞内生，遂成泄泻。

5. 禀赋不足　由于先天不足，禀赋虚弱或素体脾胃虚弱，不能受纳运化某些食物，易致泄泻。

总之，泄泻的病变主脏在脾，病机因素主要是湿。脾虚湿盛是导致泄泻发生的关键。急性暴泻以湿盛为主，多因湿盛伤脾或食滞生湿，壅滞中焦，脾不能运，脾胃不和，水谷清浊不分所致，病属实证。慢性久泻以脾虚为主，多由脾虚健运无权，水谷不化精微，湿浊内生，混杂而下，发生泄泻。其他如肝气乘脾或肾阳虚衰所引起的泄泻，也多在脾虚的基础上产生，病属虚证或虚实夹杂证。

三、诊断与鉴别诊断

（一）诊断

1. 发病特点　常兼有腹胀腹痛，起病或急或缓，常先有腹痛，旋即泄泻，经常有反复发作病史，多由寒热、饮食、情志等因素诱发。

2. 临床表现　以大便粪质清稀为诊断的主要依据。或大便次数增多，粪质清稀；或次数不多，粪质清稀，甚则如水样；或完谷不化。

3. 理化检查　大便常规、大便细菌培养、结肠 X 线及内窥镜检查有助于诊断与鉴别诊断。

（二）鉴别诊断

1. 痢疾　两者均为大便次数增多、粪质稀薄的病证。泄泻以大便次数增加，粪质稀溏，甚则如水样或完谷不化为主症，大便不带脓血，也无里急后重或无腹痛；而痢疾以腹痛、里急后重、便下赤白脓血为特征。

2. 霍乱　霍乱是一种上吐下泻并作的病证，发病特点是来势急骤，变化迅速，病情凶险，起病时先突然腹痛，继则吐泻交作，所吐之物均为未消化之食物，气味酸腐热臭，所泻之物多为黄色粪水或吐下如米泔水，常伴恶寒、发热，部分患者在吐泻之后，津液耗伤，迅速消瘦或发生转筋，腹中绞痛。若吐泻剧烈，可致面色苍白、目眶凹陷、汗出肢冷等津竭阳衰之危候。而泄泻以大便稀溏、次数增多为特征，一般预后良好。

四、辨证论治

（一）辨证要点

1. 辨暴泻与久泻　暴泻者起病较急，病程较短，泄泻次数频多；久泻者起病较缓，病程较长，泄泻呈间歇性发作。

2. 辨寒热　大便色黄褐而臭，泻下急迫，肛门灼热者，多属热证；大便清稀或完谷不化者，多属寒证。

3. 辨虚实　急性暴泻，泻下腹痛，痛势急迫拒按，泻后痛减，多属实证；慢性久泻，病程较长，反复发作，腹痛不甚，喜温喜按，神疲肢冷，多属虚证。

4. 辨证候特征　外感泄泻，多兼表证；食滞泄泻，以腹痛肠鸣，粪便臭如败卵，泻后痛减为特点；肝气乘脾之泄泻，每因情志郁怒而诱发，伴胸胁胀闷，嗳气食少；脾虚泄泻，大便时溏时泄，伴神疲肢倦；肾阳虚衰之泄泻，多发于五更，大便稀溏，完谷不化，伴形寒肢冷。

（二）治疗原则

泄泻的治疗大法为运脾化湿。急性泄泻多以湿盛为主，重在化湿，佐以分利，再根据寒湿和湿热的不同，分别采用温化寒湿与清化湿热之法。夹有表邪者，佐以疏解；夹有暑邪者，佐以清暑；兼有伤食者，佐以消导。久泻以脾虚为主，当以健脾。因肝气乘脾者，宜抑肝扶脾。因肾阳虚衰者，宜温肾健脾。中气下陷者，宜升提。久泄不止者，宜固涩。

暴泻不可骤用补涩，以免关门留寇；久泻不可分利太过，以防劫其阴液。若病情处于虚实寒热兼夹或互相转化时，当随证而施治。

（三）分证论治

1. 暴泻

（1）寒湿内盛

症状：泄泻清稀，甚则如水样，脘闷食少，腹痛肠鸣，或兼外感风寒，则恶寒发热，头痛，肢体酸痛，舌苔白或白腻，脉濡缓。

病机：外感寒湿或风寒之邪，侵袭胃肠，或过食生冷，脾失健运，升降失调，清浊不分，饮食不化，传导失司，故大便清稀；寒湿内盛，胃肠气机受阻，则腹痛肠鸣；寒湿困脾，则脘闷食少；恶寒发热，鼻塞头痛，肢体痛，是风寒外束之征；舌苔白腻，脉濡缓，为寒湿内盛之象。

治法：芳香化湿，解表散寒。

方药：藿香正气散。表寒重，加荆芥、防风；外感寒湿，饮食生冷，腹痛，泻下清稀，用纯阳正气丸；湿邪偏重，腹满肠鸣，小便不利，改用胃苓汤。

（2）湿热伤中

症状：泄泻腹痛，泻下急迫或泻而不爽，粪色黄褐，气味臭秽，肛门灼热，烦热口渴，小便短黄，舌质红，苔黄腻，脉滑数或濡数。

病机：湿热之邪或夏令暑湿伤及脾胃，传化失常，而发生泄泻；暴注下泻，皆属于热，肠中有热，故泻下急迫；湿热互结，则泻下不爽；湿热下注，故肛门灼热，粪便色黄褐而臭，小便短黄；烦热口渴，舌苔黄腻，脉濡数或滑数，均为湿热内盛之象。

治法：清热燥湿，分利止泻。

方药：葛根芩连汤。发热、头痛、脉浮，加银花、连翘、薄荷；夹食滞，加神曲、山楂、麦芽；湿邪偏重，加藿香、厚朴、茯苓、猪苓、泽泻；夏暑之间，发热头重，烦渴自汗，小便短赤，脉濡数，用新加香薷饮。

（3）食滞肠胃

症状：腹痛肠鸣，泻下粪便臭如败卵，泻后痛减，脘腹胀满，嗳腐酸臭，不思饮食，舌苔垢浊或厚腻，脉滑。

病机：饮食不节，宿食内停阻滞胃肠，传化失常，故腹痛肠鸣，脘腹痞满，不思饮食；宿食不化，则浊气上逆故嗳腐酸臭；宿食下注，则泻下臭如败卵；泻后腐浊外泄，故腹痛减轻；舌苔厚腻，脉滑，是宿食内停之象。

治法：消食导滞，和中止泻。

方药：保和丸。食积较重，脘腹胀满，用枳实导滞丸；食积化热，加黄连；兼脾虚，加白术、扁豆。

2. 久泻

（1）脾胃虚弱

症状：大便时溏时泄，迁延反复，食少，食后脘闷不舒，稍进油腻食物，则大便次数增加，面色萎黄，神疲倦怠，舌质淡，苔白，脉细弱。

病机：脾胃虚弱，运化无权，水谷不化，清浊不分，故大便溏泄；脾阳不振，运化失常，则饮食减少，脘腹胀满不舒，稍进食油腻之物，大便次数增多；久泄不止，脾胃虚弱，气血来源不足，故面色萎黄，肢倦乏力；舌淡苔白，脉细弱，乃脾胃虚弱之象。

治法：健脾益气，化湿止泻。

方药：参苓白术散。脾阳虚衰，阴寒内盛，用理中丸；久泻不止，中气下陷，或兼有脱肛，用补中益气汤。

（2）肾阳虚衰

症状：黎明前脐腹作痛，肠鸣即泻，完谷不化，腹部喜暖，泻后则安，形寒肢冷，腰膝酸软，舌淡苔白，脉沉细。

病机：泄泻日久，肾阳虚衰，不能温养脾胃，运化失常，故完谷不化，腹部喜暖；黎明前阳气未振，阴寒较盛，故腹部作痛，肠鸣泄泻，又称“五更泄”；泻后则腹气通利，故泻后则安；形寒肢冷，腰膝酸软，舌淡苔白，脉沉细，为脾肾阳气不足之证。

治法：温肾健脾，固涩止泻。

方药：四神丸。脐腹冷痛，加附子理中丸；年老体衰，久泻不止，脱肛，加黄芪、党参、白术、升麻；泻下滑脱不禁或虚坐努责，用真人养脏汤；心烦嘈杂，大便夹有黏冻，服乌梅丸方。

（3）肝气乘脾

症状：泄泻肠鸣，腹痛攻窜，矢气频作，伴有胸胁胀闷，嗳气食少，每因抑郁恼怒或情绪紧张而发，舌淡红，脉弦。

病机：忧思恼怒或情绪紧张时，气机不利，肝失条达，横逆犯脾，气滞于中则腹痛攻窜，矢气频作；脾运无权，水谷下趋则肠鸣泄泻；肝失疏泄，脾虚不运，故胸胁胀闷，嗳气食少；舌淡红，脉弦，是为肝旺脾虚之象。

治法：抑肝扶脾。

方药：痛泻要方。胸胁脘腹胀满疼痛，嗳气，加柴胡、木香、郁金、香附；兼神疲乏力，纳呆，加党参、茯苓、扁豆、鸡内金；久泻反复发作，加乌梅、焦山楂、甘草。

五、其他

1. 单验方

（1）车前子、马齿苋、蒲公英各等份，每日1剂，水煎服。适用于泄泻腹痛、恶寒发热者。

（2）鲜马齿苋100g，鲜石榴皮30g，红糖15g，水煎温服，每日1剂，连服2～3天。适用于泄泻之脾虚湿热证。

（3）生山楂、焦山楂各等份，每日1剂，水煎服。适用于伤食泄泻。

（4）肉豆蔻150g，乳香50g，为末，陈米粉煮糊为丸，每服6g，米汤送下。适用于老人虚泄。

（5）破故纸10g，焙干为末，猪腰子1个，去白筋油膜，破开，将故纸末装入裹紧，蒸熟食用。适用于肾虚久泄。

（6）芡实、山药各等份，与猪肚或狗肚蒸服。适用于久泄。

2. 中成药

（1）藿香正气软胶囊：每次2～4粒，每日2～3次口服。适用于泄泻之寒湿证。

（2）附子理中丸：每次9g，每日2次口服。适用于泄泻之脾肾阳虚证。

（3）葛根芩连微丸：每次3g，每日3次口服。适用于泄泻之湿热证。

（4）香连丸：每次6g，每日3次口服。适用于泄泻之肠道湿热证。

（5）四神丸：每次9g，每日2次，淡盐水送服。适用于五更泄之肾虚证。

（6）参苓白术丸：每次9g，每日2次口服。适用于泄泻之脾虚证。

3. 外治法

（1）脐疗

1）胡椒粉填满脐眼，用纱布盖贴，胶布固定（或外用小纸膏药盖固之），隔日更换1次。适用于泄泻之脾寒证。

2）五倍子5g，研末，用水调成糊状，摊在纱布上盖于脐部。如泻已控制，即揭去。适用于久泄。

3）肉桂、鸡内金各3g，硫黄、枯矾、五倍子各6g，白胡椒2g，共研末，鲜葱头3根捣烂，与药末拌匀，以醋调为糊状，敷脐部。适用于久泄。

4）白芷、干姜各3g，共研细末，以蜜为膏，先用酒洗脐后贴之。适用于久泄脾肾阳虚。

（2）灌肠

1）黄连6g，黄芩15g，黄柏15g，加水浓煎150ml左右，加云南白药1瓶，锡类散2支。药液温度控制在35~40℃，于晚上临睡时作保留灌肠。灌注速度宜慢，在15~20分钟内灌完。隔日1次，10次为1个疗程。适用于湿热未尽之久泻，粪便夹有黏冻或血迹者。

2）党参、白术、苡仁、芡实、乌梅各15g，苍术10g，陈皮、木香各6g，诃子肉12g。以上为每日量，浓煎150ml，并调入白及粉10g。如上法行保留灌肠，隔日1次，10次为1个疗程。适用于脾虚久泻，大便溏薄或夹有黏冻者。

4. 针灸

（1）针刺：上巨虚（双）、天枢（双）、足三里（双），适用于急性泄泻。

（2）艾灸：上脘、天枢（双）、关元、足三里（双），适用于慢性泄泻。

（彭燕霞）

第七节　肠痈

一、定义

肠痈是热毒内聚，瘀结肠中，而生痈脓的一种病证。临床以发热恶寒，少腹肿痞，疼痛拘急为特征。

二、历史沿革

“肠痈”一证首载于《内经》。《素问·厥论篇》首论及本病的病机，云：“少阳厥逆，机关不利；机关不利者，腰不可以行，项不可以顾，发肠痈。”《灵枢·上膈》更对本病的病机作了阐发，认为“喜怒不适，食饮不节，寒温不时”是肠痈的病因，“卫气不营，邪气居之……积聚以留，留则痈成”是肠痈的病机。并且指出痈虽然发于内，但可以从疼痛，特别是“痈上皮热”候之。同书“玉版”对痈脓的产生也有精辟的论述：“阴阳不通，两热相持，乃化为脓”、“夫痈疽之生，脓血之成……积微之所生成。”意即瘀热蓄积，酿而为脓。此外，《内经》还记载了大肠痈的部位“天枢穴隐隐痛者大肠疽，其上肉微起者大肠痈”。汉代张仲景《金匮要略·疮痈肠痈浸淫病脉证治》对本病的病机、症状、治法论述甚详。如“肠痈之为病，其身甲错，腹皮急，按之濡，如肿状，腹无积聚，身无热，脉数，此为肠内有痈脓”、“肠痈者，少腹肿痞，按之即痛，如淋，小便自调，时时发热，自汗出，复恶寒，其脉迟紧者，脓未成，可下之，当有血。脉洪数者，脓已成，不可下也”。对肠痈的临床特征以及是否成脓，脓成及脓未成的治法都有更明晰的认识。书中对《灵枢·上膈》“痈上皮热”的认识有所发挥，明确指出：“诸痈肿，欲知有脓无脓，以手掩肿上，热者为有脓，不热者为无脓。”这是我国医学文献上最早记载的一种辨脓方法。并创制治疗肠痈的大黄牡丹皮汤、薏苡附子败酱散，至今仍为临床所引用。

隋代巢元方《诸病源候论》对肠痈的病因病机和临床表现更做了详细的记述：“肠痈者。由寒温不适，喜怒无度，邪气与营卫相干，在于肠内，遇热加之，血气蕴积，结聚成痈，热积不散，血肉腐坏，化而为脓。”

宋代《圣济总录》中有“肠痈由喜怒不节，忧思过甚，肠胃虚弱，寒温不调，邪热交攻，故营卫相干，血为败浊，流渗入肠，不能传导，蓄结成痈”的记载，除了引用前人的见解外，特别提出“肠胃虚弱”这一内因，对肠痈发病，提出了新的认识。

明代王肯堂的《证治准绳》、张景岳《景岳全书》、陈实功《外科正宗》等著作对肠痈的病因、病机、诊断和治疗，较之前人，又有更为详细的论述，如《外科正宗·肠痈论》中有肠痈看法、肠痈治法、肠痈治验、肠痈主治方、应用方等章节。论中指出：“夫肠痈者，皆湿热瘀血流入小肠而成也。又由来有三：男子暴急奔走，以致肠胃传送不能舒利，败血浊气壅遏而成者一也；妇人产后，体虚多卧，未经起坐，又或坐草艰难，用力太过，育后失逐败瘀，以致败血停积，肠胃结滞而成者二也；饥饱劳伤，担负重物，致伤肠胃，又或醉饱，房劳过伤精力，或生冷并进以致气血乖违，湿动痰生，多致肠胃痞塞，运化不通，气血凝滞而成者三也。总之，初起外症发热恶寒，脉芤而数，皮毛错纵，腹急渐肿，按之急痛，大便坠痛，小便涩滞若淋甚者，脐突腹胀，转侧水声，此等并见则内痈已成也。”指出了瘀血凝滞、剧烈运动、产后败瘀、不慎起居均能引起肠痈，而该书介绍的肠痈主治方大黄汤、活血散瘀散、牡丹皮散、七贤散、失笑散、排脓散等，都是临床上应用有效方剂，所附肠痈医案五则，亦有启发意义。

清代陈士铎《石室秘录》指出：“人腹中疼甚，手不可按，右足屈而不伸，谁知大肠生痈乎”、“腹痛足不能伸者，俱肠痈也。”这是诊断肠痈的一个重要体征，说明古代医家观察病情的精细。

近几十年来，医学工作者运用中医有关肠痈的理论方药，治疗急、慢性阑尾炎，阑尾脓肿以及腹腔脓疡、腹膜炎、盆腔炎、盆腔脓肿等病的部分证候，均有较好的效果，尤其对急性阑尾炎的治疗，取得了显著疗效，推动了中医治疗急腹症的开展。

三、范围

根据肠痈的临床表现，西医学急性阑尾炎、阑尾脓肿、克隆病、腹部脓肿、腹膜炎、盆腔炎、盆腔脓肿等疾病，均可参照本篇辨证论治。

四、病因病机

根据历代医家对肠痈的论述，肠痈的病因病机可概括为4个方面。

1. 饮食不节　暴饮暴食，嗜食膏粱厚味等，均能致食滞中阻，损伤肠胃，导致肠道功能失司，肠胃为腑，本属泻而不藏，若因湿滞郁积，传化不行，即致气血凝滞。又因湿滞能郁而化热，腐蒸气血，则成痈肿。《冯氏锦囊》指出“肠痈是膏粱积热所致”，《外科正宗》也指出肠痈因“饥饱劳伤”、“又或醉饱”、“或生冷并进”、“多致肠胃痞塞运化不通，气血凝滞而成”。

2. 劳伤过度　用力过度，急暴奔走，或跌仆损伤等均能导致肠络受伤，瘀血凝阻于肠中，而成肠痈。尤以饱食以后，奔走负重，最易致病。《外科医镜》说：“登高蹲下，跳跃挫折，致瘀血凝阻肠中，而成肠痈。”

3. 外邪侵袭　寒温不调，外邪乘虚侵袭，损伤肠胃，气机失调，经络受阻，气滞血瘀，瘀血阻滞而成肠痈。《灵枢·痈疽》篇指出：“寒邪客于经络之中，则血泣，血泣则不通，不通则卫气归之，不得复反，故痈肿寒气化为热，热胜则腐肉，肉腐则为脓”。

4. 肝郁热瘀　喜怒无度，忧思惊恐，郁怒伤肝，忧思伤脾，肝脾不和，气机不畅，影响肠胃正常运化功能，以致肠胃痞塞，运化失常，气血凝滞，食积痰凝，瘀结化热而成肠痈。《灵枢·上膈》、《灵枢·玉版》以及《诸病源候论》、《圣济总录》等著作均认为情志所伤是肠痈致病的一个重要因素。

上述原因均可至肠胃受损，并往往综合致病。例如胃肠虚弱，或本有湿滞蕴积者，则易受外邪侵袭；因劳伤而致肠胃损伤者，则更易因饮食不节而致病；情志所伤，影响肠胃运化功能，又更易罹患外邪。此外尚可与虫积、妇女经行、产后、瘀血阻滞等因素有关。总之，凡能导致肠道气滞血凝，产生瘀血停聚等因素，与肠痈发病均有密切的关系。

五、诊断与鉴别诊断

（一）诊断

1. 发病特点　脏腑功能失调，饮食不节，寒温不适，情志不畅均是本病的发病的常见原因。该病以青壮年为多，男性多于女性，并以腹痛，按之加剧，腹皮紧急，脘腹胀闷为基本症状。同时据不同部位的肠痈，不同原因所致的肠痈，腹痛部位也有所不同。而且据痈脓是否已成，是否溃破，腹痛剧烈程度及伴随症状也有所不同。

2. 临床表现　主症为少腹痛，腹皮紧急，按之痛甚，伴见发热、恶寒、自汗，或腿缩难伸等。

（1）脐左部位疼痛，左腿不能伸屈者为小肠痈；脐右部位疼痛，右腿不能屈伸者为大肠痈；绕脐生疮或脓从脐中出者，为盘肠痈。妇人产后及小产恶露不尽、经行瘀血内阻，小腹部疼痛，腹皮紧急，小便涩滞等为瘀血蕴积成痈。

（2）患者常喜曲右腿，牵拉右腿可使腹痛加重。多有腹皮绷急，右少腹有明显按痛，除以腹痛为主要症状外，尚可出现恶寒，发热，头痛，恶心，呕吐，食欲减退，便秘，小便黄等症状。重症患者腹痛程度剧烈，患者不能忍受，辗转呻吟，并出现恶寒壮热、呕吐频繁、面红目赤、唇干舌燥等瘀热症状。脉象多为弦紧、弦数、滑数、洪数；舌质暗红或红，舌苔薄黄或黄腻、黄糙。

儿童为稚阳之体，大多起病较急，腹痛及发热等全身症状均较剧烈，而且变证较多；婴幼儿不能正确申述病情，更须注意密切观察。

老年患者，正气亏虚，起病症状多不明显，因而就诊时间均较晚，腹部可呈全腹部隐痛，而且局限于右少腹部之特征亦不明显，痈脓又常易溃散，应特别提高警惕。　有少数患者，起病急骤，病情凶险，腹痛未几，即迅速出现高热、神昏、汗出、脉微等热厥症状，遇有此类情况，应及时进行诊断和救治。

（二）鉴别诊断

1. 胃痛　胃痛部位多在胃脘部近心窝处，肠痈则多在腹部或少腹部，并多伴有发热、恶寒、头痛等全身症状；胃痛如无其他并发症，则只局限于胃脘部疼痛，伴有吐酸、嗳气、嘈杂等症状，局部无腹皮绷急等体征，据此不难加以鉴别。

2. 虫痛　虫痛多见于儿童患者，疼痛的部位多在脐周，疼痛的性质为阵发性隐痛或绞痛；与肠痈的鉴别要点主要有三：①虫痛一般不会出现全身性恶寒、发热等症状。②虫痛的疼痛部位范围较大。③虫痛一般无腹皮绷急等体征。

3. 淋证　淋证以小便频数短涩，滴沥刺痛，欲出未尽，少腹拘急，痛及脐中，尿道不利等为其主症，多由热结膀胱所致。少腹部亦可出现疼痛拒按等体征。因此需与肠痈相鉴别。肠痈患者一般不会出现小便频数短涩，滴沥刺痛，欲出未尽等小便变化症状。若进行小便常规化验，则更可帮助作出诊断。

4. 疝气　疝气是指腹中攻筑作痛，按引上下；或少腹痛引睾丸，或睾丸肿痛等一类疾病，伴有睾丸肿痛的疝气。腹疝如发生在右侧者，则需与肠痈鉴别。鉴别的要点有二：①腹疝一般不会出现恶寒、发热等全身症状。②腹疝在局部多可扪及肿大的块物，为肠管及其内容物。肠痈初起未成脓肿时不会出现肿块。

六、辨证论治

（一）辨证

1. 辨证要点　肠痈的辨证论治，首先应据其临床症状，判断痈脓成与否，或溃破与否等各种不同情况，而进行适当治疗。对不同证候的治疗，虽有一定的原则，但仍需根据每个患者的体质、证情表现的寒热虚实等，分别给予不同措施。现根据历代文献及近代研究情况，分为瘀滞证（痈未成脓）、蕴热证（痈脓已成）、毒热证（痈脓已溃）分别叙述。

2. 证候

（1）瘀滞证（痈未成脓）

症状：腹痛阵作，按之加剧。腹皮微急，脘腹胀闷，嗳气纳呆，恶心欲吐，大便正常或秘结，稍有发热及恶寒。舌质正常或暗红，舌苔薄白或薄黄，脉弦紧。

病机分析：腹痛阵作，乃因湿热积滞，阻于肠胃，气血凝聚，肠络不通所致。痈脓属实证，按之则痛更甚，右少腹部为肠痈之好发部位，故疼痛以此处为最剧；胃肠积滞，传化失职，故见脘腹胀闷，嗳气纳呆，大便秘结；胃气失降，则恶心欲吐；发热恶寒，为气血瘀阻，营卫失调，邪正相争之象；舌质暗红，舌苔薄黄为肠胃瘀热；脉象弦紧亦属气血瘀阻，不通即痛之征。

（2）蕴热证（痈脓已成）

症状：腹痛较瘀滞型剧烈，腹皮绷急，拒按，右少腹处或可扪及肿块，壮热，自汗，大便秘结，小便短赤，舌质红，舌苔黄糙，脉弦数。或见胸脘痞闷，腹胀，呕吐，便溏而不爽。舌苔黄腻，脉滑数。

病机分析：气血瘀滞，郁瘀化热，腐肉蒸脓，故疼痛更甚，并可在腹外触及成脓的痈肿；壮热，自汗，大便秘结，小便短赤，舌质红，舌苔黄糙，脉弦数等为阳明热盛之征；胸脘痞闷，腹胀，呕吐，便溏而不爽，舌苔黄腻，脉滑数，则为湿热内蕴之象。

(3) 毒热证(痈脓已溃)

症状:腹痛甚剧,弥漫至全腹部,腹皮绷急,心下满硬,腹胀,矢气不通,壮热,口干唇燥,面红目赤,呕吐不能进食,小便赤涩。舌质红绛,舌苔黄糙或黄腻,脉象洪数。

病机分析:腹痛剧烈,且弥漫至全腹部,腹皮绷急,为痈脓已溃之征;大便秘结,矢气不通,腹胀,呕恶不能进食,为阳明腑实证;壮热,口干唇燥,面红目赤,小便赤涩,舌质红,舌苔黄,均属热毒炽盛。若见舌质红绛,则需警惕病邪已入营血。

(二) 治疗

1. 治疗原则　治疗肠痈大法有三:①通里攻下。②清热解毒。③活血化瘀。"六腑以通为用",肠痈为腑证,故通里攻下应作为主要治法。肠痈又多为实证,热证。积滞、瘀血、外邪均能致热,故清热解毒必不可少。肠痈又为痛证,腹痛为其最主要症状,不通即痛,除以通里攻下为主外,并应注重活血化瘀。至于在各证中具体应如何应用,要根据患者证情而定。尚有少数肠痈变证,由于患者素体感受之不同,表现为虚证、寒证,则可参照《金匮要略》薏苡附子败酱散温阳散结,破瘀排脓的治法。

2. 治法方药

(1) 瘀滞证(痈未成脓)

治法:以通里攻下为主,佐以泄热去瘀。

方药:以大黄牡丹皮汤为主方。方中大黄兼有通里攻下,泄热去瘀之功,为主药,可根据患者体质和病情,掌握用量,一般用量为10克,可用至20克。桃仁、冬瓜仁去瘀散结;芒硝攻下泄热;丹皮凉血解毒;并可合用张景岳肠痈秘方。阑尾化瘀汤、白花蛇舌草汤对本证患者均有疗效。

(2) 蕴热证(痈脓已成)

治法:通里攻下,清热解毒,佐以活血化瘀。

方药:以仙方活命饮合大黄牡丹皮汤加减为主方。大黄应重用。方中金银花、丹皮、生甘草等清热凉血解毒;当归、桃仁、冬瓜仁等活血化瘀。若已扪及肿块者,可加入皂角、穿山甲等破瘀散结。热重者可酌加蒲公英、紫花地丁;湿重者可加入藿香、佩兰、薏苡仁。阑尾清化汤亦可选用。

(3) 毒热证(痈脓已溃)

治法:首以通里攻下,继以清热解毒,活血化瘀。

方药:本证患者应根据病情可选用复方大承气汤加减。方中大黄逐里攻下;枳壳、厚朴、莱菔子行气散结;桃仁、赤芍活血化瘀;蒲公英清热解毒。若心下硬满手不可近者,可参用大陷胸汤,方中甘遂配大黄、芒硝,泻水逐饮,消肿散结,每日服中药2剂,共煎4次,每4~6小时服1次,一般服药1~2次,即可通下,以后再据患者病情随证施方。若见大热、大汗、大渴、脉洪大等阳明气分热者,可选用白虎汤;若见舌绛、心烦等营分症状,可选用清营汤或清瘟败毒饮,并均应加入金银花、紫花地丁等清热解毒药。待热毒症状减轻后,继以活血化瘀,可选用少腹化瘀汤、血府逐瘀汤、阑尾清解汤等。

3. 其他治法

(1) 单方、验方

1) 白花蛇舌草60克,每日2~3次,水煎服。

2) 锦红新片(每14片内含红藤60克,蒲公英30克,生大黄1.5克),每日3次,每次5片。

3）生大蒜30克，芒硝90克，大黄末15克，加醋适量，捣烂，作成直径4～5厘米，厚2～3厘米的药饼，敷于患处，敷1.5～2小时后，换敷大黄醋糊剂8～12小时，无效者可再敷1次。

（2）针灸

1）针刺双侧足三里穴、双侧上巨虚、双侧阑尾穴，强刺激，每次留针20分钟，每日3～4次，一般连用3日。

2）电针双侧足三里穴、双侧阑尾穴、阿是穴以及包块周围，每次留针10～20分钟，每日1～4次，一般用2～3日。

3）耳针取双侧阑尾、交感、神门、大肠，强刺激，每次留针20分钟，每日3～4次，一般连用3日。

（3）直肠给药：采用通里攻下、清热解毒等中草药煎剂，作保留灌肠，使药液到达下段肠腔，加速吸收，促进肠蠕动，清热排毒。

七、转归及预后

肠痈发病急骤，变化较多。绝大多数患者，起病之初，先出现瘀热证的临床症状，此时痈未成脓，应抓紧时机，进行治疗，可使病程终止。若延误诊治，病情进一步发展，则出现痈已成脓的一系列症状，若再失治，出现痈脓已溃的临床表现，病情恶化。有部分患者，由于病邪势猛，或正气本虚，起病伊始，迅即出现蕴热型或毒热型的临床症状，尤以儿童和老年患者多见。

肠痈预后，大多良好，在瘀滞证能得到及时而正确的治疗，一般可在三五日内康复，同时药物或其他疗法，应持续给予7～10日，使能巩固疗效。若用药时间不够，有少数患者，以后可能成为慢性肠痈，反复发作，缠绵难愈。蕴热证患者，预后亦大多良好，但康复和治疗时间更长；毒热证患者，病情凶险，需密切观察，积极治疗。

八、预防与护理

肠痈病的预防工作，根据肠痈病的病因，首应注意饮食卫生，要做到饮食有节制，避免过饱过饥，以免损伤肠胃功能。用力过度，急暴奔走，都可以损伤肠络，使瘀血凝阻于肠中而成肠痈。因此勿要在饱食后奔走负重。产后经期，应当注意调摄。

对各证肠痈患者的护理，可分别归纳如下。

（一）瘀滞证

（1）患者一般卧床休息，轻者可进行适当活动，以调精神，利气血，促进体力恢复。

（2）一般不需禁食，可进流质饮食，但禁食乳、糖、辛燥之类食物。

（3）住院前3日，可每4小时测体温1次，体温正常后改为每日1～2次。

（4）疼痛剧烈时，可配合针刺治疗，取足三里、阑尾穴。用泻法；恶心呕吐配内关、中脘；高热可针曲池。

（5）中药每日服两次，重症可每日2剂，服4次，每次200～300毫升，药温以43～45℃为宜。

（6）可用低压灌肠，用清热解毒中药，每日1～2次。

（二）蕴热证

（1）患者以卧床休息为主，如有腹膜炎表现，可采用半卧位。

（2）一般可进食流质食物，发热呕吐时可暂禁食。适当补液。

（3）每4小时测体温1次，高热者如需用物理降温，以用肥皂水浴缓慢降温为佳。高热出汗多者要注意保暖，防止受凉。

（4）注意观察腹痛情况，腹痛剧烈，可用针刺治疗取足三里、阑尾穴，用泻法。

（5）中药每日服3~4次，每次200~300毫升。

（三）毒热证

（1）绝对卧床休息，半卧位。

（2）禁食，补液。

（3）密切观察体温、脉搏，血压及腹部体征，如有体温突然升高，血压下降，脉象微细，精神烦躁等，为休克早期，要积极处理。

（4）中药每日两剂，每4~6小时服1次，每次200~300毫升。如因腹胀呕吐不能服用中药，可进行胃肠减压，并从胃管中注入中药。

（5）专人护理，详细记录患者临床表现（体温、脉象、舌质、舌苔、腹痛、二便、神志等）。

九、现代研究

中医论述的“肠痈”可包括西医学的急性阑尾炎、阑尾脓肿、腹腔脓疡、腹膜炎等类疾患。本篇主要介绍对急性阑尾炎等研究情况。

随着中西医诊疗技术和水平的不断提高，通过大量临床观察，应用西医学的诊断方法参与中医的诊疗，同时运用非手术治疗的中药方法、针刺疗法，对急性阑尾炎均有确切的疗效。

（一）肠痈病因病机、辨证分型的进展

以往大多数医家对急性阑尾炎的病因病机多认为寒温不适，饮食不节，劳累过度，暴急奔走，情志内伤所致，认为其病机变化为：肠道不利，气滞血瘀（瘀滞期）－郁久化热（蕴热期）－热久腐脓（毒热期），将肠痈分为瘀滞证、蕴热证及毒热证，并基于《金匮要略·疮痈肠痈浸淫病脉证治》的论述，根据脓成已否，是否已溃制定相应的治法。不过近代有些学者认为肠痈既然包括西医学的急性阑尾炎、阑尾脓肿、腹腔脓疡、腹膜炎等诸多疾患，那就有千变万化的实际病情，且肠痈具有发病急，变化快，病情重的特点，所以有学者认为肠痈辨治仅限于3型，则范围太小。赵氏…结合《金匮要略》其他篇章，同时参照腹痛特点，妇人、小儿病变不同将其分为10证：肠痈脓未成证、肠内有痈脓证、结热痞满证、痞满燥实证、热实结胸证、热入血室证、湿热发黄证、太阳蓄血证、热痞兼卫阳虚证、厥阴气郁证，并提出相应的辨证施治。老中医张秀明认为除常用的3证外，还有阳虚阴盛，寒凝水结证，予真武汤加人参治疗。

（二）影像学的发展对于肠痈辨证论治的辅助意义

肠痈大多属于急腹症的范围，尽快诊断及明确病情对于治疗有着重要意义。随着现代影像学技术的发展，不少学者根据影像学对肠痈的诊断率较高，故常用B超筛选肠痈以确定肠痈性质，辅助肠痈分型治疗。陈氏等研究42例肠痈患者，认为肠痈的不同证型具有不同的B超声像特点。①气滞血瘀型（急性单纯型阑尾炎）早期超声检查不易被发现，当病情发展到一定程度，阑尾区可见中等或低回声索状结构，阑尾轻度增粗，轮廓较规则或不光

滑，管腔轻度扩张，可有粪石回声呈强光点伴淡声影。②湿热蕴滞型（急性早期化脓型阑尾炎），其阑尾肿块呈低回声长条状，边界清，内部回声较均匀。严重者壁间可见多个小囊肿样回声，此为壁间脓肿的声像图的特征。③热毒壅盛型（急性坏疽型阑尾炎），阑尾脓肿更明显，呈包块型，边界不清，内部回声极不均匀，可伴有脓肿液化形成的无回声区，也可伴有以坏死为主的强回声反射图像特征。韩氏等用 B 超研究 94 例肠痈患者，3 种证型的 B 超特征与陈氏相近，并指出小儿肠痈 B 超显示穿孔率较高，妊娠期间的肠痈则因症状、影像均不明显，诊断需更为慎重。还指出参考 B 超影像特征，气滞血瘀型可行中西医非手术治疗，湿热蕴滞型和热毒壅盛型考虑手术治疗，或在准备手术治疗的情况下，行非手术治疗。可见影像学为肠痈的分型治疗有着积极的意义。

（三）治疗肠痈的进展

早期全国各地一般广泛应用中医药和针刺方法治疗急性阑尾炎。治疗的对象主要是急性单纯性阑尾炎，采用的方药多半是应用《金匮要略》的大黄牡丹皮汤。针刺穴位多采用足三里、天枢等循经职穴。

随后天津南开医院、贵州遵义医学院、上海曙光医院等有关单位，不断探索并扩大非手术疗法治疗急性阑尾炎的范围。从过去多半治疗急性单纯性阑尾炎、阑尾周围脓肿，逐步扩展到治疗急性蜂窝组织炎性阑尾炎、急性阑尾炎合并局限性腹膜炎、急性阑尾炎合并弥漫性腹膜炎。

在治疗上，总结出通里攻下、清热解毒、活血化瘀三大法则，根据辨证分别应用。现在一般应用中药复方，例如吴氏用大黄牡丹汤，李氏用小柴胡汤，陆氏用血府逐瘀汤治疗肠痈外，还应用针刺、穴位注射、局部外敷中药等方法。马氏报道取穴：大巨、天枢、外陵、阑尾穴加减治疗肠痈，取得不错的疗效。方氏报道用肠痈膏外敷治疗阑尾脓肿配合中药内服，有效率 98.7%，黄氏等报道用自制肠痈汤注射入阑尾穴封闭治疗 64 例，有效率 80%，发现可以使阑尾蠕动加强，进而增强中药活血化瘀消痈之效。同时应用中西医结合非手术治疗阑尾炎效果也明显，张氏报道用肠痈内消汤Ⅱ号（大黄、蒲公英、败酱草等）配合抗生素治疗阑尾周围脓肿有效率 97%。卢氏报道用自制肠痈汤（大黄、牡丹皮、芒硝等）结合氨苄西林、阿米卡星静滴治疗急性阑尾炎，有效率 92%。

在实验研究方面，南开医院对大承气汤进行了动物实验，试图阐明中药治疗阑尾炎及其他急腹症的作用原理，观察到大承气汤（下法）有增加消化道推进性运动的作用，并降低毛细血管通透性。清热解毒药对大肠杆菌、金黄色葡萄球菌、变形杆菌有抑菌作用，并能解除家兔对内毒素形成的双峰热，使家兔死亡时间延长。李氏通过实验研究显示：大黄牡丹汤具有抑菌、杀菌作用，有增强阑尾蠕动，改善阑尾壁血液循环，解除肠道障碍和镇痛、消炎的药理作用，能预防坏疽及弥漫性腹膜炎的发生，也能促进溃疡的吸收。

同时全国中西医结合治疗急性阑尾炎数次经验交流会，总结了用中医药方法治疗的各种类型的阑尾炎，其中包括合并局限性腹膜炎、弥漫性腹膜炎、阑尾脓肿，总的非手术率在 60% 以上。在这基础上提出了正确的诊断，合理的选择适应证；积极有效的治疗措施是治疗成功的保证。并提出选择非手术与手术疗法的适应证，要结合患者的全身情况、病情轻重而选择，不能用一律手术或一律非手术的片面观点进行治疗。对于中转手术问题，要慎重对待，在中毒症状加重，出现非手术不能克服的肠梗阻等情况，可考虑中转手术。姚氏等通过实践探索，有选择地采用非手术及中西医结合治疗。认为非手术治疗小儿急性阑尾脓肿具有缩短疗程，减少痛苦等优点。

1978 年，当时的中国医学科学院黄家驷院长指出："目前 70% ~80% 的急腹症患者可经非手术方法治疗，充分发挥了以中药为主的非手术疗法的作用，提高了临床疗效"、"中西医结合治疗阑尾炎性腹膜炎取得了较大的进展，50% ~70% 的患者可经非手术疗法治疗。"这是对当时中西医结合治疗急性阑尾炎的概括总结。

十、小结

肠痈是临床常见病之一。以热毒瘀结肠中为其主要病机。肠痈的辨证，一般分为瘀滞证、蕴热证、毒热证等三种类型，治疗以通里攻下、清热解毒、活血化瘀为大法。

肠痈须与胃痛、虫痛、腹疝等相鉴别，并须争取早做诊断，及时治疗，以免延误病情。肠痈的预防，主要在于节制饮食，饭后避免剧烈活动等。在护理方面须卧床休息，并严密观察病情。大多数患者均能治愈，少数患者治疗不及时或护理不当，往往恶化。

（余　胜）

第九章

肝胆病证

第一节 黄疸

一、定义

黄疸亦称黄瘅，盖疸与瘅通，是以目黄、身黄、小便黄为临床特征的病证。

二、病因病机

黄疸的病因，外感源于疫毒侵袭或饮食不节；内伤则以脾胃虚弱或宿疾引发。主要病机是肝失疏泄，胆汁溢于血脉，外渗于肌肤或血败不能华色。病位在肝胆脾胃。黄疸病理因素有湿邪、热邪、寒邪、疫毒、气滞、瘀血，主要以湿邪为主。

1. 疫毒侵袭　疫毒从外入里，侵袭人体，熏蒸肝胆，肝胆失于疏泄，胆汁外溢，上注肝目，下注膀胱，故身目小便发黄。疫毒其性酷烈，易入营血，损及肝肾，陷入心包，蒙蔽神明，则发为急黄重症。

2. 湿热蕴结　湿热之邪，从外侵袭，蕴阻中焦或酒食所伤、饥饱无常，损伤脾胃，以致运化功能失常，湿浊内生，郁而化热，均可导致湿热交蒸于肝胆，肝失疏泄，胆汁外溢，浸渍于肌肤，下流于膀胱，使面目小便俱黄。

3. 肝胆郁热　由于情志不舒，气机怫郁或经受大惊大恐，均能伤及肝胆，致使肝失条达，胆失疏泄，郁而化热；胆气不疏，胆汁受热煎熬，日积月累形成结石，阻塞胆液，胆汁排泄不循常道，泛溢于肌肤而发为黄疸。

4. 脾胃虚寒　素体虚寒，湿从寒化，或过服寒凉药，或劳伤太过，脾胃虚弱，不能运化水湿，湿从寒化，以致寒湿阻滞中焦，胆液排泄受阻，渍于肌肤而发黄疸。

5. 气血不足　脾胃素虚，气血乏源，或病后气血亏虚，血败而不华色。脾虚血败，肝血、胆汁失其生化之源，胆腑失养，胆汁疏泄失常，胆汁失约，溢于肌肤而发生黄疸。

6. 瘀血内结　湿热疫毒伏于血分，日积月累正气亏虚，气血失调，形成积聚，日久不消，瘀血阻滞胆道，胆汁外溢亦可产生黄疸。

三、诊断与鉴别诊断

（一）诊断

1. 发病特点

（1）初起有恶寒发热，纳呆厌油，恶心呕吐，神疲乏力等类似感冒的症状。

（2）有饮食不节，肝炎接触或应用化学制品药物等病史。

（3）黄疸病男女老少均可发生，但以青壮年患者较多。

2. 临床表现

（1）目黄、肤黄、尿黄，以目黄为主。其中以目白睛发黄最有诊断价值，因目白睛发黄是最早出现而最晚消失的指征。

（2）肝脏、脾脏或胆囊肿大，伴有压痛或触痛。

（3）相关血液生化检测及影像学检查有助于诊断。

（二）鉴别诊断

1. 黄胖病　黄胖病是因钩虫匿伏肠中，日久耗伤气血而引起面部肿胖色黄，全身皮肤色黄带白的病证。但无目黄、小便黄，可作鉴别。

2. 萎黄　萎黄病多因大失血或大病之后，气血亏耗，致使身面皮肤呈萎黄色的病证，病机重在血虚。与黄疸眼目全耳皆黄、小便黄短可作鉴别。

3. 湿病　湿邪郁蒸也可出现面色黄的情况，但仅表现身黄如烟熏，且两目不黄，伴一身尽痛，黄疸必两目黄染，多无一身尽痛，可作鉴别。

四、辨证论治

（一）辨证要点

1. 辨阳黄、阴黄、急黄　从发病时间及病程长短来辨别，阳黄起病速，病程短；阴黄起病缓，病程长；急黄起病急骤，变化迅速。从黄疸的色泽及临床的症状进行辨别，阳黄黄色鲜明，伴热证、实证；阴黄黄色晦暗或黧黑，伴虚证、寒证或血瘀证；急黄身黄如金，伴热毒炽盛，或神志异常，或动血，或正虚邪实，错综复杂等危重症。

2. 辨阳黄湿热轻重　阳黄当首辨湿热轻重，热重则见发热口渴，苔黄腻，脉滑数；湿重则见身热不扬，口黏，苔白腻，脉滑偏缓。

3. 辨阴黄虚实不同　阴黄寒湿阻遏、肝郁血瘀多为实证或虚实夹杂；脾虚血亏为虚证。黄色晦暗，伴脘腹痞闷、畏寒神疲、苔白腻多属阴黄寒湿证；色黄晦暗，面色黧黑，舌质紫暗有瘀斑，多属阴黄血瘀证。目黄、身黄而色淡，伴心悸气短，纳呆便溏，舌淡苔薄等为阴黄虚证。

4. 辨黄疸病势轻重　判断病势轻重顺逆，主要是以黄疸的色泽变化为标志。如黄疸逐渐加深，提示病势加重；黄疸逐渐变浅淡，表明病情好转。黄疸色泽鲜明，神清气爽，为顺证，病轻；颜色晦滞，烦躁不宁，为逆证，病重。

（二）治疗原则

1. 祛湿为主　治疗黄疸重在祛湿，通利二便是祛湿的重要途径。若二便通利，则湿能下行，热邪与寒邪也易得泄。阳黄应配以清热解毒；阴黄应配以健脾温化，益气养血或疏肝活血。急黄则以清热解毒，凉血养阴为治。

2. 活血退黄　黄疸病机过程均可伤及血分，故黄疸不同阶段，均应适当佐以活血化瘀。

（三）分证论治

1. 阳黄

（1）湿热兼表

症状：黄疸初起，轻度目黄或不明显，畏寒发热，头重身疼，倦怠乏力，脘闷不饥，小便黄。苔薄腻，脉浮弦或浮数。

病机：湿热外袭，侵入肌表，气机不宣，阳气被郁，故畏寒发热；湿性重着，阻遏清阳则头重；阻滞经络则身痛，倦怠乏力；湿热内犯中焦，阻于脾胃则脘闷不饥；湿热下注膀胱，则小便色黄；因湿热初袭，肝胆受邪不重，胆液外溢不甚，则见眼目轻度黄染或不很明显。苔薄腻，脉浮数或浮弦，均为湿热袭表之征。

治法：清热，化湿，解表。

方药：麻黄连翘赤小豆汤合甘露消毒丹化裁。方中麻黄、薄荷宣散外邪，用量宜轻，取其微汗之意；藿香、豆蔻仁、石菖蒲芳香化浊；连翘、黄芩清热解毒；滑石、木通、赤小豆淡渗利湿，通小便；茵陈清热利湿退黄；加姜、枣、甘草调和脾胃；合方共为清热利湿，宣散外邪之剂。

若表证解除，麻黄、薄荷即须撤去，不可再投。

（2）热重于湿

症状：身目黄色鲜明，发热口渴，心烦欲呕，脘腹满胀，饮食减退，小便短赤，大便秘结。苔黄腻或黄糙，舌质红，脉弦数或滑数。

病机：热重于湿之证主要是湿热蕴蒸，肝胆失于疏泄，胆汁不循常道而泛溢于肌肤，发为黄疸。因热为阳邪，热重于湿，故身目色黄鲜明；热邪内盛，灼伤津液，故身热口渴；湿热蕴结中焦，运化失常，故饮食减退；胃失和降，浊气上犯，则心烦欲呕；胃腑热盛，腑气不通，故脘腹满胀，大便秘结；湿热下注，邪扰膀胱，气化失利，故小便短赤。舌质红，苔黄腻或黄糙，脉弦数或滑数均为热重于湿之征。

治法：清热化湿，解毒散结。

方药：用茵陈蒿汤加味。方中茵陈为清热化湿、解毒退黄之要药，用量宜重；栀子、大黄清热散结，荡涤热毒。酌加车前草、猪苓、泽泻，渗利湿邪，使湿热分消，从二便而去。药后大便稍溏，排便次数增加 1 ~2 次为度。

如药后大便不溏，可加重大黄用量，有助于黄疸的消退。若热甚有化火之势，出现口苦、渴欲饮冷、苔黄糙者，可合龙胆泻肝汤，清热泻火，化湿退黄。

（3）湿重于热

症状：身目色黄而不光亮，身热不扬，头重身困，胸脘痞满，食欲减退，口不渴不多饮，便稀不爽，小便短黄。苔厚腻或黄白相兼，脉濡缓或弦滑。

病机：湿重于热之证主要由于湿遏热伏，肝失疏泄，胆液不循常道，溢于肌肤而发黄疸。因湿为阴邪，湿重于热，故身目色黄而不鲜；湿甚于内，热被湿遏，不能外透，故身热不扬；湿为阴邪故不欲饮；湿困中宫，浊邪不化，脾胃运化功能减退，故胸脘痞满，食欲减退；湿热夹滞，阻于肠道并见大便稀而不爽等症。苔厚腻或黄白相兼，脉濡缓或弦滑均为湿重于热之征。

治法：利湿化浊，清热退黄。

方药：用茵陈四苓汤加味。方中茵陈清热解毒，利湿退黄；猪苓、茯苓、泽泻淡渗利湿，通利小便；白术甘温健脾以除湿。并酌加藿香、豆蔻仁芳香化浊，宣利气机，助化湿退黄之力。

若湿困脾胃，便溏尿少，口中甜，可用茵陈胃苓汤，健脾除湿，化气利水。

（4）胆腑瘀结

症状：黄疸胁痛，高热烦躁，口苦口干，胃纳呆滞，恶心呕吐，腹部满胀，大便秘结，小便短赤。苔黄糙，脉弦滑数。

病机：热邪瘀结胆腑，胆失通降，不通则痛，故胁痛；胆汁因其瘀滞而不循常道或日积月累形成结石，阻塞胆液，泛溢于肌肤，发为黄疸。胆热炽盛，故高热、烦躁、口苦、口干；胆胃不和，故恶心、呕吐、纳呆；腑气不通，故腹满、便秘。苔黄糙，脉弦滑数均为热邪瘀结胆腑之征。

治法：清肝利胆，化湿退黄。

方药：清胆汤化裁。方中金银花、连翘、蒲公英、黄芩清热解毒，配柴胡疏达肝胆之气机；大黄、芒硝、枳实泄下通便，以荡涤郁热，配丹参加强祛瘀之力。酌加茵陈、金钱草、海金沙清热利湿以退黄。

若胁痛加川楝子、延胡索疏肝行气，开郁通络。

2. 阴黄

（1）寒湿阻遏

症状：黄色晦暗，脘闷腹胀，食欲减退，大便溏薄，神疲畏寒。舌质淡胖苔白腻，脉沉细而迟。

病机：湿从寒化主要涉及太阴脾。脾虚不能运化水湿，湿从寒化或寒湿内阻，阳气不宣，土壅木郁，阻滞胆汁排泄，溢于肌肤而发为黄疸。寒湿均为阴邪，故身目黄色而晦暗；寒湿困脾，运化失调，故脘闷腹胀，食欲减退，大便溏薄；寒湿久留，阳气已虚，气血不足，故见神疲畏冷，四肢无力。苔白腻，舌淡体胖，为阳虚湿浊不化之象；脉沉细而迟，为寒湿留于阴分之征。

治法：健脾和胃，温化寒湿。

方药：用茵陈术附汤加味。方中茵陈蒿除湿利胆退黄；由于阴黄属寒湿凝滞，故配以附子、干姜辛温之品，温中散寒，而化寒湿；佐以白术、甘草甘温健脾，酌加茯苓、泽泻淡渗利湿，以增强其除湿之功。

（2）瘀血内结

症状：身目发黄而晦暗，面色黧黑，胁下有癥块胀痛，皮肤可见赤纹丝缕。舌质紫或有瘀斑，脉弦涩或细涩。

病机：黄疸日久，瘀血留着，胆汁受阻，故身目发黄而晦暗。瘀血结于胁下，渐成癥块。癥瘕积聚，亦是产生黄疸的病因之一。本证多为其他黄疸病日久失治演变而来，且多虚实夹杂，有偏热者，亦有偏寒者，当根据脉症加以辨别。

治法：活血通瘀，疏肝退黄。

方药：用鳖甲煎丸加减。方中以鳖甲软坚散结通络为主药，用大黄、䗪虫、桃仁等破血攻瘀，疏通肝经络脉之瘀滞；用厚朴、柴胡、蜣螂等行气开郁，调达肝气之郁结；瞿麦、石韦等利水除湿；干姜、黄芩协调阴阳；人参、阿胶等益气养血。其余诸药，或入血分以通瘀，或入气分以解郁，或助正气之虚，或攻邪气之实，共成攻补兼施，寒温并用，调气理血，诸法兼备之方。因肝郁血瘀常为虚寒、寒热错杂之证，故本方较为适合。

如脘腹胀痛，纳呆神倦，食少便溏，脉细弱者，为肝郁脾虚证，当以理脾为主，而兼调肝，用六君子汤加当归、芍药。

（3）脾虚血亏

症状：面目及肌肤发黄，黄色较淡，小便黄，肢软乏力，心悸气短，纳呆便溏。舌淡苔薄，脉濡细。

病机：脾胃虚弱，气血不足，血败而不华色，不能营养于内外，故面目肌肤发黄，肌肤不泽，肢软乏力；血虚心失所养则心悸，气不足则气短；脾胃虚弱，运化无权则纳呆便溏。舌淡苔薄，脉濡细，为脾虚血亏之明征。

治法：健脾温中，补养气血。

方药：小建中汤加味。方中桂枝配姜枣辛甘合而生阳；芍药配甘草酸甘化阴；饴糖缓中健脾。是方使阴阳既济，中气自主，脾胃健旺，气血滋生，黄即消退。

若偏于气虚者加黄芪、党参；偏于血虚者加当归、熟地；阳虚而寒者，桂枝改用肉桂。

3. 急黄

（1）热毒炽盛

症状：黄疸急起，迅即加深，高热烦渴，呕吐频作，脘腹满胀，疼痛拒按，大便秘结，小便短少，烦躁不安。苔黄糙，舌边尖红，扪之干，脉弦数或洪大。

病机：热毒入侵，毒性猛烈，熏灼肝胆，则胆汁泛溢，而发为黄疸，且迅速加深；热毒内炽，灼津耗液，则高热烦渴，小便短少；热毒结于阳明，腑气不通，则大便秘结；胃失和降，则呕吐频作；热毒炎上，扰乱神明，故烦躁不安。苔黄糙，舌边尖红，脉弦数或洪大为热毒炽盛之征。

治法：清热解毒，泻火退黄。

方药：茵陈蒿汤、黄连解毒汤合五味消毒饮化裁。方中用茵陈清热利湿退黄；取黄芩清上焦之火；黄连清中焦之火；黄柏清下焦之火；栀子清三焦之火；大黄荡涤肠胃之瘀热，以助退黄之力。配五味消毒饮以清热解毒。三方合用有直泄三焦燎原之火，荡涤血分蕴蓄之热毒。对热毒炽盛，正气未衰，确有顿挫之功。

若热深毒重，气血两燔，见大热烦躁，皮肤发斑，齿龈出血，可用清瘟败毒饮，清热解毒，凉血救阴。

（2）热毒内陷

症状：起病急骤，变化迅速，身黄如金，高热尿闭，衄血便血，皮下斑疹，或躁动不安，甚则狂乱、抽搐，或神情恍惚，甚则神昏谵语。舌苔秽浊、质红绛，脉弦细而数。

病机：疫邪毒热，其势凶猛，传变迅速，故起病急骤；热毒鸱张，乘势内扰，逼胆汁外溢，故身黄如金；热毒耗灼阴津，热闭膀胱，气化无权，故高热尿闭；毒热侵入营血，迫血妄行，溢于肌肤则成斑疹，上逆则为吐衄，下行则为便血；热毒扰动肝风，轻则肢体颤动，重则狂乱或四肢抽搐；热毒内陷心包，扰乱神明，蒙蔽心窍，轻则神志恍惚、躁动不安，重则神昏谵语。苔秽浊为邪毒侵袭之象；舌红绛为热毒内陷营血之征；脉弦细而数，为热毒内炽，阴精亏损的表现。

治法：清热解毒，凉血救阴。

方药：用犀角散加减。方中犀角（用水牛角代之）是清热解毒凉血之要药，配以黄连、栀子、升麻则清热解毒之力更大，取茵陈清热利湿退黄。加生地黄、玄参、石斛、丹皮清热解毒，养阴凉血。共成清营分鸱张之热毒，救心肝耗灼之阴血的功效。

若热毒动血，迫血妄行，而见吐衄发斑者，则用犀角地黄汤清热解毒，凉血化瘀治疗。

五、其他

1. 单方验方

(1) 茵陈柴苓汤(《医学传灯》)：柴胡、黄芩、半夏、茵陈、甘草、猪苓、泽泻、赤茯苓、麦门冬、赤芍。治疗黄疸热多湿少者。

(2) 茵陈分湿汤(《辨证录》)：白术、茵陈、肉桂、猪苓、半夏。治疗黄疸寒湿困脾者。

(3) 瘴疸丸(《医学入门》)：茵陈、栀子、大黄、芒硝、杏仁、常山、鳖甲、巴豆，为末，蒸饼为丸梧子大，每3丸，米饮下，吐利为效，治疗急黄。

2. 针灸疗法

(1) 体针：阳黄可选合谷、太冲、内庭、足三里、章门、胆俞、阳陵泉、内庭、太冲，针刺用泻法；阴黄可选至阳、脾俞、胆俞、中脘、足三里、三阴交，针刺用平补平泻法；虚证、寒证可加用灸法。每日1次，10日为一个疗程。

(2) 耳针：可选肝、胆、脾、三焦等耳穴，配穴：胃，胰，内分泌，神门，交感。每隔3日换另一侧耳穴。

3. 外治法　急黄尿闭腹胀治疗，选用麝香1g，田螺、葱适量，捣烂外敷神阙穴，或用食盐1kg，炒热外熨腹部。

(孙晓东)

第二节　鼓胀

一、定义

鼓胀因腹部胀大如鼓而命名，是以腹部胀大，皮色苍黄，甚则腹皮脉络暴露(四肢不肿或微肿)为主要临床特征的病证。鼓胀又称臌胀、单腹胀、膨脝、蜘蛛蛊。

二、病因病机

鼓胀的病因与酒食不节，情志所伤，劳欲过度，感染血吸虫等因素有关，但直接原因多责之于黄疸、积聚迁延日久，导致肝、脾、肾功能失调，气、血、水瘀结于腹内。病位在肝、脾、肾。病理因素主要是气滞、血瘀、水饮。

1. 情志所伤　情志不舒，肝失疏泄，气机不利，血液运行不畅，气阻络痹而致胁痛；肝郁不疏，横逆犯胃。脾胃受克，运化失职，水液运化障碍，以致水湿停留，与血瘀蕴结，日久不化，痞塞中焦，形成鼓胀。

2. 酒食不节　嗜酒过度，饮食不节，恣食肥甘，滋生湿热，损伤脾胃。伤之日久，体气渐衰，酒湿食积之浊气蕴滞不行，清阳不升，浊阴不降，清浊相混，壅塞中焦，土壅木郁，肝失疏泄，气血郁滞则不行，水湿滞留、气血交阻而成鼓胀。

3. 劳欲过度　劳欲过度，伤及脾肾。脾伤则不能运化水谷，无以资生化源，气血不足，水湿内生。肾伤则气化不行，湿聚水生、气血凝滞而成鼓胀。

4. 血吸虫感染　在血吸虫流行区接触疫水，遭受血吸虫感染，未能及时进行治疗，迁延日久，内伤肝脾，肝脾气血失和，脉络瘀阻，脾伤内生痰浊，气滞、瘀血、痰饮搏结，日久而成鼓胀。

5. 黄疸、积聚迁延　黄疸多由湿热蕴积所致，治疗不当，日久湿热伤脾，中气亏耗，斡旋无力，水湿停滞，肝气失于条达，气血凝滞，脉络瘀阻，而成鼓胀。积聚多因气郁与痰血之凝聚而成，不论积聚生长于腹部之任何部位，势必影响肝脾气血的运行及肾与膀胱的气化，气血瘀阻，水湿停聚而逐渐成为鼓胀。

总之，鼓胀的病因多由黄疸、积聚迁延日久或感染血吸虫以及酒食、情志、劳欲所伤。基本病机为肝、脾、肾的功能障碍，气滞、血瘀、水饮互结于腹中。病性为本虚标实，虚实夹杂。气滞、血瘀、水饮为邪实主要内容，正虚为气滞、血瘀、水停发展的必然趋势，虚实互为因果。

三、诊断与鉴别诊断

（一）诊断

1. 发病特点

（1）初期脘腹作胀，食后尤甚，叩之呈鼓音或移动性浊音。

（2）多有黄疸、积聚病史，常与酒食不节、情志内伤或虫毒感染有关。一般多见于成年男性患者。

2. 临床表现

（1）本病以腹部胀大，皮色苍黄，甚则腹皮脉络暴露为临床典型表现。

（2）腹部胀大，是鼓胀病的主要特征。望诊可见患者腹部突出，平卧时高出于胸部，坐位及走路时突出于身前，四肢不肿，反见消瘦。

（3）鼓胀初起，以气胀为主，患者虽感腹胀，但按之尚柔软，叩之如鼓，仅在转侧时有振水声。鼓胀后期，则腹水显著增多，腹部胀大绷急，按之坚满，并可出现脐心突出，青筋暴露，脉络瘀阻等症状。

（4）患者面色多显萎黄，巩膜或见黄疸，在面部或颈胸部皮肤出现红丝赤缕等，并常伴有乏力、纳呆、尿少、出血倾向等。

（二）鉴别诊断

1. 水肿　水肿是指体内水液潴留，泛滥肌肤，引起头面、眼睑、四肢、腹背甚至全身浮肿。严重的水肿患者，还可以出现胸水、腹水，因此需与鼓胀作出鉴别诊断。两者的鉴别要点是：鼓胀为单腹胀大，腹部有青筋暴露或兼下肢肿胀，上肢及头面一般不肿；水肿则头面四肢皆肿，若有腹部胀大，则绝无青筋暴露等体征。从肿的起始部位鉴别水肿与鼓胀。

2. 肠覃　肠覃属于妇女所患的疾病，病名首见于《灵枢·水胀》。由于寒邪留滞，客于冲任，肠脉之间，结而成块，开始由下腹部发生，逐渐向上增大，最后可大如怀胎足月之状，因此需与鼓胀进行鉴别。两者的鉴别要点是：鼓胀初起，腹部尚柔软，叩之如鼓；鼓胀晚期，腹部坚硬，不能推动。肠覃则始终均为按之坚硬，但推之可以移动。若再配合西医学妇科检查，则更易作出鉴别诊断。

3. 痞满　痞满指腹中自觉有胀满之感，按之柔软，有胀满而无胀急之象。鼓胀可兼有腹满，且有胀急之象，病程长，腹内有积聚之象。

四、辨证论治

（一）辨证要点

1. 辨起病缓急　鼓胀虽然大多为缓慢发病，但在缓慢发病当中又有缓急之分。若鼓胀在半月至一月之间不断进展，则属缓中之急，多为阳证、实证。若鼓胀迁延数月，则为缓中之缓，多属阴证、虚证。

2. 辨鼓胀虚实　鼓胀的虚实，除从上述发病缓急来辨，还需从以下两方面来判断。一是从体质的强弱、年龄大小、神色方面来进行判断。形色红黄，气息粗长者多实；形容憔悴，声音短促者多虚；年轻少壮，气道壅滞者多实；中衰积劳，神疲气结者多虚。二是从临床的症状和体征方面来进行判断。实者腹中常痛，外坚内痛，按之不陷，大便秘结，脉滑数有力等；虚者时胀时减，气虚流滞，按之则濡，大便溏泄，脉弦浮微细等。

3. 辨气结、血瘀、水裹的主次　鼓胀主要是由于气、血、水瘀积于腹内，但在疾病发展的各个阶段，气结、血瘀、水裹的主次又有所不同，应辨明主次，才能恰当用药。大凡鼓胀初起一般以气结为主，按压腹部，随按随起，如按气囊。若治疗不当，病情逐渐深入，病变则以水裹或血瘀为主。以水裹为主者，腹部坚满，摇动有水声，按之如囊裹水。若以血瘀为主，则见腹上青筋暴露，面、颈、胸部出现红缕赤痕。

（二）治疗原则

1. 攻补兼施为基本原则　鼓胀为本虚标实，虚实夹杂之证。所以，一定要根据患者全面情况，详细辨证，审时度势，或先攻后补，或先补后攻，或攻补兼施，或朝攻暮补。

2. 实证祛邪为主，补虚为辅　祛邪可根据病情，选用行气、利水、消瘀、化积等治法以消其胀。但用药遣方，勿求速效，千万不要攻伐过猛，遵照《素问·至真要大论篇》“衰其大半而止”的原则，攻邪适度。若有脏腑虚证出现，应适当扶正。

3. 虚证扶正为主，兼顾祛邪　鼓胀晚期，则多属虚证，可根据病情，选用温补脾肾或滋养肝肾等治法以培其本。但由于鼓胀病的病机就是气、水、血瘀结而成，此时虽属本虚，但仍有标实，使用这些治法，又容易助邪增胀，故在补虚的同时应兼顾祛邪。

（三）分证论治

1. 实胀

（1）气滞湿阻

症状：腹大胀满，胀而不坚，胁下痞胀或疼痛，纳食减少，食后胀甚，嗳气，小便短少，大便不爽，矢气夹杂。苔白腻，脉弦。

病机：本证属鼓胀初起，主要为气机阻滞，兼有少量水湿。肝胆不和，气滞湿阻，升降失司，浊气充塞，故腹大胀满，按之不坚；肝失条达，络气痹阻，则胁下痞胀疼痛；气滞于中，脾胃运化失职，故纳食减少；食后气滞加剧，故饭后胀甚；胃失和降，气机上逆，故嗳气；气壅湿阻，水道不利，故小便短少。气滞湿阻，枢机不利，传导失司，故大便不爽，矢气夹杂。苔白腻为湿阻之象；脉弦为肝失条达之征。

治法：疏肝理气，除湿消满。

方药：柴胡疏肝散合平胃散加减。方中柴胡、赤芍、川芎、香附疏肝解郁；苍术、厚朴、枳壳、陈皮理气和中，除湿消满；合方能疏畅肝经郁滞之气、宣通脾经困阻之湿。尿少者加车前子、泽泻以利小便；泛吐清水者加半夏、干姜和胃降逆散寒；腹胀甚者加木香、砂仁行气消胀。若单腹胀大，面色晦暗，尿黄而少，此气滞夹热，宜用排气饮加白茅根、车前草之类，以理气消胀、清热利水。

（2）寒湿困脾

症状：腹大胀满，按之如囊裹水，胸腹胀满，得热稍舒，身重头重，怯寒肢肿，小便短少，大便溏薄。苔白腻而滑，脉濡缓或弦迟。

病机：本证为水湿内蓄，从寒化所致。寒湿停聚，阻滞中阳，水蓄不行，故腹大胀满，按之如囊裹水；寒水相搏，中阳不运，故胸腹胀闷；因属寒湿，故得热稍舒；湿性重浊，寒湿上逆或困阻经络，故头重身重；寒湿内阻，阳气不布，故怯寒；寒湿伤脾，兼伤肾阳，气不下行，水湿不得外泄，故肢肿尿少便溏。苔白腻而滑，脉濡缓或弦迟均为水湿内停及有寒之象。

治法：温阳散寒，化湿利水。

方药：实脾饮加减。方中以附子、干姜、草果温阳散寒除湿；白术、甘草健脾运湿；大腹皮、茯苓渗湿利水；厚朴、木香宽中理气化湿；合方能使寒去阳复湿自化，气化水行肿自消。若单腹胀大，胸膈胀满，小便不利，此水湿壅滞三焦，可合用廓清散，以行气消胀利水。

（3）湿热蕴结

症状：腹大坚满，拒按，脘腹绷急，外坚内痛，烦热口苦，小便赤涩，大便秘结或溏垢不爽。舌边尖红，苔黄腻或兼灰黑，脉弦数，或见面目色黄。

病机：本证为水湿内蓄，从热化之证。湿热互结，水浊停聚，故腹大坚满，脘腹绷急，外坚内痛，拒按；湿热内蒸，迫胆气上逆，故烦热口苦；湿热壅滞肝胆，胆液外溢于肌肤，故见面目色黄；湿热下行，气机不利，故小便赤涩：湿热交结胃肠，故大便秘结或溏垢不爽。苔黄腻或兼灰黑，舌边尖红，脉弦数，乃湿热壅盛之征。

治法：清热利湿，攻下逐水。

方药：中满分消丸加减。方中黄芩、黄连、知母清泄热邪；茯苓、泽泻泻湿利水；枳实、厚朴、陈皮、砂仁宽中行气导滞；白术运脾化湿。合方可起到热清邪退胀可消，气畅滞化水能泄的作用。若水湿困重，暂用舟车丸攻下逐水，得泄即止。若面目俱黄，可合茵陈蒿汤，清化湿热，导热下行。病势突变，骤然大量吐血、下血，为热迫血溢，证情危重，可用犀角地黄汤加减，凉血止血。又有湿热蒙闭心包，神昏谵语，亦属危候，可用至宝丹，以清热化湿开窍。

（4）肝脾血瘀

症状：腹大坚满，按之不陷而硬，青筋怒张，胁腹攻痛，面色暗黑，头颈胸部红点赤缕，唇色紫褐，大便色黑。舌紫暗或瘀斑，脉细涩或芤。

病机：本证为肝脾气血瘀阻，经隧络脉不通，水气内结所致。瘀血阻于肝脾脉络之中，隧道不通，致水气内聚而腹大坚满，按之不陷而硬，胁腹攻痛，青筋怒张；瘀血不行，病邪日深，则面色黑暗；瘀血阻滞孙络，则头面颈胸可见红点赤缕；阴络之血外溢，渗于肠道则大便色黑。失血则见脉芤，唇色紫褐，舌紫暗或瘀斑，脉细涩均为血瘀之征。

治法：活血化瘀，行气利水。

方药：化瘀汤加减。方中丹参、当归、红花、桃仁养血活血；丹皮、赤芍凉血化瘀；穿山甲、牡蛎软坚破瘀；白术、青皮、泽泻健脾行气利水；合方起到活血化瘀以通络，行气消坚以利水之效。如胀满过甚，体质尚好，能胜任攻逐者，可暂用十枣汤等逐水剂，以导水下行。但须时时注意脾胃之气，不可攻伐太过。未尽之水邪，宜缓缓消之或攻补兼施，不能强求速效。如病情恶化，由实转虚，可按虚胀论治。

2. 虚胀

（1）脾虚水困

症状：腹部胀满，肠鸣便溏，面色萎黄，神疲乏力，四肢无力，少气懒言。舌苔薄腻，舌质淡胖有齿痕，脉沉弱。

病机：脾居中焦，为运化水湿之枢机，脾虚运化失职，转输失灵，水湿不能泄利，故腹部胀满；水湿内困，水走肠间故肠鸣；升降失常，清浊不分则便溏；脾虚气血不足，血不荣色则面色萎黄；阳气不足，形体失于充养，则少气懒言，神疲乏力，四肢无力。苔薄腻为水湿内停之象；舌质淡，体胖有齿印，脉沉弱为脾气虚弱之征。

治法：补脾益气，化湿利水。

方药：加味异功散加减。方中党参、白术补脾益气；白芍柔肝；橘红、木香、沉香调中行气；茯苓、薏苡仁淡渗利湿。若脾虚夹滞，胸膈满胀，胁肋隐痛，宜用调中健脾丸，以补脾调中，行气消胀。

（2）脾肾阳虚

症状：腹部胀满，入暮较甚，脘闷纳呆，神疲怯寒，肢冷浮肿，小便短少，面色萎黄或晄白。舌质淡、体胖嫩有齿痕，脉沉细或弦大重按无力。

病机：本证是脾肾阳虚，寒水内蓄之证。脾肾阳气亏虚、寒水停聚，故腹胀满，入夜尤甚；脾阳虚不能运化水谷，故脘闷纳呆；肾阳虚气化不及则小便短少，不能温运四末则怯寒肢冷；阳虚水湿下注，则下肢浮肿。舌质淡胖有齿痕，脉沉细或弦大重按无力，均属脾肾阳虚之象。

治法：健脾温肾，化气行水。

方药：附子理中汤合五苓散化裁。方中用党参，白术、干姜、甘草益气健脾，以温中阳；肉桂、附子补肾壮阳；茯苓、泽泻、猪苓以渗利水湿。合方起到补脾肾、温阳气、散寒邪、利水湿之效。如下肢浮肿，小便短少者，可加服济生肾气丸，以滋肾助阳，加强利水之功。

（3）肝肾阴虚

症状：腹大坚满，甚则青筋暴露，形体消瘦，面色黧黑，唇紫口燥，心烦失眠，五心烦热，齿鼻有时衄血，小便短赤。舌质红绛少津，脉弦细数。

病机：本证多为鼓胀晚期，病久不愈，肝脾两伤，进而伤肾，以致水气停留不化，瘀血不行，故腹大坚满，甚则青筋暴露；气血亏耗，不能荣养肌肤，故形体消瘦；气血不能上荣，反瘀阻不行，故面黑唇紫；阴津不能上承，故口燥；阴虚则内热，虚热扰心则心烦失眠：虚热循经外发，则五心烦热；阴虚火旺，血热妄行，故齿鼻出血；阴虚津少，故小便短赤。舌质红绛少津，脉弦细而数，为肝肾阴亏，热扰营血之象。

治法：滋养肝肾，凉血化瘀。

方药：一贯煎合消瘀汤加减。一贯煎能滋肝肾，养阴血；而消瘀汤能化瘀血、消满胀。合方便能起到滋肾清肝、养阴活血、化瘀消胀之效。若内热口干、舌绛少津，可加玄参、麦门冬、石斛以养阴清热；午后潮热，加柴胡、地骨皮以退热除蒸；小便短赤，加猪苓、茅根、通草以养阴利水；若齿、鼻衄血，可加水牛角、茜草炭、丹皮、仙鹤草之类，凉血止血；若阴枯阳浮，可加龟板、生鳖甲、生龙牡之类育阴潜阳；若见神昏谵语，急用紫雪丹、安宫牛黄丸以清营解毒，凉血开窍；若气微血脱，汗出肢厥，脉细欲绝，急用独参汤以扶元救脱。

五、其他

1. 单方验方

（1）大浮萍、糖各60g，清水3碗，煎成1碗，分2次服，忌盐。

（2）水苋菜80g，石菖蒲15g，水煎服。

（3）鲜白接骨根15～30g，水煎服。

以上3个单方，有一定的利水消胀作用。

2. 针灸疗法

（1）体针：阳陵泉、阴陵泉、大都、太冲、天枢、足三里、大肠俞施捻转泻法，留针15～20分钟，治疗湿热蕴结型鼓胀。

（2）耳针：肝、脾、食道、贲门、角窝中、肾、内分泌、三焦、肝阳、大肠、小肠每次取3～4穴，针用中等强度，留针10～20分钟，两侧交换，每日1次，10次为一个疗程，用于各种类型的鼓胀辅助治疗。

（孙晓东）

第三节　胁痛

一、定义

胁痛是因肝胆经络阻滞，气机不利，以一侧或两侧胁肋部疼痛为主要表现的病证，是临床上比较多见的一种自觉症状。

二、病因病机

病机关键：肝胆经络阻滞不通，气机不利。

1. 肝气郁结　肝乃将军之官，性喜条达，主调畅气机。若因情志所伤，或暴怒伤肝，或抑郁忧思，皆可使肝失条达，疏泄不利，气阻络痹，发为肝郁胁痛。

2. 湿热蕴结　外湿内侵或湿自内生，湿郁化热，湿热互结，侵犯肝胆而使肝胆失于疏泄条达而致胁痛。《素问·缪刺论》中言："邪客于足少阳之络，令人胁痛不得息。"

3. 瘀血阻络　气郁日久，血流不畅，瘀血停积，胁络痹阻，出现胁痛；或强力负重或因受外伤致胁络受伤，瘀血停留，阻塞胁络，致使胁痛。《金匮翼·胁痛统论·污血胁痛》谓："污血胁痛者，凡跌仆损伤，污血必归胁下故也。"

4. 肝阴不足　久病体虚，劳欲过度或由于各种原因引起的失血，均能导致精血亏损，水不养木，肝阴不足，络脉失养，致使"不荣则痛"。《景岳全书·胁痛》指出："凡房劳过度，肾虚羸弱之人，多有胸胁间隐隐作痛，此肝肾精虚。"

总之，胁痛的基本病机为肝络失和，其病理性质有虚实之分，因肝郁气滞、瘀血停着、湿热蕴结所导致的胁痛多属实证，是为"不通则痛"。而因阴血不足，肝络失养所导致的胁痛则为虚证，属"不荣则痛"。一般说来，胁痛初病在气，由肝郁气滞，气机不畅而致胁痛。气为血帅，气行则血行，故气滞日久，血行不畅，其病变由气滞转为血瘀或气滞血瘀并见。

三、诊断与鉴别诊断

（一）诊断

1. 发病特点　常有饮食不节、情志内伤、感受外湿、跌仆闪挫或劳欲久病等病史。

2. 临床表现　以一侧或两侧胁肋部疼痛为主要表现者，可以诊断为胁痛。胁痛的性质可以表现为刺痛、胀痛、灼痛、隐痛、钝痛等不同特点。部分患者可伴见胸闷、腹胀、嗳气、呃逆、急躁易怒、口苦纳呆、厌食恶心等症。

（二）鉴别诊断

1. 悬饮　二者均可见胁肋疼痛。但悬饮表现为饮留胁下，胸胁胀痛，持续不已，伴见咳嗽、咳痰，咳嗽、呼吸时疼痛加重，常喜向病侧睡卧，患侧肋间饱满，叩诊呈浊音或兼见发热，一般不难鉴别。

2. 胸痛　胸痛中有肝郁气滞证，与胁痛中的肝气郁结证病机基本相同，二者均可出现胁肋部疼痛。但胁痛以一侧或两侧胁肋部胀痛或窜痛为主，伴有口苦、目眩等症；而胸痛是以胸部胀痛为主，可涉及胁肋部，伴有胸闷不舒、心悸少寐等症。

3. 相关疾病　黄疸、鼓胀、肝癌等病证在病程中或早或晚均伴有一侧或两侧胁肋部疼痛，但黄疸以身目发黄为主症；鼓胀为气、血、水互结，腹大如鼓；肝癌又有相应的恶液质体征。

四、辨证论治

（一）辨证要点

1. 辨外感、内伤　外感胁痛，是由湿热外邪侵犯肝胆，肝胆失于疏泄条达而致，伴有寒热表证，且起病急骤，同时可出现恶心、呕吐或目睛发黄等症状，舌质红，苔黄腻，脉浮数或弦数。内伤胁痛，是由肝郁气滞，瘀血内阻或肝阴不足引起，不伴有恶寒、发热的表证，且起病缓，病程长。

2. 辨在气在血　气滞者以胀痛为主，且游走不定，痛无定处，时轻时重，症状的轻重每与情绪变化有关。血瘀者以刺痛为主，且痛处固定不移，疼痛持续不已，局部拒按，入夜尤甚。

3. 辨虚实　虚证者病程长，来势缓，因肝血不足、络脉失养所致，疼痛隐隐，久久不解而喜按，脉虚无力。实证者病程短，来势急，因肝郁气滞，血瘀痹阻，外感湿热之邪所致，疼痛剧烈而拒按，脉实有力。

（二）治疗原则

胁痛之治疗原则当根据“通则不痛”的理论，以疏肝和络止痛为基本治则，结合肝胆的生理特点，灵活运用。实证之胁痛，宜用理气、活血、清利湿热之法；虚证之胁痛，宜补中寓通，采用滋阴、养血、柔肝之法。

（三）分证论治

1. 肝郁气滞

症状：胁肋胀痛，走窜不定，甚则引及胸背肩臂，疼痛每因情志变化而增减，胸闷腹胀，嗳气频作，得嗳气而胀痛稍舒，纳少口苦，舌苔薄白，脉弦。

病机：肝气失于条达，阻于胁络，故胁肋胀痛；气属无形，时聚时散，聚散无常，故疼痛走窜不定；情志变化与气滞郁结关系密切，故疼痛随情志变化而有所增减；肝经气机不畅，故胸闷腹胀，得嗳气而胀痛稍舒；肝气横逆，易犯脾胃，故食少嗳气，胆气上逆则口苦；脉弦为肝郁之象。

治法：疏肝理气。

方药：柴胡疏肝散。胁痛甚，加青皮、延胡索；肠鸣，腹泻，腹胀，加茯苓、白术；胁肋隐痛不休，眩晕少寐，舌红少津，脉细，去川芎，加枸杞、菊花、首乌、丹皮、栀子；恶心呕吐，加半夏、陈皮、生姜、旋覆花；气滞兼见血瘀，加丹皮、赤芍、当归尾、川楝子、延胡索、郁金。

2. 肝胆湿热

症状：胁肋胀痛或灼热疼痛，口苦口黏，胸闷纳呆，恶心呕吐，小便黄赤，大便不爽或兼有身热恶寒，身目发黄，舌红苔黄腻，脉弦滑数。

病机：湿热蕴结于肝胆，肝络失和，胆不疏泄，故胁痛口苦；湿热中阻，升降失常，故胸闷纳呆，口黏，恶心呕吐；湿热黏腻，则大便不爽；湿热交蒸，胆汁不循肠道而外溢，则出现目黄、身黄、小便黄赤；舌苔黄腻，脉弦滑数是肝经湿热之象。

治法：清热化湿，理气通络。

方药：龙胆泻肝汤。发热，黄疸，加茵陈、黄柏；大便不通，腹胀腹满，加大黄、芒硝；湿热煎熬，结成沙石，阻滞胆道，症见胁肋剧痛，连及肩背，加金钱草、海金沙、郁金、川楝子或合用硝石矾石散；胁肋剧痛，呕吐蛔虫，先以乌梅丸安蛔，再予驱蛔。

3. 瘀血阻络

症状：胁肋刺痛，痛有定处，痛处拒按，入夜痛甚，胁肋下或见有癥块，舌质紫暗，脉象沉涩。

病机：肝郁日久，气滞血瘀或跌仆损伤，致瘀血停滞，痹阻胁络，故胁痛如刺，痛处不移，入夜痛甚；瘀结停滞，积久不散，渐成癥块；舌质紫暗，脉象沉涩，均属瘀血内停之象。

治法：活血化瘀，通络止痛。

方药：血府逐瘀汤或复元活血汤。胁痛，局部积瘀肿痛，加穿山甲、酒军、瓜蒌根；胁肋下有癥块，而正气未衰，加三棱、莪术、地鳖虫或配合服用鳖甲煎丸。

4. 肝阴不足

症状：胁肋隐痛，绵绵不已，遇劳加重，口干咽燥，心中烦热，两目干涩，头晕目眩，舌红少苔，脉弦细数。

病机：肝郁日久化热，耗伤肝阴，或久病体虚，或精血亏损，不能濡养肝络，故胁肋隐痛，绵绵不已，遇劳加重；阴虚易生内热，故口干咽燥，心中烦热；精血亏虚，不能上荣，故头晕目眩；舌红少苔，脉细弦而数，均为阴虚内热之象。

治法：滋阴柔肝，养血通络。

方药：一贯煎。阴亏过甚，舌红而干，加石斛、玄参、天冬；心烦不寐，加酸枣仁、炒栀子、合欢皮；头晕目眩，加菊花、女贞子、熟地；阴虚火旺，加知母、黄柏、地骨皮。

五、其他

1. 单验方

（1）金钱草 120～240g，煎水代茶饮。适用于胁痛湿热证。

（2）威灵仙 30g，水煎，每日 1 剂，连服 10 天为 1 个疗程。适用于急性胁痛。

(3) 核桃5~6个，香油和冰糖适量，用香油将核桃仁炸酥，研末与冰糖调成糊状，每日1剂，随时服食。适用于慢性胁肋隐痛。

2. 中成药

(1) 龙胆泻肝丸：每次3~6g，每日2次口服。适用于胁痛之肝胆湿热证。

(2) 加味逍遥丸：每次6g，每日2次口服。适用于胁痛之肝郁血虚，肝脾不和证。

(3) 利胆排石丸：排石每次6~10粒，每日2次口服；炎症每次4~6粒，每日2次口服。适用于胆道结石，胆道感染，胆囊炎。

(4) 柴胡舒肝丸：每次1丸，每日2次口服。适用于肝气不舒，胸胁痞闷，食滞不消，呕吐酸水。

(5) 木香顺气丸：每次6g，每日2次口服。适用于胁痛之肝郁气滞证。

3. 针灸

(1) 针刺

主穴：日月、期门、支沟、阳陵泉。

配穴：肝气郁结加内关、太冲；瘀血停着加大包、膈俞、三阴交、太冲；湿热蕴结加阴陵泉、曲池；肝血不足加肝俞、肾俞、三阴交、足三里。

刺法：实证用泻法或平补平泻法，虚证用补法。

(2) 灸法

选穴：期门、章门、膈俞、胆俞、至阳、阳陵泉、支沟、丘墟、地机。

灸法：艾条灸3~5分钟；艾炷灸，每穴3~5壮。

（彭燕霞）

第四节　积聚

一、定义

积聚是因正气亏虚，脏腑失和，气滞、血瘀、痰浊蕴结腹中而致腹内结块，或痛或胀的一类病证。

二、病因病机

病机关键：气机阻滞，瘀血内结。

1. 情志抑郁，气滞血瘀　情志为病，首先病其气分，使肝气不舒，脏腑失和，脉络受阻，血行不畅，气滞血瘀，日积月累，可形成积聚。若偏重于影响气机的运行，则为聚；气血瘀滞，日积月累，凝结成块，则为积。

2. 酒食内伤，滋生痰浊　酒食不节，饥饱失宜或恣食肥厚生冷，脾胃受损，运化失健，水谷精微不布，食滞湿浊凝聚成痰，或食滞、虫积与痰气交阻，气机壅结，则成聚证。如痰浊阻滞之后又会进一步影响气血的正常运行，气血搏结，气滞血阻，脉络瘀塞，日久则可形成积证。

3. 邪毒侵袭，留着不去　寒、湿、热等外邪侵袭，长久地作用于人体或侵袭人体后留着不去，均可导致受病脏腑失和，气血运行不畅，气滞血瘀痰凝，积聚乃成。亦有外感寒邪，复因情志内伤，气因寒遏，脉络不畅，阴血凝聚而成积。如《灵枢·百病始生》说："猝然外中于寒，若内伤于忧怒，则气上逆，气上逆则六俞不通，温气不行，凝血蕴裹而不散，津液涩渗，著而不去，而积皆成矣。”以上说明，内外合邪可形成积聚。

4. 他病转归，日久成积　黄疸、胁痛病后，湿浊留恋，气血蕴结；或久疟不愈，湿痰凝滞，脉络痹阻；或感染虫毒（血吸虫等），肝脾不和，气血凝滞；或久泻、久痢之后，脾气虚弱，营血运行涩滞，均可导致积聚的形成。

总之，本病病因有寒邪、湿热、痰浊、食滞、虫积等，其间又往往交错夹杂，相互并见，然而，最终导致气滞血瘀结成积聚，故积聚病机主要是气机阻滞，瘀血内结。两者比较，聚证以气滞为主，积证以血瘀为主，又有一定区别。

三、诊断与鉴别诊断

（一）诊断

1. 发病特点　常有情志失调、饮食不节、感受寒邪或黄疸、胁痛、虫毒、久疟、久泻、久痢等病史。

2. 临床表现　常有腹部胀痛或刺痛，或兼恶心、呕吐、腹胀以及倦怠乏力、胃纳减退、逐渐消瘦等症状。

（二）鉴别诊断

1. 痞满　二者均有腹部胀满的症状叙述。痞满是指脘腹部痞塞胀满，系自觉症状，而无块状物可扪及；积聚则是腹内结块，或痛或胀，不仅有自觉症状，而且有结块可扪及。

2. 石瘕　二者均有下腹部积块的共同表现。但本节所论下腹部积聚属于内科疾病，而石瘕则为妇科疾病，常伴月经过多、经期紊乱、痛经、白带增多等妇科病的表现。《灵枢·水胀》说：“石瘕生于胞宫中，寒气客于子门，子门闭塞，气不得通，恶血当泻不泻，衃以留止，日以益大，状如怀子，月事不以时下，皆生于女子。”

3. 鼓胀　其与积聚相同的是腹内都有积块。所不同的是鼓胀除腹内积块外，更有水液停聚，肚腹胀大。腹内有无水液停聚，是积聚与鼓胀的鉴别要点。

四、辨证论治

（一）辨证要点

1. 辨积与聚的不同　积与聚虽合称为一个病证，但两者是有明显区别的。积证者积块明显，固定不移，病有定处，病程较长，多属血分，病情较重，治疗较难；聚证则无积块，腹中之气时聚时散，去有休止，痛无定处，病程较短，多属气分，一般病情较轻，相对地治疗亦较易。至于古代文献以积为脏病、聚为腑病，则不可拘泥，实际上不少积证的积块就发生在胃、肠。

2. 辨积块的部位　积块的部位不同，标志着所病脏腑不同，临床症状、治法方药也不尽相同，故有必要加以鉴别。从大量的临床观察来看，在内科范围的脘腹部积块主要见于胃和肝的病变。右胁腹内积块伴见胁肋刺痛、黄疸、纳呆、腹胀等症状者，病在肝；胃脘部积块伴见反胃、呕吐、呕血、便血等症状者，病在胃；右腹积块伴腹泻或便秘、消瘦乏力以及左腹积块伴大便次数增多、便下脓血者，病在肠。

3. 辨初、中、末期虚实不同　积证大体可分为初、中、末3期，一般初期正气未至大虚，邪气虽实而不甚，表现为积块较小，质地较软，虽有胀痛不适，而一般情况尚可。中期正气渐衰而邪气渐甚，表现为积块增大，质地较硬，疼痛持续，并有饮食日少、倦怠乏力、形体渐瘦等症。末期正气大虚而邪气实甚，表现为积块较大，质地坚硬，疼痛并有饮食大减、神疲乏力、面色萎黄或黧黑、明显消瘦等症。

4. 辨标本缓急　在积聚的病程中，由于病变发展，常可出现一些危重急症。如因血热妄行、气不摄血或瘀血内积而吐血、便血；因胃失和降、胃气上逆而剧烈呕吐；因肝胆郁滞、胆汁外溢而出现黄疸等。这些证候对积聚本病而言，属于标证，应按照急则治其标或标本兼顾的原则及时处理。

（二）治疗原则

积证治疗宜分初、中、末3个阶段：积证初期属邪实，应予消散；中期邪实正虚，予消补兼施；后期以正虚为主，应予养正除积。

聚证多实，治疗以行气散结为主。

（三）分证论治

1. 聚证

（1）肝气郁结

症状：腹中结块柔软，时聚时散，攻窜胀痛，脘胁胀闷不适，苔薄白，脉弦。

病机：七情失和，肝失疏泄，腹中气聚，故腹中结块柔软；气滞于中，时聚时散，故攻窜胀痛；肝木克脾，故脘胁胀闷不适，苔薄白，脉弦均为肝气郁结之象。

治法：疏肝解郁，行气消聚。

方药：木香顺气散。胀痛甚，加川楝子、延胡索、木香；瘀象，加延胡索、莪术；寒湿中阻，腹胀，舌苔白腻，加苍术、厚朴、陈皮、砂仁、桂心。

（2）食浊阻滞

症状：腹胀或痛，腹部时有条索状物聚起，按之胀痛更甚，便秘，纳呆，舌苔腻，脉弦滑。

病机：饮食不洁，饥饱失宜，或甘肥油腻，或粗硬生冷，或污秽不洁，脾胃受损，运化失健，虫积、食滞、痰浊交阻，气聚不散，则腹中结而成块，时有条索状物聚起，按之胀痛更甚；运化失司则纳呆，腑气不畅则便秘；苔腻，脉象弦滑均为积滞之证。

治法：理气化痰，导滞散结。

方药：六磨汤。蛔虫结聚，阻于肠道，加鹤虱、雷丸、使君子；食滞，腑气虽通，苔腻不化，用平胃散加山楂、六曲。

2. 积证

（1）气滞血阻

症状：腹部积块质软不坚，固定不移，胀痛不适，舌苔薄，脉弦。

病机：胁痛、黄疸病后，湿浊气血留结；或感染虫毒，肝脾气血瘀滞；或久泻久痢之后，脾虚邪恋，营血涩滞；或饮食、情志所伤，痰浊气血壅结。以上诸因均可导致气滞血阻，脉络不和，积而成块。积证初起，气机阻滞而血结不甚，故积块质软不坚，固定不移，胀痛不适；气滞血阻则苔薄白，脉弦。

治法：理气活血，通络消积。

方药：柴胡疏肝散合失笑散。烦热口干，舌红，脉细弦，加丹皮、山栀、赤芍、黄芩；腹中冷痛，畏寒喜温，舌苔白，脉缓，加肉桂、吴茱萸、全当归。

（2）瘀血内结

症状：腹部积块明显，质地较硬，固定不移，隐痛或刺痛，形体消瘦，纳谷减少，面色晦暗黧黑，面颈胸臂或有血痣赤缕，女子见月事不下，舌质紫或有瘀斑、瘀点，苔白，脉弦滑细或涩。

病机：癥积日久不消，瘀结日盛，故见积块增大，质地变硬，固定不移，隐痛或刺痛；病久伤正，故见形体消瘦，纳谷减少；瘀阻脉络，故见面色晦暗黧黑，血痣赤缕；瘀阻血涩，冲任失调，故见女子月事不下；舌质紫或有瘀斑、瘀点，苔白，脉弦滑细或涩均属瘀血内结之象。

治法：祛瘀软坚，佐以扶正健脾。

方药：膈下逐瘀汤合六君子汤。积块疼痛，加五灵脂、延胡索、佛手片；痰瘀互结，舌苔白腻，加白芥子、半夏、苍术。

（3）正虚瘀结

症状：久病体弱，积块坚硬，隐痛或剧痛，饮食大减，肌肉瘦削，神倦乏力，面色萎黄或黧黑，甚则面肢浮肿，舌质灰糙或光剥无苔，脉细数或弦细。

病机：癥积日久，瘀结不消，故久病体弱，积块坚硬，隐痛或剧痛；病久伤正，气血衰少，故见饮食大减，肌肉瘦削，神倦乏力；气血衰少不荣，则面色萎黄；瘀阻血滞，则面色黧黑；气血大亏，水湿不化，则面肢浮肿；舌质灰糙或光剥无苔，脉细数或弦细均为气血虚少或阴液大伤，血行滞涩之象。

治法：补益气血，活血化瘀。

方药：八珍汤合化积丸。头晕目眩，舌光无苔，脉象细数，加生地、北沙参、枸杞、石斛；牙龈出血，鼻衄，加山栀、丹皮、白茅根、茜草、三七；畏寒肢肿，舌淡白，脉沉细，加黄芪、附子、肉桂、泽泻。

五、其他

1. 单验方

（1）三棱、莪术各15g，水煎服；或三白草、大蓟、地骨皮各30g，水煎服；或双半煎：半边莲、半枝莲、薏苡仁、天胡荽各20g，水煎服，每日1剂。适用于积证之气滞血阻证。

（2）苦参、生熟薏苡仁、煅牡蛎、土茯苓、紫参、生地、地榆各30g，水煎服，每日1剂。适用于积证之瘀血内结证。

2. 中成药

（1）肿节风：每次5片，每日3次。适用于积证之瘀血内结证。

（2）牛黄醒消丸：每次服1.5g，每日2次。适用于聚证之肝气郁结证。

（彭燕霞）

第五节　肝硬化

一、概述

肝硬化（hepatic cirrhosis）是各种慢性肝病发展的晚期阶段。病理上以肝脏弥漫性纤维化、再生结节和假小叶形成为特征。临床上起病隐匿，病程发展缓慢，晚期以肝功能减退和门静脉高压为主要表现，常出现多种并发症。本病发病高峰年龄在35～50岁，男性多见，出现并发症时病死率高。引起肝硬化病因很多，在我国以病毒性肝炎为主。临床上分为代偿期肝硬化和失代偿期肝硬化。

中医学无肝硬化之病名，其有关记载与论述见于“胁痛”、“黄疸”、“癥积”、“臌胀”等病证中。其病因病机多是感受益毒、湿热蕴结、嗜酒过度、嗜食肥甘厚味、情志抑郁或暴怒过思以及黄疸日久迁延等诸多因素，导致肝络壅阻，气滞血瘀，久之成癥，水湿停聚。病位在肝、脾、肾。

二、诊断

（1）失代偿期肝硬化诊断并不困难，依据下列各点可作出临床诊断：①有病毒性肝炎、长期大量饮酒等可导致肝硬化的有关病史；②有肝功能减退和门静脉高压的临床表现；③肝功能试验有血清白蛋白下降、血清胆红素升高及凝血酶原时间延长等指标提示肝功能失代偿；④B超或CT提示肝硬化以及内镜发现食管胃底静脉曲张。肝活组织检查见假小叶形成是诊断本病的金标准。

（2）代偿期肝硬化的临床诊断常有困难，对慢性病毒性肝炎、长期大量饮酒者应长期密切随访，注意肝脾情况及肝功能试验的变化，如发现肝硬度增加，或有脾大，或肝功能异常变化，B超检查显示肝实质回声不均等变化，应注意早期肝硬化，必要时肝穿刺活检可获确诊。

完整的诊断应包括病因、病期、病理和并发症。同时对肝脏储备功能的评估不但有助预后估计，且对治疗方案的选择具有重要意义，临床常用Child－Pugh分级来评估（表9－1）。

表9－1　肝硬化患者Child－Pugh分级标准

临床或生化指标	分数		
	1	2	3
肝性脑病（级）	无	1～2	1～2
腹水	无	轻度	中重度
总胆红素（μmol/L）★	<34	34～51	>51
白蛋白（g/L）	≥35	28～35	≤28
凝血酶原时间延长（秒）	1～3	4～6	>6

注：★PBC或PSC：总胆红素（μmol/L）<68 1分；68～170 2分；>170 3分。

总分：A级≤6分，B级7～9分，C级≥10分。

三、分类

按病因可分为以下几类：①病毒性肝炎；②慢性酒精中毒；③非酒精性脂肪性肝炎；④化学毒物或药物损害；⑤长期胆汁淤积；⑥遗传和代谢疾病：如血色病、肝豆状核变性、半乳糖血症等；⑦肝脏淤血：慢性充血性心力衰竭、慢性缩窄性心包炎和各种病因引起的肝静脉阻塞综合征和肝小静脉闭塞病；⑧免疫紊乱如自身免疫性慢性肝炎；⑨隐源性：未能查出病因的肝硬化。

四、治疗

（一）饮食调养

《兰室秘藏》曰：“膏粱之人，食以便卧，使湿热之气不得施化，致令腹胀满。”《张氏医通》云：“嗜酒之人，病腹胀如斗，此得之湿热伤脾……故称痞胀。”说明肥甘厚味、嗜酒无度是肝硬化形成的重要因素，因此肝硬化患者的饮食宜清淡、细软、易消化、无刺激、少量多餐。合并食管静脉曲张时，严禁食用油炸、粗糙、坚硬的食品。

（二）情志调摄

肝硬化发病机制与肝脾肾三脏关系密切，代偿期多为肝失疏泄，横犯脾胃，脾失运化，肝脾（胃）不和；失代偿期则由脾虚日久，运化无权，水湿内停，继之及肾，肾不化水，以致形成水臌。肝脾肾三脏之相关的致病情志为“怒”、“思”、“恐”，故有“暴怒伤肝，忧思伤脾，惊恐伤肾”之说。因此肝硬化患者要保持平常心态，勿烦怒，少思虑，避紧张，不惊恐，要做到“既来之，则安之”。

（三）中药治疗

1. 辨证论治

（1）湿热内蕴

临床证候：皮目黄染，黄色鲜明，恶心或呕吐，口干苦或口臭，胁肋灼痛，脘闷，或纳呆、腹胀，小便黄赤，大便秘结或黏滞不畅，舌苔黄腻，脉弦滑或滑数。

主要治法：清热利湿。

推荐方剂：龙胆泻肝汤（出自《医方集解》）合茵陈蒿汤（出自《伤寒论》）加减。

推荐处方：龙胆草、黄芩、柴胡、陈皮、枳壳、车前草、半夏、茯苓、泽泻、泽兰、茵陈蒿、大黄、栀子。

（2）肝郁血瘀

临床证候：面色晦暗，急躁易怒，胸胁胀痛或胁痛如刺，朱砂掌，或蜘蛛痣色暗，或毛细血管扩张，胁下积块，舌质紫暗，或有瘀斑瘀点，脉弦涩。

主要治法：疏肝化瘀。

推荐方剂：柴胡疏肝散（出自《景岳全书》）合膈下逐瘀汤（出自《医林改错》）加减。

推荐处方：柴胡、枳壳、川芎、当归、桃仁、五灵脂、炙山甲、土鳖虫、丹参、白茅根、大腹皮、茯苓、白术。

（3）肝郁脾虚

临床证候：胁肋胀痛或窜痛，急躁易怒，喜太息，口干口苦，或咽部有异物感，纳差或食后胃脘胀满，腹胀嗳气，乳房胀痛或结块，大便溏软，舌质淡红，苔薄白或薄黄，脉弦。

主要治法：疏肝健脾。

推荐方剂：逍遥散合四君子汤（均出自《太平惠民和剂局方》）加减。

推荐处方：柴胡、白芍、茯苓、山药、当归、陈皮、香附、川芎、白术、党参、枳壳、甘草。

（4）脾虚湿盛

临床证候：面色萎黄，食欲不振，或食后胃脘胀满，时现恶心或呕吐，口淡不欲饮，腹胀气短，自汗乏力，肢重浮肿，大便溏软或黏滞不畅，舌质淡，舌体胖，或齿痕明显，苔薄白或腻，脉沉细或细弱。

主要治法：健脾利湿。

推荐方剂：参苓白术散（出自《太平惠民和剂局方》）加减。

推荐处方：党参、白术、茯苓、白扁豆、泽泻、陈皮、山药、薏苡仁、砂仁、生黄芪、肉豆蔻、玉米须。

（5）肝肾阴虚

临床证候：腰痛或腰酸腿软，眼干涩，五心烦热或低热，头晕，眼花，胁肋隐痛，劳累加重，口干咽燥，小便短赤，大便干结，舌红少苔，脉细或细数。

主要治法：滋养肝肾。

推荐方剂：一贯煎（出自《柳州医话》合杞菊地黄汤（出自《医宗金鉴》）加减。

推荐处方：熟地黄、沙参、枸杞、麦冬、川楝子、当归、菊花、山茱萸、泽泻、茯苓、黄柏、丹参。

（6）脾肾阳虚

临床证候：面色晦滞，腰痛或腰酸腿软，阳痿，早泄，耳鸣，耳聋，形寒肢冷，下肢浮肿，小便清长或夜尿频数，五更泻，腹大胀满，如囊裹水，状如蛙腹，朝宽暮急，舌质淡胖，苔润，脉沉细或迟。

主要治法：温补脾肾，化湿利水。

推荐方剂：附子理中汤（出自《三因极一病证方论》）或真武汤（出自《伤寒论》）合五苓散（出自《伤寒论》）加减。

推荐处方：人参或党参、制附片、白术、茯苓、泽泻、桂枝、猪苓、生薏苡仁、生黄芪、山药、菟丝子、芡实、甘草。

（7）阴虚水停

临床证候：腹大胀满，青筋暴露，面色晦暗，口唇发紫，口干而燥，心烦失眠，五心烦热，或伴肌衄、鼻衄、齿衄，小便短少，大便干结，舌红绛少津，苔黄腻，脉弦细数或弦细滑。

主要治法：滋阴凉血，化湿利水。

推荐方剂：猪苓汤（出自《伤寒论》）合一贯煎（出自《柳州医话》）加减。

推荐处方：茯苓、白术、泽泻、猪苓、阿胶、沙参、麦冬、枸杞、百合、生薏仁、生地黄、牡丹皮、大小蓟、茜草、白茅根、三七粉。

（8）气血两虚

临床证候：腹大撑胀不甚，神疲乏力，少气懒言，头晕眼花，心悸失眠，不思饮食，面色晦暗，头颈胸臂或有紫斑，或红痣赤缕，气虚为主时可伴出血征。舌质暗淡，脉细无力。

主要治法：补益气血。

推荐方剂：八珍汤（出自《正体类要》）合四苓散（出自《丹溪心法》）加减。

推荐处方：生黄芪、党参、白术、川芎、熟地黄、赤芍、当归、茯苓、猪苓、泽泻、益母草、丹参、阿胶。

2. 中成药

（1）鳖甲软肝丸：由鳖甲、莪术、赤芍、当归、三七、党参、黄芪、紫河车、冬虫夏草、板蓝根、连翘组成。功效：软坚散结，益气养血，解毒化瘀，适用于肝纤维化及早期肝硬化气虚血瘀、癥瘕积聚、湿热内蕴证。一次4片，一日3次。

（2）大黄䗪虫丸：由熟大黄、土鳖虫、水蛭、虻虫、蛴螬、干漆、桃仁、苦杏仁、黄芩、地黄、白芍、甘草组成。功效：活血破瘀，软坚散结，适用于瘀血停滞证。水蜜丸一次3g，大蜜丸一次1~2丸，一日1~2次。

（3）附子理中丸：由制附子、党参、炒白术、干姜、甘草组成。功效：温中健脾，适用于脾胃虚寒证。水蜜丸一次6丸，大蜜丸一次1丸，一日2~3次。

（4）活血片：由丹参、赤芍、桃仁、红花、川芎、当归、鸡血藤、三七等组成。功效：疏肝解郁，活血化瘀，适用于肝郁血瘀证。一次5片，一日3次。

（5）扶正化瘀胶囊：由丹参、发酵虫草菌粉、桃仁、松花粉、绞股蓝、五味子组成。功效：活血祛瘀，扶正养肝，适用于瘀血阻络、肝肾不足证。一次5粒，一日3次。

（四）针灸治疗

采用辨证取穴，以足厥阴、足太阴经腧穴为主。主穴：肝俞、期门、中脘、脾俞、太冲、章门、三阴交。配穴：湿热内蕴加丘墟、合谷、曲池、阴陵泉；气虚水停加水分、阴陵泉；脾虚湿盛加阴陵泉、关元；气血不足加足三里、气海；瘀血停滞加膈俞、痞根、血海；肝肾阴虚加太溪、关元、肾俞。耳针穴位：肝、胆、脾、耳中、神门、皮质下等。

操作：毫针刺补泻兼施法。耳针中等强度或弱刺激，或用王不留行籽贴压，两耳交替。

（五）西医治疗

本病目前无特效治疗，关键在于早期诊断，针对病因给予相应处理，阻止肝硬化进一步发展。后期积极防治并发症，终末期则只能有赖于肝移植。一般治疗包括避免劳累、保证休息；饮食以高热量、高蛋白（肝性脑病时限制蛋白质）和维生素丰富而易消化的食物为原则，盐和水的摄入视病情调整；严禁饮酒，忌用对肝有损害的药物。药物治疗方面，病情重、进食少、营养状况差的患者采用支持疗法，视情况输注白蛋白或血浆。可选择秋水仙碱、肾上腺皮质激素或干扰素γ、α进行抗纤维化治疗。对有转氨酶及胆红素升高的患者，可选择熊去氧胆酸、甘草甜素、还原型谷胱甘肽或维生素类进行保肝治疗。对病毒复制活跃的病毒性肝炎肝硬化患者可予抗病毒治疗。腹水患者限制钠、水摄入，予以利尿、提高血浆胶体渗透压等治疗。积极防治食管胃底静脉破裂出血、肝性脑病、肝肾综合征、继发感染及脾功能亢进等并发症。

五、临床路径

接诊疑似肝硬化患者，首先认真完成病史采集和体格检查，积极完善相关检查，明确病因及分期。确诊后，在一般治疗基础上，根据病因和分期选择合适的治疗方案。肝硬化代偿期，以中医辨证施治为主；肝硬化失代偿期，中医以扶正为主、祛邪为辅，加强西医的对症治疗。密切关注病情变化，积极防治并发症。随时针对病情变化修订治疗方案。

（彭燕霞）

第六节　原发性肝癌

原发性肝癌（primary carcinoma of the liver）是指由肝细胞或肝内胆管上皮细胞发生的恶性肿瘤，是我国常见的消化系统恶性肿瘤之一，其病死率在消化系统恶性肿瘤中居第三位，其发病率有上升趋势。本病多见于中年男性，男女之比为（2~5）：1。

本病属于中医学“肝积”、“臌胀”、“癖黄”等范畴。《医宗必读·积聚篇》指出“积之成也，正气不足，而后邪气踞之”，正气虚弱，邪气乘袭，蕴结于肝，形成痞块，为肝癌形成的基本病机。具体而言，长期情志抑郁或过度亢奋，导致气机逆乱，横犯后天脾胃，气血化生乏源，致使正气不足，或湿热邪毒、嗜酒过度伤及脾胃，水谷精微运化失司，而致湿浊内蕴，痰结毒聚为患，流注于肝脏则为之癌。

一、诊断

参考中国抗癌协会肝癌专业委员会制定的“原发性肝癌的临床诊断与分期标准”。

（1）起病隐匿，有乏力、食欲减退、腹胀、腹泻、消瘦等。

（2）AFP≥400μg/L，排除妊娠、生殖系胚胎源性肿瘤、活动性肝病及转移性肝癌，并能触及肿大、坚硬及有大结节状肿块的肝脏或影像学检查有肝癌特征的占位性病变者。

（3）AFP<400μg/L，排除妊娠、生殖系胚胎源性肿瘤、活动性肝病及转移性肝癌，并有两种影像学检查有肝癌特征的占位性病变或有两种肝癌标志物（DCP、GGTⅡ、AFU及CA19－9等）阳性及一种影像学检查有肝癌特征的占位性病变者。

（4）有肝癌的临床表现并有肯定的肝外转移病灶（包括肉眼可见的血性腹水或在其中发现癌细胞）并能排除转移性肝癌者。

二、分型及分期

1. 病理形态分型

（1）病理组织学分型：①肝细胞肝癌：癌细胞由肝细胞发展而来，占90%；②胆管细胞癌：由胆管上皮细胞发展而来，占5%；③混合型：上述两型同时存在，或呈过渡形态，既不完全为肝细胞型，又不完全为胆管细胞，此型少见。

（2）病理形态学分型：①块状型：癌肿直径5cm以上，大于10cm者称为巨块；②结节型：大小和数目不等的癌结节一般直径小于5cm；③弥漫型：米粒至黄豆大小的癌结节弥散于全部肝组织；④小癌型：孤立的直径小于3cm的癌结节或相邻两个直径之和小于3cm。

2. 临床分期标准

Ⅰa期：单个肿瘤最大直径≤3cm，无癌栓、腹腔淋巴结及远处转移；肝功能分级Child A。

Ⅰb期：单个或两个肿瘤最大直径之和≤5cm，在半肝，无癌栓、腹腔淋巴结及远处转移；肝功能分级Child A。

Ⅱa期：单个或两个肿瘤最大直径之和≤10cm，在半肝或两个肿瘤最大直径之和≤5cm，在左、右两半肝，无癌栓、腹腔淋巴结及远处转移；肝功能分级Child A。

Ⅱb期：单个或两个肿瘤最大直径之和>10cm，在半肝或两个肿瘤最大直径之和>5cm，在左、右两半肝，或多个肿瘤无癌栓、腹腔淋巴结及远处转移；肝功能分级Child A。肿瘤情况不论，有门静脉分支、肝静脉或胆管癌栓和（或）肝功能分级Child B。

Ⅲa期：肿瘤情况不清，有门静脉主干或下腔静脉癌栓、腹腔淋巴结或远处转移之一；肝功能分级Child A或B。

Ⅲb期：肿瘤情况不清，癌栓、转移情况不清；肝功能分级Child C。

三、治疗

（一）一般治疗

宜清淡富有营养的饮食，忌食辛辣、油腻、刺激、霉变之品，戒除烟酒嗜好。情志不舒、喜怒失常、忧愁和暴怒等精神情绪变化，伤及肝脾，可导致气滞、血瘀、痰凝、毒结，久而形成癌肿。故此，应重视对肝癌病人的心理卫生辅导，协助肝癌患者树立抗癌信心，做到寡暴怒、少思虑，以乐观心态放眼人生，积极配合治疗，提高生活质量，延长生存期。

（二）中药治疗

1. 辨证论治

（1）肝郁脾虚

临床证候：胁肋胀痛或刺痛，纳差或食后胃脘胀满，烦急或抑郁，腹胀嗳气，乏力，舌质淡红，苔薄白或薄黄，脉弦。

主要治法：疏肝健脾活血。

推荐方剂：逍遥散（出自《太平惠民和剂局方》）加减。

推荐处方：柴胡、白芍、白术、茯苓、当归、甘草、陈皮、香附、川芎、薏苡仁、黄芪、枳壳、灵芝。

（2）肝郁血瘀

临床证候：右肋下积块，按之质硬，胀痛或刺痛，窜及两胁，脘腹胀满，舌质紫暗或有瘀斑，苔薄白，脉弦或涩。

主要治法：理气活血消癥。

推荐方剂：柴胡疏肝散（出自《景岳全书》）合膈下逐瘀汤（出自《医林改错》）加减。

推荐处方：柴胡、五灵脂、当归、川芎、陈皮、桃仁、牡丹皮、赤芍、乌药、延胡索、甘草、香附、红花、皂角刺、全蝎。

（3）湿瘀搏结

临床证候：右肋下积块，质硬，腹痛或胀，按之如囊裹水，小便少，或面目黄而晦暗，舌质暗淡，或有瘀斑瘀点，苔白腻滑，脉沉濡。

主要治法：祛湿化瘀软坚。

推荐方剂：膈下逐瘀汤（出自《医林改错》）合茵陈蒿五苓散（出自《金匮要略》）加减。

推荐处方：柴胡、当归、桃仁、五灵脂、炙山甲、土鳖虫、丹参、白茅根、大腹皮、茵陈蒿、茯苓、白术、猪苓、泽泻、桂枝。

（4）肝肾阴虚血瘀

临床证候：右肋下积块疼痛，腰痛或腰酸腿软，眼干涩，五心烦热或低热，口干喜饮，小便短赤，大便于结，舌红少苔，脉细或细数。

主要治法：滋养肝肾，活血消癥。

推荐方剂：一贯煎（出自《柳州医话》）合少腹逐瘀汤（出自《医林改错》）加减。

推荐处方：生地黄、沙参、枸杞、麦冬、当归、五灵脂、川芎、桃仁、牡丹皮、赤芍、乌药、延胡索、甘草、香附、红花、枳壳、鳖甲。

（5）癥积耗伤，气血两虚。

临床证候：右肋下积块疼痛，头晕心悸，面色无华，神疲乏力，食欲不振，舌质淡，苔薄白，脉象虚弱。

主要治法：补益气血，软坚散结。

推荐方剂：八珍汤（出自《正体类要》）加减。

推荐处方：太子参、黄芪、柴胡、何首乌、茯苓、炒白术、当归、熟地黄、川芎、白芍、薏苡仁、鳖甲、龟甲、甘草。

2. 中成药

(1) 西黄丸：由牛黄、人工麝香、乳香、没药组成。功效：清热解毒，和营消肿，适用于多种癌肿。一次3g，一日2次。

(2) 抗癌平丸：由珍珠菜、半枝莲、白花蛇舌草、蛇莓、藤梨根、蟾蜍、香茶菜、肿节风、兰香草、石上柏组成。功效：清热解毒，消肿止痛，适用于癌肿湿热血瘀证，或放、化疗后所致的严重胃肠道反应。一次0.5～1.0g，一日3次。

(3) 华蟾素片：含干蟾皮提取物（主含蟾酥内脂素）。功效：清热解毒，消肿止痛，活血化瘀，软坚散结，适用于多种癌肿湿热血瘀、癥瘕积聚证的治疗。片剂一次3～4片，一日3～4次；胶囊剂一次2粒，一日3～4次。

(4) 复方斑蝥胶囊：由斑蝥、刺五加、半枝莲、黄芪、女贞子、山茱萸、人参、三棱、莪术、熊胆粉、甘草组成。功效：破血消肿，攻毒蚀疮，适用于原发性肝癌放、化疗协助治疗。一次3粒，一日2次。

(5) 利佳片：主要成分为去甲斑蝥素。肝癌术前用药或用于联合化疗。一次1～3片，一日3次。

（三）针灸治疗

采用辨证取穴，以足厥阴、足太阴经腧穴为主。主穴：太冲、血海、期门、章门、三阴交、合谷。配穴：气滞血瘀加膈俞、气海；湿热蕴结加曲池、行间、阴陵泉；肝阴亏虚加肝俞、肾俞、太溪；气血两虚加足三里；食欲不振，恶心呕吐配合内关、中脘、足三里、胃俞、脾俞等穴。耳针穴位：肝、胆、脾、耳中、神门、皮质下。

操作：毫针刺，平补平泻或补泻兼施法。关元、中脘、肝俞、肾俞、足三里、三阴交、内关，可采用相应的灸法。耳穴毫针轻、中度刺激，或用王不留行籽贴压，两耳交替。

（四）西医治疗

对肝癌的治疗以控制病情、延长生存期为目的。早期肿瘤较局限，没有转移条件，并能耐受肿瘤切除手术者可施手术治疗。不具备肿瘤切除术条件者可根据肿瘤的分期、肝功能的代偿情况，综合治疗，可采取放射治疗、化学药物治疗、动脉导管介入、导向治疗及生物治疗等。具备肝移植条件者，可选之。

四、临床路径

接诊后，首先进行病情评估，根据临床表现及相关检查，确立分期及中医证型。根据评估情况及辨证，予以不同的治疗方案。

（郝新平）

第七节　原发性胆汁性肝硬化

一、概述

原发性胆汁性肝硬化（primary biliary cirrhosis，PBC）是一种原因不明的慢性胆汁淤积性肝病，多见于中年女性，以肝内小胆管进行性破坏及门静脉炎症，最终导致纤维化和肝硬化为其特点，其发病机制与免疫功能紊乱密切相关。本病起病隐匿，常与其他许多自身免疫病如干燥综合征、类风湿关节炎、桥本病等并存。实验室检查以胆汁淤积为主，即血清胆红素升高，碱性磷酸酶（ALP）及γ-谷氨酰转移酶等明显升高，而转氨酶正常或仅有轻度增高。

根据PBC的临床表现，可归属于中医学中“黄疸”、“癥积”、“臌胀”等范畴。中医认为本病的发生与先天禀赋不足，后天失于调养，情志不畅，饮食不节，湿热浸淫等有关。脾肾亏损，肝胆疏泄不利，湿热瘀血搏结是基本病机，病位在肝、脾、肾。病性为虚实夹杂、本虚标实。

二、诊断

我国目前诊断PBC参照美国肝脏病学会（AASLD）2000年制定的有关PBC的诊疗指南：凡血清ALP升高，同时伴GGT升高，且血清抗线粒体抗体（AMA）阳性（滴度≥1：40）及AMA-M2阳性，B超或CT检查排除其他肝外胆管梗阻因素者，即可临床诊断为PBC。AMA/AMA-M2阴性者需经肝穿病理学诊断。

三、分期

1. 根据病理组织学改变可分为4期

Ⅰ期（胆管炎期）：肝内胆管炎症及其非对称性破坏，受损胆小管周围有炎症细胞浸润，使汇管区扩大，常有肉芽肿形成。无胆汁潴留。

Ⅱ期（细小胆管增生期）：正常小胆管数目减少，代之以非典型的不规则形态胆管。汇管区出现弥漫性小静脉硬化和单核细胞浸润。周围胆汁淤积较中心更明显。

Ⅲ期（瘢痕期）：为进展性损害期。纤维间隔从一个汇管区伸展到另一个汇管区，胆汁淤积更为严重，可见再生结节。

Ⅳ期（肝硬化期）：为肝硬化终末期，与其他类型肝硬化很难鉴别，汇管区胆管消失。

2. 临床分期

（1）肝功能正常无症状期：患者无任何症状且肝功能正常，血清AMA阳性。

（2）肝功能异常无症状期：无症状，肝功能异常，血清AMA阳性。

（3）临床症状期：患者常出现乏力、瘙痒和黄疸等症状，从出现症状到死亡或肝移植的平均时间为5~10年。

（4）失代偿期：出现肝功能失代偿表现，如腹水、食管静脉曲张等，距死亡或行肝移植的平均时间为3~5年。

四、治疗

（一）劳逸适度

患者应劳逸适度，如《风劳臌膈四大证治》言：“劳倦所伤，脾胃不能运化而胀”，无论体劳、神劳、房劳等，损伤肾之根本，或饮食所伤、思虑过度等耗伤脾胃之气，均可导致人体水湿停聚、气血凝滞，发生癥积臌胀、黄疸水肿。故在本病发展的任何阶段，均需调养真阴真阳、顾护脾胃，做到规律起居、避免劳累。

（二）调情志

《杂病源流犀烛》云：“臌胀……或由怒气伤肝，渐蚀其脾，脾虚之极，故阴阳不交；

清浊相混，隧道不通，郁而为热，热留为浊湿，湿热相生，故其腹胀大。”PBC 病程绵长，患者存在不同程度的焦虑、抑郁等不良情绪；因此要鼓励和安慰患者，保持乐观的心境，树立战胜疾病的信心。

（三）食养护胃

饮食结构以高蛋白质、高维生素、低盐、低脂的软食为一般原则，不吃辛辣、油腻、油炸、黏硬的食物。勿暴饮暴食，尽量不吃有损害肝脏的食物，绝对禁酒。对已有食管静脉曲张者，避免食用过于粗糙的食物，严禁食用坚硬带刺类的食物，以防引起上消化道出血。

（四）中药治疗

1. 辨证论治

（1）肝郁脾虚

临床证候：情绪不畅，肝区疼痛不适，喜太息，乏力，皮肤瘙痒，纳差腹胀，大便溏薄，舌淡红，舌体胖，苔薄白，脉弦细或沉细。

主要治法：疏肝健脾。

推荐方剂：逍遥散（出自《太平惠民和剂局方》）加减。

推荐处方：柴胡、当归、白芍、白术、茯苓、枳壳、香附、薄荷、茵陈蒿、菖蒲、远志、炙甘草。

（2）肝胆湿热

临床证候：身目黄疸，皮肤瘙痒，口干口苦，胸闷脘痞，头身困重，厌油腻，时有低热，大便不爽，尿黄，舌质红，苔黄厚腻，脉滑数。

主要治法：清利湿热。

推荐方剂：柴平煎（出自《景岳全书》）合茵陈蒿汤（出自《伤寒论》）加减。

推荐处方：柴胡、黄芩、半夏、厚朴、苍术、陈皮、茵陈蒿、菖蒲、藿香、栀子、熟大黄、金钱草。

（3）脾胃气虚

临床证候：面白不华，乏力神疲，食欲不振，纳差腹胀，大便溏薄或腹泻，舌淡胖有齿痕，舌苔白，脉沉细无力。

主要治法：健脾益胃。

推荐方剂：参苓白术散（出自《太平惠民和剂局方》）加减。

推荐处方：党参、白术、茯苓、炙甘草、陈皮、厚朴、木香、葛根、薏苡仁、山药、莲子。

（4）肝肾阴虚

临床证候：腰酸膝软，头昏耳鸣，面色潮红，口眼干燥，手足心热或低热，胁肋隐痛，劳累加重，或肝脾肿大，小便黄赤，大便秘结，舌质红，干燥无苔或剥苔，脉细或细数。

主要治法：滋补肝肾。

推荐方剂：六味地黄丸（出自《小儿药证直诀》）合一贯煎（出自《柳州医话》）加减。

推荐处方：生地黄、山药、山茱萸、牡丹皮、麦冬、枸杞、当归、赤芍、白芍、沙参、白蒺藜、炙鳖甲。

（5）瘀血内阻

临床证候：面色晦暗或面有赤缕，口干不欲饮，牙龈出血，肌肤甲错，胁下痞块，坚硬不移，腹胀或腹部青筋暴露，大便干燥，小便黄赤，舌红或红暗有瘀斑，苔白腻，脉细涩。

主要治法：活血化瘀。

推荐方剂：膈下逐瘀汤（出自《医林改错》）加减。

推荐处方：当归、牡丹皮、桃仁、红花、枳壳、赤芍、柴胡、香附、马鞭草、莪术、五灵脂、郁金、威灵仙、炙甘草。

（6）脾肾阳虚

临床证候：腹部胀满，乏力纳差，畏寒肢冷，面色不华，身如熏黄，下肢水肿，腰酸膝软，便溏或便秘，小便短少不利，或小便清长，夜尿频数。舌质淡胖，苔润，脉沉细弱。

主要治法：温肾健脾。

推荐方剂：济生肾气丸（出自《济生方》）合茵陈术附汤（出自《医学心悟》）加减。

推荐处方：炮附子、肉桂、熟地黄、山药、山茱萸、茯苓、泽泻、车前子、怀牛膝、茵陈蒿、白术、干姜、炙甘草。

2. 中成药

（1）加味逍遥丸：由柴胡、当归、白芍、白术、茯苓、甘草等组成。功效：疏肝健脾，适用于肝郁脾虚型。一次6g，一日2次。

（2）补中益气丸：由黄芪、党参、白术、炙甘草、当归、陈皮、升麻、柴胡等组成。功效：健脾升阳，适用于脾胃气虚弱型。一次6g，一日2次。

（3）大黄䗪虫丸：由熟大黄、土鳖虫、水蛭、干漆、桃仁、地黄、甘草等组成。功效：活血消癥，适用于瘀血内阻、肝脾肿大者。一次3g，一日2次。

（4）五味养肝丸（北京协和医院内部制剂）：由五味子、黄芪、当归、黄精、香附等组成。功效：补益气血，理气滋阴，适用于PBC肝功能异常以转氨酶升高为主者。一次9g，一日3次。

（5）茵栀黄口服液：由茵陈蒿、栀子、黄芩苷和金银花提取物组成。功效：清热解毒，利湿退黄，适合于肝胆湿热者。一次20ml，一日3次。

（五）西医治疗

1. 一般治疗　饮食以低脂、高碳水化合物、高蛋白质为主。戒酒，避免劳累。

2. 药物治疗　熊去氧胆酸（UDCA）是目前治疗PBC的主要药物，有细胞保护、调节免疫、抑制胆盐引起的细胞毒等作用，不仅对控制血清BIL、ALP及GGT增高有效，而且可以显著改善患者的预后。推荐剂量每日10～15mg/kg，每日总量600～700mg，需终身服用。单纯的糖皮质激素治疗PBC效果较差，但对于PBC－AIH重叠综合征可使用UDCA加糖皮质激素治疗；对激素不应答的患者，可选用其他免疫抑制剂如环孢素A、6－硫唑嘌呤、甲氨蝶呤（MTX）等，但确切疗效有待评估。

3. 对症治疗　①瘙痒：可选用考来烯胺、利福平或阿片类拮抗剂如纳洛酮、纳美芬等；②骨质疏松：适当的锻炼，补充钙剂及维生素D，双磷酸盐、降钙素等。

4. 肝移植　对于肝功能失代偿者及肝癌者，可以考虑原位肝移植。

五、临床路径

临床治疗策略在于调节机体免疫功能，减轻胆汁淤积的毒性作用。在本病发展的后期，病情以纤维化、肝硬化和进展型胆汁淤积为特征时，单纯免疫抑制治疗的力度不足，抗纤维化或消除胆汁淤积毒性作用的治疗更适宜。确诊后即可长期服用熊去氧胆酸。对于仅血清AMA阳性的患者，建议其定期监测肝功能和腹部B超，临床暂无特殊处理。确诊者大多数已处于临床分期2期以上，对于无症状、仅化验肝功能异常者，应对患者进行疾病知识宣教，针对劳逸起居、饮食运动等方面给予健康指导；肝功能酶学指标2倍以上升高者给予保肝、退黄利胆治疗。对于临床分期3~4期者除了一般治疗、保肝、利胆治疗外，更需加强对症治疗。在辨证论治的基础上，应用中医中药防止水裹、气结和血瘀的形成。证候复杂者宜服用中药汤剂；病情轻的可服中成药治疗。肝功能失代偿期的患者也可以中西医结合治疗以延缓病情进展、改善生活质量。

（郝新平）

第十章

泌尿系统疾病

第一节　急性肾小球肾炎

一、概述

急性肾小球肾炎（简称急性肾炎）是肾小球疾病中常见的一种类型，为原发性肾小球肾炎，多起病较急，临床以血尿、蛋白尿、水肿、高血压为主要表现。病程大多为4～6周，少数成人患者可长达半年至1年。发病前1～4周多有上呼吸道感染、皮肤感染等病史，基本病理变化为肾小球弥漫性增生性改变，与免疫复合物的沉积关系最为密切。预后大多良好，约有30%的成年人患者迁延不愈，转为慢性肾炎，极少部分重症患者可导致急性心力衰竭、高血压脑病、尿毒症而危及生命。本病属于中医的“水肿”、“尿血”范畴。

二、病因病理

本病多由感受风、湿、毒邪，而致肺脾肾功能失司。风邪外袭，内会于肺，若为风寒，则肺气郁闭；若为风热，则肺失清肃。均使水之上源受阻，肺失宣降，上不能宣发水津，下不能通调水道，疏于膀胱，以致风遏水阻，风水相搏，风鼓水溢，内犯脏腑经络，外浸肌肤四肢，出现水肿等症。水湿内侵致脾为湿困；肾为湿遏，失其温煦、开合、固摄之能，水湿之邪泛溢肌肤，水谷精微暗渗于下，而致四肢浮肿，尿液混浊。肌肤疮疡，湿毒浸淫，未能及时清解消散，由皮毛内归脾肺，水液代谢受阻，亦可发生上述病理变化。风湿毒邪内郁，皆可酿热化火，若损伤肾之脉络，致使血溢，沿尿路下渗而见尿血；若夹湿毒上攻凌心、潴留脾肾，耗气伤阴，乃至枯竭，则可呈现神昏衰竭等危重状态。

总之，诸多病因虽可单独致病，但大多兼夹为患，且相互转化，使其病机复杂化。证情虽有轻重的不同表现，但终不越风、湿、毒三因和肺、脾、肾三脏，临床诸证皆缘于此。

三、诊断

（一）临床表现

初起少尿多见，多有程度不等的水肿，轻者仅面部、下肢水肿，或仅在早晨起床时见到眼睑水肿，重者可为全身明显水肿，甚至出现腹水和胸腔积液。初起血压呈轻度或中度升高，大部分收缩压在24kPa（180mmHg）以下，且波动性大，持续时间较短，常有全身不适、乏力、腰酸、头痛、恶心、呕吐等症状，重者可有剧烈头痛、视力障碍、喘促气急等表现。

（二）实验室检查

1. 尿常规　多数为镜下血尿，亦有肉眼血尿者。蛋白尿程度不等，多数为 + ~ + + + 之间，亦有微量者。多数有红细胞、白细胞和颗粒、上皮等各种管型。

2. 肾功能检查　少尿超过 1 周，即可出现肾功能不全表现，但多不严重，随尿量增加，程度可逐渐减轻。

3. 血常规　轻度血红蛋白降低，为水钠潴留、血液稀释的结果。白细胞一般不增多，或仅轻微增高，嗜酸性粒细胞有时稍增多，血沉常增快。

4. 其他　血清总补体 CH_{50}、C_3、C_4 呈一过性下降，抗“O”滴定度升高，去氧核糖核酸酶 B 常增加，血浆白蛋白降低而 α_2 球蛋白升高。

四、鉴别诊断

（一）与发热性蛋白尿鉴别

在急性感染发热期间，出现蛋白尿、管型尿，有时为镜下血尿，易与不典型急性肾炎相混，但前者无水肿及高血压，热退后尿异常消失。

（二）与急性肾盂肾炎鉴别

急性肾盂肾炎常有腰部不适、血尿、蛋白尿等类似肾炎的表现，而急性肾炎的少尿期亦常有排尿不适感，但前者一般无少尿表现，而发热、尿频、尿急明显，尿中白细胞增多，有时可见白细胞管型，尿细菌培养阳性，多数无水肿及高血压，抗感染治疗有效。

（三）与慢性肾炎急性发作鉴别

慢性肾炎急性发作多有肾炎史，每于上呼吸道感染后 3 ~ 5 天内出现症状，潜伏期短，贫血、低蛋白血症及高脂血症往往较明显，尿少而比重低，肾功能呈持续性损害等。

五、并发症

在治疗不当或病后不注意休息的儿童，有时可发生急性充血性心力衰竭，少数发生高血压脑病、急性肾衰竭。

六、辨证施治

（一）风寒束肺

主症：起病急骤，眼睑先肿，继则四肢及全身皆肿，微恶风寒，咳喘，骨节酸痛，溲少便稠。舌质淡，苔薄白，脉浮滑或紧。

治法：疏风散寒，宣肺利水。

处方：麻黄汤合五皮饮加减。

麻黄 10g，杏仁 10g，桂枝 10g，甘草 6g，生姜皮 15g，桑白皮 15g，陈皮 10g，大腹皮 30g，茯苓皮 15g。

方用麻黄汤解表散寒，开利肺之郁闭；五皮饮利水消肿，二者相合，可奏祛风寒，利肺气，行水湿之效。兼呕恶欲吐者，加苏叶、藿香；尿中有白细胞者，加白花蛇舌草、半枝莲；红细胞较多甚至肉眼血尿者，加小蓟、三七。若恶风有汗者，加白芍，酌减麻黄之量。本证发于起病之初，临床并不少见，只是由于一般多运用西药利尿等法，而为医者所忽视。临床运用时，可于本方加入石膏，取越婢汤意，用麻黄、石膏相伍，一宣一清，使肺布散有度，水气自消。麻黄、石膏用量比以1 ：（3 ~5）最佳。

（二）风热犯肺

主症：突然眼睑和面部浮肿，血尿明显，发热恶风，咽喉肿痛，口干而渴，小便短赤。舌边尖微红，苔薄而黄，脉浮数或沉数。

治法：疏风清热，宣肺利水。

处方：桑菊饮加味。

桑叶12g，菊花9g，桔梗6g，连翘12g，杏仁9g，甘草3g，薄荷6g，蒲公英15g，紫花地丁15g，银花12g，益母草15g，桑白皮30g，茯苓皮30g。

方以桑菊饮辛凉疏表，宣散肺热；又以蒲公英、紫花地丁清热解毒；银花合连翘透邪清热，发表肃肺；桑白皮肃肺走表，散表湿；茯苓皮淡渗行水湿。佐以益母草活血利水，取血行气畅而水去之义。诸药合用，共奏宣肺清热利水之效。肺热甚，咳嗽重者，可加黄芩；咽喉痛甚者，加僵蚕、射干；尿痛者，加生地、瞿麦；血尿者，加鲜茅根、地榆。

上述风邪外袭两个证候，均见于急性肾炎初起，风水搏击，起病急骤，病情变化迅速，治疗用药同中有异，宜细审之。

（三）湿毒浸淫

主症：眼睑浮肿，延及全身，小便不利，身发疮痍，甚则溃烂。舌质红，苔薄黄腻，脉濡数或滑数。

治法：祛湿消肿，清热解毒。

处方：麻黄连翘赤小豆汤合五味消毒饮加减。

麻黄12g，连翘15g，赤小豆15g，桑白皮15g，杏仁10g，生姜皮12g，金银花15g，菊花12g，蒲公英15g，紫花地丁15g，紫背天葵15g。

此证气候炎热地区多见。多由于皮肤湿疹疮毒或外感表证已解，湿郁化热而引起。方中麻黄、杏仁、生姜皮发表逐邪，宣降肺气，调畅水道；连翘、赤小豆、桑白皮苦寒性善下行，清利肺热，又能清热解毒，行血排脓；金银花、蒲公英、菊花味苦性寒，与紫花地丁、紫背天葵共为疗疮肿脓毒之良品；甘草、大枣和胃缓中。此方可发表利水，消肿解毒。若湿热壅盛，皮肤糜烂者，加苦参、土茯苓；风盛夹湿而瘙痒者，加白鲜皮、地肤子疏风利湿止痒；血热红肿甚者，加丹皮、赤芍；肿势重者，加大腹皮、茯苓皮。

（四）水湿浸渍

主症：肢体浮肿，延及全身，按之没指，小便短少混浊，身重困倦，胸闷纳呆，泛恶。苔白腻，脉沉缓。

治法：行气利水，渗湿消肿。

处方：中满分消丸加减。

厚朴12g，枳实10g，黄连6g，黄芩9g，知母12g，半夏12g，陈皮9g，茯苓12g，泽泻12g，猪苓12g，砂仁6g，干姜6g，党参12g，白术9g。

本型出现于急性肾炎以肾病综合征表现为主的患者。水势弥漫，内外交困，外肿肌肤，内肿脏腑，极易出现多种并发症。故当以利水为第一要务。方用李东垣的中满分消丸，集行气燥湿利水于一体，使脾气振奋，水湿得除。若上半身肿甚者，加麻黄、杏仁；下半身肿甚者，加防己、薏苡仁；若身寒肢冷、脉沉迟者，加附子、干姜。

（五）肾虚湿热

主症：血尿、蛋白尿迁延不愈，水肿时起时消，全身疲乏，口干口苦口腻，纳食不佳，夜有盗汗，五心烦热。舌质红，苔腻或厚，脉细弱或滑数。

治法：清利湿热，和阴益肾。

处方：八正散合二至丸加减。

车前子12g（包煎），黄柏12g，萹蓄15g，瞿麦15g，茯苓12g，蒲公英15g，紫花地丁15g，银花15g，连翘15g，白花蛇舌草15g，旱莲草12g，女贞子12g。

此型为急性肾炎急性期过后，主症已不显著，但尿液检查仍未转阴，临床似乎是无证可辨。此时不可早进温补，免致滋腻生湿留热之弊。方用车前子、茯苓利湿于下窍，配以萹蓄、瞿麦泄热利湿，蒲公英、紫花地丁、白花蛇舌草苦寒，清热解毒，以肃清残余之热。用二至丸益肾阴，扶助被邪耗伤之阴。此型属正虚邪恋，治宜标本兼顾。

（六）肾络瘀阻

主症：血尿、蛋白尿持续不愈，水肿大部消退，腰膝酸痛，或有肢体麻木。舌质紫黯，脉细涩。

治法：活血化瘀，利水泄浊。

处方：益肾汤加减。

当归12g，川芎9g，白芍12g，生地12g，益母草30g，白茅根15g，丹参12g，泽兰12g，红花6g。

本型常见于本病的后期，有转化成慢性肾炎之趋势，为水湿潴留，三焦气滞，血行不畅与水湿相合而致，病难速愈。方以四物汤养血和血，益母草、丹参、泽兰活血利水，红花活血化瘀，白茅根凉血止血，共成祛瘀活络之效。

七、西医治疗

采取对症和支持疗法，主要环节为预防和治疗水钠潴留，控制循环血容量，从而达到减轻症状（水肿、高血压）、预防致死性并发症（心力衰竭、脑病）及防止各种加重肾脏病变因素、促进病肾组织学和功能修复的目的。

（一）消除感染病灶

对尚留存体内的前驱感染灶及隐蔽病灶，均主张用青霉素（过敏者用红霉素）常规治疗2周。

（二）对症治疗

1. 利尿　控制水、盐摄入量后，水肿仍明显者，应加利尿剂，常用噻嗪类利尿剂，必要时可用强利尿剂，如呋塞米（速尿）等。襻利尿剂于肾小球滤过功能严重受损，内生肌酐清除率（Ccr）<5%时仍有利尿作用。还可应用各种解除血管痉挛的药物以达到利尿的目的，常用利尿合剂（20%～25%葡萄糖注射液200ml，普鲁卡因0.5g，咖啡因0.25g，氨茶碱0.25g）静滴。利尿治疗中应注意维持水、电解质及酸碱平衡。

2. 降压　积极控制血压，预防心脑血管并发症，常用药有肼屈嗪等血管扩张药与利舍平综合使用，必要时可用甲基多巴，如需快速降压者可用硝普钠等。合并惊厥者，降压治疗同时可加用10%水合氯醛灌肠，或异戊巴比妥肌注或静注。

3. 控制心衰　主要措施为利尿、降压、减轻心脏前后负荷，可用α受体阻滞剂如酚妥拉明、襻利尿剂如呋塞米。洋地黄类不作常规使用。仍不能控制可应用血液滤过脱水治疗。

4. 脑病及尿毒症治疗　可参见有关章节。

5. 其他　如肾上腺皮质激素及免疫抑制剂一般无需使用。

6. 具有下列情形之一者，应及时行肾活检以助确诊　急性期出现大量蛋白尿；少尿持续1周以上或进行性尿量减少，血清肌酐水平持续增高，要警惕急进性肾炎的可能；持续性低补体血症超过1个月。

八、饮食调护

根据水肿、肾功能损害程度及高血压情况，合理控制饮食。蛋白质以乳类及鸡蛋为最好，盐类应加以限制，在水肿及高血压时每日食盐以1～2g为宜，过分限盐会促使食欲减退。糖类及维生素应充分供给，每日液体摄入量也应限制。很多食物具有祛湿利水消肿的功效，饮食中可适当选用。如薏苡仁、绿豆、赤小豆、蚕豆、芹菜、西瓜、冬瓜、黄瓜、鸭肉、乌鱼、鲫鱼等。

在疾病的不同阶段，可配合一些食疗方。

1. 苡仁杏仁粥　薏苡仁30g，杏仁10g（去皮），冰糖少许。将薏苡仁加水适量武火烧沸，再改文火煮至半熟，放入杏仁，继用文火熬熟，加入冰糖即成。适于风水为患，时有咳嗽者。

2. 大蒜蒸西瓜　大蒜60～90g，西瓜1个。先在西瓜上挖一小洞，将大蒜去皮后纳入瓜内，把口封好，洞口向上置于碟中，隔水蒸熟，吃蒜及瓜瓤，趁热服下。适宜于湿热内盛，烦热口渴明显者。

3. 荠菜粥　新鲜荠菜250g，粳米90g。将荠菜洗净切碎，同粳米煮粥服食。适宜于急性肾炎、出血、水肿、血尿。

（孙晓东）

第二节　慢性肾小球肾炎

一、概述

慢性肾小球肾炎是指由多种原发性肾小球疾病所导致的较长病程的疾病，临床以蛋白尿、水肿、血尿、高血压或伴肾功能减退为特征，成年人常见，除小部分有急性肾炎史外，多数起病缓慢，呈隐匿性经过。根据其临床表现，本病可归于中医的“水肿”、“虚劳”、“尿血”等范畴。

二、病因病理

慢性肾炎主要是由于外邪入侵，饮食不节，劳倦内伤，调摄失宜及禀赋不足诸因素致脏腑内虚后，复受邪袭，迁延日久而成。其病位主要与肺、脾、肾有关，亦可累及心、肝，致病之邪主要是外感六淫，也包括由于脏腑失调而产生的病理产物，如瘀血、湿浊、湿热等。

其中正虚是发病的基础，邪实是发病的条件。

肺失通调，脾失健运，肾失开合，可致三焦水道失畅，水液停聚，泛滥肌肤而成水肿；脾肾不固或邪浊停蓄，迫精外泄均可致精微不摄，而成蛋白尿；脾失统摄，肾络受损可出现血尿；水不涵木，肝肾不足，湿浊瘀血阻络均可致阳亢无制，而出现高血压。本病早期多出现水湿潴留之证，渐至脾肾渐亏，湿化为热，湿热耗伤气阴，使正气更虚，日久必致阴阳气血俱亏，邪浊更甚，终于脾肾愈衰，邪浊愈重，而归于脾肾衰败，浊邪壅闭的重症。正气不复，易使邪气留恋，而邪气留恋，导致正气更难恢复，此为本病邪正消长，标实本虚的病理特点，亦构成其迁延不愈和逐渐进展的病理基础。

三、诊断

（一）临床表现

1. 水肿　患者均有不同程度的水肿，轻者仅面部、眼睑和组织松弛部水肿，甚至可间歇出现，重者则全身普遍性水肿，并可有腹（胸）水。

2. 高血压　一部分患者有高血压症状，血压升高可为持续性，亦可呈间歇性，以舒张压升高［高于12kPa（90mmHg）］为特点。

3. 尿异常表现　此为必有症状，尿量变化与水肿及肾功能情况有关，水肿期尿量减少，无水肿者尿量多正常，肾功能明显减退；浓缩功能障碍者常有夜尿，多尿，尿比重偏低（<1.020），尿蛋白含量不等，多在1～3g/24h，亦可呈大量蛋白尿（>3.5g/24h），尿沉渣中可见颗粒管型、透明管型，伴有轻中度血尿，偶可见肉眼血尿（为肾小球源血尿）。

4. 肾功能不全　主要指肾小球滤过率（GFR）降低，就诊时多数患者内生肌酐清除率（Ccr）尚未降到正常值50%以下。

5. 贫血　有轻至中度以上正常细胞正色素性贫血。水肿明显者可轻度贫血，可能与血液稀释有关。

（二）实验室检查

除上述尿常规及肾功能检查外，还有其他检查有助于诊断及预后判断。

1. 尿液检查　尿 C_3 测定、尿纤维蛋白降解产物（FDP）测定、尿圆盘电泳、尿蛋白选择指数，有助于分析其原发病的病理类型。

2. 血液检查　血清补体测定、免疫球蛋白测定、β 微球蛋白，对分析病理类型及预后有参考价值。

3. 超声检查　观察肾脏形态学改变，以供诊断参考。

4. 肾脏活体组织检查　直接观察慢性肾炎之原发疾病病理类型，对其诊断、治疗和预后都有很重要的意义。

四、鉴别诊断

（一）本病普通型和慢性肾盂肾炎鉴别

泌尿系感染史，尿沉渣中白细胞经常反复出现，甚至有白细胞管型，尿细菌学检查阳性，均可提示慢性肾盂肾炎。其晚期亦有大量蛋白尿和高血压及肾功损害，但肾小管功能损害先于氮质血症，且具有肾小管性蛋白尿的特征，一般无低蛋白血症，肾图示双侧肾损害差异较大。多见于女性。有时慢性肾炎合并尿路感染，用抗生素治疗，其尿改变、氮质血症或可好转，但肾炎综合征仍会存在。

（二）本病高血压与原发性高血压继发肾脏损害的鉴别

后者多发生于40岁以后，常先有多年的高血压史，有全身各器官动脉硬化表现，尿蛋白多不严重，无低蛋白血症，无贫血，肾小管损害较肾小球损害明显。

（三）本病急性发作而既往史不明显者需要与急性肾炎鉴别

较短的潜伏期，伴明显的贫血，低蛋白血症，眼底及心脏改变和B超检查双肾不增大，均可与急性肾炎鉴别。

（四）与继发于全身疾病的肾损害鉴别

全身性疾病出现肾损害的有过敏性紫癜、糖尿病、结缔组织病、高尿酸血症等。各系统的详细检查可助确诊。

（五）本病肾病型与类脂性肾病鉴别

均可有肾病综合征的表现，有时类脂性肾病虽一过性出现高血压、肾功能不全，但经利尿及消肿治疗会很快恢复，一般镜下血尿很少，且尿蛋白高度选择性，尿 C_3、FDP 无，对激素敏感，而肾病型与之相反。

五、并发症

（一）心功能不全

由于高血压、贫血、水肿等，表现为心脏扩大、心律失常及心力衰竭。

（二）多种感染

因低蛋白血症，抗感染能力低，易发生呼吸道、泌尿道、皮肤等感染。

六、辨证施治

（一）风邪外束，三焦不利

主症：全身浮肿，来势迅速，多有恶寒、发热、肢节酸楚、小便不利等症，或伴咽喉红肿疼痛。舌苔薄白，脉浮数。

治法：疏风清热，宣肺利水。

处方：越婢汤加味。

麻黄10g，生石膏30g（先煎），甘草6g，车前子15g（包煎），冬瓜皮15g，白术15g，杏仁10g，生姜9g，大枣3枚。

本型多见于慢性肾炎急性发作者。在呼吸道感染、皮肤感染等之后3～4天出现。方中麻黄辛温，散邪宣肺，以复通调水道之功；石膏辛寒，直清肺之郁热。麻石相伍，一宣一清，使邪去肺之宣降自复。杏仁止咳，车前子、冬瓜皮利水，白术利水祛湿，共成宣肺清热利水之功。本病急性发作期，配合清热解毒法治疗，比单纯地从风水论治，疗效更为显著。尤其对一些持续性水肿、蛋白尿不易消除的治疗，酌情加入清热解毒之品，如金银花、连翘、蒲公英、板蓝根、鱼腥草等可提高疗效，减少疾病反复。

本型有时可出现一过性的肾功能不全加重，此时应采取综合疗法，可配合西药的降压、利尿、强心等法以加强效果。

（二）脾虚气滞，水湿内停

主症：下肢浮肿或全身浮肿，面色少华，神疲乏力，四肢倦怠，食欲下降，大便不实或溏泄，脘腹痞满。舌淡，苔白腻，脉沉。

治法：健脾行气，化湿利水。

处方：香砂六君子汤加味。

党参15g，白术12g，茯苓15g，木香10g，砂仁6g（后下），半夏12g，陈皮9g，冬瓜皮30g，大腹皮15g。

本型多见于慢性肾炎肾病型，水肿较著，持续难消。方用香砂六君子汤健脾行气，加冬瓜皮、大腹皮祛湿行水，共奏实脾利水之功。水肿甚者，加泽泻、猪苓；腹胀甚者，加枳壳、槟榔；呕吐者，加藿香、生姜；面色㿠白，纳呆便溏，水肿相对较轻者，可去冬瓜皮、大腹皮，加扁豆、山药、莲子；如水湿化热，可合用疏凿饮子。

慢性肾炎治疗过程中，经常出现脾胃不和的症状，如纳食不馨，脘痞腹满。调理脾胃，是治疗疾病重要的一环。临证时，一定要详审病情，酌情运用健脾和胃之法。此正体现了中医的崇土制水、脾为后天的思想。

（三）肾阴不足，热毒内蕴

主症：腰痛，身热口渴，咽干，小便黄赤，稍有不慎即可引起血尿加重，甚则蛋白尿，眼睑浮肿或有或无。舌红，苔微黄或净，脉细数。

治法：益肾滋阴，清热解毒。

处方：知柏地黄丸合二至丸加减。

生地15g，玄参15g，白芍12g，竹叶6g，丹皮10g，黄柏10g，知母10g，茯苓15g，双花15g，连翘10g，旱莲草15g，女贞子15g，益母草20g。

此型多发生于慢性肾炎而兼有扁桃体炎、咽炎的患者。足少阴肾经循喉挟舌本，而外感热毒，迁延不愈，循经入肾，耗灼肾阴，标本同病，故用上方标本同治。如尿热不适，加半枝莲、白花蛇舌草；血尿明显者，可加大小蓟、地榆；舌苔腻者，加苍术、薏苡仁；潮热盗汗者，加青蒿、鳖甲。如扁桃体红肿日久，反复发作，可考虑行扁桃体摘除术。

（四）肝肾阴虚，血瘀络阻

主症：头昏目眩，甚则视物不清，耳鸣，腰背酸痛，午后颧红。舌质黯红，脉弦细。

治法：滋养肝肾，活血化瘀。

处方：杞菊地黄汤合桃红四物汤加减。

红花6g，当归12g，生地15g，白芍12g，川芎10g，茯苓15g，益母草15g，女贞子15g，枸杞15g，杭菊花15g，山萸肉10g，丹参15g，钩藤15～30g（后下），灵磁石30g（先煎）。

慢性肾炎高血压患者多见此型。当阴亏日久，肾络失和，渐积血滞成瘀所致。属本虚标实之证。若神疲乏力，面浮肢肿者，加黄芪；小便短涩不适，加半枝莲、白花蛇舌草；腰酸膝软甚者，加桑葚、山萸肉。方用杞菊地黄汤调益肝肾之阴，并加川芎、红花、当归、丹参、益母草等活血祛瘀，钩藤、灵磁石等潜镇降压，余如臭梧桐、珍珠母、罗布麻等亦可酌情选用。

（五）脾肾两虚

主症：形寒怕冷，面浮肢肿，面色淡白，少气乏力，腰膝酸软，足跟痛，口淡纳差，大便溏薄，尿多色清或微混。舌胖嫩，脉沉细。

治法：温补脾肾。

处方：济生肾气汤加减。

党参15g，黄芪30g，熟地30g，山药15g，山萸肉10g，茯苓15g，泽泻10g，丹皮10g，肉桂3~6g，熟附片6~10g，车前子10g，牛膝10g。

本型多见于慢性肾炎后期，血浆蛋白持续不升，病情处于相对的稳定期。故用济生肾气汤加减，脾肾双补，阴阳并调，振奋阳气，并能利湿。方中加入党参、黄芪益气固脾，兼有脾胃湿浊者，症见恶心呕吐，腹胀有水鸣，大便溏薄，可加苍术、厚朴、藿香；兼有湿热者，症见尿频或混浊不清，可加萹蓄、瞿麦、白花蛇舌草；兼有热毒者，症见咽红不适，白细胞总数高或淋巴细胞增高者，可加银花、蒲公英、紫花地丁；兼有瘀血者，症见舌质黯红，肢体麻木，可加丹参、赤芍、川芎。

（六）气阴两虚，湿热蕴蓄

主症：晨起眼睑浮肿，面㿠神疲，五心烦热，时有自汗，咽部黯红。舌质淡尖红，苔白略腻，脉沉。

治法：益气养阴，清热利湿。

处方：清心莲子饮加味。

党参15g，生黄芪30g，车前子15g（包煎），茯苓15g，黄芩15g，地骨皮15g，麦冬15g，莲子20g。

此型最常见，亦为决定慢性肾炎转归的重要阶段。因慢性肾炎气化失司，水湿潴留，渐而化热，可形成湿热合邪，且湿伤气，热耗阴，久之气阴暗耗；气阴一耗，则水湿无以化，虚热更甚，致成气阴两虚，湿热蕴蓄之证。如任其发展，气损及阳，阴伤及血，湿热蔓延衍生瘀血、水湿浊邪等，势必形成脾肾衰败，浊邪内闭的危证，故应积极治疗，阻止其进一步发展。方中以党参、生黄芪益气；地骨皮、黄芩、麦冬、莲子滋阴清热，茯苓、车前子利湿。如尿涩热，口腻者，可加瞿麦、白花蛇舌草；咽痛者，可加僵蚕、牛蒡子。

七、西医治疗

（一）控制感染

常选用青霉素类或大环内酯类抗生素或林可霉素等药。

（二）对症处理

水肿、尿少者可选用噻嗪类利尿剂，常同时配用保钾利尿药，以增强利尿效果。常用氢氯噻嗪合氨苯蝶啶。如上药无效时，可用呋塞米、依他尼酸等强利尿剂，特别是呋塞米在肾功能严重受损时仍有效果。若血浆蛋白过低（小于25g/L），利尿剂往往达不到消肿目的，应适当补充白蛋白或血浆，以提高血液胶体渗透压，促进利尿，消肿。

高血压患者可适当选用利尿剂或降压药。在利尿消肿之后，血压仍不降者，可加用血管紧张素转化酶抑制剂（ACEI）、钙通道阻滞剂，还可配合周围血管扩张药，中枢降压药亦可选用。少数顽固患者，可用血管紧张素Ⅱ转化酶抑制剂。但切记血压不宜下降得过快，过低。

（三）糖皮质激素和细胞毒药物的运用

常用药物为泼尼松，剂量0.5~1mg/（kg·d），对其反应好的病例，服药后约1周，开始利尿消肿，尿蛋白逐渐减少，直到消失，以后逐渐减量，每周减少5mg，当减至10～15mg时，作为维持量不再减少，并改为隔日服药1次，将2日药量于早餐前1次服下，维持量应服半年或1年，激素撤退不宜过快，否则症状易复发。若服泼尼松3～4周后，仍无利尿效果，蛋白尿亦不减轻，则表明疗效差，可改用地塞米松或泼尼松龙或加用细胞毒药物，若再用2～3周仍无疗效，则表明对激素反应差，宜停药。细胞毒药可用环磷酰胺、氮芥之类。

八、饮食调护

根据其水肿及高血压情况，可采取低盐或无盐饮食。蛋白质一般按正常生理需要量供给，成人每日0.8～1.0g/kg。肾功能良好，肾小球滤过率正常而蛋白丢失多，血浆蛋白低于正常者，可用高蛋白饮食，每日可进90～100g，并选富含必需氨基酸的食物，如鱼、鸡、乳类、蛋类等。有高脂血症者可选用一些能降低血脂、改善血压的食品如芹菜、金针菜、山楂等。伴贫血者可选用含铁和蛋白质丰富的食物，如瘦肉、动物肝脏等。若非水肿明显者，液体摄入量一般可以不限。

在疾病不同阶段，可酌情配一些食疗方。

1. 复方黄芪粥　生黄芪30g，生薏苡仁30g，赤小豆15g，鸡内金9g（为细末），金橘饼2枚，粳米30g。先以水600ml煮黄芪20分钟，捞去渣；次加薏苡仁、赤小豆煮20分钟；再加鸡内金、粳米，煮熟成粥，作一日量，分2次服之，食后嚼金橘饼1枚，每日1剂。适用于肾气衰弱的慢性肾炎患者。

2. 鲫鱼羹　鲫鱼500g，大蒜1头，胡椒30g，川椒3g，陈皮3g，缩砂仁3g，荜茇3g。先将鲫鱼去鳞及肠杂，洗净，然后将蒜、椒等诸佐料放入鱼肚中缝合，煮熟作羹，调味食之。适用于脾气不足的水肿患者。

3. 乌龟肉煮猪肚　乌龟肉200g，猪肚200g。两味均切成小块，放砂锅内加水适量，共炖成糊状，加食盐少许调味，早晚分服。适用于脾肾亏虚，气血虚弱之尿蛋白不消者。

4. 核桃蜂蜜饮　蜂蜜30g，核桃仁10枚。核桃仁加水适量，煮沸后15分钟，调入蜂蜜即可，每日1剂，长期服用。主治长期蛋白尿不清，脾气不足，肾精不固者。

（孙晓东）

第三节　肾病综合征

一、概述

肾病综合征是由各种不同疾病引起的临床综合征。其临床共同表现有四大特点：即大量蛋白尿、低蛋白血症、高脂血症及不同程度的水肿。本征可分为原发性及继发性两大类。原发性主要是由原发性肾小球疾病所引起，继发性常见于系统性红斑狼疮、过敏性紫癜、糖尿病、多发性骨髓瘤等。其基本病理变化是肾小球滤过膜通透性增高，由此而致大量血浆蛋白从肾小球滤出，出现蛋白尿；由于尿中丢失蛋白量多，机体虽增加肝脏中蛋白的合成，但仍不能补偿其损失，而导致低蛋白血症；低蛋白血症时胶体渗透压下降，水分潴留于组织间隙而产生不同程度的水肿；亦由于低蛋白血症，肝脏合成蛋白增加的同时，胆固醇和脂蛋白的合成也增加，从而引起高脂血症。

肾病综合征属于中医“水肿”范畴，在水肿消退后则属“虚劳”、“腰痛”等范畴。在发病过程中常出现感染、血栓形成、循环衰竭、急性肾衰竭、冠状动脉硬化、肾小管功能异常等并发症，则应分别参考温热、瘀血、厥脱、关格、胸痹、消渴诸症进行辨证论治。

二、病因病理

肾病综合征临床见症以水肿为主，故按中医水肿门而论，其发病总由外邪侵袭、内伤脾胃所致。其外因则以感受风寒湿邪为主。诚如《素问·水热穴论》曰：“勇而劳甚……传为胕肿……名曰风水。”《素问·气交变大论》：“岁水太过，寒气流行，邪害心火……甚则腹大胫肿”，“岁土太过，雨湿流行，肾水受邪……体重烦冤”。此外饮食劳倦，房室所伤，亦可诱发或加重本病。外因必须通过内因而起作用，故其内因当以内伤脏腑、脾肾虚损为主。《诸病源候论》曰：“水病无不由脾肾虚所为。”

张景岳云：“凡水肿等证乃肺脾肾相干之病，盖水为至阴，故其本在肾；水化于气，故其标在肺；水惟畏土，故其志在脾。”可见水肿之病理主要责之于肺脾肾三脏功能失调。肺脾肾三焦系人体气化系统，主水液代谢功能之调节，若风邪侵袭，肺失宣降，肺气闭塞，不能通调水道。脾肾虚损，水液不得运行和蒸化而致水肿，脾肾不能升清，精微下注，肾虚封藏失职，精微外溢，而产生蛋白尿及低蛋白血症。

水肿日久湿浊蕴结，阻滞气机，气滞不畅又可加重水肿。气滞亦可形成血瘀，瘀血又可加重气滞及水停，气血水三者交互搏击，互相转化，外邪也易乘虚而入，形成虚实夹杂交错的局面，以致病程缠绵，迁延难愈，邹澍云：“肾固摄精泄浊之总汇也。”若病久不愈，耗伤正气，肾之精气不足，气化不利，浊邪不泄，潴留体内，升降失司，三焦壅塞，外溢皮肤，内陷心包，动风迫血，变证蜂起，终致邪陷正虚，精气耗竭，内闭外脱，而生命垂危。

三、诊断

（一）临床表现

临床上凡患者具有大量蛋白尿（≥3.5g/24h）、低蛋白血症（<30g/L）、水肿、高脂血症者，即可诊断为肾病综合征。

1. 蛋白尿　大量蛋白尿是诊断肾病综合征的最主要条件，一般24小时尿蛋白定量在3.5g以上，即为大量蛋白尿，严重者可达10～20g。亦有个别患者长期蛋白尿达3.5g/24h以上，而不出现肾病综合征，故需根据患者的个体差异，进行一定时间的动态观察，方可作出正确之判断。

2. 低蛋白血症　主要为白蛋白下降，常低于30g/L，甚至可下降到10g/L。此时常有面色㿠白，神疲乏力，肢体酸重，伴贫血、纳呆、恶心呕吐、甲横嵴（即指甲上见2条平行白线）、易感染等临床表现。

3. 水肿　肾病综合征常有严重的全身性水肿，皮肤肿胀而苍白，呈凹陷性，尤以下坠及组织疏松部位更显著，甚至出现胸水、腹水。水肿严重时可有呕吐、腹泻、昏厥、血压下降，甚至产生循环衰竭、休克等。但有不少患者在病程的某一阶段可无水肿，甚至少数患者在整个病程中从未出现过水肿。此时如有大量蛋白尿及低蛋白血症，仍可诊断为肾病综合征。

4. 高脂血症和脂质尿　高脂血症以胆固醇升高为主，在较轻的患者中，常见胆固醇升高到12.4～13mmol/L（400～600mg/dl），而甘油三酯水平正常。在较严重时就有极低密度脂蛋白增加，甘油三酯和胆固醇都有增加；若病情进一步加重，患者血清白蛋白少于10g/L时，低密度脂蛋白大大提高，而胆固醇增高则不明显。还有些患者如长期厌食等，血脂也不一定升高，因此高脂血症并非诊断肾病综合征的必备条件。脂质尿主要表现为尿中双折光的脂肪体出现，可能系含有胆固醇成分的上皮细胞和脂肪管型。

高脂血症早期可增加血管壁通透性使水肿加重，持续日久可引起心血管病变，有心悸、胸闷、心动过速，严重时可引起心律失常、心肌梗死，或血管内血栓形成。

1985年在南京召开的第二届全国肾病学术会议上，将原发性肾病综合征分为Ⅰ型和Ⅱ型：Ⅰ型无持续性高血压、离心尿红细胞<10个/高倍视野、无贫血、无持续性肾功能不全，蛋白尿通常为高度选择性（SPI<0.1），尿FDP及C_3值在正常范围内。Ⅱ型常伴有高血压、血尿或肾功能不全，肾病的表现可以不典型，尿FDP及C_3值往往超过正常，尿蛋白为非选择性。有人对此分型有不同意见，因此仅作参考用。

（二）实验室检查

1. 尿常规　大量尿蛋白+++~++++，伴管型尿。

2. 尿蛋白圆盘电泳（SDS-PAGE）测定　肾病综合征患者主要是高或中分子蛋白尿，部分伴肾小管脂肪变、混浊肿胀等病变。

3. 蛋白尿选择性测定　可以估计病变轻重、疗效及预后。SPI>0.2为选择性差，SPI 0.1~0.2为选择性一般，SPI<0.1为选择性好。

4. 血浆蛋白　血浆总蛋白低于60g/L，白蛋白低于30g/L。α_1球蛋白正常或降低，α_2球蛋白、β球蛋白却相对增高，γ球蛋白在原发性肾病综合征中一般均降低。

5. 血脂检查　如前述。

6. 尿FDP测定　尿FDP阳性提示炎症存在，含量极高提示为增殖性病变。病情进展或恶化可见尿FDP急剧升高。

7. 尿C_3测定　尿C_3阳性提示肾小球滤过膜通透性增高，多见于膜性肾炎。尿C_3明显升高者见于膜增殖性及局灶硬化性肾炎。

8. 尿溶菌酶测定　尿溶菌酶含量增加超过2μg/ml，提示肾小球炎症及间质损害，多见于膜增殖性肾炎，预后不佳。

（三）特殊检查

肾活组织检查：肾病综合征只是一个症状诊断名词，因此必须进一步找出原发疾病，才能正确进行治疗和估计预后。肾穿刺活检对确定原发病因常有重要帮助，原发性肾小球疾病所引起的肾病综合征，肾活检病理常见微小病变性、系膜增殖性、膜性、膜增殖性肾炎，及局灶性阶段性肾小球硬化等。

四、鉴别诊断

肾病综合征分原发性和继发性两大类，其鉴别诊断主要排除继发性肾病综合征。继发性肾病综合征原因很多，也较复杂，往往最终依靠肾穿刺活检才能加以确诊。

（一）狼疮肾炎

多见于生育年龄妇女，常合并有关节痛、发热、皮疹及多器官损害等全身表现，贫血，血沉增快，血小板减少，γ球蛋白升高。抗核抗体阳性，补体C_4、C_{1q}与C_3一致性显著下降。

（二）过敏性紫癜性肾炎

最常见于6～7岁儿童，但可发生于任何年龄，半数病例病前1～3周有上呼吸道感染史、过敏性斑点状出血性皮疹、关节痛及腹痛，血冷球蛋白阳性，血清IgA升高，部分患者在急性期出现肾病综合征，预后差。

（三）糖尿病肾病

糖尿病患者如有持续性蛋白尿>0.5g/24h，并能除外高血压及其他肾脏疾病，便应考虑为糖尿病性肾脏病变。其病程长，进展慢，出现肾病综合征时多伴有视网膜病变、肾功能不全，预后较差。若起病较急，虽有糖尿病，亦往往系非糖尿病性肾小球硬化所致，应作肾活检以确诊。

五、并发症

（一）感染

以肺炎双球菌感染最常见，患者常并发肺炎及原发性腹膜炎，严重者可有败血症。因免疫球蛋白的丢失，体内补体的消耗，T细胞、B细胞功能障碍等所致。在大量应用激素时，合并感染症状常被掩盖，尤应加以注意。

（二）血栓形成

常见肾静脉血栓、肺静脉或动脉血栓，以及血栓性静脉炎。多在血肿严重时静脉血流瘀滞，血脂及纤维蛋白含量过高，凝血因子增加，或应用激素血液易发生高凝状态，而有利于血栓形成。

（三）营养不良

蛋白尿的大量丢失致低蛋白血症，营养不良造成维生素D的缺乏，和钙磷代谢紊乱，常易继发甲状旁腺功能亢进，营养不良亦可有贫血及铜、锌等微量元素的缺乏。

六、辨证施治

（一）水肿期

1. 脾肾阳虚　主症：周身肢体明显浮肿，甚则伴有胸水、腹水，而有胸闷气急，腹满而胀，不得平卧，小便不利而量少，面色苍白或黧黑，精神委顿，形寒怯冷，身肢瞤动或沉重疼痛，或腰酸腿软，纳少便溏。舌质淡，舌体胖大而有齿痕，舌苔薄白或白腻而滑，脉沉细或沉紧。

治法：温阳利水。

处方：真武汤合五苓散、济生肾气汤、肾水散（经验方）化裁。

附子12g，白术12g，茯苓30g，生姜10g，泽泻15g，肉桂10g，猪苓15g，胡芦巴10g，仙茅10g。

脾肾阳虚，水湿泛滥为肾病水肿常见证型，温阳利水方药有较好疗效。方药组成不外两部分：一部分为利水药，一般以茯苓、猪苓、泽泻为主，水肿严重可暂用逐水药，如葶苈子、川椒目、黑白丑之类；另一部分为温阳药，以附子、肉桂为主，或加仙茅、胡芦巴之类。脾阳虚为主，面色多萎黄或苍白，纳少腹胀便溏，除白术健脾外，散水用生姜，温脾则易干姜，或加厚朴、大腹皮、草豆蔻行气之药，以达温而运之的目的。肾阳虚为主，面色多黧黑，腰膝酸软，可加仙灵脾、补骨脂、巴戟天之类；水肿渐消，肿势不重，可应用济生肾气汤或加龟甲胶、鹿角胶、紫河车等血肉有情之品。肾气不足在应用前方无效时，可采用自拟肾水散［猪肾（1对，阴干）、附子、肉桂、泽泻共研细粉］，每次10g，开水顿服，每日3次，有较好疗效，可供参考。

2. 脾虚湿困　主症：肌肤或全身浮肿或有轻度水肿，但持续不退，面色萎黄不泽，气短懒言，肢软无力，或胸闷腹胀泛恶，小便短少，大便溏软。舌淡红，苔薄白或白腻，脉濡软或沉缓。

治法：益气健脾，燥湿利水。

处方：防己茯苓汤合参苓白术散、胃苓汤。

防己15g，桂枝10g，生黄芪30g，茯苓30g，党参12g，白术12g，薏苡仁15g，扁豆10g，山药15g，甘草6g。

脾虚湿困当分两端；一为脾虚气弱，健运失司，水湿逗留，其水肿较轻但持续减退，以气短乏力、面色萎黄之脾气虚证明显，治宜健脾益气以利水，以黄芪、党参、白术益气健脾，以防己、茯苓、泽泻利水，此类患者血浆白蛋白常较低，随着水肿缓慢消退，血浆白蛋白往往有所升高，蛋白尿亦有所减轻。二为湿盛困脾，脾运迟滞，亦致水肿，其脾气虚证不著，而水肿、胀满、泛恶、口黏等湿困见症明显，治宜燥湿运脾以利水，方用胃苓汤，以苍术、厚朴、陈皮燥湿运脾，以猪苓、茯苓、泽泻利水消肿，或稍加木香、砂仁、大腹皮之引气以助脾运。在水肿消退后，蛋白尿及血浆蛋白往往无明显之变化。

3. 风邪犯肺　主症：全身浮肿，头面眼睑尤甚，恶寒发热，头痛身痛，咳嗽气急，胸满，小便不利。舌苔薄白，脉浮或弦滑。

治法：疏风宣肺利水。

处方：越婢加术汤合五皮饮、麻黄连翘赤小豆汤。

炙麻黄10g，生石膏30g，甘草10g，生姜3片，大枣4枚，白术12g，桑白皮10g，茯苓皮30g，陈皮10g，大腹皮15g。

肾病综合征因感受风寒或风热之邪，突然引起周身浮肿或原有之浮肿骤然加重，以头面部为重，并伴风寒或风热表证及肺气失宣之证，此时当急则治其标，宜疏风宣肺利水，用越婢加术汤，目的重在宣开肺气，服药后并不见汗出，小便增加，水肿迅速消除。五皮饮则可视病情选用一两味药即可。若咽喉疼痛或皮肤疮毒感染，而兼有风热表证，应用麻黄连翘赤小豆汤加黄芩、桔梗、银花、蒲公英之类。此类患者常见反复感染性病灶存在，在使用激素时往往被掩盖，因此应仔细检查搜寻，及时加以清除。

4. 气滞水停　主症：肢体或全身浮肿，反复发作，脘腹胀满，胸闷短气，喘气不舒，纳呆，尿少，大便不畅。舌淡红，脉弦。

治法：行气利水。

处方：大橘皮汤、木香流气饮。

橘皮10g，滑石12g，赤茯苓15g，猪苓15g，泽泻15g，肉桂5g，生姜2片，木香6g，槟榔10g，乌药12g，威灵仙10g，木瓜6g，桑皮12g，厚朴6g。

三焦气塞，水道不利因致水肿，胸闷嗳气为上焦气壅，脘腹胀满为中焦气滞，泄便不利为下焦气塞，故用大橘皮汤加味，以五苓六一散利水以消肿，以桑皮泻肺理上焦之气，厚朴、陈皮宽中理中焦之气，槟榔、木香下气理下焦之气。又三焦之决渎，气机之畅通，还赖肝气之疏泄，故每于方中稍加柴胡、白芍、香橼、佛手疏肝调气之品，既有利于三焦气机之调运，又有利于水液之运行。行气虽非肾病综合征之主要治法，但于宣肺、健脾、温肾之中稍佐疏气之品，则可增该方之条达，有利于水湿之消散。

5. 瘀水交阻 主症：浮肿尿少日久不愈，面色晦暗不泽，两目黑环，肌肤粗糙不润，或有瘀点或色素沉着。舌质黯有瘀斑，舌下血脉青紫，苔薄白微腻，脉涩。

治法：活血化瘀利水。

处方：当归芍药散。

当归 12g，赤芍 15g，川芎 10g，茯苓 15g，白术 12g，泽泻 15g，丹参 30g，桃仁 10g，红花 10g，益母草 30g，车前子 15g。

“血不利则为水”，瘀血内停，气机不利，水湿不运，故成水肿。水肿不退，湿阻气机，气滞血涩，亦成瘀血。故临床既有水肿尿少等水湿见症，又有晦暗瘀滞等瘀血见症。治疗当活血化瘀与利水消肿合用。当归芍药散中归、芍、芎为活血化瘀药，尚可加丹参、桃仁、红花，茯苓、白术、泽泻则为渗利水湿药，尚可加防己、车前子之类，还有泽兰、益母草既能化瘀又可利水。若瘀血较重水肿顽固不退，则可加䗪虫、水蛭散结破血之品，常能取效，不但水肿消退，蛋白尿常可明显减轻。

6. 湿热蕴结 主症：周身浮肿，面赤气粗，烦热汗出，胸脘痞闷，口苦口黏，咽痛，小便短涩，大便不畅。舌质红，苔黄腻，脉弦滑而数。

治法：清热利湿。

处方：萆薢分清饮、五味消毒饮，阴虚夹湿热者可用猪苓汤。

萆薢 15g，菖蒲 10g，白术 10g，丹参 15g，莲子心 6g，茯苓 15g，黄柏 10g，车前子 10g，银花 30g，连翘 10g，蒲公英 10g，地丁 10g。

肾病水肿乃由肾之气化失常，水湿泛滥而成，湿邪久郁化热则成湿热壅滞。或痤疮或疮疖，或上呼吸道感染，或久用激素治疗，致人之气机升降出入紊乱，气血痰湿郁滞经隧，也为湿热蕴结或热毒壅盛。故见烦满泄涩、咽痛口黏等湿热征象。若湿热之邪不能得到彻底清除，在继发感染下又易致肾之气化失常，以致肾病综合征反复发作而缠绵难愈。故清利湿热虽未必直接消除水肿，但仍为治疗中的重要一环。用萆薢分清饮重在清利湿热、分清泌浊，方以黄柏、车前子清热利水，白术、茯苓健脾祛湿，萆薢、菖蒲分清泌浊，丹参、莲子心清心通络，一方之中清热利湿通络兼顾。如水肿较重可加萹蓄、泽泻、滑石，或合八正散。五味消毒饮以五种清热解毒药并用，对于疮疖感染有较好疗效。若阴虚而夹湿热者，则既有尿频尿急、下肢水肿，又伴口干欲饮、心烦不得眠等阴虚内热之症，应滋阴利水，方用猪苓汤，以猪苓、泽泻甘淡利水，滑石滑利水道，阿胶养阴清热，俾水去热清，阴津回复。

（二）无水肿期

水肿消退之后，或始终未见水肿者，常表现为面色无华，头晕目眩，腰膝酸软，疲乏无力等虚证，并常见蛋白尿、管型尿、血尿及肾功能减退，故应按中医虚劳进行辨证。

1. 脾肾气虚 主症：面色淡黄，神疲气短，纳差，腹满便溏，腰膝酸软，夜尿频多，小便清长。舌淡有齿痕，脉沉缓。

治法：健脾补肾。

处方：参苓白术散、五子衍宗丸化裁。

党参 15g，茯苓 10g，白术 12g，山药 20g，扁豆 12g，桔梗 10g，菟丝子 15g，枸杞子 15g，覆盆子 10g，芡实 15g，车前子 10g。

水肿退后或始终无水肿的肾病综合征，常见上述脾肾气虚的症状，也有患者仅有蛋白尿而无明显自觉症状，亦可采用健脾补肾法治疗。偏脾虚者可用参苓白术散加芡实、金樱子、菟丝子等固精补肾之品，偏肾虚者可用五子衍宗丸加党参、黄芪等健脾益气之药。若见脾肾阳虚者宜加仙茅、仙灵脾、补骨脂、巴戟天等温和的补阳药，因阳虚水肿在水肿消退后，往往出现气阴耗伤，虽此时仍现阳虚，但不宜姜、附、桂等刚燥之品，而仍应用健脾益气、补肾固精之法治疗，不但能改善整体状况，而且能使蛋白尿减少或消失，肾功能恢复。

2. 肝肾阴虚　主症：面白颧赤，眩晕耳鸣，目涩肢颤，口干咽燥，渴欲饮水，五心烦热，溲赤便干。舌红少津，脉细数或细结。

治法：滋补肝肾。

处方：知柏地黄汤、建瓴汤。

生地25g，山萸12g，山药12g，丹皮10g，茯苓10g，泽泻10g，知母10g，黄柏10g，龟甲20g，茅根30g，益母草30g。

肝肾阴虚常因过用温热刚燥之品，或长期大量应用激素而耗伤阴液，使原有的脾肾阳虚或气虚转化为肾阴亏损和肝肾阴虚。亦可因素体阳盛阴亏发病即见肝肾阴虚。其证有二：一为阴虚内热，见五心烦热、口干便结等症，宜滋阴降火，常用知柏地黄丸、大补阴丸之类。如热伤血络而见镜下血尿，可加小蓟、茅根、生侧柏、血余炭、旱莲草等。二为阴虚阳亢，见眩晕耳鸣、头胀易怒等症，常伴血压升高，宜滋肾平肝，可用建瓴汤，或六味地黄丸加天麻、钩藤、菊花、生石决等。

3. 气阴两虚　主症：神疲气短，腹胀纳差，手足心热，口咽干燥，口渴喜饮，腰酸腰痛，头晕头疼。舌淡红有齿痕，苔薄，脉沉细或弦细。

治法：益气养阴。

处方：参芪地黄汤、大补元煎。

党参15g，生黄芪30g，熟地25g，山萸12g，山药12g，云苓10g，丹皮10g，泽泻10g。

水肿退后阴液耗伤，过用滋腻反令脾虚，故既见脾气不足，又有肾阴亏损之证，加之肾病综合征病程缠绵，迁延不愈，气损及阴或阴损及气，故气阴两虚证近年来明显增多，而单纯的虚证较以前有所减少。气阴两虚涉及五脏，而以脾肾气阴两虚为多，故治疗一方面健脾益气，一方面滋补肾阴。参芪地黄汤、大补元煎均有疗效，应用时还须看气虚阴虚轻重而灵活加减，使用本方可使患者的免疫功能及血浆环核苷酸的双向调节趋向平衡，保护和促进肾功能恢复。

无水肿期上述各型亦涉及湿热、热毒、瘀血诸邪，可参考水肿期有关证型及慢性肾炎有关治法辨证施治。

七、西医治疗

肾病综合征应根据不同病因，首要治疗原发病。在临床症状明显时，可采用对症治疗，改善食欲和全身健康状况，预防和治疗感染。在一般情况得到改善后，应用激素和免疫抑制剂，以减少和消除蛋白尿，巩固疗效防止复发。

（一）一般治疗

1. 饮食　以高蛋白、低钠饮食为主。高蛋白饮食必须在食欲改善后才能耐受，一般每日每千克体重1~1.5g，再加上每天尿中蛋白丢失量，还须补充由激素引起的消耗量（每日应用泼尼松30~40mg时，约增加蛋白质消耗19g），这样在一个体重60kg的患者，每天需供应90~100g蛋白质。但在有氮质血症时，蛋白摄入量应适当限制。在水肿明显时须严格限制食盐及含钠药物，一般每天应在1g以下，高度水肿应限在200mg以下，水肿减轻时可适当增加，但以每天不超过5g为宜。

2. 利尿消肿　利尿剂能增加尿量，但又不能利尿过快，以免引起电解质的紊乱及钾的负平衡。一般水肿为了减少尿钾丢失过多，最好先用螺内酯20～40mg，每日3次，然后加用氢氯噻嗪每日70～100mg，分2～3次服；水肿严重可用呋塞米20～40mg，每日2～3次，口服或静脉注射，用量应根据水肿程度及肾功能情况，逐渐增加直至达到利尿效果，可用到400mg/d；若此时仍不能达到利尿效果，则应考虑因严重低蛋白血症而引起血容量减低，此时应加用扩容剂，可输入新鲜血浆、5%无盐右旋糖酐500～1 000ml，适当补充人体白蛋白固属必要，而过多地输入白蛋白，则徒然增加尿蛋白的丢失，加重肾小管的损害，故不宜长期大量地使用。

（二）肾上腺皮质激素及免疫抑制剂的应用

1. 肾上腺皮质激素　具有免疫抑制及抗炎作用。一般以泼尼松为首选，每日30～40mg，分3～4次口服，或晨起顿服，效果不著增至60mg/d，如增至80mg/d以上仍无效，或出现精神或其他系统不良反应，应立即减量停药。多数有效患者在使用1～2周尿蛋白开始减少，亦有1个月方见效，持续用药8周，然后逐渐减量，至15mg/d时递减速度应放慢，以不出现尿蛋白或仅有微量时的用量为维持量，为5～15mg，维持半年左右，采用隔日或每日服药。在服维持量过程中如有复发，需重新用足量治疗，待病情控制后再改为维持量。在治疗4～8周之后，应注射10～20单位的促肾上腺皮质激素，每周1次，以减轻泼尼松对肾上腺皮质的抑制。在用大量激素时，应适当补钾，予氯化钾1～3g/d，以及小量的钙和维生素D。

2. 免疫抑制剂（细胞毒物质）　通过抗体的形成，可以减少抗原抗体复合物在肾小球基底膜的沉积。一般在激素治疗效果不满意时加用。常用的有环磷酰胺、硫唑嘌呤、苯丁酸氮芥、噻替哌等。首选为环磷酰胺，每日或间日静脉滴注200mg（于0.9%氯化钠注射液内），以10次为一疗程，或每天100～150mg，分2～3次口服，总量6～12g，疗程2～3个月，激素和环磷酰胺合用可减少各自的药量和不良反应。

3. 抗凝疗法　可采用肝素每天125～250mg，静注或滴注，但大剂量易导致出血。肝素主要作用是减少肾小球新月体形成和纤维蛋白样物沉着，对水肿明显者采用激素、环磷酰胺和肝素联合治疗，可取得显著利尿，肾小球滤过率增加，肾功能改善。而对水肿不明显的肾病综合征则无效。肝素主要用于肾病综合征伴高凝状态者。血小板凝集拮抗药双嘧达莫等有时亦应用。

4. 吲哚美辛　为非固醇类抗炎药，对部分患者能减少蛋白尿的排出。但该药为前列腺素抑制剂，可引起肾血流量下降，降低肾小球滤过率，而易致血尿素氮及肌酐升高，所以应慎用。

目前西医治疗的总趋势是以小剂量、多品种联合用药为主，这样可以协同作战，最大限度地发挥治疗作用，而减少各自的不良反应，以利于长期用药巩固疗效防止复发。只是在顽固性难治性肾病综合征时才有限地、暂时地应用大剂量激素和环磷酰胺冲击疗法，而且同样需要联合用药，至于疗效的评价还有待于进一步探讨。

八、饮食调护

肾病综合征严重水肿，血浆白蛋白持续低下，以及合并急性感染、高热、心力衰竭及水电解质平衡失调，均应绝对卧床休息。一般患者也应起居有时，活动适当，切勿过劳，衣着适度，注意保暖，慎避风寒湿露，保持皮肤清洁，同时还要静养心神，舒畅情怀，绝禁房帏，以保肾精。

饮食调养，宜进高蛋白低盐饮食，忌食海鲜、笋、蟹及胡椒、辣椒、烟、酒等辛辣刺激之品。水肿时可食赤小豆、薏苡仁、茯苓、冬瓜、鲤鱼、鲫鱼等排水消肿的食物，水肿消失后可食山药、芡实、莲子、甲鱼、猪肾、羊肾等滋补固精的食物。下列食疗方法亦可选用。

1. 乌鲤鱼汤　乌鲤鱼1条（500g），去鳞鳃内脏，纳入桑皮、陈皮、白术、赤小豆各15g，葱白5根，煮成浓汤，吃鱼喝汤，可利水消肿。

2. 豆汁饮　黑大豆、赤小豆、绿豆、生米仁各30g，蒜头10个，麦麸60g（布袋包）。水煮至熟烂，喝浓汁，增食欲，消水肿。

3. 鲜羊奶　每天500g，治水肿，并消蛋白尿。

4. 桑葚粥　桑葚子30g，生苡仁30g，赤小豆30g，葡萄干20g，粳米30g，带衣花生米20枚，大枣10枚。共煮粥，健脾，补肾，消水肿。

5. 黄芪煮鸡　母鸡1只，去内脏，纳黄芪120g，煮烂，喝汤吃鸡，益气补虚消水肿。

6. 虫草鸭　湖鸭1只，去内脏，纳冬虫夏草10g、大蒜5只，煮烂，吃鸭喝汤，补虚消肿。

（孙晓东）

第四节　泌尿系感染

一、概述

泌尿系感染又称尿路感染（urinary tract infection，UTI），是由各种病原体入侵泌尿系统引起的疾病。按部位分为上尿路感染和下尿路感染。上尿路感染包括肾盂肾炎、输尿管炎，下尿路感染包括膀胱炎、尿道炎。肾盂肾炎又分为急性肾盂肾炎和慢性肾盂肾炎。尿路感染临床以尿频、尿急、尿痛，偶有血尿、腰痛为主要症状，部分患者可有寒战、发热、恶心、呕吐等，也可见到尿失禁和尿潴留。慢性肾盂肾炎晚期则可引起慢性肾衰竭。

尿路感染是常见的感染性疾病，很多微生物侵入尿路均可引起尿路感染，但以大肠杆菌最多，占47.9%，其次为副大肠杆菌、变形杆菌、产碱杆菌、产气杆菌、铜绿假单胞菌及厌氧杆菌等。变形杆菌、产气杆菌、铜绿假单胞菌常见于再感染患者。极少数可由真菌、原虫、病毒所引起。早期感染常为单一病菌，慢性期或有梗阻情况下可出现混合感染。尿路感染可发生于所有人群，多见于女性，尤其是育龄期女性。据国内普查3万多妇女结果，其发病率为2.05%。

尿路感染的途径分为上行感染和血行感染。绝大多数尿路感染由粪源性病原体上行感染引起，即经尿道、膀胱、输尿管、肾盂而到达肾脏髓质，可累及单侧或双侧。正常人一般不会感染，但是尿路器械的使用、性交引起的尿道损伤、排尿终末时后尿道尿液的反流等因素有可能导致细菌进入膀胱。少数尿路感染是由血中病原体到达肾脏引起的。正常肾脏能抵御血源性细菌等常见尿路感染致病菌的侵袭，但是当肾脏结构受损时，如尿路梗阻、瘢痕或肾小管内药物沉积引起肾内梗阻、血管异常、钾缺乏、多囊肾、糖尿病、应用止痛药、肾脏损害等。

古医籍中未见本病名记载，据其临床表现及病机特点，可以归纳到中医学的“淋证”、“腰痛”、“血淋”、“劳淋”的范畴。

二、病因病理

本病病位在肾与膀胱，如巢元方所谓“肾虚而膀胱热故也”，以肾虚为本，膀胱热为标。热邪常是本病起始致病因子，但热邪之为病，常以炎上为其特征，而本病之病位在于下焦，故热邪导致本病的条件必须是“热在下焦”，由此其常与湿邪相伴随，常见患者感受湿热疫毒之气，或多食辛热肥甘之品，或嗜酒太过之后，酿成湿热下注膀胱；或恼怒伤肝，气郁化火，肝郁不舒，火郁于下焦；或是他脏之热，下注膀胱。盖膀胱系州都之官，乃水聚之处，气化则能出。热邪注入下焦，膀胱气化不利，热与水结，酿致湿热内聚。所以本病早期证候以下焦湿热为主。若久病，湿热耗伤正气，或因年老体虚，素体孱弱，加之劳累过度，房事不节，均致脾肾亏虚，而成慢性过程。若湿热之邪未净，而正气已亏，则形成虚实夹杂之证。正虚无力驱邪，湿热又胶黏难清，故病情常反复，迁延不愈，历经多年乃至数十年，终致脾肾阳衰，浊邪弥漫三焦，而成癃闭关格之证。

三、诊断

（一）临床表现

1. 泌尿系统症状　膀胱刺激征（尿频、尿急、尿痛）、腰痛和（或）下腹部痛，偶可有血尿，甚至肉眼血尿。

2. 全身感染症状　可出现寒战、发热、头痛、恶心、呕吐、食欲不振等；也可无明显全身感染症状，少数患者可仅出现腰痛、低热。

（二）体征

可有下腹部压痛，或肾区压痛、肾区叩击痛，肋脊角及输尿管点可有压痛。

（三）辅助检查

尿白细胞增多，尿细菌培养阳性；部分患者可伴有血白细胞计数升高。

四、鉴别诊断

（一）全身性感染疾病

注意尿路感染的局部症状，并行尿细菌学检查，鉴别不难。

（二）肾结核

肾结核膀胱刺激征多较明显，晨尿结核杆菌培养阳性，尿沉渣可找到抗酸杆菌，静脉肾盂造影可发现肾结核X线征，部分患者可有肺、生殖器等肾外结核病灶。肾结核可与尿路感染并存，如经积极抗菌治疗后，仍有尿路感染症状或尿沉渣异常者，应考虑肾结核。

（三）尿道综合征

本征仅有膀胱刺激征，而无脓尿及细菌尿，多见于中年妇女，尿频较排尿不适更突出，有长期使用抗生素而无效的病史。

五、并发症

（一）肾乳头坏死

肾乳头坏死是肾盂肾炎的严重并发症，常发生于严重肾盂肾炎伴糖尿病或尿路梗阻时，可并发革兰阴性杆菌败血症，或导致急性肾衰竭。

（二）肾周围脓肿

常由严重肾盂肾炎扩展而来，致病菌多为革兰阴性杆菌，特别是大肠杆菌。多见于糖尿病、尿路结石等患者。发病时除原有肾盂肾炎症状加剧外，常出现明显单侧腰痛和压痛，向建侧弯腰时，可使疼痛加剧。影像学检查有助于诊断。

（三）革兰阴性杆菌败血症

来势凶险，突然寒战、高热，常引起休克，预后严重。

六、辨证施治

（一）膀胱湿热

主症：以膀胱、尿道刺激症状为主，小便短数、频急、灼热刺痛，排尿困难，尿少，少腹拘急胀痛，腰痛。苔黄腻，脉滑数或濡数。

治法：清热泻火，利水通淋。

处方：八正散加减。

川木通6g，车前子20g（包），萹蓄15g，瞿麦15g，六一散15g（包），酒军10g，炒栀子10g，甘草10g，石韦15g。

在本病急性发作期绝大多数表现为此证，予本方多能取效。方中大黄清热解毒泻浊，保持大便通畅，有利于湿热下趋。大便秘结，腹胀者还可用芒硝6～10g冲化或同煎，枳实10g以助通腑泄热；发热症重者可加银花30g、水牛角粉15g、炒草果10g，以加强清热解毒祛湿之效；恶寒发热，呕恶者，加柴胡15g、黄芩12g、半夏10g以和解降逆。血尿明显者加白茅根30g、小蓟30g、藕节30g、生地15～30g以凉血止血；小便涩滞不畅加入乌药6g、琥珀粉3g（分冲）。

（二）少阳郁热

主症：寒热往来，口苦口干，小腹胀痛不适，小便热涩混浊。苔薄黄，脉弦数。

治法：和解少阳，清利下焦。

处方：柴苓汤加减。

柴胡10～15g，黄芩10g，茯苓15g，炒白术10g，泽泻15g，知母10g，黄柏10g，萹蓄15g，瞿麦15g，白头翁15～30g，滑石15g，白花蛇舌草30g，石韦20g，甘草6g。

本证为膀胱湿热毒邪极盛，上犯少阳，致少阳郁热，故现寒热往来、口苦口干、小便热涩混浊等。治疗当用柴苓汤加减。可加半枝莲、马齿苋、野菊花、红藤、连翘、土贝母等以通利膀胱，清热解毒，和解少阳。若热毒入血，弥漫三焦，又当急则治其标，用黄连解毒汤合五味消毒饮，以清热泻火解毒。高热，腰痛，肉眼血尿明显者，可用犀角地黄汤合小蓟饮子或四生丸加减治疗，以水牛角粉易犀角。肝郁气滞明显，或见排尿艰涩、癃闭，可用沉香散加减治疗，可加木香、青皮、乌药、小茴香开郁破气。有刺痛感，尿有血块等血瘀征象者，可加桂枝、酒军、土鳖虫、桃仁或川牛膝、红花、赤芍等。

（三）虚实夹杂证

慢性肾盂肾炎属中医“劳淋”范畴，为本虚标实之证，在治疗时当分清标本的轻重缓急。标急者，先予治标，标证缓解再予治本。标证不急者，可采用标本兼治。正虚者适当加用顾肾之药，以复其正气。

1. 气阴两虚，湿热留恋　主症：小便频急，淋涩不已，反复发作，遇劳尤甚，伴头晕耳鸣，乏力多汗，腰酸软，手足心热。舌红苔少，脉细。

治法：益气养阴，清热利湿。

处方：清心莲子饮加减。

太子参、生黄芪、麦冬、石莲子、萹蓄、石韦、地骨皮、生地、茯苓各15g，黄芩、炒蒲黄、仙鹤草、六一散各10g，丹参、白茅根、小蓟各30g，车前子20g（包），生甘草6g。

清心莲子饮主用于劳淋中的“心劳”，由于思虑劳心而发病，气阴不足，兼湿热未清，虚实夹杂，可用本方益气养阴，交通心肾，佐以清热利湿。方中用太子参、生黄芪益气，麦冬养阴，石莲子交通心肾，黄芩、地骨皮、甘草清热，茯苓、车前子导湿热从小便而出。有热者加柴胡、炒栀子。小肠有热，舌尖红赤，尿痛者合导赤散，或可加莲子心6g、灯芯草6g、淡竹叶10g。兼有下焦虚寒或排尿涩滞不畅者，可加肉桂10g、制附子10g、小茴香6g。

2. 肝肾阴虚，湿热未尽　主症：头晕耳鸣，腰膝酸软或酸痛，咽干口燥，尿频而短，小便涩痛，或伴低热，乏力，女性月经量少或愆期。舌红，苔薄黄或苔少，脉弦细或细数。

治法：滋养肝肾，清利湿热。

处方：滋水清肝饮加减。

柴胡10g，当归10g，白芍10g，生地25g，山茱萸10g，山药10g，丹皮10g，泽泻10g，甘草6g。

此证属劳淋中“肾劳”以阴虚为主者。与素体肝肾阴虚或久病热淋伤阴，病情缠绵，或房劳过度损伤肝肾之阴有关。以腰痛绵绵，小便频数，尿热涩，疼痛不甚，头晕耳鸣，舌红少苔等为证候特征。临床兼见尿路刺激症状者，诊断不难，临床也常见尿培养无致病菌或见革兰阴性杆菌的情况，此时治疗当滋补肝肾之阴，兼清利湿热。当随阴虚及下焦湿热证之轻重主次配伍。若阴虚内热明显者，可重用生地30g，酌加青蒿15g、白薇15g、胡黄连12g；肾阴虚明显者，可用知柏地黄丸合猪苓汤加减；肝阴虚为主者，可用滋水清肝饮合二至丸、四物汤加减。湿热明显时，可加野菊花15g、红藤20g、石韦20g。

3. 脾肾阳虚，湿热未清　主症：畏寒肢冷，神疲乏力，每因劳累则有腰腿酸痛，小便淋漓不尽，或有轻度浮肿，或有尿频数、尿急、尿热，排尿涩痛不畅，因寒或劳累易诱发。舌胖质黯，苔白黏腻，脉沉细尺弱。

治法：温化肾气，兼清热利湿。

处方：金匮肾气丸或合八正散加减。

熟地15g，山药15g，山茱萸10g，泽泻15g，茯苓15g，丹皮10g，桂枝6g，附子10g，川牛膝15g，车前子20g（包），川木通6g，萹蓄15g，酒军6g，炒栀子10g，滑石15g（包），菟丝子20g，乌药6g。

此证属劳淋中“肾劳”以阳虚为主者。与素体脾肾阳虚或久病热淋伤阴耗气，病情缠绵，日久阴损及阳，导致脾肾阳虚，或房劳过度损伤肾阳有关。本证属中医“冷淋”范畴。戴思恭谓：淋证“进冷剂愈甚者，此是冷淋，宜地髓汤下附子八味丸。有因服五苓散等药不效者，用生料鹿茸丸却愈，此证病于下元虚冷之故……若因思虑用心过度致淋，辰砂妙香散吞威喜丸，或妙香散合五苓散”（《证治要诀·淋》）。寒凝气滞较著者，可用寒淋汤。《三因极一病证方论》提出治疗冷淋的生附散（生附子、滑石、瞿麦、木通、半夏、生姜、灯芯、蜜）可资借鉴。小便频数明显者可用《景岳全书》的巩堤丸加减治疗。

七、西医治疗

（一）一般治疗

发热或症状明显时应卧床休息。宜多饮水以增加尿量，促进细菌和炎症分泌物的排泄。给予足够热量及维生素。

（二）抗菌治疗

主要为针对病原体的治疗，一般首选对革兰阴性杆菌有效的抗生素，但应顾及革兰阳性菌感染。常用抗菌药有头孢类、喹诺酮类。若全身症状明显，应选用注射给药，疗程一般急性患者为10～14天，慢性患者为半年至1年。

（三）祛除诱因

对尿路感染尤其是慢性肾盂肾炎，首先应积极寻找易感因素并尽力祛除。如解除尿路梗阻、提高机体免疫力等，以免复发。对孕妇应避免用影响胎儿发育的药物。无症状性细菌尿者，应进行正规抗菌治疗。

八、饮食调护

尿路感染患者可以通过合理的饮食来辅助防治尿路感染，饮食有六忌：

1. 忌发物　发物（如猪头肉、鸡肉、蘑菇、带鱼、螃蟹、竹笋、桃子等）对炎症发热有加重病情的作用，故而忌食。

2. 忌胀气之物　胀气之物包括牛奶、豆浆、蔗糖等。尿路感染常出现小腹胀痛之感，而腹部胀满往往使排尿更加困难。

3. 忌助长湿热之品　包括酒类、甜品和高脂肪食物。本病为湿热太盛之病，凡助长湿热之品都能加重病情。

4. 忌辛辣刺激之物　这些食物可使尿路刺激症状加重、排尿困难，有的甚至引起尿道口红肿，还可使炎症部位充血肿痛。

5. 忌酸性食物　酸性食物包括猪肉、牛肉、鸡肉、鸭肉、蛋类、鲤鱼、牡蛎、虾，以及面粉、大米、花生、大麦、啤酒等。尿的酸碱度对细菌的生长、药物的抗菌活力都有密切关系，忌食酸性食物的目的，是使尿液呈碱性环境，增强抗生素的作用能力；因糖类在体内也可提高酸度，故含糖量高的食物也需限制。

6. 忌温补之品　主要针对急性期而言，因其由湿热之邪所引起的。

（孙晓东）

第五节　狼疮肾炎

系统性红斑狼疮是一种自身免疫性结缔组织疾病，病变累及多系统，而肾脏为主要受累器官，称之为狼疮肾炎，为继发性肾小球疾病中最常见的一种。主要病变在肾小球，也常累及肾小管和间质，系由免疫复合物在肾脏沉积而引起，肾脏病变的严重程度直接影响系统性红斑狼疮的预后。

因本病病机复杂，见症繁多，故中医无相应的病名和系统的论述。可依据不同见症，于温毒发斑、阴阳毒、水肿、悬饮、痹病、惊悸、虚劳诸门中寻求辨证论治。

中医认为本病以阴虚火旺为本，以热毒炽盛为标。因本病多发生在育龄妇女，此时月经、妊娠、哺乳均伤阴液，加之过度劳累、七情内伤、房事不节，以致肾阴亏损，虚火内动，此为内因。外因则以烈日曝晒，使人感受火毒之邪。热毒炽盛与体内阴虚火旺之虚火相搏，毒火相煽，销铄津液，迫血妄行而见发斑、衄血、尿血；邪热伤心，心阴内耗，邪热伤肝而见肝阴不足，或肝肾阴虚之候。阴病及阳，阴亏日久，可致肾阳不足，气虚日久，也致脾阳不足，脾肾阳虚则水湿泛滥；继而气阴两虚，阴阳两虚，或夹瘀血、湿热、痰浊，则成虚实夹杂之证。

临床上凡见不规则发热，蝶形或盘状红斑，关节疼痛肿胀，伴心、肝、神经精神系统损害，贫血，血沉增快，血小板减少，γ球蛋白升高，抗核抗体阳性，补体 C_4、C_1 与 C_3 一致性下降者，可诊断为系统性红斑狼疮。在此基础上再有持续性尿蛋白（+）以上，或镜下红细胞 >10 个/高倍镜，或管型尿和肾损害者，即可诊断为狼疮肾炎。肾组织活检对本病诊断和治疗有帮助。

一、辨证施治

本病以阴虚火旺为本，以热毒炽盛为标，故治疗大法总以滋阴降火、清热解毒为主，而辅以凉血止血、活血化瘀。活动期或热毒炽盛，或虚火浮动，或水湿停聚，总以祛邪为主，而注意时时固护阴液；缓解期或肝肾阴虚，或气阴不足，总以扶正为主，而注意勿忘清热、治瘀以祛邪。同时要辨证与辨病相结合，以中西医优化选择，取得良好疗效。

（一）热毒炽盛

主症：高热不退，面颊部蝶形红斑，或周身皮下瘀斑，吐血、衄血、尿血，心悸，烦渴欲冷饮，大便秘结，甚则神昏谵语，肢体抽搐，或见关节酸痛红肿，肢体水肿。舌质红绛，苔黄，脉洪大而数。

治法：清热解毒，凉血止血。

处方：犀角地黄汤加味。

水牛角 90g，生地 30g，丹皮 15g，赤芍 15g，银花 30g，生石膏 30g，知母 12g，紫草 15g，白花蛇舌草 30g，大黄 15g。

本型多见于急性活动期，系热毒炽盛，迫血妄行，内陷心包，气血两燔之证，病情危重，变化急骤，宜急投大剂清热解毒、气血两清之剂，故以犀角地黄汤为清解血分热毒之主方，水牛角、紫草凉血祛斑，生石膏、知母、银花、白花蛇舌草为清解阳明气分热毒之主药，生大黄一泻阳明实热燥结，二泻血分热毒瘀积。如高热不退者可用清开灵注射液（10ml）静脉滴注，有时可迅速退热，并有清心开窍之功效；若神昏谵语为热陷心包，可用安宫牛黄丸、紫雪散、至宝丹，或用清开灵增大剂量静脉滴注；若肢体抽搐为热动肝风，可加羚羊粉 3g（分 2 次送服）、钩藤 20g、僵蚕 12g、全蝎 10g；若关节红肿热痛，可用宣痹汤加减。

银花藤 30g，桑枝 30g，滑石 12g，防已 15g，蚕沙 15g，络石藤 20g，苡仁 15g，海桐皮 15g，牛膝 12g。

（二）肝肾阴虚

主症：长期低热盗汗，面部烘热，手足心热，腰膝酸软或疼痛，眼干目涩，发脱齿摇，大便干结。舌光红或光滑无苔，脉细数。阴虚火旺则见尿赤、灼热，尿血；阴虚肝阳上亢则见头晕，目眩，耳鸣。

治法：滋补肝肾，养阴清热。

处方：二至丸合六味地黄丸加减。

丹参30g，女贞子10g，旱莲草11g，生地25g，丹皮10g，山药12g，茯苓10g，泽泻10g，首乌30g，龟甲30g，鳖甲30g，青蒿15g。

本型多见于缓解期，系水肿退后，阴液耗伤，或热毒之邪，灼伤阴液，而致肝肾阴虚，肝阳上亢，虚火浮动，虽病势渐趋平缓，而炭火未熄，仍有再燃之机。方以六味、至滋补肝肾之阴；首乌、龟甲、鳖甲滋肝阴而潜肝阳；丹参活血养血，其性清凉；青蒿配鳖甲入于阴分，透热外出。若肝阳上亢，头晕耳鸣，可加菊花10g、僵蚕10g、生石决30g、磁石15g；若长期低热，可加白薇15g、地骨皮12g、银柴胡10g。若阴虚火旺，迫血妄行，见尿赤、血尿、尿道灼热者，则多见于本病的轻度或中度活动期（亚急性期），此时当以凉血止血为主，滋阴清热为辅，方以小蓟饮子合知柏地黄丸化裁。

小蓟30g，炒蒲黄10g，麦冬10g，生地25g，丹皮10g，云苓12g，泽泻10g，知母10g，川柏10g，山药10g，茅根30g，益母草30g。

（三）脾肾亏损

主症：周身水肿，面色苍白，疲乏无力，腰膝酸软，畏寒肢冷，纳呆腹胀，泄清便溏。舌淡体胖有齿痕，质黯，脉沉细。

治法：温补脾肾，调气活血。

处方：益肾培脾汤。

黄芪30g，党参15g，白术10g，山药12g，茯苓15g，猪苓15g，丹参30g，首乌30g，黄精10g，益母草30g，大腹皮15g。

本证多见于肾病综合征，一派脾肾阳虚、水湿泛溢之征。本应温阳利水，方用真武、实脾之类；但狼疮肾炎中的肾病综合征，不同于原发性肾小球疾病，就在于它以阴虚为本，常在一派肾虚见症的掩盖下，有一两个阴虚发热、气滞血瘀见症，如耳鸣、咽赤、舌黯、脉涩等，若连用桂、附、姜刚燥之品，极易伤阴化热，而气滞血阻。故以益气健脾，参、芪、术、山药为主，而以首乌、黄精平补肝肾为辅，以猪苓、茯苓利水消肿为佐，大腹皮、丹参、益母草调气行血为使。若阳虚较显也只宜加仙茅、仙灵脾、菟丝子、巴戟天等温润之品，以求稳妥有效。

（四）气阴两虚

主症：神疲乏力，少气懒言，恶风易感，低热盗汗，五心烦热，口干纳少，腰酸，脱发，大便先干后溏。舌红，苔薄白，脉细弱。

治法：益气养阴。

处方：黄芪地黄汤、大补元煎加减。

黄芪30g，党参15g，生地25g，山萸肉12g，山药12g，麦冬10g，当归10g，丹参10g，首乌10g，女贞子10g。

本证多见于缓解期。既有气虚见症，又有阴虚见症，若进一步发展，可致阴阳两虚。故以黄芪、党参、山药健脾益气，生地、山萸、麦冬、首乌、女贞子养阴，当归、丹参养血活血。气阴不足之中常夹瘀血、痰浊，故常合用桃红四物汤、泽兰、益母草、山甲、水蛭以活血化瘀，加半夏、陈皮、胆星、瓜蒌以化痰清热。

二、狼疮肾炎的中西医研究

（一）重视中西医结合

狼疮肾炎属疑难病症，单纯中医和西医治疗效果均不理想，而中西医结合使疗效显著提高，据近年报道有效率在83.9%～97%之间，较国内外报告单纯西医之疗效为高。中西医结合的优点在于减少激素和细胞毒药物的不良反应及骨髓抑制，巩固疗效防止复发。

（二）狼疮肾炎的中药选择

狼疮肾炎轻度肾损害，仅有少量蛋白尿，或镜下血尿，而系统性红斑狼疮症状不明显，24小时尿蛋白定量1～2g，这类患者病理多为系膜性或局灶增生性狼疮肾炎所引起，可先给中药治疗，如昆明山海棠100～200mg，每日3次，或雷公藤提取物片40～60mg，每日3次，1个月为一疗程；可使尿蛋白减少，血尿好转，同时不良反应也少。

（三）狼疮肾炎活动期中药作为配合治疗是必要的

狼疮肾炎活动期，西药的应用是必要的，包括激素、细胞毒药物、抗凝疗法、血浆置换疗法等，此阶段可应用中药配合，以使患者顺利接受西药的治疗。

活动期主要表现为：血中免疫球蛋白增高，抗核抗体滴度升高，免疫复合物阳性，各项补体下降，血及尿FDP增高。病理可见肾小球局灶性坏死，基膜“铁丝圈”样改变。电镜下内皮下及系膜区电子致密物质沉积较多，见核染色质碎片及苏木紫小体等。

西药治疗：激素常需大剂量，泼尼松40～80mg/d，3～6个月后逐渐减至最小维持量。必要时可用冲击疗法，即在上述基础上，加甲泼尼龙静脉滴注1g/d，共3天，可使临床症状迅速缓解，血液内免疫复合物可转阴。细胞毒药物仍以环磷酰胺为首选，因其能选择性地作用于B淋巴细胞，抑制体液免疫，防止肾组织纤维化。目前认为环磷酰胺冲击疗法较单用激素疗效好。具体用法为：8～12mg/kg加0.9%氯化钠注射液100ml静脉滴注，滴注时间不少于1小时，连用2天，每2周1次，累积总剂量≤150mg/kg，每隔3个月以冲击治疗1次，同时口服左旋咪唑50ml，每日3次，每周3天，用至6个月。抗凝疗法运用于C_3补体明显降低者，用肝素75～100ml/d，连续3周为一疗程，可重复一疗程。急进性狼疮肾炎，在激素和环磷酰胺冲击疗法的基础上，有条件者可应用血浆置换疗法。

中药治疗：临床辨证热毒炽盛型多属急性活动期，应以清热解毒、凉血止血、活血化瘀，方用犀角地黄汤、清瘟败毒饮等，可退热化斑，同时可以防止因大量激素引起的药物性Cushing综合征。阴虚内热型多为轻度或中度活动期，应以养阴清热，方用青蒿鳖甲散、清营汤等，何首乌又名红内消，对内脏之毒热有消散作用，滋肝肾对顽固性发热颇有效验，故为方中必用之药。脾肾阳虚型有不同程度的水肿，多为肾病综合征，应以温阳利水，行气化瘀，参考肾病综合征有关方药辨证论治，但需注意此时虽有阳虚见症，但发生在系统性红斑狼疮，亦往往多阴阳寒热夹杂，宜选用仙灵脾、菟丝子等温和之品，非必要时不应轻投桂附辛燥之品。

（四）狼疮肾炎的缓解期应以中药治疗为主

狼疮肾炎的缓解期应以中药治疗为主，而以维持量的激素和环磷酰胺长期应用为辅。缓解期中医辨证多属肝肾阴虚、气阴两虚和气虚血瘀型，应分别予以滋补肝肾、益气养阴、益气活血之法。其中许多中药具有调节免疫功能的作用，如益气药黄芪、党参、白术有提高免疫功能的作用；养阴药生地、玄参、麦冬有延长抗体生长期的作用；活血化瘀药丹参、赤芍、红花有免疫促进和免疫抑制的双向调节作用；清热解毒药如白花蛇舌草具有刺激网状内皮系统，增加白细胞吞噬功能的作用。长期应用上述药物能逐渐改善机体免疫状态，不仅有利于递减激素，而且可使患者的激素和环磷酰胺的维持量降低。

（五）祛邪的重点在于清热解毒

热毒之邪为本病的致病因素，故祛邪的重点在于清热解毒，这是本病主要治则之一，常用药物如银花、连翘、白花蛇舌草、土茯苓、生石膏、半边莲、半枝莲、重楼、紫草、鬼箭羽等。此外热毒最易伤阴，故时时以护阴为要。一些医生临床常用之通用方，是以加减玉女煎合四妙勇安汤化裁而成。方中生地、麦冬、玄参、首乌养阴清热，以滋少阴之不足；生石膏、知母、甘草、银花清热解毒，以泻阳明之有余；当归、牛膝以活血通络，根据不同阶段辨证化裁灵活应用，常能取得良好的效果。

（陈　勇）

第十一章

肢体经络病症

第一节　行痹

一、概述

行痹又称风痹，是指卫阳不固，风邪入侵，以致经络闭阻，气血运行不畅，出现以肌肉、筋骨、关节游走性酸胀疼为主要特征的一种病证。本病多发于春季，初次发病以青少年多见。迁延日久，可出现心、肾病症，严重者危及生命。西医学中风湿热（风湿性关节炎）、风湿性多肌痛症、过敏性紫癜及类风湿关节炎初期、纤维织炎、坐骨神经痛、系统性红斑狼疮、骨关节炎等其他风湿类疾病，出现类似行痹的临床表现时，可参照本节辨证论治。

行痹首见于《素问·痹论》。该篇曰："风寒湿三气杂至，合而为痹也，其风气胜者为行痹……"，认为"粗理而肉不坚"、"风寒湿三气杂至"为行痹基本病因病机，介绍了针刺治疗的方法，并指出"风气胜者""其人易已"，阐明了其预后转归。

近现代医家对行痹病因病机及治则治法的观点大致相同，认为行痹为卫阳不固，风邪入侵所致，以肌肉，筋骨、关节游走性疼痛为特征，治当以祛风通络、养血和营为主。

二、病因病机

行痹的主要病因是风邪，以风寒、风湿致病为多见。但有遇疾风暴雨而不病者，提示行痹的发病除外邪侵袭之外，尚与人体卫外能力的强弱有关。如营卫不和，卫阳不固，腠理空虚，则风邪夹寒、夹湿侵入人体经络、筋骨、关节，阻滞气血，发为本病。

（一）卫阳不固

营卫不和，则卫阳不固，腠理空虚，风邪乘虚而入，闭阻经络、血脉，则成行痹。

（二）风邪入侵

摄生不慎而遇气候骤变，风邪入侵，经络气血痹阻发为行痹。风为阳邪，其性向上，故致病多发于肩背上肢等处；风善行而数变，故疼痛游走不定。风邪夹寒或湿入侵分别形成行痹之风寒证、风湿证。痹病日久，邪滞经络，蕴郁化热，而成行痹之热证或寒热错杂证。

（三）精血亏虚

或先天不足，或素体虚弱，或失治误治，致外邪深入，肝肾受损，则成虚实夹杂之行痹。日久，邪郁留滞，耗伤正气，精血亏虚愈甚，筋骨、关节失养，致病情加重。同时，精血内虚，使营卫不和尤甚，卫外失固，外邪反复入侵，导致病程缠绵。

（四）风痰阻络

或素体肥胖，痰浊内盛；或风寒湿邪痹阻经络气血，气机不利，津液输布障碍，津凝为痰；复感风邪，风浊流注经络，阻滞气血，发为痹病。

总之，行痹发病多因营卫不和，卫阳不固，卫外失用，腠理空疏，或精血亏虚，风邪夹寒、夹湿、夹热、夹痰流注经络关节，气血运行不畅所致。其病位在经络、关节、肌肉。因致病以风邪为主，风性升发，故常以上肢、肩背部受累多见；风善行数变，故起病急，流窜游走，痛无定处，患无定所。气候骤变之时，邪得外援而行痹复发或加剧。本病日久不愈，可病及血脉、筋骨，或复感于邪，可累及心、肾等脏，出现相应的心、肾病证。

本病初起以邪实为主，风寒、风湿、风痰为患，寒、湿、痰可兼夹为病；邪蕴日久可化热，出现类似热痹的表现；病程迁延，正气日耗，肝肾不足，精血亏损，病性虚实夹杂，疾病后期可见以虚为主的证候。行痹因风邪致病，风性来之较急，去之较易，故患病之初，应及时诊断，确立证候，合理用药，邪去正安，其病常可迅速向愈。若失治、误治而致病邪深入，或痹久不愈，复感外邪，内舍其合，患者于脏，虚实夹杂，致病情缠绵，严重者可并发他病而危及生命。

三、诊断与鉴别诊断

（一）诊断要点

（1）有感受风邪病史，初起常有恶风、发热等症。

（2）肢体肌肉关节酸痛，尤以痛处游走不定更具特征性。

（3）疼痛部位以上肢及肩背部为主。

（4）可出现关节肿大，屈伸不利。

（5）舌苔薄白，脉浮缓或弦细。

（二）鉴别诊断

行痹应与痛痹、着痹、热痹、肌痹、历节等相鉴别。

1. 痛痹　行痹与痛痹均有关节疼痛，但痛痹以寒邪为主，疼痛较剧，痛处固定，遇寒尤甚，得热痛减，全身症状呈寒象或阳气虚损表现；行痹以风邪为主，痛无定处，常见上肢及肩背受累。

2. 着痹　行痹与着痹均有关节肿胀疼痛，但着痹以湿邪为主，病程较长，肢体关节重着，常见腰以下关节重着疼痛；行痹以风邪为主，病程较短，痛处不定，常见腰以上各关节肿胀疼痛。

3. 热痹　行痹中邪化热可出现类似热痹的临床表现，但热痹起病退即见明显热象，痛处相对固定，关节触及发热，常涉及单关节或小关节；行痹在病程中可见热证，而痛无定处，常见多关节受累。

4. 肌痹　行痹与肌痹均可出现肌肉酸胀疼痛，但肌痹肌肉酸痛常呈对称性，以上臂及大腿肌肉受累为主，可见肌肉痿弱不用；行痹肌肉酸痛呈游走性，痛处不定，肌肉萎缩较少见。

5. 历节　行痹与历节均可出现关节疼痛，游走不定，但历节发病遍历关节，疼痛剧烈，日轻夜重，可出现关节僵硬变形；行痹主要表现为肌肉关节游走性疼痛，痛势较轻，不出现关节变形。

四、辨证论治

（一）辨证要点

1. 辨虚实　行痹初起，肌肉关节游走性疼痛，关节屈伸不利，甚至红肿灼热，苔薄或腻，脉浮或弦，以邪气偏盛为主，属实证；行痹日久，乏力气短，面色少华，腰膝酸软，关节隐痛，舌淡苔少，脉细或伏，以正气虚弱为主，属虚证。

2. 辨兼夹　夹寒者，疼痛较重，疼痛部位更换较慢，其痛遇寒而剧，得热痛减，苔薄白，脉浮紧；夹湿者，肌肉及肢体关节肿胀沉重，苔薄腻，脉濡缓；夹热者，身热口渴，关节红肿，局部灼热，舌质红，苔薄黄，脉濡数或滑数；夹痰者，神倦多睡，饮食无味，肢体关节走窜疼痛，肢体麻木，苔腻，脉浮滑；夹瘀者，病程较久，局部刺痛，痛处渐趋固定，可见皮肤瘀斑，关节僵硬畸形，舌有瘀斑，脉细涩或结代。

3. 辨气血　气虚者，神疲乏力，少气懒言，饮食少进，较易感冒；血虚者，面色萎黄，或见面白，唇甲不荣，舌淡脉细。

4. 辨脏腑　脾肾阳虚者，关节冷痛，肢体不温，面浮肢肿，舌淡嫩或白腻，脉沉细；肝肾阴虚者，形体消瘦，头晕耳鸣，筋脉拘急，舌红苔少，脉细数。

（二）分证论治

1. 风寒痹阻证　调摄不慎，冒风感寒，风寒入侵，痹阻经络气血，肌肉关节受累，发为本病。

证候：肌肉关节疼痛，游走不定，遇寒痛剧，得热痛减，关节屈伸不利，局部皮色不红，扪之不热，舌淡红，苔薄白，脉浮缓或弦紧。

治法：祛风散寒，温经通络。

方药：防风汤加减。防风 10g、茯苓 12g、秦艽 15g、葛根 12g、麻黄 10g、桂枝 10g、当归 10g、羌活 15g、甘草 4g、生姜 3 片、大枣 4 枚

加减：痛在上肢关节者，加白芷 12g、威灵仙 15g、川芎 10g；痛在下肢关节者，加独活 15g、牛膝 15g；以腰背关节为主者，加杜仲 15g、桑寄生 12g、续断 12g。

中成药：木瓜丸，祛风止痛片，寒湿痹颗粒。

分析：祛风散寒应与养血和血结合，切忌祛风过燥、散寒过峻，以免耗伤精血，致筋骨关节失养而病情缠绵。

2. 风湿痹阻证　居处潮湿，或涉水劳作，或汗后冲凉，风湿痹阻经络，气血不畅，发为行痹。

证候：肌肉关节游走性疼痛，局部肿胀重着，阴雨天尤甚，肌肤麻木不仁，或身微肿，小便不利，苔薄白或薄腻，脉濡缓。

治法：祛风除湿，通络止痛。

方药：蠲痹汤加减。羌活 15g、独活 10g、防风 10g、防己 10g、伸筋草 15g、川芎 10g、海桐皮 12g、桂枝 10g、海风藤 15g、白芷 10g、木香 10g、甘草 5g

加减：风甚加白花蛇 10g、山甲珠 10g；湿甚加薏苡仁 30g、苍术 6g；痛剧加川乌 12g、全蝎 4g；肢体麻木加路路通 10g、苏木 15g；上肢痛加威灵仙 15g、姜黄 10g；下肢痛加牛膝

12g、续断 10g；身肿者加泽泻 12g、茯苓 12g。

中成药：盘龙七片。

分析：祛湿与健脾结合，可明显提高疗效；燥湿不宜太过，以免伤阴。

3. 营卫不和证　起居失当，卫阳不固，腠理空疏，营卫不和，风邪入侵，正邪相争，气血失和，即发本病。

证候：肌肉关节疼痛，痛处不定，周身酸楚，肌肤不仁，恶风汗出，头项强痛，或发热微恶寒，舌淡红白，脉浮缓。

治法：调和营卫，祛邪通络。

方药：桂枝汤合玉屏风散加减。桂枝 10g、白芍 15g、甘草 5g、生姜 3 片、大枣 4 枚、黄芪 12g、防风 12g、白术 12g、秦艽 12g、海风藤 15g、独活 12g

加减：头项强痛加葛根 15g、羌活 15g；痛甚加全蝎 4g、细辛 3g。

中成药：天麻丸。

分析：营卫不和最易感受风邪，故药宜温服，药后覆被，调摄起居，其病向愈。

4. 血虚风痹证　产后血虚，或禀赋不足，或痹久伤脾化源不足，风邪乘虚而入，痹阻肌肉关节，发为本病。

证候：肌肉关节酸痛乏力，时轻时重，劳累后加重，肢体麻木或肌肉萎软，面黄少华，心悸气短，筋脉拘急，舌淡苔薄白或苔少，脉细弱。

治法：益气养血，舒筋通络。

方药：三痹汤或独活寄生汤加减。独活 15g、党参 12g、黄芪 15g、白术 10g、当归 10g、川芎 10g、白芍 12g、鸡血藤 15g、桂枝 10g、牛膝 12g、茯苓 12g、甘草 4g

加减：气血虚较甚加西洋参 10g、阿胶 10g、枸杞子 10g；肝肾不足加女贞子 12g、墨旱莲 12g、五加皮 10g；邪甚痛剧者加制川乌 10g、蜈蚣 4g、延胡索 12g。

中成药：痹祺胶囊，人参再造丸。

分析：此证宜扶正祛邪并用，扶正重于祛邪，忌动辄改方，应坚持守方治疗，根据病情适当加减。

5. 风痰阻络证　或素体痰盛，或脾虚痰浊内生，猝感风邪，风夹痰走窜，流注经络关节，痹阻气血，即成行痹。

证候：肌肉关节胀痛走窜，肢体麻木或有蚁行感，神倦多睡，或纳少恶心，舌淡红，苔薄腻，脉浮滑或弦。

治法：祛风逐痰，和络舒筋。

方药：指迷茯苓丸加减。姜半夏 12g、茯苓 12g、枳壳 10g、风化硝 6g、白芥子 10g、木瓜 15g、威灵仙 12g、穿山龙 15g、鸡血藤 15g、制南星 10g、地龙 10g、甘草 4g

加减：肢体麻木加伸筋草 15g、路路通 10g、乌梢蛇 10g；疼痛较甚加制草乌 12g、蜈蚣 4g；神倦多睡加藿香 10g、石菖蒲 10g；胃脘不适加怀山药 12g、白术 10g。

中成药：瘀血痹颗粒，小活络丸。

分析：行痹实证经治不愈，可从痰论治，常有奇效。

以上各型，若出现身热、口渴、局部红肿灼热、舌红、苔黄、脉数等类似于热痹的证候表现，可在辨证基础上合用宣痹汤或四妙散，或参照热痹论治；如出现皮肤青紫、皮下结节、痛如针刺、舌有瘀斑、脉结或代等瘀证表现，加桃仁、红花、土鳖虫、穿山甲；当病程迁延，复感外邪，内舍其合，出现心、肾等病证时，可按相应病证进行辨证论治。

五、其他治疗

（一）单方验方

1. 养血祛风汤　当归10g、酒白芍10g、川芎10g、防风6g、秦艽10g、陈皮10g、桂枝5g、羌活5g、独活5g、松节10g。水煎服，日1剂，分2煎。适用于风寒、风湿痹阻证。行痹呈游走性疼痛，多由风邪所致。“治风先治血，血行风自灭”这是古代医家的临床经验，所以治风除用祛风药外，不定期要加养血药。根据“气为血帅”“血随气行”的道理，在应用血分药时，须加一二味气分药，才能使血分药发挥更大的作用。

2. 通痹汤　钻地风30g，防风、当归各12g，熟地黄、薏苡仁、鸡血藤各15g，桂枝、全蝎各9g，制乳香、制没药、生甘草各5g，每日早晚各1剂，水煎服。适用于风寒、风湿痹阻证。

3. 行痹验方　汉防己30g，麻黄6g，黄芪9g，每日1剂，用清水5碗煎成2碗，盛在暖水壶中作为饮料，随时进饮。适用于风寒痹阻证。

（二）针灸治疗

1. 毫针　上肢取曲池、合谷、大杼、列缺，下肢取阳陵泉、足三里、环跳、昆仑，浅束泻法，日1次，10次为1个疗程，适用于风寒痹阻证；先泻合谷、风池，次补复溜、然谷，配曲池、少商、涌泉等，日1次，5次为1个疗程，适用于营卫不和证；取大杼、曲池、肾俞、足三里、三阴交、昆仑等穴，深刺透穴，留针10~15分钟，酌情温针，日1次，10次为1个疗程，适用于脾肾两虚及气血两虚证。

2. 耳针　取肾、脾及患部相应压痛点，每次选1~2个穴，埋针3~5日，间日1次，3~5次为1个疗程，适用于风寒或风湿痹阻证。

3. 拔罐　取穴同毫针穴位，或取疼痛部位，用梅花针重手法叩击，少量出血，然后用闭火法拔罐，隔日1次，5~7次为1个疗程，适用于风寒、风湿痹阻证。

（三）外治法

1. 离子导入　将祛风、散寒、除湿中药如制川草乌、制乳香、制没药、威灵仙、羌活、独活、鸡血藤、海桐皮等，煎液浓缩淬取，制成含有中药有效成分的药物垫，运用中频脉冲治疗仪进行中药离子导入治疗，治疗部位可选关节局部或相关穴位。

2. 中药熏蒸　利用熏蒸治疗仪进行全身或局部中药熏蒸治疗。熏蒸方法：将中药放入熏蒸机煮药锅内，加水适量，以埋住药物而又不至于煮干为度，接通电源煮药，待汽箱内温度达40℃时，让患者裸体进入熏蒸机内．头伸出机外，汽箱内温度控制在37~42℃，每次20~30分钟。每日1次，10日为1个疗程。局部熏蒸则将中药蒸汽作用于患处即可。熏蒸处方：五加皮30g，乳香25g，没药25g，松节30g，威灵仙30g，马钱子20g，苏木30g，生草乌30g，鸡血藤20g。有严重心肺疾病者忌用。

3. 中药外敷与洗浴

用药：川乌、草乌各20g，血竭15g，乳香、没药各25g，细辛10g，白芷25g，川芎15g，樟脑20g，山柰20g，透骨草20g。外敷：将上述药物制成粉末，用陈醋调和，每部位外敷50g，用白胶布固定，保留8小时，每日1次，5日1个疗程。洗浴：将上述药物加水2 500ml，煮沸后倒入盆中，将患处先熏后浸浴，每日1次，5日1个疗程。

另外，红外线、紫外线、激光、超声、磁疗、冰疗、泥疗、沙疗、温泉浴等治疗措施，均可酌情选用。

（四）饮食疗法

1. 苡米煲粥　用薏苡仁 30 ~60g，加大米适量煮粥，调味服食，咸、甜均可。适用于风湿痹阻证。（《世医得效方》）

2. 五加皮酒　以纱布 2 层包五加皮适量放入阔口瓶内，用米酒浸泡过药面，加盖密封 3 ~4 周后去渣，每天饮 1 ~2 次，每次 15 ~30ml，或视各人酒量酌饮。适用于风寒、风湿痹阻证。（《本草纲目》）

3. 大枣人参汤　白参或西洋参 10g，大枣 5 枚，放炖盅内隔水炖服，间日 1 次或每周 2 次，视病情而定。适用于精血亏虚证或气血两虚证。（《十药神书》）

4. 葱白粥　煮米成粥，临熟加入葱白，不拘时服，食后覆被微汗。适用于风寒痹阻证。（《饮食辨录》）

5. 姜葱羊肉汤　羊肉 100g，大葱 30g，生姜 15g，大枣 5 枚，白醋 30g，加水适量，做汤 1 碗，日食 1 次。适用于营卫不和证。（《痹病论治学》）

六、调摄护理

（一）调摄

（1）克服恐惧心理，了解疾病发生发展的规律，树立信心，积极治疗，保持良好心态，做到有病早治、正规治疗、按疗程服药。

（2）注意防寒保暖，避免涉水冒雨，防止感冒，保持居处环境及衣被干燥，勿下冷水，阴雨天及气候变化时应注意局部保暖。

（3）饮食宜清淡易于消化，忌肥甘厚味，有热象者忌酒及辛辣煎炸之品。

（4）急性发作期，关节肿胀、疼痛剧烈，应注意休息，不宜剧烈活动；疼痛缓解，病情稳定后，宜适当锻炼，增强体质，提高机体对气候、环境因素变化的适应能力，同时维护关节功能。

（二）护理

（1）向患者讲解行痹的发病规律、临床特点及防治知识，鼓励患者树立战胜疾病的信心，使其保持心情舒畅，积极面对疾病，及时治疗，并在不断沟通中使患者增强对医护人员的信任感。

（2）注意保持患者居处或病房通风、干燥、空气新鲜，衣被常晒太阳而保持干燥。对肢体功能障碍者，应多加照顾，防止跌仆外伤。对邪郁化热者应密切观察体温变化，以便做对症处理。

（3）营卫不和或外感风寒者，饮食可酌配温热性食物，如姜茶、生姜红糖汤等；有热者，可配冬瓜汤、绿豆汤、西红柿汤等；体质虚弱者可给予高蛋白、高热量饮食。注意饮食的调摄禁忌。

（4）交代药物的特殊煎服法，如先煎、后下、久煎等，注意密切观察药物疗效及毒副反应。

七、转归预后

营卫不和及风寒风湿痹阻证多见于行痹初期，证情较轻，较易治愈。因失治、误治或调摄不当，常可转成慢性。或风寒湿邪胶结，缠绵不已；或邪郁化热成风湿热痹。但若坚持治疗，调摄得当，仍可治愈。若素体虚弱，加之患病日久，或反复感邪，则易耗伤正气，而成气血亏虚或肝肾阴虚或脾肾阳虚证。

素体强壮，感邪轻者，易于治愈，预后较好；素体虚弱，感邪重者，不易治愈，预后较差。行痹的转归与预后除取决于患者正气的强弱与感邪的轻重之外，尚与治疗是否及时有关。治疗及时者，容易治愈；治疗不及时或误治者，则易转成慢性而缠绵难愈。

（陈　勇）

第二节　痛痹

一、概述

痛痹是因正气不足，风、寒、湿邪以寒邪为主侵袭人体，闭阻经络，气血运行不畅，而引起肌肉、筋骨、关节发生疼痛，痛有定处，疼痛较剧，得热痛减，遇寒痛重，肢体拘挛、屈伸不利等为主的病证。本病四季气候骤降时均可发生，多发于冬季，发病年龄以中年居多，女性多于男性。

西医学的风湿性关节炎、类风湿关节炎、系统性红斑狼疮、硬皮病、多发性肌炎、坐骨神经痛、臂丛神经痛、增生性脊柱炎、颈椎病、跟痛症、骨性关节炎等多种风湿病病程中均可出现痛痹的临床特点，可参考本节辨证论治。

《内经》对痛痹已有精辟的论述。《素问·痹论》曰："风寒湿三气杂至，合而为痹也。……其寒气胜者为痛痹"。《素问·举痛论》曰："寒气客于经脉之中，与炅气相薄则脉满，满则痛而不可按"，又说"寒气客于脉外则脉寒，脉寒则缩蜷，缩蜷则脉绌急，绌急则外引小络，故卒然而痛"，进一步阐明寒主收引凝滞，致经脉缩蜷绌急拘挛而发急性疼痛。

二、病因病机

痛痹病因有内外正邪两类因素。外因多与气温骤降、寒凉涉水、触风冒雨、步履冰雪、久居寒湿环境等，致使风寒湿邪以寒邪为主侵入机体有关。内因则主要与脏腑阴阳失调、正气不足为决定性因素。其病机是正气亏虚，风寒湿邪以寒邪为主侵袭肌肉、关节、经络，气血痹阻而发生痛痹。

（一）正气虚衰

正气不足是痛痹发生的内在根据，是其本；而风寒湿邪杂至以寒为主是痛痹发生的外在条件，是其标。

1. 营卫不和　卫循脉外，营荣脉中，人体防御功能与营卫关系密切。营卫不和则腠理疏松，卫外防御功能失常，风寒湿邪乘虚侵袭，邪阻经络，凝滞气血而引发痛痹。

2. 气血不足　此病发病女性多于男性，与女子经、孕、产、乳的生理有关。女子以血为本，经、孕、产、乳等以血为用，皆易耗血，气血互存互生，不足则卫外不固，腠理疏松。若起居不慎，调摄失宜，风寒湿邪乘虚侵袭，留滞肌肤、筋脉、经络、关节，闭阻血脉而成痛痹。

3. 阴阳失调　各种原因导致的阴盛阳衰，必然引起脏腑功能低下或失调，进而影响营卫气血津液的生成，使正气虚衰，抗邪能力下降，外邪乘虚内侵而发为痛痹。另一方面，阳气虚衰，阴气偏盛，寒自内生，感受风寒湿邪，多从阴化寒而为寒湿痹。

4. 肝脾肾亏虚　肾为先天之本，藏精而主骨。肝为罢极之本，藏血而主筋。脾为后天之本，气血生化之源，主肌肉四肢。若先天不足或后天失养或久病大病之后，元气未复，或起居不节，房劳过度，或负重劳损，或妇人、产妇失血过多等，皆可损伤肝脾肾三脏，使肾精、肝血、脾气不足，肌肉筋骨失养，外邪乘虚而入，而生痛痹。

（二）外邪痹阻

《素问·痹论》曰："风寒湿三气杂至，合而为痹也……其寒气胜者为痛痹"，说明了外感风寒湿邪以寒气胜者为痛痹发病的外因。寒邪凝滞，湿性黏腻，同为阴邪最易相合，临床上寒湿痹阻亦是常见的病机与证候。

（三）痰浊瘀血

痰浊和瘀血既是病理产物，又是致病因素。饮食不节致脾失健运，聚湿生痰；或跌仆闪挫、外伤术后等，可致气血凝滞。痰瘀互结滞留局部，阻遏气血，肌肉筋脉失养，机体御邪功能低下，风寒湿邪乘虚侵袭而发痛痹。《医门法律·中风门》曰："风寒湿三痹之邪，每借人胸中之痰为相授，故治痹方中，多兼用治痰之药"。《儒门事亲》认为，痹症乃"胸膈间有寒痰之故也"，并指出："必先涌去其寒痰，然后诸法皆效"。临证所见痹与痰瘀相夹比单纯风寒湿痹更为复杂严重。另外，风寒湿痹病程日久导致脏腑经络功能失调，遂生痰瘀，痰瘀与风寒湿交阻相夹成为新的致病因素，进一步阻闭脉络、蓄滞于骨骱，出现骨节肿大、僵硬变形或剧痛难忍等症。《医学传心录》所说："风寒湿气传入肌肤，流注经络，则津液为之不清，或变痰饮，或瘀血，闭塞隧道，故作痛走注"。《类证治裁·痹证》在论述痹病日久不愈时更明确地指出"必有湿痰败血瘀滞经络"。

三、诊断与鉴别诊断

（一）诊断要点

（1）本病多以肢体关节（颈、脊、腰、髋、肩、膝、肘、腕、踝、跖）疼痛、酸楚、麻木为主。

（2）腰脊、四肢关节及肌肉冷痛，以疼痛剧烈，痛处不移为特点。

（3）其痛遇寒痛重、得温痛减，局部皮色不红，肢体关节屈伸不利，形寒肢冷，昼轻夜重。

（4）舌质淡胖，苔薄白，脉弦紧。

（二）鉴别诊断

本病应与行痹、着痹、热痹、肌痹、脉痹等相鉴别（见相关节）。

四、辨证论治

（一）寒凝痹阻证

证候：肢体关节肌肉痛剧，遇寒痛增，得热痛减，痛处固定，昼轻夜重，甚则关节不能屈伸，痛处不红不热，形寒肢冷，舌淡苔白，脉弦紧。痛剧不移、得温痛减、遇寒痛重为本证辨证要点。

治法：温经散寒，通络止痛。

方药：乌附麻辛桂姜汤加减。制川乌 15g、熟附子 10g、干姜 10g、麻黄 10g、细辛 3g、桂枝 10g、甘草 6g。

加减：寒甚加制草乌 15g；痛偏上肢加羌活 15g、威灵仙 24g、千年健 15g；痛偏下肢加独活 15g、牛膝 18g、防己 24g；痛偏于腰加桑寄生 15g、杜仲 10g、续断 15g、淫羊藿 15g。

中成药：寒湿痹颗粒，尪痹颗粒，坎离砂，附桂风湿膏。

分析：此证是因人体阳气不足，寒邪侵袭为患。寒为阴邪，性凝滞，主收引，寒邪阻遏气血，经脉拘挛则疼痛。遇寒冷则凝滞收引，疼痛加剧，肢节屈伸不利；遇热则寒凝暂散，气血又复流通温煦，故痛减症缓。寒邪伤阳，阳气不足则形寒肢冷，脉弦紧、舌淡苔白，也属寒凝。方用制川乌、熟附子、干姜温经散寒止痛，麻黄、细辛、桂枝疏风散寒，甘草调和诸药，共奏温经散寒、通络止痛之功。

（二）风寒痹阻证

证候：肢体关节冷痛，游走不定，遇寒痛增，得热痛减，局部皮色不红，触之不热，四肢拘急、关节屈伸不利，恶风畏寒，舌质淡黯，苔薄白，脉浮紧或弦缓。疼痛游走不定、遇寒痛增、得热痛减为本证辨证要点。

治法：祛风散寒，温经通络。

方药：乌头汤加减。制川乌 12g、麻黄 10g、黄芪 18g、白芍 15g、甘草 10g、蜂蜜 30g

加减：风胜加羌活 15g；痛以上肢为主加威灵仙 18g、川芎 10g；痛以腰背为主加杜仲 10g；痛以膝踝为主加独活 15g、牛膝 18g。

中成药：疏风定痛丸，伤湿止痛膏。

分析：风寒之邪侵袭肌体，闭阻经络、关节气血。风性善行，疼痛呈游走性。寒为阴邪，性凝滞主收引，使气血凝滞，阻遏更甚，故关节冷痛，屈伸不利，遇寒痛增。寒既属阴，故局部皮色不红，触之不热，恶风畏寒。舌质淡黯，苔薄白，脉弦紧或弦缓，为筋脉拘急风寒之征。方用川乌头、麻黄温经散寒，两药配合可搜剔入骨之风寒，为方中主药，辅以黄芪益气固卫，白芍养血，甘草、蜂蜜缓痛解毒。诸药相合，共奏祛风散寒，温经通络之效。本证亦可选用麻黄附子细辛汤加减；轻症可用《济生方》防风汤加减。

（三）寒湿痹阻证

证候：肢体关节冷痛重着，痛有定处，屈伸不利，昼轻夜重，遇寒湿痛增，得温热痛减，关节肿胀，舌质淡胖，苔白滑腻，脉弦滑或沉紧。关节冷痛重着，痛有定处为本证辨证要点。

治法：温经散寒，祛湿通络。

方药：附子汤加减。制附子 15g、白术 15g、白芍 15g、茯苓 15g、人参 10g、肉桂 10g、细辛 3g、川椒 10g、独活 15g、秦艽 15g。

加减：寒甚加制川乌 10g；湿重加薏苡仁 15g、苍术 15g。

中成药：寒湿痹颗粒，尪痹颗粒，强筋健骨丸，盘龙七片。

分析：风寒湿外邪致痹，寒湿邪偏重形成寒湿痹阻证。寒为阴邪，性凝滞主收引，主疼痛，气血经脉为寒邪阻遏，不通则痛，故关节冷痛；遇寒冷则凝滞加重，故遇寒痛甚屈伸不利，遇热则寒凝渐散，气血运行，故得热则痛减；湿为阴邪，重浊黏滞，阻碍气机，故肢体重着，痛处不移；寒湿日盛，留于关节，故关节肿胀；舌质淡黯、舌体胖嫩、苔白腻、脉弦紧或弦缓等皆为寒湿之象。方中重用附子温经扶阳，祛寒湿止疼痛；白术、附子相伍能温散寒湿；参、附同用温补元阳；芍药、附子同用能温经和营止痛；茯苓利水渗湿；以大辛大热之肉桂、细辛、川椒配附子温散重症寒湿；独活、秦艽以祛风除湿，和血通络。诸药合用，共奏温经散寒、祛湿通络之功。本证亦可选用桂附姜术汤加减。

（四）风寒湿痹阻证

证候：肢体关节冷痛沉重，痛处游走不定，局部肿胀，关节屈伸不利，遇寒痛增，得温痛减，恶风畏寒，舌质黯淡，苔薄白或白腻，脉浮紧或弦缓。肢体关节冷痛沉重，痛无定处，遇风寒加剧，得温则减，为本证辨证要点。

治法：疏风散寒，祛湿通络。

方药：蠲痹汤加减。羌活 15g、独活 15g、肉桂 10g、秦艽 15g、海风藤 15g、桑枝 15g、当归 10g、川芎 15g、乳香 6g、广木香 6g、甘草 3g、细辛 3g、苍术 15g

加减：痛甚加威灵仙 20g、防已 15g；风偏胜加防风 15g，秦艽增至 20g；寒胜加制附子 10g；湿胜加防已 15g、薏苡仁 20g、萆薢 15g。

中成药：祛风止痛片，蕲蛇药酒，木瓜酒，五加皮酒。

分析：风性善行，则疼痛游走不定。寒为阴邪，易伤阳气，阻遏气血，经络不通，故冷痛。湿性重浊，阻遏气机，则肢体困重。肢体冷痛、重着，痛处游走不定，舌淡黯、苔薄白、脉浮紧，为风寒湿痹阻证主要特点。方用羌活、独活、桑枝、秦艽、海风藤祛风宣痹；肉桂、细辛温经通阳；苍术健脾燥湿；乳香、木香、川芎、当归理气活血；甘草调和诸药。全方共奏祛风散寒、除湿通络之功。本证亦可选用羌活胜湿汤加减，或用《圣济总录》海桐皮汤（海桐皮、防已、炮附子、肉桂、麻黄、天冬、丹参、生姜、甘草）。

（五）痰瘀痹阻证

证候：痹病日久肌肉关节肿胀刺痛，痛处不移，关节变形，屈伸不利，肌肤紫黯，肿处按之稍硬、有硬结或有瘀斑，肢体顽麻，面色黯黧，眼睑浮肿，胸闷痰多，舌质紫黯有瘀斑瘀点，苔白腻，脉弦涩。关节刺痛、痛处不移、局部色黯肿胀有硬结瘀斑为本证辨证要点。

治法：活血行瘀，化痰通络。

方药：身痛逐瘀汤合二陈汤加减。桃仁 10g、红花 10g、川芎 6g、当归 10g、陈皮 15g、半夏 10g、茯苓 15g、没药 6g、五灵脂 10g、地龙 15g、秦艽 15g、羌活 15g、怀牛膝 18g、甘草 6g。

加减：痰留关节，皮下结节，加制南星 10g、白芥子 10g 以豁痰利气；如痰瘀不散，疼痛不已，加炮山甲 10g、白花蛇 1 条、蜈蚣 2 条、土鳖虫 10g，以搜风散结，通络止痛；痰瘀痹阻多损伤正气，若神疲乏力，面色不华，可加党参 18g、黄芪 24g；肢凉畏风冷者，加桂枝 10g、制附子 10g、细辛 3g、防风 10g 以温经通痹。

中成药：瘀血痹颗粒，大活络丸，小活络丹。

分析：痰瘀即瘀血与痰湿互结而成，二者交结留阻经络、关节、肌肉，故肌肉关节肿胀刺痛。痰瘀留于肌肤，则见痰核结节或瘀斑；深入筋骨，致骨变筋缩，久则关节僵硬畸形。痰瘀阻滞，经脉肌肤失荣，故顽麻不仁，面色黧黑。舌质紫黯或瘀斑瘀点、脉弦涩为血瘀之象；目睑浮肿、胸闷痰多、困倦乏力、苔白腻，为痰湿为患。方用桃仁、红花、川芎、当归活血化瘀兼养血；二陈汤燥湿化痰；没药、五灵脂、地龙、香附活血祛瘀、理气通络：秦艽羌活祛风除湿通关节；羌活善祛上肢风寒湿，怀牛膝活血通络，引血下行，补肝肾强筋骨；甘草调和诸药。诸药合用，可治痹久不愈，痰瘀互结，疼痛不已。

（六）肝肾阴虚证

证候：腰膝酸软而痛，关节冷痛，关节肿胀甚至变形，屈伸不利，骨节烦痛，入夜愈甚，肌肤麻木，步履艰难，筋脉拘急，形体消瘦，口燥咽干，眩晕耳鸣，失眠，健忘，潮热盗汗，五心烦热，两颧潮红，男子遗精，女子经少或经闭，舌红少苔，脉细数或弦细数。腰膝酸软、五心烦热、关节肿痛、肌肤麻木是本证辨证要点。

治法：补肝益肾，强筋健骨。

方药：独活寄生汤加减。独活 15g、桑寄生 15g、杜仲 10g、怀牛膝 18g、秦艽 15g、防风 10g、细辛 3g、当归 10g、生地黄 15g、白芍 15g、人参 10g、茯苓 15g、川芎 6g、肉桂 10g、生姜 3 片、甘草 6g。

加减：疼痛甚加制川乌 10g、地龙 15g、红花 10g，以祛寒通络，活血止痛；寒邪偏重加制附子 10g、干姜 10g；湿邪偏重加防己 15g、苍术 15g、薏苡仁 15g。

中成药：尪痹颗粒，大补阴丸，龟鹿补肾丸，益肾壮骨胶囊。

分析：肾主骨藏真阴而寓元阳，为先天之本。肝主筋，司全身筋骨关节之屈伸。痹久伤阴，导致肾水亏虚，水不涵木，肝木风火消灼阴精，筋骨关节脉络失养，则见关节疼痛，肢体麻木，抽掣拘急，屈伸不利，行动困难。腰为肾府，肾阴不足，则腰酸无力。肝肾阴虚，脉络不荣，血脉不通，气血凝滞，则关节肿胀变形。昼阳夜阴，邪入于阴，正邪相争，故疼痛夜重昼轻。肝肾阴虚则生内热，故五心烦热，潮热盗汗，两颧潮红，失眠健忘，口燥咽干。肾水亏损，水不涵木而头晕目眩。舌红少苔或无苔，脉细数或弦细数，均为阴虚有热。方用独活辛温发散，祛风除湿，为治痛痹主药；桑寄生、杜仲、牛膝益肝肾，强腰膝，为辅药；秦艽、防风祛风湿止痹痛，细辛发散阴经风寒，搜剔筋骨风湿而止痛，当归、生地黄、白芍养血和血，人参、茯苓、甘草补气健脾扶助正气，共为佐药；更以川芎、肉桂温通血脉，生姜发散祛寒，为使药。诸药协同，使寒邪得祛，气血得充，肝肾得补。

（七）肝肾阳虚证

证候：腰膝酸软，关节冷痛，肿胀，屈伸不利，昼轻夜重，下肢无力，足跟疼痛，畏寒肢冷，面色㿠白，自汗，口淡不渴，毛发脱落或早白，齿松或脱落，面浮肢肿，夜尿频数、性欲减退，月经愆期量少，淡胖，苔白滑，脉沉弦无力。腰膝酸软而痛、畏寒、关节冷痛肿胀为本证辨证要点。

治法：温补肝肾，祛寒除湿，散风通络。

方药：消阴来复汤加减。鹿茸 6g、制附子 10g、补骨脂 15g、菟丝子 15g、枸杞子 15g、益智仁 15g、小茴香 10g、木香 10g、当归 10g、牛膝 18g、狗脊 10g、独活 15g、生姜 3 片、大枣 10 枚。

加减：寒重加制川乌 10g、制草乌 10g、麻黄 10g；湿胜加薏苡仁 15g、茯苓 15g、苍术 24g。

中成药：尪痹颗粒，滋补大力丸，参茸酒。

分析：肾藏精主骨生髓，肝藏血主筋，肝肾阳虚，髓不能满，筋骨失养，气血不行，痹阻经络，渐致关节疼痛、僵硬、屈伸不利。肾阳不足，温煦失司，致畏寒喜暖，手足不温。腰为肾府，肾阳不足，故腰膝酸软，下肢无力。足少阴肾经循足跟，肾虚经脉失养，致足跟酸痛。肝肾阳虚，精血失于温养，故性欲减退，月经愆期量少。舌体胖苔白滑，脉沉弦，为阳虚之象。方中以鹿茸温补肝肾、强筋骨为主药；制附子大辛大热，壮阳散寒通痹，通行十二经，补骨脂、菟丝子暖肝肾，牛膝、狗脊补肝肾固腰膝，独活祛风除湿而止痛，共为辅药；枸杞子补血养精，益智仁散寒暖肾，小茴香暖下元，木香、当归行气养血活络，使气行血畅，共为佐药；生姜、大枣调和诸药为使药。诸药合用，共奏益肾养肝、强筋壮骨、散寒通痹之效。

五、其他治疗

（一）单方验方

1. 风痛散　马钱子、麻黄等量，同煮4～6小时，弃麻黄，取马钱子去皮、心，麻油炸至黄而不焦表面起泡时立即取出，擦去表面油，研末，装胶囊，每晚临睡前服1次，每次0.3g，黄酒1匙或温开水送服，每3天加1次量，每次递增0.3g，以出现轻微头晕和偶然抽搐为度，每次最多0.9～1.2g。如抽搐较多，可多饮开水，如抽搐严重则用镇静药拮抗。适于风寒湿痹阻证。（上海市中医院方）

2. 金雀根汤　金雀根30g，桑树根30g，大枣10枚。治疗漏肩风、颈肩风、腿股风、鸡爪风等证属风寒湿痹阻证者。（上海民间单方）

3. 海风藤24g，地龙12g，炮山甲9g，木瓜15g，乌梢蛇9g，威灵仙15g，制南星9g，橘红9g，独活12g，水煎服。适用于痰瘀痹阻证。

（二）针灸治疗

1. 毫针

主穴：关元、肾俞、大椎、足三里、阳陵泉、丰隆、三阴交、夹脊穴，每次选用3～4个。配穴：肩关节取肩髎；肘、腕、掌指关节取曲池、尺泽、内关、外关、合谷；膝关节取梁丘、犊鼻、内膝眼；跖趾关节取昆仑、太溪、丘墟、解溪、承山。疼痛部位可配阿是穴。宜温针、艾灸。

2. 耳针　取心、肺、脾、肝、肾穴，配病变相应部位针刺，间日1次，3～15次为1个疗程。

3. 灸法　上述毫针处皆可加艾灸，亦可取阿是穴，艾条灸15～20分钟（预防烫伤），10次为1个疗程。

4. 拔罐　根据患病部位，选用大小相宜的火罐，在疼痛部位进行操作，可用3～5个火罐，每次留罐5分钟。

5. 刺血　取委中、委阳、足临泣或患肢静脉血管较明显处的有关穴位1～3个，用三棱针刺入穴位部小静脉使其自然出血，每1～2周治疗1次，3～5次为1个疗程。

6. 穴位注射

（1）野木瓜注射液，每次用2～4ml，按针灸穴位或阿是穴分别注射。

（2）复方当归注射，每次用5～10ml，每穴可注入2～4ml，每日或隔日1次。

（三）推拿疗法

1. 点穴　背部可点大椎、肝俞、脾俞、肾俞、关元、八髎、秩边；下肢可点环跳、承扶、殷门、委中、承山、昆仑、髀关、伏兔、鹤顶、膝眼、足三里、三阴交、绝谷、太溪、内庭；上肢可点肩井、肩贞、曲池、外关、合谷。均用强刺激手法，然后停留镇定手法。

2. 推拿　背部用捏脊舒筋法，自八髎开始，沿夹脊两线上至大椎，推捏3遍，再沿膀胱经各推捏3遍，四肢可采用按、揉、推、攘、提、旋转、扇打、臂叩、归挤、捋等手法，刚柔并用，以深透为主。以上二法可相结合。此外，用特定的电磁波治疗器（又名 TDP 治疗器、神灯）照射患病部位，每次 30～40 分钟，每日 1 次，10 次为 1 个疗程。

（四）外治法

1. 熏洗法

（1）海桐皮、桂枝、海风藤、路路通、宽筋藤、两面针各 30g，水煎，趁热熏洗关节，每日 1～2 次，每次 20 ～30 分钟。（《实用中医内科学》）

（2）花椒、透骨草各 9g，艾叶 30g，水煎，利用其热气先熏后洗患处，每日 1 次。

（3）川、草乌各 20g，白芷 50g，伸筋草 60g，羌、独活各 50g，透骨草 60g，细辛 10g，川芎 30g，桂枝 30g，威灵仙 60g，水煎，熏洗，每日 2～3 次，每次 15 分钟，5～10 天为 1 个疗程。（贵阳中医学院附院方）

2. 外搽法

（1）蜂生擦剂，蜂房（洗净，扯碎，晾干）180g，生川乌、生草乌、生南星、生半夏各 60g，以 60% 乙醇溶液 1 500ml 浸泡 2 周，去渣，用 200ml 之瓶分装。以药棉蘸药液搽关节肿痛处，每天 3～4 次，有消肿止痛之效。

（2）用红灵酒揉搽患肢，每日 20 分钟，日 2 次。

3. 贴敷法

（1）附子、干姜、吴茱萸等分研粉，蜜调敷足底涌泉穴，每日 1 次。用于寒凝证。

（2）伤湿止痛膏、痛贴灵、附桂风湿膏贴患处。

（3）寒痛乐外敷局部。

4. 离子导入　干姜、桂枝、赤芍、当归各 2g，羌活、葛根、川芎、海桐皮、姜黄、乳香各 6g，分袋装约 25cm×15cm，每袋 9～12g，封口置蒸锅内加热至气透出布袋，取出降温至 40～42℃，热敷患处加直流电导入。

（五）饮食疗法

1. 世胜酒　黑芝麻炒 20g，薏苡仁炒 10g，生姜 15g，绢袋装，酒 500ml，浸 3～7 日，每次服 25ml，空腹临卧温服。

2. 薏米粥　生薏苡仁多于白米 2～3 倍，先将薏苡仁煮烂后入白米粥。（《饮食辨录》）

3. 鹿茸酒　鹿茸 3～6g，山药 30～60g，白酒 500g。将鹿茸、山药浸泡在酒中，封固 7 天后饮用，每次 1 小盅。（《本草纲目》）

六、调摄护理

（一）调摄

（1）本病多病程长，病情缠绵，要劝患者坚持治疗，保持身心愉快，勿神躁情急。

（2）坚持锻炼，可打太极拳、舞太极剑、做广播操及散步等，原则是循序渐进。

（3）注意保暖，避免过劳，防风寒，避潮湿。

（4）加强营养，不过食肥腻食品。

（二）护理

（1）急性期及病情较重时，以休养为主，尽量减少活动。

（2）居处干燥、向阳、空气新鲜，被褥干燥，暖温。勿在风口阴凉处睡卧。

（3）洗脸洗手宜用温水：洗脚时热水应没至踝上，促进下肢血流畅通。

(4) 汗出者干毛巾擦拭，及时换衣。

(5) 髋、膝、踝关节变形者，要注意防止跌仆。

七、转归预后

痛痹的转归与预后取决于患者正气的强弱和感邪的轻重。素体强壮，正气不虚，感邪轻者，易于治愈，预后好。素体虚弱，正气不足，感邪重者，则不易治愈，预后较差。转归、预后与发展缓急与是否及时诊断治疗关系密切。起病急者，易早发现，治疗及时，常可痊愈；起病缓者，正虚为主，诊断困难，治疗常不及时，病情缠绵，预后较差。

风寒痹阻证、寒凝痹阻证、寒湿痹阻证及风寒湿痹阻证等多见于痛痹初中期，证多属实，治护得法，可寒祛病除，失治误治则病缠绵难愈，或转为痰瘀痹阻证或肝肾亏虚证。痰瘀痹阻证多为痛痹中晚期，常由痛痹之初、中期迁延不愈而成，病情顽重，需较长时间治疗方能治愈，否则累及肝肾，成为肝肾阴虚证或肝肾阳虚证。

肝肾阴虚或肝肾阳虚证多由素体虚弱或其他痛痹后期转变而成，为久病及脏，已值痛痹中晚期，治宜滋补肝肾为主或温补肝肾为主兼通痹止痛。此类病证日久根深，预后较差，精心治疗后病情可好转。若日趋严重，则可成阴阳俱虚危候。

病程中，痛痹诸证可交叉出现。寒凝与血瘀，寒湿与痰浊，肝肾阴虚与痰瘀，肝肾阳虚寒凝与痰瘀均可交叉或相兼出现。证虽相兼或交叉，临证仍须明辨主次。

（陈　勇）

第三节　燥痹

一、概述

燥痹，是由燥邪（外燥、内燥）损伤气血津液而致阴津耗损、气血亏虚，使肢体筋脉失养，瘀血痹阻，痰凝结聚，脉络不通，导致肢体疼痛，甚则肌肤枯涩、脏腑损害的病证。以心、肝、脾、肺、肾各脏及其互为表里的六腑和九窍特有的阴津匮乏之表现为其临床特征。燥痹一年四季皆可发病，但以秋冬季为多见。其发病年龄以儿童及中青年罹患机会较多，且女性多于男性。

“燥痹”之病名，为当代中医临床学家路志正所提出。本病名首见于《路志正医林集腋》一书。路氏认为本病的成因有三：①气运太过，燥气横逆，感而受之，燥痹乃成；②患寒湿痹证而过用大热辛燥之品，耗伤津液，使筋脉失濡；③素体肝肾亏虚，阴津不足，筋脉关节失于濡养，不荣而痛也。并提出：“燥痹的主要病机是阴血亏虚，津枯液涸。其临床表现为：肢体关节隐隐作痛，不红不肿，伸屈不利，口舌干燥，肌肤干涩，燥渴欲饮”。

燥痹一病，是路氏根据本病的病因病机、结合自己多年的临床经验而提出的。与西医学很难对号入座，对于干燥综合征、类风湿关节炎、某些传染病中后期、贫血病、冠心病、结节性非化脓性脂膜炎、硬结性红斑、皮脂腺囊肿等病出现的燥热伤津之证候，可参考燥痹治疗。

燥气致痹，首见于《路志正医林集腋·痹病杂谈·燥痹论治》一书。次则见于《痹病论治学·干燥综合征》。此后《中国痹病大全》收入，并认为：“风寒伤人化热，风热伤人化燥。热则耗液，燥则伤津。病初起在经络、在体表。络脉痹阻而关节、肌肉酸痛，体表燥热则少泪、少涕、少唾、少汗而肤痒”。

二、病因病机

燥痹之患，起因多端，机制复杂，涉及多脏器、多系统的病理变化过程。其病因为：先天禀赋不足，阴津匮乏；或水形、火形之体后天感受天行燥邪或温热病毒，损伤津液；或过服辛热燥烈药品而耗伤阴津，或居住刚烈风沙缺水之地，或久在高温下作业；或接触新的化学药品，或有害元素损伤阴津等。津液是维持人体生命活动必不可少的重要物质，以荣养滋润机体各个组织、器官，内而脏腑脑窍，外至四肢百骸、筋骨、皮毛。若气虚，不能运载津液，则周身失于敷布润泽；或阴虚津液枯涸，脏腑组织失运、失荣，燥邪内生。燥则失濡、失润、失养，气血运行受阻，痹证乃成。经脉不通则瘀阻，甚则燥胜成毒，发展演变为燥痹、燥毒痹、燥瘀痹、燥痰痹等。

（一）主要病因

1. 先天禀赋因素　素体为木形之人或火形之人，或素禀阴虚体质，内有郁热，血中伏火，此类体质者易从热化、燥化。

2. 天行燥烈之气　阳明燥金司天，或久晴无雨，骄阳以曝，干旱燥盛，大地皴裂，沟河干涸，禾稼枯萎。人居其间，身受燥毒，津液失充并体液受燥毒之蒸而外泄，致津亏液涸，发为燥病。

3. 温热毒邪销铄　外感温热毒邪，陷入营血。热毒炽盛，燔灼气血，伤津耗液，导致血脉瘀阻，燥瘀互结。

4. 过服辛燥之品　过食辛辣香燥之品，损伤脾胃之津，致津不敷布；或因病误治，或过用刚烈燥热药物，使热毒内生，蕴久令阴津耗伤。

5. 化学药品毒害　久服某些新的化学药品；或因职业影响，长时间高温作业或接触某些有害物质（如受工业废气、空气污染等毒害）；或距放射性元素较近而受其害；或误食被农药污染的瓜果、蔬菜和粮油食品；或食用粗加工之棉籽油，积热酿毒，致津液代谢失调。

6. 居处自然环境失宜　久居烈风沙石之域或燥热缺水之地，机体不能摄取足够的水分而阴津不足，地下采矿工人吸入过多微尘，或久饮地下含硫酸的硬水；或饮用水中缺少某种微量元素，而成地域性燥病。

（二）主要病机

1. 燥伤肺阴，肺气痹阻　天行时气伤人，肺卫首当其冲。正如喻嘉言所云：“秋伤于燥，上逆而咳，发为痿厥”。或久病体质虚弱，肺阴暗耗；或温热病中后期，热伤气阴。肺主一身之气，其病位在肺。咽喉为肺之门户，开窍于鼻。肺津被灼则咽干、鼻干，或鼻窍出血、咳嗽短气；燥伤肺络，则咯痰带血或咳血。阴虚则内热，故见潮热、颧红、盗汗。肺与大肠互为表里，大肠主津液，液干则无水行舟，大便干结。肺主皮毛，津失润泽，则皮毛干燥，肌肤局部麻木不仁或疼痛。日久则肺气阴两伤，卫外不固，宣降失职，肺阴亏虚，其经失濡，故常见咳嗽、哮证、喘证、肺胀、肺痿、肺痨、虚劳、皮痹等疾病过程中的某个阶段。

2. 燥伤心阴，心脉瘀阻　燥伤心阴，虚火内燔；或情志内伤，五志化火，消灼心阴；或劳伤太过，心阴暗耗；或温热病伤阴，心阴受伤；或肺、肝、肾、脾四脏阴虚日久，致心阴不足，故见心烦不宁，甚则心中儋儋大动，惊惕不安，不寐多梦。舌为心之苗，其下又系金津玉液两脉。津少则口干、舌体光剥。心阴亏损，血行涩滞，心脉痹阻而胸中灼热疼痛，舌紫黯或有瘀斑，脉细数或细涩。此多见于心悸、怔忡、胸痹、厥心痛、真心痛、不寐、健忘、虚劳、癫证、百合病等病证。

3. 燥伤胃阴，脾虚肌痹　燥毒损伤脾胃之阴，或劳倦内伤，思虑过度，或温病及慢性消耗性疾病的后期等，耗伤脾（胃）之阴血津液，致阴虚火旺，而出现饥不欲食、食入不化、胃脘灼痛、心烦嘈杂、低热消瘦、大便干结、舌红无苔等症。脾主四肢、主肌肉。《素问·太阴阳明论》指出："脾病而四肢不用何也？岐伯曰：四肢皆禀气于胃，而不得至经，必因于脾，乃得禀也。今脾病不能为胃行其津液，四肢不得禀水谷之气。气日以衰，脉道不利，筋骨肌肉皆无以生，故不用焉"。本病位在脾，故多见于脾胃阴液不足，纳化失常之病证。

4. 燥伤肝阴，筋脉痹阻　《温病条辨·下焦篇》云："热邪久羁，吸烁真阴，或因误表，或因妄攻，神倦瘛疭"。肝藏血、主筋，体阴而用阳，喜柔而恶燥。肝阴虚而不能涵木，则肝阳上亢，可见头晕目眩，筋脉失养则四肢麻木、关节不利。虚风内动则筋挛拘急，甚则抽搐。正如《素问·脏气法时论》所云："肝病者，两胁下痛引少腹，令人善怒"。"虚则目无所见，耳无所闻，善怒，如人将捕之"。《诸病源候论》中亦指出："肝气不足，则病目不明，两胁拘急，筋挛不得太息，爪甲枯，面青，善悲恐"。上述文献的论述，皆与肝阴血不足的病理变化相关。常见于眩晕、胁痛、虚劳、中风、筋痹等病。

5. 燥伤肾阴，髓海亏虚　久病伤阴，或温病后期，阴液亏损，或五脏之火，五志过极化火，邪热稽留，郁久化火，不仅损耗本脏之阴，日久必耗伐肾阴，致肾阴亏虚。亦可因失血津涸，或过服温燥壮阳之品，或房劳过度而致相火妄动，虚火内炽。肾藏精、主骨。年老肾虚，精髓不充，致骨质疏松，腰膝酸软。阴虚燥热火毒内烁骨髓，则骨节痛烦、变形，甚或肢体肌削失用。其病病位在肾，多见于遗精、消渴、虚劳、内伤发热、燥热痿躄、尪痹等病证。

6. 燥瘀搏结，脉络痹阻　燥热内陷，传入血分。热毒炽盛，伤津耗液，煎熬成瘀。燥瘀相搏而致经脉闭塞，或伏邪蕴于脏腑，阴津暗伤，血液衰少而致血行涩滞，形成燥瘀互结之证。正如《温热逢源》中所说的："平时有瘀血在络，或因痛而有蓄血，温热之邪与之纠结，热附血愈觉缠绵。血得热而愈形胶固；或早凉暮热，或外凉内热，或神呆不语，或妄见如狂。种种奇险之证，皆瘀热所为。治之者，必须导去瘀血，俾热邪随瘀而去，庶几病热可转危为安也"之论。阴虚瘀结可出现在多种疾病的发展变化过程中，并因与搏结之脏腑、经络部位不同，其临床表现各异，属虚实夹杂证。

7. 燥痰凝结，痹成瘿核　素体阴虚内燥之躯，或患有慢性温热病之疾，灼阴耗津致燥。燥邪炼津成痰，随气血运行流注，凝结机体的部位不同，其临床表现证候各异。燥痰痹阻经络，则腠理筋膜可扪及大小不等的结节。燥痰凝结咽喉颈项，则口干咽燥，颈项患梅核或生瘿瘤。正如《诸病源候论·瘿瘤等病诸候》中所云："恶核者，肉里忽有核，累累如梅李，小如豆粒，皮肉燥痛，左右走身中，卒然而起。……初得无常处，多恻恻痛……久不瘥，则变作瘘"。本证多见梅核疮、瘰疬、瘿瘤、粉瘤、腓腨疮等。

三、诊断与鉴别诊断

（一）诊断要点

本病所发，是燥伤阴津，机体失于濡润所致。素体阴虚，或外燥侵袭，或津伤化燥而机体津液匮乏，热耗阴津，灼液成痰。痰浊阻滞，气血运行不畅而成瘀，使五脏六腑及四肢百骸失于濡润，出现多脏器、多系统受损的病证。诊断时应掌握以下要点：

（1）有禀赋不足，阴液失充，或外燥侵袭，或津伤化燥，或燥烈药物毒害等病史。

（2）有津伤干燥的表现，如口干、咽干、眼干、皮肤干、大便干等症状。

（3）有五脏及其互为表里的六腑各自的津干液燥的特殊表现。

（4）有关节、筋膜、肌肉失于津液濡润的临床表现。

（5）有津亏血燥的表现，如肌肤枯涩、瘙痒、五心烦热、盗汗、肌肉消瘦、麻木不仁等症。

（6）有津亏血瘀的表现，如瘀斑、红斑结节、肢端阵发性青紫等症。

（7）有燥核痹结的表现，如皮下筋膜结节、皮脂腺囊肿、瘿瘤等症。

（8）舌质红或红绛，或有裂痕，无苔或少苔，或花剥，或镜面舌。脉细数或弦细数，或细涩。

具备以上3条者，兼参照其他各条，即可确立“燥痹”，按燥痹辨治。

（二）鉴别诊断

燥痹和拘挛、热痿及虚痿，在病因和病证方面，有其相同之处，但又有着根本的差异。

拘为拘急，挛为屈而不伸。筋脉挛缩而导致四肢拘急，屈伸不利，称之为拘挛或挛证。拘挛所发，为阴血不足而不能濡养筋脉；或阴虚郁热，热邪熏蒸，筋膜受戕所致，以四肢筋脉拘挛为主症。其病初期阴液未受大害，虽亦可见到心烦急躁、口干多梦等症，但病情较轻，若失治误治而延误病机，使疾病进一步发展，邪热久而不去，或又感燥热之邪，使津液大伤，或内热灼伤阴津，烁液成痰，痰阻血瘀，经脉不通，四肢百骸、脏腑、空窍、肌肉、筋脉、皮肤失养，亦可发为燥痹。

痿证是四肢筋脉弛缓、软弱无力、运动受限，甚则出现肌肉萎缩的疾患。外感温热、湿热、燥毒之邪；或温热火燥之邪内传，或素为阳热之躯，或湿寒内胜，郁久化热，伤血耗津，致津液匮乏，筋脉失养而发为痿证。由于致病之邪的性质不同，故有热痿、虚痿之别。

燥痹、拘挛、痿证（热痿、虚痿）虽都由外感内伤之邪化热伤阴所发，但拘挛与痿证皆伤在筋脉。前者为筋脉挛缩而四肢拘急，后者为四肢筋脉弛缓而不用，均没有燥痹由于津液、阴血亏耗而筋脉失养，痰瘀相结，阻滞经络，致气血不通，肢体痹阻疼痛之症。然若久治不愈，病情进一步深入发展，可兼发燥痹。

四、辨证论治

（一）辨证要点

本病的辨证要点是燥邪伤阴或津伤化燥，致多系统、多脏器受损，由燥致痹。痹者，闭也，不通之意。故本病有脏腑气机失调、经气失其畅达、气血运行涩滞的病理改变。临床可见津亏失濡、阴虚发热、燥瘀相搏或燥痰互结的特点。本病属本虚标实，虽有虚实夹杂的证候，但仍以虚为主。

此外，燥伤日久，燥瘀互结，而见皮肤皴揭，皮肤甲错，肢体紫斑或硬结性红斑。燥痰凝结，肌肤可触及结节或肿块；或颈项结喉处、颈项两侧颌下有圆形、椭圆形肿物，肤色如常，或呈淡红、红褐色，质地柔软如绵，或坚硬如石，少部分肿块破溃，此皆因燥邪伤津，郁火灼伤血络，肉腐成脓，血脓胶结成瘀，或燥热炼津而成顽痰所致。

燥痹之病，既有阴伤液亏，又有痹阻不通之因。故单纯地采取“燥者濡之”之治，往往收效不十分理想。应根据其病位所在、病情的变化、体质差异、四季之别等，详察细审，予以论治。在养阴润燥之同时，佐以辛通之品，使滋阴而不腻，养液而不滞，两者合之，相得益彰。

（二）治疗思路

前人在治疗燥证方面，积累了不少宝贵的经验。《素问病机气宜保命集》中认为：治疗燥证，应通经活络，投以寒凉之品，养阴退阳，血脉流通，阴津得布，肌肤得养，涸涩、皴揭、干枯、麻木不仁则相应而解，切忌用辛温大热之乌、附之辈。对此，《医门法律》中论述颇详，文中指出：燥病在表而反治里，燥在气反治血；或在里而治表，燥在血反治气，在肝而治肺，在肺反治肝；或在组方遣药中反用燥药等的错误治法，皆会使病情进一步加重。并提出“治燥病者，补肾水阴寒之虚。而泻心火阳热之实，除肠中燥热之甚，济胃中津液之衰；使退路散而不结，津液生而不枯；气血补而不涩，则病日已矣”的治疗原则。而叶天士在治疗燥病方面更有独到之处，他在《临证指南医案·燥》中提出：“上燥治气，下燥治血，此为定评。燥为干涩不通之疾，内伤、外感宜分。外感者……其法以辛凉甘润肺胃为先。……内伤者……其法以纯阴静药柔养肝肾为宜。要知是症，大忌者苦涩，最喜者甘柔。若气分失治，则延及于血；下病失治，则槁及乎上；喘、咳、痿、厥、三消、噎膈之萌，总由此致。大凡津液竭而为患者，必佐辛通之气味；精血竭而为患者，必藉血肉之滋填，在表佐风药而成功，在腑以缓通为要务”。叶氏此段论述为后人治燥病广开了思路。

风药宜用甘辛平、甘辛寒或辛苦甘、辛苦微温之品，此为风药中之润剂，既无伤阴之弊，又符合“辛以润之”的经旨。如：丝瓜络、忍冬藤、络石藤、稀莶草、桑枝、海桐皮、防风、青风藤、海风藤、天仙藤、伸筋草等，均有疏经活络、宣痹止痛之功。

活血化瘀之味，亦当用甘寒或苦微寒、辛苦温之丹参、莪术、赤芍、牡丹皮、丝瓜络等。若用温热之当归、川芎、红花、鸡血藤等之类，其用量宜小，以免阴液未复而再损伤。大苦大寒之品，如非实热，宜慎用、少用，以苦能化燥之故。

本病到了后期，多阴损及阳，形成气阴两虚、阴阳两虚、正气不足之证。当此之时，治宜益气养阴、阴阳并调、大补气血、扶正祛邪。若筋脉失荣，精亏髓空，骨、关节变形者，则养血荣筋，填精益髓，温阳壮督，甚至虫蚁搜剔等法均可用之。总之，治疗方法要灵活达变，不可拘泥，以燥统于寒之故。

根据燥痹的病因、病机和特殊的临床表现，路志正将他本人治疗本病的经验和前贤对燥病的治疗特色，总结成以下10法。

1. 滋阴养脏润燥法　适用于脏腑阴伤化燥者。此亦是贯穿于燥痹治疗始终的治法。肺为水上之源，与肾为母子关系，有通调水道、主皮毛之功，因此，滋肺阴、生津液有“温分肉，充皮肤，肥腠理，司开阖”之效。脾为后天之本，生化之源，主四肢与肌肉，滋脾阴使津液生化无穷，以输布水谷精微，荣养四肢与肌肉。肝藏血，主筋脉，开窍于目。滋肝阴使肝有所藏，以涵养筋脉与眼目。滋心阴则血脉得充，脉道通畅，神安志定。滋肾阴则精血盛满，髓丰骨坚。

2. 益气养阴润燥法　适用于气阴两伤及气虚推动血液运营无力，津液失于敷布而致燥的证候。益气时忌用辛热温燥之品，以免助燥伤阴。

3. 养血活血润燥法　适用于津液匮乏，血液失充，营血不足，运行涩滞不畅，筋脉痹阻而成瘀之证候。

4. 化瘀通络润燥法　适用于四肢筋脉、关节失于津液补充与濡养，痹阻疼痛，或屈伸不利、活动受限者。

5. 增液濡窍润燥法　适用于津液亏损，水津不布，孔窍失于补充与濡润之口咽干燥、鼻干、眼干之症。

6. 清营解毒润燥法　适用于营热炽盛，伤津耗液，化燥成毒，经脉失于充养而虚风内动之候。

7. 蠲痹润燥法　适用于经脉痹阻不通，阴津失常而致干燥者。然组方遣药，应用辛苦微温或辛甘而平及苦平之蠲痹药物，并佐以阴柔润燥之辈，使温而不燥，育阴而不滞。

8. 育阴潜阳润燥法　用于燥伤真阴，虚阳妄动，身热不壮，舌紫黯少苔，手足蠕动，或手足、肢体、关节疭瘲的患者。

9. 填精髓壮骨法　以血肉有情之品，通补奇经。用于真阴不足，精不生髓而致肢体关节、脊椎变形者。

10. 化痰软坚润燥法　适用于燥痰聚结成疖、成核、成瘿、成瘤者。

对以上诸法要根据病情灵活应用，但不可拘泥，有时常数法合用。

（三）分证论治

1. 燥伤肺阴，肺气痹阻证

证候：咽痒干咳，胸闷短气，痰少稠黏而不易咯出，或痰中夹血，量少色黯；或声音嘶哑，鼻干少涕，或午后颧红，潮热盗汗，手足心热，神疲胁痛，日渐消瘦，皮毛干燥，或局部肌肤麻木不仁，舌红苔少乏津，或舌光剥，脉细数或沉涩。

治法：生津润燥，轻清宣肺。

方药：清燥救肺汤加减。霜桑叶10g、生石膏30g（先煎）、人参10g、甘草3g、火麻仁15g、阿胶10g、麦冬10g、杏仁10g、枇杷叶10g。

分析：燥伤肺阴，或久病耗伤，肺主皮毛，开窍于鼻，津伤则鼻窍失调，皮毛无主则鼻干、皮毛干枯，或肌肤麻木不仁；虚热内蒸而手足心热、潮热；热迫津液外泄而有盗汗、消瘦、神疲等症。舌红或光剥及脉细数或沉涩者，皆为津伤不能上，潮血脉失充所致。方中用石膏清热泻火，生津止渴，配甘寒之桑叶疏风清热，表里同治，使邪热从肌表外透；杏仁、枇杷叶降逆化痰止咳；麦冬、胡麻仁、阿胶养阴润燥，生津补血；人参、甘草益气生津。诸药相合，共奏清热疏风、养阴补血、益气生津润燥之功。咳而夜甚，两颧娇红者，去人参、甘草、生石膏，加蛤粉（包）、青黛（包）、旋覆花（布包）；咳而痰中夹血者，去人参、甘草，加沙参、紫草根；咳而口干渴甚者，去人参、甘草、桑叶，加玉竹、白芍、旋覆花（布包）；口干咽燥而疼痛者，去人参、甘草，加牛蒡子、锦灯笼；咳而胸脘闷满者，去人参、甘草，加瓜蒌、炒枳实；盗汗者，加生牡蛎（先煎）、浮小麦；咳而喘促不得卧者，加苦葶苈（包）；周身酸楚疼痛者，加忍冬藤、伸筋草、地龙；肩臂疼痛者，加威灵仙、片姜黄、赤白芍。

2. 燥伤心阴，心脉痹阻证

证候：心悸怔忡，烦躁不宁，惊惕不安，多梦易醒，胸闷钝痛，或灼热疼痛，或痛引肩背及臂臑内侧，时发时止，口舌干燥，手足心热，盗汗。舌红少津，或有瘀斑，无苔或少苔，或舌光剥，脉细数或细涩兼结、代。

治法：益气养阴，生津润燥。

方药：生脉散合加减一贯煎。人参10g、麦冬12g、五味子15g、生地黄30g、芍药15g、熟地黄 30g、知母 10g、地骨皮 10g、炙甘草 3g。

分析：燥甚伤阴，致心阴不足；或五志化火，消烁心阴，或肝肾阴虚而上及于心，使心阴不足，心君失养，脉道失充，神无所寄，故有心悸怔忡、烦躁不宁、惊惕不安、多梦易醒、胸闷胸痛引臂之症；舌为心之苗，津不上济，则舌红少津，口干舌燥；阴虚生内热，热郁于四末而手足心热，热迫津外泄则汗出，鼓动有力而脉数；舌红或光剥者，皆属阴伤之象。本证病位在心和心脉，其性属虚和虚中夹实之患，而又以虚为主。方中用人参、麦冬、生地黄、知母、地骨皮益气养阴，清热生津，凉血润燥；白芍、熟地黄滋阴补血；五味子、炙甘草酸甘化阴，且甘草有益气健脾、调和诸药之功，使滋阴而不腻，凉血而不寒。群药相合，共奏益气养阴、生津清热、润燥之效。若烦躁便结者，加火麻仁；小便涩赤不利者，加莲子心、赤小豆、车前子（包）；心烦失眠者，加炒柏子仁、夜交藤；心中惊悸不安者，加生龙齿（先煎）、琥珀粉（分冲）；胸闷胸疼者，加丹参、瓜蒌；气短汗出者，加生牡蛎（先煎）、浮小麦；周身疼痛者，加地龙、络石藤；上肢关节疼痛者，加赤白芍、桑枝、秦艽。

3. 燥伤胃阴，脾虚肌痹证

证候：饥不欲食，或食入不化；胃脘嘈杂，或隐隐作痛，或呃逆干呕，口咽干燥，心烦意乱，或大便燥结，形体消瘦，甚则肌肉萎缩、四肢无力、举步不健。舌质黯红少津，或舌质剥裂，苔薄黄或无苔，脉细数或细涩。

治法：养脾益胃，生津润燥。

方药：养脾润胃汤（路志正经验方）。沙参 15g、麦冬 15g、炒扁豆 5g、生山药 10g、生地黄 30g、杏仁（炒）10g、玫瑰花 10g、火麻仁 15g、白芍 10g、生谷麦芽各 30g、甘草 5g。

分析：思虑过度，劳倦内伤，或情志化火，或温热之邪久耗，伤及脾（胃）之阴血津液。脾主运化，为胃行其津液，并主四肢与肌肉，为后天生化之源，今脾之阴津受戕，则运化、生化失职，水津不布。胃失和降，因之中州嘈杂，呃逆干呕，纳少隐痛，大便干燥；津液不得上济则口咽干燥；心血失充，心君失养，则心烦意乱；脾津虚，四肢无主，肌肉失养，故有肌肉萎缩、形体消瘦、四肢无力、举步不健之苦。舌红少津或剥裂、脉细数者，为脾阴虚之征，脉细涩者，为阴虚脉道失充，并有瘀滞之兆。本方是根据周慎斋“淡养胃气，甘养脾阴”的治则，结合路氏多年临床经验，以《金匮要略》麦门冬汤和《温病条辨》益胃汤加减变化而来的。方中用甘凉濡润之沙参、麦冬、生地黄养胃阴；扁豆、生山药、谷麦芽甘养脾阴，用谷麦芽尚能助脾胃生发之气；杏仁、火麻仁、玫瑰花降逆疏郁，活血通脉，润燥通便；白芍、甘草酸甘化阴，使津液自生，涓涓不息。诸药相配，共行养脾滋胃、生津润燥之功。胃热燥盛者加生石膏（先煎）；中脘痞满胁痛者，加丹参、木蝴蝶；心烦失眠者，加百合、夜交藤；大便干燥难下者加枳实、生首乌；恶心欲吐者，加苏梗（后下）、竹茹、旋覆花（布包）；气短胸闷者，加太子参、炒枳实、炒白术；心悸短气者，加太子参、莲子肉；情志抑郁或急躁者，加木蝴蝶、醋延胡索；烦渴甚者，加玉竹、乌梅、石斛等；肌肉酸楚痹痛者，加炒桑枝、地龙、络石藤、丹参等。

4. 燥伤肝阴，筋脉痹阻证

证候：头痛眩晕，面部烘热，两目干涩，口干咽燥，唇赤颧红；筋蠕肉瞤，关节疼痛，屈伸不利；烦躁易怒，两胁疼痛，五心烦热，潮热盗汗，失眠多梦，胆怯易惊；女子月经量少或闭经。舌质黯红，少苔或无苔，脉弦细数或细涩。

治法：滋肝润燥，荣筋通络。

方药：滋燥养荣汤。当归15g、生地黄30g、熟地黄24g、白芍10g、秦艽10g、防风10g、甘草5g。

分析：阴虚化燥，肝阴被劫，或肾阴亏虚，木失滋荣，则风阳上旋，内风时起，故见头痛眩晕、唇红颧赤、筋惕肉瞤，或关节疼痛、活动不利、爪甲枯槁；肝开窍于目，肝阴不足，津不上荣，则目干泪少而干涩，视物昏花；五志过极，化火伤阴，则五心烦热、烦躁易怒；魂不得藏而多梦易惊；肝藏血，与冲脉相连，为月经所生之源，今燥伤肝阴，肝血亏损，故妇女月经量少，甚者经闭。舌质红、脉细数者，皆为阴津损伤之象。方中用当归、生地黄、熟地黄、白芍滋阴补肝，养血荣筋，通脉润燥；秦艽、防风为风药中之润剂，疏风胜湿，通络舒筋，退虚热；甘草清热解毒，调和诸药，与白芍相配，酸甘化阴，滋阴荣肝。群药相合，共奏滋阴补血、补肝润燥之效。口苦而燥者，方中加沙参、枇杷叶；大便燥结难下者，加瓜蒌、炒枳实；潮热汗出者，加银柴胡、地骨皮；两胁疼痛者，加入赤芍、醋延胡索；阴津过耗，口干甚者，加石斛、玉竹、沙参；心悸胸闷者，加麦冬、丹参、醋延胡索；烦热而渴者，加知母、生石膏（先煎）；失眠者，加炒枣仁、合欢皮、生龙齿（先煎）；关节疼痛者，加赤芍、忍冬藤、豨莶草；筋脉瞤动者，加赤芍、炙龟甲（先煎）、生牡蛎（先煎）。

5. 燥伤肾阴，髓海亏虚证

证候：头晕目眩，口干咽燥，五心烦热，潮热盗汗，失眠多梦，腰膝酸软，男子遗精、早泄，女子经少或闭经，便秘尿赤，形体消瘦，甚或形销骨立，尻以代踵，脊以代头，脊椎弯曲，关节变形，面色晦滞或黧黑干枯。舌红少津，或舌质黯红或瘀紫，少苔或无苔或花剥苔，脉细数或沉涩。

治法：滋阴补肾，填精润燥。

方药：滋阴补髓汤。党参10g、生地黄20g、龟甲30g、知母10g、盐黄柏10g、白术10g、猪脊髓30g、当归10g、茯苓10g、枸杞子15g、续断15g、狗脊10g、牛膝10g、豹骨（现不宜用）10g。

分析：肾为先天之本，内寄元阴元阳，五脏之阳非此不能煦，五脏之阴非此不能滋。若先天禀赋不足，后天失调，或久病阴伤化燥，致元阴不足，津亏液燥，精不生髓，脑海失营，骨骼失充，冲任失调，故见上述诸症，其病位在肾，病属虚和本虚标实之候。方用知母、黄柏、生地黄、枸杞子滋阴清热，生津养液；配龟甲、猪脊髓填精补髓；豹骨、续断、狗脊辛苦而温之辈，补肝肾，强筋壮骨，与前药相合，使滋阴而不滞，补阳而不燥，以从阴引阳，从阳引阴，令阳生而阴长；党参、白术、茯苓健脾和胃，培后天之本，生化不息，以补先天；当归补血活血，通经活络；牛膝通利关节，引药下行，使诸药达到病所。共收养阴滋肾、强筋壮骨、填精补髓之效。骨蒸潮热者，方中去狗脊、党参、续断，加青蒿、地骨皮、乌梅；腰膝酸软，乏力口干者，去狗脊、续断、党参，加山萸肉、制首乌、麦冬；盗汗者，去豹骨、狗脊、党参，加桑叶、糯稻根、生牡蛎；心烦失眠者，去豹骨、狗脊、党参，加麦冬、炒柏子仁、夜交藤；遗精早泄者，方中去豹骨、狗脊、续断，加芡实、莲子肉、生龙牡（先煎）。

五、其他疗法

（一）饮食疗法

1. 雪梨膏（《医学从众录》）

组成：雪梨汁200ml，生地汁、茅根汁、藕汁各2 000ml，萝卜汁、麦冬汁各1 000ml。

制法：上6味煎炼，入蜂蜜300ml，饴糖240g，姜汁20ml，再熬如稀糊则成膏。

功能主治：养阴清热。主治口干咽燥，口渴喜饮，干咳少痰，烦热，或痰中夹血等。

服法：每日2次，每次15～30ml，含咽。

2. 山萸肉粥（《粥谱》）

组成：山萸肉粥15～20g，粳米60g，白糖适量。

制法：将山萸肉洗净，与粳米同入砂锅中煮粥，将熟时加入白糖稍煮即可。

功能主治：滋补肝肾。主治腰膝酸软，头晕目眩，耳鸣遗精，尿频易汗出等。

用法：每天分2～3次服。

3. 糯米阿胶粥（《食医心鉴》）

组成：阿胶30g，糯米60g，红糖少许。

制法：先煮糯米粥，再投阿胶末。

功能主治：滋阴润燥，补血止血。主治肺、肝、肾阴虚所致之干咳少痰、咯血、尿血，心烦失眠、血虚动风、妇女崩漏等。

服法：每日1剂，分2次饭后服。

4. 玉竹粥（《粥谱》）

组成：玉竹15～20g，粳米60g。

制法：将玉竹洗净煎汤去渣，与粳米共煮粥，放入冰糖适量，稍煮即可。

功能主治：养阴润燥，生津止渴。主治口干咽燥，烦渴低热，燥咳少痰。

服法：每日2次，早晚服。

5. 仙人粥（《尊生八笺》）

组成：制首乌30～60g，粳米60g，红枣3～5枚，红糖适量。

制法：先将首乌煎取浓汁，去渣，与粳米、红枣同煮粥，将成时用适量红糖或冰糖调味，再煮一二沸即可。

功能主治：滋阴补肾，益精血。主治肝肾阴虚所致的头目眩晕、耳鸣眼干、腰膝酸软、心悸便干等。

服法：日2次，早晚服。

6. 生地黄粥（《二如亭群芳谱》）

组成：生地黄汁50ml（或用干地黄60g），粳米60g，生姜2片。

制法：先用粳米煮粥，后加入生地黄汁和生姜，再稍煮即可。如用干地黄，则先煎取汁，去渣后再与粥相合。

功能主治：养阴清热，凉血止血。主治热病伤阴，致阴液亏耗，口干而渴，心烦急躁，低热不退，或鼻衄、齿衄等。

服法：每日2次，早晚服。

禁忌：用此粥时，忌葱、韭、薤白、萝卜及油腻之品。

7. 鸭粥（《肘后备急方》）

组成：青头雄鸭1只，粳米适量，葱白2茎。

制法：将鸭去毛及内脏，切碎煮烂，加米、葱煮粥。或用鸭汤煮米。

功能主治：滋阴血，补虚劳。主治身体虚弱，骨蒸潮热，浮肿等。

服法：每日2次，每次适量，早晚服。

（二）针灸治疗

1. 燥伤肺气证

取穴：尺泽、孔最、内关、三阴交、太溪、肺俞。

手法：针直刺入地部，先泻后补。

2. 燥伤心脉证

取穴：通里、阴郄、神门、后溪、内关、心俞。

手法：针直入地部，先泻后补，或提插法，或迎随补泻、呼吸补泻等。

3. 燥伤脾（胃）阴证

取穴：中脘、足三里、三阴交、阴陵泉、血海、内关。

手法：针直插入地部，用补法。

4. 燥伤肝阴证

取穴：中脘、足三里、三阴交、悬钟、行间、肝俞。

手法：针宜入地部，用补法。

5. 燥伤肾阴证

取穴：中脘、足三里、三阴交、关元、内关、太溪、行间。

手法：针直入地部，先泻后补。

以上每个证候所选穴位可分两组，交替针治。

六、调摄护理

（1）饮食宜清淡，日常多食蔬菜、水果等。口干渴甚时，可饮鲜果汁。切忌辛辣香燥、大热食品，如牛羊肉、姜、蒜、辣椒等。

（2）清心寡欲。

（3）危重昏迷患者，按照特护规定处理，严密观察病情变化，及时发现，及时治疗，预防合并感染。

七、转归预后

（1）燥痹病情与一般阴虚有所不同，津液难以恢复，病程较长。经及时而有效的治疗，多数患者可以向愈，少数患者留有后遗症或终身疾患，甚者因脏器功能衰竭而死。

（2）燥毒犯人，伤津耗液，直犯脏腑。伤肺为咳、为鼻干、为痿、为皮毛焦枯；伤肝则胁痛、眩晕、挛急、关节疼痛、目干涩；伤脾为呕、为渴、口干、肉陷；伤心为心悸、心痛、失寐、舌干，甚者为狂；伤肾为腰痛、骨痛、骨热、耳鸣耳聋、血精伤、盗汗，甚者痴呆。

（3）因燥致血液流通涩滞，经气痹阻，血瘀痰阻，导致多系统、多脏器损害，且多为器质性病变，治疗棘手，难愈。

（陈　勇）

第十二章

风湿病

第一节　风湿病中医治疗原则

风湿病的中医治疗原则，是根据四诊所收集的客观的临床表现，以中医的整体观念为指导，运用辨证论治的方法，在对风湿病综合分析和判断的基础上提出来的临证治疗法则。它包括了扶正祛邪、标本缓急、正治反治、三因制宜、宣散疏通、同病异治与异病同治、守方与变方、知常达变与既病防变、杂合以治等内容。

（一）扶正祛邪

“正”指正气，是人体对疾病的防御能力、抵抗能力、自然修复能力以及人体对内、外环境的适应能力。“邪”指邪气，是指各种致病因素，以及由这些致病因素导致脏腑功能失调而产生的病理产物，也即继发性的致病因素。疾病的过程，是正气和邪气矛盾双方斗争的过程。因此，在治疗原则上，其首要大法离不开“祛邪”、“扶正”。

扶正，就是运用补益正气的药物或其他方法以扶助正气、增强体质、提高机体的抗病能力，达到祛除病邪、恢复健康的目的。如对风湿病见有气虚、血虚、阴虚、阳虚、脾胃虚弱、肝肾不足等表现者，可相应地运用补气、补血、滋阴、助阳、补脾益胃、补益肝肾等法。扶正法适用于以正虚为主的病证。

祛邪，就是运用宣散攻逐邪气的药物或其他治疗方法（如针灸、推拿、药熨等），以祛除病邪，从而达到邪去正安的目的。祛邪法适用于以邪盛为主的病证。根据邪气性质不同及其所侵犯人体部位的不同，选用相应的方法。如风邪胜，以祛风为主；寒邪胜，以散寒为主；热邪胜，以清热为主；湿邪胜，以祛湿为主；痰浊者，以化浊涤痰为主；瘀血者，以活血化瘀为主等。

运用扶正祛邪的法则，必须根据邪正盛衰消长的情况，分清主次先后，分别采取以扶正为主兼顾祛邪，或以祛邪为主兼顾扶正，或祛邪扶正同用的方法。例如，热痹，实热内盛并伤及阴液证候，既出现关节红肿热痛、筋脉拘急、昼轻夜重的症状，又可出现烦渴、舌红少津、脉细数等症。对此，如单纯用清热养阴法，则嫌不足，故须以祛邪为主，兼顾正气，将清热解毒逐痹之药与养阴清热之品合用更为妥帖。又如，症见筋脉牵扯拘急，骨节疼痛，伴见形瘦乏力、烦躁盗汗、头晕耳鸣、面色红赤、腰膝酸软、关节红肿热痛或变形、关节不可屈伸等，此为肝肾不足或长期妄用温燥而损伤肝肾之阴，筋骨失于濡养，血虚生风之故，当治以滋肾养肝为主，而兼佐活血通络之品。再如，痹久者气血衰少，重感风寒湿之邪，原病势必加重，而为正虚邪实之证。这时，先扶正后祛邪，还是先祛邪后扶正，则需根据临床具体证候表现，灵活掌握。

另外，有些风湿病往往反复发作。一般而言，在发作期以祛邪为主，静止期以扶正为主。祛邪不可过缓，扶正不可峻补。

（二）标本缓急

所谓“本”是相对“标”而言。任何疾病的发生、发展过程都存在着主要矛盾和次要矛盾。“本”即是病变的主要矛盾和矛盾的主要方面，起着主导的决定的作用；“标”是病变的次要矛盾和矛盾的次要方面，处于次要的从属的地位。因此，标本是一个相对的概念，可用以说明多种矛盾间及矛盾双方间的主次关系。例如：从邪正关系来说，正气为本，邪气为标；从病因与症状来说，病因是本，症状是标；从病变部位来说，内脏病证是本，体表病证是标；从疾病发生的先后来说，旧病是本，新病是标，原发病是本，继发病是标等等。由于标本所指不同，因此在临床上，用分清标本的方法，来决定治疗方法针对病证的先后缓急，就有了“治病求本”和“急则治其标，缓则治其本”等治疗原则。

“治病求本”，就是指首先要了解导致疾病的根本所在而求之。病之“本”能除，“标”也就随之而解，如肢体关节红肿热痛，得凉则舒，屈伸不利，或见壮热烦渴，舌红苔黄，脉滑数者，证属热痹。病因病机是热毒之邪侵袭肢体关节，为其“本”，而关节红肿热痛的症状则为“标”，治疗只能用清热解毒、凉血通络以治其本，而其症状之“标”可随之自然缓解。又如，关节肌肉酸痛，在实证中可由风邪、寒邪、湿邪、热邪等阻滞经络所致；在虚证中可由气血阴阳不足等引起。治疗时，就必须找到其病因病机所在，对实证分别用祛风、散寒、逐湿及清热解毒等治法，对虚证分别用调补气血、滋肾养肝、温阳益气等治法。这种针对病因病机的治疗，就是“治病求本”。正如清·李用粹《证治汇补·痹证》云：“治当辨其所感，注于何邪，分其表里，须从偏胜者为主，风宜疏散，寒宜温经，湿宜清燥，审虚实标本治之。”拔其本，诸证尽除矣。

“急则治标，缓则治本”，指在标象很急的情况下，如不先予以治标，可能会危及生命，或影响该病的预后，或加重病理的改变，或影响本病的治疗，就要首先治其标。一般情况下，风湿病势缓而不急者，皆从本论治。但如病之时日已久，气血已虚，正气不足，复感外邪而出现急性发作期症状，可根据“急则治标”的原则，先以祛风散寒等祛邪之法逐其表邪，待其发作期症状缓解后，再予补气养血等扶正法以治其本。可见，“急则治标”多为权宜之计，待危象消除，还应缓图其本，以祛除病根。

标本同治之法也是风湿病常用的一个治疗法则。例如，产后感受外邪而见肌肤肢体麻木，酸楚疼痛，或见经脉挛急不舒，面色苍白无华，唇色淡白，舌淡，脉细，这时治疗可用补血之药如熟地黄、当归、白芍等治其本，同时用舒筋活络之品如鸡血藤、稀莶草、片姜黄、海桐皮、威灵仙等以治其标，就是标本同治之法。这种标本同治，有助于提高疗效，缩短病程，故为临床所常用。

（三）正治反治

所谓“正治”，就是通过分析临床症状和体征，辨明其病变本质的寒热虚实，然后分别采用“寒者热之”等不同的方法来解决。因其属于逆证候而治的一种正常的治疗方法，所以“正治”也称为“逆治”。由于临床上大多数疾病的征象与疾病的性质相符，如寒病见寒象，热病见热象，虚病见虚象，实病见实象，所以正治法是临床上最常用的一种治疗方法。

通过正治，用药物的温清补泻之偏，达到补偏救弊，阴阳调和的目的。如寒者温之，寒痹用散寒温阳法；热者清之，热痹用清热法；虚者补之，气血不足、肝肾亏虚者用补气养血、滋补肝肾法；留者去之，湿痹用祛湿通痹法，痰瘀阻滞者，用化痰祛瘀法等。

“反治”用于疾病的证候本质与临床表现不相一致的病证，属顺从疾病的假象而治的一种法则，也称为“从治”。究其实质，仍然是治病求本。一般来说，疾病的本质与现象是一致的，但如果病势严重，也可以出现本质与现象不相一致的情况；有些个别情况，虽然病势并非严重，但由于病机变化中，阴阳之气出现逆乱，如“寒包火”或“阳气闭郁”，也能出现病证不一致的现象。“反治”的具体临床应用有“寒因寒用”、“热因热用”、“通因通用”、“塞因塞用”等。举热痹为例，热痹其本质是热，但在阳热亢盛时，或因内热闭郁、阳气不得外达时，有时出现恶寒战栗、四肢逆冷的假寒现象。如果辨明了这是内真热、外假寒，而治以寒凉之药以清热宣痹，这就是“寒因寒用”。总之，临床上要知常达变，灵活运用正治法与反治法。

（四）三因制宜

疾病的发生、发展、转归与自然环境和人体的体质情况密切相关。因此，临床治疗必须根据不同季节、不同地区和不同体质的特点，具体分析，区别对待。

1. 因时制宜　根据不同季节气候的特点来考虑治疗用药的原则称之为“因时制宜”。如春夏季节，气候由温渐热，阳气升发，人体腠理疏松开泄，易多汗出，这时虽患风寒湿痹，但在应用辛散温热之药时，药量不宜过大，以防阳气耗散或汗多伤阴；秋冬季节，气候由凉转寒，阴盛阳衰，人体腠理致密，阳气敛藏于内，这时可根据病情，适当加大温热、宣通之品用量，以增强祛风、散寒、利湿、通络的作用，慎用寒凉之药，即使治疗热痹，在大队清热、通络药味中，也应少佐些辛散宣通之品，以增强透发的作用。

2. 因地制宜　根据不同地区的地理环境特点，来考虑治疗用药的原则，即是“因地制宜”。不同地区，由于地势高低、气候条件及生活习惯等的不同，人的生理活动和病变的特点也不尽相同，所以治疗用药也有所变化。如我国西北地区，地势高而气候寒冷，人体腠理往往开少而闭多；南方地区，地势低而气候温热潮湿，人体腠理开多而闭少。西北地区则罹患风寒痹者较多，治疗时慎用寒凉药；南方地区则罹患湿热痹者较多，治疗时慎用温热药。正如《素问·六元正纪大论》所云：“用热远热，用凉远凉，用温远温，用寒远寒。”

3. 因人制宜　根据患者的年龄、性别、体质、生活习惯等不同特点，来考虑治疗用药的原则，叫“因人制宜”。在同一季节、同一地理环境，虽感受同一种邪气，但其发病情况往往因人而异。

年龄不同、生理状况不同、气血盈亏不同，治疗用药应有所区别。如小儿生机旺盛，但气血未充，脏腑娇嫩，易寒易热，易虚易实，病情变化较快，因此，治疗中忌用峻剂，少用补剂，而且用药量宜轻，对马钱子、川乌、草乌、附子、蜈蚣等有毒峻烈类药物，尽量少用或不用；老年人气血亏虚，生理功能减退，故患病多虚或正虚邪实证，治疗宜顾其正气为本，虚证宜补，邪实须攻时宜慎重，而且祛邪药物剂量较青壮年宜轻，以免损伤正气。《温疫论·老少异治论》说：“凡年高之人，最忌剥削。误投承气，以一当十；误投参术，十不抵一。盖老年荣卫枯涩，几微之元气易耗而难复也，不比少年气血生机甚捷，其气勃然，但得邪气一除，正气随复。所以老年慎泻，少年慎补，何况误用也。亦有年高禀厚年少赋薄者，又当从权，勿以常论。”总之，一般用药剂量，亦须根据年龄加以区别，药量太小则不足以祛病，药量太大则反伤正气，不得不注意。

男女性别不同，生理特点有异。妇女有经带胎产的情况，治疗用药应加以考虑。适逢月经期、妊娠期、产褥期，对于峻下、活血化瘀、辛热攻伐、滑利走窜之品，应当禁用或慎用。

由于每个人的先天禀赋和后天调养不同，个人素质不但有强弱，而且还有偏寒偏热的差异。一般来说，阳盛或阴虚之体，慎用温热之剂；阳虚或阴盛之体，慎用寒凉之剂，所以，体质不同的人患风湿病，治疗用药应有所区别。

另外，患者的职业、工作条件以及性情及精神状态等，对风湿病的发生、发展都有一定影响，诊治时亦应有所注意。

（五）宣散疏通

宣散疏通，即是宣散邪气，疏通经络，这是风湿病最常用的治疗法则。风湿病最基本的病机是“气血闭阻不通”，“不通则痛”。通过宣散，使邪气散除，营卫复常，经络通畅，风湿病方能逐渐痊愈。在治疗中，必须根据“不通”的具体的病因病机，选用不同的宣通治法。如行痹者宜辛散祛风、活络宣通；痛痹者宜辛温散寒温通；着痹者宜燥湿利湿通利；热痹者宜清热通络；气虚者宜益气通络；血虚者宜养血通络；阴虚者宜滋阴通络；阳虚者宜温阳通络；痰瘀相兼者宜燥湿化痰、活血化瘀通络。在运用宣散疏通法则时还必须结合病邪痹阻部位、深浅及病程的久暂等情况。如初病邪阻肌表经络，病位浅者，宜祛邪宣通为主；久病邪气侵入筋骨，病位深者，宜搜风通络；初病多实，慎用补药；久病多虚，慎用攻伐药。明·李梴《医学入门·痹证》说：痹者“初起，骤用参芪归地，则气血郁滞，而邪郁滞经络不散，虚者乌头粥，实者只以行湿流气之药主之……久而不愈，宜峻补真阴，使气血流行，则病邪随去。”在应用宣散疏通治则时，配以“引经药”、理气活血药、温经通络药，效将更佳。

（六）同病异治与异病同治

同病异治与异病同治，是根据辨证论治的理论而制定的治疗法则。同一种疾病在病程变化中可出现多种证候，治疗时根据不同的证候，选用不同的治法方药，这叫同病异治。不同种类疾病，在病程变化中可能出现相同的证候，如肌痹、脉痹、筋痹都可见气虚血瘀证候，治疗时均采用益气活血通络的治法，这叫作异病同治。另外，中医风湿病是一大类疾病的总称，既包括同类病的多个子病种，又包括多种西医风湿病，如风湿热、风湿性关节炎、强直性脊柱炎、类风湿关节炎等。对于这些西医疾病，用中医辨证论治去诊治，在某一病程阶段上可能会出现相同的中医证候，那么将采用同一治法，这也是异病同治。由此可见，同病异治与异病同治是中医学辨证论治在临床应用上的具体体现。

（七）知常达变与既病防变

《素问·四气调神大论》曰：“不治已病治未病，不治已乱治未乱。……夫病已成而后药之，乱已成而后治之，譬犹渴而穿井，斗而铸锥，不亦晚乎？”又《淮南子》也载有：“良医者，常治无病之病，故无病；圣人者，常治无患之患，故无患也。”《素问·阴阳应象大论》亦说：“故邪风之至，疾如风雨，故善治者，治皮毛，其次治肌肤，其次治筋脉，其次治六腑，其次治五脏。治五脏者，半死半生也。”中医学“治未病”的精神，是“未病先防”、防止疾病发生、发展与转变的一个重要法则。因此，应首先要掌握其发生、发展的一般规律，此谓“知其常”；然后，分析认识其在病理变化过程中出现的多种复杂的变化，此谓“达其变”。根据其病变发展、转变的规律，提前治疗，防止其发展和转变，使其“截断”，这就是“既病防变”。中医风湿病是一类很复杂的疾病，如发病后不及时诊治，病邪有可能由表入里，步步深入，以致侵犯内脏，从而使病情愈来愈深重，治疗也愈加困难。因此，掌握其发生发展规律及传变途径，进行有效的治疗，控制其传变，就显得十分重要。《灵枢经·周痹》中说：“周痹者在于血脉之中，随脉以上，随脉以下，不能左右，各当其所。……痛从上下者，先刺其下以过之，后刺其上以脱之；痛从下上者，先刺其上以过之，后刺其下以脱之。”意思是说，周痹邪在血脉里面，随着血脉或上或下，不能左右流走，分别在病邪所在的部位作痛。它的针刺方法是，其痛如从上而下的，先刺其下以阻止病势发展，然后刺其上以除其根；若疼痛是从下而上的，应先刺其上以阻止病势的发展，然后再刺其下以除其根。以上是举针刺为例，说明既病防变的治疗法则。内服药物治疗也应如此。例如，五体痹在初发病时，就应及时救治以防其传变为五脏痹。如脉痹不已，内舍于心，而成心痹；皮痹不已，内舍于肺，而成肺痹，那么，用药时就要先用少量的补心、益肺之品，先安未受邪之地，而达到既病防变的目的。

（八）守方与变方

守方是指谨守病机，效不更方，坚持长期服药。变方是指随机应变，用药随证的变化而灵活加减变化。

临床上，方贵乎常守，守方最难。一般在辨证准确无误的情况下，是“守”是“变”，一是要了解本病的病程及病势的特点，二是要正确认识服药后出现的治疗反应。中医风湿病，除新得急性发作外，多慢性缠绵难以速愈之疾，服几剂药，多只能减轻症状，而达到治愈较困难，尤其久病，药证相符，初投几剂也未必见效。服药后，常可出现三种反应：一是药后症减，此种情况下，守方较易；二是药后平平，守方较难，往往求效心切而变方；三是药后症状加剧，守方更难，往往遇此而迷茫不解，杂药乱投而失去章法。对药后症减者，宜守方继进，但应根据症状消退情况，进行个别药物取舍变化；对药后平平者，往往是症重药轻，要遵守原方，且需加大主药用量，宜重其剂而用之；药后症剧者，除了药不对症，辨证不准确的可能外，还可能是正邪相搏，药达病所的佳象，邪气欲透达外出之故，若确属这种情况，可守方继进，以待佳效，不可轻易改弦易辙，使前功尽弃。守方必须以辨证准确为前提，如病机变，证候变，治法也应变，处方相应要变。正如张景岳所说“凡治病之道，以确知为寒，则竞散其寒；确知为热，则竞清其热。一拔其本，诸证尽除矣。”

（九）杂合以治

杂合以治的原则，就是采用不同的治疗方法，进行综合治疗。这种治疗原则是中医风湿病治则之一，受到广大临床医生和患者的欢迎。《素问·异法方宜论》曰：“圣人杂合以治，各得其所宜……得病之情，知治之大体也。”《类经·论治论》注释文亦曰：“杂合五方之治，而随机应变，则各得其宜矣。”尽管《内经》中载方不多，但明确记载了“针刺与药䴙杂合”的治法，后世医家也多提倡内服药、外用药、摩膏、针灸等相结合的治疗方法。由于中医风湿病的范畴广，致病因素多样，病变部位深浅不一，病理属性复杂，采用“杂合以治”的原则，对提高疗效将起到重要作用。

（陈　勇）

第二节　风湿病的常用中医治疗方法

治疗原则与具体的治疗方法不同。治疗原则是针对临床病证的总的治疗法则，是用以指导治疗方法的总则。治法则是针对某一具体病证（或某一类型的病证）所采用的具体治疗方法，是治疗原则的具体化。因此，任何具体的治疗方法，总是从属于一定的治疗原则的。例如，各种病证的本质都是正邪相争，从而表现为阴阳消长盛衰的变化。因此，扶正祛邪是总的治疗原则，而在此总的治疗原则指导下所采取的益气、滋阴、养血、补阳等治法，就是扶正的具体方法；而发汗、涌吐、攻下、清解等治法，就是祛邪的具体方法。可见，治疗原则与治法既有严格的区分，又不能混为一谈，但又有着密切的内在联系。

因风、寒、湿、热之邪通常是引起本病的外在因素，所以散寒、祛风、除湿、清热等是风湿病常用的祛邪之法。由于正气虚弱是引起本病的内在因素，因此，和营卫、健脾胃、养气血、补肝肾等是本病的常用扶正之法。罹病日久，气血周流不畅，而致“血停为瘀”，“湿凝为痰”，痰瘀互结，阻闭经络，深入骨骱，胶结难愈，因而化痰软坚、活血化瘀也是常用之法。总之，由于邪气有偏盛，部位有深浅，体质有强弱，阴阳有盛衰，以及邪入人体后其从化各异，故临床见证，有表里俱病、营卫失和、寒热错杂、虚实并见、痰瘀相兼等不同情况，形成多种证候，临床上就需抓主症用多种治法分别治之。由于目前中医风湿病的名称尚不规范统一，其中有不少相近或雷同者，故本书依据目前通行的子病种，将其中常用的治法分述如下。

（一）散风宣痹法

指用疏散风邪的方药，治疗由于风邪外袭，邪留肌表、经络所致的行痹。代表方剂有防风汤、蠲痹汤等。常用药物如羌活、防风、独活、荆芥等。

（二）散寒通痹法

指用辛温散寒的方药，治疗由于寒邪外袭，或素体阳虚，寒邪乘虚深入所致的痛痹。代表方剂有乌头汤、麻黄附子细辛汤、桂枝附子汤等。常用药物有桂枝、附子、乌头、细辛、巴戟天、淫羊藿等。

（三）除湿蠲痹法

指用具有祛湿作用的方药，治疗湿邪为主所致的着痹。代表方剂有薏苡仁汤、麻黄杏仁薏苡甘草汤等。常用药物如薏苡仁、防己、苍术、威灵仙、萆薢、蚕砂、木瓜等。

（四）清热通痹法

指用具有清热燥湿、清热利湿、清热凉血等作用的方药，治疗以热邪为主所致的热痹。当其他病证、邪郁化热时也可配合使用。代表方剂有白虎加桂枝汤、二妙散、三妙丸等。常用药物如生石膏、知母、黄柏、防己、薏苡仁、忍冬藤、生地黄、赤芍、牡丹皮等。

（五）散寒祛风法

指用具有疏散风邪与温经散寒作用的方药，治疗由于风寒之邪侵袭经络关节所致的风寒痹阻证。代表方剂有五积散、小活络丹等。常用药物如桂枝、羌活、独活、防风等。

（六）祛风化湿法

指用具有疏散风邪和化湿作用的方药，治疗风湿之邪阻滞引起的风湿痹阻证。代表方剂有蠲痹汤、七圣散、通气伤风散等。常用药物如羌活、独活、秦艽、海风藤等。

(七) 散寒除湿法

指用具有散寒除湿、发汗解表作用的方药，治疗寒湿之邪阻滞引起的寒湿痹阻证。代表方有麻黄加术汤、乌头煎等。常用药物如麻黄、桂枝、白术、茯苓、乌头、独活、秦艽等。

(八) 祛湿清热法

指用具有祛湿清热作用的方药，治疗湿热之邪流注关节经络、阻滞气血、病势缠绵的湿热痹阻证。代表方有宣痹汤、加味二妙散等。常用药物如防己、晚蚕砂、秦艽、萆薢等。

(九) 清热解毒泻火法

指用具有清热解毒作用的方药，治疗热毒化火深入筋骨所致的热毒痹阻证。代表方有清热解毒丸、白虎汤等。常用药物羚羊角、水牛角、生石膏、金银花、黄芩、黄柏、栀子、胆草、苦参、蒲公英、白花蛇舌草、生地黄等。

(十) 祛风散寒除湿法

指用具有祛风、散寒、利湿作用的方药，治疗因风寒湿邪侵袭留着关节阻滞经络而引起的风寒湿痹阻证。代表方有五痹汤、蠲痹汤等。常用药物如羌活、独活、威灵仙、桂枝、防风、泽泻、茯苓等。

(十一) 凉血教风法

指用凉血与散风方药相配合，治疗邪热入营血所致的环形红斑的方法。代表方有银翘散去荆芥、豆豉加生地黄、牡丹皮、大青叶、玄参等。常用药物如牡丹皮、生地黄、大青叶、玄参、紫草等。

(十二) 养血祛风法

指用养血与祛风的方药相配合，治疗血虚受风所致的肌肤手足麻木、肢体拘急、恶风等。代表方有大秦艽汤等。常用药物如秦艽、当归、熟地黄、川芎、鸡血藤、威灵仙、防风等。

(十三) 寒温并用法

指用寒温辛苦之方药，治疗风寒湿邪虽已化热但尚未祛除的寒热错杂证。代表方有桂枝芍药知母汤等。常用药物如桂枝、白芍、知母、麻黄、附子、防风、白术等。

(十四) 活血祛瘀法

指用活血祛瘀作用的方药来行血、散瘀、通络、消肿、定痛以治疗风湿病兼有血瘀的一种方法。代表方有活络效灵丹、桃红四物汤等。常用药物如桃仁、红花、乳香、没药、香附、地龙、当归、赤芍、五灵脂等。

(十五) 通经活络法

指用具有通经活络作用的方药，作为除针对病因辨证论治外的一种治疗方法，不论哪一种风湿病均应辅以本法。常用药物如稀莶草、络石藤、海风藤、忍冬藤、青风藤、鸡血藤、桑枝、海桐皮、伸筋草、千年健、透骨草、寻骨风、松节、木瓜、穿山龙等。另外，根据不同的部位可选用引经药。上肢用羌活、川芎、桂枝、桑枝、片姜黄；下肢用牛膝、木瓜、防己、独活、萆薢；颈项用葛根、蔓荆子；腰脊用桑寄生、川续断、杜仲、狗脊；全身用防风、威灵仙、鸡血藤、天麻、忍冬藤等。

（十六）行气活血法

指用具有疏通气机、促进血行、消除瘀滞作用的药物为主组成方剂，对各种气滞血瘀证进行治疗的方法。代表方有七厘散、血府逐瘀汤等。常用药物如醋香附、枳壳、红花、郁金、桃仁、延胡索、青木香等。

（十七）祛湿化痰法（亦称燥湿化痰法）

指用具有祛湿化痰与通络作用的药物相配合，治疗病程日久，脏腑功能失调，脾胃运化失司，湿聚而为痰，留着关节，瘀阻经络而成的痰浊痹阻证的一种治法。代表方剂有导痰汤、小活络丹等。常用药物如制南星、苍术、半夏、茯苓、白芥子、僵蚕、天竺黄、丝瓜络、陈皮、五加皮、川芎、地龙等。

（十八）化痰散结法

指用具有祛痰或消痰作用的方药，治疗因痰湿流注经络、关节、四肢，而出现结节、囊肿及瘰块的方法。凡风湿病日久出现上述症状时均可应用此法。代表方有二陈汤、导痰汤等。常用药物如半夏、茯苓、陈皮、制南星、白芥子、象贝、白附子、生牡蛎、僵蚕、皂角刺等。

（十九）化痰祛瘀法

指用具有化痰祛瘀、搜风通络作用的方药，治疗风湿病关节炎慢性活动期，或中、晚期类风湿关节炎或骨关节炎或颈椎病等。代表方为桃红饮加味。常用药物如制南星、白芥子、当归、桃仁、红花、僵蚕、地龙等。

（二十）软坚散结法

指用具有行气、散结、活血、软坚作用的药物为主组成方剂，治疗痰瘀互结，筋膜粘连，关节僵硬，屈伸不利，或皮下瘀血，郁积成块，硬结不散的方法。代表方如小金丹、大黄䗪虫丸。常用药物如大黄、土鳖虫、乳香、没药、牡蛎、僵蚕、血竭、象贝等。

（二十一）化痰通络法（或涤痰通络法）

指用具有燥湿化痰通络的方药，治疗风湿病日久不愈，痰浊凝结，阻滞经络关节者。代表方有温胆汤、导痰汤等。常用药物如白芥子、胆南星、半夏、僵蚕、茯苓、陈皮、地龙、枳实等。

（二十二）逐水化痰法

指用具有攻逐水湿与化痰作用的方药，治疗痰湿停聚关节的一种治法。代表方有已椒苈黄丸加味或用商陆末或白芥子末局部外敷。常用药物如粉防己、茯苓、车前子、泽兰、椒目、葶苈子、商陆、白芥子等。

（二十三）温阳化痰法

指用具有温阳补气、化痰通络作用的方药，治疗阳虚痰浊痹阻证。代表方有阳和汤。常用药物如熟地黄、鹿角胶、炮姜、肉桂、麻黄、白芥子等。

（二十四）淡渗利湿法

因湿邪黏滞重着，易夹他邪为患，因而用淡渗利湿法与其他方法配伍，治疗风湿病见肢体关节肿胀、疼痛、屈伸不利、沉重者。代表方有茵陈五苓散等。常用药物如茵陈、茯苓、泽泻、猪苓等。

（二十五）解肌止痛法

适用于营卫不和所致肌肉酸痛不适，颈部肌肉酸痛、颈背强而不适之证。代表方有葛根汤、葛根解肌汤等。常用药物如葛根、柴胡、桂枝、白芍、羌活等。

（二十六）行气止痛法

指用理气的方药，治疗风湿病兼有气滞引起疼痛的一种方法。代表方有柴胡疏肝散等。常用药物如柴胡、香附、延胡索、青皮、川芎等。

（二十七）养血法

指用养血方药为主，治疗风湿病之血虚兼证的方法。代表方剂有当归补血汤、四物汤等。常用药物如当归、鸡血藤、何首乌、白芍、生地黄、熟地黄、川芎等。

（二十八）益气法

指用补气药为主，治疗风湿病气虚兼证的方法。代表方剂有四君子汤、补中益气汤等。常用药物如党参、白术、黄芪、山药、茯苓、人参等。

（二十九）滋阴法

指用滋阴药为主，治疗风湿病阴虚兼证的方法。代表方剂有六味地黄汤、麦门冬汤、二至丸等。常用药物如地黄、麦冬、山萸肉、石斛、枸杞子、墨旱莲、女贞子、沙参、玄参等。

（三十）通阳法

指用宣通阳气的方药，治疗风湿病兼有阳气闭阻证的方法。代表方剂有瓜蒌薤白桂枝汤等。常用药物如桂枝、薤白、葱白、瓜蒌等。

（三十一）通下法

指用攻下药为主，治疗风湿病腑气不通证的方法。代表方剂有大、小承气汤等。常用药物如大黄、芒硝、枳实、厚朴、瓜蒌、番泻叶等。

（三十二）温阳法

指用温补阳气的药物治疗风湿病阳虚兼证的方法。代表方剂有附子汤、白术附子汤、真武汤等。常用药物如附子、白术、巴戟天、干姜、淫阳藿、川乌、草乌等。

（三十三）缓急止痛法

“通则不痛”，“痛则不通”。此法为风湿病中急则治标的权变之法，凡痛势较剧者，可用此法。常用药物如制马钱子、地龙、细辛、延胡索、白芍、全蝎、蜈蚣、乌蛇、白花蛇、香附、川芎、冰片等。

（三十四）补益脾胃法

指用具有补益脾胃作用的方药，治疗风湿病中见有脾胃虚弱、中气不足的证候。着痹患者，也常配合本法以治其本。代表方剂有六君子汤、养胃汤等。常用药物如党参、黄芪、白术、黄精、玉竹、扁豆、山药、麦冬、石斛、生地黄等。

（三十五）益气养血法

指用具有益气养血作用的方药，治疗风湿病日久，正虚邪恋气血两虚证。代表方剂如黄芪桂枝五物汤、八珍汤加味。常用药物如党参、黄芪、当归、白芍、熟地黄、鸡血藤、龙眼肉、枸杞子、红枣等。

（三十六）益气养阴法

指用具有益气养阴作用的方药，治疗风湿病久病耗气损阴所致的气阴两虚之证。代表方剂如生脉散加味。常用药物有五味子、人参、麦冬、知母、黄精等。

（三十七）补气活血法

指用具有补气和活血化瘀作用的方药，治疗因正气亏虚、脉络瘀阻、筋脉肌肉失养所致的气虚血瘀证。代表方剂为补阳还五汤加减。常用药物如黄芪、当归、赤芍、川芎、地龙、桃仁、红花等。

（三十八）滋阴清热法

指用具有滋阴清热作用的方药，治疗风湿病病久阴虚，肝肾不足，阴虚内热，或长期过用温燥药物，使病体伤阴化燥，而出现的阴虚内热证。代表方剂如秦艽鳖甲散加减。常用药物如秦艽、鳖甲、地骨皮、当归、知母、石斛、桑寄生等。

（三十九）滋肾养肝法

指用具有滋肾阴、养肝阴、养肝血作用的方药，治疗风湿病久病阴虚，肝肾不足；或长期过用温燥，损伤肝肾之阴，使筋骨失于濡养的肝肾阴虚证候。代表方剂如六味地黄汤加味。常用药物如熟地黄、牡丹皮、当归、白芍、山萸肉、桑寄生、枸杞子、杜仲、怀牛膝等。

（四十）温补肝肾法

指用具有温补肝肾、强壮筋骨作用的方药，治疗风湿病肝肾阳虚证，起到益肾壮督蠲痹的作用，也适用于久病不愈"骨变筋缩"的顽疾。代表方剂如金匮肾气丸、右归丸、尪痹颗粒、益肾蠲痹丸等。常用药物如地黄、补骨脂、骨碎补、淫阳藿、狗脊、续断、桑寄生、肉苁蓉等。

（四十一）益气固表法

指用具有补气固表作用的方药，治疗表虚自汗的方法。这种类型的病证均具有不同程度的恶寒怕冷或自汗恶风，并每因天气变化而加剧的特点。代表方剂如玉屏风散。常用药物如生黄芪、防风、白术、茯苓、人参、西洋参等。

（四十二）温阳益气法

指用具有温经散寒与益气助阳作用的方药，治疗风湿病病程日久，阳气不足，表卫不固，经络失于温煦，易于感受外邪的阳虚证。代表方剂如真武汤加味。常用药物如附子、桂枝、干姜、党参、黄芪、防风等。

（四十三）疏肝活络法

指用具有疏肝理气与通络作用的方药，治疗肝失疏泄，初病在络，久病延及脏腑的病证。代表方剂如逍遥散加味、肝着汤。常用药物如当归、白芍、鸡血藤、郁金、香附、青皮、陈皮、旋覆花等。

（四十四）搜风剔络法

指用虫蚁搜剔之品，治疗风湿病日久，病邪壅滞经络、关节，气血为邪气阻遏，痰瘀交阻，凝塞不通所致的病证。常用药物如全蝎、蜈蚣、地龙、土鳖虫、蜂房、僵蚕、蜣螂虫、蕲蛇、乌梢蛇、白花蛇等。

（陈　勇）

第三节　风湿病的中医护理与调摄

风湿病是一类比较顽固的慢性疾病，反复发作，缠绵难愈，同时患者的思想情绪也往往会随着病情的进退而转化，因此在研究风湿病治疗的同时，对风湿病的护理显然不能忽视。常言道“三分治疗，七分护理”，说明在正确治疗风湿病的同时，一定要有恰当的护理密切配合，才能取得良好的疗效。有了恰当的护理，使患者能正确对待疾病，有战胜疾病的信心，而且对如何服药、如何锻炼等等都有了正确的指导，则大大有利于风湿病患者的康复。

一、风湿病的护理

（一）情志护理

中医讲究情志护理的渊源已久，《内经》中即有“恬淡虚无，真气从之，精神内守，病安从来”，“精神不进，志意不治，故病不可愈”的认识，说明精神情志的调节在人类防病、治病、延年益寿中有着重要的作用，这也为情志护理奠定了理论基础。后世医家在《内经》的基础上又有了不同程度的充实发展。

要做好情志护理，医护人员首先要以整洁的仪表、稳重的举止、高尚的情操、亲切的话语、精良的医术等，使患者产生信任感。医护人员讲的话患者愿意听，才能产生积极的反应。尤其是护理人员的语言，在疾病治疗过程中不仅是作为与患者谈话的工具，而且也是治疗疾病的手段，通过礼貌、诚恳、自然、友好的交谈，可帮助患者正确认识自己的疾病，解除或减轻紧张情绪，对心情不佳的患者，给予指导、抚慰，可使患者的心情舒畅。对消极悲观的患者给予鼓励，可使患者得到精神上的安慰，增强战胜疾病的信心。反之，语言也可成为心因性疾病的原因。古人所云“良言一句三冬暖，恶语伤人六月寒”就是很好的比喻。

情志护理的具体做法如下：

1. 指导和帮助患者正确对待疾病　减轻患者的心理压力对初诊或新入院的风湿病患者先要观形察色，区别对待，先用语言疏导，通过与患者交谈，审其忧苦，解其郁结，达到情调志悦。如：

（1）对病情正在急性发作，一时尚不能得到控制的性情急躁、急于求愈的患者，必须加以宽慰，说明此病有反复性、周期性，如果及时治疗，可使病情逐步缓解，如与医护人员密切配合，做好各种治疗，可望逐步康复，使其解除忧虑，耐心接受治疗，若有条件，也可请病情已经稳定的病友现身说法，则比医护人员举例劝慰的说服力更强，这样促使患者对治疗有信心。

（2）对病情严重，或者已损及脏腑，往往情绪低沉，对治疗渐已失去信心的患者，医护人员应该根据其病情，恰当地解释，使其懂得治疗必须要经过一定的过程，忧虑过多于病无益，使其了解当前治疗的要求和目的，听从医护人员的指导，积极主动地配合治疗。

（3）对病情尚轻或年轻的患者，表现满不在乎，也不遵守医嘱，生活上不注意保暖，或卧床不起，不愿意做适当锻炼的患者，必须将风湿病的顽固性、复杂性、长期性以及目前治疗上缺乏特效药物的情况告知，使他能自病自得知，做到心中有底，促使其正确认识病情，遵循医嘱，与医护人员配合，促使早愈。

（4）有些关节酸痛的患者，通过检查和化验后尚未能确诊，但患者却顾虑重重，怀疑自己患了某种难治的风湿病。应对这样的患者予以开导，一方面说明确诊为某种病必须有一定的指征与依据，切勿疑虑重重使自己陷于痛苦之中，对病情反而不利；另一方面也要告知有些疾病短期内难予确诊，应该尊重客观规律，一面积极治疗，一面定期复查。

2. 争取亲属积极配合　风湿病患者长期受疾病折磨，如果有一个和谐美满的家庭，给予患者无微不至的关怀和周到的照顾，将能给患者带来心灵上的抚爱和对康复的希望，从而情绪稳定，减轻思想上的苦闷，有利于病情缓解。即使最好的治疗，如果没有亲属的积极配合与协助，也达不到预期的疗效。

总之，情志护理是科学与艺术高度结合的方法，通过对患者病情的观察和对患者心理活动的分析，从而采取不同的心理护理，以恢复患者失调的心理、生理功能，可以增加疗效，促使病情好转。

（二）生活护理

生活护理包括起居、饮食等方面的护理。在疾病的影响下，风湿患者在生活上会有很多不方便，尤其是五体痹患者，肌肉、关节酸痛，或僵直，行动不便，需要他人帮助，因此生活护理是风湿病护理中的重要部分。生活护理体现在以下几方面：

1. 一般护理　风湿病患者最怕风冷、潮湿，因此居住的房屋最好向阳、通风、干燥，保持室内空气新鲜，床铺要平整，被褥轻暖干燥，常常洗晒，尤其是对有强直性脊柱炎的患者，最好睡木板床，床铺不能安放在风口处，以免受凉。

洗脸洗手宜用温水，晚上洗脚，热水以能浸至踝关节以上为好，时间在一刻钟左右，可促使下肢血液流畅。

平时体温每日上午测量 1 次，如下午或晚上感到有恶寒发热，必须每日测量 3 次，尤其对傍晚的体温更要注意，勤加观察，体温不超过 39℃，切勿用冰袋降温。

患者汗出较多者，需用干毛巾擦干，衣服被褥如被汗渍潮湿者，应及时更换干燥衣被，避免因之而受凉受湿；夜间有盗汗者，除内服药之外，可在睡前，用五倍子粉加水调匀，敷于脐内。对大便干结者，必须嘱咐多饮水，多吃水果、蔬菜，保持大便通畅，如果无效则加用药物。

对四肢功能基本丧失的长期卧床者，应注意帮助经常更换体位，防止发生褥疮。对手指关节畸形，或肘关节屈曲挛缩难伸者，不能刷牙、洗脸及持筷进食者，要及时照顾，或者设计一些简便用具，如用不需拧绞的小毛巾、用调羹代替筷子、用长柄牙刷等，使患者感到方便，而且感到能自理生活而欣慰。对两膝关节及踝关节变形、行走不便者，要注意防其跌仆，或设计一些适当的拐杖，或令桌椅位置安排得当，使能扶持便于室内活动。厕所内在适当地方装上把手，便于下蹲后起立。必须处处理解患者生活不能自理的痛苦，设身处地、想方设法地予以帮助。

对风湿病已损及五脏，尤其是内舍心脏者，必须注意其环境安静，排除一切不良的干扰，利于休息。

2. 特殊护理　风湿病包括的病种很多，每一个病种有它特殊的症状，因此在一般护理之外，必须根据不同的病种以及病程中不同阶段的各种病情给予特殊护理。如系统性红斑狼疮，中医根据其特征称“蝴蝶丹”“鬼脸疮”，由于它的症状有发热、关节肌肉酸痛、皮肤黏膜损害等，又有病程长、起病轻重不一、症情变化快的特点，因此护理时必须针对以上特点进行特殊护理：

（1）密切注意观察体温：因为体温高低与疾病轻重关系密切。SLE 热型多变，有的呈波浪型、有的是弛张热，或不规则低热，亦有继发感染或药物反应等引起的高热，因此加强对体温的观察非常重要。

（2）注意五脏病变症状：因为 SLE 影响心、肺、肾等各脏器，所以要善于发现有否特殊症状出现，注意有否胸闷、气急、端坐呼吸、心率增快，注意尿量多少和血压高低等情况。

（3）注意狼疮危象：如发现患者高热、全身衰竭，剧烈头痛呕吐，甚至腹痛、胸痛、抽搐，应立即报告医生，及时抢救。

（4）注意皮肤护理：由于 SLE 患者抵抗力差，易引起皮肤受损，继发感染，必要时用洗必泰洗创口一日 2～3 次，敷消炎药膏。

（5）注意口腔护理：SLE 患者多伴有口腔黏膜糜烂，发生溃疡，可用 0.1% 洗必泰或 3% 硼酸水多次漱口，如发生霉菌感染，则用 5% 苏打水清洗口腔。

（6）注意激素的不良反应：SLE 患者大多用激素控制病情，但必须注意激素的不良反应，尤其是胃出血，必须及时抢救。还必须谨防跌仆，因为长期服用激素者骨质疏松，很易引起骨折。

又如类风湿关节炎在关节被严重破坏之后，采用常规的药物、理疗和一般矫形手术无法控制疼痛及恢复功能的情况下，只能采用手术做人工关节置换，以假体代替被疾病破坏的关节，以达到解除患者痛苦、改善关节活动和纠正畸形的目的，对这种患者必须注意手术前做好思想工作，解除其顾虑，手术后恢复期必须督促、协助其做功能锻炼等。

总之，要根据病种不同、病的阶段不同等给予个别的特殊护理，绝不能千篇一律地对待，只给予一般护理是不够的。

3. 饮食护理

（1）饮食要根据具体病情而有所选择：风湿病患者的饮食，一般应进高蛋白、高热量、易消化的食物，少吃辛辣刺激性的食物以及生冷、油腻之物。中医对风湿患者的饮食还要根据患者的舌苔变化而调整。因为患者舌苔是脾胃之外候，通过观察舌苔，可以指导患者选择适宜的饮食。如患者舌苔厚腻，食欲不振，就切勿再给油腻的膏粱厚味，而应吃些苡仁粥、汤类以健脾利湿；如感冒风寒，舌苔白而润者，可适当吃些具有温散作用的食物，如姜汤、蛋花汤，忌油腻，菜蔬必须烧熟；如舌苔尚净，舌质红者则是有热象，凡热性的食物如葱、韭、大蒜等均勿食，可多吃绿叶菜，尤其是清凉的红梗菜、苦瓜等；又如舌苔淡白而脾胃虚弱，大便经常溏薄者，可以吃些红枣汤或红枣糯米粥等。又如有消化性溃疡疾病的风湿病患者，食后饱胀，经常泛酸，则必须嘱咐其少食甜物、牛奶、豆浆等。总之，风湿患者的饮食必须根据患者病情的不同和脾胃运化能力的强弱而有所选择。

（2）饮食不可片面，正确对待药补与食补问题：瓜果、菜蔬、鱼、肉、鸡、鸭均有营养，不可偏食。《素问·生气通天论》早已强调“谨和五味，骨正筋柔，气血以流，腠理以密”。对于有病之后服药和饮食的关系，《素问·脏气法时论》主张：“毒药攻邪，五谷为养，五果为助，五畜为益，五菜为充，气味合而服之，以补精益气。”这说明了有病除服药之外，还必须有谷、肉、蛋、菜等以补充营养才能使身体健康。对于风湿患者来讲，饮食种类可以广些，则吸收的营养可全面些，这样对疾病康复有利。

有些人认为，有了病就是虚，应该吃补药，但也有人主张“药补不及食补”，这些说法都欠全面。我们要正确对待药补与食补的问题。《素问·五常政大论》云：“大毒治病，十去其六；常毒治病，十去其七；小毒治病，十去其八；无毒治病，十去其九。谷肉果菜，食养尽之，无使过之，伤其正也。”风湿病患者在漫长的疾病过程中，往往服药过多，脾胃功能失健者不少，因此对药补、食补问题更需注意：牛奶、豆浆、麦乳精、巧克力以及目前形形色色的营养品，虽然都属食补佳品，但如果患者内有湿热，舌苔黏腻，食欲不振，食之反而脘腹膜胀难受，甚至不思饮食；人参、白木耳、阿胶、珍珠粉以及层出不穷的补药，虽都有补气、补血、养阴、安神等等的作用，但湿邪未除，徒讲补益，反而会增加脾胃的负担，有些糖浆、冲剂，味多甜腻，服之反而壅气助淫，使胃肠呆滞；更值得一提的是，目前人民生活水平提高，更加讲究食物营养，有些人对鳖（甲鱼）的营养价值大加赞赏，认为其肉有补阴、凉血、益气之功，却不知道甲鱼性凉难化，于脾胃虚弱者，很不适宜，有些家属出于好心，希望风湿患者多吸取食物营养，常劝患者多食甲鱼，到头来使患者更加湿滞难化，适得其反。因此，药补必须请医生指导，食补也要根据患者消化能力而定，食而不化，反会增加麻烦。

总之，食物要新鲜，要荤素搭配，有病之后，食量不宜过多，以能适合患者口味，能消化吸收为度。有些家属听说某物滋补，即要患者多食之，这些都是值得注意的。

（3）注意饮食宜忌：目前民间对风湿患者的饮食忌口问题，有两种认识。一种认为风湿患者忌口非常重要，如果吃了某些食物，病情即会发展、严重，而且还道听途说，这也不能吃，那也不能吃食，结果患者不能吃的食物过多，以致影响了营养的摄入。另一种认为忌口无科学根据，不相信，也不注意。其实这两种认识都不全面。

每一种食物都有它的营养特性，正常人是不需要特殊选择的，但有了疾病之后，由于病种不同和类型不同，对于饮食就有个选择的问题，主要是要考虑到疾病及其治疗与某些食物有否矛盾。一般食物与疾病的治疗不相宜表现在两方面，一是食物的性质与疾病的性质有矛盾，如病情属热则不宜食辛辣刺激之食物，病情属寒则不宜食生冷清凉之物；二是食物的性质与治疗疾病的药物有矛盾，如服人参类补药，不要吃胡萝卜，恐抵消药效；患有痛风病的患者不宜多吃油腻及豆制品，恐病情加重。要知道，食物的性味与药物一样，亦有寒、热、温、凉之性及辛、甘、酸、苦、咸之味，所以忌口问题亦无神秘之处，食物之性味与疾病相宜者，则对疾病有利，与疾病相悖者，可能会增加疾苦。

风湿患者病程较长，如果忌口太严，长年累月，反而影响营养的吸收，于病情不利。一般在病情急性发作时，不宜食辛热的食品；胃肠失健或脾胃虚寒、大便稀溏者，不宜多食生冷瓜果；若患者在食某种食物之后感到病痛增加或有某种过敏反应者，则不宜再食那种食物；食用膏粱厚味的食物之后，感到胃中饱胀，则必须注意饮食要清淡些，有些人认为不吃鸡，仅喝汤可以不妨碍消化，但不知肥鸡之汤，油在汤中，因此必须注意去其油腻，否则亦会有碍运化；饮食宜节制，多食后胃中不适者，宜多顿少食，俟饥后再食。

总之，绝对忌口、过多忌口对患者康复不利。对病情有利的食物宜常服，如行痹者多吃豆豉、丝瓜、蚕蛹等；痛痹者可常食用茴香、桂皮、花椒等调味品；热痹者多吃些芹菜、红梗菜（又名马来头）、青菜、水果等清凉的食物；着痹者可常服薏苡仁、扁豆、赤小豆等。凡寒湿痹患者均可以酒、醴等作食物，如五加皮酒、薏苡仁酒等。薏苡仁、赤豆可化湿退肿，可以煮汤当点心常服，黄芪加薏苡仁可加强渗湿作用，核桃可以补肾健腰，黄花菜可以镇静安寐，均可采用。

（三）服药护理

服药是治疗疾病的重要手段，但服药并非药到张口，吞下即是，而是有很多具体的要求。风湿病患者病程长，药物的种类很多，治疗方案也较多（有几种药物同时服用，也有中西药物结合使用的），服药的方法也各有不同。所以指导患者如何服药以及服药后如何观察反应的护理就成为一个非常值得注意的问题。

1. 煎药、服药的方法与服药的时间　服用中药，除一些中成药之外，大多是用饮片煎服的。目前有些患者家属认为中药必须多煎才能出味，煎得越浓越好，往往一付中药煎至半小时以上，这种认识是不全面的。因为一付中药是由多种药物组成，根据病情不同，所用中药也就性味不同，有的药宜多煎，有的药需少煎。清·徐灵胎《慎疾刍言》云："煎药之法各殊，有先煎主药一味，后入余药者，有先煎众药味，后煎一味者……有宜多煎者，有宜少煎者，有宜水多者，有宜水少者，有不煎而泡渍者……有宜用猛火者，有宜用缓火者，各有妙义，不可移易。今则不论何药，唯知猛火多煎，将芳香之气散尽，仅存浓厚之质……岂能和荣达卫乎！"说明了煎药方法不能一律对待，煎药方法不对可影响药效。

正确的方法是先把干燥的药物浸泡于冷水中1～2个小时（冬日时间长些，夏日短些），煎药的时间必须视药物性质而定。如发表药一般不宜多煎，沸后2～3分钟即可；有些含有挥发油的药物，如薄荷、砂仁等，必须后下，即在其他药物煎沸一段时间后再放入同煎1～2分钟即可；补药则宜多浸多煎，但在猛火煎沸后，即改用文火为宜；金石、介类药物如磁石、鳖甲、牡蛎、石决明等必须先煎；清热凉血药多浸快煎；芳香化湿药浸后煎沸后即可。若不讲究煎药的方法，不论何药，一律多煎或不浸即煎，必然影响药效。

在服药方法上，也不是千篇一律的一张药方煎两次日服二次，也要根据药物的性质而定。如有些药物，必须日服3～4次，使药物在体内保持一定的浓度；有些药物必须顿服，使药力集中；有的药物，服后见效，可不必再服；有些药必须空腹服用，使药物能迅速吸收，发挥药效较快；有些药物必须饭后服用，以免刺激胃部，可以减少不良反应，有的甚至在饮食一半时服下，再吃饮食，更可减少对胃肠道的刺激；有些安神药必须睡前服用，可使夜间安睡；有些润肠药物，睡前服用，可使清晨大便通畅。总之，服药方法要根据药物的特性而定。对风湿患者来讲，一般服养血通络的药物必须持续服用一段时间才能逐步生效；但如遇疼痛剧烈必须止痛的，则服后痛楚减轻后可以逐步停服；服用汤剂，最好在饭后2小时左右，俟饮食离胃之后服用，一可避免胃中不适，二则利于吸收。

关于服用汤药的温度，一般认为温热性的药物以热服较好，补益药宜温服，清热解毒药宜凉服，火热证时可以冷服，但遇到假热真寒、假寒真热之证，则需根据病之本质，热药凉服或凉药温服以防格拒。

2. 注意观察药后反应　服药之后，要密切注意观察有否反应，从反映的情况中可以窥测药效是否到达，或是药物之不良反应，或是证情严重之先兆。在《金匮要略》痉湿暍篇即记载着：服用白术附子汤后，"一服觉身痹，半日许再服，三服都尽。其人如冒状，勿怪，即是术附并走皮中，逐水气未得除故耳"；服麻黄杏仁薏苡汤之后，"有微汗，避风"；服防己黄芪汤之后，"当如虫行皮中，从腰下如冰，后坐被上，又以一被绕腰下，温令微汗差"。这些医嘱说明服药后必须仔细观察，适当护理，有的需覆被取汗，有的见微汗即可，有的是服药后的正常反应。在该书同篇中还有如下记载："风湿相搏，一身尽疼痛，法当汗出而解，值天阴雨不止，医云此可发汗，汗之病不愈者，何也？盖发其汗，汗大出者，但风气去，湿气在，是故不愈也。若治风湿者发其汗，但微微似欲出汗者，风湿俱去也。""湿家下之，额上汗出，微喘，小便利者，死。若下利不止者，亦死。"这说明，如药后见汗大出者而病不见减，这是只祛了风，而湿未去之故，因为治疗一身尽疼痛的风湿病，应予发汗，但不可过汗，只要能达到微微似出汗的程度，则风湿能俱去，方是药效最好的反应。又说明了患风湿病者，如大便秘结，给服通利的药物也不能太过，如果发现服药下利之后，出现额上汗出、微喘等阳虚证候，或者下利不止，真气欲脱的危重证候，必须立即抢救，否则，即有生命危险，必须在护理工作中引起警惕。

一般对服用大辛大热之剂的患者，必须询问其有否口干、舌燥、咽痛、便结、出血等见症；服清热解毒药后，应注意有否胃中不适及便溏、腹泻等情况。

目前治疗风湿病的中西药合用者甚多，必须及时了解患者目前服药的全部情况，熟悉各种中西药物的副作用及其不良反应。尤其应该注意的是雷公藤制剂和肾上腺糖皮质激素类药物的不良反应。

使用外用药亦须注意。如有些患者对药膏或膏药过敏，外用这些药物后若出现皮肤痒疹或水疱时，必须立即停止使用。用药物熏洗时应防止烫伤，用外搽药时切勿过度用力，以免损伤皮肤。

3. 切勿杂药乱投　风湿病病情复杂，用药后往往不能迅速见效，有些药物起效时间需要4~6周，而患者及家属均求愈心切，往往风闻某药有效，或观看了药物广告中吹嘘的疗效，服用医生处方的药物不久，嫌其见效不快，即私自换药，甚至频繁换药，杂药乱投，往往病情未轻，反而出现药物不良反应，使疾病的症状与药物的反应错综交杂，给医生处方用药带来了不少的麻烦。故对病程长、病情复杂的风湿疾病患者，一定要帮助其做好配合医生治疗、耐心服药的思想准备，而且要告诉患者在服用某一药物或增添某一药物一段时间后有什么反应，有责任向医生如实反映，要在医生指导下更换或增减药物，这样才对病情有利。必须要让患者知道“药能治病，亦能致病”的道理。护理人员非但要了解患者服药的品种，而且还要了解其服药的数量，以及患者是否遵照医嘱用药，切勿让患者杂药乱投。

（四）姿态护理（亦称体位护理）

风湿病患者由于病痛的折磨，常会出现一些姿态、体位的异常，以图减轻疼痛。若不予纠正，时间长了就会影响患者今后的活动功能和生活自理能力。姿态护理的目的是时时注意纠正患者的不良姿态与体位，对患者的坐、立、站、行走、睡眠等的姿态均须注意，及时纠正异常，防止贻害终生。

护理时还要注意生理姿态的保持。例如，为了预防强直性脊柱炎患者脊柱、髋、膝关节发生畸形、僵直，一般要求患者站立时应尽量挺胸、收腹和两手叉腰，避免懒散松弛的驼背姿态。坐时尽量挺直腰板，写字时椅子要低，桌子要高，床铺不可太软，以木板床上铺草席子为好，不宜睡席梦思床垫，睡眠时忌用高枕，不可只向一侧卧，恐引起一面的髋、膝关节发生挛缩畸形，以致屈曲不能伸直。尤其在该病急性发作时更需注意，因为大多数患者的严重脊柱畸形，都是在急性发作时产生和迅速发展的。一般人对俯卧位虽不习惯，但它可预防驼背和髋、膝关节屈曲畸形，故而强直性脊柱炎患者可采取俯卧姿势。当关节因病理改变或手术难以避免强直的时候，应使关节固定于最低的有利于自理生活的功能位置，例如能用筷或勺自己把饭菜送到口中，手能抓握，下肢能持杖步行，肩关节有一定程度的外展、前屈、内旋、外旋等功能。一般要求：肘关节：屈曲近90°；尺桡关节：一般置中立位，手掌向上；拇指与手掌平面呈直角，指间角10°；指关节：近端关节130°，远端关节150°；髋关节：前屈15°~20°、外展10°~20°、外旋15°~ 20°；踝关节：90°~100°；距骨下关节：中立位置，不内翻也不外翻；跖趾关节：10°~15°。这样的话，可以满足日常生活的最低功能，有利于患者能生活自理。

(五)功能锻炼护理

给风湿患者必要的休息，可使整个机体及病变关节在一段时间内得到充分的修养。减轻因活动引起的疼痛是必要的，但是，让风湿患者长期卧床休息的做法，对疾病是利少弊多。另外，只注意药物治疗，而忽略肢体活动的锻炼，往往亦因活动过少而使关节固定于某一位置，最终导致关节畸形、僵直、粘连，给生活、工作带来很大的不便。因此，在风湿病的治疗过程中，将休息与锻炼、静与动密切结合对病情是有利的。所以，“以动防残”的说法是有充分理由的。通过锻炼还能促进机体血液循环，改善局部营养状态，振奋精神，保持体质，促进早日康复。在指导风湿病患者进行功能锻炼时，必须注意以下几点：

(1)有病时的功能锻炼与无病时的体育锻炼要求不同首先要明确的是，风湿病患者的锻炼是为了维持和恢复关节功能。风湿病急性发作期，全身症状明显或关节严重疼痛肿胀，此时应该卧床休息，严重者可休息1~2个星期，中度的休息5~7天，注意保持手、足关节的功能位置即可。病情有所缓解后，可开始做一些床上的功能锻炼，如关节屈伸运动、按摩肿痛关节等。病情稳定后，可开始下床活动，慢步行走，还可做“床上八段锦”(用两手前伸如关门状；两手平举耸肩，10次；两手平侧下按；俯身两手掌向下，左右交叉向下摸十余次；两手心向上托动10多次；两手左右交叉向前抓十余次)。关节肿痛消除后，必须将功能锻炼放在恢复关节功能方面，按照病变关节的生理功能进行锻炼，开始时先从被动活动逐步转为主动活动，或两者结合进行，以主动活动为主，促进关节功能恢复。亦可借助于各种简单的工具与器械，如手捏核桃、弹力健身圈锻炼手指功能(风湿患者手指力量不足，不宜用石球、钢球)，两手握转环练习旋转功能以锻炼手腕功能；脚踏自行车锻炼膝关节；滚圆木、踏空缝纫机以锻炼踝关节；滑轮拉绳活动锻炼肩关节；逐步还可做练功十八法，打简易太极拳、关节操、广播操等。目前一般医院均有体育疗法，有些医院还设有体疗室，有一套专门帮助风湿病患者锻炼的器械与工具，可遵照医嘱选择性地运用。

(2)功能锻炼的场所、形式与时间风湿病患者功能锻炼在什么场合进行，亦需因人因病制宜，如不能起床者在床上锻炼，能下床的在室内进行，病情好转能行走的在室外或公园里一面活动一面呼吸新鲜空气，观赏花草可以增加锻炼兴趣。

锻炼的形式，可以一人独自锻炼，也可几个病情相仿的患者在一起锻炼，借助彼此交流，增加乐趣，舒畅心情。开始时可由护理人员领操，提出要求，熟悉后尽可自己进行。有些患者病情较为严重，则不能急于锻炼，等病情缓解后可先由护理人员协助作被动锻炼，好转后再自行锻炼。

锻炼的时间，有人主张清晨即起，甚至天未亮就出门做室外活动，但对风湿病患者来讲，因为天气冷暖、季节不同，不可一律要求。因为严寒冬季太早外出，易受风寒，反对病情不利，可按《素问·四气调神大论》所要求的“春三月……夜卧早起，广步于庭，被发缓形，以使志生……夏三月……夜卧早起，无厌于日……秋三月……早卧早起，与鸡俱兴……冬三月……早卧晚起，必待日光……去寒就温，无泄皮肤……”因风湿病患者，身体都较虚弱，无力抵御外邪，若无视季节之不同，不顾气候的变化，一律天未明即至室外锻炼，因此再受风邪寒冷，复感于邪，恐会加重病情。

总之，风湿病患者的功能锻炼，切勿操之过急，超过其耐受力，要适可而止，量力而行。锻炼的活动量也要逐步增加，循序渐进，切勿一开始活动量就过大，不仅起不到预期的作用，反而造成筋骨酸痛，体软乏力。必须动静结合，持之以恒地锻炼，方能发生效力。

（六）辅助治疗护理

风湿病是一种比较难治的顽固性疾病，有时单纯依靠服药治疗，效果尚不满意，目前有很多研究风湿病的专家主张要用综合治疗，即用各种辅助性的治疗方法与药物疗法结合进行，可以提高治疗效果。目前常用的辅助治疗方法主要如下：

1. 热疗　是用局部加热加温，促使血管扩张，促进血液循环，提高血管通透性，以利血肿的吸收和水肿的消散。一般分干热和湿热两类：

（1）干热：包括热灯照射、红外线灯照射、夜卧电热毯之上、电疗等。亦有“热敷灵”外用的。

（2）湿热：包括用热毛巾湿敷、蜡疗、水疗（热水盆浴或药物煎汤进行药浴）等。

在进行热疗时护理人员必须注意防止灼伤、烫伤，注意患者耐热程度，掌握好治疗时间，不能让患者出汗过多。

2. 矿泉疗法　因为矿泉水中含有各种矿物质和微量元素，借助水的浮力、压力、温热和化学作用，使肌肉韧带松弛，可增加关节的活动范围，促进血流，对关节炎是有帮助的。在进行水疗时，护理人员应该密切注意患者是否感到疲劳，兼有高血压的患者耐受力较差，要注意时间不可太长。

3. 体疗　目前很多风湿病疗养所均有体疗室，个别风湿病医院也有体疗的场所，备有各种体疗器具供患者锻炼不同关节。护理人员必须注意了解每个患者不同的病情，制定适当的锻炼计划，循序渐进，而且还要随时注意病情的变化而更换锻炼方式，而且每锻炼一个阶段，可以测试关节的范围，测量四肢周径，了解肌肉、肌力的恢复情况。

4. 药物外敷　对风湿患者关节红肿者，药物外敷，可以减轻疼痛。

5. 药液穴位注射　有活血祛瘀止痛的作用。

6. 按摩、推拿　有些患者，关节屈伸、旋转有不同程度受限，往往请推拿医生推拿后有些改善，但在推拿时必须注意用力地强弱要根据患者的耐受力而定。有时经过一次推拿后感到疼痛加甚，则可隔日进行。

7. 针灸、药火针　筋骨疼痛的风湿病患者，可以用针灸配合治疗。

8. 搽擦、浸泡、熏蒸　能起到活血、通络、止痛的作用。

9. 激光、微波　激光主要通过光效应、热效应、压力效应和电磁效应对生物体发生作用。小功率氦氖激光对人体功能的作用据介绍有以下几方面：增加组织代谢，提高免疫功能，促进组织修复与上皮生长，消炎镇痛，对机体有调整作用。

今后随着对风湿病的研究日益深入，新的治疗仪器将会更多，如在进行药浴同时，还采用水流按摩，则疗效更佳。但不论哪一种辅助疗法，在进行治疗时，护理人员都必须严格掌握适应证、禁忌证，仔细观察患者情况，熟练掌握器械的性能，熟悉副作用发生后的救治措施，并要不断总结经验，摸索在某些症状突出时应该选用何种辅助治疗。辅助治疗是治疗风湿病不可缺少的一面，用之恰当，可提高疗效，促进早日康复。

（七）并发症的护理

在护理风湿病患者时，除了要注意本病的病痛，还要注意有无其他并发症。医护人员决不能将风湿病患者的一切病痛均归之于风湿病而不及其他，注意并发症很重要，及时对并发症做出适当的护理与治疗，切勿顾此失彼。

（八）加强出院护理指导

风湿患者住院治疗得到缓解即将出院时，必须做好出院护理的指导。因为有些风湿病患者认为出院后病已痊愈，往往对服药、锻炼不太重视，因此在出院前，护理人员应该全面复习患者的病史以及目前的治疗情况，做到心中有数，然后对其进行系统的出院护理指导，如必须按照医嘱按时服药，不可自行随便停药，服某种药物后如发现哪些反应应即请医生诊治，并根据疾病具体情况，确定出院后的功能锻炼方式，督促患者按时锻炼，持之以恒，并讲清手足关节“用则灵，不用则废”的道理，激发病患者锻炼的自觉性，并帮助患者结合自身的病变部位制定锻炼方法。

患者出院时必须有家属陪同，所以在出院前应该与家属进行一次谈话，交代患者目前的具体病情（因为有些病的后果是不便对患者直言相告的）以及服药、锻炼等方面的注意事项，告诉一些简单的辨别病情好转、进展、严重、恶化的症状，促使随时留心观察，并要嘱咐家属注意患者的衣、食、住、行。如对红斑狼疮患者的家属，应嘱咐患者避免或减少紫外线照射，如不要在太阳下曝晒，在室内用窗帘遮光，出外用防紫外线的伞遮阳、穿长袖衣服等。

总之，加强出院护理的指导，有利于患者稳定病情，巩固疗效，加速康复。我们发现有不少患者在家休养，由家属护理、陪同门诊，但病情亦能很快地转好。

二、风湿病的调摄

调摄即是调理、摄养的意思，俗称调养。中医历来主张治未病，重视养生，《灵枢经·本神》曰：“故智者之养生也，必顺四时而适寒暑，和喜怒而安居处，节阴阳而调刚柔，如是，则僻邪不至，长生久视。”说明要预防疾病，就须顺应气候变化，调和情志，饮食起居有常，具体到风湿患者的调摄应注意以下几点。

（一）保持精神愉快

疾病的发生发展与人的精神状态有密切的关系，因此七情内伤可以直接致病，亦可以由七情内伤引起人体阴阳失调、气血亏损、抵抗力减弱，易为外邪入侵。因此保持精神愉快也是预防风湿病的一个方面。要教育患者遇事不可过于激动或者长期郁闷不乐，要善于自我节制和化解不良情绪，保持乐观的心态和愉悦的心情，维护好自身的正气。

（二）坚持经常锻炼

坚持经常锻炼可以增强体质，提高御邪能力，锻炼的方式应该视性别、年龄、身体原来的健康状况、锻炼的基础等因素而定，选择适合自身情况的活动方式，切勿一开始活动量太大，用力过猛，必须循序渐进，贵在坚持，必要时要请医生或有关人员指导。

（三）注意防范风寒、潮湿

风湿病的成因，与风寒湿邪密切相关，因此平时注意防范风寒、潮湿之入侵非常重要，尤其是当身体虚弱的时候更应注意。当季节更换或天气突然寒冷时，应随时增添衣服以防受寒；夏季天气炎热，即使酷暑难当时，亦不可睡在当风之处，或露宿达旦，因为人在入睡之后，卫阳之气静潜，毛孔开放，风寒易乘虚而入；夏日也不宜卧于席地（尤其是水门汀地及砖石之地），以防寒凉之气侵入经脉，影响筋骨；炎夏分娩之产妇，切勿在风对流之处睡眠或睡中以风扇直接吹拂，因产后百脉空虚，自汗较多，腠理不密，稍受风寒就容易成疾，受累一世。

这些年来空调设备已经非常普及，在空调房间内长期工作的人，得关节酸痛的不乏其人。应该随着室内外气候温度的迥异，出入时增减衣着。尤其是老年人更需注意，因为老年人对外界气温的适应能力和御寒防暑能力均较差，用空调降温应有节制。

冬日若室内温度高，衣服即应减少．但出外时必须增衣防寒防风冷。

在冷库及凉水中操作的人员，入库前应增添衣服或防水服，在冰冷的水中操作完毕后，切勿马上用热水浸手，以免霎时间一冷一热，脉络一紧一松，血管舒缩功能失调，引起脉道挛急致得风湿病。在寒冷地带，冬季出外双足受冻后，切勿立即用热水洗脚或用火烤。

受潮湿多见于以水为事者，故经常在潮湿环境中工作以及与水打交道的工作人员，在工作完毕之后，应立即用干毛巾擦干身体，换上干燥衣服。外出突遭雨淋，衣衫尽湿者，必须立即用干毛巾擦干身体，擦至皮肤潮红发热后，再用温水洗净换上干燥衣服，切勿刚脱下潮湿之衣服马上用热水洗澡，以致逼迫寒湿入侵。夏季劳动或活动后即使大汗淋漓，亦不可马上用冷水冲洗或入池游泳，因为汗孔未闭，易使寒湿之气入侵。

居处地势低而潮湿者，更要注意。平时可用石灰撒于墙边屋角，以吸收潮气，床上被褥在晴天宜经常曝晒，以散潮气，天晴时更宜打开窗户，以通风祛湿，有条件者可垫高地基、铺地板，向阳开门开窗则最好。

在梅雨季节如发现面浮、足肿或脾胃失健的患者，需服利湿退肿之剂，因为这种内湿较甚者如遇外湿则易内外交结成疾。

总之，既然风湿病的主要成因是风寒湿邪气杂至，因此在日常生活中注意避风、御寒、防湿，截其来路，是预防摄养之良策。

（四）合理调配营养

随着人民生活水平的逐步提高，人们对伙食的要求已从满足于温饱发展到讲究营养。一般人认为“只要营养丰富，身体就会健康”，中医认为这还不够，还需要正常的脾胃功能作保障。因为食物中的营养必须依赖健全的脾胃功能才能吸收，若脾胃功能失健，食而不化，或因某种疾病而不宜食用某种富有营养的食物，甚至食后反而膜胀。所以，一定要根据实际情况合理调配营养。对风湿患者来讲亦不例外。《素问·阴阳应象大论》“形不足者，温之以气，精不足者，补之以味”之言，说明了补益也要根据各人的体质以及虚之所在而有所区别。如体质内热者，不宜服人参、鹿茸，热性的大蒜、葱、韭、辣椒等亦不宜多吃；脾胃虚弱运化乏力者，不宜服银耳、阿胶等补品，食物中坚硬、生冷者及生梨等性凉的水果均宜少吃；胃酸过多或脘腹饱胀者，饮食以清淡为宜，不宜吃油腻及厚味之食物，如蹄膀、脚爪、甲鱼等；如果吃了海鲜或其他食物后关节、肌肉酸痛更甚者，亦须注意以后不吃或少吃。痛风患者应少食高嘌呤饮食。

总之，风湿病的病程长，服药多，脾胃功能往往受到一定影响，所以，不能只注意食物营养价值的高低，而忽略了患者的具体病情和脾胃功能。

鱼、猪肉、鸡、鸭、蔬菜、瓜果都有各自的营养价值，必须根据病情及个体情况予以合理调配，以食后胃中舒适，食而能化为原则，以对病情有利为原则。

（五）早发现、早诊断、早治疗

当身体健康情况有变化或感到身体某一部分有异常症状出现时，应尽早就医，这是保护自身健康的要点，因为有些疾病若能早发现、早诊断、早治疗，治愈率比拖延失治的要高出几倍。对风湿疾病亦不例外，如果出现关节、肌肉、筋骨等处酸、麻、肿、痛、重等症状，应及早就医，进行检查、诊断，及早治疗。

临床上我们发现以下情况值得注意：

第一是有了病痛就医之后，刚开始检查，尚未明确诊断，患者却情绪紧张，先自惊慌，甚至乱投医、乱服药；亦有诊断明确之后，既怕疾病严重，又怕因病致残，终日惶惶然。这种精神上的沉重压力对缓解病情不利。应该教育患者正确对待疾病，遵照医嘱进行治疗。

第二是有人对医生的解释分析将信将疑，却对道听途说信以为真，只要听到某药好或某种偏方有效，亦不请医生指导，擅自配用，到后来杂药乱投，病未痊愈，脾胃先伤，增加了病情的复杂性，给后续治疗带来困难。

（冯宇飞）

第四节　类风湿性关节炎

类风湿性关节炎（rheumatoid arthritis，RA）是一种以侵蚀性关节炎为主要表现的全身性自身免疫病。本病以女性多发。男女患病比例约 1 ∶ 3。RA 可发生于任何年龄，以 30 ~ 50 岁为发病的高峰。我国大陆地区的 RA 患病率约为 0.2% ~0.4%。本病表现为以双手和腕关节等小关节受累为主的对称性、持续性多关节炎。病理表现为关节滑膜的慢性炎症、血管翳形成，并出现关节的软骨和骨破坏，最终可导致关节畸形和功能丧失。此外，患者尚可有发热及疲乏等全身表现。血清中可出现类风湿因子（RF）及抗环瓜氨酸多肽（CCP）抗体等多种自身抗体。类风湿关节炎属中医“痹证”、“历节病”、“尪痹”等的范畴。

一、病因病机

中医认为正气虚弱是本病发病的内在因素。凡禀赋不足、劳逸失度、情志饮食所伤等都极易招致外邪侵袭；感受风寒湿热之邪，是本病发病的外在因素，邪气痹阻经络，气血不通，痰浊瘀血内阻，流注关节而发病；疾病日久不愈，邪气内陷脏腑，可导致肝肾不足、气血亏损等正虚邪恋之候。

（一）正气不足

正气不足既包括人体精、气、血、津液等物质的不足，亦包括脏腑功能的低下。如营阴不足，卫气失营气之濡养，则失其正常卫外防御功能，或气血阴阳不足则表卫不固，腠理疏松，致风寒湿热等外邪可乘虚侵袭，痹阻脉络气血而成本病。肝脾肾的亏虚亦是本病发病的重要因素。肾藏精主骨，肝藏血主筋，脾为气血化生之源，主肌肉四肢，精血不足，肌肉筋骨失其所养，以致关节肿大，渐而变形、强直、肌肉萎缩，最终导致肢体废用。

（二）外感六淫

由于居处潮湿、涉水冒雨、气候剧变、寒热交替等原因，风寒湿邪乘虚侵袭人体，流注经络，留滞关节，使气血痹阻而成本病。若感受风湿热邪，或风寒湿邪郁而化热，流注关节，致局部红肿灼热而成热痹。病程日久，复感风寒湿等邪，邪胜正虚，则病可由表入里，内舍脏腑，从而形成脏腑痹。

（三）痰瘀交结

病久不愈，或治疗不当，久服祛风燥湿，或温散寒湿，或清热燥湿等药，耗气伤血，损阴劫津，致使气滞血瘀，痰浊阻络，痰瘀交结，经络闭阻，出现关节肿大，甚至强直畸形、屈伸不利等症状，形成正虚邪恋、迁延难愈之顽疾。

总之，本病的基本病变是经络、肌肤、筋骨甚则脏腑气血痹阻，失于濡养。病位一般初起在肢体皮肉经络，病久则深入筋骨，甚则客舍脏腑。病情初起常以邪实为主，但本虚标实亦属常见；久病则正虚邪恋，或湿热留着、痰瘀交阻，虚实夹杂，或寒热夹杂，但因湿邪黏滞久羁，以邪实为主者亦复不少。

二、西医病因病理

（一）病因

病因尚不明确。近年来，由于内分泌学、酶学、组织化学，特别是免疫病理学的进展，为深入探讨其病因和发病机理创造了较好的基础条件。虽然国内外许多研究中心在这方面投入了大量的人力物力，但没有重大突破。一般认为其发病与自身免疫、遗传、感染、过敏和内分泌失调等因素有关。

1. 免疫因素　免疫发病机制的主要证据如下：①滑膜组织中有大量淋巴细胞和浆细胞浸润，滑膜液含有 IgG、类风湿因子 - IgG - 补体形成的不溶性免疫复合物。②循环抗体浓度增高，血清可测得 IgM 类风湿因子和抗核抗体。③类风湿血管炎的发生与血清病相似。这些免疫特征的形成过程决定着类风湿性关节炎的发生和发展，其原始动因可能是感染因素或外伤等。

2. 遗传因素　类风湿因子（RF）阳性的类风湿性关节炎患者的直系亲属患病率是普通人群患病率的 3 倍，而类风湿因子阴性的类风湿性关节炎患者直系亲属及患者配偶的患病率不增高，并发现单卵孪生者类风湿性关节炎发病的一致率（孪生兄弟或姊妹同时都患病）为 33%，而双卵孪生者仅 6%。现已知人类白细胞抗原（HLA）是一个重要的遗传基因系统，位于第六对染色体上，具有 A、B、C、D、DR、DQ 和 DP 位点，每点控制着不同数目的抗原。类风湿性关节炎家属易感性与 HLA - DW_4 及 HLA - DRW_4 相关。HLA - DW_4 在类风湿性关节炎组 60% 阳性，对照组 12% 阳性。HLA - DRW_4 在类风湿性关节炎组 62% 阳性，对照组 24% 阳性。推测邻近 HLA - D 和 HLA - DR 位点的类风湿性关节炎易感性基因与发病有关。类风湿性关节炎还考虑与免疫应答基因有关。上述均说明类风湿性关节炎与遗传有关。

3. 感染因素　由于类风湿性关节炎患者有滑膜炎，发热、白细胞升高和血沉增快，故认为本病可能与感染有关，有人怀疑链球菌、类白喉杆菌、支原体、病毒等为类风湿病原体。曾在动物身上用感染的方法制造出类风湿模型，但临床上尚未得到证实，数十年的大量研究尚未能从类风湿性关节炎患者的血液、滑膜液或滑膜中找到某一种恒定的病原体，故感染还是一种可疑因素。

4. 过敏　因本病的病理改变和血清病与用异性蛋白在实验动物中所诱发的过敏状态相似，故认为本病与过敏反应有关。但临床上，患者多无过敏体质的表现。典型过敏性疾病如干草热、哮喘、荨麻疹等的患病率在本病患者中并不比对照组多见。患者的皮肤试验多为阴性，对组织胺的嗜伊红反应与对照组无区别。用患者的滑膜组织、关节液或皮下结节做试验均无反应。

5. 内分泌失调　类风湿性关节炎多见于女性，口服避孕药的女性中发病率较低，妊娠期病情常缓解，更年期出现发病高峰，皮质激素能有效地抑制本病炎症，均提示与内分泌因素有关。有些学者认为，本病与垂体和肾上腺机能低下，或可的松分解不全有关。但分析本病患者的肾上腺皮质和脑垂体激素及甲状腺功能，均无明显降低，且性激素治疗无效。可能肾上腺皮质的盐类激素多于糖类激素，造成结缔组织损伤。

6. 营养代谢障碍　由于类风湿性关节炎患者常有体重减轻或营养不良，故认为本病有营养代谢障碍。但患者的糖、蛋白质和脂肪代谢均正常，可能为血浆蛋白形式的改变，导致体重下降和骨质疏松等。患者多缺乏维生素 C 和维生素 B_6。

7. 诱因　寒冷、潮湿、疲劳、营养不良、外伤、精神刺激等，尤其是寒冷、潮湿，常为本病的诱发因素。

前已述及，RA 的病因尚未完全阐明，但其发病过程与免疫反应有密切关系。Glynn 认为 RA 为一种二相性疾病。第一相是感染因子或结缔组织内在代谢异常，在关节滑膜中产生抗原性变；第二相是机体对外源性或内源性新抗原产生自身持久性免疫反应。Harris 则提出，原发性病因因子在组织中持续存在，宿主产生持久性免疫反应，或者是内源性自身持久性扩大机制取代了原发性病因因子的刺激，使疾病继续进展（见图 12－1）。

A. 宿主＋病因因子→宿主反应→疾病（Ⅰ期）
疾病（Ⅰ期）＋病因因子→慢性疾病
B. 宿主＋病因因子→宿主反应→疾病（Ⅰ期）
疾病（Ⅰ期）＋宿主反应→疾病（Ⅱ期）
疾病（Ⅱ期）＋［宿主反应＋疾病（Ⅰ期）］→疾病（Ⅲ期）等

图 12－1　类风湿性关节炎的病因和宿主反应

A. 表示原发病因继续存在；B. 表示自身持久性扩大机制的宿主反应，不一定需要原发病因因子持续存在

综合近年来对类风湿性关节炎发生发展机理的认识，现将其发病机理简述如下：①由未明的致病因子引起组织损伤导致自体免疫反应。②类风湿因子与变性 IgG 形成免疫复合物。③免疫复合物沉积，损伤组织激活补体系统，引起中性粒细胞趋化、吞噬，释放溶酶体酶、胶原蛋白、弹力硬蛋白酶等物质。④膜磷脂类形成花生四烯酸促使化学介质释放引起血管炎。⑤以上介质引起滑膜增殖、血管翳形成、软骨腐蚀，使更多的介质释放加重炎症反应，促使多核白细胞从血管中逸至炎症区域。⑥导致关节和关节外的组织病变。类风湿性关节炎发病原理见示意图 12－2。

（二）病理

1. 关节病变　类风湿性关节炎的基本病理是滑膜炎。在疾病发展过程中，滑膜病变大致包括炎症（渗出、浸润）、增生、肉芽组织形成诸阶段。早期以滑膜渗出性病变为主，血管扩张、水肿，滑膜表层有纤维蛋白释出，关节腔内有大量中性白细胞渗出液，继有以淋巴细胞为主的浸润，也可有浆细胞及多核巨细胞浸润，并在局部聚集，有形成滤泡倾向。后随病情发展，关节病变逐渐转为变性，炎性细胞则以浆细胞为主。滑膜增生，肉芽组织形成，其中除增生的成纤维细胞和毛细血管使滑膜绒毛变得粗大外，并有淋巴滤泡形成。滑膜细胞增生可形成肉芽血管翳，在增生的滑膜细胞或淋巴、浆细胞中，可检出类风湿因子、γ 球蛋白或抗原－抗体复合物，且可向关节腔内的软骨面生长，发生粘连。软骨因与滑膜液相接触，影响其正常代谢，血管翳又释放某些水解酶，对关节软骨、骨、韧带和肌腱的胶原基质发生侵蚀作用。最终肉芽组织发生纤维化或骨化，使关节面相互融合，形成纤维性或骨性强直。关节附近皮肤、肌肉萎缩、骨骼脱钙或骨质疏松。

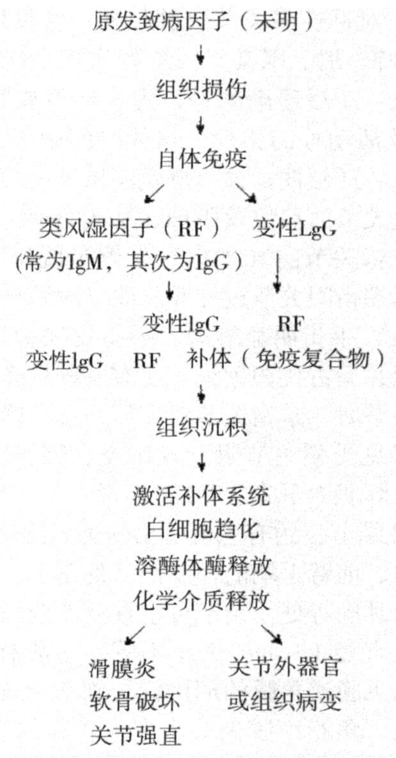

图 12－2　类风湿性关节炎发病原理示意图

2. 皮下结节（类风湿结节）　约20%的患者可见皮下结节，其中心为一团坏死组织，其中还残留着细胞、纤维素、胶原和网状纤维的碎片，边缘为栅状排列的成纤维细胞及少数多核巨细胞，细胞的排列方向均与坏死区垂直，外层为有单核细胞浸润的肉芽组织。这种病变具有特征性意义。

3. 血管炎　类风湿性血管炎相当常见，是类风湿性关节炎的基础病变之一。主要累及小动脉，其病变可自严重的坏死性血管炎到局限性节段性动脉炎不等。血管炎多为全层动脉炎，单核细胞浸润、内膜增生可引起栓塞。少数病例较大动脉受侵，与结节性多动脉炎难以区分，可引起神经病变、皮肤溃疡或穿孔。血管炎已被列为恶性类风湿性关节炎的主要病理变化，多见于类风湿因子阳性的患者。

4. 其他病变　与皮下结节相似的病变可发生在眼、心脏和肺脏。眼病变多累及巩膜，心脏病变多无临床症状；肺坏死结节性病变很少见，结节可为单发或多发，常形成空洞或钙化。局部淋巴结肿大很常见，肿大的淋巴结呈非特异性增生，可形成明显的生发中心，浆细胞少见，淋巴窦中可见许多网状细胞。偶见少许神经内、外膜炎性细胞浸润。继发的淀粉样变性的现象如蛋白尿和肝、脾肿大等，临床上非常少见。

三、临床表现

多关节对称性肿痛，伴有晨间关节僵硬为特征。最初常以全身疲乏感、食欲不振、消瘦、手足麻木和刺痛开始，继而出现1～2个关节疼痛和僵硬，特别是晨僵明显，可持续几小时，但关节外观并无异常。部分患者可出现发热等症状。

1. 关节症状　早期表现：对称性多关节红肿热痛，常见四肢小关节、指间近端关节梭形肿胀，掌指（跖趾）、腕、膝、肘、踝甚至颞颌等关节肿痛以及喉部环状关节（即披裂关节）滑膜受累。晨间关节僵硬，午后逐渐减轻，为本病重要特征之一。临床上关节僵硬程度往往可作为评估病情变化及活动性的指标，晨僵时间越长，其病情越严重。中、晚期表现：随着病情发展，转为慢性、迁延性、关节滑膜渗出发展为增殖，肉芽病变，关节活动受限，继而侵蚀骨、软骨，引起关节面移位及脱臼，加上韧带、关节囊及关节周围组织破坏，使关节变形。常见有手指在掌指关节向（小指）外侧半脱位，形成尺侧偏移畸形；手指近端指间关节丧失伸直能力，远端指间关节过伸及屈曲呈鹅颈样畸形；严重患者呈望远镜样畸形，则因掌指骨骨端大量吸收，手指明显缩短，手指皮肤似风琴样皱纹，手指关节松弛不稳，受累手指可被拉长或缩短，呈古代望远镜。还有一种称作峻谷状畸形，掌指关节背侧肿胀，其骨间肌肉萎缩，患者握拳时，掌指关节背侧如山峰样隆起，相邻指间的软组织则下陷如山谷。其他关节局部常可伴见受累关节附近腱鞘炎、腕管综合征（腕部屈肌腱鞘炎，使正常神经在腕管内受压，在鱼际肌力下降、萎缩）、滑囊炎、腘窝囊肿等。

2. 关节外症状　①风湿性结节：约有患者可出现类风湿结节（皮下结节），多发于受压或受摩擦部位，如鹰嘴滑囊内、前臂上端的伸肌侧（肘部），长期卧床的患者，结节可见于头枕部、骶部、背脊侧部以及耳廓等处。结节可呈移动性或固定性，无痛或稍有压痛，圆形或椭圆形，质地坚韧如橡皮，直径 1～3cm 大小不等，一般有结节的病者，多示病情活动，预后较差。②眼部表现：常见巩膜或角膜的周围深层血管充血，视物模糊，如慢性结膜炎；或巩膜炎、虹膜炎、脉络膜炎、角膜结膜炎等出现。③肺部表现：a. 胸膜炎：其积液量一般较少，其严重程度多与关节炎活动情况相一致；b. 肺间性纤维化：早期临床症状和 X 线改变为肺纹理增粗、紊乱，呈弥漫性网状或蜂窝状阴影，以肺底部较明显，两侧肺不一定对称出现；c. 肺结节：类风湿结节可发生在身体任何部位，也可侵犯到内脏，最常见累及肺部，X 线示为块状阴影。④风湿性血管炎：常见手指（足趾）小动脉闭塞性血管炎，发生于指甲下如指（趾）垫的裂片，形如出血和坏疽。皮损可见慢性溃疡和紫癜，小腿部和踝部尤为多见。少数患者可造成肺动脉高压、肠穿孔等。⑤神经系统表现：末梢神经损害，指、趾的远端较重，常呈手套、袜套样分布，麻木感，感觉减退，振动感丧失，运动障碍多见于晚期或老年患者。⑥肾脏淀粉样变性：为继发性、沉积物见于肾、脾和肝、心等脏器，可有蛋白质、肾病综合征、肝脾肿大等症状出现。⑦骨骼肌肉系统病变：可出现肌炎、腱鞘炎、骨质疏松所致的病理性骨折等。⑧弗耳特综合征：是本病特异类型的一种。除血清类风湿因子阳性外，还伴有脾大和白细胞减少等。

四、辅助检查

1. 一般项目　血常规可见正色素性贫血、血小板（PLT）升高，炎性指标可见血沉（ESR）增快、C 反应蛋白（CRP）增高，常标志着疾病的活动性。

2. 类风湿因子（RF）滴度升高　RF 滴度升高并不具有诊断特异性，系统性红斑狼疮（SLE）、干燥综合征（SS）等其他自身免疫性疾病及某些感染性疾病（如细菌性心内膜炎、结核等）也可见到，约 5% 的正常老年人 RF 滴度轻度升高。RF 滴度正常并不能排除 RA。

3. RA 滑液检查　在关节有炎症时滑液量增多，滑液呈半透明或不透明，根据蛋白、细胞及碎屑含量不同呈黄色或黄绿色。滑液中白细胞明显增多，达（2～7.5）$\times 10^9$/L，其中以中型粒细胞占优势，达 50%～90%，细菌培养阴性，黏蛋白凝固试验凝块松散。滑液检查对 RA 诊断也不具特异性。

4. X 线检查　早期为关节周围软组织肿胀，关节附近轻度骨质疏松，继之出现关节间隙狭窄，关节破坏，关节畸形。

五、诊断和鉴别诊断

（一）早期诊断指标

既往对 RA 的诊断主要依赖于临床症状、体征、必要的实验室检查以及普通 X 线平片检查。多年的临床和实验研究表明，95% 的 RA 患者于症状出现 6～12 个月后出现 X 线平片上的改变。但在出现明显的 X 线平片改变后，已很难通过药物治疗逆转疾病进程，而在 X 线平片出现改变之前只能依据临床表现及实验室检查进行诊断。因此临床急需能够及早反映和预测 RA 病情的较为客观的指标。现主要对 RA 早期诊断有意义的实验室指标介绍如下：

1. 抗核周因子抗体　抗核周因子（APF）主要出现于 RA 患者的血清中，而少见于 RA 以外的风湿性疾病及正常人。APF 是一种 RA 特异性的免疫球蛋白，且以 IgG 型为主。APF 对 RA 诊断的特异性高达 90% 以上，是早期诊断 RA 的有效指标之一。

2. 抗角蛋白抗体　角蛋白抗体（AKA）对于诊断 RA 的特异性很高，在 90% 左右。初步证实 AKA 与 RA 关节压痛数、晨僵时间和 C 反应蛋白（CRP）有关。AKA 与 RF 无交叉反应及相关性，因此，该抗体可以为 RF 阴性的患者提供另一个诊断指标。临床研究还表明，AKA 与疾病严重程度和活动性相关，在 RA 早期甚至临床症状出现之前即可出现，因此，它是 RA 早期指标和预后指标。该抗体在患者滑液中的阳性率与血清的基本一致，但程度明显高于后者，提示 AKA 可能在滑液局部合成并对滑膜炎的形成起重要作用。

3. 抗 RA33 抗体　各项 RA 早期诊断指标中，抗 RA33 抗体尤其在 RA 早期出现。有些此抗体阳性而临床难以诊断 RA 的患者，经随访 1～3 年后，确诊为肯定的类风湿关节炎。抗 RA33 抗体特异性高达 90% 左右，但在 RA 中的敏感性仅为 35% 左右。近年发现系统性红斑狼疮患者也可有抗 RA33 抗体阳性。抗 RA33 抗体的消长与病情及用药无关。

4. 抗环瓜氨酸抗体　各项 RA 早期诊断指标中，抗环瓜氨酸抗体（抗 CCP 抗体）特异性最高，有国内学者研究认为，抗 CCP 阳性的 RA 患者骨关节破坏程度较阴性者严重，表明抗 CCP 检测对预测 RA 患者疾病的严重性具有应用价值。

以上所述抗体有两项同时阳性者，联合 RF 阳性（采用免疫比浊法，>20IU/ml 为阳性），国内研究 90% 左右可确诊。

（二）诊断标准

1. 1987 年美国风湿病协会（ARA）修订分类标准

（1）晨僵至少持续 1 小时；

（2）3 个或 3 个以上关节区的关节炎（双侧近端指间关节、掌指关节、腕、肘、膝、踝关节和跖趾关节）；

（3）腕、掌指关节或近端指间关节至少 1 个关节肿胀；

（4）对称性关节炎；

（5）皮下类风湿结节；

（6）类风湿因子阳性（效价≥1 ∶ 32）；

（7）手 X 线片改变：腕及手指的典型性改变为骨质疏松或骨侵蚀改变。

上述7项中满足4项或4项以上即可诊断为类风湿关节炎，其中1~4项至少持续6周。诊断时要注意不能只根据手指或其他关节的疼痛就诊断为类风湿关节炎。本病是一滑膜炎，因此多表现为持续性关节肿胀，以近端手指关节的梭形肿胀为特征。

2. 2009年ACR和欧洲抗风湿病联盟（EULAR）提出了新的类风湿关节炎诊断标准 RA分类标准和评分系统，即：至少1个关节肿痛，并有滑膜炎的证据（临床或超声或MRI）；同时排除了其他疾病引起的关节炎，并有典型的常规放射学RA骨破坏的改变，可诊断为RA。另外，该标准对关节受累情况、血清学指标、滑膜炎持续时间和急性时相反应物4个部分进行评分，总得分6分以上也可诊断RA。见表12-1。

表12-1 类风湿关节炎ACR/RULAR 2009年RA诊断标准

受累关节数		分值（0~5分）
1	（中大关节）	0
2~10	（中大关节）	1
1~3	（小关节）	2
4~10	（小关节）	3
大于10	（至少一个为小关节）	5
血清学抗体检测		（0~3分）
RF或抗CCP均阴性		0
RF或抗CCP至少一项低滴度阳性		2
RF或抗CCP至少一项高滴度阳性		3
滑膜炎持续时间		（0~1分）
小于6周		0
≧6周		1
急性期反应物		（0~1分）
CRP或ESR均正常		0
CRP或ESR增高		1

注：6分或以上为肯定RA诊断。

3. 分级 为了了解患者的关节功能及其生活质量，目前采用关节功能分级方法：

Ⅰ级：关节能自由活动，能完成日常工作而无障碍。

Ⅱ级：关节活动中度限制，一个或几个关节疼痛不适，但能料理日常生活。

Ⅲ级：关节活动显著限制，能胜任部分工作或生活部分自理。

Ⅳ级：大部分或完全失去活动能力，患者长期卧床或依赖轮椅，生活不能自理。

（三）鉴别诊断

在类风湿关节炎的诊断过程中，应注意与骨性关节炎、痛风性关节炎、反应性关节炎、银屑病关节炎、强直性脊柱炎和其他结缔组织病（系统性红斑狼疮、干燥综合征、硬皮病等）所致的关节炎相鉴别。

1. 骨关节炎（OA） 该病为退行性骨关节病，发病年龄多在50岁以上，主要累及膝、脊柱等负重关节，活动时关节疼痛加重，可有关节肿胀、积液。手指骨关节炎常被误诊为类风湿关节炎，尤其是在远端指间关节出现赫伯登（Heberden）结节和近端指间关节出现布夏尔（Bouchard）结节时易被视为滑膜炎。骨关节炎通常无游走性疼痛，大多数患者血沉正常，类风湿因子阴性或低滴度阳性。X 线示关节间隙狭窄、关节边缘呈唇样增生或骨疣形成。

2. 痛风（Gout） 慢性痛风性关节炎有时与类风湿关节炎相似。痛风性关节炎多见于老年男性，常呈反复发作；好发部位为单侧第一跖趾关节或跗骨关节，也可侵犯膝、踝、肘、腕及手关节，急性发作时通常血尿酸增高，慢性痛风性关节炎可在关节和耳轮等部位出现痛风石。该病有自然缓解及反复发作的特点。

3. 银屑病关节炎（PsA） 银屑病关节炎以手指或足趾远端关节受累为主，也可出现关节畸形，但 RF 阴性，且伴有银屑病的皮肤或指甲病变。

4. 强直性脊柱炎（AS） 本病主要侵犯脊柱，但周围关节也可受累，特别是以膝、踝、髋关节为首发症状者，需与类风湿关节炎相鉴别。该病有以下特点：①青年男性多见。②主要侵犯骶髂关节及脊柱，外周关节受累多以下肢不对称关节受累为主，常有肌腱端炎。③90%～95%患者 HLA－B_{27}阳性。④类风湿因子阴性。⑤骶髂关节及脊柱的 X 线改变对诊断极有帮助。

5. 风湿热 大多发生于青少年，病前多有咽痛史，关节痛为游走性，多累及四肢大关节，极少出现骨侵蚀及畸形。皮肤可出现环形红斑、皮下结节，有心肌炎、心电图改变、抗链球菌溶血素“O”效价高、RF 阴性。足量水杨酸制剂疗效迅速而显著。

6. 系统性红斑狼疮（SLE） 某些患者以对称性手关节炎为突出表现，RF 阳性，酷似 RA。鉴别时应查抗核抗体（ANA）、抗 Sm 抗体、抗 dsDNA 抗体、补体等，综合判断及密切随访甚为重要。

7. 其他自身免疫性疾病 系统性硬化（SSc）、多发性肌炎/皮肌炎（PM/DM）、原发性干燥综合征（PSS）、血管炎等，虽可有关节病或关节炎，且部分患者类风湿因子阳性，但它们都有相应的特征性临床表现及自身抗体。

8. 感染性关节炎 关节细菌感染多见于儿童和年老体弱者，易累及髋、膝关节，多为单关节感染。关节局部红、肿、热、痛，活动受限，并伴有畏寒、发热等全身中毒症状，常有原发性感染性疾病的症状和体征，如肺炎球菌或葡萄球菌引起的肺炎、咽炎、前列腺炎等。关节液检查白细胞数可达 10×10^9/L 以上，且 90% 以上为中性粒细胞，关节液培养可见致病菌。

六、辨证论治

类风湿关节炎的中医病机为先天禀赋不足，肝肾精亏，营卫俱虚，复因感受风寒湿热之邪，导致气血凝滞不通，痹阻脉络，造成局部甚或全身关节肿痛。本病以肝肾脾虚为本，湿滞、痰瘀为标，湿热瘀血夹杂既是 RA 的主要发病因素，又可作为主要病理机制，同时也是 RA 的基本特征；风寒湿邪可诱发或加重病情；若病程日久，伤气耗血、损及肝肾，痰瘀交结，形成正虚邪恋，本虚标实，虚实夹杂，而证候错综复杂。

1. 风湿痹阻证 肢体关节疼痛、重着，或有肿胀，痛处游走不定，关节屈伸不利，舌质淡红，苔白腻，脉濡或滑。

治法：祛风除湿，通络止痛。

方药：羌活胜湿汤加减。

羌活 10g，独活 10g，防风 10g，白芷 10g，川芎 10g，秦艽 10g，桂枝 10g，海风藤 15g，

当归10g。

加减：关节肿者，加苡仁12g、防己10g、萆薢10g以利湿；痛剧者，加制附片6g、细辛3g以通阳散寒；痛以肩肘等上肢关节为主者，可选加片姜黄12g；痛以膝踝等下肢关节为主者，选加牛膝10g。

临床体会：多见于RA病程的早期，好发于春、秋季节更替之时及冬季，多由外感风湿之邪痹阻关节肌肉而致。病位较浅，多在肌表经络之间，经治后易趋康复。

2. 寒湿痹阻证　肢体关节冷痛、重着，局部肿胀，关节拘急，屈伸不利，局部畏寒，得寒痛剧，得热痛减，皮色不红，舌胖，舌质淡黯，苔白腻或白滑，脉弦缓或沉紧。

治法：温经散寒，祛湿通络。

方药：乌头汤合防己黄芪汤加减。

制川乌（或制附子）6g，桂枝10g，赤芍15g，黄芪15g，白术10g，当归10g，薏苡仁15g，羌活10g，防己10g，甘草6g。

加减：关节肿胀者，加白芥子10g；关节痛甚者，加细辛3g、乌梢蛇9g、蜂房5g；关节僵硬者，加莪术9g、丹参15g。

中成药：寒湿痹颗粒（片），每次5g，每日3次；复方夏天无片，每次3片，每日3次；金乌骨痛胶囊，每次3粒，每日3次。

临床体会：病多发于春、秋季节更替之时及冬季，多由外感寒湿之邪痹阻关节肌肉而致。上述两证多见于RA病程的早期，多以邪（风、寒、湿）实为主，且病位较浅，多在肌表经络之间，经治后易趋康复。若失治、误治，病延日久，病邪变化、深入，必然殃及筋骨，而致骨质的破坏。故掌握病机、及时施治极为重要。

3. 湿热痹阻证　亦称风湿热痹证、热毒痹阻证。多见于疾病活动期，来势急，病情重，多为风寒湿入侵机体，郁久化热，或直接感受湿热（毒）之邪导致气血壅滞不通，痹阻脉络所致。

症状：关节肌肉局部肿痛、重着，触之灼热或有热感，口渴不欲饮，烦闷不安，或有发热，舌质红，苔黄腻，脉濡数或滑数。

治法：清热除湿，宣痹通络。

方药：四妙丸合宣痹汤加减。

苍术10g，黄柏10g，生薏苡仁20g，牛膝15g，防己15g，滑石15g，晚蚕砂10g，金银花15g，连翘10g，赤芍10g，当归10g，青风藤15g，羌活10g。

加减：伴发热者，加生石膏30g、青蒿15g；关节发热甚者，加蒲公英15g、白花蛇舌草15g以清热解毒；关节肿甚者，加土茯苓15g、猪苓15g以化湿消肿；关节痛甚者，加海桐皮15g、元胡15g、片姜黄15g。

中成药：湿热痹颗粒（片），每次5g，每日3次；四妙丸，每次6g，每日2次。

临床体会：本证是RA的主要证型之一，多见于疾病的活动期，治疗时尤其注重清热除湿，热邪虽可速清，而湿邪难于快除，湿与热相搏，如油入面，胶着难愈，故本证可持续时间较长。若失治、误治，病延日久，病邪变化、深入，必然殃及筋骨，而致骨质破坏。

4. 痰瘀痹阻证　关节疼痛肿大，晨僵，屈伸不利，关节周围或皮下出现结节，舌黯紫，苔白厚或厚腻，脉沉细涩或沉滑。

治法：活血行瘀，化痰通络。

方药：二陈汤合桃红四物汤。

半夏10g，陈皮10g，茯苓15g，桃仁10g，红花8g，熟地黄12g，当归10g，赤芍10g，川芎10g，甘草6g。

加减：血热者，改熟地为生地12g；血虚者，改赤芍为白芍10g；热痰者，可加黄芩10g、胆南星10g；寒痰者，可加干姜10g、细辛3g；皮下结节者，加连翘10g、白芥子10g、胆南星10g；对痰瘀互结留恋病所者，可用破血散瘀搜风之品，如炮山甲6g、土鳖虫9g、蜈蚣2条、乌梢蛇6g等。

中成药：盘龙七片，每次3~4片，每日3次；痹祺胶囊，每次4粒，每日2~3次。

临床体会：痰瘀既是病理产物，又可作为致病因素反作用机体。本证常见于RA病程之中晚期，其基本病机为正虚邪恋，痰、瘀、虚（肝肾脾）为患，痰瘀互结、痹阻关节为病。

5. 气阴两虚证　本证多由久病缠绵，伤气耗津所致。气能生津，故气虚则津损，津亏则阴耗，气虚阴伤，机体失润，常出现于继发干燥综合征的患者。

症状：关节肿大，口眼干燥，唇干，倦怠无力，或有肌肉瘦削，舌红少津有裂纹，或舌胖大，有齿痕，苔薄白，脉沉细弱或沉细。

治法：益气养阴，活血通脉。

方药：四神煎加减。

黄芪30g，石斛30g，金银花30g，远志15g，川牛膝15g，秦艽10g，生地黄10g，白薇10g，赤芍10g，川芎10g，僵蚕10g。

加减：如气虚较明显，症见肌肉酸楚疼痛，活动后加重，神疲倦怠，气短乏力，易汗出者，加用党参10g、山药12g、白术10g；如阴虚较明显，症见眼鼻干燥，口干不欲饮，选加百合10g、石斛15g、墨旱莲10g、女贞子10g；阴虚致瘀，症见皮肤结节或瘀斑者，酌加当归10g、鸡血藤30g。

中成药：麦味地黄口服液，每次20ml，每日3次。

临床体会：本证所用黄芪多用生品，量宜大，有补气生血、利水消肿的作用，常与当归等养血活血药同用。

6. 肝肾不足证　RA病程后期气血耗伤，肝肾虚损，筋骨失养，呈现正虚邪恋，虚实混杂，缠绵难愈的病理状态。终而出现“四久”：久痛入络，久痛多瘀，久痛多虚，久必及肾。

症状：关节肌肉疼痛，关节肿大或僵硬变形，关节屈伸不利，腰膝酸软无力，关节发凉或局部发热，舌红，苔薄白，脉沉弱。

治法：补益肝肾，强壮筋骨。

方药：独活寄生汤加减。

独活15g，桑寄生10g，杜仲10g，牛膝10g，细辛3g，茯苓10g，肉桂6g，川芎10g，当归10g，白芍10g，生地黄10g，甘草6g。

加减：偏于肾阴不足，症见关节变形，腰膝酸软，潮热盗汗，五心烦热，口干咽痛、遗精者，选加熟地黄10g、山萸肉10g、菟丝子10g、龟甲30g；偏于肝阴不足，症见肌肤麻木不仁，筋脉拘急，屈伸不利，重用白芍30g，加枸杞子10g、沙参10g、麦冬10g；阴虚甚有化火之象，症见潮热，心烦易怒者，加知母10g、黄柏10g；兼见肾阳虚，症见关节冷痛，足跟疼痛，畏寒喜暖，四末不温者，加附子6g、鹿角胶10g。

中成药：尪痹冲剂，每次6g，每日3次；益肾蠲痹丸，每次8g，疼痛剧烈可加至12g，每日3次。

临床体会：以上两证常与痰瘀互结证互见，见于 RA 之慢性期。因气阴两虚或肝肾不足，抗邪无力，易感于风、寒、湿、热之邪，又宜与风寒湿、湿热证兼见。治疗应配合活血化瘀、通络止痛之品，并遵循“急则治其标，缓则治其本”及标本同治的治疗原则。

7. 瘀血阻络证　关节疼痛，或疼痛夜甚，或刺痛，肌肤干燥无泽甚或甲错，舌质黯，舌边尖有瘀点，苔薄白，脉细涩。

治法：活血化瘀，舒筋通络。

方药：身痛逐瘀汤加减。

当归 15g，川芎 15g，桃仁 9g，红花 9g，炙乳香 3g，炙没药 3g，香附 10g，牛膝 10g，地龙 10g，甘草 6g。

临床体会：瘀血阻络证可伴见于任何证型。寒性凝涩，寒邪侵犯经脉，使经脉收引，血液运行迟缓而致瘀血停滞；热邪伤津耗液，使血液黏稠而瘀；湿性黏滞重浊，湿邪侵犯经络，滞气碍血，亦可成瘀；RA 病程漫长，久病不愈耗伤正气，气虚则运血无力，阳虚则脉失温通，血行凝涩，阴血虚则血脉不充，血行不畅，皆可致瘀血。故气血运行不畅，脉络痹阻是本病的重要病理环节，RA 之不同证型、不同病理阶段，均应配合活血化瘀之品。

七、西医治疗

类风湿关节炎的治疗包括药物治疗、外科治疗和心理康复治疗等。类风湿关节炎治疗的目的是缓解关节症状，控制病情发展，提高生活质量。应积极、早期、联合治疗，尽量减少致残。

（一）药物治疗

治疗类风湿关节炎的常用药物分为四大类，即非甾体抗炎药物（NSAIDs）、改善病情的抗风湿药（DMARDs）、糖皮质激素和植物药。

1. 非甾体类抗炎药（NSAIDs）　通过抑制过氧化物酶活性，减少前列腺素的合成而具有抗炎、止痛、退热、消肿的作用。由于 NSAIDs 使前列腺素的合成减少，故可出现相应的不良反应，如胃肠道反应：恶心、呕吐、腹痛、腹泻、腹胀、食欲不佳，严重者有消化性溃疡、出血、穿孔等；肾脏不良反应：肾灌注量减少，出现水钠潴留、高血钾、血尿、蛋白尿、间质性肾炎，严重发生肾坏死至肾功能不全。NSAIDs 还可引起外周血细胞减少、凝血功能障碍、再生障碍性贫血、肝功能损伤等。少数患者发生过敏反应（皮疹、哮喘），以及耳鸣、听力下降、无菌性脑膜炎等。治疗类风湿关节炎常用药物有吲哚美辛、布洛芬、萘普生、舒林酸、双氯酚酸、芬必得、尼美舒利、美洛昔康、萘丁美酮、西乐葆等。用药要个体化，一般本类药品选用一种，足够量及足够长时间（1～2 周）无效才换用另一种。老年人宜选用半衰期短的 NSAIDs 药物，对有溃疡病史的老年人，宜选用选择性 COX－2 抑制剂以减少胃肠道的不良反应。

2. 改善病情药（DMARDs）　该类药物较 NSAIDs 发挥作用慢，临床症状的明显改善需 1～6 个月，故又称慢作用药。它虽不具备即刻止痛和抗炎作用，但有改善和延缓病情进展的作用。

（1）甲氨蝶呤（MTX）：口服、肌注或静脉滴注均有效。口服 60% 吸收，每日服药可导致明显骨髓抑制和毒性作用，故多采用每周 1 次给药。常用剂量为 7.5～25mg/w，个别重症患者可以酌情加大剂量。一般 4～6 周后起效，明显疗效在 6 个月后，起效后可减少剂量维持用药。主要不良反应为胃肠道反应，白细胞和血小板减少、口腔炎、肝功能损害、皮疹、肺间质改变。用药期间应定期查血常规和肝功能。

（2）柳氮磺吡啶（SASP）：一般服用4～8周后起效，从小剂量逐渐加量有助于减少不良反应。使用方法：每日250～500mg开始，之后每日增加500mg，直至每日2.0g，分2次服用。如疗效不明显，可增至每日3.0g，如4个月内无明显疗效，应改变治疗方案。主要不良反应有胃肠道反应、肝酶增高，可逆性精子减少，偶有白细胞、血小板减少，对磺胺过敏者禁用。服药期间应定期复查血常规、肝功能。

（3）来氟米特（LEF）：治疗剂量为10～20mg/d。主要不良反应有腹泻、瘙痒、高血压、肝酶增高、皮疹、脱发和一过性白细胞下降等，服药初期应定期查肝功能和白细胞。因有致畸作用，故孕妇禁服。由于来氟米特和MTX两种药是通过不同环节抑制细胞增生，故二者合用有协同作用。服药期间应定期查血常规和肝功能。

（4）抗疟药：有氯喹（250mg）和羟氯喹（100mg）两种。该药起效慢，服用后3～4个月疗效达高峰，至少服用6个月后才宣布无效，有效后可减量维持。用法为：氯喹250mg/d，羟氯喹200～400mg/d。本药有蓄积作用，易沉淀于视网膜的色素上皮细胞引起视网膜变性而致失明，服药半年左右应查眼底。另外，为防止心肌损害，用药前后应查心电图，有窦房结功能不全、心率缓慢、传导阻滞等心脏病患者应禁用。其他不良反应有头晕、头疼、皮疹、瘙痒和耳鸣等。

（5）青霉胺：250～500mg/d，口服，见效后可逐渐减至维持量250mg/d。青霉胺不良反应较多，长期大剂量可出现肾损害和骨髓抑制等，如及时停药多数能恢复。其他不良反应有恶心、呕吐、厌食、皮疹、口腔溃疡、嗅觉丧失、淋巴结肿大，偶尔引起自身免疫病如重症肌无力、多发性肌炎、系统性红斑狼疮及天疱疮等。治疗期间应定期查血、尿常规和肝肾功能。

（6）金诺芬：为口服制剂，初始剂量为3mg/d，2周后增至6mg/d维持治疗。常见的不良反应有腹泻、瘙痒、皮炎、舌炎和口炎，其他有肝肾损伤、白细胞减少、嗜酸细胞增多、血小板减少或全血细胞减少、再生障碍性贫血、还可出现外周神经炎和脑病。为避免不良反应，应定期查血、尿常规及肝肾功能。孕妇和哺乳期妇女不宜使用。

（7）硫唑嘌呤（AZA）：口服后50%吸收，常用剂量1～2mg/kg·d，一般100mg/d，维持量为50mg/d。不良反应有脱发、皮疹、骨髓抑制、胃肠反应、肝损害、胰腺炎、对精子、卵子有一定损伤，出现致畸，长期应用致癌。服药期间应定期复查血常规和肝功能等。

（8）环孢素（Cs）：与其他免疫制剂相比，Cs的主要优点为无骨髓抑制作用，用于重症RA。常用剂量3～5mg/kg·d，维持量是2～3mg/kg·d。环孢素的主要不良反应有高血压、肝肾毒性、神经系统损害、继发感染、肿瘤以及胃肠道反应、齿龈增生、多毛等。不良反应的严重程度、持续时间均与剂量和血药浓度有关。服药期间应查血常规、血肌酐和血压等。

（9）环磷酰胺（CTX）：较少用于类风湿关节炎，在多种药物治疗难以缓解病情的特殊情况下，可酌情试用。

3. 糖皮质激素　能迅速减轻关节疼痛、肿胀，在关节炎急性发作或伴有心、肺、眼和神经系统等器官受累的重症患者，可给予短效激素。其剂量依病情严重程度而调整，小剂量糖皮质激素（10mg/d），可缓解多数患者的症状，于DMARDs起效前起“桥梁”作用，或NSAIDs疗效不满意时的短期措施，必须纠正单用激素治疗RA的倾向，用激素时应同时服用DMARDs，激素治疗RA的原则是：不需用大剂量时则用小剂量；能短期使用者，不长期使用；并在治疗过程中，注意补充钙剂和维生素，以防止骨质疏松。关节腔注射激素有利于减轻关节炎症状，改善关节功能。但1年内不宜超过3次。过多的关节腔穿刺除了并发感染外，还可以发生类固醇晶体性关节炎。

4. 植物药制剂　常用药物有3种。

（1）雷公藤：雷公藤多甙30～60mg/d，分3次饭后服用。主要不良反应是性腺抑制，导致精子减少、女性闭经。雷公藤还可以引起胃肠道症状、骨髓抑制、肝酶增高、血肌酐清除率下降，并可致口腔溃疡、指甲变软、口干、失眠、脱发、皮疹等。

（2）青藤碱：青藤碱20mg，每日3次，饭前口服。常见不良反应有皮肤瘙痒、皮疹等过敏反应，少数患者出现白细胞减少。

（3）白芍总甙：常用剂量为600mg，每日2～3次。毒副作用小，其不良反应有大便次数增多、轻度腹痛、纳差等。

（二）外科治疗

RA患者经过内科积极正规或药物治疗，病情仍不能控制，为防止关节破坏，纠正畸形，改善生活质量，可考虑手术治疗。但手术并不能根治RA，故术后仍需内科药物治疗。常用的手术主要有滑膜切除术、关节形成术、软组织松解或修复手术、关节融合术。

1. 滑膜切除术　对早期（Ⅰ期及Ⅱ期）患者，经积极正规的内科治疗仍有关节肿胀、疼痛且滑膜肥厚，X线显示关节软骨已受侵犯，病情相对稳定，受累关节比较局限，为防止关节软骨进一步破坏，应考虑滑膜切除术。滑膜切除术对早期类风湿病变疗效较好，术后关节疼痛和肿胀明显减轻，功能恢复也比较满意，但疗效随术后时间逐渐延长而减退，部分残留滑膜可增生，再次产生对关节软骨的侵蚀作用。因此滑膜切除术后仍需内科正规治疗。

2. 人工关节置换术　是一种挽救关节畸形和缓解症状的手术，其中髋、膝关节是目前临床置换最多的关节。其术后10年以上的成功率达90%以上。该手术对减轻RA病变、关节疼痛、畸形、功能障碍，改善日常生活能力有十分明确的治疗作用，特别是对中晚期关节严重破坏、畸形、功能障碍不能正常工作和生活的患者尤为有效。

3. 其他软组织手术　由于RA除了骨性畸形和关节内粘连所造成的关节畸形外，关节囊和周围的肌肉、肌腱的萎缩也是造成关节畸形的原因之一。因此，为了缓解关节囊和周围肌肉、肌腱的萎缩，从而达到矫正关节畸形的目的，可做软组织松解术，包括关节囊剥离术、关节囊切开术、肌腱松解或延长术，由于这些手术常同时进行，故可称之为关节松解术。软组织松解术常用于髋关节内收畸形、膝关节腘窝囊肿、腕管综合征等。

4. 关节融合术　随着人工关节置换术的成功应用，近年来关节融合术已很少使用，但对晚期关节炎患者，关节破坏严重，关节不稳可行关节融合术。此处，关节融合术还可作为关节置换术后失败的挽救手术。

（三）心理和康复治疗

关节疼痛、害怕残疾或已经面对残疾、生活不能自理、经济损失、家庭、朋友等关系紧张、社交娱乐活动停止等诸多因素不可避免地给类风湿关节炎患者带来的精神压力，他们渴望治疗，却又担心药物不良反应或对药物实际作用效果信心不足，这又加重了患者的心理负担。抑郁是类风湿关节炎患者中最常见的精神症状，严重的抑郁有碍疾病的恢复。因此，在积极合理的药物治疗同时，还应注重类风湿关节炎的心理治疗。另外，在治疗方案的选择和疗效评定上亦应结合患者精神症状的改变。对于急性期关节剧烈疼痛和伴有全身症状者应卧床休息，并注意休息时的体位，尽量避免关节受压，为保持关节功能位，必要时短期夹板固定（2~3周），以防畸形。在病情允许的情况下，进行被动和主动的关节活动训练，防止肌萎缩。对缓解期患者，在不使患者感到疲劳的前提下，多进行运动锻炼，恢复体力，并在物理康复科医师指导下进行治疗。

（四）其他治疗

生物制剂如肿瘤坏死因子（TNF－α），干细胞移植等新方法已开始用于RA的治疗，其确切疗效和不良反应还待更多病例长期观察和随诊。

八、评述和展望

西医方面，近年来对RA自身抗原及抗体研究的进展为RA早期诊断和预后判断提供了理论基础。MRI在RA影像学诊断中的作用也日益受到关注，RA MRI评分指南（RAMRIS）的发表对于早期患者，具有较好的提示作用。在治疗方面，目前研究热点主要集中在生物制剂的有效性和安全性。RA患者的病情程度因人而异，而规范化治疗是使患者病情控制甚至完全缓解的前提。笔者认为RA在治疗策略上均可分为缓解症状、控制病情和巩固治疗三个阶段。若能早期诊断RA，并及时予以规范的内科治疗，大多数RA患者的病情可得到完全缓解。

RA属中医“痹证”范畴。中医认为是由于正气不足，风、寒、湿、热等外邪侵袭人体，闭阻经络，气血运行不畅所致，以肌肉、筋骨、关节发生酸痛、麻木、重着、屈伸不利，甚或关节肿大灼热等为主要临床表现。经脉气血闭阻不通，是痹证基本病理，宣通可使经络宣畅、气血通顺，实是痹证的第一治疗原则。但根据病邪性质不同，临证所用宣通方法亦有不同。这些在多年的临床应用中，取得了较满意的临床疗效，能较好地缓解症状、控制病情。对于疼痛严重者，可选择的组合方案很多，根据临床实际，以中西医结合的治疗方案较好。这样可以减少激素和非甾体类抗炎药的剂量，减少西医的毒副作用。中医学的治疗以辨证论治为原则，并注重整体观点，因而在减轻痛苦、减少病情的反复发作、延长缓解期、增强防病御病的能力方面起到积极的作用，这是目前中医治疗的优越之处。

现代风湿病学家已经认识到RA治疗的局限性，目前正倾力加强对本病发病的始发因素与疾病调控过程的基础性研究。发病年龄与病情及预后的关系；当受累关节较多时（>20个），怎样减少患者的残疾率，提高患者的生存质量；如何避免有严重并发症患者的病情恶化等，都是今后需加强研究的方向。

（聂大庆）

第五节　强直性脊柱炎

强直性脊柱炎（Ankylosing Spondylitis，AS）是一种以中轴关节和肌腱韧带骨附着点的慢性炎症为主的全身性疾病，以炎性腰痛、肌腱端炎和不对称外周大关节炎为特点。主要累及骶髂关节和脊柱，最终发展为纤维性和骨性强直。

近几年通过与国际抗风湿病联盟合作调查，确定我国强直性脊柱炎的患病率为0.3%左右。在我国13亿多人口中约有400万人患有强直性脊柱炎，其中60%左右髋关节受累，致使髋关节功能障碍，久之使髋关节骨性强直，造成终身残废。既往报道男女患病比例为10：1，近年有报道女性发病比例增加，这可能与女性患者起病更加隐匿、症状较轻、脊柱竹节样变较少，过去多被忽略而现在能够被早期发现有关。该病起病隐袭，有一定遗传倾向，其发病与 HLA - B_{27}呈强相关，本病还与泌尿生殖系统及肠道感染等有关。

强直性脊柱炎属于中医“痹病”范畴，古人称之为“龟背风”、“竹节风”、“骨痹”、“肾痹”。现代著名老中医焦树德教授提出用中医的病名“大偻”来指代强直性脊柱炎，已得到中医界的普遍认同。

一、病因病机

本病可起于先天禀赋不足或后天调摄失调，房室不节，惊恐，郁怒，或病后失于调养，遂致肾督阳气不足，复因风寒湿三邪（尤其是寒湿偏盛）深侵肾督，内外合邪，深入骨骱、脊柱。病久肝肾精血亏虚，使筋挛骨弱而邪留不去，渐致痰浊瘀血胶结而成。

（一）先天不足

先天禀赋不足，阴阳失调，肾气亏虚，外邪乘虚而入。若兼房室不节，命相火妄，水亏于下，火炎于上，阴火消烁，真阴愈亏；病久阴血暗耗，阴损及阳，时有外感风寒、湿热诸邪，深侵肝肾，筋骨失荣。

（二）肾督亏虚

《素问·逆调论》中说：“肾者水也，而生于骨，肾不生则髓不能满，故寒甚至骨也。……病名曰骨痹，是人当挛节也。”《素问·脉要精微论》指出“腰者肾之府，转摇不能，肾将惫矣。”说明肾虚会使人腰部活动困难。肾主骨生髓，肾气不足，寒湿内盛，兼寒湿之邪乘虚内侵，内外合邪，使气血运行不畅，不通则痛。因脊柱乃一身之骨主，骨的生长发育又全赖骨髓的滋养，而骨髓乃肾中精气所化生，故肾中精气充足，骨髓充盈，则骨骼发育正常，坚固有力；肾中精气不足，骨髓空虚，则骨松质脆，酸软无力。督脉循行于背部正中，对全身阳经起到调节作用，为阳脉之总督，肾虚寒湿深侵，肾气不足，督脉失养，脊骨受损而致本病。

（三）感受外邪

风寒、湿热诸邪由腠理而入，经输不利，营卫失和，气血阻滞脉络，经脉痹阻，不通则为病。如《素问·痹论》说：“风寒湿三气杂至，合而为痹也。”《素问·痹论》云：“所谓痹者，各以其时，重感于风寒湿之气也。”指出了风寒、湿热等外邪为本病病因。《济生方·痹篇》曰：“皆因体虚，腠理空虚，受风寒湿气而成痹也。”说明痹病也可由体虚而感受外邪所致。

或因风寒湿邪（尤其是寒湿偏重者）深侵肾督，脊背腰胯之阳失于布化，阴失营荣，加之寒凝脉涩，必致筋脉挛急，脊柱僵曲可生大偻之疾；或因久居湿热之域及素嗜辛辣伤脾蕴湿，化热交结，伤骨则骨痹僵曲、强直而不遂，损筋则“软短”、“弛长”而不用，损肉则肉消倦怠，形体尫羸，亦可生大偻之疾；或因肾督虚，邪气实，寒邪久郁，或长服温肾助阳之药后阳气骤旺，邪气从阳化热，热盛伤阴，阳之布化受抑，阴之营荣乏源，筋脉挛废，骨痹痛僵，还可生大偻之疾；若兼邪痹胸胁、四肢、关节、筋骨，则胸胁不展，肢体肿痛僵重，屈伸不利等。

（四）瘀血阻络

AS 病程漫长，反复发作，迁延难愈，日久必入血入络，形成瘀血。清·王清任《医林改错》云：“凡肩痛、臂痛、腰疼、腿疼或周身疼痛，总名曰痹证，明知受风寒，用温热发散药不愈；明知有湿热，用利湿降火药无功……实难见效。因不思风寒湿热入皮肤，何处作痛；入于气管，痛必定流走；入于血管，痛不移处；已凝之血，更不能活。如水遇风寒，凝结成冰，冰成风寒已散，明此义，治痹证何难。”指出痹证日久有合并瘀血的现象，故血瘀证伴随于强直性脊柱炎的各期、各型。

本病的病因病机是禀赋不足，肝肾精血不足，肾督亏虚，风寒湿之邪乘虚深侵肾督，筋脉失调，骨质受损。其性质为本虚标实，肾督亏虚为本，风寒湿邪为标，寒湿之邪深侵肾督，脊骨受损，日久瘀血阻络，使病情加重，又可累及全身多个脏腑。

二、诊断要点

（一）临床表现

1. 起病形式与首发症状　强直性脊柱炎一般起病比较隐匿，早期可无任何临床症状，有些患者在早期可表现出轻度乏力、长期或间断低热等。部分患者初期出现非对称性下肢大关节肿痛。外伤、受凉或受潮以及消化道、泌尿道或呼吸道感染是其常见的诱发原因。本病有明显的家族聚集倾向。首发症状常见的有腰背痛、间歇性或两侧交替性臀深痛、髋膝关节疼痛等症状。

2. 关节病变表现

（1）骶髂关节炎：约90%强直性脊柱炎患者最先表现为骶髂关节炎，以后可上行发展至腰椎、胸椎和颈椎，表现为反复发作的腰痛，腰骶部僵硬感，间歇性或两侧交替出现腰痛和两侧臀部疼痛，可放射至大腿，直接按压或伸展骶髂关节可引起疼痛。有些患者无骶髂关节炎症状，仅X线检查发现有异常改变。

（2）腰椎病变：腰椎脊柱受累时，多表现为下背痛和腰部疼痛或活动受限。腰部前屈、后伸、侧弯、和转动受限。体检可发现腰椎棘突压痛，腰椎旁肌肉痉挛；后期可有腰肌萎缩。

（3）胸椎病变：胸椎受累时，表现为背痛、前胸和侧胸痛，最后可呈驼背畸形。如肋椎关节、胸骨柄体关节、胸锁关节及肋软骨间关节受累时，则呈束带状胸痛，胸廓扩张受限，吸气、打喷嚏或咳嗽时胸痛加重。

（4）颈椎病变：少数患者首先表现为颈椎炎，先有颈椎部疼痛，沿颈部向头臂部放射。颈部肌肉开始时痉挛，以后萎缩，病变进展可发展为颈胸椎后凸畸形。头部活动受限，常固定于前屈位，不能上仰、侧弯或转动。严重时仅能看到自己足尖前方的小块地面，不能抬头平视。

（5）外周关节症状：受累的外周关节以髋、膝、踝等下肢的关节较为常见，上肢大关节如肩、肘、腕等也可累及，指、趾等四肢小关节受累则比较少见。髋关节受累临床表现为髋部隐痛或剧痛，有的患者表现为臀部疼痛或腹股沟疼痛，继续发展则会出现髋关节活动受限、关节屈曲挛缩、局部肌肉萎缩，直至发生关节强直，髋关节受累者预后较差。

3. 关节外表现

（1）全身症状：发热可见于AS早期或疾病活动期，多表现为不规则的低热，体温在37℃～38℃之间。AS患者可出现慢性单纯性贫血，程度较轻，一般无须特殊治疗。

（2）眼损害：AS眼损害以急性前葡萄膜炎和急性虹膜炎多见，也可发生急性结膜炎。临床表现为不同程度的眼球疼痛、充血、畏光、流泪、或伴有视力下降等。

（3）心血管受累表现：AS心血管受累特点是侵犯主动脉和主动脉瓣，引起上行性主动脉炎、主动脉瓣膜下纤维化、主动脉瓣关闭不全等。累及心脏传导系统，可引起房室传导阻滞。

（4）呼吸系统受累表现：强直性脊柱炎呼吸系统受累一般多发生于病程20年以上者，主要表现有胸廓活动度明显变小，双肺上部尤其是肺尖纤维化、囊性变、甚至空洞形成。

（5）泌尿系统受累表现：AS肾脏受累大致包括IgA肾病、肾脏淀粉样变和非甾体类药物引起的肾间质改变。临床上可表现为血尿、蛋白尿、管型尿，严重者还可出现高血压和肾功能不全。

4. 体征　体格检查有助于AS的早期诊断，主要有①骶髂关节炎的检查：包括骶髂关节定位试验、“4”字试验、骶髂关节压迫试验、髂嵴推压试验、骨盆侧压试验、悬腿推膝试验等方法。②肌腱附着点炎的检查：AS患者可出现坐骨结节、大转子、脊柱骨突、肋胸关节、柄胸关节，及髂嵴、足跟、胫骨粗隆和耻骨联合等部位的压痛。③脊柱和胸廓活动度的检查：包括指地距、枕墙距、Schober试验、胸廓活动度和脊柱活动度。

（二）实验室检查

1. HLA－B_{27}　大约80%～90%的AS患者HLA－B_{27}阳性。

2. 类风湿因子（RF）　AS患者RF阳性率同正常人群，为1%～5%。

3. 血沉（ESR）　75%的AS患者血沉有增高，其与病情的活动有一定的相关性。

4. C反应蛋白（CRP）　75%的AS患者可见CRP升高，同血沉一样CRP的高低也不一定与病情程度成正比。

5. 免疫球蛋白（Ig）　AS患者可见IgA轻到中度增高，有学者认为它的增高与病情活动性有关。AS患者可有IgG、IgM增高，IgG、IgM增高可能与AS伴发外周关节受累有关。

6. 补体　AS患者可见C_4含量升高，有学者认为C_4升高多见于伴外周关节受累者。

7. 其他　检查急性活动期病例可见轻度正细胞性色素性贫血，轻、中度单核细胞及血小板计数升高。如发现尿蛋白升高，应警惕继发淀粉样变或药物不良反应。AS患者如ALP、AKP升高提示有骨侵蚀，继发IgA肾病和肾淀粉样变时，肾功能可能出现异常。

（三）影像学检查

1. X线检查　X线检查为公认的诊断标准之一。

（1）骶髂关节：病变一般从骶髂关节的下2/3处开始，多呈双侧对称性。早期表现主要有关节面模糊，关节面下轻度骨质疏松、关节间隙大多正常、软骨下可有局限性毛糙和小囊变，这种改变主要发生于关节的髂骨侧。病变至中期，关节软骨已破坏，表现为关节间隙宽窄不一、并可有部分融合；关节面侵蚀破坏、囊变，呈毛刷状或锯齿状，可有骨质硬化。晚期，则关节间隙狭窄、消失；由粗糙条状骨小梁通过关节间隙，产生骨性融合；软骨下硬化带消失，可伴有明显的骨质疏松。

（2）脊柱：一般认为脊柱病变常从脊柱的下部开始，呈上行性发展，并最终累及全脊柱。在早期，椎体上下缘可见局限性骨质侵蚀、破坏，破坏区可局限于椎体前角，也可较广泛，但常伴有不同程度的骨质硬化。随着病变的发展，椎体前缘凹面消失，于晚期形成“方形”椎。早期可有脊柱轻度骨质疏松，并随病情的进展而逐渐显著。关节突间小关节表现为关节面模糊、毛糙、侵蚀破坏及软骨下硬化。在病变的晚期，可见广泛的椎旁软组织钙化；前韧带、后纵韧带、黄韧带、棘上、棘间和肋椎韧带均可出现钙化，表现为椎体上、下角鸟嘴状突起，随后逐渐于椎间隙的一侧形成骨桥；椎间盘纤维环的外层可见钙化，少数患者可出现椎间盘钙化；最后形成典型的“竹节状”脊柱。椎小关节囊和关节周围韧带骨化呈两条平行的“铁轨”状阴影，棘上韧带骨化则表现为一条正中垂直致密影。脊柱强直后，椎体可见明显的骨质疏松，并常伴有脊柱后凸畸形。

（3）髋关节：主要的表现为关节面虫蚀状破坏、关节面下骨质囊状改变、关节间隙均匀一致性狭窄或部分强直、关节周围骨质疏松。

（4）耻骨和耻骨联合：在耻骨下缘肌肉附着部位，由于腱鞘骨膜炎的发生，而显示骨质赘生，耻骨缘可被侵蚀。表现为关节面糜烂并伴有周围骨质硬化。

（5）骨炎：本病可在坐骨结节、耻骨和坐骨，股骨大粗隆、跟骨结节等肌腱附着处发生骨膜增生，表现为羽毛状或“胡须”样改变，常伴有局部骨质增生、硬化及囊状侵蚀破坏，一般自肌腱或韧带附着处的骨块开始并逐渐密度增高，直至伸延到韧带和肌腱。

2. 其他影像学检查及优势　CT 扫描可清楚显示骶髂关节炎的解剖部位和骨内分布范围及骨皮质的完整性、邻近组织的侵犯情况。MRI 优越性表现在可观察软骨异常改变，检测骨髓水肿及早期显示骨侵蚀，其最大优势可以显示关节软骨和关节面下骨髓脂肪的信号改变，对于早期诊断有肯定价值。附着点炎是 AS 的特征性表现，早期跟腱炎症可以通过高频实时超声检测出来，显示为附着处、骨膜、韧带、肌腱、腱鞘周围软组织和关节囊的水肿，由于炎症和水肿、骨破坏或附着点处形成的新骨而导致回声减低。

（四）诊断标准

诊断 AS 目前多采用 1984 年制定的修订纽约标准。其诊断标准如下：

1. 临床诊断标准　①腰痛、僵硬 3 个月以上，活动后缓解、休息不能缓解；②腰椎前屈、后伸、侧弯三个方向活动受限；③胸廓活动度测量低于相应年龄、性别的正常人。

2. 放射学诊断标准　X 线诊断分级：

0 级：正常。

1 级：可疑变化。

2 级：轻度异常，可见局限性侵犯、硬化，但关节间隙无改变。

3 级：明显异常，为中度或进展性骶髂关节炎改变，伴有以下 1 项或 1 项以上改变，如侵蚀、硬化，关节间隙增宽或狭窄或部分强直。

4 级：严重异常，完全性关节强直。

双侧骶髂关节 X 线表现≥2 级或单侧 3 ~4 级，符合 AS 的 X 线诊断标准。

注：骶髂关节炎 CT 分级参考上述分级标准。

3. 诊断分级

（1）肯定强直性脊柱炎符合放射学诊断标准和 1 项以上临床诊断标准；

（2）可能强直性脊柱炎

1）符合 3 项临床诊断标准；

2）符合放射学诊断标准而不伴有任何临床诊断标准（应除外其他原因所致骶髂关节改变）。

三、辨证论治

（一）肾虚督寒证

腰、臀、胯疼痛，僵硬不舒，牵及膝腿痛或酸软无力，畏寒喜暖，得热则舒，俯仰受限，活动不利，甚则腰脊僵直或后凸变形，行走坐卧不能，或兼男子阴囊寒冷，女子白带寒滑，舌苔薄白或白厚，脉多沉弦或沉弦细。

治法：补肾祛寒，散风除湿，强督活瘀，壮骨荣筋。

方药：补肾强督祛寒汤。

狗脊25～40g，熟地黄15～20g，制附片9～12g，鹿角9～12g，骨碎补15～20g，杜仲15～20g，桂枝9～15g，白芍9～15g，知母9～15g，独活9～13g，羌活9～15g，续断15～20g，防风9～12g，威灵仙9～15g，川牛膝9～15g，炙山甲6～15g。

加减：寒甚痛重不移者，加制川乌、制草乌各3g，淫羊藿9～15g，七厘散1/3管随汤药冲服，以助温阳散寒，通络止痛之效；舌苔白厚腻，关节沉痛僵重伴肿胀者，去熟地，加生薏苡仁30～40g、炒白芥子3～6g；大便溏稀者可去或减少川牛膝用量，加白术9～12g，并以焦、炒为宜，加补骨脂9～15g；畏寒重并伴脊背冷痛不舒者加炙麻黄3～99、干姜5～9g；久病关节僵直不能行走或腰脊坚硬如石者，可加透骨草10～15g、自然铜6～9g（先煎），甚者可加急性子3～5g。

中成药：可选金乌骨通胶囊，每次2粒，每日3次，口服；或草乌甲素片，每次0.4mg，每日2～3次，口服。

本证候临床颇为多见，尤其是久居寒冷之地的人，是强直性脊柱炎的主证型，在治疗的过程中应注意，方中温燥药物较多，日久有化热生燥之嫌，应多观察患者症状的变化，适时调整知母、白芍等药的剂量，以牵制方剂的温热之性。

（二）邪郁化热证

腰骶臀胯僵痛、困重，甚则牵及脊项，无明显畏寒喜暖，反喜凉爽，伴见口干、咽燥、五心烦热、自汗盗汗，发热或午后低热，甚者关节红肿热痛，屈伸不利，纳呆倦怠、大便干、小便黄，舌偏红，舌苔薄黄或黄白相兼少津，脉多沉弦细数，尺脉弱小。

治法：补肾清热，强督通络。

方药：补肾强督清热汤。

狗脊20～40g，生地黄15～20g，知母9～15g，鹿角霜6～10g，骨碎补15～20g，败龟甲20～30g，秦艽9～15g，羌活9～12g，独活9～12g，桂枝6～9g，白芍9～15g，黄柏6～12g，土鳖虫6～9g，杜仲15～20g，桑寄生15～20g，炙山甲9～15g。

加减：若午后潮热明显者加青蒿9～12g、银柴胡9～12g、炙鳖甲15～30g、胡黄连6～9g、地骨皮9～12g；若咽干、咽痛，加玄参、知母10～15g、板蓝根9～15g；若关节红肿疼痛、僵硬、屈伸不利者，加忍冬藤20～30g、桑枝30～40g、寒水石10～30g、生薏苡仁30～40g、片姜黄、白僵蚕9～12g；若疼痛游走不定者加威灵仙9～15g、青风藤15～20g、防风9～12g；若腰脊、项背僵痛不舒、活动受限者，加葛根15～20g、白僵蚕9～15g、伸筋草20～30g。

中成药：可选金乌骨通胶囊，每次2粒，每日3次，口服；辨证配伍帕夫林胶囊（白芍总苷）、知柏地黄丸等。

本证系寒湿之邪入侵或从阳化热，或郁久热生所致。多见于强直性脊柱炎的活动期或病程较长，久服、过服辛温燥热之品者。本证虽然邪已化热，但仍由肾虚督寒证转化而来，不能一味地投以寒凉之药味，以防伤及阳气，方中补肾强督仍为大法。本方是在补肾强督祛寒汤的基础上，减或去掉辛热之品如桂枝、制附片等药的用量，酌加清热之品，如败龟甲、黄柏等而组成。

（三）湿热伤肾证

腰臀胯酸痛、沉重、僵硬不适、身热不扬、绵绵不解、汗出心烦、口苦黏腻或口干不欲饮、脘闷纳呆、大便溏软，或黏滞不爽，小便黄赤或伴见关节红肿灼热焮痛，或有积液，屈伸活动受限，舌质偏红，苔腻或黄腻或垢腻，脉沉滑、弦滑或弦细数等。

治法：清热除湿，祛风通络，益肾强督。

方药：补肾强督清化汤。

狗脊 20 ~ 30g，苍术 9 ~ 12g，黄柏 9 ~ 12g，牛膝 9 ~ 15g，薏苡仁 20 ~ 40g，忍冬藤 20 ~ 30g，桑枝 20 ~ 30g，络石藤 15 ~ 30g，白蔻仁 6 ~ 10g，藿香 9 ~ 12g，防风 9 ~ 12g，防己 9 ~ 12g，萆薢 9 ~ 12g，泽泻 9 ~ 15g，桑寄生 15 ~ 20g，炙山甲 6 ~ 9g。

加减：若关节红肿热痛兼有积液，活动受限甚者可加茯苓 15 ~ 30g、猪苓 15 ~ 30g、泽兰 10 ~ 15g、白术 9 ~ 12g、寒水石 20 ~ 30g；若脘闷纳呆甚者可加佩兰 9 ~ 12g、砂仁 6 ~ 10g、川朴 9 ~ 12g；若低热无汗或微汗出而热不解、五心烦热者可加青蒿 10 ~ 15g、炙鳖甲 20 ~ 30g、败龟甲 15 ~ 30g、知母 10 ~ 15g，并加重炙山甲用量；若腰背项僵痛、俯仰受限者可加白僵蚕 9 ~ 15g、伸筋草 15 ~ 30g、葛根 15 ~ 20g、羌活 9 ~ 15g；若兼见畏寒喜暖恶风者加桂枝 6 ~ 9g、赤白芍各 6 ~ 12g、知母 9 ~ 15g；若口黏、胸闷、咽中黏痰频频者加苏藿梗各 9 ~ 12g、杏仁 6 ~ 10g、茯苓 10 ~ 20g、化橘红 9 ~ 12g；若腹中不适、便意频频、大便黏滞不爽者加焦槟榔片 6 ~ 10g、炒枳壳 9 ~ 12g、木香 3 ~ 6g、乌药 9 ~ 12g。

中成药：可选四妙丸，辨证配伍帕夫林胶囊、知柏地黄丸等。

本证多见于久居湿热之域或于潮湿、闷热之环境中长期工作的人群，肾虚湿热之邪入侵蕴结而伤肾、督所致。亦常见于本病的活动期而现此证候者。本方系在补肾强督清热汤的基础上去掉养阴清热之品，如龟甲、生地黄等及酌加芳香化湿之品组成，使湿邪去有出路。

（四）邪痹肢节证

病变初起表现为髋、膝、踝、足跟、足趾及上肢肩、肘等关节疼痛、肿胀、沉重、僵硬，渐见腰脊颈僵痛不舒、活动不能；或除腰背胯尻疼痛外，并可累及以下肢为主的大关节，畏寒、疼痛、肿胀，伴见倦怠乏力、纳谷欠馨等。病处多见畏寒喜暖（亦有无明显畏寒、反喜凉爽、发热者）舌淡红黯、苔白，脉沉弦或沉细弦。

治法：益肾强督，疏风散寒，祛湿利节。

方药：补肾强督利节汤。

狗脊 20 ~ 30g，骨碎补 15 ~ 20g，鹿角片 6 ~ 10g，青风藤 10 ~ 15g，络石藤 15 ~ 20g，海风藤 10 ~ 15g，桂枝 9 ~ 12g，白芍 9 ~ 15g，制附片 6 ~ 10g，知母 9 ~ 15g，秦艽 9 ~ 15g，独活 9 ~ 12g，威灵仙 9 ~ 15g，续断 15 ~ 20g，桑寄生 15 ~ 20g，炙山甲 6 ~ 12g。

加减：若见口干欲饮、溲黄便干等化热征象者，可减或去桂枝、制附片加大知母用量并加用炒黄柏 6 ~ 12g、生地 9 ~ 15g；若关节红肿热痛或不恶寒、反恶热喜凉者可加忍冬藤 30g、桑枝 30g、寒水石 15 ~ 20g（先煎），减或去桂枝、制附片；若上肢关节疼痛，晨僵畏寒者可加羌活、片姜黄 9 ~ 12g、制川乌或草乌 3g；若恶风畏寒，腰尻凉痛喜覆衣被，四末不温者，可加淫羊藿 9 ~ 15g、干姜 3 ~ 5g、炒杜仲 15 ~ 20g；若下肢关节沉重肿胀，伴见倦怠、纳差者可加千年健 10 ~ 15g、苍术、白术 9 ~ 12g；若关节屈伸不利、僵硬不舒甚者可加伸筋草 15 ~ 30g、白僵蚕 9 ~ 15g。

中成药：可选金乌骨通胶囊，每次 2 粒，每日 3 次，口服；或草乌甲素片，每次 0.4mg，每日2~3次，口服。

本证候见于以外周关节病变为首发或为主要伴见症状的强直性脊柱炎患者。尤其以下肢大关节如髋、膝、踝等为多见。本证还有寒热之分，但偏向于热象者居多，方中重用藤类药物，以通达四肢，祛风止痛。本方是在补肾强督祛寒汤基础上酌加通经活络补肾利节之品，如：骨碎补、青风藤、海风藤、鸡血藤、石楠藤等；偏于热象者可酌加清热之品，并减量或去掉辛燥之品。

（五）邪及肝肺证

腰、脊、背部疼痛、僵硬、屈伸受限、心烦易怒、胸锁关节、胸肋关节、脊肋关节疼痛、肿胀感；或伴有压痛；或伴有胸闷、气短、咳嗽、多痰等；或伴有腹股沟处、臀部深处疼痛及坐骨结节疼痛，或伴有双目干涩疼痛且可牵及头部、双目白睛红赤或红丝缕缕，发痒多眵，大便或干或稀，脉象多为沉弦，舌苔薄白或微黄。

治法：燮理肝肺，益肾壮督，通络利节。

方药：补肾强督燮理汤。

狗脊20~30g，骨碎补15~20g，鹿角9~12g，延胡索10~15g，香附9~12g，苏梗9~12g，姜黄9~12g，枳壳9~12g，桂枝9~15g，白芍9~15g，续断15~30g，杜仲15~20g，羌活9~15g，独活6~10g，防风9~12g，炙山甲6~15g。

加减：若腰脊背痛僵明显可加桑寄生15~20g、菟丝子9~12g；如同时兼畏寒及颈项僵痛者可再加干姜、炙麻黄3~6g、葛根10~20g；若胸锁、胸肋、脊肋关节疼痛甚且伴有心烦易怒者可酌加青皮6~10g、川楝子9~12g；若胸闷、气短明显者加檀香6~10g、杏仁9~12g、槟榔6~10g；若胸脘胀满，纳谷欠馨，可去方中枳壳，酌加厚朴、枳实、陈皮9~12g；若微咳者可酌加炒苏子6~10g、炒莱菔子9~12g、杷叶9~15g、紫菀9~10g；若伴低热者可减少桂枝用量酌加炒黄柏9~12g、知母9~15g、败龟甲15~30g，并可加大炙山甲的用量；若白睛红赤双目干涩、发痒多眵明显者可酌加白菊花6~10g、枸杞子、知母、炒黄柏、炒黄芩9~12g，减少或去掉桂枝、骨碎补、鹿角的用量；若大便秘结可加生地黄、决明子（打）9~15g；若大便溏稀日数次者可酌加补骨脂、莲子肉9~15g、炒薏苡仁15~30g。

中成药：可选金乌骨通胶囊，每次2粒，每日3次，口服。辨证配伍延胡索止痛片。

本证候多见于胸肋疼痛、腹股沟部位疼痛、臀部深处疼痛及双坐骨结节疼痛等为主要表现的强直性脊柱炎的患者，因肝肺经受累症状突出，循经辨证取药尤为重要。本方是在补肾强督祛寒汤基础上酌加燮理肝肺、利气行血、活络止痛、清肝明目之品，酌减或去掉辛燥黏腻之品而成。

（六）缓解稳定证

经治疗后，腰、脊、背、胸、颈及关节等部位疼痛、僵硬基本消失或明显减轻，无发热，血沉、C反应蛋白等化验结果基本在正常范围。

治法与方药：鉴于病情明显减轻且较稳定。则可将取效明显的最后一诊方药4~5剂共研细末，每服6g，温开水送服，每日3次以巩固疗效。

中成药：可选天麻壮骨丸，每次4粒，每日3次，口服，可配伍六味地黄丸。

临床体会：缓解稳定期，继续服药，巩固疗效，重在预防病情复发。

（七）其他治疗

1. 体育疗法　医疗体操是强直性脊柱炎现代体育疗法的主要方式，目前多数医生采用医疗体操对 AS 患者进行辅助治疗。阎小萍教授根据自己的多年临床经验以保持脊柱灵活性，维持胸廓活动度及肢体运动功能为目标创建了一套适合 AS 患者的医疗体操，应用于临床已取得了良好的疗效。动作主要分为站立运动、垫上运动、呼吸运动三部分。

2. 外治　有眼炎者可选用中西药滴眼液点眼。对于关节局部肿胀疼痛明显者，可根据病情选用中药寒痹外用方和热痹外用方热敷、蒸气熏蒸和药浴。

3. 针灸　取足太阳经、督脉穴为主，配足少阴肾经穴，并可配阿是穴（即以痛为腧），并应特别注意选用交会穴。寒证、阳虚证，针用补法，宜深刺留针，加灸疗；阴虚者则单用针刺；热证，针用泻法、浅刺，热甚者，可在大椎穴叩刺放血。穴位贴敷法是将药膏直接贴敷于人体体表穴位来治疗疾病的一种方法，其适应证和选穴、配穴的方法基本同针灸疗法。

4. 拔罐疗法　方法：以走罐配合留罐。脊背部较为平坦，面积大，适合走罐的施行，可沿督脉和和膀胱经的走行方向走罐，待皮肤潮红后，再选取几个穴位留罐，可选肩井、命门、肾俞等，并配以患者自觉疼痛最明显的阿是穴。

5. 理疗　包括直流电中药离子导入法、红外线疗法、激光疗法以及中药超声透皮疗法。

6. 食疗　强直性脊柱炎患者宜食用鳝鱼、蛇肉、羊肉、牛肉、狗肉等以补气血、益肝肾与祛风湿。急性期宜饮食宜清淡、易消化，水分要充分，有发热时更宜如此。为顾护脾胃平时也可熬煮糜粥，自养胃气。

四、西医治疗

目前尚缺乏确切有效的治疗方法，治疗目的主要在于：①缓解症状，控制病情活动，减缓病情进展；②防止脊柱、关节的畸形，保持关节的最佳功能位置；③尽量避免药物引起的其他不良反应。所选药物一般包括：

1. 非甾体抗炎药（NSAIDs）　包括吲哚美辛、布洛芬、萘普生、吡罗昔康、双氯芬酸、舒林酸、萘丁美酮、奥斯克、尼美舒利、塞来昔布。

2. 慢作用抗风湿药　已经有研究表明，抗疟药、金制剂、青霉胺和硫唑嘌呤等对本病无效，近年来应用柳氮磺吡啶、甲氨蝶呤、雷公藤等治疗强直性脊柱炎似有一定疗效。

3. 肾上腺糖皮质激素　对 AS 患者，一般不主张应用肾上腺糖皮质激素。在以下几种情况下，也可考虑适量、适度应用：①对 NSAIDs 过敏，或 NSAIDs 效果欠佳，不能控制症状者，可考虑小剂量激素治疗（如泼尼松 10mg/d 以下）；②个别对 NSAIDs 治疗抵抗的严重外周关节炎，可考虑给予关节内注射给药；③合并有急性虹睫炎、肺纤维化等关节外损害的病例；④症状表现严重，NSAIDs 或小剂量糖皮质激素不能控制者，可考虑给予中等剂量，如泼尼松 20～30mg/d，待症状控制、其他药物发挥作用后，逐步减量至停药；⑤对于病情进展急剧的病例，可考虑给予“冲击疗法”（如甲泼尼龙 1g，静脉滴注，1 天 1 次，用 3 天）。

4. 生物制剂　临床公认有良好疗效的药物主要是抗 TNF－α 制剂，包括抗 TNF－α 单克隆抗体和可溶性 TNF－α 受体（Etanercept）。

5. 其他药物　研究表明沙利度胺对难治性 AS 可能是一个极具潜在治疗价值的药物。锝［^{99}TC］亚甲基二膦酸盐（^{99}TC－MDP）注射液，目前主要应用在类风湿关节炎、银屑病性关节炎等，该药在强直性脊柱炎治疗中的作用尚有待进一步研究。

6. 手术治疗　晚期 AS 脊柱关节严重畸形而致残者，请外科手术治疗。

五、转归与预后

（一）转归

1. 病邪由表入里　病邪由表入里，正气由盛转衰。早期病变在太阳经，则导致太阳经输不利，卫外不固，营卫不和，出现背冷恶寒、项背腰骶强痛。督脉与足太阳经在风门交会，辅助太阳经起到卫外的作用。当风寒湿邪久郁不解，影响督脉致气血凝滞，经脉痹阻，临床上可由太阳经证渐渐出现项背挛急，为冷为痛等督脉受累症状。

2. 督脉有病更加重肾虚　脊柱为督脉所过，督脉总督一身之阳，与肾相联，督脉受病，则更加重肾虚。肾督同病则见腰骶、项背僵痛，脊柱活动不同程度受限，腰膝酸软无力，畏寒肢楚等症。

3. 肾督两虚转为肝肾俱虚　"肝肾同源"，"肾为肝之母"，痹证日久不愈，必损及下焦肝肾，连及奇经。督脉为阳脉之海，总督一身之阳气，肾主骨生髓，肾虚则精少髓空，骨失荣养，肾督亏虚，阳损及阴，气血凝滞而骨痹难除；肝肾不足，阴虚火旺，痰瘀胶结则骨损筋挛而成大偻。

（二）预后

强直性脊柱炎的病程多种多样，以自发缓解和加重为其特征，但通常为良性过程。研究表明患病 20 年后，85% 以上患者每天仍有疼痛和僵硬感，超过 60% 患者需服用药物治疗。新近美国一项对有 20 年 AS 病史的患者功能障碍相关危险因素进行研究，结果表明强体力劳动．吸烟者出现功能障碍的危险性增高，而受教育水平高和有家族史者功能障碍小。显然髋关节受累、颈椎完全强直且有驼背的患者更容易出现残废。只要早期诊断，早期干预，规范化治疗，AS 患者可以获得病情控制，像正常人一样正常地生活和工作。

（聂大庆）

第六节　结节性红斑

结节性红斑（Erthema nodosum，EN）系多种原因引起的发生于皮下脂肪的非特异性炎症性疾病。临床特征为散在的皮下结节，鲜红色至紫红色，大小不等，按之疼痛，好发于小腿伸侧，愈后不留瘢痕。

本病好发于青壮年，尤以女性为多，男女之比约 1. 3 ：6。一般易在春、秋季发病。目前病因尚未完全明了，一般认为系多种因素如病毒、链球菌、真菌及结核感染或药物（溴化物、碘化物、磺胺药）等引起的血管反应，亦可作为某些疾病如肉样瘤、麻风、淋巴瘤、结缔组织病等病的一种表现，但也有不少患者找不出病因。发病机理可能属于Ⅲ型变态反应，可形成的抗原抗体复合物较小，穿过并损伤血管壁，引起血管炎反应及浅层脂膜炎，当抗原抗体消失，损害随之修复。亦有人认为本病属于Ⅳ型变态反应。

结节性红斑在中医学文献中无相似的病名记载，但其临床表现类似于"瓜藤缠"、"湿毒流注"、"梅核火丹" 等病名的记载。如清代《医宗金鉴·外科心法要诀》曰："此证生于腿胫，流行不定，或发一二处，疮顶形似牛眼，根脚漫肿……若绕胫而发，即名瓜藤缠，结核数枚，日久肿痛。"详尽地描述了本病的病位及临床特点。

一、病因病机

中医认为本病的病因不外乎内、外二因。外因多与久居潮湿之地或过度劳累，风寒湿毒邪气入侵有关；内因与正气不足、阴虚血热、营卫失调、过食辛辣厚味有关。

（一）外感邪气，内有湿热

表虚之人，腠理空疏，风寒湿邪入侵，加之体内有湿热之邪，外邪与湿热之邪相搏，蕴蒸肌肤，经络痹阻，瘀血凝滞而成。

（二）湿毒下注，郁于肌肤

素体脾虚，或忧思伤脾，或过食肥甘厚味、醇酒炙煿食品，损伤脾胃，湿浊积聚，或寒湿积久不化，中焦脾阳不运，致使湿浊积聚，湿毒循经流注肌肤，阻隔经络，致气滞血瘀而成。

（三）血热内蕴，发为红斑

或素体血热，或阴虚生热，或过食辛辣之品，血热内生，加之外感湿热，瘀阻发斑。

（四）痰瘀互结，气血郁滞

脾气虚弱，运化失司，痰浊内生，阻碍气机之运行，从而瘀血内生；或病久瘀血入络，气机不畅，水液停滞，聚而为痰，痰气、痰瘀互结而发病。

（五）阳气虚弱，寒湿凝聚

阳虚之人，卫外失固，易受寒湿之邪侵袭，客与肌肤，阻塞腠理经络，气血凝滞而发病。

二、诊断要点

（一）临床表现

结节性红斑可急性发病，亦可隐袭起病。部分患者于发病前 1 ~2 周有上呼吸道感染史。患者往往有周身不适、乏力、低热、关节及肌肉酸痛等前驱症状。皮损多发于小腿伸侧，有时大腿下段和臀部亦可波及，但上肢及颜面部位通常不受侵犯。皮疹表现为皮下结节，其表面皮肤始为鲜红，约经 2 周后，逐渐变成黯红色或淡紫红色，数目多少不定，大小直径约 1 ~10cm，常呈群集或散在对称性分布。结节永不破溃，但若近邻的损害彼此融合可形成较大硬块。于是容易发生压迫局部血管，致使静脉回流受阻。故此可引起下肢局部水肿。病损结节处自觉疼痛，触压疼痛较明显。病程须经 3 ~6 周，结节方可逐渐消退，但屡见再发。

（二）实验室检查

（1）急性单纯性的病例血象常有白细胞计数轻度升高，分类相对淋巴细胞增多。

（2）有时抗链“O”可增高，血沉中度增快。

（3）结核菌素试验在部分患者呈阳性反应。

（4）胸部 X 线或 CT 检查：明确是否有结核感染及性质。

（5）若为慢性复发性的病例，常有其他疾病伴发，并可有相应疾病的实验室改变支持。

（三）诊断标准

（1）多见于青年女性。发疹前和发疹时可有发热、喉痛、全身不适和关节疼痛等全身症状。

（2）皮损主要发生于小腿伸侧面，对称分布，股部等处亦可累及。

（3）基本损害为鲜红色、疏散分布、高出皮面的结节，呈花生米至樱桃大小，有疼痛及压痛，在压力下结节颜色不变，数目可至十到数十个，不易破溃。

（4）具有自限性，一般在3～6周左右，但常复发。

本病常须与硬红斑鉴别。后者起病缓慢，结节主要发于小腿屈侧，一般为3～5个，呈黯红色，核桃大小，质较硬，可破溃成溃疡，愈后留瘢痕，自觉疼痛较轻，病程为慢性经过，组织病理学检查呈结核性改变，且病变部位的血管之管壁有炎症浸润、增厚、管腔闭塞和血栓形成。

三、辨证论治

（一）风热夹湿证

红斑色红高起，疼痛伴发热、恶寒、头痛、肢节酸痛，色淡红，苔薄白略腻，脉浮数或浮滑。

治法：疏风散热，除湿通络。

方药：清热通络汤加减。

金银花30g，鸡血藤30g，连翘15g，威灵仙10g，忍冬藤20g，络石藤20g，萆薢10g，黄芪15g，地龙10g，苍术20g，黄柏15g。

加减：若发热、汗出加柴胡10g、知母15g、石膏20g；咽痛加牛蒡子10g、薄荷5g；湿盛加薏苡仁20g、滑石10g。

（二）湿热下注证

红斑及结节大小不等，色鲜红，灼热，绕胫而发，时有疼痛，伴有口渴不欲饮，胸闷脘痞，困倦嗜卧，关节沉重酸痛，小便黄，舌质红，苔厚腻，脉滑数。

治法：清热利湿，活血通络。

方药：茵陈赤小豆汤合三妙丸加减。

茵陈15g，赤小豆15g，连翘15g，忍冬藤20g，薏苡仁20g，苦参15g，汉防己15g，泽泻15g，苍术10g，黄柏10g，牛膝15g，赤芍15g，玄参15g。

加减：下肢浮肿者加冬瓜皮15g；结节肿大者加夏枯草15g、生牡蛎15g。

（三）血热内蕴证

结节大小不一，颜色鲜红，压痛明显，或灼热疼痛伴有发热，口渴烦躁，关节肿痛，大便秘结，小便短赤，舌红少苔，脉弦数。

治法：清热凉血，化瘀通络。

方药：通络方加减。

牡丹皮15g，赤芍15g，王不留行10g，泽兰10g，当归10g，红花10g，桃仁10g，川牛膝15g，白花蛇舌草30g，土茯苓30g，忍冬藤30g，生甘草5g。

加减：血热甚者加生地黄、紫草各15g，玄参20g；瘀滞甚者加三棱、莪术各10g，地龙15g；痛甚者加乳香、没药各10g。

（四）寒湿阻络证

结节色淡或紫黯，遇寒加重，常反复发作，伴有面色白、关节痛、手足逆冷，舌淡，苔白腻，脉沉细无力。

治法：温经散寒，除湿通络。

方药：当归四逆汤加减。

当归10g，桂枝15g，细辛3g，芍药15g，甘草3g，鸡血藤30g，牛膝15g，大枣15g。

加减：寒甚者加吴茱萸、干姜各15g；湿甚者加白术20g、茯苓15g；瘀滞甚者加丹参20g、川芎10g。

（五）气滞血瘀证

病情缓慢，反复发作，皮损略红，稍高出皮面，疼痛拒按，舌质黯或有瘀斑，脉沉涩。

治法：活血化瘀，软坚散结。

方药：桃红四物汤加味。

桃仁10g，红花12g，生地黄15g，当归10g，川芎10g，赤芍10g，鬼箭羽15g，丹参20g，鸡血藤30g。

加减：若病初有湿热加金银花20g、薏苡仁15g、黄柏12g；结节大者加夏枯草15g、生牡蛎30g；痒者加苦参15g、白鲜皮15g；痛甚加延胡索12g。

（六）其他疗法

1. 单方验方

（1）四季青片：每次4片，每日3次。

（2）二妙丸：每次6g，每日2次。

（3）鸡血藤浸膏片：每次5片，每日3次。

（4）雷公藤多苷片：每次10～20mg，每日3次口服，2个月为1个疗程。

2. 外用药

（1）金黄如意膏外敷，每日1次。

（2）赤小豆适量，捣烂碾细末，水调后外敷，每日1次。

（3）熏洗方：威灵仙30g，苦参30g，生地榆60g，红藤60g，煎药汁湿敷外洗，每日2次。

四、西医治疗

主要是寻找病因，治疗和消除原发疾病，急性发作时应适当休息，减少活动以缩短病程。对症处理：阿司匹林、非甾体抗炎药（NSAID，如吲哚美辛）治疗本病有效。有明显感染者，可用抗生素、青霉素钠盐或红霉素等，用量视病情而定。病情较重、反复发作者可短程、小剂量使用糖皮质激素。美得喜乳膏外搽有助红斑吸收。

五、预后

结节性红斑的转归与预后较好。本病起病较急，其基本病理是气滞湿阻，瘀血痰浊，性质多属实证，也有虚实夹杂证。一般通过及时治疗调护，3～6周红斑可以消退，很快就会控制病情，但易于反复。本病皮损不化脓，愈后不留痕迹，不累及脏器，病情较轻。

（陈 勇）

第七节 过敏性紫癜

过敏性紫癜（Henoch－Schonlein Purpura，HSP）是一种常见的过敏性血管炎，以非血小板减少性紫癜、关节炎或关节痛、腹痛、胃肠出血及肾炎为主要临床表现。主要病理变化为全身性小血管炎，除毛细血管外，也可累及微动脉和微静脉。

HSP 好发于儿童和青少年，常见发病年龄为 7 ~ 14 岁。儿童的年发病率为 14/10 万。男女之比为 2 ∶ 1。发病季节以冬春为多。病因及发病机制目前尚不完全清楚。感染（细菌、病毒、寄生虫等）、食物（牛奶、鸡蛋、鱼虾等）、药物（抗生素、磺胺类、解热镇痛剂等）、花粉、虫咬及预防接种等都可以作为致敏因素，大多数病例查不到所接触的抗原。多数患儿发病前有上呼吸道感染史。

HSP 属中医“发斑”和“血证”的范畴，有“肌衄”、“葡萄疫”、“斑疹”、“斑毒”等名称。根据本病发病类型的不同，中医又将其分别归属于“腹痛”、“便血”、“痹症”、“尿血”、“水肿”等范围。

一、病因病机

先天不足、外感六淫、饮食不节、瘀血阻滞均可引起血液不循经脉运行，逸于脉外导致紫癜发生。如《诸病源候论》中说：“斑毒之病，是热气入胃，而胃主肌肉，其热夹毒蕴积于胃，毒气蒸发于肌肉，状如蚊蚤所啮，齿斑起，周匝遍体”。《外科正宗》中亦说“葡萄疫，其多生于小儿，感受四时不正之气，郁于皮肤不散，结成大小青紫斑点，色若葡萄，发在遍体头面，乃为腑症。邪毒传胃，牙根出血，久则虚入。”

（一）先天不足

由于禀赋不足，脾肾素亏，气虚失摄，血不归经或阴虚火旺，热伤血脉均可致血溢肌肤而发病。

（二）外感六淫

外感风热燥邪，热迫营血，伤及血络，血溢脉外，发为紫斑。湿热之邪侵及肠络，可致便血，湿热下注，侵及下焦，络脉受损，导致尿血。

（三）饮食不节

嗜食肥甘厚味或辛辣之品，以致湿热蕴积，损伤脾胃之气，脾虚失摄，血不循经，逸于脉外发为本病。

（四）瘀血阻滞

多为邪热炽盛，煎熬津液使血液黏滞或病久不愈，离经之血瘀阻于内，而导致瘀血滞留，血行障碍，血不归经，使出血加重或反复出血不止。

本病的形成，虽有不同的病因病机、但总不外乎实证和虚证两大类，实证多为血热、湿毒、瘀血。虚证多为阴虚火旺和脾肾不足。急性发作期以湿热内盛，血热妄行为多见，属热证、实证；慢性期则以气血阴亏，血脉瘀滞为主。

二、诊断要点

（一）临床表现

50% ~90% 儿童患者和 30% ~50% 的成人患者在发病前 1 ~3 周有上呼吸道感染史，起病多急骤，以皮肤紫癜为首发症状。也可伴不规则发热、乏力、食欲减退。若紫癜早期阙如往往会给诊断带来一定困难。

1. 皮肤症状　皮疹是本病的主要表现。以四肢远端、臀部多见，皮疹重的也可波及面部及躯干。特征性皮疹为大小不等、高出皮肤、压之不褪色的红色斑丘疹，皮损部位还可形成出血性血疱，甚至坏死，出现溃疡。皮疹可融合成片，一般1~2周内消退，多不留痕迹。皮疹可反复出现，迁延数周、数月甚至一年以上。大约1/3的患者在随访期复发最多可达10余次。部分患者还可伴有手臂、足背、眼周、前额、头皮及会阴部神经血管性水肿、疼痛。

2. 消化道症状　儿童较常见，大多数的患儿可在病程中出现，成人约50%。消化道症状多在皮疹出现后一周内发生。表现为腹部弥漫性疼痛，餐后加剧，有压痛，一般无肌紧张及反跳痛。可伴有呕吐，部分患者可出现血便、呕血，肠黏膜水肿，还可引起机械性肠梗阻。如果腹痛在皮肤症状前出现易误诊为外科急腹症，甚至误行手术治疗。肠套叠、肠穿孔及坏死性小肠炎是较严重的并发症，儿童多见，需外科手术治疗。

3. 肾脏表现　30%~50%的患者出现肾脏损害。可为肉眼血尿或显微镜下血尿及蛋白尿或管型尿。1/3的患者有高血压，需要做肾活检。肾脏症状可发生于过敏性紫癜病程的任何时期，但多数于紫癜后2~4周出现，也可出现于皮疹消退后数月或疾病静止期。但有10%的患者紫癜可在肾脏症状出现数周或数月后才出现。故开始易误诊为原发性IgA肾病。肾脏受累轻重不等，肾病综合征的发病率为8%~32%，重者可出现肾衰竭。部分患者的血尿、蛋白尿可持续很久。

4. 关节症状　大多数患者仅有少数关节疼痛或关节炎。踝关节为最常受累的部位。其他如膝关节、腕关节、肘关节及手指关节也可受累。表现为关节及关节周围软组织肿胀、疼痛，可伴活动受限。关节病变多在数日内消失而不留关节畸形。

5. 其他症状　少数患者可出现中枢神经系统症状，表现头痛、抽搐和偏瘫。部分患者出现情绪低落、行为异常。严重可出现昏迷、蛛网膜下腔出血、脑部血肿、视神经炎及格林巴利综合征。还可出现肌肉内、结膜下及肺出血，也可引起腮腺炎、心肌炎及睾丸炎。

（二）实验室检查

血小板计数正常或升高。白细胞总数正常或增高，部分患者可高达2万以上。伴核左移。血沉可增快，C反应蛋白增高，部分患者出现免疫功能紊乱。有消化道症状患者大便潜血可阳性。腹部“B”超可见肠壁水肿，胃镜下肠黏膜上可见瘀点、瘀斑及肠黏膜水肿、糜烂。肾脏受累的可出现血尿、蛋白尿，严重者可出现低蛋白血症。约半数患者脑电图异常，表现突发的慢波或尖波。

（三）诊断与鉴别诊断

诊断标准（1990年美国风湿病学会制订）

（1）可触性紫癜。

（2）发病年龄<20岁。

（3）急性腹痛。

（4）组织切片显示小静脉和小动脉周围有中性粒细胞浸润。

上述4条标准中，符合2条或2条以上者可诊断为过敏性紫癜。本标准的敏感性为87.1%，特异性为87.7%。

三、辨证论治

HSP起病较急，除皮肤紫癜外，可伴有呕吐、呕血、便血、尿血，紫癜早期多属实证，斑色鲜红，常为血热妄行所致。病程迁延不愈，时发时止，则多属虚证，斑色淡黯，多以气不摄血为主，也可见阴虚火旺的。治疗上应标本同治，症因兼顾。急性期以清热凉血止血为主。恢复期以健脾益气止血为主。因离经之血即为瘀血，故活血祛瘀应贯穿始终。

（一）毒热内蕴证

起病急骤，四肢可见（尤以双下肢多见）较密集的红色或紫色斑疹，大小不等，高出皮肤，压之不褪色并可伴有腹痛、血便、尿血及关节肿痛、血管神经性水肿。或伴有发热、心烦，舌质红绛，苔黄白，脉弦数或滑数。

治法：清热解毒，凉血止血。

方药：消瘢青黛饮合清热地黄汤加减。

青黛3g，紫草9g，紫花地丁9g，鲜芦根或茅根各30g（干药量减半），生地黄10g，赤芍10g，白芍10g，牡丹皮10g，地肤子10g，白鲜皮15g，生苡米30g，败酱草10g，土茯苓10g，小蓟15g，连翘10g，藕节10g，知母10g，生黄柏10g。

加减：尿血者加仙鹤草15g、茜草10g；腹痛者加炙延胡索、橘核、乌药各10g；便血者加地榆炭、槐角各10g；关节肿痛者加木瓜10g、鸡血藤15g。

本证多是发病初期，毒热炽盛，邪火内实，热毒郁蒸肌肤，气血相搏，灼伤脉络，迫血妄行，故皮疹颜色多鲜红或深紫。

（二）湿热痹阻证

四肢皮肤紫斑缠绵不愈，时消时现，或伴纳差，腹胀、腹痛，呕吐，小便黄赤，大便稀溏。或伴关节疼痛、肿胀及四肢肌肉酸痛、沉重，舌红，苔黄腻，脉滑数或弦数。

治法：清热祛湿，活血通络。

方药：四妙散加减。

苍术6g，白术6g，黄柏10g，怀牛膝10g，生苡米30g，鲜芦根、鲜茅根各30g，小蓟15g，赤芍10g，白芍10g，牡丹皮10g，知母10g，鸡血藤15g，败酱草10g，土茯苓10g，滑石10g。

加减：关节肿痛者加木瓜、伸筋草各10g；腹胀、呕吐者加木香4g，竹茹、化橘红各6g。

本证多为湿热素盛之体，复感外邪，内外合邪，交阻络脉，气血痹阻不通，关节肿胀灼热疼痛。腹部阵痛多为湿热蕴结于内，灼伤胃肠脉络所致，血溢肠外，可出现呕血、便血。腹部症状可先于皮疹出现。

（三）肝肾阴虚证

皮肤紫癜时隐时现，或紫癜已消失，血尿持续不消失或仅有镜下血尿，可伴腰酸背痛、五心烦热、潮热盗汗，舌质红，苔薄白或腻，脉滑数或细数。

治法：滋阴益肾，凉血止血。

方药：知柏地黄汤加减。

知母10g，黄柏10g，生地黄10g，熟地黄10g，山萸肉10g，怀牛膝10g，白茅根15g，赤、白芍各10g，牡丹皮10g，连翘10g，赤小豆30g，小蓟15g，藕节10g，生牡蛎30g，砂仁4g。

加减：血尿重者加仙鹤草15g，茜草、藕节、血余炭、蒲黄炭各10g。

本证多在疾病中后期，血尿持续数周或数年，每遇外邪侵袭或劳倦内伤而病情反复或加重，多为病久损及肝肾，肝肾阴虚，虚火内扰，伤及阴络，血不归经而致。

（四）气虚血瘀证

皮肤紫癜反复出现，不易消退。斑色多青紫、晦黯，或伴有关节、腹部刺痛难忍。血尿、蛋白尿持续不消失，并伴食欲不振，腰膝酸软、面色无华，舌淡红有瘀点，舌苔少，脉沉涩。

治法：健脾益气，活血化瘀。

方药：桃红四物汤加减。

当归 10g，生地黄 10g，赤芍 10g，白芍 10g，生黄芪 20g，川芎 10g，桃仁 6g，红花 6g，小蓟 10g，牡丹皮 10g，丹参 10g。

加减：蛋白尿重者加苦参、凤尾草各 15g，石韦、倒扣草、生山药各 30g，芡实 10g；血尿重者加鲜茅根 30g，仙鹤草 15g，茜草 10g；血尿日久者加血余炭、蒲黄炭各 10g，生牡蛎 30g；浮肿、尿少者加茯苓、大腹皮、桑白皮各 15g。

临床体会：临床多见于素体脾肾不足，或病久不愈伤及气血而致气血不畅，脉络瘀滞不通之症。治疗上应健脾益气，活血祛瘀。临床上应灵活应用活血与止血药物。使活血而不出血、止血而不留瘀。早期以凉血止血为主，病情日久不愈，出现乏力、面黄、舌淡、脉缓之虚象时方中可加用性温收涩之炭药，如血余炭、蒲黄炭、侧柏炭等。

（五）其他治疗

（1）雷公藤制剂：1mg/（kg·d），最大量 30 ~60mg/d，分 3 次口服，3 ~6 个月为 1 个疗程。

（2）保肾康：主要成分为川芎嗪，8 ~10mg/（kg·d），最大量 300mg/d。分 3 次口服。直至症状完全消失，静脉滴注：川芎嗪 5 ~8mg/（kg·d），加入 5% 的葡萄糖注射液中，浓度低于 0.1%。疗程 1 ~3 周。

（3）云南白药：2 ~5 岁 0.03g/次，5 岁以上 0.06g/次，最大不超过 0.5g/次，每日 3 次，两周为 1 个疗程。疗程间隔 3 天，一般需要 2 ~3 个疗程。

（4）复方丹参注射液：0.5 ~1ml/（kg·d），加入 5% 的葡萄糖注射液中滴注。1 次/d，连续 10 日为 1 个疗程。

四、西医治疗

1. 一般疗法　急性期卧床休息。注意免动物蛋白饮食。腹部症状严重时可给予素流食，必要时禁食补液。

2. 对症治疗　予维生素 C、芦丁、能量合剂、西咪替丁等综合治疗以营养毛细血管，改善血管通透性。合并感染者给予抗生素，消化道出血的给予糖皮质激素、止血剂（如立止血、止血敏、维生素 K_1）等。

3. 抗血小板聚集药物　双嘧达莫 3 ~5mg/（kg·d）。

4. 抗凝治疗　本病可有纤维蛋白原沉积、血小板沉积及血管内凝血的表现，近年来有使用肝素的报道。使用小剂量肝素 120 ~150U/kg，加入 10% 葡萄糖注射液 100ml 中静脉滴注，每日 1 次，连续 5 天，或肝素钙 10U/（kg·次），皮下注射，每日 2 次连续 7 天，能降低紫癜肾炎的发生。

5. 糖皮质激素　单独皮肤或关节病变时无须使用糖皮质激素。使用激素指征：

（1）严重消化道病变，如消化道出血时，可静脉滴注氢化可的松 5 ~8mg/kg·d 或甲泼尼龙1~2mg/（kg·d），严重时可给予甲泼尼龙冲击，15~30mg/（kg·次），连用3天，必要时1周后可重复应用。

（2）肾病综合征者，给予泼尼松1~2mg/（kg·d）。足量6~8周。激素治疗无效可加用免疫抑制剂如环磷酰胺等。

6. 其他　对严重病例可应用大剂量丙种球蛋白冲击治疗，剂量400mg/（kg·d），静脉滴注，连用3~5天。临床已显示了较好的疗效。

五、预后

HSP早期病在肌肤、经络，为风热扰动，湿热痹阻所致血热妄行之证，属实证。日久不愈，正气暗耗，可转为脾虚失摄、肾气失固等虚证或久病伤阴，阴虚不足，虚火内扰之虚实夹杂之证。若病邪再持续深入，则可致肾气衰惫之水毒、关格证。

HSP多数预后良好。部分患者可复发，复发间隔时间数日至数年不等。消化道出血较重者，如诊治及时，一般症状可以控制。肾脏受损程度是决定预后的关键因素。早期的肾活检不能单独预测长期的预后，临床症状比肾活检更具预测性。因此在决定治疗时临床症状和活检同等重要。欧洲有关研究显示发作时出现肾病综合征或肾功能不全是肾衰竭的危险因素。有新月体形成的肾小球肾炎患者，18%的患者可出现肾衰竭。

对合并严重肾脏病变的患儿应在成人期长期监测，尤其当注意妇女，她们比男性预后更差，所有儿童期曾患紫癜肾的妇女，即使仅有轻微症状，仍应在孕期及产后仔细被监护。怀孕时可能会增加存活肾单位的负担导致长久的肾损害。

（陈　勇）

第八节　运动疗法

风湿类疾病多数是慢性疾病，并且需要很长一段时间来恢复，故本类疾病的治疗并不可单靠药物治疗，后期恢复阶段，运动疗法是一种重要的治疗手段，即使是对于关节炎而言，亦没有证据证明运动对疾病有害。运动疗法有疏通气血、滑利关节、强壮身体等作用。传统体育疗法在养生、防治疾病方面有久远的历史。传统体育疗法有五禽戏、八段锦、易筋经、太极拳等。

一、运动方法

（一）颈部

适用于类风湿关节炎、强直性脊柱炎等疾病累及颈部者。

1. 前屈后伸运动　前屈时尽量使下颌接近胸壁，后伸至最大幅度，反复7~8次。

2. 左右侧屈运动　头部取正中位，将头交替向左右做侧屈运动，每交替时到正中位稍作停留，反复7~8次。

3. 左右旋转运动　头部作左右旋转运动，期间头部并不作前屈后伸运动，每次5~10次。

4. 回环运动　可有前后回环和左右回环两种。左右回环运动：将头部沿顺时针方向和逆时针方向各转3~5次。前后回环运动：将颈部用力前伸，往后作环形运动直至初始位置；将颈部后伸，后向前作环形运动。过程中面部一直朝向前，做3~5次。

（二）肩部

适用于类风湿关节炎、强直性脊柱炎等疾病累及肩肘部者及肩周炎患者。

前伸后屈：双手叉腰，两肩用力向前，然后往回收回，反复多次。

弯腰划圈：双腿叉开肩宽站立，弯腰将患肢顺着重力垂直向下，再做顺时针、逆时针划圈运动，可由小到大、由慢到快，反复多次。

内外旋转：前臂内旋并移至胸前，再将前臂外展移至身后。

上肢回环：两腿与肩同宽分开站立，一手叉腰，另一手作回环运动，范围由小到大、由慢到快，反复多次。

手指爬墙：面对墙或侧身站立，手指沿墙慢慢爬上，直到最大限度，再慢慢沿墙爬下。

蹲起拉肩：侧身对墙站立，将手放在与肩同高或可举起的高度，后慢慢做蹲下动作，靠重力让肩作被动运动。要注意量力而行，不可强迫完成蹲下动作。

抬臂摸肩：屈肘用掌心摸肩膀，左右交替 10～20 次。

（三）肘部

类风湿性关节炎等累及肘部者。

1. 肘部屈伸　将患肢放置在枕头上慢慢做屈伸运动。

2. 提重物伸肘　手持一重物，拉伸肘关节，重物以自身条件而定。

3. 屈肘推墙　两臂屈曲抵住墙，再慢慢撑起。

4. 箭步云手　两腿前后分开呈箭步站立，后用健侧托住患肢作水平线上的弧形向前伸的运动，顺时针、逆时针交替反复多次。

5. 转轮运动　可利用小区内的运动设备中的转轮，顺、逆时针各转 3～7 圈。

（四）手部

适用于类风湿关节炎、骨关节炎、系统性红斑狼疮、银屑病关节炎、成人斯蒂尔病等疾病累及手部者。

1. 抓空练习　五指用力张开，再用力握拳。

2. 背伸掌屈法　握拳后作背伸掌屈运动。

3. 握木棍法　手握木棍，活动强直关节。木棍粗细可依关节强直程度而定。

4. 手滚圆球法　手握两个圆球，用手指的力量将两球的位置改变。

5. 旋腕运动　手握木棍转动木棍来运动腕关节。

（五）腰部

适用于类风湿关节炎、强直性脊柱炎等疾病累及腰部者。

1. 前屈后伸　双手叉腰站立，下肢保持伸直，作前屈后伸运动，反复 3～7 次。

2. 左右侧屈　两足分开与肩同宽，先往左侧屈，同时将左臂尽量靠近地面，右臂举起帮助腰部往左侧用力。右侧屈同左，左右交替进行 5～10 次。

3. 左右回旋　双手叉腰站立，腰部顺时针、逆时针作旋转，由小到大、由慢到快，交叉反复进行 3～5 次。

4. 拱桥飞燕式　取仰卧位，以枕、肘、足五点为支撑将腰部向上拱起，呈拱桥样。

取俯卧位，头肩用力向后抬起带动双上肢，同时双下肢也用力向上抬起作飞燕式。每种动作做 1～3 分钟。

（六）下肢部

适用于类风湿关节炎、强直性脊柱炎、骨关节炎、风湿热等疾病累及膝部者。

1. 屈膝蹬脚法　仰卧硬板床，一只腿伸直，另一只屈髋屈膝举起后向前蹬直屈曲的腿，两腿交替反复5～10次。

2. 旋转摇膝法　微屈髋屈膝呈半蹲状，两手扶住膝盖，作膝部左右旋转，左右交替反复多次。

3. 踝部屈伸法　可取坐位、站立位、仰卧位，将足用力背伸后，再趾屈，反复多次。

4. 蹬足屈踝　足趾踩楼梯等高处，进行蹬踩运动以屈踝，3～10次。

5. 足蹬滚木法　坐在凳子上，屈伸膝踝来回滚动木桶，40～50次。

二、注意事项

运动疗法应与休息相结合。休息时虽不做主动运动，但被动运动也是十分必要的。长期的卧床，对急性期的疾病有好处，但也有使肌肉萎缩、危害心血管系统等弊端。如果四周不运动，肌肉就会有萎缩。所以即使是疾病的极期，也需要运动，只是运动形式不一样而已。运动疗法大致来讲，是从被动运动开始，逐渐转为主动运动。运动量也应由小到大，逐渐加量。突然、过量的运动不值得提倡，应以患者能接受的强度进行。对于有关节症状的患者来说开始运动会较痛苦，但是应克服一定的疼痛。虽然运动疗法应用范围广泛，但也存在一定的危险，并且作为一种疗法，需要长期、规律性治疗，所以进行运动疗法的时候，应在康复师的指导下进行。

三、禁忌证

（1）疾病的急性期不宜做剧烈活动。

（2）极度虚弱的患者。

（3）有出血倾向的患者。

（4）心肺功能低下的患者。

（陈　勇）

第九节　心理疗法

近年来，风湿病患者伴有心理疾患的报道日益增多。研究发现除了病情复杂、反复发作、病程持久的特点外，风湿病容易引发心理疾患的特点越来越明显，并有可能进一步加重风湿病病情或影响风湿病患者的康复。因此，心理疗法作为缓解患者心理压力，消除心理疾患负面影响的主要方法之一，应成为风湿病患者康复疗法中不可缺少的一部分。

心理疗法是通过人与人之间的相互作用实现的，患者积极参与合作是治疗成功的基本条件。因此心理治疗把医患关系看成是首要的治疗因素。

一、建立良好的医患关系

很多心理治疗专家认为，医患关系一定是亲睦、协调的，医患双方有真诚、坦白的内心情感交流，彼此尊重、信任，能设身处地理解对方，协同一致的为实现治疗目标而合作。在医院或社会认可的专业机构内，患者期望得到帮助和医生的真诚助人两方面构成的情境促进患者敞开心扉，升起希望，并获得了一定的心理或情感支持。风湿病患者的病情多较复杂，并且病程长，且易反复发作，较其他疾病的患者住院治疗的次数多，时间长。因此在长时间的疾病治疗中建立医患之间相互信任、协调一致的良好关系十分重要。这种医患关系与普通的心理治疗不同，它不仅仅在心理治疗中建立，更重要的是在日常风湿病治疗过程中建立，因此这就要求不但临床医师与心理医师要相互配合，更要求临床医师在日常诊疗过程中努力与患者建立良好的医患关系，了解基本的心理疗法，在疾病治疗过程中给予患者一定的情感指导。当医患双方既形成了互相信任、亲睦协调、平等协作、充满希望和信心、彼此受到激励和鼓舞的关系，又能达到目标一致、步骤方法一致，这样的医患关系就有了治疗作用。

二、建立患者正确的疾病认识

风湿病患者不同于其他疾病患者的主要特点之一就是不能正确地认识自身的疾病。风湿病的研究和治疗在医学领域中尚属一门年轻的学科，因此人们普遍对其认识不够充分。有的风湿病患者在患病之初症状不明显而并不予以重视或诊治，当疾病突然进展如类风湿关节炎急性发作而导致行动不便或自理能力减弱甚至消失时，心理难以接受突如其来的打击而出现惊慌失措，并且无限放大对疾病的恐慌而产生心理疾患；有的患者在初得病时并不了解该病的治疗需要一个长期的过程，甚至终身服药，当得知这一情况时，多数不能以一种平和的心态从容面对，而容易产生对前途对未来没有希望的抑郁或焦虑情绪。如系统性红斑狼疮患者多为年轻女性，正处于花样年华蓬勃向上的阶段，当得知患有系统性红斑狼疮并需要长期治疗时，心理承受力较差的患者就容易产生心理疾患。又如类风湿关节炎患者多为中年女性，长期治疗导致经济压力增大和劳动力丧失容易引起患者焦虑、抑郁和恐惧等不良情绪。因此，帮助患者正确地认识疾病是临床医师在日常临床治疗之外需要着重关注的。

1. 循序渐进引导患者了解并接受病情　当风湿病的诊断成立时，接诊医师有义务向患者本人及家属讲明病情，但需要首先观察患者的承受能力。如果患者本人比较豁达开明，可以直接向患者讲明病情，但如果患者本身情绪低落，或脆弱敏感，就需要医生循序渐进地引导患者了解并接受病情，必要时可先向家属讲明，在家属的积极配合下最大限度地降低病情对患者的情感打击。值得注意的是，有些家属要求医生长期对患者隐瞒病情，这对患者的病情和心理是很不利的。特别是系统性红斑狼疮的患者，在出现严重的系统损害之前，往往无明显不适的主诉，若不被告知病情则会因不重视病情而拒绝接受治疗导致病情的进一步加重，当患者自己发现病情的严重性且已无法挽回时，强大的心理冲击使患者产生严重的心理疾患。

2. 指导患者正确地了解疾病　一般当患者得知自己患有风湿病时都急切地想了解疾病的相关信息。临床医师应当适度地对患者讲明疾病的严重程度、发展方向以及目前诊疗的方法，避免加重患者的心理负担。指导患者正确地了解疾病信息，避免误信偏信，最大限度地降低患者焦虑不安或悲观失望的情绪。

三、指导并协助患者的自我调节

在心理治疗中，患者的主观意识十分重要，只有患者自身有消除不良心理疾患的要求，医生的帮助才会起到正面的作用。当医生发现患者出现不良情绪时应主动寻求其根源，并对患者日常行为活动进行观察，判断患者是否需要心理上的帮助。如果患者自己意识到不良情绪的产生，并且积极避免这样的情绪影响他的日常生活和治疗过程，这时医生就可以适当地指导并协助患者进行自我调节。首先对于患者的自我努力，主管医生应予以适当的关注和肯定，当病情好转时，要说明其自我调节的重要作用，以建立患者重视心理因素的意识。其次建议患者之间相互鼓励，也可建立风湿病患者的联谊会，鼓励患者之间的交流。相同的患病情况使得患者之间从心理上拥有了共同点，因此病友之间的安慰和鼓励，对于患者而言更加深入内心更加亲切。

四、进行专业的心理干预

有些患者当出现不良情绪甚至出现心理疾患时并不自知，也不注重自我调节，更不会寻求心理上的帮助。这时医生就要观察患者的日常行为活动及其与周围病友或家人的交流，必要时可以向家人或同室患者询问其情况并加以判断他或她是否已经出现了心理疾患。避免直接询问患者心理问题，以防止患者的反感或者误会加重其心理负担。当临床医生发现患者确实存在一定的心理疾患时，不应盲目的对其进行心理治疗，可以请专业的心理医生或在其指导下对患者进行心理疏导工作。

1. 消除患者的疑虑　对患者温暖亲切，表明医生对患者的关心，有助于患者和医生建立亲近的关系，消除患者的疑虑，但另一方面又要避免过于热情。因为过于热情可能会使敏感的、精神脆弱的患者产生误解，误以为自己的疾病到了无药可治的地步或者周围所有的人都对他不尊重不真诚。因此在心理治疗时医生要注重给予患者温暖亲切的感觉而不是治疗者表达温暖亲切的实际程度。

2. 深入患者的内心　这就要求医生能够按照患者看待世界的方式理解他的行为。准确地深入患者的内心，使患者产生被理解的体验，增加患者对自己的问题的洞察。一旦医生让患者相信，他已经理解了患者的感觉和内心的情感，那么就会使得患者有向医生倾诉内心痛苦的意愿。

3. 会谈　在住院治疗这一特定情境下，医生与患者的会谈成为心理治疗的主要手段。会谈是医生探索患者内心活动、澄清问题、找出目标的途径。同样，会谈也是解决患者心理问题的重要“媒介”。会谈以鼓励患者自由倾吐内心的痛苦体验和见解为基本方式，在会谈中可能谈及最多的就是风湿病的病情和预后，因此临床医师需要在解释病情的同时注意观察患者的情绪反应和表达方式，尽量避免使用过激的或不理性的词语，并注意患者采用的特殊措词、表情、手势、语调、停顿、省略等，防止打破会谈融洽的气氛，同时积极地寻找患者心理疾患的线索。会谈时医生要善于把握方向，使会谈过程自然流畅，引导患者将心理问题进一步敞开。针对患者根本的内心问题进行疏导以缓解患者的心理压力，释放不良情绪。

五、主要心理治疗方法

（一）认知治疗

认知治疗在心理学中是以精神病理学理论为基础的一类心理治疗。它的治疗形式是积极主动的、定式的，并且限时短程的。治疗方法主要以直接改变患者的认知歪曲或认知中的特殊或习惯性错误为主要目的。治疗方式主要为言语交谈和行为矫正相结合，因此有时亦称为认知行为治疗。在风湿病患者中应用这种疗法主要是帮助患者识别、检验和矫正曲解的概念，如对风湿病的盲目乐观或悲观，让患者学会对目前所患风湿病的情况进行符合实际的思考和行动，从而达到身体和精神双重症状的减轻和行为表现的改善。

认知治疗遵循着一定的程序。首先治疗者在明确患者风湿病和心理疾病的病情并取得患者信任的基础上向患者说明治疗的过程、意义、所要使用的方法及治疗的目标等。根据患者的风湿病患病情况、心理疾患程度以及人格特点与患者共同制订治疗方案，然后根据此方案实施治疗。

1. 治疗初期　首先对风湿病患者心理疾患的病情进行全面的了解，包括心理疾患的主要表现、如何出现及发生发展的、生活环境、应对方式、社会表现和相关的负性想法。通过心理学评估之后，对患者的问题顺序进行整理列成“问题表”并和患者取得一致，同时向患者说明对风湿病的认知和情绪之间的关系，使患者熟悉在风湿病药物治疗过程以外的认知治疗。

2. 治疗中期　在与患者的交谈中，鼓励其自主思考心理疾患产生的原因，回顾是否在患病以后，对自身疾病投入了过度的关注甚至影响了正常的生活和社交活动。通过交谈，引出其自动思维，并鼓励其在现实生活中进行一定的自我检验、修正，以更正曾经对所患疾病偏激的想法，提高社会适应能力。如在类风湿关节炎患者中，一部分患者会出现肢体功能减退甚至残疾，由于对目前的病情和躯体情况难以适应，患者容易自觉或非自觉地减少日常活动和社交活动，则日益增长的悲观、失望情绪难以被转移或缓解，以抑郁为主的心理疾患就会滋生。这时认知疗法对患者心理状态的保护作用就可以体现出来，风湿科医师可以根据患者的情况，不同程度地解释情绪低落、活动减少对其心理健康的影响，说明单纯对自身的责备和自我价值的否定只能加重心理负担形成恶性循环，并建议患者适当地进行力所能及的事情以缓解精神压力。为了帮助患者进行适当的活动，重新建立生活和社交的自信，医生可以针对不同个体为其设计每日活动表，鼓励患者按照活动表进行操作，例如每天活动手指关节、腕关节、膝关节、踝关节等类风湿关节炎影响的主要部位，或者完成一定的日常活动如自己打开杯子、自己完成吃饭动作等，并建议患者努力达到活动表中所设计的程度和次数，并对自己每天的表现进行记录。这种活动表应该是循序渐进的，根据患者的进步而不断调整，使患者感觉到自己并不是一无是处，自己可以进行一定的活动，这样就增强了患者对自己身体健康的自信。同时鼓励患者与家人或病友交谈，转移患者对自身病情的过分关注，逐渐恢复患者与人沟通、交流的愿望和自信，走出由于病情的困扰所造成的孤独悲观的情绪。

3. 治疗后期　与患者共同回顾曾经进行自主思考和主动实践的过程，挖掘导致心理疾患发生的主要因素，及自身的主要不当行为，同时总结经过自主思考、积极行动获得的有效成果并进行强化和实践。将原有偏激、错误的思维方式替换成能够适应现实环境的认知方式，使患者心理疾患在痊愈的过程中避免复发。

（二）集体心理治疗

在风湿病患者的心理疾患治疗过程中，借鉴集体心理治疗方法主要是基于风湿病患者之间共同的疾病表现所引发的共鸣。在一定的条件下，针对一组经过选择伴有心理障碍的风湿病患者，由 1～2 名经过训练的治疗者主持，利用心理治疗的理论和技术，通过小组成员之间以及小组成员与治疗者之间的相互作用，达到缓解风湿病患者不良情绪、改善其适应不良性行为以及促进人格成长的目的。

与认知疗法所不同的是，集体心理治疗法所面对的是一个整体而不是某一个个体，因此，除了治疗者对患者的治疗作用外，患者之间的相互作用也非常重要。在这种治疗方法的过程中，治疗者不再充当唯一的主要角色，而是起到一种辅助作用，通过营造一种集体的氛围，使集体成员之间由最初的陌生、戒备、封闭、敏感、多疑逐渐转变为相互信任、接纳和支持，并建立一定的亲密联系，从而在患者周围形成一种新型的人际关系。

由伴发心理疾患的风湿病患者所组成的小组，一般包括7~10人。小组的成员中，每个人都有其独特的性格特征、防卫机制、交往方式和对环境的适应特点。整个小组就相当于在患者住院期间所建立起来的一个微型社会，每个成员在进行活动或语言交流的同时也会观察他人的活动和交流方式，从中获得新的较成熟的行为模式。在活动结束前，治疗者会组织患者进行反馈，比如在本次活动中，是否发现自己的某些行为或语言受到或不受到其他人的欢迎，他人的某些行为和语言是否是你所喜欢的，你觉得如果按照你所赞同的他人的行为和语言方式进行活动和交流，是否会改善你原有的不良情绪，如果答案是肯定的，那么你愿意试图接受并进行实践吗？在经过几次的治疗过程后，患者会保持和发扬良好的行为模式，去掉不良的行为，从而达到改善情绪的目的。

另外，由于风湿病患者的发病率较心血管、呼吸等系统疾病的发病率低，在日常生活中，患者不容易发现与自己患有相同疾患的人。当风湿病患者处于大多数没有风湿类疾患的人群中就很容易产生孤独感而失去归属感。自我感觉与其他的人是那么的不一样，甚至格格不入，就会不自觉地脱离人群，进而将注意力更多的转移到自己所罹患的风湿病中，无限制地放大自己的痛苦和孤独感，心理疾患就容易滋生。而集体治疗方法的前体是所参加者都患有风湿类疾病中的某种或某几种相似的疾病，处于这一集体的患者发现其他成员都有和自己同样的遭遇，就不再把自己归为另类的人群，从而找到了归属感。并且，共有的痛苦和心理的不良情绪为成员之间的交流提供了平台。在这里，成员之间的相互理解要比正常人对风湿病患者心理的理解更为贴切和深入，成员之间可以放心地敞开心扉而不用担心由于不理解而出现的异样眼神或者过度的同情，这样，患者的痛苦、孤独感和特有感就会减轻。因此小组成员之间的相互作用和治疗特点是集体心理治疗所特有的，而某些进行过单独治疗但收效不好的患者可以尝试采用集体心理治疗法。

（三）家庭治疗

家庭治疗法属于广义的集体心理治疗的范畴，它主要是将家庭作为一个整体进行心理治疗的方法。通过治疗者对风湿病患者家庭中的某一成员进行定期接触和座谈，促进家庭中有利于患者的适应性改变，进而使这一家庭中的患病成员心理症状减轻或消失。

多数风湿类疾病都需要经过长期的疾病发展过程，甚至终身无法痊愈。在这个漫长而痛苦的过程中，极少的患者可以坦然面对疾病对其身体所造成的痛苦，悲观失望的情绪就会日益滋生，并且随着病情的发展而不断增强。因此，处于疾病状态中的患者对周围人的关怀尤其是家人的关怀就更加的渴望而且敏感。也许在正常人眼中偶尔发生的平常小事有些就会被患者放大，怀疑是否家人对自己嫌弃甚至厌恶了，就使患者产生了不良情绪，当这种不良情绪逐渐累积甚至爆发出来时，就会对家人、对家庭的和睦产生一定的冲击，如果患者家属不能对这一现象理解或进行了不当处理，就使患者对自己的猜测更加肯定，导致更严重的心理障碍，出现恶性循环。

因此，在风湿病患者的心理保护中，家庭成员也起到了重要的作用。当发现患病的家庭成员出现了不良情绪反应，可以及时咨询心理医生，在医生的指导下进行有利于患者的家庭适应性改变，避免风湿病患者心理疾患的发生。当风湿病患者已经出现了心理疾患就需要治疗者与家庭成员共同配合来达到治疗患病成员的目的。

在家庭治疗的开始阶段，因为大部分接受家庭治疗的人对家庭治疗不太熟悉，因此在治疗开始的初期治疗者需要向家庭成员简单地解释家庭治疗的性质，说明相互之间需要遵守的原则。同时治疗者也要注意融合于这个家庭中成员的关系，使自己成为这个家庭中所认为的“自己人”，但在治疗时，治疗者又同时扮演着“自己人”和“旁观者”的双重角色，对家庭进行观察和了解，与家庭成员共同寻找问题的所在和改善问题的方法。

在家庭治疗的中间阶段，治疗者可以建议其他家庭成员为风湿病患者提供相对和谐的家庭环境和温馨的家庭氛围，如类风湿关节炎的患者手关节或其他关节可能会出现活动受限的情况，这时家人可以帮助患者进行肢体关节的活动或准备一定的器具帮助其活动。又如干燥综合征的患者吞咽干性食物会比较困难或出现痛苦的感受，家人可以为患者专门制作有利于吞咽，润滑多汁的食物，以避免患者痛苦感受的产生。再者，家人的关怀性语言对患者的精神安慰和鼓励也具有重要的作用，也许患者在感受到家人对他的关心后就会自觉地缓解不良情绪，提高对生活的自信和乐趣。相反，如果家人不能很好地配合治疗者的工作，不在意甚至有伤害患者情绪的语言出现，那么对患者来说情绪的调节就是相对比较困难的事情。此外，治疗者可以建议治疗家庭完成一定的家庭作业，这一作业需要成员之间的相互协作，并且患者能够在其中充当一定的角色，这样会提高患者对自我价值的肯定，避免觉得自己一无是处的不良情绪。

在家庭治疗的终结阶段，通过一系列定期的治疗者与家庭成员之间的会谈和治疗作业的完成，家庭已经建立起能够应对患病家属疾病状态的一种合适的家庭结构和良好氛围，并且家庭成员已经养成能够自行审查，改进家庭行为，维持已改的行为的习惯，治疗者就可以逐渐把一家的“指导权”归还给家人，从而恢复家庭的自然秩序，以便在治疗结束后，这个家庭仍然能够维持良好的功能。

六、其他心理治疗方法

1. 冥想放松法　冥想放松法是把精神集中到一点，造成大脑里的一个优势兴奋中心，从而抑制其他部位，利用生物反馈的原理，控制机体的疼痛和心理上对风湿病症状的专注，从而对身心加以控制。

简便易行的冥想放松法可以用一件真实的物体，如球类、水果等进行。具体做法是：①凝视手中拿着的橘子，反复仔细观察它的形状、颜色、纹理脉络；然后用手触摸它的表面质地，是光滑还是粗糙？再闻闻它有什么气味。②闭上眼睛，回忆和回味着这个橘子都留给了你哪些印象。③放松肌肉，排除杂念，集中精力地想象自己越来越小，钻进橘子里。那么，里面是什么样子？你感觉到了什么？里面的颜色和外面的颜色一样吗？然后再假想你尝了这个橘子，记住它的滋味。④想象暗示自己走出了橘子的内部，恢复了原来的样子：记住刚才在橘子里面所看到的、尝到的和感觉到的一切，然后做深呼吸五遍，慢慢地数五下。睁开眼睛，你会感到头脑轻松而清爽。

2. 自主训练法　自主训练法又叫自律训练法。德国柏林大学的精神病学家舒尔兹教授经过 20 多年研究，得出一条基本原理：“每个人都可以控制自己！”并据此创建了自主训练法。经临床实践证实，此法是消除心理压力的一种十分有效的方法。

首先，取坐姿，把背部紧紧地靠在椅子上；头部挺直，稍稍前倾；两脚摆放如肩同宽，脚心紧紧地贴在地面上。然后，两手平放在大腿上；闭目静静地深呼吸三次，排除杂念，把注意力引向两手和大腿的边缘部位；把意念排导在手心。最后，便会感觉到注意力最先指向的部位会慢慢地产生温度，然后会逐渐地扩散到手心全部。这时，你心里可以反复默念着：“静下心来，静下心来，两手就会暖和起来”。若是根据这个要领，把注意力放在脚上，你的脚也会最后感到温暖；一旦两只手、两只脚真的产生温暖感觉后，你的身心便会感到轻松，头部会感到清爽。经过一段自主训练后，若是真的感觉到心理松弛和舒畅起来，说明真正的有收益了。这时，便可以进一步的练习，从而达到运用自如的程度。这样，就可以做到不仅能在安静的屋子里练，就是在步行、乘车、开会以至繁忙的工作时也可以抽出片刻时间做一做。

3. 大脑训练法　“从某种意义上来讲，想象有时比注意更重要。若想下决心来解除紧张，那就只会加剧已有的紧张。”所谓的“大脑训练法”，主要是指激发人们的想象力，将动作的每一个细节，在“大脑电视”里过上一遍，暗示自己放松身体，调整和改善心理上的竞技状态，对自己的技术充满信心。大脑训练法被公认为是一种有效的心理疗法。它是一种积极的自己指导自己的方法，它能教给人们有意识地抑制一些所谓不由自主的身体活动，增加有意识地控制体内的各种生理过程的能力，比如，控制疼痛，还可以控制情感和情绪，使人变得身心协调一致。大脑训练法是一种自我暗示法。其创建者阿伯瑞佐把大脑训练法的要领归结为两句话：“放松并控制身体，使用肯定暗示并发挥想像力。”这个方法主要是依靠发挥自我想象力和肯定性的自我暗示，以提高必胜的信念而起作用的。

4. 暗示疗法　暗示的心理作用往往很大，不容忽视。暗示可以分为他暗示（别人如医生的暗示）和自暗示（自己的暗示）。

用暗示法治疗心理疾病时，通常都是用催眠术来进行。因为患者在患病期间，高级神经活动已经处于比较衰弱的状态，经过催眠，就可以使患者的大脑皮质处于暂时抑制状态，这时给他们各种暗示性的刺激，就会在大脑皮层上产生新的兴奋中心，抑制旧有的因精神创伤所产生的症状，慢慢地使病情好转，消除症状。暗示疗法的关键有两条，一是暗示者应该在被暗示者心目中有能使他信赖的较高威望，二是被暗示者要有充分的信心，有了足够的信心才可以和暗示者密切合作，取得预期效果。

5. 休闲疗法　一个心理健康的人必须要有业余活动。业余活动就是休闲。凡是离开正常的工作，在体力和时间允许的情况下，开展一些不同于一般活动、锻炼的业余活动，都可以算作休闲。

某些风湿病患者由于病情的关系，减少了日常业余活动的时间，甚至认为自己再也不能像过去一样有自己的休闲活动了，这种想法是不正确的。即使存在身体上的不便，也可以从事自己力所能及的业余活动并使这种活动成为一种习惯，如晒太阳、适当活动手脚，休闲活动并不是要求身体大量的运动，只要能使心情愉悦、减少对病情的过度关注，对于风湿患者来说就是有效的休闲活动。

6. 格式塔疗法　格式塔心理学的基本理论认为，人是一个完整的统一体，人们的思想感情等一切心理活动以至人格，都是完整的、有规律的、有适当比例的。大脑不是一个被动的接受者，它能够进行主动的活动。因为人的大脑是一个固定完形的“脑场”，这个“脑场”具有先天的动力特征。这一点，他们借鉴了现代物理学中关于物理“场”的理论。此法是对自己的所作所为的觉察、体会和醒悟，是一种自我修身养性的治疗方法。格式塔疗法有九项原则：①生活在现在；②生活在这里；③停止猜想，面向实际；④暂停思考，多去感受；⑤也要适应不愉快的情感；⑥不要先判断、先要发表意见；⑦不要盲目地崇拜偶像和权威；⑧我就是我；⑨要对自己负责。

日本东京大学分院心理治疗内科的石川中副教授把此法进一步具体化为三条：①保持生理和生活的节奏；②松弛；③开放的心胸。

7. 心理交流分析法　此法由美国医生埃里克．巴恩在1959年创立，其实质意义是要求一个人在生活当中应当保持童真、理智和善良的心境。即要不断地培养和发展自己的赤子之心、成熟之心和父母之心，需要做到P. A. C（parent. adult. child）：C指的是人们要有孩子般的自然、朴素的感情，要“童心未泯”；不要强行压抑自己的本能需求；要恢复人类自然的本性，纵情嬉笑；A指的是要有成人般的成熟心理，要能够理智地、正确地观察与理解现实，面对现实，很好地适应周围现实生活，在现实中合理地生活下去；P指的是要有像父母关心自己的子女那样关怀、体谅别人的慈善之心，善良之心。

8. 音乐疗法　所谓音乐疗法，主要是对人的大脑皮层起刺激作用，影响情绪，从而收到疗效。不同的音调能够引起听者不同的情绪。

心理学实验证明，某些特殊性质的音乐，会给人们以特殊性质的“声波信息”，它可以消除因艰苦的脑力劳动所带来的紧张，它使得人们的大脑的冥想状态趋向于单一化、集中化和秩序化，从而排除杂念的干扰。

向具有心理疾病的风湿病患者播放旋律优美、抑扬感人的古典音乐和交响乐效果最佳。因为这种音乐可以促使听者精神宁静、心情舒畅，增加安全感。并且当人们听放松的音乐时，身体就会趋向于按照它的节奏活动，心率也会放慢到每分钟60次，而这种频率则是缓冲精神压力的理想系数。

面对具有心理疾患的风湿病患者，多种成熟的心理疗法都是值得借鉴的，但最重要的是患者自身的心理调整和适应，同时在外界如家人、医生、朋友的帮助下走出风湿病病情所造成的患者心理阴影和疾患，使患者在心理和身体上恢复健康。

（陈　勇）

第十三章

妇科疾病

第一节　子宫内膜异位症

子宫内膜异位症（简称内异症）是指具有生长功能的子宫内膜组织，出现在子宫腔被覆黏膜以外的部位（不包括在子宫肌层）而引起的病症。因其病变绝大多数出现在盆腔内的器官或组织，如卵巢、子宫、膀胱、直肠、子宫韧带或盆腔的腹膜面，故临床称盆腔子宫内膜异位症。内异症也有发生在盆腔以外部位，如脐、膀胱、气管、肺、胃等，分别称脐内异症、膀胱内异症……但较少见。本病多发生于25～45岁生育年龄妇女。绝经后或两侧卵巢切除后，异位内膜组织可萎缩吸收，妊娠或抑制卵巢功能的药物可阻止此病的发展，故内异症是一种激素依赖性疾病。

Roktansky于1860年首次发现本病，至20世纪20年代开始逐渐受到医学界的重视，通过住院患者手术中发现的内异症而报告的医院发病率为0.8%～50.1%，20世纪70年代以后，由于腹腔镜的临床应用，使内异症的诊断水平得到提高，由其他指征而进行腹腔镜检查的内异症发生率有报道为1.3%～52.9%。近年来随着人们对本病认识的提高以及诊断方法的改进，内异症的发病率有逐年上升的趋势，但无症状内异症的存在以及内异症常合并盆腔炎症、子宫肌瘤、子宫腺肌病等，容易掩盖了内异症的诊断，估计内异症的临床发病率应较报道的数字为高。

由于本病发生的原因尚未清晰，所以至今仍未有很满意的治疗方法，虽然有过内异症自然消退的文献报道，但根据临床观察的结果，目前所有的治疗方法大多数只能使患者的症状缓解，难以得到根治，因此本病遂成为妇科难治之症。

中医学没有内异症相对应的病名，但其临床表现可属于痛经、月经失调、不孕和癥瘕等范畴。

一、病机

中医学对内异症的病机研究认为，随经血流溢及种植入盆腔或盆腔以外的子宫内膜可认为是“离经之血”，离经之血即是瘀血，瘀血留滞少腹，蓄之坚牢，当瘀血阻凝冲任气血运行，则出现《医林改错》所描述的病证“少腹积块疼痛，有积块不疼痛，或疼痛而无积块，或少腹满痛”和《血证论》指出的“瘀血或壅而成熟，或变成痨，或结为癥，或刺痛”。这些描述与内异症的经痛、性交痛、慢性盆腔疼痛、盆腔痛性结节、卵巢巧克力囊肿、经行发热、经行头痛等临床表现相似，因此离经之血所形成的瘀血被认为是内异症的重要发病机制。

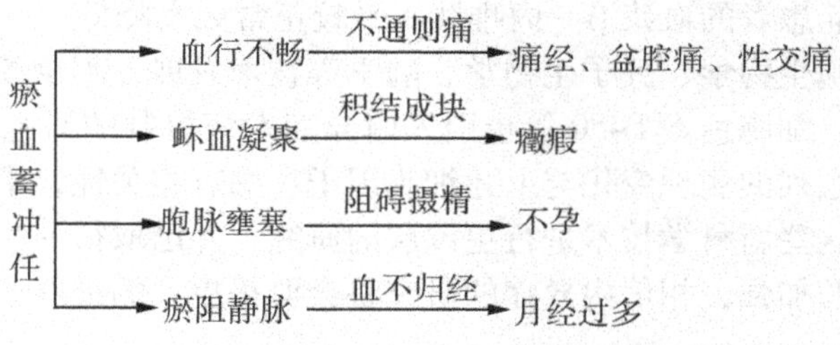

图 13－1　内异症的中医病机

西医学对内异症的发病机制至今仍未清晰了解，对内膜异位转移和生长发展的机制最早期主要有两种学说。一是经血将子宫内膜经输卵管送入盆腔种植，如卵巢、盆腔腹膜等，当种植部位和子宫内膜具有继续生长的条件，就有可能发生内异症，剖宫手术后继发的腹壁切口内异症、盆腔腹膜面的内异症都可以用这一学说加以解释；或子宫内膜经淋巴或静脉在盆腔或盆腔以外播散种植，如肺、皮肤等；二是异位内膜可能由具有高度化生潜能的卵巢表面上皮或盆腔腹膜上皮化生而来。除上述理论外，研究还认为在免疫功能失调和亚临床腹膜炎症的背景下，可发生异位内膜病灶。亦有研究指出内异症的发生可能受多因素遗传的影响。

10 余年来，内异症的基础研究更加深入和广泛，在病因学上提出一些新的理论，如“内膜细胞决定论”研究表明，只有在位内膜细胞发生、生长、分化异常的背景下，溢流入盆腔或向盆腔外播散才能发生异位生长。也有研究表明，子宫内膜基底层存在具有无限增殖潜能和多能分化能力的干/祖细胞，当这些具有增殖和分化潜能的干细胞逆流入盆腔，也可发生异位生长。这些理论将有利于临床诊断方法的创新和治疗方法的探索。

异位子宫内膜获得生存的机会以后，它和在位子宫内膜一样，接受来自机体的生殖内分泌的影响，发生内膜细胞和间质的增生－出血－再增生－再出血的周期性变化，最终在机体的不同部位形成内异症病灶。最常见为卵巢内膜异位囊肿（又称卵巢巧克力囊肿），约 80% 患者病变累及一侧卵巢，两侧卵巢累及者约占 50%，囊肿可以为单个或多个，其特点是囊内充满巧克力浆样浓稠的液体，多数与子宫或盆腔组织发生粘连。盆腔腹膜的异位内膜病灶则表现为紫红色、火焰样，或白色、无色透明的、形态多样的结节，或颗粒状病灶。内异症多伴有盆腔组织器官程度不一的粘连，常使子宫后倾后屈、固定、输卵管扭曲粘连等盆腔组织结构的异常改变。此外，内异症患者盆腔内异位内膜病灶的病理生长和发展过程中，激活了盆腔局部免疫系统并引起了一系列效应，研究表明内异症患者盆腔液中巨噬细胞的数量增多并且活性显著增高，活化了的巨噬细胞分泌干扰生殖活动的细胞因子，如白细胞介素－1 通过激活淋巴细胞介导免疫和炎症反应，干扰下丘脑－垂体－卵巢功能，导致内分泌功能紊乱；白细胞介素－6 调节芳香化酶活性影响卵巢激素的合成和分泌；前列腺素分泌的升高，导致生殖障碍和痛经等。上述有关盆腔组织结构的改变和生殖功能的异常，导致月经失调、不孕、痛经、慢性盆腔痛等症状和盆腔包块的产生。

近代进行了不少有关瘀血致内异症的机制研究，大多数运用中西医结合研究血瘀证的方法，采用甲皱微循环、血液流变学、子宫动脉血流动力学和血凝谱测定等方法。研究结果表明内异症患者的血液呈现浓、黏、凝、聚的特征，有研究更指出重度内异症的血凝状态比中、轻度内异症更高。前列腺素在体液中含量的高低与生殖活动有着密切的关系。研究表明内异症患者的痛经、经行头痛、不孕和月经不调与前列腺素的合成和分泌异常有关。β－内啡肽是一种神经内分泌激素，血清β-内啡肽水平与痛阈的高低相关，有研究结果提示有盆腔疼痛及痛经的内异症患者的血浆β-内啡肽水平较正常妇女降低。

近年来，随着细胞生物学、分子生物学、酶学等技术发展，不少细胞因子如血管内皮生长因子、白细胞介素、细胞色素P450等也引入内异症发病机制的研究，有研究显示内异症的发生、发展以及一系列的病理变化与上述细胞因子、酶有相关性，不少中药治疗内异症的机制研究也试图运用这些新科学技术进行更深层的研究，并已取得一些成绩，随着研究的深入各学科间的合作日益加强，相信内异症的研究将会取得更大的进展。

二、诊断

（一）病史

痛经史、不孕史、剖宫手术史、分娩时会阴创伤或手术史。

（二）临床表现

1. 继发性和渐进性痛经　痛经发生在经前1~2日，月经首日达到顶峰，部分患者疼痛可放射至腰骶部、肛门或会阴部，表现为肛门坠胀、里急后重感、疼痛可随月经量减少而减轻以至消失。亦有少数患者无痛经。

2. 下腹痛和性交不适　下腹疼痛多发生在下腹深部，也有两侧少腹部疼痛，非经时表现为固定部位的隐痛，行径时疼痛明显加剧。

3. 月经失调　多表现为月经先期、经量多或经期延长。

4. 不孕　约40%内异症患者并发不孕。

5. 其他　卵巢异位内膜囊肿破裂时，可引起急性腹痛；腹壁切口、脐、外阴等处内异症病灶可有渐进性的周期性疼痛；相应部位可扪及包块；肺、膀胱直肠等部位的内异症可出现周期性的咳血、尿血以及便血等相关症状。

（三）检查

1. 全身检查　可无特殊体征。或在脐或剖宫术后腹壁切口瘢痕处可触及逐渐增大的硬结，行经期压痛明显。

2. 妇科检查　子宫多呈后倾后屈位，与其周围组织粘连，盆腔内或阴道直肠膈有触痛性结节，或子宫旁有不活动的囊性包块；有时在子宫颈外口、阴道穹隆部有紫红色结节。

3. 辅助检查

（1）超声波检查：对卵巢子宫内膜异位囊肿和直肠阴道隔内异症的诊断有帮助。

（2）CT及MRI检查：本方法与超声波检查的临床意义基本相同，但检查费用较高。

（3）血清卵巢癌细胞表面抗原（CA125）水平测定：中、重度内异症患者CA125可能升高。临床研究表明卵巢恶性肿瘤CA125显著增高，子宫肌瘤和盆腔炎症患者的CA125也会高于正常，因此CA125仅可作为诊断内异症的参考。但内异症患者治疗后CA125水平下降，病变复发时CA125大都回升，因此有学者建议CA125可用于内异症治疗效果和病情复发的监测。

（4）腹腔镜检查：是目前诊断内异症的最佳方法，尤其是对“不明原因”的腹痛或不育者。本检查通过腹腔镜直接观察，可发现盆腔内各种类型的病灶，同时又可在直视下对可疑病变取活组织做病理检查和进行临床分期。

三、鉴别诊断

1. 卵巢恶性肿瘤　囊性或混合性的卵巢恶性肿瘤有时易与卵巢内膜异位囊肿混淆，应做血沉、CA125、碱性磷酸酶或其他相关肿瘤指标测定，并结合影像学检查进行初步筛选，有恶性肿瘤可疑或包块发展迅速，伴有腹痛腹胀者，腹腔镜或剖腹探查可鉴别。

2. 子宫腺肌病　本病与内异症均有渐进性痛经，但两者疼痛发生的时间有不同，前者除痛在行经期间，尚可发生在经行期甚至月经停止后的一段时间，妇科检查子宫呈均匀增大；后者痛经多发在经前1～2日和行经初期，经量减少疼痛也随之减轻、停止，子宫大小正常。影像学和腹腔镜检查可鉴别。但注意本病有时与内异症同时存在。

3. 盆腔炎　盆腔炎症多有盆腔疼痛和盆腔粘连的临床表现，与内异症相似，但前者子宫旁组织多呈条索状增粗或片状增厚并有压痛，但无明显触痛的盆腔结节，既往有盆腔感染史，抗炎治疗有效。腹腔镜检查可鉴别。

四、临床分期

为评估疾病的严重程度、选择治疗方案、比较和评价不同疗法的疗效，可进行内异症的临床分期。内异症的分期法颇多，现多采用1985年美国生育学会（AFS）提出的“修正子宫内膜异位症分期法”。此分期法需经腹腔镜检查或剖腹探查确诊，并要求详细观察和记录内膜异位病灶的部位、数目、大小、深度和粘连程度，最后进行评分。

表13－1　子宫内膜异位症的分期（修正的AFS分期法）

	病灶	大小		粘连	范围		
	1cm	1～3cm	>3cm		<1/3包入	1/3～2/3包入	>2/3包入
腹膜							
	1cm	1～3cm	>3cm		<1/3包入	1/3～2/3包入	>2/3包入
浅	1	2	4				
深	2	4	6				
卵巢							
右浅	1	2	4	薄膜	1	2	4
右深	4	16	20	致密	4	8	16
左浅	1	2	4	薄膜	1	2	4
左深	4	16	20	致密	4	8	16
输卵管							
右				薄膜	1	2	4
				致密	4	8	16
左				薄膜	1	2	4
				致密	4	8	16
直肠							

续 表

	病灶	大小	粘连	范围
宫陷凹			部分	全部
闭塞			4	40

五、辨证分析

内异症以瘀为主要的病因，根据临床研究结果显示内异症常见证候有气滞血瘀、瘀热互结、痰瘀互结、寒凝血瘀、气虚血瘀和肾虚血瘀等。治疗应遵照“必伏其所主而先其所因”的原则，在活血化瘀的基础上兼理气、凉血、化痰除湿、温阳、补气或补肾之法。由于瘀血致病变化多端，瘀血壅阻经脉可令脉道不畅不通，也可致血无法循经而妄行，变生内异症诸多证候，因此选药组方时宜注意以下原则；活血化瘀不动血，散结消瘀不破血，调经止血不敛涩，通调经脉以助孕，补血慎用益精药，益气少用壅补剂，务使祛邪不伤正，扶正不留瘀。此外，根据经期和非经期的不同生理、病理变化，结合内异症患者的主要病症采用周期用药，标本兼治。

（一）气滞血瘀证

工作、生活过度紧张或精神创伤，恼怒抑郁，致气行不顺，气逆则血逆，经血逆流泛于脉外；或剖宫手术，伤损脑脉脑络，血溢脉外，离经之血蓄而成瘀，阻碍气血运行，气滞血瘀遂成内异症。

1. 临床证候　经前或经行期，小腹胀痛，经色紫暗有块，经行不畅，量或多或少，或月经期延长，经前乳房胀痛，胸胁胀满，烦躁易怒，舌暗红有瘀点或瘀斑，脉弦。

2. 辨证依据

（1）有精神创伤史、子宫手术史。

（2）经前或经行小腹胀痛，经色紫暗有块；经前乳房胀痛，经行之后逐渐消失。

（3）胸胁胀满，烦躁易怒以经前尤甚，舌暗红有瘀点或瘀斑。

3. 治疗原则　活血化瘀，理气调经。

方药：膈下逐瘀汤（方见闭经）去当归、川芎。

有卵巢子宫内膜异位囊肿者，加皂角刺、山慈姑；有月经延长者，去红花、桃仁，加蒲黄、三七、茜草；胸胁胀满甚者，加柴胡、白芍；盆腔痛性结节者，加莪术、三棱、土鳖虫。

（二）痰瘀互结证

素体痰盛或素体脾虚，劳力或运动过度，损伤脾气，水湿运化失调，痰湿结聚阻于胞脉胞络，气血受阻滞而成瘀，痰瘀结互遂成内异症。

1. 临床证候　经前或经期小腹疼痛，或无痛经，经期或提前或错后，经色暗红，质黏稠，经期延长，不孕，盆腔包块，胸闷纳呆，或有泄泻，舌胖或有齿痕有瘀点，苔厚腻，脉滑。

2. 辨证依据

（1）有过劳史。

（2）经前或经期小腹疼痛，或无痛经，月经或早或迟，或经期延长，色暗红，不孕，盆腔有包块。

（3）胸闷纳呆，或有泄泻，舌胖或有齿痕有瘀点，苔厚腻，脉滑。

3. 治疗原则 活血化瘀，消痰散结。

方药：三棱煎（《妇人大全良方》）。

三棱 莪术 青橘皮 制半夏 麦芽

痛经甚者，加乌药、延胡索；月经先后不定期者，加柴胡、白芍、香附；经期长者，加蒲黄、茜草；卵巢子宫内膜异位囊肿者，加皂角刺、山慈菇、土鳖。

（三）瘀热互结证

过食厚味辛辣之品或温补之剂，热积于内；或素体阳盛，阳盛则热，血被热灼成瘀，瘀热互结伤损胞脉、胞络，遂成内异症。

1. 临床证候 经前或经行期间小腹灼热疼痛，经色红有血块，量增多，或行经时间延长，非经时小腹隐痛不适，经行发热，阴道干涩，性交疼痛，口干咽痛，心烦失眠，小便黄，大便干结，舌红，苔黄，脉弦数。

2. 辨证依据

（1）有饮食不节史。

（2）经行小腹灼热疼痛，经色红有血块，非经时小腹痛，性交疼痛，经行发热。

（3）口干咽痛，心烦失眠，小便黄，大便结，舌红，苔黄，脉弦数。

3. 治疗原则 清热凉血，化瘀调经。

方药：血府逐瘀汤（方见月经前后诸证）去当归、川芎。

月经量多或经期长者，去红花，加地榆、槐花、蒲黄；经行头痛者，加葛根、天麻、蔓荆子；经行发热者，加水牛角、知母、制大黄；卵巢内膜异位囊肿者，加海藻、夏枯草；经痛甚者，加延胡索、三七；咽痛口干者，加玄参、天花粉、麦冬；大便干结者，加制大黄、火麻仁。

（四）寒凝血瘀证

过食生冷寒凉之品，寒积于内；或素体阳虚，阳虚生内寒；或经产之时，不慎为寒邪内侵，血为寒凝成瘀，寒瘀互结，伤损胞脉胞络，遂成内异症。

1. 临床证候 经前、经时小腹冷痛，得热则痛减，经行不畅，色暗红有血块，非经时小腹冷痛不适，性交疼痛，不孕，白带清稀，形寒肢冷，小便清长，大便溏薄，舌暗红有瘀点瘀斑，苔白，脉沉紧。

2. 辨证依据

（1）有饮食不节史或经产受寒史。

（2）经前、经时小腹冷痛，得热则痛减，经色暗红有血块，白带清稀，不孕。

（3）形寒肢冷，小便清长，大便溏薄，舌暗红有瘀点瘀斑，苔白，脉沉紧。

3. 治疗原则 温阳化瘀，散结调经。

方药：少腹逐瘀汤（方见痛经）。

大便溏薄者，去当归，加白术、茯苓；白带多者，加海螵蛸、樗白皮、艾叶；卵巢子宫内膜异位囊肿者，加三棱、莪术、土鳖。

（五）气虚血瘀证

素体虚弱，或久病之后耗伤气分，气虚无力运血令血行不畅成瘀，瘀血损伤胞脉胞络，遂成内异症。

1. 临床证候　经期小腹疼痛，喜揉喜按，经色淡红，质稀薄，量多或经期长，面色㿠白，唇色淡白，神疲气短，小腹下坠，舌淡红，苔薄白，脉细弱。

2. 辨证依据

（1）病程较长，或有慢性病史。

（2）经期小腹疼痛，喜揉喜按，经色淡红，质稀薄。

（3）面色㿠白，唇色淡白，神倦气短，舌淡红，苔薄白，脉细弱。

3. 治疗原则　补气活血，化瘀调经。

方药：理冲汤（《医学衷中参西录》）。

黄芪　党参　白术　山药　天花粉　知母三棱　莪术　鸡内金

痛经明显者，加乌药、木香；经量多，或经期长者，加三七、海螵蛸、艾叶。

（六）肾虚血瘀证

素体肾虚，房劳、坠胎、小产或产难损伤肾气，或久病缠绵，伤及肾气，肾气虚弱，不能温运胞脉胞络气血，血滞成瘀，遂成内异症。

1. 临床证候　经期小腹疼痛，喜热喜按，经色暗红，质稀薄，量增多或经期长，不孕，面色暗，眼眶黑，头晕耳鸣，腰酸下坠，夜尿多，大便溏，舌淡红，苔薄白，脉沉细尺弱。

2. 辨证依据

（1）有难产、坠胎小产史或慢性病史。

（2）经期小腹疼痛，喜热喜按，经色暗红，质稀薄，不孕。

（3）面色暗，眼眶黑，头晕耳鸣，腰酸下坠，夜尿多，大便溏，舌淡红，苔薄白，脉沉细尺弱。

3. 治疗原则　补肾益气，化瘀调经。

方药：归肾丸（方见月经先期）合桂枝茯苓丸（方见妊娠腹痛）。

行经时痛经明显者，加小茴香、乌药、木香；月经量多或经期长者，去当归、赤芍，加续断、蒲黄、三七；腰酸下坠甚者，去丹皮，加黄芪、升麻；大便溏薄者，去熟地、当归、桃仁，加白术、补骨脂。

六、其他疗法

（一）中成药

（1）桂枝茯苓胶囊：每次3粒，每日3次，开水送服，3个月为1个疗程，经期停服。用于各种证型的内异症。

（2）血府逐瘀口服液：每次1瓶，每日2～3次，开水送服，3个月为1个疗程，经期停服。用于瘀热互结的内异症。

（3）散结镇痛胶囊：每次3粒，每日3次，开水送服，3个月为1个疗程，经期停服。用于各种证型的内异证。

（二）外治

三棱15g，莪术10g，蒲黄15g，五灵脂10g，延胡索15g，血竭10g，赤芍15g，加水1 000ml浓煎成100ml，保留灌肠，每日1次，3个月1个疗程，经期暂停。用于各种证型的内异症。

（三）西药

1. 避孕药

（1）醋酸炔诺酮，每次5mg，每日1次，连服6个月。

（2）醋酸甲羟孕酮避孕针，每次150ml，肌注，每月1次，连续6个月。

2. 达那唑　每日200mg，每日2～3次，月经第1日开始服，连续22日，连续6个月经周期。

3. 孕三烯酮　每次2.5mg，每日1次，月经第1日开始服，连续22日，连续6个月经周期。

4. 促性腺激素释放激素激动剂

（1）亮丙瑞林，每日3.75mg，每隔28日1次，皮下注射，共3～6次。

（2）戈舍瑞林，每日3.6mg，每隔28日1次，皮下注射，共3～6次。

以上药物可出现一些副作用，如避孕药可发生阴道不规则滴血，乳房胀，体重增加；达那唑可发生肝酵素升高；促性腺激素释放激素可发生潮热、阴道干燥、性欲减退及骨质丢失等绝经症状。

（四）手术

卵巢子宫内膜异位囊肿切除术，适用于囊肿破裂或囊肿直径大于5cm，特别是迫切希望生育者；盆腔异位内膜病灶清除或破坏手术，适用于药物治疗后症状不缓解，局部病变加剧或生育功能仍未恢复者。以上两种手术能保留生育功能，但复发率可达40%左右。

盆腔内病灶清除及子宫切除术，保留一侧卵巢或部分卵巢，适用于45岁以下且无生育要求的重症者，此术式术后复发率约5%。

子宫、两侧附件切除及盆腔内病灶清除术，适用于45岁以上的重症者。术后不予雌激素补充治疗者，几乎不复发。

七、转归与预后

内异症虽然是一种进展性疾病和有远处转移的恶性行为，但大多数预后良好。也有发生恶变的病例报道，但未见恶变率的报道。内异症恶变多见于卵巢子宫内膜异位囊肿，其次是阴道、直肠膈内异症。

八、预防与调护

（1）防止经血倒流：经期不做盆腔检查，如有必要应避免重力挤压子宫。如有阴道横隔、无孔处女膜、宫颈闭锁、宫颈管粘连等引起经血潴留的情况，应及时手术治疗，以免经血逆流入腹腔。

（2）做好避孕措施：避免人工流产手术操作所引起的内异症。

（3）月经来潮前禁止做各种输卵管通畅试验，以免将宫内膜推入腹腔。

（4）避免进入宫腔的经腹手术将子宫内膜带到子宫、腹壁切口上及播种在腹腔而引起内异症。

九、文献资料

罗元恺通过长期的临床研究认为气滞血瘀是内异症的重要病机，采用益母草、土鳖虫、桃仁、蒲黄、五灵脂等中药制成罗氏内异方口服液。王俊玲运用此方治疗内异症 24 例，并与达那唑对照治疗 16 例，两组疗效比较，总有效率无显著性差异，两组治疗后盆腔疼痛症状均明显改善，包块缩小，但中药对月经不调和不孕的改善明显优于西药组。在症状和体征改善的同时，两组治疗后血清 CA125 和子宫内膜抗体（EMAB）水平较治疗前明显下降，两组治疗前全血黏度、血浆比黏度、血沉、还原黏度、红细胞聚集指数、血沉、方程 K 值 6 项指标均高于正常值，经治疗后中药组 6 项指标均有下降，血浆比黏度、血沉、还原黏度、红细胞聚集指数有所下降，而全血黏度反有所升高；可见达那唑在改善血液流变学指数方面不如罗氏内异方。动物实验结果提示此方有改善微循环、抗抑抗原抗体反应，调节机体免疫力功能的作用，其疗效与达那唑相当，但无达那唑的副作用。杨洪艳等通过大鼠实验性子宫内膜异位症模型，从子宫内膜的超微结构水平上探讨罗氏内异方治疗内异症的机制，并与西药丹那唑的实验结果对照，结果中西药组异位内膜的组织形态有不同程度的凋亡细胞形态改变，其中以罗氏内异方组的变化最显著，罗氏内异方可能通过调节体内生物活性物质，加速异位内膜的凋亡而取得疗效。

常暖用韩冰以化瘀软坚之莪术、三棱、鳖甲、穿山甲、血竭与化痰散结之皂角刺、海藻、薏苡仁等药物组方的妇痛宁胶囊，治疗内异症 54 例，总有效率 90.7%，痛经有效率 93.2%，卵巢囊肿、盆腔包块、盆腔结节缩小，有效率分别为 84.8%、85.7% 和 91.2%，8 例并发不孕者有 4 例妊娠，占 50%。动物实验表明妇痛宁在一定程度上影响异位内膜上皮细胞的代谢活动和分泌功能，使异位内膜上皮细胞萎缩，而对在位内膜无明显影响。

（陈　劲）

第二节　子宫腺肌病

当子宫内膜腺体及间质侵入子宫肌层时，称子宫腺肌病。以往称内在性子宫内膜异位症，而将非子宫肌层的子宫内膜异位症称外在性子宫内膜异位症以示区别。

子宫腺肌病多发生于 40 岁以上经产妇，约 15% 患者同时合并子宫内膜异位症，约半数患者合并子宫肌瘤。子宫腺肌病又常合并子宫内膜增生过长。

中医学没有子宫腺肌病的相应病名，依据其临床表现，可属于痛经、月经过多、经期延长和癥瘕、不孕等范畴。

一、病机

中医学认为侵入子宫肌层的子宫内膜，在子宫外肌壁间所发生的出血，属“离经之血”，亦即瘀血，瘀蓄子宫，气血运行失调则产生痛经、经血妄行诸证，癥瘕、不孕也由此而生。

异位种植在子宫肌层的子宫内膜，受卵巢激素的作用发生周期性增生和出血，在子宫肌壁间形成弥漫性分布的微囊腔；又刺激出血周围的子宫肌纤维增生，形成了弥漫型的子宫肌层病灶；少数异位子宫内膜在肌层中呈局限性生长，形成结节或团块，称子宫腺肌瘤，是局限型的子宫肌层病灶。弥漫型和局限型的子宫腺肌病的病理发展的结果，使子宫体积增大变硬，并产生一系列临床症状。

西医学认为多次妊娠和分娩对子宫壁的创伤和慢性子宫内膜炎可能是导致子宫腺肌病的原因之一，此外还与子宫肌层受高水平雌激素刺激有关。

二、诊断

（一）病史

有盆腔炎史、宫腔内手术史，或多胎妊娠分娩史。

（二）临床表现

（1）继发性和渐进性痛经。

（2）月经量增多、经期延长。

（三）检查

1. 妇科检查　子宫均匀性增大或有局限性结节隆起，质硬而有压痛，经期尤为明显。

2. 辅助检查

（1）超声波检查：对弥漫型子宫腺肌病的诊断有帮助。

（2）CT 及 MRI 检查：临床意义与超声检查相同。

（3）腹腔镜检查：对盆腔子宫内膜异位症及子宫肌瘤的鉴别诊断有帮助。

三、鉴别诊断

1. 盆腔子宫内膜异位症　本病与内异症都有进行性痛经，但两者痛经发生的时间不同可资鉴别；本病的子宫增大有压痛与内异症的子宫大小正常、无压痛也有助鉴别诊断，超声波、腹腔镜检查可作为辅助鉴别诊断手段。

2. 子宫肌瘤　结节型子宫腺肌病与子宫肌瘤的子宫体积都增大，并且质硬或子宫有结节状突起。但子宫腺肌病的子宫体有压痛，尤其是在经期；而子宫肌瘤大多数情况下是没有压痛的。超声波或腹腔镜检查有助鉴别诊断。

四、辨证分析

子宫腺肌病以瘀为主要病机，其证候以血瘀证为基础，结合患者的体质、感受病邪的不同而有气滞血瘀、寒凝血瘀、瘀热互结、气虚血或肾虚血瘀等证候，治疗以活血化瘀为基本原则，再佐以理气、温阳、清热、益气和补肾等。具体用药可参考盆腔子宫内膜异位症。经药物治疗效果不佳、长期剧烈痛经的患者，可做子宫切除术。

五、转归与预后

子宫腺肌病有恶变的报道，但未有大样本的临床研究报告，并且以绝经后的子宫腺肌病发生恶变的报道为多。

（陈　劲）

第十四章

肿瘤的中医治疗

第一节 鼻咽癌

一、定义

鼻咽癌是原发于鼻咽黏膜被覆上皮的恶性肿瘤。临床以鼻窍时流浊涕，甚则涕出腥臭，伴头额胀痛，鼻塞不利，香臭难辨，耳鸣耳聋等为常见症状，晚期常有颈淋巴结肿大及脏器转移。鼻咽癌好发于我国南方的广东省，有“广东癌”之称。

二、历史沿革

在中医学文献中没有鼻咽癌病名，“鼻咽”是西医学的解剖名词。中医古籍中对“鼻”（指鼻腔）、“咽”（指口咽）有过不少记述。《内经》曾提出“颃颡”一词，元代滑寿著的《十四经发挥》一书中，对“颃颡”一词的校注称颃颡是软口盖的后部，据分析应是现代解剖学的鼻咽部。《灵枢·经脉》记有：“肝足厥阴之脉，起于大趾丛毛之际……上贯膈，布胁肋，循喉咙之后，上入颃颡，连目系，上出额，与督脉会于巅；其支者，从目系下颊里，环唇内。”根据肝经循行路线，“颃颡”往上走的部位大致相当于穿颅中窝出眶上裂到额部；往下走的部位则与咽后、颈侧的淋巴结链相符合。前者是鼻咽癌常见的颅底浸润途径，后者则是常见的淋巴道转移途径。在古代有如此认识，确是难能可贵的。

从中医学文献中有关“失荣”、“控脑砂”以及“鼻渊”的记载，可以找到不少类似鼻咽癌症状和转移灶体征的描述。早在《素问·气厥论篇》中有曰：“胆移热于脑，则辛頞鼻渊。鼻渊者，浊涕下不止也。传为衄衊，瞑目。故得之气厥也。”（衊，污血也，又鼻出血。瞑，合目也，又目不明）。

明代陈实功《外科正宗》说：“失荣者……其患多生肩之上，初起微肿，皮色不变，日久渐大，坚硬如石，推之不移，按之不动，半载一年，方生阴痛，气血渐衰，形容瘦削，破烂紫斑，渗流血水，或肿泛如莲，秽气熏蒸，昼夜不歇，平生疙瘩，愈久愈大，越溃越坚，犯此俱为不治。”此处描述似可认为是鼻咽癌颈部淋巴结转移症状的较详细记载。又曰：“失荣者，先得后失，始富终贫；亦有虽居富贵，其心或因六欲不遂，损伤中气，郁火相凝，隧痰失道，停结而成。”指出类似鼻咽癌之病证的发病与情志密切相关。治疗拟和荣散坚丸，“和荣散坚丸：治失荣症，坚硬如石，不热不红，渐肿渐大者服”。至今仍是治疗鼻咽癌颈部痰凝瘰疬的代表方。

清代高秉钧《疡科心得集》中则指出失荣"如树木之失于荣华，枝枯皮焦，故名也。生于耳前后及项间，初起形如栗子，顶突根收，如虚疾疠瘤之状，按之石硬无情，推之不肯移动，如钉着肌肉者是也……渐渐加大后遂隐隐疼痛，痛着肌骨，渐渐溃破，但流血水无脓，渐渐口大内腐，形似湖石，凹进凸出，斯时痛甚彻心，胸闷烦躁"。上述这些典型临床症状极似鼻咽癌颈部淋巴结转移。清代吴谦等《医宗金鉴》中曰："鼻窍中时流色黄浊涕。宜奇授藿香丸服之。若久而不愈，鼻中淋沥腥秽血水，头眩虚晕而痛者。必系虫蚀脑也，即名控脑砂。"指出鼻流浊涕、曰久不愈，可发展至出现鼻流腥秽血水，头眩头痛，眼睑下垂等症状。

三、病因病机

鼻咽癌的病因有内因和外因两个方面，外因多由感受时邪热毒、饮食失调所致，内因则多和情志失调、肝胆湿热、正气不足有关。

1. 热毒犯肺　外感风邪热毒，或素嗜烟酒炙赙之品，热邪内蕴于肺，肺经受热，宣发肃降之功能失调，热灼津伤，熬液成痰，热毒与痰湿凝结，瘀阻于经络，肺络不通，肺气郁闭，气道不通，则邪火循太阴之经而至鼻，聚集而成肿块。如《医学准绳六要》中明确指出："至如酒客膏粱，辛热炙煿太过，火邪炎上，孔窍壅塞，则为鼻渊。鼻中浊涕如涌泉，渐变鼻�、衄血，必由上焦积热郁塞已久而生。"

2. 肝胆火热上犯　足厥阴肝经之脉，循喉咙上入颃颡。情志抑郁，或暴怒伤肝，肝胆火毒上逆，灼津成痰，阻滞经脉，气血失畅，瘀血乃生，痰瘀凝结而成肿块。如《素问·气厥论篇》所述："胆移热于脑，则辛安真鼻渊。"《疡科心得集》指出："失营者由肝阳久郁，恼怒不发，营亏络枯，经道阻滞"而成。

3. 痰湿内阻外受湿邪，或饮食不节，或思虑劳倦，中焦脾胃受伤，运化无权，水湿内停，凝集而成痰。痰湿内困于体内，阻滞经脉，久而不散，日久肿块乃生。正如《丹溪心法·痰》所说："痰之为物，随气升降，无处不到。"又云："凡人身上、中、下有块者，多是痰。"

4. 正气虚弱《医宗必读》云："积之成也，正气不足，而后邪气踞之。"先天不足，禀赋薄弱，或人到中年，正气渐趋不足，易为邪毒所侵。邪毒入侵机体，邪气久羁，正气耗伤，正不胜邪，日久渐积而成癌肿。《外证医案》谓："正气虚则为癌。"

本病病位在鼻咽部，鼻咽为呼吸之通道，和肺密切相关。肺主气，开窍于鼻，肺气通于鼻。热邪内蕴于肺脏则致上焦肺气不宣，故见鼻塞、咳嗽；火热上蒸，灼液成痰，痰浊外泄，则见鼻涕腥臭；热伤脉络，迫血离经则出现涕血或鼻衄。鼻咽部为肝经所过，若情志内伤，肝郁气逆，热毒内阻，肝胆热毒循经上扰，"胆移热于脑，则辛額鼻渊"，甚则可产生头痛、耳鸣耳聋等少阳经症状；若痰火郁于少阳经脉，阻塞络脉，凝结成块，则可致耳前颈项痰核日久渐大，坚硬如石。然究其发病之根本，则与机体正气衰弱有关，张元素《活法机要》谓："壮人无积，虚人则有之。脾胃怯弱，气血两衰，四时有感，皆能成积。"说明正气亏虚、痰热内阻为鼻咽癌的主要病机，其发病与肺、脾、肝、胆功能失调密切相关。

四、诊断与鉴别诊断

（一）诊断

1. 发病特点　鼻咽癌发病有明显地区聚集性，多发于我国南方，尤以广东省多发。发病年龄多在45岁以上。初起常以头痛、鼻塞为首发症状，因症状不典型，常被忽略而漏诊。临床凡符合以下几点者，需特别注意。①45岁以上男性。②居住于我国东南沿海地区，尤其是两广、湖南等地者。③既往无鼻病史，近期出现头痛、鼻塞、涕血、颈部淋巴结肿大者。④原有慢性鼻炎或过敏性鼻炎，近期症状加重者。⑤有家族遗传倾向者。⑥EB病毒滴度明显增高或较前增高者。

2. 临床表现　初起见鼻衄，鼻流浊涕，臭秽，或如鱼脑，头痛，鼻塞多为单侧，日渐加重，伴耳鸣，耳聋，耳内闭塞感。迁延失治，则头痛加重，呈持续性。若伴颈淋巴结转移，见颈部瘰疬，坚硬如石，推之不移，溃后渗流脓血，疼痛不眠，伤口难愈。若肿瘤侵犯颅底，见眼朦，复视，甚则失明，伸舌不能，吞咽障碍，面麻，口眼歪斜。晚期见神疲气短，面色无华，日渐消瘦，而危殆难医。

3. 影像学诊断　鼻咽镜检查是诊断鼻咽癌最重要的方法之一，有间接鼻咽镜检查和纤维鼻咽镜检查，并可在鼻咽镜下取组织进行活检。X线平片检查，可观察鼻咽后顶壁的软组织阴影，黏膜下浸润扩张和颅底骨质的破坏情况。CT扫描能显示癌灶向周围及咽旁间隙浸润的情况，颅底骨破坏情况较X线摄片清楚，有利于早期诊断，确定临床分期以及制订治疗方案。MRI较CT确定肿瘤的界线更为清楚和准确，并可了解脑组织损伤的情况。

4. 细胞学、病理学诊断　鼻咽癌的病理类型多为低分化鳞状细胞癌（占90%以上），在鼻咽镜下取病理活检可明确诊断。

（二）鉴别诊断

1. 鼻疮　鼻疮是以局部红肿疼痛为特征，鼻毛附脓痂，水疱丘疹较为少见，病损多限于鼻前庭内，当与鼻咽癌流污秽腥臭浊涕者相鉴别。鼻咽镜检查有助于区别。

2. 鼻部痰包（囊肿）　可发于鼻前庭、鼻窦等，尤以鼻窦多见。肿物质软，表面光滑，穿刺可见半透明黏液性液体或黄色液体。鼻咽癌患者如有肿瘤从鼻腔内长出，肿物表面黏膜欠光滑，随着肿瘤的逐渐发展，肿物可呈现菜花样、结节样。

3. 鼻息肉　多继发于鼻渊患者。鼻塞较甚，息肉呈白色或灰白色，质软，半透明状，不易出血。鼻咽癌患者常有涕中带血，或鼻出血，鼻咽镜活检有助于鉴别诊断。

4. 瘰疬（淋巴结核）　多为青少年发病，常伴有淋巴结周围炎症，肿物质软，与周围组织形成团块，常有压痛，必要时可行颈部淋巴结活检以资鉴别。

五、辨证论治

（一）辨证

1. 辨证要点

（1）辨鼻衄：鼻衄因火者为多，火盛熏灼脉络，迫血妄行者，多见血色鲜红，血量较多，兼有身热，舌质红，脉弦或滑数。若因久病肺肾阴虚，或放疗后耗气伤阴，致阴虚火旺，灼伤脉络者，多血色鲜红，量少，或呈丝状，伴唇焦咽干，五心烦热，舌红少津，中有裂纹，苔少，脉细数。

（2）辨头痛：头痛为鼻咽癌最常见的主症之一。若头痛而胀，甚则如裂，伴口苦咽干，便秘溲赤，舌红苔黄者，多属实热头痛；若头痛而眩，伴胁肋胀满，烦躁易怒，脉弦者，多属肝郁头痛；若头痛如刺，痛处固定，伴面麻舌歪，舌紫暗，脉涩者，多为血瘀头痛；若头痛绵绵，时发时止，伴气短乏力，面色无华，舌淡，脉沉细者，多为气虚头痛。

2. 证候

（1）热邪犯肺：鼻塞涕血，微咳痰黄，口苦咽干，时有头痛，胃纳如常，尿黄便结。舌质淡红或红，舌苔薄白或薄黄，脉滑或数。

病机分析：外感热邪，内壅肺脏，肺气上逆而为咳嗽；鼻为肺之窍，肺失宣降，故见鼻塞；热邪壅肺，肺失通调水道，炼液为痰，故见咯痰色黄；热盛熏灼脉络，则见鼻衄；热盛伤津，则口苦咽干；热邪上扰清窍，则见头痛；肺与大肠相表里，肺热下移，大肠失司，故见便结；舌质红，苔薄黄，脉滑数皆为热邪干犯之表现。

（2）肝郁痰凝：胁肋胀满，口苦咽干，烦躁易怒，头痛而眩，颈核肿大，时有涕血，舌质淡红或舌边红，舌苔薄白、白腻或黄腻，脉弦或滑。

病机分析：肝主疏泄，具有调达气机，调节情志的功能，情志不遂，郁怒伤肝，导致疏泄失职，肝气郁滞，则见胸胁胀闷，烦躁易怒；气滞痰凝，故见颈核肿大；痰瘀阻络，血不循经，则见鼻衄；痰浊上扰清窍，故见头痛而眩；舌质淡红或舌边红，舌苔薄白、白腻或黄腻，脉弦或滑皆为肝郁痰凝之象。

（3）瘀血阻络：头晕头痛，痛有定处，视物模糊或复视，面麻舌歪，心烦不寐。舌质暗红、青紫或见瘀点瘀斑，舌苔薄白、薄黄或棕黑，脉细涩或细缓。

病机分析：平素情志不舒，肝郁气滞，气为血之帅，气滞则血瘀，瘀血内阻，不通则痛，故见头痛，痛有定处；瘀血阻络，筋脉失养，故见面麻，舌歪，视物模糊；肝郁化火伤阴，心肾不交，虚阳上扰，故见心烦不寐；舌质暗红、青紫或见瘀点瘀斑，脉细涩或细缓皆为瘀血阻络之表现。

（4）气阴两虚：头晕头痛，口干咽燥，咽喉不适，间有涕血，耳鸣耳聋，气短乏力，口渴喜饮，形体消瘦。舌质红或绛红，苔少或无苔，或有裂纹，脉细或细数。

病机分析：久病正气亏虚，脏腑羸弱，则见短气乏力；气虚则清阳不升，不能滋养头目诸窍，则见头晕头痛；气虚津亏，气不化津，则见口干咽燥，口渴喜饮；肺阴亏耗，日久及肾，肾开窍于耳，肾阴亏虚，故见耳鸣耳聋；舌质红或绛红，苔少或无苔、或有裂纹，脉细或细数皆为气阴亏虚之象。

（二）治疗

1. 治疗原则

（1）宣肺化痰清：热鼻咽为呼吸之要道，和肺密切相关，鼻咽癌多见鼻塞，鼻涕腥臭，为热结、痰阻的表现，故治疗须以宣肺清热化痰为要；若热伤血络，出现涕血或衄血，则须清热凉血，若痰热上扰清窍，出现头痛头晕，则须清肝泻火除痰。

（2）顾护津液，祛瘀通络　鼻咽癌的病机特点除热结、痰阻外，由于痰热耗津，故津亏常于早中期即可出现，放疗热毒伤阴，致津液亏耗更甚。至晚期，痰瘀郁久化热，瘀阻脉络，故治疗须时时顾护津液，佐以活血通络。

2. 治法方药

（1）热邪犯肺

治法：清热解毒，润肺止咳。

方药：清气化痰丸加减。以南星味苦性凉，清热化痰治痰热之壅闭，以瓜蒌仁、黄芩助南星泻肺火、化痰热。治痰当需理气，故佐以枳实下气消痞。橘红理气宽中，亦可燥湿化痰。脾为生痰之源，肺为贮痰之器，故又以茯苓健脾渗湿，杏仁宣利肺气，半夏燥湿化痰，石上柏清热解毒，辛夷花宣通鼻窍，兼引药归经。诸药配伍，共奏清热化痰，理气止咳之效。

若热毒内盛可加栀子、黄连以清热解毒；痰多可加生南星、生半夏以助除痰散结之力；颈部肿块则可加山海螺、猫爪草以增祛瘀消积之功；加入三七、僵蚕则有助于通鼻窍、祛瘀毒。

（2）肝郁痰凝

治法：疏肝解郁，化痰散结。

方药：消瘰丸加减。方中重用牡蛎、海带以消痰软坚；三棱、莪术善理肝胆之郁，能开至坚之结，配以血竭、乳香、没药以通气活血，使气通血畅，体内积块自当渐散渐消；玄参、贝母宣肺除痰；一味黄芪则兼健脾益气、扶正祛邪。

若疼痛剧，血瘀明显者，可选加䗪虫、三七以助活血通络止痛；肿块明显者，可加石上柏、牛黄、山海螺以消肿散结。

（3）瘀血阻络

治法：活血祛瘀，祛风通络。

方药：通窍活血汤加减。方中赤芍凉血活血；桃仁、红花祛瘀活血，气为血之帅，气行则血畅；川芎为血中气药，取其理气活血之功；八月札、郁金疏肝理气；蜂房、地龙祛风通络止痛。

涕血明显者，可加仙鹤草、紫珠草、侧柏叶以凉血止血；头痛较剧者，可加辛夷花、全蝎、蜈蚣以通络止痛；口干口苦、便秘、溺黄，热象明显者，可加大黄、青天葵、白茅根以通腑泄热。

（4）气阴两虚

治法：益气养阴，养肺滋肾。

方药：生脉散合增液汤加减。方中太子参、玄参、麦门冬益气养阴；生地、女贞子滋养肾阴，佐以石斛、天花粉滋阴润燥，白花蛇舌草、半枝莲清热解毒；甘草调和诸药。若阴血亏虚明显者，可加当归、鸡血藤、桑葚子以滋阴养血；气虚明显者则可加西洋参、黄芪、菟丝子以健脾益气；若虚火痰凝，肿块明显者，可加浙贝母、猫爪草以助除痰散结。

3. 其他治法

（1）古方

1）和荣散坚丸（《外科正宗》）：归身、熟地、茯神、香附、人参、白术、橘红各60克，贝母、天南星、酸枣仁、远志、柏子仁、丹皮各30克，龙齿1对（煅）。有益气养血安神之功。常用于失荣证，症见颈部瘰疬，初起微肿，皮色不变，日久坚硬如石，不热不红，渐肿渐大，日久气血渐衰，形容瘦削者。

2）海藻玉壶汤（《外科正宗》）：海藻、贝母、陈皮、半夏、昆布、青皮、川芎、当归、连翘、甘草节、独活各3克，海带五分。有化痰软坚，理气散结之功。为治疗瘰疬、痰核、瘿瘤的经典方，临床常以此方为基础加减化裁治疗瘿瘤初起，颈部肿核，或肿或硬，或赤或不赤，但未破者。

3）香贝养荣汤（《医宗金鉴》）：白术（土炒）6克，人参、茯苓、陈皮、熟地黄、川芎、当归、贝母（去心）、香附（酒炒）、白芍（酒炒）各3克，桔梗、甘草各1.5克。有益气养血，行气散结之功。治疗石上疽，症见颈部肿核，隐痛绵绵，伴耳鸣头昏、神疲乏力、畏寒肢冷，属气血两虚者。

4）芩连二母丸（《外科正宗》）：黄芩、黄连、知母、川芎、当归、白芍、生地、熟地、地骨皮、羚羊角、蒲黄各等份，甘草减半。原治心火妄动，迫血沸腾，外受寒凉，结为血瘤，微紫微红，软硬间杂，皮肤隐隐缠如红丝，皮破血流，禁之不住者。现可用于治疗鼻咽癌肿物溃破出血证属血热妄行者。

5）清肝芦荟丸（《外科正宗》）：川芎、当归、白芍、生地各60克，青皮、芦荟、昆布、海粉、黄连、甘草节、牙皂各15克。治恼怒伤肝，至肝气郁结为瘤。鼻咽癌患者见胁肋胀满，口苦咽干，烦躁易怒，颈核肿大，遇喜则安，遇怒则痛者。

（2）中成药

1）小金丹（《外科证治全生集》）：由白胶香、五灵脂、草乌、地龙、木鳖、没药、乳香、归身、麝香、墨炭组成。有活血止痛，解毒消肿之功。常用治流注初起及一切痰核瘰疬、乳岩，症见：颈部肿核，皮色不变，或肿胀作痛，流脓清稀，久不收口者。内服，每次1.5～3克，每日2次，小儿酌减，孕妇慎用。

2）六味地黄丸（《外科枢要》、《小儿药证直诀》）：由熟地黄、山茱萸、山药、牡丹皮、茯苓、泽泻组成。上药共研为末，炼蜜为丸，如桐子大，每服一丸，滚汤下。每次6克，每日3次。有滋阴补肾之功。用于鼻咽癌后期热盛伤阴，阴虚火旺，症见腰膝酸软，头晕目眩，耳鸣耳聋，潮热盗汗，口干等症者。

3）六神丸：牛黄7.5克，珍珠（豆腐制）7.5克，麝香5克，冰片5克，蟾酥5克，雄黄（飞）5克。上五味（除蟾酥）共研极细粉，滚开水泛小丸，烧酒化蟾酥为衣，候干，制成约100粒，口服。具有清热解毒、消肿止痛之功效，主治食管癌、胃癌、鼻咽癌、舌癌等属热毒炽盛者。常用量每日3次，每次10～20粒，7日为一个疗程。

4）鼻咽清毒颗粒：由野菊花、苍耳子、重楼、蛇泡筋、两面针、夏枯草、龙胆、党参组成。有清热解毒，化痰散结之功。用于热毒蕴结，鼻咽肿痛，以及鼻咽部慢性炎症、鼻咽癌放射治疗后分泌物增多等症。口服，每次20克，每曰2次，30日为一个疗程。

（3）外治

1）硼脑膏：金银花9克，鱼脑石6克，黄柏6克，硼砂6克，冰片0.6克。共研细粉，用香油、凡士林调成软膏，用棉球蘸药膏塞鼻孔内；或用药粉，吸入鼻腔内，每曰3次。适用于鼻咽癌伴头痛，鼻流脓涕证属肺热者。

2）辛石散：白芷3克，鹅不食草3克，细辛3克，辛夷6克，鱼脑石4块，冰片4.5克。共研细粉，混匀，吸入鼻腔内，每日2～3次。适用于鼻咽癌伴头痛鼻塞证属风寒犯肺者。

3）头痛塞鼻散：将川芎、白芷、远志、冰片等研末，塞入鼻孔内，右侧痛塞左鼻，左侧痛塞右鼻。一般塞鼻3～5分钟，头痛逐渐减轻。适用于鼻咽癌伴头痛，夜寐不安者。

（4）针灸

1）体针

处方：印堂、通天、天鼎、合谷、上星、足三里。

方义：本方以局部取穴为主（腧穴所在，主治所在），远部取穴为辅（经脉所过，主治所及），配合使用，共奏舒经活络、通行气血之功。通天配印堂，善于宣发清阳，加上星通鼻窍，天鼎以疏局部经气。足三里、合谷疏调阳明经气而通鼻窍利咽。

辨证配穴：肺热痰凝者加尺泽、丰隆清肺化痰；气郁痰瘀者加太冲、三阴交行气散瘀；火毒内阻者加内庭、液门清泻火毒；气阴亏虚者加气海、照海益气养阴。

随症配穴：咽喉干痒加照海滋阴利咽；痰中带血加鱼际清肺止血；咯血者，加阴郄、地机；盗汗加阴郄、复溜滋阴敛汗；胸痛加膻中、内关宽胸理气；放化疗后呕吐、呃逆加内关、膈俞；白细胞减少加大椎、血海。

刺灸方法：常规针刺，平补平泻为主，虚证加灸。胸背部穴位不宜刺深。

2）耳针：内鼻、咽喉、肺、大肠、轮4～6反应点。针双侧，用中等刺激，留针10～20分钟，或用王不留行籽贴压。每日1次。

3）穴位注射：大椎、风门、肺俞、膏肓、丰隆、足三里。每次取2～4穴，用胎盘注射液、胸腺肽等药，注射量根据不同的药物及具体辨证而定。局部常规消毒，在选定穴位处刺入，待局部有酸麻或胀感后再将药物注入。隔日1次。

4）拔罐：肺俞、膈俞、风门、膏肓。留罐5分钟，隔日1次。

5）穴位贴敷：用白芥子、甘遂、细辛、丁香、川芎等研末调糊状，贴大椎、肺俞、膏肓、身柱、脾俞、膈俞等，用胶布固定，保留至皮肤发红，每星期1次，3次为一个疗程。尤适用于放化疗后。

6）挑治：多用于实证，取胸区点、椎环点、背区点以及压痛点、痧点挑治。

六、转归及预后

本病初起以邪实为主，正气未虚，症状较轻，仅见头痛，鼻衄，鼻塞；若迁延失治，则正气受损，邪实更盛，而见头痛加剧，口干咽燥，颈核坚硬，面麻舌歪，耳聋耳鸣等虚实夹杂之症；病至晚期，热盛伤阴，阴损及阳，气血俱虚，则见乏力气短，面色㿠白，形销骨立而危殆难医。

古人对本病的不良预后早有记载。明代陈实功《外科正宗》中有言："失荣症生于耳前及项间，初如痰核，久则坚硬，渐大如石……乃百死一生之症。"清代时世瑞《疡科捷径》有言："失荣诚是失荣缘……绵延日久形消瘦，若是翻花难许痊。"本病若在早期，尚无口干，气短，舌歪耳聋者，属可治；病至晚期，见颈核累累，坚硬如石，面麻眼朦，口眼歪斜者，难治；若舌光无津，瘦小干裂，为津枯阴竭，胃气已败，病属不治。

西医学研究方面，鼻咽癌在实体恶性肿瘤中预后相对较好，单纯放射治疗的5年生存率在50%～60%之间，5年累积复发率为20%～30%，5年累积远处转移率为20%～25%。多项研究表明，临床分期、颈淋巴结转移情况、治疗方法、治疗过程中血红蛋白水平等对鼻咽癌的预后影响较大。总的来说，早发现，早治疗，根据患者情况合理选择有效的治疗手段是提高鼻咽癌生存期的根本途径。

七、预防与护理

加强锻炼，增强体质，积极、彻底治疗鼻腔、口腔部急慢性炎症，慢性鼻窦炎患者应经常清除鼻内浊涕，保持鼻腔通气。改善生活环境和工作环境，避免长期吸入干燥、多灰尘及刺激性气体。不可长时间使用血管收缩性滴鼻液。如有难以缓解的单侧鼻塞、头痛、耳鸣等症状，须及早就诊，行EB病毒和鼻咽镜检查。

保证营养的供给，提倡多吃高蛋白、低脂肪、少油腻、高维生素的清淡食物，鼓励患者多饮水，多吃水果。

放疗后口腔、鼻腔黏膜反应，可辨证选用清热凉血、养阴生津的药物和方剂，如清营汤、沙参麦冬汤等，或加用康复新口腔喷雾。皮肤反应，可予1%冰片滑石粉或薄荷滑石粉涂撒，并尽可能暴露局部皮肤，用0.02%呋喃西林溶液清洗脓液后，涂擦1%合霉素羊毛脂，暴露创面，暂停放疗，必要时配合全身使用抗生素。为避免放射性纤维化，应坚持张口练习。可多嚼口香糖、含话梅等，增加唾液分泌，每日坚持张口练习至少300次。

化疗期间若出现消化系统的毒副反应，治疗上给予健脾和胃、降逆止呕之品，同时宜进消食健脾之食物，可用生薏苡仁100克、山药50克、党参20克加瘦肉适量煮汤饮用。

八、现代研究

鼻咽癌的发病具有明显的地区聚集性。据估计，全世界鼻咽癌病例中80%发生于我国，尤以南方发病率较高，居住在广东省中部的及操广东地方语的男性，其发病率高达30~50/10万。在我国，鼻咽癌的病死率占全部恶性肿瘤死亡率的2.81%，居第8位，其中男性为3.11%，占第7位，女性为2.34%，占第9位。年平均病死率在广东省恶性肿瘤死亡中居第3位。

基础研究方面，李氏等应用Wenger植物神经平衡因子分析法及外周血T细胞亚群检测鼻咽癌各型患者的免疫状态，结果发现，绝大部分鼻咽癌患者副交感神经功能活动增强或亢进。侯氏对中医“八纲”辨证进行病理生理学和病理解剖学研究认为，副交感神经功能活动增强或亢进，实为“八纲”辨证中的虚证范畴。热邪犯肺型多见于鼻咽癌早期，但机体已见虚证。肝郁痰凝型及血瘀阻络型多见于鼻咽癌中晚期患者，虚证更为明显。同时鼻咽癌患者外周血T细胞亚群CD3、CD4明显减少。研究结果进一步证明“邪之所凑，其气必虚”，机体正气不足，免疫功能低下是鼻咽癌发病的首要因素。

放射治疗是鼻咽癌的主要治疗手段，早期足量的放疗，可达到根治的效果。然而，由于放射线对黏膜及唾液腺的损伤，致使鼻咽癌患者在放疗过程中常产生较严重的不良反应，甚至被迫终止治疗。而中医则认为，放疗为火热之毒，最易伤阴，故临床上以清热解毒、养阴生津之法拟方治疗鼻咽癌放疗的患者，常收到较好的疗效。黄氏等以清热解毒、养阴生津中药（沙参、麦门冬、生地、玄参、白花蛇舌草、射干、桔梗、两面针、金银花、甘草、白茅根）配合放疗治疗102例鼻咽癌患者。结果：中药组的口腔放射症状及口腔黏膜反应状况均明显轻于对照组，中药组治疗有效率为90.25%，对照组仅为19%，结果有统计学差异。张氏等在放疗属火毒之邪的理论基础上，研制出鼻咽清毒颗粒。本药主要由菊花、蚤休、两面针、蛇泡勒、夏枯草、龙胆草、苍耳子、党参等组成，具有清热解毒、活血祛瘀、消肿止痛之功。实验研究证明，鼻咽清毒颗粒对Raji细胞EB病毒EA抗原表达有抑制作用，对人鼻咽癌细胞CNE2有强力抑制作用，且能杀死包括金黄色葡萄球菌、链球菌等多种细菌，可有效控制鼻咽部的炎症反应，并有助于防止和减少鼻咽癌的复发。临床用于治疗132例鼻咽癌放疗患者，结果发现鼻咽清毒颗粒可有效减少口腔黏膜反应，提高放疗效果。

在远期疗效方面，中药与放化疗有一定的协同作用。李氏采用增液汤加味（玄参、麦门冬、生地、天花粉、石斛、太子参、白花蛇舌草、甘草）配合放疗治疗135例鼻咽癌患者，与单纯放疗的131例患者进行比较，结果5年复发率中放组为11.85%（16/135），单放组为38.16%（50/131），两组有显著差异（$P<0.05$）；远处器官转移率中放组为14.80%（21/135），单放组为17.55%（23/131），两组差异有显著性（$P>0.05$）；死亡率中放组为

32. 59%（44/135），单放组为59. 54%（78/131），两组差异有显著性（P<0. 05）。认为增液汤加味可改善鼻咽癌患者的预后，减少其复发率和病死率。

九、小结

本病多发于中年以上男性，病因有内因和外因两个方面，外因多由感受时邪热毒、饮食失调所致，内因则多和情志失调、肝胆湿热、正气不足有关。病变部位在鼻咽，又与肺、肝、胆有密切的关系。当据证采用宣肺清热、化痰祛瘀、清肝泻胆、益气养阴等法。治疗过程尤须注意顾护津液。早期发现，及时治疗，预后较好。

（彭海平）

第二节　脑瘤

生长在颅内某一部位的肿瘤，称为脑瘤，根据其生长在脑神经组织的内外，组织分化程度，生长快慢等，可分为良性脑瘤与恶性脑瘤。一般颅内肿瘤以恶性肿瘤为多见。往往随侵犯部位不同而出现相应的全身或局灶性症状。

一、诊断要点

（一）症状

本病可发于任何年龄人群，但以青壮年或中年常见。男、女脑瘤总发病率大致相等。可以出现头痛、呕吐、视觉障碍、感觉障碍、运动障碍、人格障碍等不同的临床症状。可伴见倦怠、精神迟钝、性格改变、行为异常以及思维活动能力障碍等症状。临床多以头痛、呕吐、视觉障碍为常见。

神经系统体格检查有助于定位诊断；CT、MRI有助于探查肿瘤的部位、大小及浸润情况；必要时支气管、乳腺等部位检查有利于诊断原发病灶。

（二）鉴别诊断

1. 脑血管疾病　部分脑瘤可见偏瘫、颅内压增高；脑血管疾病多见于老年人，常有高血压与动脉硬化等病史，多为突然出现昏迷等症状，CT、MRI有助于鉴别。

2. 原发性癫痫　部分脑瘤可见有症状性癫痫；原发性癫痫通常无局灶性压迫症状，发作后多无明显症状。脑电图、CT、MRI有助于诊断。

（三）辨证

脑瘤的辨证首先须辨清病变部位与脏腑，其次当辨病邪性质与病程。本病多由痰、瘀壅聚脑窍所致；亦有外感风毒或内风扰脑，搏结于内，久而成结。

1. 痰瘀阻窍　头痛项强，头晕目眩，视物不清，呕吐，失眠健忘，肢体麻木，面唇暗红或紫暗，舌质紫暗或有瘀点或瘀斑，脉涩。

分析：瘀血或痰浊聚于脑窍，阻滞气血，故见头晕头痛；经脉不利，气血循行受阻，故见项强；目失荣养，故见目眩、视物不清；气血不能归于脾胃，故而可见呕吐；痰瘀扰动神明，故见失眠健忘；肢体失于濡养，故见肢体麻木；头面气滞血瘀，故见面唇暗红或紫黯；舌脉均属瘀血阻滞之象。

2. 风毒上扰　头痛头晕，目眩耳鸣，视物模糊，呕吐，面红目赤，失眠健忘，肢体麻木，咽干，大便干燥，严重时抽搐，震颤，或偏瘫，或角弓反张，或神昏谵语，项强，舌质红或红绛，苔黄，脉弦。

分析：外感风毒之邪，上扰清窍，久客羁留，致使气血阻滞，故见头痛头晕，气血运行不畅，耳目失养，故可见目眩耳鸣，视物模糊；气血不能归于脾胃，故而可见呕吐；瘀久化热，燔灼津液，故见面红目赤，咽干、大便干燥；燔灼肝经，津液亏甚，筋脉拘挛迫急，故见抽搐、震颤、角弓反张、项强；瘀热扰动神明，故见失眠健忘，或神昏谵语；舌脉为热炽风扰之象。

3. 阴虚风动　头痛头晕，神疲乏力，虚烦不宁，语言謇涩，肢体麻木，颈项强直，手足蠕动或震颤，口眼㖞斜，偏瘫，口干，小便短赤，大便干结，舌质红，苔薄，脉弦细或细数。

分析：肝肾阴虚，肝阳弛张，引动肝风，气血上逆，壅阻清窍，故见头痛头晕；虚热内扰，故可见虚烦不宁，神疲乏力；经脉运行不利，故见语言謇涩，肢体麻木；虚热燔津，筋脉失养，可见颈项强直，手足蠕动或震颤；气血阻滞经脉，可见口眼㖞斜，偏瘫不用；虚热伤津，可见口干、小便短赤、大便干结；舌脉俱为阴虚火旺之象。

（四）中药治疗

1. 痰瘀阻窍

治法：化痰祛瘀，化结通窍。

处方：通窍活血汤。

方中石菖蒲芳香化浊开窍；桃仁、红花、赤芍、川芎、三七活血祛瘀；胆南星、白芥子祛痰散结。

呕吐者，可加竹茹、姜半夏祛痰和胃止吐。

2. 风毒上扰

治法：清热解毒，熄风散结。

处方：天麻钩藤饮合黄连解毒汤。

方中天麻、钩藤、石决明潜阳熄风；栀子、黄芩、黄连、黄柏清热解毒；牛膝引血下行；杜仲、桑寄生补益肝肾；夜交藤、茯神安神定志。

若阳亢风动甚者，可加代赭石、生牡蛎、生龙骨重镇潜阳熄风；若大便干燥者，可加大黄、火麻仁等通腑泻热。

3. 阴虚风动

治法：滋阴潜阳，熄风散结。

处方：大定风珠。

方中阿胶、熟地、白芍滋阴；龟甲、鳖甲、牡蛎养阴熄风；钩藤、僵蚕熄风止痉。

若虚热甚者，可加青蒿、白薇清虚热；大便秘结者，可加火麻仁、郁李仁润肠通便。

（五）针灸治疗

1. 基本处方　百会、四神聪、风池、太阳、合谷。

百会、四神聪局部取穴，健脑益智；太阳、风池清利头目；合谷为远道取穴。

2. 加减运用

（1）痰瘀阻窍证：加中脘、丰隆、血海以化痰祛瘀、化结通窍。诸穴针用平补平泻法。

（2）风毒上扰证：加大椎、曲池、外关以清热解毒、熄风散结。诸穴针用泻法。

(3) 阴虚风动证：加太溪、太冲、三阴交以滋阴潜阳、熄风散结。诸穴针用平补平泻法。

（彭海平）

第三节 乳腺癌

一、定义

乳腺癌是乳腺导管和乳腺小叶上皮细胞在各种致癌因素的作用下发生癌变的疾病。临床以乳腺肿块为主要表现，是女性最常见的恶性肿瘤之一，男性甚少见。

二、历史沿革

乳腺癌中医学称“乳岩”、“乳疳”、“乳石痈”、“妒乳”、“石奶”、“翻花奶”、“奶岩”等。自汉代以来历代医家对本病认识不断深入，明代陈实功《外科正宗》对本病论述最详。现分述如下。

隋代巢元方《诸病源候论·石痈候》中曾记述：“石痈之状，微强不甚大，不赤，微痛热……但结核如石。”对本病的特征做了概括性的描述。

宋代陈自明《妇人大全良方》中已将乳痈与乳岩加以区分，提出乳岩初起“内结小核，或如鳖棋子，不赤不痛，积之岁月渐大，巉岩崩破如熟石榴，或内溃深洞，血水滴沥，此属肝脾郁怒，气血亏损，名曰乳岩，为难疗”。

金代窦汉卿《疮疡经验全书》亦提出：“乳岩，此毒阴极阳衰……捻之内如山岩，故命之，早治得生，迟则内溃肉烂，见五脏而死。”

元代朱丹溪《格致余论·乳硬论》称本病为“奶岩”，认为其由“忧怒郁闷，昕夕积累，脾气消阻，肝气横逆”而成，“以其疮形嵌凹似岩穴”，故称“奶岩”，为“不可治”之证，预后凶险。并指出患者应保持心情舒畅，“若于始生之际，便能消释病根，使心清神安，然后施之以治法，亦有可安之理”。

明代陈实功《外科正宗》提出情志所伤为主要病因，与肝脾心三脏关系最为密切，“忧郁伤肝，思虑伤脾，积想在心，所愿不得志，致经络痞涩，聚结成核”。并对其临床特点做了形象而详尽的描述：“初如豆大，渐若棋子；半年一年，二载三载，不疼不痒，渐渐而大，始生疼痛，痛则无解，日后肿如堆粟，或如覆碗，紫色气秽，渐渐溃烂，深者如岩穴，凸者如泛莲，疼痛连心，出血则臭，其时五脏俱衰，四大不救，名日乳岩。”对其预后，明确指出，“凡犯此者，百人必百死……清心静养、无罣无碍，服药调理，只可苟延岁月”。

清代王洪绪《外科证治全生集·乳岩》提出本病“大忌开刀，开则翻花最惨，万无一活”，并指出“男女皆有此症”。清代吴谦《医宗金鉴·外科心法要诀·乳岩》记载了本病向胸腋转移的现象：“乳岩初结核隐疼，肝脾两损气郁凝……耽延续发如堆粟，坚硬岩形引腋胸”；关于治疗，认为经药物内服、外敷，“若反复不应者，疮势已成，不可过用克伐峻剂，致损胃气，即用香贝养荣汤”，指出本病晚期不宜攻伐，当以补虚为主。

三、病因病机

中医学认为，乳腺癌的发生是在正气亏虚，脏腑功能衰退的基础上，外邪与内生的痰湿和瘀血等相搏，导致机体阴阳失调，脏腑功能障碍，经络阻塞，气血运行失常，以致气滞、血瘀、痰凝、毒聚结于乳络而成。

1. 正虚邪犯　正气不足，乳络空虚，风寒外邪乘虚而入，致阴寒内盛，阳气虚衰，寒凝血瘀，阻塞经络，气血运行不畅，津液输布受阻，致瘀血内停，痰浊内生，日久生毒，终致瘀血、痰浊、邪毒相搏，结于乳中而成块。《诸病源候论·妇人杂病诸候四·石痈候》曰："有下于乳者，其经虚，为风寒气客之，则血涩结成痈肿……但结核如石，谓之石痈。"本虚是发病之根本。

2. 情志内伤　七情失调，郁怒伤肝，则肝失疏泄，气机郁滞；气能行血，气能行津，气机郁滞会导致血行不畅而血瘀，还会导致气滞津停而为痰，形成气滞、瘀血、痰浊相互搏结于乳络，日久蕴毒而成本病。思则气结，忧思伤脾，使脾气郁结，不能正常运化水液，水液内停形成痰浊，痰浊又可阻滞气机的流通而形成气滞，影响血的运行而形成血瘀，日久亦会形成气滞、血瘀、痰浊交阻于乳络进而形成本病。《格致余论》谓："若夫不得志于夫，不得于舅姑，忧怒郁闷，昕夕积累，脾气消阻，肝气横逆，遂成隐核……名曰奶岩。"《医碥》谓："女子心性偏执善怒者，则发而为痈，沉郁者则渐而成岩。"

3. 饮食失宜　足阳明胃经行贯乳中，暴饮暴食，伤及脾胃，或恣食肥甘厚腻辛辣之品，湿热积滞，蓄结于脾胃，阳明经络阻滞，瘀积不去，致脾胃热毒壅盛搏结于乳而发病。

4. 冲任失调　中医认为"冲为血海、任主胞胎"，冲任之脉起于气街（胞内），与胃经相连，循经上入乳房，隶属于肝肾，其功能与经孕产乳有关。冲任失调一者可致津血不足、肝失濡养，脾胃受损、痰浊内生，气滞痰凝；再者可致气血运行失常，气滞血瘀于乳络，日久成岩。

乳腺癌发病与肝、胆、脾、胃、肾等脏腑功能失常关系密切，病机可概括为内虚与毒聚，内虚是冲任失调，肝、脾、肾等脏腑功能衰退，毒聚为痰浊凝结、瘀毒郁积，聚结成块。

四、诊断与鉴别诊断

（一）诊断

1. 发病特点　在女性中，乳腺癌的发病率随着年龄的增长而上升，月经初潮前到20岁罕见，20岁以后发病率迅速上升，40~50岁发病率较高，绝经后发病率继续上升，70岁左右达最高峰。高脂饮食、初产迟、绝经迟、有家族乳腺癌史、肥胖及电离辐射等是乳腺癌发病的危险因素。

2. 临床表现　早期多无明显自觉症状，常常是无意中发现患乳内有单发的小肿块，坚硬如石，凹凸不平，与周围分界不清，不红、不热、不痛。渐渐增大，可肿如堆粟，或似覆碗。随着病灶向四周扩展，可引起乳房外形的改变，因"皮核相亲"，可使肿块表面的皮肤凹陷，乳房抬高，乳头内缩。肿块接近皮肤时，可影响血液回流，导致局部水肿，毛孔深陷，状如橘皮。晚期局部溃烂，边缘不整，或深如岩穴，或凸如泛莲，时流污浊血水，痛无休止。当侵及胸部肌肉时，则肿块固定于胸壁而不易被推动。当病变发生转移时，可在患侧腋下、锁骨下、锁骨上摸到肿块，坚硬如石，凹凸不平。转移至肺、肝或骨时，则出现相应症状如咳嗽、黄疸、右胁下痞块、骨骼剧痛等。病久者，可见全身极度衰弱，最后常因气血衰竭或出血不止（烂断血络）而死亡。

3. 影像学诊断　乳房钼靶摄片可见块影，呈分叶状，密度高，边缘呈毛刺状，常见细小密集的钙化影，有时可见增粗的血管影。乳房红外线摄影可见以肿瘤为中心的放射状异常血管图形。B 超可见边界不规则、回声较强的肿块。

4. 细胞学、病理学诊断　可采取乳头溢液、糜烂部位刮片或印片、细针吸取涂片进行细胞学检查。活组织取材的病理学检查方法可明确诊断。

5. 血清学、免疫学诊断　目前用于临床的激素受体有雌激素受体（ER）、孕激素受体（PR）检查，此检查主要用于制定乳腺癌术后辅助治疗方案及判断预后。乳癌的生物标志物特异性均不甚理想，常用的有 CEA 及 CA15 －3。c－erb－B2 原癌基因的过度表达导致在细胞膜表面过度表达 c－erb－B2 受体而容易促进细胞增殖。BRCA1、BRCA2、p^{53} 等抑癌基因的突变可导致乳腺癌的危险性显著增加。

（二）鉴别诊断

1. 乳核　好发于 20～30 岁，肿块多为单个，也可有多个，圆形或卵圆形，边缘清楚，表面光滑，质地坚硬，生长比较缓慢，无疼痛，周围无粘连，活动度好。

2. 乳癖　好发于 30～45 岁，肿块常为多个，双侧乳房散在分布，形状多样，可为片状、结节、条索，边缘清或不清，质地软或韧或有囊性感，常有明显胀痛，多有周期性或与情绪变化有关，与周围组织无粘连，活动度好。

3. 乳痨　常见于 20～40 岁妇女，肿块可一个或数个，质坚实，边界不清，皮色不变，有其他结核病史，可无疼痛或有微痛，与周围组织有粘连，可活动。

4. 乳痈　为发于乳房部位的痈疮，多见于妇女产后，乃因肝胃郁热，或乳汁积滞，或因乳儿咬伤乳头，感染热毒导致，初起红肿硬结疼痛，伴恶寒壮热，十日左右成脓，脓成自溃，溃后可自行收口。少数调治失当，流脓久而不愈，可形成乳瘘，见瘘口流出稀薄清水，或夹败絮状物，疮口凹陷，难以愈合。

五、辨证论治

（一）辨证

1. 辨证要点　主要根据乳房肿块及其伴随症状进行辨证。乳房肿块，皮色如常，伴有情志不舒者属肝气郁结；乳房肿块，皮色青紫，形体多肥者属痰瘀互结；乳房结块坚硬，伴有月经不调者属冲任受损；若岩肿溃烂，血水淋漓，臭秽不堪，色紫，剧痛者，属热毒蕴结。

2. 证候

（1）肝郁气滞：乳房结块，皮色不变，两胁胀痛，或经前乳房作胀，经来不畅，郁闷寡言，心烦易怒，口苦咽干。舌苔薄白或微黄，或舌边瘀点，脉弦或弦滑。

病机分析：本型多为肿块初起，情志不畅，肝气失于条达，阻滞乳中经络及胁络，气滞血瘀，日久变生乳中结块。不通则痛，见乳房、胸胁胀痛。若气郁化火生风，可见心烦易怒，口苦咽干，头晕目眩。舌苔薄白或微黄，或舌边瘀点，脉弦或弦滑为肝郁气滞之象。

（2）冲任失调：乳房内肿块，质地硬韧，粘连，表面不光滑，五心烦热，午后潮热，盗汗，口干，腰膝酸软，兼有月经不调。舌质红，苔少有裂纹，脉细或细数无力。

病机分析：肝肾阴虚，冲任失养，血脉不畅，阻于乳中，变生积块而成乳岩。阴虚火旺，则见五心烦热、午后潮热、盗汗、口干等症。腰为肾之府，肾虚失养，则腰膝酸软。冲为血海，任主胞胎，肝肾阴虚，冲任失养而致月经不调。舌质红，苔少有裂纹，脉细数为阴虚内热之象。

（3）热毒蕴结：乳房结块迅速肿大，隐隐作痛，或结肿溃破，甚则溃烂翻花，流水臭秽，痛引胸胁，烦热眠差，口干苦，小便黄赤，大便秘结。舌质红，苔黄白或厚腻，脉弦数或滑数。

病机分析：多见于癌瘤伴发感染及炎性乳癌。乳房属足阳明胃经，为多气多血之经，胃经湿热蕴结，变生瘀毒，则肿块发展迅速，疼痛红肿，热毒腐蚀肌肉，则见结肿溃破，甚则溃烂翻花，流水臭秽。热毒内蕴，气机不利，肝络失和，胆不疏泄，可见胸胁引痛，口苦。热毒内结，心神被扰，见烦热眠差。口干欲饮，小便黄赤，大便秘结亦为热毒内蕴伤阴之象。舌质红，苔黄白或厚腻，脉弦数或滑数均属热毒蕴结之候。

（4）气血两虚：乳中结块，推之不移，或肿块溃烂，血水淋沥，疼痛难忍，头晕目眩，面色㿠白，神疲气短。舌质淡或淡胖，舌苔薄白，脉沉细无力。

病机分析：多见于乳癌晚期，或经多程放化疗后，正气大伤，邪毒炽盛。邪聚日久，痰浊、瘀毒内蕴，见乳中结块，推之不移，疼痛难忍。气虚不摄见血水淋沥，气血不足，机体失养，故见头晕目眩，面色㿠白，神疲气短。舌质淡或淡胖，舌苔薄白，脉沉细无力均为气血亏虚之象。

（二）治疗

1. 治疗原则

（1）疏肝理气：肝郁脾虚、瘀毒内结是乳腺癌发病的主要病机，气结、气滞为病因之源，故应疏肝健脾理气，气机调畅，脉络通畅，瘀毒难聚。

2. 滋养肝肾：肝失疏泄，冲任失调致正虚毒聚；病至晚期，肝肾亏虚，故治疗需注意滋养肝肾，扶正解毒。

2. 治法方药

（1）肝郁气滞

治法：疏肝理气，化痰散结。

方药：逍遥散加减。方以柴胡疏肝解郁，当归养血活血，白芍养阴柔肝，白术健脾燥湿，瓜蒌、夏枯草、浙贝母软坚散结，山慈菇解毒消瘤，青皮、郁金、川楝子理气止痛。火盛便秘者加丹皮、栀子、大黄等清泻肝胆；乳房胀痛明显者加王不留行、延胡索化瘀止痛。

（2）冲任失调

治法：调理冲任，滋阴软坚。

方药：知柏地黄汤加减。以生地、山茱萸、玄参、鳖甲滋养肝肾，知母、白花蛇舌草滋阴降火，山慈菇、蛇六谷、石见穿、莪术、八月札、鸡内金、蜂房软坚散结，牛膝引火下行。失眠者，加酸枣仁、柏子仁、夜交藤养心安神；盗汗者，加煅龙骨、煅牡蛎、浮小麦收敛止汗。

（3）热毒蕴结

治法：清热解毒，化瘀消肿。

方药：五味消毒饮加减。以金银花、野菊花、蒲公英、紫花地丁、紫背天葵五味药专事清热解毒，加桃仁、红花、露蜂房、皂角刺以增强化瘀消肿之功。火结便秘，加大黄、厚朴、枳实等通腑泻热；热入营血可加丹皮、生地、赤芍；晚期乳癌见消瘦乏力，面色不华，脉虚数者，可加黄芪、白术、当归。

（4）气血两虚

治法：健脾益气，化痰软坚。

方药：人参养荣汤加减。方以熟地、当归、白芍养血活血，黄芪、人参、白术、甘草健脾益气，陈皮理气，远志安神，姜枣健脾调和营卫。若气虚卫表不固，自汗、易感冒，宜重用黄芪，加防风、浮小麦益气固表敛汗；脾虚湿盛泄泻或便溏者，当归减量，加薏苡仁、炒扁豆健脾祛湿。

3. 其他治法

（1）古方

1）小金丹（《外科证治全生集》）：由白胶香、草乌、五灵脂、地龙、木鳖子、乳香、没药、当归、墨炭组成。具有化痰散结，祛瘀通络的功效。主治痰核流注、瘰疬、乳岩、阴疽初起。凡肿瘤患者证属寒湿痰瘀阻络者可使用。每日 3 次，每次 3 克，温开水送服。

2）犀黄丸（《外科证治全生集》）：由麝香、牛黄、乳香、没药组成，具有解毒散结、消肿止痛的功效。主治乳癌及一切恶核。每日 3 次，每次 3 克，温开水送服。

3）醒消丸（《外科证治全生集》）：由乳香、没药、麝香、雄黄、黄米饭组成，具有活血散结、解毒消痈的功效。主治痈毒初起，乳痈乳岩，瘰疬鼠疮，疔毒恶疮，无名肿毒等。每日 2 次，每次 3 克，温开水送服。

4）蟾酥丸（《外科正宗》）：含蟾酥、雄黄、轻粉、铜绿、枯矾、寒水石、胆矾、乳香、没药、麝香、朱砂、蜗牛等成分，具有解毒消肿、活血定痛的功效。

主治疔毒初起及诸恶疮。每服 3 丸，用葱白嚼烂，包药在内，取热酒 1 杯送下，被盖卧，出汗为效。

（2）中成药

1）平消胶囊：由郁金、仙鹤草、枳壳、五灵脂、白矾、硝石、干漆、马钱子组成。主治多种肿瘤。每曰 3 次，每次 4 ~ 6 粒。

2）增生平片：主要成分为山豆根、拳参、黄药子等，具有清热解毒、化瘀散结之功效。用于乳腺癌，与放化疗配合使用可提高疗效，减轻其毒副作用。口服，每次 4 ~ 8 片，每日 2 次，疗程 3 ~ 6 个月。

3）山慈菇片、山慈菇注射液：手术前 2 ~ 6 星期给药，每次服 2 片（每片 0.2 毫克），每日 4 次。山慈菇注射液（每支 1 毫升，含生药 10 毫克），静脉注射，每次 1 支，每日 1 次。功效软坚散结，清热解毒，适用于乳腺癌术前治疗，可缩小肿块。

4）华蟾素注射液：蟾酥经加工提取制成的水溶液注射剂。可用于乳腺癌的治疗，且可增强机体免疫功能，还有一定的镇痛、升高白细胞的作用。肌内注射，每次 2 ~ 4 毫升，每日 2 次，4 星期为一个疗程。静脉注射：每次 10 ~ 20 毫升，加入 500 毫升 5% 葡萄糖注射液中静脉缓慢滴注，每 2 ~ 4 星期为一个疗程。

（3）外治：乳癌属于中医外科范畴，中医外治积累了丰富的经验，古人反对局部刺溃肿瘤等不彻底的开刀，《外科证治全生集》谓：“大忌开刀，开则翻花最惨。”以下介绍几种常用外治方药。

1）生肌玉红膏（《外科正宗》）：由当归、白芷、血竭、紫草、甘草、轻粉、白蜡、麻油组成，有活血祛腐、解毒镇痛、润肤生肌之功。用于放射性皮肤溃疡日久不愈，术后切口感染或皮瓣坏死，晚期乳腺癌瘤块破溃。

2）海浮散（《外科十法》）：由乳香（制）、没药（制）组成，有生肌，止痛，止血之功。用于乳腺癌溃破。

3）桃花散（《医宗金鉴》）：由白石灰、生大黄组成，可止血。用于晚期乳腺癌溃口出血不止。

4）二黄煎（经验方）：由黄柏、土黄连组成，有清热燥湿，泻火解毒之功。用于乳腺癌术后切口感染，皮瓣坏死，放射性皮炎或化疗药物静脉外漏引起的局部红肿或溃烂。

（4）针灸

1）体针

处方：以足厥阴肝经、足阳明胃经、任脉穴为主，取穴屋翳、膻中、天宗、肩井、期门、三阴交、丰隆。

方义：屋翳疏导阳明经气，膻中为气海，泻之以利气机，两穴可疏通局部气血；天宗、肩井为治疗乳腺疾病之经验穴，配足阳明经之络穴丰隆，可除湿化痰、消肿散结；期门疏肝气，调冲任；三阴交既可补肾健脾调肝，又能调理冲任。

辨证配穴：冲任失调加肝俞、肾俞、关元补肾健脾调肝，调冲任；肝郁气滞加肝俞、太冲；热毒蕴结加内庭、行间点刺放血；气血两虚加灸脾俞、膈俞、足三里可健运脾胃，益气养血。

随症配穴：乳腺癌术后上肢水肿加极泉、青灵通络消肿；乳腺癌放疗后放射性肺炎加尺泽、孔最泻肺止咳；潮热者加百劳、膏肓；失眠心烦加大陵、神门。

刺灸方法：毫针刺，补泻兼施。每日1次，每次留针30分钟，10次为一个疗程。虚证可加灸。

2）耳针法：内分泌、内生殖器、乳腺、胸。毫针刺，中强度刺激，每次留针30分钟，间歇运针2~3次，10次为一个疗程。或用揿针埋藏或王不留行籽贴压，每3~5日更换1次。

3）拔罐法：选大椎、第4胸椎夹脊点刺放血后拔罐，适用于热毒蕴结证。

4）挑治法：第3、第4、第5胸椎夹脊点或阳性反应点挑治，每星期1次。

5）火针疗法：阿是穴。

六、转归及预后

乳腺癌早期，正气未衰，邪气未盛，若此时“便能消释病根，使心清神安，然后施之以法，亦有可安之理”，即可带病延年。随着病情进展，正气渐虚，邪气已盛，病至晚期，肿块“渐渐溃烂，深者如岩穴，凸者如泛莲，疼痛连心，出血则臭，其时五脏俱衰，四大不救”。对其预后，明代陈实功明确指出，“凡犯此者，百人必百死”，此时，若能“清心静养、无罣无碍，服药调理，只可苟延岁月”。病久者，全身极度衰弱，最后常因气血衰竭或出血不止（烂断血络）而死亡。

乳腺癌病程总体来说进展缓慢，经积极治疗后大部分患者远期疗效较好，可获得长期生存。一般乳腺癌患者的自然生存期为26.5~39.5个月，根治术后10年生存率Ⅰ、Ⅱ、Ⅲ期分别为72.5%、50.9%、25.3%。乳腺癌的预后主要与原发灶大小和局部浸润情况、淋巴结转移、肿瘤的病理类型和分化程度，瘤体内微血管密度（MVD），血管、淋巴管有否癌栓，宿主的免疫能力，肿瘤分子生物学形态及表达等因素有关。激素受体免疫组化检测也是预后判断的参考指标，ER、PR均阳性预后稍好，ER、PR阴性预后较差。DNA整倍体或S期细胞比率增高或CEA阳性者均提示预后差。另外与体重、患病年龄等也有关。上述诸多的预后指标均源自生物学角度，而社会、心理因素对患者预后的影响是不容忽视的潜在因素。

七、预防与护理

乳腺癌的病因问题尚未解决，故真正可用于一级预防的手段极为有限，但谨慎地提出几种降低乳腺癌危险性的措施是有可能的，如青春期适当节制脂肪和动物蛋白的摄入，增加体育活动，尽量避免高龄生育，鼓励母乳喂养，更年期妇女尽量避免使用激素，适当增加体育活动，控制总热量及脂肪摄入，防止肥胖，避免不必要的放射线照射等。有效开展乳腺癌的二级预防，从而起到改善乳腺癌的预后和降低病死率的作用。经常进行乳房自我检查，尤其是35岁以后的女性，发现乳房硬结和肿块，应及时做必要的检查，以利于早发现、早诊断、早治疗。

护理方面首先注意情志的调摄，中医学认为乳腺癌的发病与七情活动有密切的联系。不良精神因素是引起气血逆乱，经络阻塞，痰瘀结聚成核的重要致病因素。精神创伤诱发癌症，悲观恐惧心理会加速癌症恶化。因此保持健康的心理状态和乐观的情绪，对乳腺癌的未病先防和既病调护都是必需的。饮食调护在乳腺癌患者康复治疗中也起着重要作用，饮食宜多样化，平衡饮食，忌食助火生痰有碍脾运的食物，手术后可给予益气养血、理气散结之品；化疗时，若出现消化道反应及骨髓抑制现象，可食和胃降逆、益气养血之品。放疗期间要注意皮肤护理，首先要保持局部皮肤清洁干燥，禁止直接用肥皂擦洗，防止机械刺激，避免阳光直接照射，如感到瘙痒难忍时可用苦参煎水外洗或用炉甘石洗剂涂搽，对于溃破的皮肤可用龙胆紫外涂防止感染。一般于根治术后24～72小时，若无活动性出血即可开始患侧上肢功能训练活动，活动要循序渐进，由远及近，引流管拔除，皮瓣与胸壁已贴合，可逐渐活动肩关节，勿使患肢疲劳或下垂太久。禁止在患侧上肢测量血压、抽血、静脉注射和肌内注射。

八、现代研究

据资料统计，全世界每年约有120万名妇女患乳腺癌，死亡50万例。北美、西欧、北欧是乳腺癌的高发地区，但从20世纪70年代起，亚洲的发病率出现上升趋势。在我国乳腺癌是女性最常见的癌症之一，占全身各种恶性肿瘤的7%～10%，仅次于子宫颈癌。从上海市近年的发病情况来看，乳腺癌的发病又表现出3大特点：其一，发病率明显上升；其二，发病高峰年龄提前，即患者年龄有明显年轻化倾向；其三，发病高峰持续时间延长。由此可见，我国女性乳腺癌的发病问题日趋严重，已对妇女的身体健康构成了严重威胁。

化疗是乳腺癌综合治疗的重要措施之一，但化疗可使肿瘤细胞产生获得性耐药，尤其多药耐药的产生，是导致治疗失败的主要原因。中药资源丰富，作用靶点多，具有高效低毒的优点，近年来对中药及其提取物和复方的研究已经显示其在逆转乳腺癌多药耐药方面有较好的结果和应用前景。汤氏等报道鸦胆子油乳是由鸦胆子提取物精制而成的抗癌中药制剂，通过竞争Pgp对其他化疗药物的结合位点，抑制药物泵出，在一定程度上逆转K562/A02，MCF7/ADM、KB/VCR等细胞的耐药性，与其他抗癌药共同作用时，增强了其他药物对耐药细胞的细胞毒作用。汪氏等通过MTT法体外药敏实验检测乳腺癌细胞对中药及其提取物的敏感性，并与临床常用的化学合成化疗作比较，评价中草药在乳腺癌化疗中的意义。方法为采用手术切除标本制得细胞悬液进行原代细胞培养，并在此基础上进行药敏实验，MTT法检测其敏感性。结果是乳腺癌细胞对中草药的高度敏感性低于临床常用化疗药且差异有显著性（$P<0.01$），而对两者的中度敏感性则差异无显著性（$P>0.03$）。结论：中草药在肿瘤化疗中具有重要意义，尤其作为肿瘤的二线化疗药物具有广阔的应用前景。

魏氏进行了乳腺癌中医证型与TNM分期的相关分析，选择78例乳腺癌患者，中医辨证分肝郁痰凝、冲任失调、正虚毒炽3个证型。TNM分期标准，分TNMⅠ期、Ⅱ期、Ⅲ期、Ⅳ期。在TNMⅠ期的患者中大都辨证为实证，以肝郁痰凝证为多；TNMⅡ期的患者中，虚证、实证大致相当，以肝郁痰凝、冲任失调为主；而TNMⅢ期和TNMⅣ期的患者，大多辨证为虚证，以冲任失调、正虚毒炽为主。癌症随着病情变化，其证型可有所改变，瘀证、虚证是病情预后的重要指标。从中医实证、虚证与TNM分期的关系中可以看出：虚证多为TNMⅢ期、Ⅳ期的乳腺癌患者，实证多为TNMⅠ期、TNMⅡ期患者。瘀的加剧和虚的加重是病情恶化的体现。冲任失调乃体内环境改变，提示病情进一步发展，癌肿可能迅速向周围扩散；正虚毒炽则提示病至晚期、病情危重。

九、小结

乳腺癌发病多因正气亏虚，情志内伤，饮食失宜，冲任失调，以致气滞、血瘀、痰凝、毒聚结于乳络而成。其发病与肝、胆、脾、胃、肾等脏腑功能失常密切相关，病机可概括为内虚与毒聚，内蕴是冲任失调，肝、脾、肾等脏腑功能衰退，毒聚为痰浊凝结、瘀毒郁积，聚结成块。治疗应注意疏肝理气，气机调畅，脉络通畅，瘀毒难聚；病至晚期，肝肾亏虚，治疗需注意滋养肝肾，扶正解毒。

（彭海平）

第四节　肺癌

又称原发性支气管肺癌，早期以刺激性咳嗽、痰中带血为主要临床表现，为最常见的肺部恶性肿瘤，又称“肺积”。

一、诊断要点

（一）症状

本病大多发生于45～70岁之间，是男性和女性癌病死亡的最主要原因。常与长期吸烟史及职业性因素如接触石棉、辐射、砷、铬酸盐类、镍、氯甲基醚及焦炭炉放散物等有关。以呛咳、顽固性干咳持续不愈，或反复咳血，或不明原因的持续胸痛、气急、发热、消瘦、疲乏等为主症。可伴随代谢性和神经肌肉性紊乱的副癌综合征。

（二）检查

胸部X线、CT、MRI检查可明确病变部位，并可显示其对周围组织结构的影响，有助于探查肿瘤的部位、大小及浸润情况。痰脱落细胞学检查有助于早期诊断肺癌。支气管镜检可用来显示并活检支气管肿瘤。

二、鉴别诊断

（一）肺痨

肺痨多发生于青壮年，经抗结核治疗有效；而肺癌好发于40岁以上的中老年男性，经抗结核治疗无效，借助肺部X线、痰结核菌检查等有助于二者的鉴别。

（二）肺痈

肺痈常为急性发病，出现高热寒战、咳嗽、咳吐大量脓臭痰；肺癌发病隐匿，常为低热，呛咳，咯血，伴有疲乏、消瘦等症状，借助肺部X线检查、血常规与痰培养等有助于鉴别。

（三）肺胀

肺胀是多种慢性肺系疾病反复迁延而致，病程漫长，以咳嗽、喘息、胸部膨满等为主症，借助肺部X线、痰脱落细胞学检查有助于鉴别。

三、辨证

肺癌的辨证首先须辨清病变部位与脏腑，其次当辨病邪性质与病程。本病多由痰、瘀蕴肺阻络，亦有阴虚所致热毒炽肺，或气阴两虚，肺痿失用，郁、痰、瘀、热毒等搏结于内，久而成结。

（一）瘀阻肺络

证候：胸闷气憋，胸痛有定处，如锥如刺，咳嗽不畅，或痰血暗红，口唇紫暗，舌质暗或有瘀点、瘀斑，脉细弦或细涩。

分析：肺主气失职，故见胸闷气憋；瘀血阻滞，则见胸痛有定处，如锥如刺；瘀血久滞肺络，肺失清肃，故见咳嗽不爽，瘀血时随痰液而出，可见痰血暗红；久而气滞血瘀，故见口唇紫黯；舌脉均属瘀血阻络之象。

（二）痰湿蕴肺

证候：咳嗽咳痰，痰质稠黏，痰白或黄白相兼，憋气，胸部闷痛，纳呆便溏，神疲乏力，舌质淡，苔白腻，脉滑。

分析：脾虚无以化湿，痰湿内生，留滞于肺，肺失清肃，主气失权，故见咳嗽咯稠痰、憋气；痰郁化热则可见黄痰；久而气血阻滞，则见胸部闷痛；脾虚失运，故见纳呆便溏、神疲乏力；舌脉为痰湿内蕴之象。

（三）阴虚毒热

证候：咳嗽无痰或少痰，或痰中带血，甚则咯血不止，胸痛，心烦寐差，低热盗汗，或壮热稽留，口渴，大便秘结，舌质红，舌苔黄，脉细数或数大。

分析：久病劳倦，肺阴受损，肺失清肃，故见咳嗽无痰，虚火炽灼，损伤肺络，故可见咳血、胸痛；热扰心神，故见心烦寐差；虚火内炽，扰动营阴，故见低热盗汗；阴虚日久，虚热郁而成毒，燔灼于内，故可见热势甚而久稽、口渴、大便秘结；舌脉俱为阴虚内热弛张之象。

（四）气阴两虚

证候：气短喘促，咳嗽痰少，或痰稀，咳声低弱，神疲乏力，面色㿠白，形瘦恶风，自汗或盗汗，口干少饮，舌质红或淡，脉细弱。

分析：久病劳倦，伤及气阴，肺主气无权，故见气短喘促；肺失清肃，故见咳嗽痰少，咳声低微；元气不足，加之阴亏，脏腑机能衰退，故见神疲乏力、面色㿠白、形瘦恶风；气阴虚甚则见盗汗、口干少饮；舌脉俱为气阴两虚之象。

四、中药治疗

（一）瘀阻肺络

治法：行气活血，消瘀散结。

处方：血府逐瘀汤。

方中桃仁、红花、赤芍、川芎、牛膝活血祛瘀；当归、熟地活血养血；柴胡、枳壳疏肝理气；甘草调和诸药。

若胸痛甚，可加郁金、延胡索、香附等活血行气止痛；若反复咳血，可加蒲黄、藕节、茜草等祛瘀止血。

（二）痰湿蕴肺

治法：健脾除湿，行气祛痰。

处方：二陈汤合瓜蒌薤白半夏汤。

方中陈皮、法半夏、茯苓理气除湿化痰；瓜蒌、薤白宽胸理气祛痰；紫菀、款冬止咳化痰。

若胸闷喘咳甚，可合用葶苈大枣泻肺汤；若痰热壅盛，可加鱼腥草、黄芩、海蛤壳、栀子等清热化痰；若胸痛而瘀象甚，可加延胡索、川芎、郁金等化瘀止痛；若神疲纳呆甚，可加党参、白术、鸡内金等健脾消滞。

（三）阴虚毒热

治法：养阴清热，解毒散结。

处方：沙参麦冬汤合五味消毒饮。

方中沙参、麦冬、天花粉、玉竹、桑叶、甘草养阴清热；金银花、蒲公英、野菊花、紫花地丁、紫背天葵清热解毒散结。

若咳血甚，可加白及、三七、仙鹤草、茜草根等凉血并收敛止血；若潮热盗汗甚，可加地骨皮、白薇、五味子养阴退虚热敛汗。

（四）气阴两虚

治法：益气养阴。

处方：生脉饮合百合固金汤。

生脉饮益气生津；生地、熟地、玄参滋阴补肾；当归、芍药养血柔肝；百合、麦冬、甘草润肺止咳；桔梗止咳化痰。若气虚明显，可加生黄芪、太子参、白术益气健脾补肺；若痰少而黏，咯出不利，可加贝母、百部、杏仁等润肺化痰；若肺肾同病，阳气虚衰，可改用右归丸温补肾阳。

五、针灸治疗

（一）基本处方

肺俞、膏肓、膻中、太渊。

肺俞、太渊俞原配穴，更伍膏肓，既可宣肺，又可达邪，使肺脏宣肃如常；气会膻中，疏调上焦气机。

（二）加减运用

（1）瘀阻肺络证：加膈俞、孔最、三阴交以行气活血、消瘀散结。诸穴针用平补平泻法。

（2）痰湿蕴肺证：加阴陵泉、足三里、丰隆以健脾除湿、行气祛痰。诸穴针用平补平泻法。

（3）阴虚毒热证：加太溪、尺泽、鱼际以养阴清热、解毒散结。诸穴针用平补平泻法。

（4）气阴两虚证：加气海、血海、足三里、三阴交以益气养阴。诸穴针用补法。

（彭海平）

第五节　胆道良性肿瘤

胆囊良性肿瘤分为真性肿瘤及假性肿瘤两大类。真性肿瘤有腺瘤、胆囊腺肌瘤和中胚层来源的血管瘤、淋巴管瘤、脂肪瘤、平滑肌瘤、纤维瘤等。假性肿瘤中有息肉（胆固醇性、炎症性、增生性），异位组织（如胃、肠黏膜、胰、肝、肾上腺、甲状腺等）。真性肿瘤以腺瘤为主，假性肿瘤中以胆固醇息肉为多见。胆囊良性肿瘤主要有以下几种。

一、分类

（一）胆囊腺瘤

腺瘤是胆囊肿瘤中最常见者，为黏膜上皮增生性的良性肿瘤。多为单发，有蒂者占4/5以上，呈褐色、红色或红棕色的平滑圆形（非乳头状腺瘤）或绒毛状（乳头状腺瘤）。肿瘤有可能自行脱落而漂浮在胆囊腔内，可伴有胆囊结石胆囊炎。腺瘤的发生与胆囊黏膜上皮慢性炎症导致上皮细胞异型增生有关。腺瘤有明显的恶变倾向，恶变率为25%～30%，腺瘤大小与恶变有一定相关性，直径>10mm多易恶变，是一种重要的癌前病变。

（二）胆囊腺肌瘤

由黏膜上皮增生和平滑肌增生形成，分为弥漫型，节段型和基底型，常并发胆石症，有20%的恶变率，也是重要的胆囊癌前病变。

（三）胆固醇样息肉

占胆囊息肉样病变的60%，为胆固醇沉着经巨噬细胞吞噬后形成泡沫细胞的堆积，刺激上皮增生形成，属非肿瘤病变，不会癌变。

（四）炎性息肉

为慢性炎症所致肉芽肿，有毛细血管，慢性炎症细胞和纤维细胞组成，不会癌变。

（五）增生性息肉

是一种非炎症性又非肿瘤性的增生性病变，由丰富结缔组织和少量平滑肌束组成。

目前对其发病率尚缺乏明确的统计。

二、病因病理

胆囊良性肿瘤病因尚不清楚，但推测与以下因素关系密切。

（1）长期慢性刺激，如胆结石、胆囊炎、各类胆管疾病的长期刺激等。

（2）胆汁酸及性激素的代谢异常。

（3）遗传因素。

（4）环境及物理射线因素。

胆囊息肉在病理上属乳头状腺瘤，又可分为胆固醇息肉和炎性息肉两种类型。前者系由于胆囊压力过高或胆固醇代谢异常，导致胆固醇颗粒沉淀于黏膜上皮细胞的基底层，组织细胞过度膨胀造成；亦有学者认为是由于黏膜上的巨噬细胞吞食胆固醇结晶后聚积而成；后者则由于炎症刺激造成组织间质的腺性上皮增生，并由大量的淋巴细胞和单核细胞为主的炎性细胞浸润形成。

胆囊腺肌瘤属于胆囊增生性病变之一，是由于胆囊黏膜增生肥厚，罗－阿窦数目增多并扩大成囊状，穿至肌层深部而形成。

三、临床表现

胆囊良性肿瘤的主要症状与慢性胆囊炎相似。有上腹不适、疼痛，但很多人无症状。术前诊断比较困难。

四、诊断要点

（一）临床诊断

1. 病史及临床症状　胆囊良性肿瘤病人多无特殊的临床表现。最常见的症状为右上腹疼痛或不适，一般症状不重，可耐受。如果病变位于胆囊颈部，可影响胆囊的排空，常于餐后发生右上腹的疼痛或绞痛，尤其在脂餐后。其他症状包括消化不良，偶有恶心、呕吐等，均缺乏特异性。部分病人可无症状，在健康检查或人群普查时才被发现。

2. 查体　患者多无明显体征，部分病人可以有右上腹深压痛。如果存在胆囊管梗阻时，可扪及肿大的胆囊。

3. 实验室及其他检查

（1）实验室检查：胆囊良性肿瘤实验室检查一般无异常，当肿瘤梗阻胆管，则会出现肝功能异常常，血胆红素尤其是直接胆红素增高，碱性磷酸酶及 γ－GT 增高。

（2）B 超检查：B 超为诊断本病的首选方法，具有无创、简便、经济和病变检出率高和易普及等优点。胆囊息肉样病变的共同特点是向胆囊腔内隆起的回声光团，与胆囊壁相连，不伴有声影，不随体位改变而移动。胆固醇息肉常为多发，息肉样，有蒂，常小于 10mm，蒂长者可在胆囊内摆动，高密度不均一的回声光团，无声影，不随体位变动而移位。炎性息肉呈结节状或乳头状，多无蒂，直径常大于 10mm，最大可达 30mm，有蒂或无蒂，呈低密度回声，无声影。腺肌瘤样增生 B 超下可见突入肥厚胆囊壁内的小圆形囊泡影像和散在的回声光点。超声检查的误诊率或漏诊率受胆囊内结石的影响，往往是发现了结石，遗漏了病变，也有因病变太小而未被发现。

（3）超声内镜检查（EUS）：可清楚地显示出胆囊壁的 3 层结构，从内向外显示，回声稍高的黏膜和黏膜下层，低回声的肌纤维层和高回声的浆膜下层和浆膜层。在胆固醇息肉，腺瘤及胆囊癌的鉴别诊断方面有重要作用，对于 B 超难以确诊的病例，用超声内镜检查（EUS）检查有效。胆固醇息肉为高回声光点组成的聚集像或多粒子状结构，胆囊壁 3 层结构清楚。胆囊癌为乳头状明显低回声团块，胆囊壁的层次破坏或消失，并可了解肿瘤浸润的深度。此法对胆囊壁息肉样病变的显像效果明显优于普通 B 超检查，但对于胆囊底部病变的检查效果较差。

（4）X 线胆囊造影：包括口服胆囊造影，静脉胆道造影及内镜逆行性胆道造影等，是一项有用的诊断方法。影像特点主要为大小不等充盈缺损。但是大多数报道认为胆囊造影的检出率和诊断符合率偏低，一般约为 50%（27.3%～53%）。检出率低受胆囊功能不良，病变过小或胆囊内结石等因素的影响；

(5) CT检查：胆囊息肉样病变的CT检出率低于B超，高于胆囊造影，检出率为40%~80%不等。其影像学特点与B超显像相似。如果在胆囊造影条件下行CT检查，显像更为清楚。

(6) 选择性胆囊动脉造影：根据影像上羽毛状浓染像，动脉的狭窄或闭塞等特点，可区别肿瘤或非肿瘤病变。但是早期的胆囊癌和胆囊腺瘤均可能没有胆囊动脉的狭窄和闭塞像或均有肿瘤的浓染像，两者间的鉴别较困难。

(7) 内镜逆行胰胆管造影（ERCP）和经皮肝穿刺胆管造影（PTC）检查：对胆道梗阻部位有定位诊断价值，但仅靠影像学检查难以与胆管癌区别，甚至手术中亦难以确诊病变性质，而只能依靠冰冻切片检查。

（二）鉴别诊断

1. 胆囊恶性肿瘤　由于影像学特征缺乏特异性，在很大程度上，病变的大小是唯一的或主要的区别点，因此，病变的大小则成为判定病变良恶程度的初步指标，但是各家的标准不一致，我国绝大多数学者与Koga的意见相同，认为>10mm的病变应疑为恶性，并确定该点为手术指征之一；事实上，小部分早期癌或腺瘤内癌也小于10mm，现单纯根据病变的大小来判定病变的良恶性仍然不完善。

2. 胆囊胆固醇沉着症　B超为等回声团，无声影，直径多<10mm，彩超不能探及血流。

3. 胆囊结石　B超为强光团回声伴声影，可多发，位置可随体位变化。

4. 原发性肝癌　侵犯胆囊多有肝病史，AFP明显增高，肿块较大，多位于胆囊床或肝门部。

5. 胆囊腺瘤性息肉　与早期胆囊癌鉴别困难。年龄>50岁，单发息肉，直径>1.2cm，胆囊壁厚着，应高度怀疑恶变，应尽早手术治疗。

五、治疗

（一）手术

现公认腺瘤、胆囊腺肌瘤是癌前期病变，应积极手术切除，由于腺瘤与早期癌肉眼不易区别，因此手术时应将切除的标本作冷冻切片检查，以作鉴别。而对于非肿瘤性息肉，无明显症状不一定需要手术，由于良性肿瘤和息肉在形态学上极其相似，确诊依赖病理检查，故临床上胆囊息肉样病变治疗原则包括：

(1) 直径≥10mm者应手术切除，术中行冰冻病理检查，若为恶性行根治性淋巴扫除。

(2) 直径<10mm无症状者严密随访，若肿瘤到达10mm或短期内迅速增长则应及早手术治疗。

(3) 对有症状患者行胆囊切除术。

（二）中医辨证论治

1. 中医对胆囊良性肿瘤的认识　中医认为本病属“积聚”、“鼓胀”、“痞块”范畴。腹内结块，伴有胀痛为主要特征的病证，又称“癖块”、“痃癖”、“痞块”。一般积为脏病，属血分，病程长，病情重，且腹块有形，痛有定处。积聚的成因多由情志不舒，饮食不节，起居失宜，导致肝气郁结，气滞血瘀；脾失健运，食滞痰阻而引起。积聚初期以实为主，治以攻邪为主，兼以扶正；后期多为虚中挟实，治当以扶正为主，兼以攻邪。

积聚之名，首见于《灵枢·五变》：“人之善肠中积聚者，……皮肤薄而不泽，肉不坚而淖泽。如此，则肠胃弱，恶则邪气留止，积聚乃伤。”《内经》还有“伏梁”、“息贲”、“肥气”、“奔豚”等病名，亦皆属积聚范畴。在治疗方面，《素问·至真要大论》提出的“坚者削之”，“结者散之，留者攻之”等原则，具有一般的指导作用。《难经》对积聚作了明确的区别，在五十五难中有详细论述：“病有积有聚，何以别之？积者，阴气也，聚者，阳气也，故阴沉而伏，阳浮而动。气之所积名曰积，气之所聚名曰聚，故积者五藏所生，聚者六府所成也。积者阴气也，其始发有常处，其痛不离其部，上下有所终始，左右有所穷处；聚者阳气也，其始发无根本，上下无所留止，其痛无常处，谓之聚。”积为脏病，聚为腑病，故有五积六聚之名。积聚与癥瘕、痃癖等证相类似。《圣济总录·积聚门》曰：“癥瘕癖结者，积聚之异名也，症状不一，原其病本大略相似。”《医学入门》等以积聚为男子病，癥瘕为女子病。又有以部位区分者。《杂病源流犀烛·积聚癥瘕痃痞源流》曰：“痞癖见于胸膈间，是上焦之病；痃积聚滞见于腹内，是中焦之病；癥瘕见于脐下，是下焦之病。”《诸病源候论·积聚病诸候》对积聚的病因病机有较详细的论述，并认为积聚一般有一个渐积成病的过程，“诸脏受邪，初未能为积聚，留滞不去，乃成积聚”。《证治准绳·积聚》在总结前人经验的基础上，提出了“治疗是病必分初，中，末三法”的主张。《景岳全书·积聚》则对攻补法的应用作了很好的概括：“治积之要，在知攻补之宜，而攻补之宜，当于孰缓孰急中辨之”。《医宗必读·积聚》把攻补两大治法与积聚病程中初中末三期有机地结合起来，并指出治积不能急于求成，可以“屡攻屡补，以平为期”，颇受后世医家的重视。《医林改错》则强调瘀血在积聚病机中的重要作用，对活血化瘀方药的应用有突出的贡献。《灵枢·邪气脏腑病形》曰：“肝脉……微急为肥气，在胁下，若复杯。缓甚为善呕，微缓为水瘕痹也。”马莳注云：“微急为肥气在胁下，若覆杯，盖肝素有积，其脉虽急而渐微也。肝脉微缓，则土不胜水，当成水瘕而为痹也，水瘕者水积也。”因肝气郁结，气滞血瘀而形成之证，属积证。其临床特征多有胁下突出若覆杯，如肌肉肥盛之状。积聚是由于体虚复感外邪，情志饮食所伤，以及他病日久不愈等原因引起的，以正气亏虚、脏腑失和、气滞、血瘀、痰浊蕴结腹内为基本病机。以腹内结块，或胀或痛为主要临床特征的一类病证。

2. 辨证施治

（1）湿热蕴结证：腹大坚满，脘腹绷急，外坚内胀，拒按，烦热口苦，渴不欲饮，小便赤涩，大便秘结或溏垢，或有面目肌肤发黄，舌边尖红，苔黄腻或灰黑而润，脉弦数。

病机分析：湿热互结，浊水停聚，故腹大坚满，脘腹撑急；湿热上蒸，浊水内停，故烦热口苦，渴不欲饮；湿热熏蒸，胆汁泛溢，故面目皮肤发黄；湿热阻于肠胃，故大便秘结或溏垢；湿热下注，气化不利，故小便赤涩；舌边尖红苔黄腻，脉弦数，均为湿热蕴结之象。

治法：清热利湿。

方药：中满分消丸合茵陈蒿汤加减。

黄芩10g，黄连5g，知母10g，茯苓20g，猪苓20g，泽泻15g，厚朴10g，枳壳15g，半夏10g，陈皮10g，砂仁5g，姜黄15g，白术20g，甘草6g。

中满分消丸用黄芩、黄连、知母清热除湿；茯苓、猪苓、泽泻淡渗利尿；厚朴、枳壳、半夏、陈皮、砂仁理气燥湿；姜黄活血化瘀；干姜与黄芩、黄连、半夏同用，辛开苦降，除中满，祛湿热；少佐人参、白术、甘草健脾益气，补虚护脾，使水去热清而不伤正。湿热壅盛者，去人参、干姜、甘草，加栀子、虎杖。茵陈蒿汤中，茵陈清热利湿，栀子清利三焦湿热，大黄泄降肠中瘀热。诸药合用共奏清热利湿之功。

（2）血瘀水停证：腹大坚满，按之不陷而硬，青筋怒张，胁腹刺痛拒按，面色晦暗，头颈胸臂等处可见红点赤缕，唇色紫褐，大便色黑，肌肤甲错，口干饮水不欲下咽，舌质紫暗或边有瘀斑，脉细涩。

病机分析：瘀血阻于肝脾脉络，隧道不通，故腹大坚满，青筋暴露，胁腹刺痛；瘀热互结脉络，故面颈胸壁出现血痣；络伤血溢，故见大便色黑。水浊聚而不行，津不上承，故口干不欲饮水；面色黯黑，舌质紫暗或有瘀斑，脉细涩，乃瘀血之象。

治法：活血化瘀，行气利水。

方药：调营饮加减。

川芎10g，赤芍15g，大黄5g，莪术10g，延胡索10g，当归15g，瞿麦15g，槟榔10个，葶苈子10g，赤茯苓15g，桑白皮15g，大腹皮30g，陈皮10g，官桂3g，细辛10g，甘草6g。

方中川芎、赤芍、大黄、莪术、延胡索、当归活血化瘀利气；瞿麦、槟榔、葶苈子、赤茯苓、桑白皮、大腹皮、陈皮行气利尿；官桂、细辛温经通阳；甘草调和诸药。大便色黑可加参三七、侧柏叶：积块甚者加穿山甲、水蛭；瘀痰互结者，加白芥子、半夏等；水停过多，胀满过甚者，可用十枣汤以攻逐水饮。

（3）肝肾阴虚证：腹大坚满，甚则腹部青筋暴露，形体消瘦，面色晦暗，口燥咽干，心烦失眠，齿鼻时或衄血，小便短少，舌红绛少津，脉弦细数。

病机分析：肝肾阴虚，津液不能输布，水湿停聚于内，故腹大胀满，小便短少；血行滞涩，瘀阻脉络，故见青筋暴露，面色晦暗；阴虚内热，故口干而燥，心烦不寐；热伤血络，则鼻衄，牙龈出血；舌质红绛少津，脉弦细数，均为肝肾阴虚之象。

治法：滋养肝肾，凉血化瘀。

方药：六味地黄丸或一贯煎合膈下逐瘀汤加减。

熟地黄15g，山茱萸10g，山药20g，沙参15g，麦冬15g，枸杞15g，当归20g，川楝子5g，五灵脂10g，赤芍10g，桃仁10g，红花5g，丹皮10g，川芎10g，乌药10g，延胡索10g，香附15g，枳壳20g。

六味地黄丸中熟地黄、山茱萸、山药滋养肝肾；茯苓、泽泻、丹皮淡渗利湿；一贯煎中生地、沙参、麦冬、枸杞滋养肝肾；当归、川楝子养血活血疏肝；膈下逐瘀汤中五灵脂、赤芍、桃仁、红花、丹皮活血化瘀；川芎、乌药、延胡索、香附、枳壳行气活血；甘草调和诸药。偏肾阴虚以六味地黄丸为主，合用膈下逐瘀汤；偏肝阴虚以一贯煎为主，合用膈下逐瘀汤。

（4）气滞血阻证：积块软而不坚，固着不移，胀痛并见，舌苔薄白，脉弦。

病机分析：气滞血阻，脉络不畅，气血凝结，故积块固定不移；因病初起，瘀结不甚，故积块软而不坚；脉络瘀滞，气血不通，故胀痛不不适；舌苔薄白，脉弦，均为气滞血阻之象。

治法：理气活血，通络消积。

方药：荆蓬煎丸合失笑散或金铃子散加减。

木香10g，青皮10g，茴香15g，枳壳20g，槟榔10g，三棱10g，莪术10g，蒲黄10g，五灵脂10g，金铃子5g，延胡索10g。方中以木香、青皮、茴香、枳壳、槟榔理气散结；三棱、莪术活血消积；合用失笑散（蒲黄，五灵脂）或金铃子散（金铃子，延胡索），以增强活血化瘀，散结止痛的作用。

（5）正虚瘀结证：积块坚硬，疼痛逐渐加剧，饮食大减，面色萎黄或黧黑，消瘦脱形，舌质色淡或紫，舌苔灰糙或舌光无苔，脉弦细或细数。

病机分析：积渐日久，血络瘀滞日甚，故积块坚硬，疼痛加剧；瘀血内停，气血耗伤，失于充养，故消瘦脱形，面色萎黄或黧黑；中气大伤，运化无权，故食欲大减；舌质淡紫，无苔，脉弦细或细数，皆为正虚瘀结之象。

治法：补益气血，化瘀消积。

方药：八珍汤合化积丸加减。

党参20g，白术20g，茯苓15g，当归20g，川芎10g，白芍15g，熟地黄20g，三棱10g，莪术10g，香附15g，槟榔10g，瓦楞子20g，五灵脂10g。

八珍汤为补益气血的常用效方，气虚甚者，可加黄芪、山药、苡仁益气健脾；舌质光红无苔，脉象细数者，为阴液大伤，可加生地、玄参、麦冬、玉竹等养阴生津；化积丸中以三棱、莪术、香附、苏木、五灵脂、瓦楞子活血祛瘀，软坚散结；阿魏消痞去积；海浮石化痰软坚散结；瘀血甚者，可酌加丹参、鳖甲活血以软坚散结。

（6）瘀血内结证：腹部积块渐大，按之较硬，痛处不移，饮食减少，体倦乏力，面黯消瘦，时有寒热，女子或见经闭不行，舌质青紫，或有瘀点瘀斑，脉弦滑或细涩。

病机分析：瘀结不消，血瘀日甚，故积块增大，硬痛不移；脉络瘀滞，故面色晦暗，女子或见月事不下；瘀结日久，正气已伤，脾胃已虚，化源不足，故纳减乏力，形体消瘦；舌质青紫，或有瘀点瘀斑，脉弦滑或细涩，均为瘀血内结之象。

治法：祛瘀软坚，补益脾胃。

方药：膈下逐瘀汤合六君子汤加减。

当归15g，川芎10g，桃仁10g，红花10g，赤芍15g，五灵脂10g，延胡索10g，香附15g，乌药10g，枳壳20g，甘草6g。

方中以当归、川芎、桃仁、红花、赤芍、五灵脂、延胡索活血化瘀，通络止痛：香附、乌药、枳壳行气止痛；甘草益气缓中。在使用膈下逐瘀汤治疗的同时，间服具有补益脾胃，扶助正气的六君子汤，以共同组成攻补兼施之法。

六、预后

胆囊良性肿瘤的手术治疗效果是满意的。治疗效果取决于术前症状是否明显，是否合并其他疾病以及是否发生术后并发症等几个方面。即使发生恶变，早期发现，及时诊断，合理治疗，预后也较好

七、预防与护理

（1）保持愉快的心理状态，养成良好的饮食习惯，禁食辛辣，少食厚腻食品，不要饮烈性酒。

（2）对于40岁以上的人，特别是妇女，要定期进行B超检查，发现有胆囊炎、胆结石或息肉等，更应追踪检查，发现病情有变化应及早进行治疗。

（3）积极治疗癌病变前，尽早清除可能引起癌变的诱因，如积极治疗胆囊炎，对于有症状的胆结石或较大的结石要尽早行胆囊切除术。

（4）可吃些能促进胆汁分泌、松弛胆道括约肌的食品。

（5）保护消化系统功能。

（6）多食有益于利胆和抗癌的食品。

（7）多食谷类、粗粮、豆类及其制品、新鲜瓜果和蔬菜及大蒜、香姑、木耳、洋葱、

鱼等具有降低胆固醇作用的食物。

(8) 多吃富含维生素A、B族及维生素C的食物。控制脂肪量是胆囊疾患病人饮食中最重要。少吃或不吃胆固醇高的食物。

(彭海平)

第六节 胆囊癌

胆囊癌（cancer of the gallblader）分原发性胆囊癌和继发性胆囊癌，后者只占极少一部分，主要来自于消化系肿瘤的侵犯和转移，多未侵犯胆囊黏膜，以原发性症状为主，治疗主要是手术。本节主要阐述原发性胆囊癌（primary cancer of the gallbladder，PCG）。

原发性胆囊癌是指原发于胆囊及胆囊颈部的恶性肿瘤，是胆道系统中最常见的恶性肿瘤，发病隐匿，主要表现为上腹部疼痛、消化不良、食欲减退或黄疸、胆囊占位。胆囊癌的发病在消化道中仅次于胃癌、食管癌、大肠癌、肝癌及胰腺癌居第6位。其发病率在我国占全部癌肿的0.76%～1.2%，占同期胆囊手术1.7%～2.7%，占恶性肿瘤尸检的4%～5%。好发于老年人，50岁以上发生胆囊癌者为85%左右。胆囊癌平均发病年龄为58岁，性别与胆囊癌发病有一定关系，男女发病之比约为1∶3～1∶4。本病属中医"黄疸"、"胁痛"、"癥瘕"、"积聚"等病的范畴。

一、病因病机

(一) 西医病因病理

至目前为止，胆囊癌发生的确切原因尚不清楚，可与下列因素有关：

1. 胆石症与慢性胆囊炎　1995年Carriga、Henson等指出，在国外有75%～90%的胆囊癌与胆囊结石同时存在，国内近年来报道二者同时存在率为40%～86%，另外有资料证明在结石手术切除胆囊后，可发现1.5%～6.3%有胆囊癌存在；同时发现结石直径越大，发病率越高，结石直径<20～22mm和直径>30mm的发病率分别是直径小于10mm的2.4和10倍。Moosa指出"隐性结石"在5～20年后有33%～50%可发生胆囊癌，还有学者认为50岁以上的胆囊结石患者中约6%～10%最终可发生胆囊癌，有胆囊结石者发生胆囊癌的危险性较无胆囊结石者高出6～15倍。以上研究结果提示，胆囊癌的发病机理可能是结石在胆囊内作为一种异物刺激，久而久之造成胆囊黏膜损伤，引起慢性胆囊黏膜炎症，进而引起黏膜上皮增生，其中有少部分可发生不典型增生，这部分患者中4%～11%，可发生胆囊癌。胆石症与胆囊炎切除的标本中，黏膜上皮增生者占29.7～83%，不典型增生占13.5%～16.9%，胆囊癌约占3.5%。因此可以认为：在胆石症及慢性胆囊炎中存在着各种类型黏膜上皮增生，而不典型增生是由单纯上皮增生演变而来。原位癌伴有不典型增生，从而推测胆囊癌的发展过程是：胆石症/胆囊炎→胆囊黏膜上皮增生→部分不典型增生出现→轻者引起原位癌，重度不典型增生则引发浸润癌。此外研究证明在胆汁代谢过程中，鹅去氧胆酸的产物胆石酸为一致癌物质，胆囊癌患者的胆石酸增加，同时也有人认为胆汁中的胆固醇和胆酸盐，在感染等因素的影响（特别是厌氧菌梭形芽孢杆菌感染时），可演变成致癌物质如甲基胆蒽等。可能是刺激胆囊黏膜产生癌症的原因之一。

2. 胆囊腺瘤和胆囊腺肌增生症　在1977年Leslie就已报道过胆囊腺瘤演变成胆囊原位癌的病例，进一步研究也曾证实所有的胆囊原位癌和19%的浸润癌组织内有腺瘤成分，只提示二者之间的关系；近年来很多资料已公认胆囊腺瘤是胆囊癌的癌前病变，约有 10% ~ 30% 的胆囊腺瘤可以演变成癌，特别多见于直径大于 12mm 的腺瘤。

有资料指出腺瘤癌的癌胚抗原表达与胆囊癌近似，存在同类抗原物质。从腺瘤 - 不典型增生 - 原位癌 - 浸润癌的过程中，核面积和 DNA 含量梯度增加，由量变到质变这种变化过程均已被证明。胆囊腺肌增生症，又称胆囊腺肌瘤，是一种良性疾病，1981 年 Nakafuli 首先报告了 1 例发生在胆囊肌瘤的胆囊癌，并陆续报道有 10 例，近年来研究认为，它是具有潜在癌变危险性的疾病。胆囊腺肌瘤的表面，局限性覆盖含有黏液的黏膜中可有黏液细胞化生区，最易发生恶变。

3. 胆囊息肉　1995 年我国学者王秋生指出，胆囊息肉可分为胆固醇性息肉、非胆固醇性息肉、息肉型腺瘤，分别占息肉总数的 50% ~60%、40%、10%。后者可呈腺瘤样，50% 伴有胆石；有报道 90% ~98% 的胆囊癌，常见息肉混在其癌灶中，说明胆囊息肉与胆囊癌可能有一定关系。

4. 胆囊钙化　瓷性胆囊均易伴发胆囊癌。

胆囊癌多发生于胆囊体部，偶见于底部，仅 10% 可发生在颈部。大体可分为两型，即隆起型和浸润型，前者约占 81% 以上。其表现：隆起型，囊壁局限性增厚呈乳头状、绒毛状、菜花状肿块向腔内突出；浸润型呈浸润状胆囊壁增厚表现为胆囊缩小、变硬，外表虽光滑但浆膜失去光泽。

组织学上胆囊癌可分为硬癌、腺癌、鳞癌、黏液癌、未分化癌、色素癌，75% ~90% 为分化良好的腺癌，10% 为未分化癌，5% 为鳞形上皮细胞癌。恶性程度较高，具有生长快和转移早的特点。胆囊紧贴肝脏，有丰富的淋巴血管网，癌肿极易扩散，可直接浸润肝、胆总管、十二指肠、肾、胰腺和前腹壁，血行转移可见于直肠、卵巢、乳腺、肺、椎骨和皮肤；经淋巴道可扩散至胆囊淋巴结，腹主动脉周围淋巴结，晚期患者还可出现远处转移。约有一半患者癌肿侵犯胆总管而引起阻塞性黄疸，有时阻塞胆总管后可继发感染，产生急性胆囊炎。

（二）中医病因病机

其病位在肝脾，病理基础是肝气郁结，湿邪中阻。情志不畅、寒热不适、饮食不节、过食油腻，均可损伤肝脾，脾气亏虚升降失司，阳气不升则肝失条达，肝郁气滞、气滞血瘀，气化无力则聚湿生痰，郁而化热，湿热瘀积中焦影响肝的疏泄和胆的清和通降，肝气郁结，胆气不通则痛；肝气横逆犯胃，则恶心呕吐、纳差；湿热内蕴则发热或寒热往来、口苦咽干；痰浊不化，瘀热不散，血瘀不清，瘀结日久而成积块，积于胆腑进一步阻碍胆的中清通降，而致疼痛、黄疸等。

二、诊断

（一）临床表现

早期症状不明显，临床表现无特异性，当患者出现腹痛加剧、右上腹包块、黄疸、消瘦等症时，已属中、晚期。右上腹痛为持续性隐痛或钝痛，有时伴阵发性绞痛，可向肩背部放射。因胆囊肿大及其向周围浸润，右上腹可扪及硬质包块，半数以上患者伴纳差、恶心、呕吐等，癌肿浸润压迫胆总管，肝门或十二指肠时，出现黄疸和十二指肠梗阻等症。患者常有低或中度发热以及短期消瘦、贫血。当并发感染时，则表现为急性胆囊炎和或急性胆管炎症状。并发症为胆石症及胆系感染、消化道出血和转移，原发性胆囊癌易早期转移，常浸润肝脏及邻近组织，可沿淋巴系统转移至胆囊淋巴结及肝门淋巴结等处，晚期多发生血行扩散。

（二）辅助检查

1. 一般实验室检查

（1）血常规：可呈白细胞增高、中性粒细胞增高，有些病例红细胞及血红蛋白下降。

（2）血沉：增快。

（3）肝功能：部分患者胆红素增高、胆固醇增高、碱性磷酸酶增高。

（4）腹水常规：可呈血性。

2. 肿瘤标记物　癌胚抗原（CEA）及糖链抗原（CA－19－9）是消化系肿瘤的肿瘤标记物，在胆囊癌患者血清中有一定的升高，但浓度较低，胆囊正常一癌变过程中胆囊，胆汁中 CEA、CA－19－9 水平明显高于血清中的值。测定胆囊胆汁 CEA，胆结石、胆囊息肉的水平均在 500mg/ml 以下，胆囊癌则超过 500mg/ml，平均值是前者的 3 倍，测定胆囊胆汁中的 CEA、CA－19－9 有助于胆囊癌的诊断。

3. 癌基因检测　近来研究表明胆囊癌时 C－erbB_2 可过度表达，且影响其预后。FGF－R 的异常可能与胆囊癌的发病有关；更有学者认为在不典型增生的胆囊黏膜上皮中。p^{53} 基因阳性表达率为 28%，在原位癌中为 86%，在浸润型癌中为 92%，说明 p^{53} 基因对胆囊癌的发生及发展有一定作用。Kamel 还发现 C－erb B_2 与 p^{53} 基因突变后两者有协同作用，在胆囊癌发生上起重要作用。使用 PCR 法检测组织体液中上述基因，对诊断胆囊癌有一定的意义。

4. 逆行胆管造影（ERCP）及经皮经肝胆囊双重造影（PTDCC）　ERCP 等通过内镜对胆管胆囊进行逆行造影对能显影的胆囊癌诊断率可达 70%～90%，其缺点是有 50% 左右胆囊不显影而无法诊断；其优点是，可通过内镜采取胆汁，供 CEA 和细胞学检查。最近胆道母子镜的问世及应用，内镜逆行胆囊薄层法行胆囊造影，经皮经肝胆囊双重造影，使内镜诊断胆囊癌的阳性率有一定的提高。

5. B 型超声检查　B 超是胆囊癌的最常用的诊断方法，胆囊癌可表现为：胆囊内实质性光团，无声影，或胆囊壁有增厚和弥漫性不规则低回声区，有时可发现肝的转移灶和腹部转移淋巴结。1993 年刘绪国等报道 54 例手术确诊的胆囊癌与术前诊断符合率为 83.3%，由于“B”超检查受腹壁肥厚，肠管积气等因素影响，特别是对结石充满型、萎缩型胆囊的癌肿很少能达到上述诊断率，近年来采用超声内镜插入胃及十二指肠内对胆囊扫描，不但大大提高了超声检查胆囊癌的阳性率，而且可判断癌肿对胆囊壁各层侵犯程度；彩色多普勒的应用使“B”超对胆囊癌块内及胆囊壁血流情况能有较好了解，在区别胆囊良性及恶性上有一定帮助。李瑞等于 1992 年即提出如在胆囊肿块中和胆囊壁内发现异常高速血流可作为区别胆囊良性病变和恶性病变的重要依据。

6. X－线断层扫描（CT）　一般认为 CT 扫描对诊断胆囊癌的敏感性大约为 50%，对早期胆囊癌的诊断率不如超声波；但 CT 扫描具有可以重叠的显示胆囊胆道局部解剖关系，判断胆囊大小、形态、位置较准确，对胆囊壁显示准确率可达 90%，有利于慢性胆囊炎和厚壁型胆囊癌的鉴别及胆囊癌与息肉、腺癌、腺肌瘤的鉴别，可区分是胆囊癌侵犯肝脏或是肝癌侵犯胆囊，分辨肝门与周围组织关系等优点，故目前仍为胆囊癌诊断的重要手段，特别是有人报道 CT 检查对不能切除胆囊癌的预测值为 89%，对可切除胆囊癌的预测值为 80%。目前除平扫外常采用增强扫描 EPCP、PTC－CT 扫描。

7. 核磁共振、胰胆管造影（mRCP）　mRCP 是一项很有前途的检查，随着 MRI 技术的不断进步，MRI 对胆道肝瘤检查适应证正在拓宽并取得较好的效果。MRI 对胆囊的形态检查同“B”超、CT。①形态：实块型胆囊癌 MRI 见胆囊内有不规则形肿块，其中心区常包裹有极低信号是结石，当肿块巨大难以确定来源时，癌体内结石的存在可作为确定肿瘤的胆囊来源依据。浸润型胆囊癌，MRI 见胆囊壁呈局限性或弥漫性增厚，胆囊腔缩小，此时易于与慢性胆囊炎鉴别。当胆囊癌侵及浆膜层时，MRI 可见胆囊肝脏组织界面不规则或消失，此征象强烈支持肿瘤的诊断。②信号：肿瘤在 T_2WI 中呈稍高于肝脏的 MR 信号，当瘤内含有大量的结缔组织成分时，肿瘤在 T_1 和 T_2WI 皆表现为低信号。③肝脏受侵及转移：胆囊与相邻的肝脏间组织界面消失，提示肝脏受侵，肝内出现新的结节灶，信号与原发灶相同，提示肝转移。对肝侵犯及转移的显示应结合 T_1 和 T_2WI 两种不同的加权分别成像。④十二指肠受损：表现为肿瘤与十二指肠间脂肪层的消失，故 T_1WI 更利于其显示。实际上 MRI 据此征显示十二指肠侵犯的准确性很低，最易出现的是过度判断的错误。其原因与Ⅱ呼吸伪影、部分体积反应和脂肠层本身较薄而显示不清有关，不能仅凭此判断十二指肠受侵。“B”超、CT、MRI 具有断面成像和软组织分辨率高等优势，不同程度上弥补了 PTC 和 ERCP 在此方面的不足。

8. 胆囊动脉造影　用超选择插管法，胆囊动脉较易显影，如发现胆囊动脉僵直、伸展，应高度警惕有无胆囊癌的存在。

9. 穿刺活检　穿刺活检有两种方法，一是在“B”超引导下经皮穿刺肿块组织活检，二是通过腹腔镜，在直视下行肿块组织活检，此法可提高术前诊断准确率。

（三）胆囊癌的诊断与分期

胆囊癌的临床分期标准有多种多样，常用者为 Navin 分期：Ⅰ期，癌灶局限于胆囊内，即指原位癌；Ⅱ期，癌灶已超出黏膜侵犯肌层；Ⅲ期，癌灶侵及胆囊壁全层，但仍局限于胆囊内；Ⅳ期，癌灶侵及胆囊全层并伴有胆囊周围淋巴结转移；Ⅴ期，癌灶已转移到肝脏及其他脏。美国癌症联合会（ATCC）于 1994 年提出了新的分期：Tis 期，即指只见到原位癌者；T_1 期，癌灶侵及黏膜及肌层；T_2 期，癌灶侵及胆囊全层；T_3 期，癌灶侵及胆囊外组织或邻近脏器；T_4 期，侵及肝脏的癌灶大于 2cm 以上或有 2 个以上脏器有癌灶转移。我国学者钱礼教授近来也提出了新的分期标准：Ⅰ期，癌灶局限于胆囊黏膜及肌层；Ⅱ期，癌灶已穿透浆膜侵及胆囊床或胆囊管已受累，同时十二指肠韧带内已有淋巴结转移；Ⅲ期，癌灶除侵及邻近器官外，同时有肝门、肝十二指肠韧带内转移。

由于胆囊癌起病隐匿，症状不典型，或似胆囊结石很容易被忽视，术前确诊者较少，以下几点有助于提高诊断水平：①对反复出现右上腹疼痛，疑为胆囊炎、胆石症者，尤其近期加重，具持续性疼痛者。②有胆道疾病的老人，右上腹持续性隐痛伴纳差、消瘦。③“B”超是发现早期病例的有效方法，其他检查，如 MRI、CT、ERCP、PTC、ATE（腹腔动脉造影）、腹腔穿刺活检可使术前诊断率提高到 71.4% ~92%。在可疑情况下可在“B”超引导或腹腔镜下胆囊肿块穿刺活检。④最主要的诊断方法仍为手术探查，手术中发现癌肿浸润性改变或在胆囊内有瘤样组织，最终必须经过冰冻切片病理检查，才能证实是否为胆囊癌。

（四）鉴别诊断

本病应与下列疾病鉴别：①胆结石，结石性胆囊炎；②胆囊息肉，胆囊良性肿瘤（胆囊腺瘤，胆囊腺肌瘤）；③胆管癌，胰头癌，肝癌。

（五）并发症

（1）阻塞性黄疸：是肿瘤侵犯胆管所引起，表现为黄疸，皮肤瘙痒，ALP、γ - CT 升高。

（2）急性胆囊炎：胆囊癌合并胆道梗阻时易发感染，合并感染时呈现剧烈腹痛、高热、黄疸等急性胆系感染症状。

（3）上消化道出血。

三、治疗

（一）西医治疗

1. 手术治疗　手术治疗是胆囊癌的主要治疗方法，然而绝大多数患者在手术时，发现其癌肿已不可能被切除或仅能做一些姑息性手术。一般手术方式分为3种类型：①在为胆囊结石或急性胆囊炎作切除手术后，意外地从病理切片中发现有胆囊癌，病变局限于胆囊壁的浆膜层以下。绝大多数学者认为这类患者做胆囊切除已够，不必再进行扩大根治术，并认为即使再做手术扩大根治范围，也不一定能改变生存率和预后。肿瘤浅表未侵及浆膜层者，无论采用何种切除手术，均可收到良好的效果。②术中已明确为胆囊癌者，病变已侵犯浆膜层，有或无局部转移，尚有可能作手术切除者，可考虑进行扩大根治性胆囊切除术。可在胆囊切除同时在胆囊床的周围作肝组织局部切除，范围至少2cm。清扫胆囊周围淋巴引流区如门静脉、肝动脉和肝外胆管周围等淋巴结。如癌肿侵犯胰腺后面时，还须加作胰十二指肠切除术。一般认为胆囊癌已侵犯浆膜层，即使作扩大根治术，效果也不会理想。③胆囊癌已扩散至胆管，并有肝脏多处转移灶，此时已不可能作根治手术。这类患者可作一些姑息性手术，以减轻症状，提高生活质量。如有梗阻性黄疸须作胆管引流术，以减轻黄疸和皮肤瘙痒；如产生幽门梗阻，则作胃空肠吻合术等。

由于胆囊癌起病隐匿，很难做出早期诊断，恶性程度高，淋巴转移早，根治率低，疗效较差，根治性切除3年、5年生存率约66.2%、6.2%。由于胆囊息肉、胆囊腺瘤、胆囊腺肌瘤、胆结石（尤其年龄>50岁）等，胆囊癌发病率高，应积极行胆囊切除术。

2. 非手术治疗　对不能或不愿手术者可用非手术治疗。Henson统计3 038例胆囊癌患者只有45%适于手术治疗，大部分只能非手术治疗，包括放疗、化疗、免疫治疗，单独疗效差，多主张作为手术辅助治疗，可增强手术疗效。有报道电子回旋器产生电子束，20～30Gy治疗术后患者可使3年生存率达到10.1%，至于基因治疗目前尚处于实验阶段。化疗可考虑用5－Fu、CTX、ADM、MMC、DDP、CBP等

近年来胆囊癌研究无重大进展，要改善其治疗水平，今后应着重研究早期诊断方法，改进技术技巧，研究新的有效的方法。

（二）中医辨治

根据中医的病因病机和临床表现可分为肝郁气滞、痰瘀互结、肝胆湿热、肝胆实火、脾虚湿阻5型，结合临床辨证加减。

1. 肝郁气滞　右胁隐痛、钝痛及胃脘胀痛，嗳气，恶心，腹胀，纳差，或口干苦，或目黄，身黄，小便黄赤，苔薄，脉弦。

治则：疏肝利胆，化痰软坚。

方药：大柴胡汤合大黄䗪虫丸或鳖甲煎丸加减。柴胡、枳实、川朴、法夏、鸡内金、䗪虫各10g，赤芍、虎杖、车前子、瓜蒌皮各15g，茵陈、半枝莲、菝葜各30g。

2. 痰瘀互结　右胁胀痛或刺痛，胸闷纳呆，恶心呕吐，腹胀乏力，胁肋下或见积块，或目身俱黄，苔白腻，舌有瘀斑，脉弦滑。

治则：健脾化痰，祛痰活血。

方药：温胆汤合桃红四物汤加减。法夏、陈皮、柴胡、菖蒲、桃仁、红花、当归、川芎、郁金各10g，蛇舌草、生牡蛎各30g，白术、茯苓、炙鳖甲各15g，地龙2条。

3. 肝胆湿热　右胁胀痛，或向右肩胛放射痛，胸闷且痛，恶心呕吐，口苦，身目发黄，小便黄赤，大便不畅，苔黄腻，脉弦滑。

治则：清肝解毒，凉血退黄。

方药：茵陈蒿汤合五苓散加减，茵陈、金钱草、蛇舌草、菝葜、过路黄各30g，大黄、栀子、猪苓、藿香、白术、泽泻各10g，虎杖、茯苓各15g。

4. 肝胆实火　黄疸胁痛，高热烦躁、口苦口干，胃纳呆滞，腹部胀满、恶心呕吐，大便秘结，小便黄赤，苔黄糙，脉弦滑数。

治则：清肝解毒，凉血退黄。

方药：龙胆泻肝汤合黄连解毒汤加减，茵陈、赤芍各30g，黄芩、栀子、龙胆草、黄柏、泽泻、木通、当归、丹皮、柴胡各10g，车前子15g。

5. 脾虚湿阻　面目及肌肤发黄，黄色较淡，右胁隐痛或胀痛绵绵，脘闷腹胀、纳差肢软，大便溏薄，苔白腻，舌淡体胖，脉沉细或濡细。

治则：健脾和胃，利胆退黄。

方药：参苓白术散或茵陈五苓散加减。茵陈、白扁豆、茯苓各30g，猪苓、白术、苡仁、山药各15g，党参、桂枝、泽泻、陈皮、绿萼梅各10g，砂仁5g。

（三）其他治疗

1. 饮食调养　参见原发性肝癌，由于此病常伴有消化不良，宜低脂饮食。

2. 对症治疗　可结合辨证随症加减：①火毒神昏谵语：安宫牛黄丸1粒，分两次服，或紫雪丹1.5～3.0g分2～3次服；②热重：石膏、银花、板蓝根、连翘；③便秘：重用大黄加芒硝、厚朴、莱菔子；④疼痛：木香、川楝子、元胡、白芍，还可参见原发性肝癌；⑤呕吐：半夏、竹茹、生姜、代赭石、枇杷叶、藿香、旋复花、砂仁；⑥便溏：苍术、苡仁、扁豆、山药、石榴皮；⑦瘀血：桃仁、红花、赤芍、归尾；⑧食欲不振：藿香、佩兰、谷芽、麦芽、山楂、神曲、山药；⑨腹胀：莱菔子、大腹皮、砂仁、沉香、厚朴、陈皮、木香；⑩抗癌：蛇舌草、半枝莲、蚤休、茯苓、八月扎、山豆根、蛇莓、龙葵、雷公藤、藤梨根、水杨梅根、野葡萄根、虎杖、肿节风。

3. 单、验方

（1）利胆抗癌汤：虎杖、金钱草、蛇舌草各30g，茵陈、枳壳、麦芽各15g，大黄9g，木香、黄芩各6g，煎服。

（2）解毒抗癌方：白花蛇舌草30g，蒲公英15g，石见穿、枳壳、元胡各12g，金钱草20g，栀子、郁金各10g，白茅根18g。

（3）平消胶囊：活血化瘀，止痛散结，清热解毒，扶正祛邪，4～8，粒tid，可改善症状，抑制癌的生长，提高疗效，延长生存时间。

（4）回生胶囊；扶正祛邪，清热解毒，软坚化痰，2粒，tid，可抑制肿瘤生长，增强免疫功能，减轻放、化疗的毒副反应，抗WBC下降。

4. 配合西医治疗

术后巩固治疗：由于胆囊癌恶性程度高，术后复发，转移率极高，即便是根治术后5年生存率也仅有6.7%。术后辅以中药治疗诚属必要。术后巩固治疗宜辨证辨病相结合。据临床辨证论治，宜加强清热解毒、软坚化痰之力度，即选用有较好抗癌效果的清热解毒、软坚化痰中药，常用的有，清热解毒类：山豆根、山慈菇、乌梢蛇、白英、蛇舌草、冬凌草、苦参、菝葜等；软坚化痰类：龟板、鳖甲、肿节风、穿山甲、龙葵、半夏、地龙、牡蛎、徐长卿、海龙等。

放、化疗期间的中药治疗以扶正为主，参见原发性肝癌。

5. 针刺疗法　具有止痛、清热、利胆功能。

（1）体针：取阳陵泉、足三里、胆囊穴、中脘、丘墟、太冲、胆俞为主穴，剧痛加合谷，高热加曲池，恶心呕吐加内关，深刺强刺法，每日1～2次，针30min，电针更好。

（2）耳针：取交感、神门、胆、肝主穴。休克者取涌泉、足三里、人中、十宣穴，或耳针取皮质下内分泌、肾上腺等穴。

胆囊癌疼痛者：取穴位封闭用Vit B_{12} 500mg、Vit B_1 100mg、2%利多卡因3ml混合，取足三里、阳陵泉穴封闭。

（陈　劲）

第七节　白血病

一、定义

白血病是造血干细胞的恶性克隆性疾病。克隆中的白血病细胞在骨髓和其他造血组织中大量累积，并浸润其他器官和组织，由此产生贫血、出血、感染、肝脾及淋巴结肿大等一系列症状和体征。传统中医学没有“白血病”这一病名，由于贫血、出血是白血病的主要症状，因此，中医多从血证范畴论治白血病。

二、历史沿革

中医学无“白血病”这一病名，但本病常出现的症状如发热、出血、贫血、肝脾及淋巴结肿大等历代文献多有记载，多数医家将其归属于“血证”、“虚劳”、“瘕积”等范畴。

《内经》对血的生理、病机有深刻的认识，并对常见血证有所论述。《灵枢·决气》谓：“中焦受气取汁，变化而赤，是谓血。”《素问·五脏生成篇》说：“肝受血而能视，足受血而能步，掌受血而能握，指受血而能摄。”《素问·至真要大论篇》说：“太阳司天，寒淫所胜……血变于中，发为痈疡，民病厥心痛，呕血，血泄，鼽衄。”《素问·腹中论篇》曰：“病至则先闻腥臊臭，出清液，先唾血，四肢清，目眩，时时前后血……病名血枯。”《素问·举痛论篇》谓：“怒则气逆，甚则呕血。”《灵枢·百病始生》说：“卒然多食饮则肠满，起居失节，用力过度，则脉络伤。阳络伤则血外溢，血外溢则衄血；阴络伤则血内溢，血内溢则后血。”《内经》对血的生成、血的功能、血证的病因病机、发病状况的论述，成为中医对白血病论治的先河，白血病亦多归属于“血证”范畴。

汉代张仲景《金匮要略·惊悸吐衄下血胸满瘀血病脉证治》对吐血、衄血、便血的辨证论治作了较具体的论述，创立了柏叶汤、泻心汤治疗吐血，黄土汤、赤小豆当归散治疗便血。指出治疗血证忌用汗法，如“衄家不可汗”、“亡血不可发其表”。《金匮要略·血痹虚劳病脉证治》对虚劳描述较为详细，书中曰：“男子面色薄者，主渴及亡血，卒喘悸，脉浮者，里虚也。”又说“虚劳里急，悸，衄，腹中痛，梦失精，四肢酸痛，手足烦热，咽干口燥。”这些描述类似于白血病患者出血后导致的一系列临床症状。

隋代巢元方《诸病源候论·血病诸候》将血病分为吐血候、呕血候、大便下血候、小便血候、九窍四肢出血候等，对其病因病机作了较详细论述。《诸病源候论·虚劳吐下血候》对脏腑损伤出血有了一定的认识，谓：“血与气相随而行，外养肌肉，内荣脏腑。脏腑伤损，血则妄行，若胸膈气逆则吐血也，流于肠胃，肠虚则下血也。若肠虚而气复逆者，则吐血、下血。表虚者则汗血。皆由伤损极虚所致也。”又谓：“恶核者，是风热毒气，与血相搏结成，核生颈也，又遇风寒所折，遂不消不溃，名为恶核。”类似于白血病患者淋巴结肿大者。

唐代孙思邈《备急千金要方》对吐血、尿血列专项进行论述，并收载了一些较好的治疗血证的方剂，如犀角地黄汤至今应用于白血病临床。

宋代虞抟《医学正传·血证》首次以“血证”之名将所有出血病证统一起来。认为血证以热盛所致者为多，谓：“诸见血为热证。正经所谓知其要者，一言而终，不知其要者，流散无穷，此之谓也。”

明代缪希雍《先醒斋医学广笔记·吐血》提出了著名的治吐血三要法，总结行血、补肝、降气在治疗吐血中应用，对于血证治疗具有重要的临床指导意义。明代张景岳《景岳全书·血证》对血证的病因病机、辨证论治等内容作了比较系统的归纳整理，并提出了自己的观点。将出血的病机概括为“火盛”和“气伤”两个方面：“血本阴精，不宜动也，而动则为病；血主营气，不宜损也，而损之则为病。盖动者多由于火，火盛则逼血妄行；损者多由于气，气伤则血无以存”。“凡治血证须知其要。而血动之由，惟火惟气耳。故察火者但察其有火无火，察气者但察其气虚气实。知此四者而得其所以，则治血之法无余义矣。”秦景明《症因脉治》对血证按外感、内伤分类，对吐血、咳血、衄血的症、因、脉、治作了较全面的论述。赵献可《医贯·血症论》由气血的密切关系，提出“血脱必先益气”的治疗方法。“阳统乎阴，血随乎气。故治血必先理气，血脱必先益气，古人之妙用也”，“有形之血，不能速成，无形之气，所当急固”。《普济方》谓“热劳由心肺实热伤于气血，气血不和，脏腑壅滞，积热在内，不能宣通三焦”所致，多见于白血病热毒炽盛者。这些认识对白血病的病机分析、治疗方药选择具有重要参考价值。

清代唐容川《血证论》是论治血证的专书。提出治疗吐血的止血、消瘀、宁血、补血四法，“四者及通治血证之大纲”，对整个血证的治疗具有普遍的指导意义。

历代医家的论述，从不同角度反映了血证病因病机、临床症状、病变性质等多方面内容，对现代白血病的治疗具有重要参考价值。

三、病因病机

白血病的病因病机较为复杂，历代文献的论述形成比较系统的认识。《灵枢·决气》谓：“中焦受气取汁，变化而赤，是谓血。”《诸病源候论·虚劳候》谓：“肾主骨生髓，虚劳损血耗精。”精血同源，精血互化，白血病的病因主要是精气内虚，邪毒内蕴。在正气亏虚，或先天禀赋薄弱等精气内虚的基础上，或邪毒侵袭，或痰浊凝滞，或血瘀不行，阻于人体局部，留著不去，骨髓受损，生血异常而成本病。其主要病因病机，归纳如下。

1. 邪毒内蕴　邪毒包括火毒、热毒、时疫温毒、瘀毒、电离辐射、化学物质、污染毒素、药物等外毒，以及饮食劳逸、房劳过度、七情所伤等内伤因素所致的内毒。邪毒蕴积体内，侵入营血，流注骨髓、肝脾及三焦，使阴阳失调，致髓不生血；邪毒内蕴则气机失调，气血郁结，久则渐成癥瘕瘰疬；内毒为患，阴津伤耗，阴虚则火旺，虚火伤络，迫血妄行，临床常出现发热或壮热、口渴、衄血、发斑等热毒炽盛或腹内积块、体表肿核等症状。

2. 正气虚弱　正气虚弱是白血病发生的重要内因，人体正气先虚，精气内虚，邪气客而不去，日久正气更虚，此消彼长，邪气积聚而成癥积，诚如《内经》云："邪之所凑，其气必虚。"《医宗必读》也谓："积之成也，正气不足，而后邪气踞之。"正气虚弱是指先天禀赋不足或后天失养引起的脏腑亏虚、气血阴阳失衡，或由于外感六淫、内伤七情损伤气血，脏腑功能失调。《诸病源候论·虚劳候》谓："肾主骨生髓，虚劳损血耗精。"

儿童白血病是因先天禀赋不足、肾精亏虚，无力抗邪，邪毒容易入侵直达骨髓，导致生血紊乱而致病；或因遗传缺陷、染色体异常，"胎毒"内伏，累及脏腑骨髓而发病。

在成人，多为劳倦、饥饱不节、房劳过度、内伤七情，伤及心脾肝肾等脏腑，引起气血虚弱，气机不畅，脏腑失调。临床常见面色㿠白，唇甲色淡，头晕心悸，畏寒肢冷，形体消瘦，四肢乏力，食欲不振等症状。

3. 气滞血瘀　中医学认为，气血是构成人体的基本物质，人体各种功能活动均依赖于气血的运行。"气为血之帅"，"血为气之母"，血液的运行全赖于气的推动。气行则血行，气滞则血瘀。《医林改错》谓："气无形不能结块，结块者，必有形之血也。血受寒则凝成块，血受热则煎熬成块。"邪毒内蕴，潜伏经脉，气机运行受阻；或七情内伤，气郁不舒，血行不畅，均能导致气滞血瘀。瘀血内停、瘀滞日久而成癥积肿块，出现骨痛、肝脾肿大、皮肤瘀点或瘀斑、舌质暗红或瘀暗等症状。

4. 痰浊凝滞　赵献可《医贯》谓："七情内伤，郁而生痰。"李中梓《证治汇补》谓："惊恐忧思，痰乃生焉。"外感邪气，邪毒侵袭，蕴久化热，热熬津液成痰；或由劳倦、饮食不节、七情内伤等因素的影响，使脏腑气化功能失常，水液代谢障碍，聚湿成痰；或气血阻滞，气机不畅，津液凝滞，痰浊积聚。"百病多由痰作祟"，《丹溪心法》谓："痰之为物，随气升降，无处不到"，《外科正宗》谓："夫瘰疬者，有风毒、热毒之异，又有瘰疬、筋疬、痰疬之殊……痰疬者，饮食冷热不调，饥饱喜怒不常，多致脾气不能传运，遂成痰结。"痰随气机升降，内而脏腑，外至筋骨皮肉，形成各种病证。痰凝聚于经络肌肤之间，则成痰核、瘰疬等肿块，与瘀血互结于腹腔则发为癥积。可见白血病的发生与痰浊凝滞关系密切。

总之，白血病的形成是多因素、多层次、多阶段的复杂病机过程，内因为主要致病因素，外因是重要致病条件。正气亏虚，气血阴阳不足或功能失调，脏腑经络功能失衡，邪毒乘虚而入，气机紊乱，气血受损，生成痰浊瘀血等病理产物，则正气愈虚，邪气愈盛，而成"血证"、"虚劳"或"癥积"。因此，白血病是一种整体属虚，局部为实，虚实夹杂的全身性疾病。病位在骨髓，与心肝脾肾关系密切。

四、诊断与鉴别诊断

（一）诊断

1. 发病特点　急性起病者多见于儿童或35岁以下人群，病情变化多端，进展迅速。慢性起病者多见于中老年患者，病情进展相对缓慢。急性变者，则进展明显加快，常以出血、发热、面色苍白而就诊。

2. 临床表现　主要有出血（齿衄、鼻衄、紫斑、月经过多，甚则便血、尿血等），低热或高热，面色苍白，气短懒言，体倦乏力，胸骨压痛。病变进一步发展可出现心悸心慌，头目眩晕，咽干口燥，形体消瘦，五心烦热，自汗盗汗，上腹饱胀，食欲减退，体表肿核，腹内积块坚硬等症。

3. 实验室检查　急性白血病：大多数患者外周血白细胞升高，分类可见数量不等的原始和幼稚细胞。少数患者白细胞减少，外周血中仅有极少甚至没有原始或幼稚细胞出现。此外，多数病例有不同程度的血红蛋白、红细胞及血小板减少。多数患者骨髓呈高度增生或极度活跃，正常造血细胞被白血病细胞取代，可见各阶段的幼稚细胞、原始细胞。少数患者骨髓增生低下，但原始细胞仍在30%以上。免疫组织化学能帮助对急性白血病的分型。常用的有过氧化酶染色：粒细胞系列为阳性反应，单核细胞系列呈弱阳性或阴性反应，淋巴细胞系列则为阴性反应。

慢性白血病：慢性粒细胞白血病以外周血白细胞计数增高为主，可高达 100×10^9/升或更多，可见各阶段幼粒细胞，以中晚幼粒细胞及分叶核粒细胞为主，嗜酸和嗜碱细胞增高。50%的患者初诊时有血小板计数增高，可高达 $1\ 000\times10^9$/升。随着病程进展，红细胞及血小板逐渐减少，并伴有贫血和出血倾向。慢性淋巴细胞白血病外周血白细胞增多 $>10\times10^9$/升，淋巴细胞比例≥50%，形态以成熟淋巴细胞为主，可见幼稚淋巴细胞或不典型淋巴细胞。骨髓增生明显或极度活跃，其细胞分类计数与血象相似，但成熟程度较血象幼稚。慢性髓细胞白血病细胞遗传学检查 Ph 染色体阳性，分子生物学方法检测 BCR－ABL 基因重排或融合。

（二）鉴别诊断

1. 内伤发热　内伤发热是指以内伤为病因，脏腑功能失调，气、血、阴、阳失衡为基本病机，以发热为主要临床表现的病证。凡是不因感受外邪所导致的发热，均属内伤发热的范畴。一般起病较缓，病程较长，热势轻重不一，但以低热为多，或自觉发热而体温并不升高。白血病可出现发热或高热，常合并出血、面白、神倦、自汗、盗汗、脉弱等症，多属虚证，也属内伤发热的范畴。

2. 癥积　癥积与瘕聚相对而称，指腹内结块有形，固定不移，痛有定处，病属血分，多为脏病，形成的时间较长，病情一般较重。白血病出现腹内胁下结块有形，固定不移，痛有定处，急则治其标，也可按癥积辨证论治，病机主要由气滞血瘀，互结成块，正气日损，为时较久，病情危重。但癥积主要指以腹内结块为主症，而白血病是以全身病变为主要表现，部分患者可兼有腹内胁下结块。

3. 其他血证　血证以出血为突出表现，随其病因、病位及原有疾病的不同，症状及体征有火热亢盛、阴虚火旺及气虚不摄之分，白血病出现出血症状时应与以下血证鉴别。

（1）鼻衄：①外伤鼻衄：因外伤或外力等引起血管破裂而致鼻衄者，出血多在损伤的一侧，且经局部止血治疗不再出血，没有全身症状。②经行衄血：又名倒经、逆经，其发生与月经周期有密切关系，与白血病鼻衄有别。

（2）血淋：表现为血由尿道而出，滴沥刺痛。白血病出现尿血者一般不伴有疼痛。

温病发斑：在皮肤表现的斑块方面，有时虽可类似，但两者病情、病势、预后迥然不同。温病发斑发病急骤，常伴有高热烦躁、头痛如劈、昏狂谵语、四肢抽搐、鼻衄、齿衄、便血、尿血、舌质红绛等，病情险恶多变。白血病紫斑一般不如温病发斑急骤，常有反复发作，也可突然发生，虽时有热毒亢盛或脾虚失摄等表现，但一般舌不红绛，不具有温病传变急速的特点。

五、辨证论治

（一）辨证

1. 辨证要点

（1）首重标本缓急白血病早期症状隐匿，晚期则复杂多变，一次出血量多，或长期出血日久，高热神昏等常可加重病情，甚则短期内危及生命，故分清标本缓急是辨证论治的关键。标本是相对概念，如白血病本病是本，症状是标，若出现出血量多，高热不退，则为标急，此时应当急则治其标，针对出血、高热的症状而施治；若无明显不适症状，但疾病仍处于活动期，则为本急，此时缓则治其本，针对白血病本病施治，加强针对引起白血病病因的对因治疗；若标本发展水平相当，宜标本同治。

（2）次重虚实寒热：白血病出现血证的基本病机可以归纳为火热熏灼及气虚不摄两大类。火热有实火、虚火之分；气虚有单纯气虚和气损及阳之别。其临床证候，由火热亢盛所致者属于实证；而由阴虚火旺、气虚不摄及阳气虚寒所致者属于虚证。在本病的发展过程中常发生由实证向虚证的转化，本虚标实而虚实夹杂。虚则补之，实则泻之，分清虚实是确立治则治法，合理遣方用药的基本临床依据。

2. 证候

（1）热毒炽盛

症状：发热，甚则高热烦躁，骨痛肢软，全身乏力，头痛，唇干口渴，便秘尿赤，甚则神昏，齿衄，鼻衄，紫斑，便血。舌质红绛，苔黄燥，脉弦数或沉数。

病机分析：热毒蕴积体内，故见发热，或高热；毒邪流注骨髓及三焦，则骨痛肢软；邪毒扰心而见烦躁；毒热上扰清窍而见头痛，甚则清阳不展而神昏；热毒伤及津液，故口渴、便干、尿赤；侵入营血，而见齿衄、鼻衄或紫斑、便血。舌质红绛，苔黄燥，脉弦数或沉数皆为热毒炽盛之象。

（2）痰浊凝滞

症状：颈项或体表多处肿核不断增大，不痛不痒，皮色如常，消瘦乏力，胸闷气短，脘腹胀满，食欲不振。舌质淡红，苔白，脉弦滑。

病机分析：外感六淫、内伤七情或饮食劳倦等皆可损伤脏腑的气化功能，肺脾肾气化功能失常，水液代谢障碍，水津停聚而成痰饮。《丹溪心法》谓："痰之为物，随气升降，无处不到。"痰随气机升降，内而脏腑，外至筋骨皮肉，凝聚于经络肌肤之间，故颈项或体表多处肿核；脾喜燥恶湿，痰湿困脾，脾气亏虚，生化乏源，而见脘腹胀满、食欲不振、消瘦乏力；宗气不足，则胸闷气短；舌质淡红，苔白，脉弦滑，皆为痰湿内停之征象。

（3）气滞血瘀

症状：胁下癥块，或体表肿核，按之坚硬，时有胀痛，形体消瘦，头晕乏力，面色不华，皮肤瘀斑，胸骨压痛。舌质暗红或见瘀点、瘀斑，舌苔白，脉弦涩。

病机分析："气为血之帅"，"血为气之母。"气行则血行，气滞则血瘀。邪毒内蕴，潜伏经脉，气机不畅；情志不节，气机郁滞，气滞则血瘀。气血结聚日久而见胁下癥积肿块，或体表肿核坚硬；气滞甚则胀痛不已，瘀血甚则皮肤瘀点或瘀斑；气血不能上荣，肌肤失却濡养，故形体消瘦、面色不华；舌质暗红、瘀点，脉弦涩皆为气血瘀滞之象。

(4) 气血两虚

症状：面色晄白，神疲乏力，唇甲苍白，头晕目眩，心悸气短，胃纳减少，时有鼻衄、齿衄、皮下出血，时有低热，腹内积块或体表肿核局限，腰酸肢冷。舌质淡白，苔白，脉沉细无力。

病机分析：此型病情多属于末期，病久耗气伤血，气虚失养而见面色晄白，神疲乏力，心气虚则心悸气短；血虚不能上荣头面，而见唇甲苍白，头晕目眩；气虚不摄，统血无力，血不循经，溢于脉外，则见鼻衄、齿衄、皮下出血；气血皆虚，故发热而热势不高；正虚邪实，虚实夹杂，而见腹内积块或体表肿核；病久及肾，肾虚失于温煦濡养，故腰酸肢冷；舌质淡白，苔白，脉沉细无力皆为气血不足之象。

（二）治疗

1. 治疗原则　治疗白血病，应针对病因不同、证候虚实、病情轻重而辨证论治。《景岳全书·血证》谓："凡治血证须知其要。而血动之由，惟火惟气耳。故察火者但察其有火无火，察气者但察其气虚气实。知此四者而得其所以，则治血之法无余义矣。"《明医杂著》曰："若见血证，或吐衄火盛者，宜先治血。"因此，治疗本病应当遵循治火、治气、治血3个基本原则。

(1) 治火：火热熏灼，损伤脉络，是血证最常见的病机，应根据虚实的不同，实火当清热泻火，虚火当滋阴降火。

(2) 治气：气为血之帅，血为气之母，气能统血。《医贯·血证论》说："血随乎气，治血必先理气"，实证当清气降气，《先醒斋医学广笔记·吐血》说："气有余便是火，降气即是降火"；虚证当补气益气，主要有益气摄血、益气升阳、益气固脱。

(3) 治血：《血证论·吐血》说："存得一分血，便保得一分命。"各种血证均应当酌情配伍凉血止血、收敛止血或活血止血的方药。《医学入门·卷五·血》："血随气行，气行则行，气止则止，气温则滑，气寒则凝。故凉血必先清气，知血出某经，即用某经清气之药，气凉则血自归队。若有瘀血凝滞，又当先去瘀而后调气，则其血立止。或元气本虚，又因生冷劳役，损胃失血者，却宜温补，敛而降之，切忌清凉，反致停瘀胸膈不散，量之。"

2. 治法方药

(1) 热毒炽盛

治法：清热解毒，凉血止血。

方药：犀角地黄汤加味。以水牛角清热解毒，凉血止血；生地、玄参清热凉血，养阴生津，一可复已失之阴血，二可助水牛角解血分之热，且能止血；白芍养血敛阴，助生地凉血和营泄热；丹皮、紫草清热凉血，活血散瘀；仙鹤草收敛止血；大青叶、白花蛇舌草、半技莲清热解毒散瘀止血。

若鼻衄、齿衄明显加生侧柏叶，鲜茅根；便血加地榆炭、三七粉（冲服）；高热者加生石膏（先煎）；高热神昏加安宫牛黄丸或至宝丹3克，分2次服。

(1) 痰浊凝滞

治法：化痰泻浊，软坚散结。

方药：海藻玉壶汤合二陈汤加减。以海藻、昆布、浙贝母清热化痰；连翘、山慈姑、守宫解毒散结；青皮行气消积除满；陈皮、半夏燥湿化痰；牡蛎软坚散结；甘草调和诸药。

若体表肿核加浙贝母；肿核明显者加急性子、鬼臼；衄血、紫斑者加紫草、鲜芦根。

(3) 气滞血瘀

治法：行气活血，祛瘀消癥。

方药：膈下逐瘀汤加减。以当归、桃仁、红花、五灵脂活血化瘀，止血止痛；乌药、枳壳、香附、延胡索理气散瘀止痛；青黛、赤芍、丹皮清热解毒，凉血消斑；甘草调和诸药。

若胁下瘕块坚硬者加三棱、莪术、鳖甲（先煎）；肢节疼痛者加桑枝、丝瓜络。

(4) 气血两虚

治法：益气养血，扶正祛邪。

方药：八珍汤合三才封髓丹加减。以党参、白术、茯苓、甘草补气健脾；当归、熟地补血活血；人参、紫河车、黄芪补气温阳养血；青黛清热解毒，凉血消斑；天门冬、白芍滋肾养阴，黄柏清热泻火以坚阴；甘草调和诸药。

若头晕目眩加枸杞子、菊花、珍珠母；鼻衄、齿衄加水牛角（先煎）、生石膏（先煎）；乏力、纳差加党参、白术、鸡内金。

3. 其他治法

(1) 古方

1) 紫雪丹（《和剂局方》）：石膏、磁石、寒水石、滑石、犀角、羚羊角、青木香、沉香、玄参、升麻、甘草、朴硝、硝石、麝香、朱砂、黄金、丁香。主治白血病邪热内陷心包，动风动血者。

2) 梅花点舌丹（《外科证治全生集》）：雄黄、牛黄、熊胆、冰片、硼砂、血竭、葶苈子、沉香、乳香、没药、麝香、珍珠、蟾酥、朱砂。主治白血病热毒炽盛者。

3) 鳖甲煎丸（《金匮要略》）：鳖甲胶、大黄、地鳖虫、桃仁、鼠妇虫、蜣螂、凌霄花、丹皮、硝石、蜂房、柴胡、厚朴、桂枝、干姜、瞿麦、石韦、葶苈子、半夏、射干、黄芩、党参、阿胶、白芍。主治白血病胁下癥块，胁痛腹胀者。

4) 紫金锭（又名玉枢丹）（《片玉心书》）：山慈菇、五倍子、千金子霜、红芽大戟、朱砂、雄黄、麝香。主治白血病属痰热壅盛者。

5) 归脾汤（《校注妇人良方》）：人参、黄芪、白术、茯神、炙甘草、当归、远志、木香、龙眼肉、酸枣仁、生姜。主治白血病出血证属气虚不摄，血液外溢者。

6) 肾气丸（《金匮要略》）：生地、茯苓、泽泻、山茱萸、山药、丹皮、附子、桂枝。主治白血病属肾气不足者。

(2) 中成药

1) 六神丸（《中国医药大辞典》）：由蟾酥、牛黄、麝香、雄黄、珍珠粉、冰片等组成。有清热解毒、消肿散结功效，适用于热毒炽盛者，可用于各类型白血病。用量用法：口服，每日3次，每次20~30粒。

2) 小金丸（《外科证治全生集》）：含白胶香、草乌、五灵脂、地龙、木鳖子、乳香、没药、麝香、当归、墨炭，有散结消肿、祛瘀止痛之功效，适用于慢性淋巴细胞白血病淋巴结肿大明显、属寒痰凝结者。用量用法：口服，每日3次，每次3克。

3) 亚砷酸注射液：主要成分为三氧化二砷（As_2O_3），现代研究发现，氧化砷有诱导细胞凋亡和细胞分化的作用，能提高急性早幼粒细胞白血病的临床疗效。用量用法：静脉滴注，每日1次，每次10毫升，加入5%葡萄糖注射液500毫升内，30日为一个疗程。

4) 乌鸡白凤丸：有调经补血之功效。适用于白血病气血两虚、贫血患者。用量用法：口服，每日2次，每次1丸。

5）复方阿胶浆：含阿胶、红参、熟地、党参、山楂等，有补气养血之功效。适用于慢性白血病气血两虚、贫血患者。用量用法：口服，每日3次，每次1支。

（3）外治法：左胁下积块，肿胀疼痛，皮肤无破溃者可采用：

1）青黛末外敷：青黛研末，以醋调匀，外敷脾区。每日1次，连续用10～15日。

2）雄黄外敷：取雄黄研末，以醋调匀，外敷脾区，每日1次，连续用10～15日。

（4）针灸

1）急性白血病

取穴：上星、曲池、合谷、阳陵泉、足三里、脐周4穴（脐孔上、下、左、右旁开1寸半）、胸前6穴（第2、第3、第4肋间胸骨中线左、右旁开1寸半）、背部6穴（第3、第4、第5胸椎棘突左、右旁开1寸半）。

方法：采用泻法浅刺，前3日，每日1次，以后隔日1次。

2）慢性白血病

取穴：命门、至阳、绝骨。

方法：命门针加悬灸，至阳、命门针；绝骨、绝骨用平补平泻手法，至阳穴施阳中隐阴法。每日1次，每次40分钟。

六、转归及预后

白血病的发病过程是多因素、多阶段的病机过程，亦是正气与邪气的矛盾运动过程，因此本病的转归主要取决于邪正交争的结果，邪气胜则发病。预后因素与病邪性质，正气虚实、疾病分期密切相关，病邪轻浅、正气不虚，疾病处于初期者病情轻，病时短，易治疗。病变日久不愈，毒邪积聚，损伤气血，生成痰浊瘀血等病理产物，又可成为继发的致病因素，气血同病，新血不生，病情恶化，出现热毒炽盛，血不归经，气滞血瘀或气虚不摄，痰浊流窜，变生瘰疬积块。病邪深重，正气耗损，或先天不足，甚则出血不止，高热不退，积块坚硬，大肉尽脱，形容枯槁，胃气全无，脉芤或细数，是谓危候，病变处于中期、末期者病情重，病时长，难治疗。《素问·大奇论篇》："脉至而搏，血衄身热者，死。"《灵枢·玉版》："衄血不止，脉大，逆也。"

白血病病情急剧者若不经特殊治疗，平均生存期仅3个月左右。儿童预后较好，经特殊治疗，50%～70%的患者可长期生存至痊愈。男性、年老体弱者预后不良，女性、初病者预后相对较好。慢性发病者经特殊治疗后中位生存期3～4年，慢性病变急性发作，或出现变证者，多属危候。

七、预防与护理

白血病的预防应当在中医理论指导下，针对白血病的病因而积极防治。"虚邪贼风，避之有时"，注意气候变化，避免感受外邪。饮食有节，营养均衡，少吃或不吃烟、酒及辛辣厚味动火生痰之物，"毒药攻之，五谷为养，五果为助，五畜为益，五菜为充，气味合而服之以补精益气"。调畅情志，保持精神愉快，防止气机郁滞，《素问·阴阳应象大论篇》指出："怒伤肝、喜伤心、思伤脾、忧伤肺、恐伤肾。"七情内伤是导致本病发生的内在病因之一，也是致使疾病发展的重要因素。劳逸适度，"劳则气耗"，避免过劳损伤，适当锻炼，保持身体健康。

出血量少者适当休息，出血量多者绝对卧床休息。若鼻衄、咳血、吐血者，让患者平卧，头偏向一侧，或取侧卧位以利于排除瘀血，保持呼吸门户通畅。吐血量多者，暂停饮食，待病情好转先流质饮食，出血停止改软食，逐渐至普通饮食。肌衄者注意避免金石外伤，皮肤保持清洁。饮食不宜过热，进食不宜过饱，宜少食多餐，营养合理，易于消化。重视七情护理，因白血病治疗难以收效，患者恐惧、忧郁、失望等不健康的心理反应在所难免。所以，临床医师要特别注重患者七情调理，预防情志过极，帮助患者树立战胜疾病的信心。

八、现代研究

我国白血病发病率为2.76/10万。在恶性肿瘤所致的病死率中，白血病居第6位（男性）和第8位（女性），但在儿童及35岁以下成人中则位居第1位。我国急性白血病比慢性白血病多见（约5.5 ：1），其中，急性髓细胞白血病最多，男性发病率略高于女性（1.8 ：1）。白血病发病急，进展快，病死率高，其发病机制仍未完全明了，因此本病的早期防治任务十分艰巨。

近数十年来，我国医药工作者以现代科学技术和血液学知识对白血病的证候本质、有效药物的抗癌机制进行深入研究，取得较大进展。其中以下面几种药物疗效较显著。从三尖杉属植物提取的三尖杉酯碱对急性非淋巴细胞白血病有较好的疗效，总缓解率可达84.1%，其优点是同其他多数抗白血病药之间无交叉抗药性。张氏等用青黛治疗慢性粒细胞白血病取得一定的疗效，从青黛中分离出靛玉红，1977—1978年经全国50多个医疗协作单位用半合成、全合成的靛玉红治疗慢性粒细胞性白血病314例，CR 26.11%，PR 33.44%，总有效率87.26%。雄黄主要成分是三氧化二砷（As_2O_3）。以往砷剂常配伍其他解毒药如牛黄、青黛、冰片、蟾酥等制成丸散剂内服，如六神丸是含砷剂（雄黄）的著名古方，用以治疗白血病。砒霜辛温有大毒，有解毒杀虫、燥湿除痰的功效，主要含二硫化二砷，遇热则分解为剧毒的三氧化二砷（As_2O_3）。现代研究发现，三氧化二砷对急性早幼粒细胞白血病有非常理想的治疗效果，目前认为其作用机制为诱导白血病细胞分化和促使其凋亡，这一成果已得到国际公认。黄氏等51等采用已经炮制的单药雄黄（简称一代）和经纯化的雄黄（简称二代）制成口服胶囊，治疗急性早幼粒细胞白血病66例。除3例因副反应退出方案外，48例均取得了持续CR，其中60%的CR患者服药超过5个疗程，存活时间为6~48个月，2年和3年生存率达100%，可资评价的39例CR患者中，服药前10例t（15；17）细胞标志阳性者全部转阴。而经纯化的雄黄毒副反应明显减轻。As_2O_3现已成为治疗急性早幼粒细胞白血病（APL）的首选药物之一，哈尔滨血液病肿瘤研究所对478例初治APL患者治疗观察，用药总量一般在180~670毫克，平均310毫克，时间18~67日，平均31日即可血液学缓解，CR 74.6%~94.0%，NR 9.6%~15.4%，7年生存率63.2%~76.5%。我国从1988—2001年共治疗复发的APL 506例，CR 72.1%，PR 13.4%，CR + PR 85.5%。目前，As_2O_3协同其他药物治疗复发难治性APL的临床研究也取得一定进展。

九、小结

白血病是发生于造血系统的恶性肿瘤，属于“血证”、“虚劳”、“癥积”等范畴。中医学对血证的认识历史悠久，历代医家对血证预防、诊断、治疗、康复积累了丰富的经验。感受外邪、情志过极、饮食所伤、劳倦过度、先天禀赋不足等均可导致白血病的发生。其辨证论治严格区分标本虚实，急则治其标，缓则图其本；实证者宜清热解毒，化痰散结，活血祛瘀；虚证者宜益气养血，扶正消积；虚实夹杂者，扶正与祛邪兼顾。具体治疗本病应当遵循治火、治气、治血三个基本原则。实火当清热泻火，虚火当滋阴降火；实证当清气降气，虚证当补气益气；各种血证均应当酌情配伍凉血止血、收敛止血或活血止血的方药。严密观察病情，已病防变，重视精神情志康复，科学护理，对促进白血病的持久康复有重要意义。

（陈　劲）

第八节　恶性淋巴瘤

一、定义

恶性淋巴瘤是原发于淋巴结和其他器官淋巴组织的恶性肿瘤，是造血系统恶性疾病之一，分霍奇金淋巴瘤和非霍奇金淋巴瘤两大类。以无痛性淋巴结肿大为主要表现。中医无“恶性淋巴瘤”之名称，但根据本病具有淋巴结肿大的特征，中医常见的类似病证名称有“石疽”、“失荣”、“痰核”、“恶核”等，因皮色不变、不痛不痒，皆属“阴疽”范畴。

二、历史沿革

恶性淋巴瘤的相关记载见于中医文献的“石疽”、“恶核”、“痰核”、“失荣”等。“石疽”是描述淋巴结肿大的病证。

隋代巢元方《诸病源候论》载“石疽”：“此由寒气客于经络，与血气相搏，血涩结而成疽也。其寒毒偏多，则气结聚而皮厚，状如痤疖，鞕如石，故谓之石疽也。”又说：“恶核者，是风热毒气，与血气相搏结成核生颈边，又遇风寒所折，遂不消不溃，名为恶核也。”

清代吴谦《医宗金鉴》载“上石疽”：“石疽生于颈项旁，坚硬如石色照常，肝郁凝结于经络，溃后法依瘰疬疮”；“此疽生于颈项两旁，形如桃李，皮色不变，坚硬如石，带痛不热，一由肝经郁结，以致气血凝滞而成”。所载之石疽类似于淋巴瘤。清代许克昌《外科证治全书》：“石疽初起如恶核，坚硬不痛，渐大如峰……如迟至大如升斗者，亦石硬不痛。”这些描述与西医学颈部恶性淋巴瘤的症状很相似。

清代林珮琴《类证治裁》一书提出：“结核经年，不红不肿，坚而难移，久而肿痛者为痰核，多生耳、项、肘、腋等处。”这里的“不红不痛，坚而难移”与颈部恶性淋巴瘤极为相似。

“失荣”描述的症状类似于恶性淋巴瘤晚期患者呈恶病质状态。《素问·疏过五论篇》称之为“脱荣”。明代陈实功《外科正宗》详细描述“失荣”时曰：“失荣者，其患多生于肩之上。初起微肿，皮色不变，日久渐大，坚硬如石，推之不移，按之不动，半载一年，方生隐痛，气血渐衰，形容瘦削，破烂紫斑，渗流血水，或肿泛如莲，秽气熏熏，昼夜不歇，愈久愈大，越溃越坚，犯此俱为不治。”清代高秉钧《疡科心得集》说：“失荣者，犹树木之失于荣华，枝枯皮焦故名也。生于耳前后及项间，初起形如栗子，顶突根收，如虚痰疬瘤之状，按之石硬无情，推之不肯移动，如钉着肌肉是也。不寒热，不疼痛，渐渐肿大，后遂隐隐疼痛，痛着肌骨，渐渐溃破，但流血水，无脓，渐渐口大，内腐，形如湖石，凹进凸出，斯时痛甚彻心。”清代邹岳《外科真诠》亦谓：“失荣症生于耳下，初起状如痰核，推之不动，坚硬如石，皮色不变，日渐长大……若病久日渐溃烂，色现紫斑，渗流血水，胬肉高突，顽硬不化，形似翻花疮瘤症。”清代吴谦《医宗金鉴·外科心法要诀》云：“失荣耳旁及项肩，起如痰核不动坚，皮色如常日渐大，忧思郁怒火凝然。日久气衰形消瘦，愈溃愈硬现紫斑，腐烂浸淫流血水，疮口翻花治总难。”清代王洪绪《外证全生集》对失荣、石疽、恶核作了鉴别，其曰：“阴疽之证，皮色皆同，然有肿与不肿，有痛与不痛，有坚硬难移，有柔软如绵，不可不为之辨……不痛而坚，形大如拳者，恶核失荣也……不痛而坚如金石，形如升斗，石疽也。此等症候尽属阴虚，无论平塌大小，毒发五脏，皆日阴疽……重按不痛而坚者，毒根深固，消之难速。”又曰：“恶核与石疽初起相同，然其寒凝甚结，毒根最深。”这里不但指出了几种相似病证的共同点，也提出异同点。以上古代文献记述的失荣证，类似于晚期恶性淋巴瘤，并对其预后有较清晰的认识，清代吴谦《医宗金鉴·外科心法要诀》指出：“古今虽有治法，终属败证……然亦不过苟延岁月而已。”

三、病因病机

恶性淋巴瘤病位在经络，与肝、脾、肾等脏腑有密切关系。“痰”是主要病理因素，所谓“无痰不成核”。痰之起因有二：一为寒湿凝结成痰；二为火热煎熬津液成痰。

1. 七情郁结　情志不舒而致肝气郁结，痰气积聚，郁久化热，灼津为痰，若与邪毒胶结则为恶核；情志不遂，精神抑郁，或怒伤肝气，气机阻滞，使血行不畅，脉络瘀阻，气滞血瘀，日积月累，凝聚成块则为肿核。

2. 饮食所伤　饮食不节，伤及脾胃，致使脾胃虚弱，水湿运化失职，湿郁于内，久成湿毒。湿毒不化，日久凝结为痰，痰毒互结，遂成肿核。

3. 正气亏虚　素体脾肾阳虚，寒湿内生，寒痰凝结成核；或素体阴虚，虚火内动，灼津为痰，痰火凝结为肿核。

总之，本病根本在于痰，诱发因素在乎郁，痰郁互结，气血凝滞，耗伤气血，损及阴阳，可导致气血阴阳虚损。

四、诊断与鉴别诊断

（一）诊断

1. 发病特点　淋巴结肿大为本病特征。浅表淋巴结的无痛性、进行性肿大常是首发症状，尤以颈部淋巴结多见，其次为腋下，首发于腹股沟或滑车上的较少。淋巴结肿大可引起局部组织器官压迫症状，也可由于淋巴结侵犯引起相应局部症状和体征。有的患者可见全身症状如发热、皮肤瘙痒、消瘦等。部分恶性淋巴瘤患者饮啤酒后几分钟内出现受侵的淋巴结或骨疼痛，这种不能耐受啤酒的现象最多见于结节硬化型的霍奇金淋巴瘤（HD）患者，有时甚至可作为一种诊断性试验。

2. 临床表现　本病好发于颈部与颌下，其次为腋下及腹股沟，肿核坚硬而有弹性，无明显疼痛。深部多见于纵隔与胃肠道，由此引起局部浸润及压迫症状，如呼吸困难、心悸气短、癥积肿块、腹痛腹胀、便闭不通、腹泻、腹水等。极少数发生在其他器官，如在扁桃体、鼻咽部可有吞咽困难、鼻塞、鼻衄等；在肝脾可见癥积，胁部疼痛及黄疸等；在呼吸道可发生咳嗽、咯血、胸闷、悬饮（胸水）等；在骨骼可有局部骨痛、病理性骨折；如在神经系统可见头痛、截瘫、癫痫等；在皮肤可有肿块、结节、风团、皮肤瘙痒等。全身症状有发热、消瘦、皮肤瘙痒等。

3. 影像学诊断　经X线、淋巴造影、放射性核素检查、CT等检查，可发现相应病变，明确肿瘤侵犯范围。

4. 细胞、病理学诊断　淋巴结活组织检查或经其他病理检查证实本病诊断及分类。

（二）鉴别诊断

1. 颈痈　颈痈即西医学所称的急性化脓性淋巴结炎，俗名“痰毒”，清代吴谦《医宗金鉴》中称“夹喉痈”。多生于颌下、耳后、项后、颏下。初起结块形如鸡卵，皮色不变，肿胀，灼热，疼痛，逐渐漫肿坚实，焮热疼痛，伴有寒热、头痛、项强等症状。石疽多发于颈项、耳下或腋下、鼠蹊部，不痛而坚，生长较快，预后不良。

2. 瘰疬　肿核多发生于颈部，结核如豆，一枚或数枚，逐渐增大，一般经 2～3 个月溃破，脓中夹有败絮状物质。相当于西医学的颈部淋巴结核。

3. 瘿　瘿为发生于结喉正中附近的半球形肿块，能随吞咽动作而上下移动。气瘿相当于西医学的单纯性甲状腺肿，肉瘿相当于甲状腺腺瘤或囊肿，石瘿相当于甲状腺癌。大多发生于 40 岁以下的女性。恶性淋巴瘤则多见于缺盆及颈项两侧、腋下、鼠蹊，发病部位有明显不同。

五、辨证论治

（一）辨证

1. 辨证要点

（1）辨痰：恶性淋巴瘤的痰核有寒痰、热痰、湿痰、燥痰、顽痰之分。寒痰多见神疲，身寒畏冷，舌淡苔润，脉沉细弱；热痰、燥痰多为虚火灼津成痰，多见阴虚火旺之象如舌红少苔，或有瘀斑，脉象细数；湿痰由脾胃虚弱，痰湿内生，常见胸痞纳呆，苔白或白腻；痰夹瘀血较难消除，称为顽痰，恶性淋巴瘤的肿块多属痰湿与瘀血胶结凝聚。

（2）辨虚：虚主要有脾肾阳虚、肝肾阴虚和气血亏虚。寒痰凝结者多素体脾肾阳虚，见舌淡苔润，脉沉细；肝肾阴虚则见舌红少苔，脉细数；晚期多见气血亏虚或脾肾阳虚。

2. 证候

（1）痰气郁结症状：颈项、耳下或腋下、鼠蹊有多个肿核，不痛不痒，皮色不变，头晕耳鸣，烦躁易怒，胸腹闷胀，或有胸胁疼痛，大便不畅。舌淡红，苔白或白腻，脉弦。

病机分析：多见于疾病初期，由情志抑郁，肝气不疏，津液留滞，聚而成痰，痰气交结于肝脾经络，遂致颈项、耳下、腋下、鼠蹊多处肿核。肝气不疏，故烦躁易怒，胸腹闷胀，胸胁疼痛；疏泄不利，故见大便不畅。舌淡红苔白或白腻，脉弦为肝气郁结、痰湿内停之象。

（2）阴虚痰火症状：形体消瘦，脘腹胀痛，纳呆食少，口渴咽干，失眠多梦，潮热盗汗，恶核累累，癥瘕积聚，大便干结。舌红少苔，或有瘀斑，脉象细数。

病机分析：多由素体阴虚，阴火内生，灼津成痰，痰火结于少阳经络，遂结成核。阴虚形体不充，故见形瘦；肾阴不足故大便干结，口渴咽干；胃液枯涸，故见纳呆食少；阴虚火旺，故见失眠多梦，潮热盗汗；舌红少苔，或有瘀斑，脉细数为阴虚火旺夹瘀之象。

（3）寒痰凝结症状：颈项、耳下或腋下、鼠蹊部多个肿核，不痛不痒，皮色如常，坚硬如石，不伴发热，形寒肢冷，面色少华，神疲乏力，倦怠自汗。舌淡苔润，脉沉细弱。

病机分析：多由素体虚寒，痰湿内生，气血凝滞，寒痰结于颈项、耳下、腋下等处而成肿核。阳气不足，故见形寒肢冷，面色少华，神疲乏力；阳虚不能固表，故见自汗；舌淡苔润，脉沉细弱为阳虚痰湿内停之象。

(4) 气血两虚症状：颈项体表多处肿核不断增大，寒热盗汗，形体消瘦，疲倦乏力，气短，颜面发白，口干纳呆，或见胁下痞块。舌淡暗苔白，脉象细弱。

病机分析：多为疾病晚期，经多次化疗或放疗，气血大亏，阳气阴液俱为不足。阳气不足，故见颜面发白，乏力气短；脾胃亏虚，故见纳呆口干；周身失养，四肢失充，故见形体消瘦；正气大亏，邪势炽张，毒邪流散，故见多处肿核，增大明显；舌淡暗苔白，脉细弱为气血虚弱之象。

(二) 治疗

1. 治疗原则

(1) 开郁为先：痰核之证多起于痰，痰块之生多起于郁，治法必以开郁为主。

(2) 重在治痰：寒痰凝结者，温化寒痰；阴虚痰火凝结者，滋养肝肾，清火化痰；湿痰盛者，宜健脾化痰；痰夹瘀血之顽痰宜活血化瘀、化痰散结并用。

(3) 治虚分阴阳气血：虚有阴虚阳虚、气虚血虚之别，又有脏腑定位之异。阴虚多在肝肾，阳虚多在脾肾，当据证而施。

2. 治法方药

(1) 痰气郁结

治法：理气解郁，化痰散结。

方药：消串丹加减。以柴胡、白芍理气平肝解郁，辅以陈皮理气化痰，天花粉化痰润燥，白术、茯苓、甘草健脾土以绝生痰之源，蒲公英、紫背天葵以消痰块，附子领群药直捣中坚。诸药合用具有疏肝健脾、理气化痰功效。

若气阴两虚，加入益气养阴之品，如黄芪、党参、生地、玄参等；痰结较重者，可加入半夏、贝母、牡蛎等；肝气郁结，郁热症状较重者，可加入枳壳、香附、郁金等；肝郁脾虚，食欲不振者，可加入砂仁、焦三仙等；若痰瘀互结、癥积肿块者，可加入桃仁、三棱、莪术等。

(2) 阴虚痰火

治法：滋养肝肾，清火化痰。

方药：消瘰丸加天门冬、生地、白芍、夏枯草。重用玄参大滋肾水，清上焦浮游之火，天门冬、生地以助滋肾之力，肝为肾之子，肾水得养则肝阴自足；浙贝母、牡蛎化痰散结，白芍养血平肝、清降胆火，夏枯草清肝火、散郁结。全方共收滋养肝肾、清火化痰之功。

若瘀血之象明显，加入活血化瘀药，如丹参、三棱、莪术、地龙、天花粉等。

(3) 寒痰凝结

治法：温化寒痰，补养气血。

方药：阳和汤加减。重用熟地以温补营血；鹿角胶性温，为血肉有情之品，生精补髓，养血助阳；炮姜、肉桂破阴和阳，温通经脉；麻黄、白芥子通阳散滞而消痰结，多药合用能使气血宣通，且又使熟地、鹿角胶补而不腻；甘草生用清热解毒、调和诸药。诸药合用，既有补养之用，又有温通之意。因而本方可温阳补血、宣通血脉、散寒祛痰、消除痰结。

若气血虚弱可加益气养血之品，如黄芪、党参、当归、白芍、鸡血藤等；若脾气虚弱，食欲不振者，可加砂仁、白术、陈皮、茯苓等；寒痰凝结，痰瘀互阻者，可加半夏、川芎、红花、桃仁等；痰核坚硬如石者，可加木鳖子、鳖甲、丹参、浙贝母等。

（4）气血两虚

治法：补气养血，化痰散结。

方药：香贝养营汤加减。以黄芪、人参补气，白术、茯苓、炙甘草健脾，当归、白芍、熟地养血，香附、贝母行气化痰散结，共奏补气养血、化痰散结之效。

若脾阳虚弱，食欲不振者，加干姜、砂仁、焦三仙等；脾肾阳虚，完谷不化，腹痛腹泻者，可加干姜、补骨脂、附子、肉豆蔻、肉桂等。

3. 其他治法

（1）古方

1）舒肝溃坚汤（《医宗金鉴》）：夏枯草、僵蚕、香附、石决明、当归、白芍、陈皮、柴胡、川芎、穿山甲、红花、姜黄、甘草。适用于痰气郁结者。

2）散肿溃坚汤（《兰室秘藏》）：柴胡、龙胆草、黄柏、知母、天花粉、昆布、桔梗、甘草、三棱、莪术、连翘、当归、白芍、葛根、黄连、升麻、黄芩、海藻。适用于痰气郁结夹热夹瘀者。

3）消核散（《医宗金鉴》）：海藻、牡蛎、玄参、糯米、甘草、红娘子。治颈项痰凝瘰疬。适用于阴虚痰火者。

4）夏枯草膏（《丸散膏丹集成》）：夏枯草、当归、白芍、黑参、乌药、浙贝母、僵蚕、昆布、桔梗、陈皮、川芎、甘草、香附、红花。治男妇小儿忧思气郁，瘰疬坚硬，肝旺血燥，骤用迅烈之剂，恐伤脾气，以此膏常服消之。适用于痰气郁结者。

（2）中成药

1）犀黄丸（《外科全生集》）：犀黄（1克）、麝香（4.5克）、乳香、没药（各去油，各30克，各研极细末）、黄米饭（30克）。捣烂为丸。忌火烘，晒干。陈酒送下10克。患生上部，临卧服；下部，空心服。适用于寒痰凝结者。

2）小金丹（《外科全生集》）：白胶香、草乌、五灵脂、地龙、木鳖（各45克，俱为细末）、乳香、没药（各去油）、归身（俱净末，各22.5克）、麝香（10克）、墨炭（4克）亦各研细末。用糯米粉36克，同上药末，糊浓，干槌打融为丸，如芡实大，每料约250粒。临用陈酒送下1丸，醉盖取汗。如流注将溃及溃久者，以10丸均作5日服完，以杜流走不定，可绝增入者。适宜于寒痰凝结者。

3）六神丸（《中国医药大辞典》）：由蟾酥、牛黄、麝香、雄黄、珍珠粉、冰片等组成。功效清热解毒、消肿止痛。每次20粒，每日3次。适用于恶性淋巴瘤痰火盛者。

（3）外治

1）金倍散（《医宗金鉴》）：整文蛤（攒孔）1枚，金头蜈蚣（研粗末）1条，将蜈蚣末装入文蛤内，纸糊封口，外再用西纸糊7层，晒干，面麸拌炒，以纸黑焦为度，去纸研极细末，加麝香0.3克，再研匀，陈醋调稠。湿敷坚硬核处，外用薄纸盖之，每日一换。

2）朱震亨贴瘰疬饼（《医宗金鉴》）：生山药、蓖麻子肉，上等分，捣匀摊贴之。治项间瘰疬，不辨肉色，不问大小及日月深远，或有赤硬肿痛，并皆贴之效。

3）阿魏化坚膏（《外科大成》）：用蟾酥丸药末一料，金头蜈蚣5条，炙黄去头足，共研匀；将太乙膏720克，重汤炖化，离火入前药末，搅冷为度。每用时以重汤炖化，用红绢摊贴，半月一换。轻者渐消，重者亦可少解，常贴可保不致翻花。

4）蛇蜕膏（《医宗金鉴》）：蜜蜂21个，蛇蜕2.2克，蜈蚣2条。上药用香油120克，将前三药入油，用文武火炸枯，捞去渣；入铅粉60克，用如箸粗桑枝7条，急搅候冷，出火气7日夜。方用纸摊贴患处。用于肿块溃后。

5）阳和解凝膏（《外科全生集》）：鲜大力子梗、叶、根1 500克，活白凤仙梗120克，大麻油5千克。先煎至枯，去渣，次日用川附、桂枝、大黄、当归、肉桂、官桂、草乌、川乌、地龙、僵蚕、赤芍、白芷、白蔹、白及各60克，川芎、续断、防风、荆芥、五灵脂、木香、香橼、陈皮各30克，再煎药枯，沥渣，隔宿油冷，见过斤两，每油500克，用炒透桃丹350克搅和，熬至滴水成珠，不粘指为度。以湿草纸罨火，移锅放冷处，将乳香、没药末各60克，苏合油120克，麝香30克，研细入膏，搅和极匀，出火气，半月后摊贴。

（4）针灸

1）体针

处方：取厥阴、少阳经穴为主。天井、少海、章门、百劳、肘尖、支沟、三阴交。

辨证配穴：寒痰凝滞加灸脾俞、丰隆温化寒痰；痰气郁结加肝俞、太冲、丰隆以行气化痰；痰热蕴结加曲池、丰隆以清热除痰散结；肝肾阴虚加肝俞，肾俞、照海以滋肝肾之阴；气血两虚加气海、足三里益气养血，可加灸。

随症配穴：高热加十宣、大椎点刺放血；皮肤瘙痒加血海、膈俞；胸胁胀痛加阳陵泉、膻中、内关；脘痞少纳加中脘、足三里；盗汗加阴郄、膏肓；潮热加大椎、劳宫。

2）耳针：内分泌、皮质下、脑干、肝、心及对应部位、轮4~6反应点。选2~3穴，毫针刺，中强度刺激，每次留针30分钟，间歇运针2~3次，10次为一个疗程。或用针埋藏或王不留行籽贴压，每3~5日更换1次。

3）穴位注射：百劳、肾俞、心俞、肝俞、丰隆等，每次取2~4穴，用胎盘针、胸腺肽或转移因子等药，注射量根据不同的药物及具体辨证而定。局部常规消毒，在选定穴位处刺入，待局部有酸麻或胀感后再将药物注入。隔日1次。

4）挑治法：至阳、灵台附近及6~9胸椎夹脊处阳性反应点挑治，每星期1次。

5）火针：阿是穴、大椎、肘尖或肩髃火针点刺，每星期1次。

六、转归与预后

本病初起正气尚存，仅有颈项、耳下或腋下、腹股沟部多处肿核，其后由实转虚，或虚实夹杂；病至晚期，形容瘦削，肿块溃烂，渗流血水，或肿泛如莲，秽气熏熏，则属不治。如不经治疗，多在6~12个月内死亡。

国外学者提出的中高度恶性淋巴瘤国际指数认为，年龄、一般状况、结外病变、有无肿块、分期、血浆白蛋白、LDH、IL－2R和B－2Mg等对预后影响最大。其中高危指数包括：年龄>60岁，LDH高，一般状况差，结外病变，Ann ArdorⅢ、Ⅳ期。霍奇金病较非霍奇金淋巴瘤预后为好，影响预后的主要因素有年龄、性别、病理、分期、全身症状伴有情况。有发热、盗汗、体重下降、贫血等全身症状的患者预后差于没有这些症状的患者。

七、预防与护理

保持心情舒畅，忌情绪压抑及紧张焦虑。适当参加体育活动，以保持气血流通。饮食宜进食高热量、高维生素、高蛋白、补血之品，如牛乳、鸡蛋、瘦肉、红枣等。多食新鲜菜果，忌辛辣、煎炸、生痰、难消化之品，忌饮啤酒。

化疗间歇阶段宜多给具有补气养血的食品，提高机体抗病能力。放疗期间多饮水，勤漱日，戒烟酒及辛辣食物。宜进食粥粉面之类食物，茶、牛乳和西洋参水、胡萝卜马蹄水可以使口腔湿润。避免照射区皮肤摩擦。

八、现代研究

恶性淋巴瘤在世界各国发病率差异很大，在发达国家占癌症死亡率的第6位，在发展中国家占癌症死亡率的第8位。与欧美国家相比，我国发病率与死亡率均较低，居男性常见肿瘤的第8位，居女性常见肿瘤的第10位。淋巴瘤分为霍奇金淋巴瘤（Hodgkin's lymphoma，HD）与非霍奇金淋巴瘤（Non－Hodgkin's lymphoma，NHL）两类。我国HD发病年龄高峰在40岁左右。欧美发达国家HD占恶性淋巴瘤约为1/4，我国15个省市1 096例恶性淋巴瘤病理切片分析，HD占22.9%。淋巴瘤经过治疗后的存活期与疾病类型及临床分期有关，HD放化疗后的5年生存率为80，5%。低度恶性NHL Ⅰ、Ⅱ期患者绝大多数可通过综合治疗治愈，Ⅲ期患者5年生存率在70%～75%，5～10年生存率在60%，中数生存期为7～8年。中度恶性NHL Ⅰ期治愈率可达75%～100%，对于临床分期为Ⅰ、$Ⅰ_E$的患者，放疗的5年生存率为65%，对Ⅱ、$Ⅱ_E$的患者则只有25%，对晚期（Ⅲ、Ⅳ期）患者经积极治疗有50%可得治愈。高度恶性NHL治疗相当困难，CR在44%～56%之间，CR患者的3年生存率在41%～46%。

恶性淋巴瘤属于化疗敏感肿瘤，治疗效果较好，中医药治疗恶性淋巴瘤也有较好的疗效。潘氏心1报道用加味四物消瘰汤（当归、川芎、生地、赤芍各10克，玄参、海藻、夏枯草各15克，牡蛎、蚤休、黄药子各20克）治疗10例，单服中药加减四物消瘰汤7例中，肿块消失3例，基本消失1例，缩小L/2以上者2例，肿块大小保持不变1例。治疗后观察时间2年3例，1年2例，半年1例，1例在治疗后6个月死亡。服中药加减四物消瘰汤1个月后加用化疗3例中，肿块消失2例，基本消失1例。3例分别在治疗后6个月、8个月、10个月死亡。

董氏等以中药为主，佐以小剂量化疗治疗恶性淋巴瘤105例。中医治疗以中成药“紫牛散”（牛黄、朱砂各1克，山慈菇、五倍子各20克，雄黄、乳香、没药、全蝎各15克，蜈蚣10克，珍珠15克，鹿角霜20克，鳖甲20克。研末，每次3克，每日3次，口服）配合中医辨证分型及方药。痰郁互结型：多以开郁散合阳和汤加减；毒聚血瘀型：多以和营软坚丸、消瘰丸加减；气阴两虚型：多以香贝养荣汤、八珍汤加减。西药采用小剂量COP方案化疗。患者至少接受“紫牛散”治疗2个月以上。共治疗恶性淋巴瘤105例。结果：CR 63.18%，PR 27.16%，总有效率91.14%。5年生存率53.12%，10年生存率37.11%。痰瘀互结型生存率明显高于毒聚血瘀型和气阴两虚型。

庄氏报道以中医辨证施治方法配合灸法治疗本病。热痰蕴结证候采用内消瘰疬丸（生牡蛎30克，土贝母、玄参各9克，白花蛇舌草、蛇果草、蛇六谷、何首乌藤各30克，夏枯草、海藻各15克，山慈菇9克）；寒痰凝结证候采用小金丹加减（小金丹1粒，半夏、茯苓各12克，陈皮6克，甘草5克，土贝母9克，桂枝5克，白花蛇舌草30克，白芥子5克）；痰湿凝结证采用消瘰丸合二陈汤（生牡蛎、白花蛇舌草各30克，土贝母、玄参、半夏、茯苓、山慈菇、天葵子各9克，陈皮6克，夏枯草、海藻各15克）；痰热内蕴证采用清气化痰丸加减（太子参、夏枯草、何首乌藤各15克，白术、茯苓、玄参、土贝母、山慈菇各9克，甘草、丹皮、栀子各5克，桑叶6克，生牡蛎、白花蛇舌草各30克）；寒痰内凝证采用阳和汤加减（熟地30克，肉桂、甘草各3克，麻黄、炮姜各1.5克，鹿角胶、半夏各9克，白芥子5克，陈皮6克）。灸疗天井、光明、小海等，每次取1穴单侧，灸3壮。共治疗12例，有效率达91%。

九、小结

本病多发于中青年，常因七情所伤，或饮食不节，或肝脾肾不足所致。病变部位在经络，病变脏腑关键在肝，又与脾、肾有密切关系，痰为主要病理产物，为本虚标实之证。肝气郁结，津液留滞成痰，痰气胶结成核；郁久化热，耗伤阴血，或肝肾不足，相火妄动，痰火凝结成核；或素体阳虚，寒痰凝结而成核；病至晚期，正气大亏，气血阴阳俱不足。治疗当采用开郁化痰、软坚散结、温化寒痰、滋养肝肾、清火化痰、补气养血等法。

（陈　劲）

第十五章

中医眼科常见疾病

第一节　睑弦赤烂

睑弦赤烂是以睑弦红赤、溃烂、刺痒为特征的眼病。本病常为双眼发病，病程长，病情顽固，时轻时重，缠绵难愈。素有近视、远视或营养不良，睡眠不足，以及卫生习惯不良者，易罹本病。睑弦赤烂相当于西医学的睑缘炎。

一、睑弦赤烂的诊断

1. 病史与症状　患眼睑弦或眦部灼热疼痛，刺痒难忍，可伴干涩畏光。

2. 眼部检查　病变的程度、部位不同，临床可有不同表现。如可见睑缘潮红，睫毛根部及睫毛间附有细小糠皮样鳞屑，除去鳞屑后可见睑缘红赤，睫毛易脱落，但可再生；或见睑缘红赤糜烂、结痂，除去痂皮可见睫毛根部出脓、出血，睫毛胶黏成束，乱生或脱落，睫毛脱落后不能再生，日久则睫毛稀疏或成秃睫；或红赤糜烂等症表现在两眦部。

二、临床典型案例

张某，男，45 岁。因“双眼睑弦红、灼热、刺痛 2 个月”就诊。眼部检查：双眼上眼睑睫毛根部皮肤溃破、出脓、出血、秽浊结痂，眵泪胶黏，睫毛稀疏。舌质红，苔黄腻，脉濡数。

三、根据病例提出诊断与鉴别诊断、辨证、治疗

（一）诊断依据及鉴别诊断

1. 诊断　本病例诊断为睑弦赤烂，其诊断依据如下。

（1）双眼胞睑弦红、灼热、刺痛。

（2）眼部检查：双眼上眼胞睑睫毛根部皮肤溃破、出脓出血、秽浊结痂，眵泪胶黏，睫毛稀疏。

2. 本病应与风赤疮痍相鉴别　两者均表现为胞睑红赤湿烂，但睑弦赤烂的病变局限于睑弦部位，不波及胞睑皮肤；与之相反，风赤疮痍是以胞睑皮肤的病变为主，一般不波及睑弦。

（二）辨证论治

1. 本病的中医证型是湿热偏盛证　其辨证要点为：患者双眼痛痒并作，睑弦红赤溃烂，出脓出血，秽浊结痂，眵泪胶黏，睫毛稀疏；舌质红，苔黄腻，脉濡数。

2. 该病临床上常见的中医其他证型

（1）风热偏盛证：其辨证要点为睑弦赤痒，灼痛疼痛，睫毛根部有糠皮样鳞屑；舌红苔薄，脉浮数。

（2）心火上炎证：其辨证要点为眦部睑弦红赤，灼热刺痒，甚或睑弦赤烂、出脓出血；舌尖红，苔薄，脉数。

（三）治疗

睑弦赤烂的发病，可因脾胃蕴热，复受风邪，风热合邪触染睑缘，耗津化燥；或由脾胃湿热，外感风邪，风湿热三邪相搏，循经上攻睑缘而发病；或因心火内盛，风邪犯眦，引动心火，风火上炎，灼伤睑眦而发病。本病辨证论治以祛风清热除湿为主，内治、外治相结合。

1. 本病的中医辨证论治

（1）风热偏盛证：治以祛风止痒，凉血清热。用银翘散加减。可以酌加赤芍清热凉血，加蝉蜕、薏苡仁、乌梢蛇等祛风止痒，加天花粉生津润燥。

（2）湿热偏盛证：治以清热除湿，祛风止痒。用除湿汤加减。热气重者，加金银花清热解毒；湿气重者酌加茵陈；酌加苦参、蛇床子、白鲜皮等除湿止痒。

（3）心火上炎证：治以清心泻火，佐以祛风。可用导赤散和黄连解毒汤加减。若红赤较重，加赤芍、牡丹皮凉血退赤，眼痒重者加刺蒺藜、防风、蝉蜕等祛风止痒。

2. 本病的其他中医治疗方法

（1）熏洗：可选用白鲜皮、苦参、野菊花、蒲公英、蛇床子等药煎水熏洗，每日2～3次。熏洗前，应拭去鳞屑、脓痂。

（2）点眼：可选用清热解毒类滴眼液或抗生素滴眼液及眼膏。

（四）转归与预后

（1）睑弦赤烂是发生在睑缘皮肤、睫毛毛囊及腺体的亚急性或慢性炎症，病情较为顽固，愈后可复发。

（2）眼睑腺体分泌过多，合并轻度感染为主要原因；理化因素刺激（如风尘、烟、热等）、全身抵抗力降低、睡眠不足、屈光不正、核黄素缺乏等可诱发本病。

（3）睑弦赤烂病程缠绵、久病不愈，睫毛脱落不能再生可以导致秃睫，睑缘肥厚，结膜炎等。

（五）预防与调护

应做到以下几点：①保持眼部清洁，避免风沙烟尘刺激。②注意饮食调节，改善睡眠，适当补充核黄素。③凡屈光不正、视疲劳者，应及时矫治和避免过度用眼。

（余　胜）

第二节　眼丹

眼丹是指整个胞睑红赤如涂丹，痛如火灼，化脓溃破的眼病。类似于西医学眼睑蜂窝组织炎，可单眼或双眼发病。

一、眼丹的诊断

1. 自觉症状　整个胞睑肿胀疼痛，睁眼困难；重者同侧面颊亦肿胀，伴有恶寒、发热、头痛及全身不适等。

2. 眼部检查　上胞或上下胞睑弥漫性红赤、肿胀，色如涂丹，质硬，疼痛拒按，耳前可扪及肿核压痛；后期胞睑红肿逐渐局限酿脓，皮肤变薄亮而色转黄白，触之有波动感，溃后流脓血。

3. 实验室及特殊检查

（1）血常规检查：可见白细胞总数及中性粒细胞比例增高。

（2）取分泌物细菌培养可检出致病菌。

二、临床典型案例

林某，男，30 岁，左眼外伤后眼睑红赤、肿胀、疼痛 10 天。检查：左眼眼睑皮肤破损，弥漫性肿胀，睑裂消失，质硬，疼痛拒按，耳前淋巴结肿大。血常规检查 WBC $21.2\times10^{9}/L$。兼有发热、头痛、恶寒，体温 39.3℃，便秘溲赤。舌红，苔黄腻，脉洪数。

三、根据病例提出诊断与鉴别诊断、辨证、治疗

（一）诊断依据及鉴别诊断

1. 诊断　本病例诊断为眼丹，其诊断依据如下。

（1）患者左眼外伤病史，左眼胞睑红赤、肿胀、疼痛 10 天。

（2）左眼胞睑皮肤破损，弥漫性肿胀，睑裂消失，质硬，疼痛拒按，耳前淋巴结肿大。

（3）血常规检查：白细胞计数 $21.2\times10^{9}/L$。

2. 本病应该与针眼进行鉴别　两者均有眼睑红、肿、疼痛，局部硬肿。针眼治疗不及时可以导致眼丹，眼丹除了眼睑局部症状之外还伴随有全身症状，实验室检查白细胞升高。

（二）辨证论治

1. 本病例辨证为热毒壅盛证　其辨证要点为：左眼眼睑皮肤破损，弥漫性肿胀，睑裂消失，质硬，疼痛拒按，耳前淋巴结肿大。兼有发热、头痛、恶寒，便秘溲赤。舌红，苔黄腻，脉洪数。

2. 该病临床上常见的其他证型

（1）风毒束睑证：其辨证要点为疾病初起，胞睑漫肿微红，按之较软，痒痛并作；伴有身热，头痛，恶风；舌淡红，苔薄白，脉浮数。

（2）热入营血证：其辨证要点为胞睑漫肿焮热，色紫黯黑，疼痛剧烈；全身兼见身热烦躁，面红气粗；舌红绛，苔黄而糙，脉洪数。

（3）正虚邪留证：其辨证要点为胞睑局限脓肿，溃后脓液不尽，经久难愈；全身兼见面色少华，肢倦乏力；舌淡苔白，脉细弱。

（三）治疗

眼丹的发病，可因脾胃蕴积热毒、胞睑外伤、重症针眼蔓延扩散，毒邪蔓延，气血壅滞，蓄腐成脓。本病为眼科急重症，应采用中西医结合治疗。未成脓时，内外兼治；已成脓

者，须切开排脓引流。

1. 本病的中医辨证论治

（1）风毒束睑证：治以疏风消肿，清热解毒。用银翘散加减。可以酌加川芎、防风疏风散邪，加生地黄、当归助凉血止血，加蒲公英、紫花地丁助清热解毒。

（2）热毒壅盛证：治以清热解毒，活血消肿。可用仙方活命饮加减。多加大黄、栀子增泻火解毒功效，酌加野菊花、蒲公英、紫花地丁助清热解毒之力；胞睑红肿甚者酌加牡丹皮、郁金、玄参助活血消肿。

（3）热入营血证：治以清热解毒，凉血散瘀。用犀角地黄汤合黄连解毒汤加减。胞睑肿痛甚者加金银花、野菊花、蒲公英、紫花地丁助清热解毒，胞睑色紫黯黑者加郁金、玄参助凉血散瘀。

（4）正虚邪留证：治以益气养血，托毒排脓。可用托里消毒散加减。酌加陈皮益气行气；脓液不尽者加薏苡仁、败酱草助托毒排脓。

2. 本病的其他中医治疗方法

（1）中成药治疗：根据临床证型选用清热解毒中成药口服或者静脉滴注。

（2）湿热敷：适用于本病初起。

（3）药物敷：脓未成者，可用紫金锭外敷或清热解毒中药水煎湿热敷，促其消散吸收。

3. 本病的西医学治疗方法

（1）滴眼：选用广谱抗生素滴眼液。

（2）全身应用足量、广谱、有效的抗生素治疗。

（3）手术：已成脓者须切开排脓引流，每日换药至痊愈。

（四）转归与预后

（1）眼丹是一种由溶血性链球菌感染所致的眼睑皮肤和皮下组织的急性炎症，上、下睑可同时发病，并向周围组织蔓延。眼丹是眼科的急危重证之一，正确的中医辨证以及局部、全身应用足量、广谱、有效的抗生素治疗，病情可以得到控制临床治愈。

（2）如果病人体质差、感染的致病菌毒性强烈时，眼睑炎症扩散，发展为眼眶蜂窝组织炎、败血症、海绵窦血栓、脑膜炎危及生命。

（五）预防与调护

1. 本病与眼外伤、鼻窦炎、颜面部疖肿、眼睑局部针眼等局部因素密切相关　与年老体弱、营养不良、糖尿病、恶性肿瘤、血液病、全身炎症、肝肾功能衰竭等全身因素有关。

2. 本病的预防在于早期发现、早期诊断、早期治疗　慎重对待眼部及颜面部的疖肿，尤其是年老体弱、营养不良、糖尿病、肿瘤、血液病、全身炎症、肝肾功能衰竭的患者应高度重视。

（余　胜）

第三节　漏睛

漏睛是以内眦部常有黏液或脓液自泪窍溢出为临床特征的眼病。漏睛一名首见于《太平圣惠方》，又称大眦漏、窍漏，而《原机启微》又称本病为热极必溃之病。本病多见于中老年，女性多于男性，可单眼或双眼发病。此外，亦有新生儿罹患本病者。本病发生可由椒疮及相关鼻病引起。由于泪道不畅或阻塞，毒邪滞留，脓汁不尽，常可导致黑睛、白睛疾病，如出现真睛破损、内眼手术有创口时，则常可引起眼珠灌脓等恶候。

本病相当于西医的慢性泪囊炎。

一、漏睛的诊断

1. 病史与症状　患眼隐隐不舒，不时泪下，拭之又生，眦头常湿，且常有黏液或脓液自泪窍溢出。

2. 眼部检查　内眦头皮色如常，或微显红赤，内眦部白睛微红，或见睛明穴下方微有隆起，按之有黏液或脓液自泪窍溢出。

3. 特殊检查　冲洗泪道时有黏液或脓液自泪窍反流。

二、临床典型案例

胡某，女，53 岁。左眼反复流泪 1 个月，大眦头偶有少量脓汁流出，全身无明显症状。眼科检查：左眼内眦部皮色如常，扪之不痛，但压之有黏液脓汁流出泪窍。舌红，苔白，脉浮数。

三、根据病例提出诊断与鉴别诊断、辨证、治疗

（一）诊断依据及鉴别诊断

1. 诊断　本病例诊断为左眼漏睛（慢性泪囊炎），其诊断依据如下。

（1）左眼反复流泪 1 个月，大眦头偶有少量脓汁流出。

（2）眼科检查：左眼内眦部皮色如常，扪之不痛，但压之有黏液脓汁流出泪窍。

（3）增加泪道冲洗检查，冲洗泪道时多有阻塞现象，有黏液或脓液自泪窍反流。

2. 本病应与流泪症（溢泪）相鉴别　二者均有流泪，但流泪症按压内眦部或冲洗泪道时无黏液或脓液流出；而漏睛按压内眦部或冲洗泪道时有黏液或脓液溢出。

（二）辨证论治

1. 本病例辨证为风热停留证　其辨证要点为：无时泪下，大眦头皮色如常，或微有红赤，微胀不适，眦头常湿，扪之不痛，但压之有黏液脓汁流出。全身无特殊表现或见恶寒发热，头痛，乏力。舌红苔白或黄，脉浮数。

2. 该病临床上常见的证型还有心脾湿热证　其辨证要点为：无时泪下，内眦下方微肿微痛，按压睛明穴下方有脓液自泪窍溢出。全身或见口渴欲饮，小便黄赤，舌红苔黄腻，脉滑。

（三）治疗

本病病因病机有：①外感风热，停留泪窍，泪道不通，积伏日久，泪液受染而变稠浊；②心有伏火，脾蕴湿热，流注经络，上攻泪窍，热腐成脓。在辨证口服中药同时常配合外治疗法。若保守治疗效果不佳时应行手术治疗。

1. 本病的中医辨证论治

（1）风热停留证：治以祛风清热，祛瘀消滞。白薇丸加减。若黏浊泪液多而稠者，加金银花、连翘、蒲公英，以助清热解毒之功。

（2）心脾湿热证：治以清心利湿，祛瘀消滞。竹叶泻经汤加减。若脓液多且黄稠者，

可去羌活，加天花粉、漏芦、乳香、没药，以加强清热排脓、祛瘀消滞的作用。

2. 本病的其他中医治疗方法

(1) 外用八宝眼药点眼，每日3次。

(2) 用黄连水或抗生素类滴眼液冲洗泪道，隔日1次，以清热排脓。经泪道冲洗和药物治疗，脓性分泌物已消失一段时间后，可试行泪道探通术，探通时必须小心，力戒粗暴，以防损伤泪窍而形成假道；若探通数次无效者，即不必继续。

(3) 针灸疗法：针刺少泽、迎香、临泣、后溪、阳谷等。

3. 本病的西医治疗

(1) 滴眼液：抗菌类药物，如0.5%左氧氟沙星滴眼液、0.3%妥布霉素滴眼液等，每日4~6次。

(2) 泪道探通术：若为婴儿患者，一般先行睛明穴下方按摩，日久无效者，可于6个月后行泪道探通术，术后用抗生素滴眼液滴眼。

(3) 漏睛久不治者可考虑手术，根据情况选用泪囊摘除术、泪囊鼻腔吻合术或泪道激光成形术。

(四) 转归与预后如何

(1) 本病一般不影响视力，治疗及时，预后尚可。

(2) 本病虽不影响视力，但病程较长，邪毒蕴伏，内眦脓液不尽，若有目珠外伤，或内眼手术，尤其是黑睛破损时，邪毒可乘虚而入，导致凝脂翳、黄液上冲等严重病症，预后不佳。

(五) 预防与调护

(1) 常因鼻泪管阻塞所致，鼻泪管阻塞可发生在沙眼、慢性鼻炎、鼻黏膜肥厚、鼻中隔弯曲、鼻息肉等病。因鼻泪管阻塞，泪液潴留在泪囊内，不能流入鼻腔，随着泪液流入的细菌得以在泪囊内繁殖，使黏膜受到感染，产生黏液或脓性分泌物。常见的细菌有肺炎球菌、链球菌、葡萄球菌等。

(2) 其预防与调护为：①对椒疮重症、鼻部疾病或流泪症患者，应及时治疗，防止并发漏睛，并注意检查是否已患本病，以便早期治疗；②在点外用药前，先必须按压内眦部，将浊液排净后用药效果方好；③忌食辛辣炙煿等食物，以防脾胃积热，突发漏睛疮。

(余　胜)

第四节　暴风客热

暴风客热是指外感风热而猝然发病，以白睛红赤，眵多黏稠，灼热痒痛为主要特征的眼病。该病名首见于《银海精微·卷之上》。又名暴风、暴风客热外障，俗称暴发火眼。

暴风客热类似于西医学之急性细菌性结膜炎，又称急性卡他性结膜炎。本病多发于盛夏或春秋之际，可散发，也可以通过手帕、毛巾、水、手为传染媒介，在公共场所蔓延，多为双眼先后或同时患病。西医认为本病主要因细菌感染引起，致病菌常为肺炎双球菌、Koch - weeks杆菌、流感嗜血杆菌、金黄色葡萄球菌等。

一、暴风客热的诊断

1. 病史与症状

（1）起病急，双眼同时或先后发病，或有与“红眼病”患者的接触史。

（2）患眼碜涩痒痛，羞明流泪，眵多黏稠；或全身伴有恶寒、发热等症。

2. 眼部检查 眼睑红肿，结膜充血，甚者球结膜水肿，结膜表面有黏性或脓性分泌物。严重者睑结膜可覆盖一层灰白色假膜，易于擦去，但又复生。

3. 实验室检查 发病早期和高峰期眼分泌物涂片及细菌培养，可发现病原菌，结膜刮片可见多形核白细胞增多。

二、临床典型案例

刘某，女，26 岁。双眼赤涩生眵 3 天。发病前曾在当地市游泳池游泳，翌日晨起双眼白睛红赤，碜涩痒痛，眵多黏稠。眼科检查：视力右眼 1.0，左眼 1.2。双眼睑红肿，结膜充血（+++），结膜囊可见大量黏性分泌物。双眼角膜清亮，前房及瞳孔正常。内眼未见异常。除眼症外，患者全身伴有口干咽燥，小便黄赤，大便干结；舌质红苔黄，脉数。

三、根据病例提出诊断与鉴别诊断、辨证、治疗

（一）诊断依据及鉴别诊断

1. 诊断 本病例诊断为暴风客热（急性细菌性结膜炎），其诊断依据如下。

（1）发病前曾在游泳池游泳，有与传染媒介接触史。

（2）双眼结膜高度充血，有大量黏性分泌物，而视力无影响。

2. 本病应与以下眼病相鉴别

（1）与瞳神紧小（急性前葡萄膜炎）相鉴别：瞳神紧小与接触传染无关，与全身病关系密切，患眼刺痛较甚，且严重影响视力，眼部检查以抱轮红赤或白睛混赤为主，黑睛内壁有尘点状沉着物，神水混浊，瞳神缩小变形，眼部无黏性或脓性分泌物。

（2）与绿风内障（急性闭角型青光眼）相鉴别：绿风内障发病与七情过激密切相关，与接触传染无关。患者头目剧烈胀痛，视力急剧下降，伴恶心呕吐，患眼以白睛混赤为主，黑睛水肿，雾状混浊，前房浅，瞳神散大不圆，眼压急剧升高。

（二）辨证论治

1. 本病例辨证为热重于风证 其辨证要点为：双眼白睛红赤，眵多黏稠，伴口干尿赤，大便干结，舌质红苔黄，脉数。

2. 该病临床上常见的其他证型

（1）风重于热证：其辨证要点为：患眼痒涩疼痛，羞明流泪，眵多黏稠，白睛红赤，胞睑微肿；可见头痛、鼻塞、恶风；舌红，苔薄白或微黄，脉浮数。

（2）风热并重证：其辨证要点为：患眼焮热疼痛，赤痒交作，怕热畏光，泪热眵结，白睛赤肿；可兼见头痛鼻塞，恶寒发热，口渴思饮，尿赤便秘；舌红苔黄，脉数。

（三）治疗

暴风客热的病因病机为骤感风热之邪，风热相搏，客留肺经，上犯白睛，猝然发病。故祛风清热为本病基本治则。

1. 本病的中医辨证论治

（1）风重于热证：治以疏风为主，兼以清热。方用银翘散加减。若白睛红赤较甚，酌加野菊花、蒲公英清热解毒，加牡丹皮、赤芍凉血退赤。

（2）热重于风证：治以清热为主，兼以疏风。方以泻肺饮加减。若白睛赤肿浮壅者，重用桑白皮；酌加桔梗、葶苈子泄肺利水消肿；白睛红赤较甚者，酌加牡丹皮、生地黄以凉血退赤；大便秘结者，酌加大黄、玄明粉通腑泻热。

（3）风热并重证：治以驱风清热，表里双解。方用防风通圣散加减。若热毒偏盛者，去麻黄、川芎、当归辛温之品，酌加金银花、蒲公英、野菊花以清热解毒；若目痒较甚，酌加刺蒺藜、蝉蜕以祛风止痒。

2. 本病的其他中医治疗

（1）中药制剂滴眼液：可选用复方熊胆滴眼液、鱼腥草滴眼液滴眼，每日4～6次。

（2）中成药：黄连上清丸，每次9g，每日2次。

（3）针刺治疗：①体针疗法：以泻法为主，可取合谷、曲池、攒竹、丝竹空、瞳子髎、风池、太阳、外关、少商等穴，每日选3～4穴，每日针1次。②放血疗法：点刺眉弓、眉尖、太阳穴、耳尖放血2～3滴，以泄热消肿，每日1次。③耳针疗法：选眼、肝、肺穴，留针20～30分钟，每日1次。

3. 本病西医学治疗方法

（1）滴眼液：可选用磺胺醋酰钠滴眼液、氯霉素滴眼液、氧氟沙星滴眼液、左氧氟沙星滴眼液等抗生素滴眼液滴眼。

（2）冲洗结膜囊：可用3%硼酸液或生理盐水冲洗患眼，清洗结膜囊。

（四）转归和预后

本病一般在发病3～4天症状达到高峰，以后逐渐减轻，经中西医结合治疗，大多1～2周痊愈，预后良好。若失于调治，则病情迁延，可演变成慢性。

（五）预防和调护

（1）本病为外感风热之邪，猝然发病，若素有肺经蕴热者，则病症更甚，其发病与“红眼病”及污物接触传染有关。

（2）其预防与调护为：①注意个人卫生，不用脏手、脏毛巾揉擦眼部；②急性期的病人所用的手帕、毛巾、脸盆及其他生活用品注意消毒防止传染；③医护人员与患者接触后，应注意洗手消毒，防止交叉感染；④禁忌包眼，以免热毒郁遏。

（余　胜）

第五节　天行赤眼

天行赤眼是指外感疫疠之气，白睛暴发红赤伴点片状溢血，能迅速传染并引起广泛流行的眼病。该病名见于《银海精微·卷之上》。又名天行赤目、天行赤热、天行气运等。

天行赤眼类似于西医学之流行性出血性结膜炎，属病毒性结膜炎，病原体多为微小型核糖核酸病毒中的70型肠道病毒，偶由A24柯萨奇病毒引起；其特点是发病急，传染性强、流行性广，属我国丙类传染病。

一、天行赤眼的诊断

1. 病史与症状

（1）正处流行季节，或有“红眼病”接触史，起病迅速，多双眼同时或先后发病。

（2）患眼碜涩疼痛，羞明流泪，目眵清稀；全身或伴有发热、头痛、咽喉肿痛，四肢酸痛等症。

2. 眼部检查　眼睑水肿，结膜充血，结膜下点状或片状出血，睑结膜有滤泡，耳前或颌下淋巴结肿大，眼分泌物少而稀。

3. 实验室检查　眼分泌物涂片或结膜刮片镜检见单核细胞增多。

二、临床典型案例

张某，男，21岁，双眼赤涩疼痛，羞明流泪1天。时值盛夏，该校及城区“红眼病”流行，同宿舍已有2位同学先后传染患病。眼科检查：视力双眼1.0，双眼睑红肿，睑结膜有滤泡，结膜充血（+++），球结膜下可见点片状出血，角膜尚清亮，前房（-），瞳孔（-）。内眼未见明显异常。耳前淋巴结肿大。现双眼赤痛，灼热畏光，泪多眵稀；伴口干咽痛；舌质红，苔薄黄，脉浮数。

三、根据病例提出诊断与鉴别诊断、辨证、治疗

（一）诊断依据及鉴别诊断

1. 诊断　本病例诊断为双眼天行赤眼（流行性出血性结膜炎），其诊断依据如下。

（1）正处“红眼病”流行，有接触史。起病急，双眼同时患病。

（2）双眼结膜高度充血，结膜下点片状出血，泪多眵稀，耳前淋巴结肿大。

2. 本病应与以下眼病相鉴别

（1）与暴风客热（急性细菌性结膜炎）相鉴别：两者虽均为白睛暴发红赤，但暴风客热为外感风热之邪，传染性不强，不引起广泛流行，其眵多黄稠而黏；而天行赤眼为外感疫疠之气，传染性极强，且引起广泛流行，眵稀呈水样，白睛不但红赤，且常有点片状出血。

（2）与天行赤眼暴翳（流行性结角膜炎）相鉴别：两者虽均为感染疫疠之气所致，累及双眼，均有目赤疼痛，羞明流泪等症，但天行赤眼以白睛病变为主，多不影响视力，病程较短，传染性极强，流行性极广；而天行赤眼暴翳为白睛、黑睛同时发病，多影响视力，病程较长，虽有传染流行，但较天行赤眼相对较弱。

（二）辨证论治

1. 本病例辨证为疠气犯目证　其辨证要点为：时值“红眼病”流行，双眼赤涩疼痛，羞明流泪，目眵清稀，白睛红赤并见点片状溢血；伴口干咽痛；舌质红苔薄黄，脉浮数。

2. 该病临床上常见证型还有热毒炽盛证　其辨证要点为：患眼灼热疼痛，热泪如汤，胞睑红肿，白睛红赤壅肿并见弥漫溢血，或兼见黑睛星翳；伴口渴心烦，尿赤便秘；舌质红苔黄，脉数。

（三）治疗

天行赤眼多因猝感疫疠之气，上犯白睛，或肺胃蕴热，兼感疫毒，内外合邪，上行于目，疫热伤络而发病。故治宜疏风清热，泻火解毒，兼以凉血散瘀。

1. 本病的中医辨证论治

（1）疠气犯目证：治以疏风清热，凉血解毒。方用驱风散热饮子加减。若目赤痛较甚者，酌加金银花、黄芩、蒲公英、板蓝根清热解毒；白睛溢血较重者，酌加牡丹皮、生地黄、紫草以凉血散瘀。

（2）热毒炽盛证：治以清热泻火，凉血解毒。方用普济消毒饮加减。若白睛溢血广泛者，酌加紫草、牡丹皮、生地黄以凉血散瘀；黑睛生星翳者，酌加木贼草、刺蒺藜、菊花以散邪退翳；若尿赤便秘者，酌加生大黄、淡竹叶通利二腑。

2. 本病的其他中医治疗方法

（1）中药制剂滴眼液：可选用鱼腥草滴眼液、复方熊胆滴眼液滴眼。

（2）洗眼法：可选用金银花、蒲公英、菊花、大青叶等清热解毒之品煎汤熏洗患眼。

（3）中成药：可选用银翘解毒丸、黄连上清丸口服。

（4）针刺疗法：同暴风客热。

3. 本病的西医学治疗方法

（1）滴眼液：可选用阿昔洛韦滴眼液、更昔洛韦滴眼液，配合抗生素滴眼液滴眼。

（2）冲洗结膜囊：同暴风客热。

（四）转归与预后

本病虽起病急，传染性强，流行性广，但若诊疗及时，用药得当，大多预后良好。若失治误治，可转为慢性，或致黑睛星翳。

（五）预防与调护

（1）本病为猝感疫疠之气，多发于夏秋季节，与“红眼病”流行及接触传染密切相关。

（2）其预防与调护为：①患者的生活用具与其他人隔离，防止传染；②医护人员接触患者后，应注意洗手消毒，防止交叉感染；③禁忌包眼，以免邪毒郁遏；④流行区域，可点用清热解毒制剂滴眼液及抗病毒滴眼液预防。

（余　胜）

第六节　天行赤眼暴翳

天行赤眼暴翳是指因感受疫疠之气，急发白睛红赤，继之黑睛生翳，且能传染流行的眼病。该病名首见于《古今医统大全·眼科》。又名大患后生翳、暴赤生翳。

天行赤眼暴翳类似于西医学之流行性结角膜炎，属病毒性结角膜炎，由腺病毒感染所致。

一、天行赤眼暴翳的诊断

1. 病史与症状

（1）发病迅速，双眼先后发病，常有相关接触史。

（2）患眼碜涩疼痛，畏光流泪，泪多眵稀，视力减退。

2. 眼部检查　眼睑红肿，结膜高度充血，甚者睫状充血或混合充血，角膜星点状浯浊，荧光素染色阳性。耳前淋巴结肿大和压痛。

3. 实验室检查　眼分泌物涂片见单核细胞增多。

二、临床典型案例

雷某，男，38 岁，双眼赤痛，视力减退 1 周。发病前儿子与妻子相继患“红眼病”。眼科检查：视力右 0.6，左 0.8。双眼睑微肿，结膜充血（+++），角膜呈星点状混浊，荧光素染色阳性。前房（-），瞳孔（-）。耳前可触及肿大淋巴结，并有压痛。现双眼赤涩疼痛，畏光流泪，眵少而稀，视物欠清；伴口苦口干，小便黄赤，大便干结；舌质苔黄，脉弦数。

三、根据病例提出诊断与鉴别诊断，辨证、治疗

（一）诊断依据及鉴别诊断

1. 诊断　本病例诊断为双眼天行赤眼暴翳（流行性结角膜炎），其诊断依据如下。

（1）有“红眼病”接触史，双眼发病。

（2）双眼赤涩疼痛，畏光流泪，视力减退，眵少而稀。

（3）双眼结膜高度充血，角膜呈星点状混浊，荧光素染色阳性。

2. 本病应与以下疾病相鉴别

（1）与暴风客热（急性细菌性结膜炎）相鉴别：两者虽均白睛红赤，但暴风客热为外感风热之邪，传染性不强，不引起广泛流行。其眵黄稠而黏，而黑睛多无影响，视力正常；而天行赤眼暴翳为感受疫疠之气，能传染流行，其眵少而稀，黑睛星点状混浊，视力减退。

（2）与天行赤眼（流行性出血性结膜炎）相鉴别：见天行赤眼节。

（3）与聚星障（单纯疱疹性病毒性角膜炎）相鉴别：两者虽均有目赤疼痛，黑睛星点状混浊，但聚星障目赤多为抱轮红赤或白睛混赤；黑睛混浊可由星点状发展成树枝状、地图状、或盘状混浊，病程长，易反复，眼部刺激征较重，且多为单眼，一般不传染，不流行；而天行赤眼暴翳多为双眼先后发病，白睛红赤，继发黑睛生翳，能传染流行，且黑睛病变多位于浅表层。

（二）辨证论治

1. 本病例辨证为肺肝火炽证　其辨证要点为：患者赤涩疼痛，畏光流泪，白睛红赤，黑睛星点状混浊；伴口苦咽干，小便黄赤，大便干结；舌质红苔黄，脉弦数。

2. 该病临床上常见的其他证型

（1）疠气犯目证：其辨证要点为：患眼痒涩疼痛，羞明流泪，眼眵清稀，胞睑微肿，白睛红赤，黑睛星翳；兼见头痛发热，鼻塞流涕；舌红苔薄白，脉浮数。

（2）阴虚邪留证：其辨证要点为：患眼干涩不舒，白睛红赤渐退，但黑睛星翳未尽；舌红少津，脉细数。

（三）治疗

天行赤眼暴翳的病因病机为猝感疫疠之气，内兼肺火亢盛，内外合邪，肺金凌木，侵犯肝经，肺肝火炽，上攻于目而发病。故治宜肺肝同治，清肝泻肺，退翳明目。

1. 本病的中医辨证论治

（1）疠气犯目证：治以疏风清热，退翳明目。方用菊花决明散加减。若白睛红赤较甚，酌加桑白皮、金银花以清热泻肺；黑睛星翳簇生，酌加蝉蜕、刺蒺藜以祛风退翳。

（2）肺肝火炽证：治以清肝泻肺，退翳明目。方用修肝散加减。若白睛混赤较甚者，

可去麻黄、羌活、苍术、减辛温燥烈之性；酌加牡丹皮凉血退赤；黑睛混浊较重，酌加密蒙花、谷精草、决明子清肝退翳。

（3）阴虚邪留证：治以养阴祛邪，退翳明目。方用滋阴退翳汤加减。若阴虚津伤较甚者，酌加北沙参、天冬养阴生津；黑睛星翳久留难退，酌加石决明、谷精草、乌贼骨以清肝明目退翳。

2. 本病的其他中医治疗方法

（1）中药制剂滴眼液：可选用鱼腥草滴眼液滴眼。

（2）中药熏洗：选用大青叶、金银花、蒲公英、决明子、野菊花等清热解毒之品，煎汤熏洗患眼。

（3）针刺疗法：同暴风客热。

3. 本病的西医学治疗方法

（1）滴滴眼液：可选用阿昔洛韦滴眼液、更昔洛韦滴眼液滴眼，配合抗生素滴眼液滴眼。

（2）冲洗结膜囊：同暴风客热。

（四）转归与预后

本病若诊断明确，治疗及时，用药得当，大多预后较好，病能痊愈。若治疗不当，亦可造成黑睛星翳迁延难愈。

（五）预防与调护

1. 本病与感受疫疠之气有关　若内兼肺火亢盛者，更易发病，内外合邪，侵犯肺肝二经，致白睛黑睛同时患病，其发病与“红眼病”接触传染有关。

2. 其预防与调护　①患者应注意将生活用具与其他人隔离，防止传染流行；②医护人员接触患者后必须洗手消毒，防止交叉感染；③患者严禁遮盖。

（冯　磊）

第七节　赤丝虬脉

赤丝虬脉是指白睛较长时期出现赤脉纵横，虬蟠旋曲，粗细不匀的眼病。该病名见于《审视瑶函》。又名赤丝乱脉。

赤丝虬脉类似于西医学之慢性结膜炎，其病因分感染性与非感染性。感染性者，多为急性结膜炎治疗不彻底，转为慢性。非感染性，多为风、沙、烟、尘及强光刺激，或因烟酒过度、睡眠不足、屈光不正等因素引起。

一、赤丝虬脉的诊断

1. 病史与症状

（1）有“红眼病”病史，或眼部长期受风、沙、烟、尘等刺激，或有嗜烟好酒生活史，或眼部长期应用刺激性药物等。

（2）患眼干涩痒痛，灼热不舒，易视疲劳。

2. 眼部检查　结膜充血，球结膜可见粗细不等，疏密不均，方位不定的蟠虬状血管；睑结膜可见少量乳头及滤泡，内眦部常有白色泡沫状分泌物。

3. 实验室检查　眼分泌物涂片或结膜刮片检查，可见大量多形核白细胞和细菌，细菌培养可见致病菌。

二、临床典型案例

江某，男，45 岁。双眼赤涩生眵 4 个月余。4 个月前双眼曾患“红眼病”，经点用氧氟沙星滴眼液、氯霉素滴眼液，虽目症减轻，但赤涩未能完全消退。眼科检查：视力右 1.2，左 1.0。双眼结膜充血（＋＋），球结膜可见蟠虬状血管，内眦部可见白色泡沫状分泌物。角膜尚清亮，前房及瞳孔正常。内眼未见异常。现双眼灼热不舒，干涩疼痛，晨起生眵，白睛赤脉粗虬，色呈紫红；舌质红，苔薄黄，脉数。

三、根据病例提出诊断与鉴别诊断、辨证、治疗

（一）诊断依据及鉴别诊断

1. 诊断　本病例诊断为双眼赤丝虬脉（慢性结膜炎），其诊断依据如下。

（1）有“红眼病”病史，双眼赤涩生眵 4 个月余。

（2）双眼灼热不舒，干涩疼痛。

（3）双眼结膜充血，球结膜可见蟠虬状血管，内眦部可见泡沫状分泌物。

2. 本病应与以下眼病相鉴别

（1）与白涩症（干眼症）相鉴别：白涩症是指白睛不赤不肿，而以自觉眼内干涩不适，甚则视物昏蒙为特征的眼病；而赤丝虬脉为白睛长时期出现经久不退、条缕分明的蟠虬状赤红丝脉。

（2）与火疳（巩膜炎）相鉴别：火疳为白睛里层呈紫红色结节隆起，且疼痛拒按，病变重者可波及黑睛与黄仁，影响视力；而赤丝虬脉病发白睛表层，赤脉纵横，久不消退，疼痛相对较轻，较少波及黑睛，一般不波及黄仁，不影响视力。

（二）辨证论治

（1）本病例辨证为热邪蕴伏，脉络瘀滞证。其辨证要点为：双眼灼热不舒，干涩疼痛，晨起生眵，白睛赤脉粗虬，色呈紫红；舌质红，苔薄黄，脉数。

（2）该病在临床上常见证型还有阴虚火旺，血络瘀滞证。其辨证要点为：患眼干涩不适，灼热疼痛，白睛赤丝乱脉，纡曲蟠虬，色呈淡红；伴口干咽燥，舌红少苔，脉细数。

（三）治疗

答：赤丝虬脉的发病，多因热性眼病失治，余而未尽，瘀滞脉络；或时冒风沙，恣酒嗜燥，近火熏烟，以致热郁血滞；或因精雕细镂，劳瞻竭视，以致阴液耗伤，虚火上炎，血络郁滞。对本病的治疗，实者宜清热散瘀，虚者宜滋阴降火，凉血散瘀。

1. 本病的中医辨证论治

（1）热邪蕴伏，脉络瘀滞证：治以清泄伏热，凉血散瘀。方用退热散加减。若为余热未清者，酌加桑白皮、地骨皮清泄余热；瘀滞较甚者，酌加枳壳、丹参行气活血散瘀。

（2）阴虚火旺，血络瘀滞证：治以滋阴降火，凉血散瘀。方用知柏地黄丸合退赤散加减。若眼干涩较甚者，酌加北沙参、麦冬养阴生津，灼热疼痛较甚者，酌加菊花、决明子清肝明目。

2. 本病的其他中医治疗方法

（1）中药制剂滴眼液：可选用复方熊胆滴眼液、珍珠明目滴眼液滴眼。

（2）中成药：阴虚火旺者，可选用知柏地黄丸口服。

3. 本病的西医治疗方法　若为感染因素所致者，可选用抗生素滴眼液滴眼；若为非感染因素所致者，局部点用玻璃酸钠滴眼液及其他人工泪液滴眼。

（四）转归与预后

本病若辨治得当，病症可逐渐好转，赤脉可渐渐消退。若失治误治，白睛赤脉，经久难消，迁延难愈，亦可波及黑睛。

（五）预防与调护

1. 本病常因暴风客热或天行赤眼治疗不彻底，转化而成　或风、沙、烟、尘刺激，或嗜好烟酒、过食炙博，以致热郁血滞而致；或长期从事微细工作，过劳目力，以致阴虚血滞引起。

2. 其预防与调护　①对“红眼病”宜审因论治，彻底治疗；②避免强光及风、沙、烟尘刺激；③戒烟戒酒，少食辛辣炙煿之品；④避免过度用眼，减少视疲劳。

（冯　磊）

第八节　金疳

金疳是指白睛表层突起灰白颗粒，形如玉粒，周围绕以赤脉的眼病。因病在白睛，白睛属肺，肺属金，故称为金疳。又名金疡（《目经大成·五色疡》）。病名首见于《证治准绳》。以单眼发病为多，亦有双眼同时或先后发病者。体质虚弱之人，容易反复发作。

本病类似于西医学之泡性结膜炎，乃微生物导致的迟发性变态反应，常与结核杆菌等有关。

一、金疳的诊断

1. 病史与症状　患眼隐涩不适，或微有疼痛及畏光，眵泪不多，无碍视力。

2. 眼部检查　白睛表层见灰白色，状如玉粒之颗粒，大小不一，周围绕以赤脉，推之可移，颗粒部位不定，压痛不甚明显。颗粒可于顶部溃破，形成凹陷。多于 1 周左右愈合，颗粒消失，不留痕迹。颗粒一般为一个，重者可多至 2 个以上。

3. 特殊检查　眼前节照相可见结膜病灶。

4. 实验室检查　部分患者结核菌素试验阳性。

5. 影像学检查　胸部 X 线或有活动期结核病灶。

二、临床典型案例

宋某，男，12 岁，右眼不适，畏光流泪，灼涩微痛 2 天。查视力：右眼 1.0，左眼 1.0。专科检查：可见右眼球结膜 6 点位有一灰白色颗粒隆起，状若糯米，下方球结膜充血。伴口渴鼻干，便秘溲赤；舌质红，苔薄黄，脉数。

三、根据病例提出诊断与鉴别诊断、辨证、治疗

（一）诊断依据及鉴别诊断

1. 诊断　本病例诊断为金疳（泡性结膜炎），其诊断依据如下。

（1）右眼不适，畏光流泪，灼涩微痛。

（2）检眼镜下见右眼球结膜6点位有一灰白色颗粒隆起，状若糯米，周围绕以赤丝。

2. 本病应与以下疾病相鉴别

（1）与火疳（巩膜炎）相鉴别：火疳好发于成年女性，多为单眼发病，病程较长，且易反复。巩膜表面局限性黯红色结节或扇形充血水肿，压痛，有周期性发作而愈后不留痕迹的特点。

（2）与胬肉攀睛（翼状胬肉）相鉴别：翼状胬肉多发于长期从事户外工作者，睑裂部有成翼状的纤维血管膜向角膜攀爬，多有头、颈、体结构。

（3）与白睛溢血（结膜下出血）相鉴别：结膜下出血可发于任何年龄组，一般单眼发病，球结膜下出血，并无结节形成。

（二）辨证论治

1. 本病例辨证为肺经燥热证　其辨证要点为：目涩疼痛，泪热眵结，白睛浅层生小泡，其周围赤脉粗大；或有口渴鼻干，便秘溲赤；舌质红，苔薄黄，脉数。

2. 该病临床上常见的其他证型

（1）肺阴不足证：其辨证要点为：自觉隐涩微疼，眵泪不结，白睛颗粒不甚高隆，周围血丝淡红，且病久难愈，或反复发作；兼有干咳，五心潮热，便秘等；舌质红，少苔，脉细数。

（2）肺脾两虚证：其辨证要点为：白睛赤涩轻微，小疱反复难愈；兼全身乏力，便溏或便秘，食欲不振，咳嗽有痰，腹胀不舒；舌质淡，苔薄白，脉细无力。

（三）治疗

金疳的发病，可由外感燥热，内客肺经，肺失宣发清肃之功，气机郁滞，气滞血瘀而成；或因肺阴不足，虚火上炎，肺属金，金生水，肺阴不足则肾水无以滋生，水火不济，故而上炎，使白睛血络受迫，滞结为疳而致；或因脾胃失调，肺失所养，脾胃虚弱，运化无力，土不生金致肺失所养，肺气化不利，气滞血瘀，引发本病。本病位于气轮，分属于肺，故治肺为本。如病属初起，治宜泻肺利气散结，使气畅血行；如反复发作，或缠绵不愈，则应润肺益气，复其宣发肃降之功。

1. 本病的中医辨证论治

（1）肺经燥热证：治以泻肺散结。用泻肺汤加减。红赤重者，加赤芍、牡丹皮以凉血活血退赤，加连翘以增清热散结之功；若结节位于角膜缘者，加夏枯草、决明子以清肝泻火；大便秘结者，加大黄以泻腑清热。

（2）肺阴不足证：治以滋阴润肺，兼以散结。用养阴清肺汤加减。目中津亏干燥者，加石斛、天花粉清热生津；畏光流泪重者，加密蒙花、草决明、木贼清肝泻火。

（3）肺脾两虚证：治以脾肺双补。用参苓白术散加减。可加防风、桑白皮、赤芍以退赤散结；小疱久不消散者，原方去甘草，加昆布、海藻软坚散结。

2. 本病的其他中医治疗方法　熏洗疗法：可用红花9g、丝瓜络9g、忍冬藤18g，水煎

熏洗患眼。

3. 本病的西医学治疗方法　局部应用糖皮质激素滴眼，如0.5%可的松滴眼液，可同时滴用0.1%利福平滴眼液等。

（四）转归与预后

（1）泡性结膜炎继续发展，容易在角膜上皮形成浸润或溃疡，向角膜中央发展，形成束状角膜炎。

（2）本病应用中西医结合的综合方法积极治疗，控制病情发展，同时治疗诱发此病的潜在性疾病。

（五）预防与调护

（1）本病主要由微生物蛋白质引起，常见致病微生物包括：结核杆菌、金黄色葡萄球菌、白色念珠菌、球孢子菌属，以及L1、L2、L3血清型沙眼衣原体等。

（2）其预防与调护为：①宜少食辛辣炙焯及油腻之品；②积极寻找及治疗诱发此病的潜在性疾病，加强体育锻炼，增强体质，注意营养，适当补充各类维生素。

（冯　磊）

第九节　火疳

火疳是指白睛里层有紫红色结节状隆起，且疼痛拒按的眼病。因心肺两经实火上攻白睛，火邪无从宣泄，结聚克伐肺金而致，故称之为火疳，又名火疡。病名最早见于《证治准绳·七窍门》，该书认为本病的病机乃“生于睥眦气轮，在气轮为害尤急，盖火之实邪在于金部，火克金，鬼贼之邪，故害最急”。本病好发于成人，女性为多。且病程长，易反复，失治可波及黑睛及黄仁，甚至失明。

本病类似于西医学之表层巩膜炎、前部巩膜炎，常与全身结缔组织疾患并发。结核、梅毒等全身疾病也可引起本病。

一、火疳的诊断

1. 病史与症状　轻者，患眼涩痛或局部疼痛，畏光流泪；重者疼痛剧烈，痛连眼眶四周，或眼珠转动时疼痛加剧，畏光流泪，视物不清等。

2. 眼部检查　白睛深部向外突起一紫红色结节，其形或圆或椭圆，大小不等，推之不移，压痛明显，白睛混赤浮肿，隆起之结节可由小渐渐增大，周围布有紫赤血脉，一般很少溃破。

3. 实验室及其他检查

（1）全身进行胸部、脊柱、骶髂关节的X线检查。

（2）实验室进行血常规、血沉、肝功能、血清尿酸测定、结核菌素皮内试验等。检查免疫指标：类风湿因子、外周血T淋巴细胞亚群、外周血免疫球蛋白、抗核抗体、免疫复合物测定、补体C3等。

二、临床典型案例

李某，女，54岁，右眼剧痛畏光流泪1个月余。查视力：右眼0.6，左眼1.0。右眼颞侧球结膜及巩膜充血，巩膜 4mm×3mm 紫色椭圆形结节隆起，压痛明显，角膜光滑。UBM 检查：巩膜隆起部位为 UBM 影像弱回声。患者常伴有关节酸痛，肢节肿胀，胸闷纳减；舌红苔白腻，脉滑或濡。

三、根据病例提出诊断与鉴别诊断、辨证、治疗

（一）诊断依据及鉴别诊断

1. 诊断　本病例诊断为右眼火疳（巩膜炎），其诊断依据如下。

（1）右眼剧痛畏光流泪。

（2）检眼镜下见右眼颞侧球结膜深层充血，且巩膜有 4mm×3mm 紫色椭圆形结节隆起，压痛明显。

（3）UBM 检查：巩膜隆起部位为 UBM 影像弱回声。

2. 本病应与以下疾病相鉴别

（1）与金疳（泡性结膜炎）相鉴别：泡性结膜炎多见于女性、青少年及儿童，春夏季节好发。其病位在球结膜，球结膜处隆起实性结节样小泡。

（2）与胬肉攀睛（翼状胬肉）相鉴别：翼状胬肉多发于长期从事户外工作者，睑裂部有成翼状的三角形纤维血管膜向角膜攀爬。

（3）与瞳神紧小（虹膜睫状体炎）相鉴别：虹膜睫状体炎病因为外伤、手术、感染，同时病史中或见有全身免疫性疾病。发病急，眼痛，畏光流泪，视力明显下降，睫状充血或混合充血，角膜后有沉着物，房水混浊，虹膜肿胀，纹理不清，瞳孔缩小。

（二）辨证论治

1. 本病例辨证为风湿热邪攻目证　其辨证要点为：白睛结节，色较鲜红，周围有赤丝牵绊，眼珠闷胀而疼，且有压痛感，自觉畏光流泪，视物不清；兼有骨节疼痛，肢节肿胀，胸闷纳减，病程缠绵难愈；苔白厚或腻，脉滑或濡。

2. 该病临床上常见的其他证型

（1）肺热郁火证：其辨证要点为：发病稍缓，患眼疼痛不适，畏光欲闭，白睛局部结节隆起，色呈紫红，触按痛重；兼发热、口干、咽痛，甚则便秘等症；舌质红，苔黄，脉数。

（2）心肺热毒证：其辨证要点为：发病较急，疼痛明显，畏光流泪，视物不清等症较重；白睛结节大而隆起，周围血脉赤紫怒张，压痛明显，病变多在睑裂部位；兼口苦咽干，便秘溲赤；舌质红，苔黄，脉数有力。

（3）久病伤阴，虚火上炎证：其辨证要点为：病情反复发作，病至后期，症见结节不甚高隆，血丝色偏紫黯，四周有轻度肿胀，压痛不甚明显，眼感酸痛，畏光流泪，视物欠清；兼口咽干燥，或有潮热颧红，便秘不爽；舌红少津，脉细数。

（三）治疗

火疳的发病，可因素有痹证，风湿久郁经络，郁久化热，风湿热邪循经上犯于白睛而发病；或由肺经郁热，日久伤阴，虚火上炎，上攻白睛；或因心肺热毒内蕴，火郁不得宣泄，上逼白睛所致；或因肺热亢盛，气机不利，以致气滞血瘀，滞结为疳，病从白睛而发。本病发生于白睛深层，以肺热蕴结为主，故治疗以泻肺热为本，且因邪热每多累及血分，所以治疗时应顾及血分，酌加活血散结之品。火疳后期，病人往往表现虚实兼杂。至于夹风夹湿，

或因虚火上炎，气火上逆者，则应法随证立，或适加祛风、利湿、凉血之品，或合以滋阴清热、清肝泻火之法。

1. 本病的中医辨证论治

（1）风湿热邪攻目证：治以祛风化湿，清热散结。方用散风除湿活血汤加减。红赤甚者，加牡丹皮、丹参凉血活血消瘀，加桑白皮、地骨皮清泻肺热；若骨节酸痛、肢节肿胀者，加豨莶草、秦艽、络石藤、海桐皮祛风湿、通经络。

（2）肺热郁火证：治以泻肺利气，活血散结。方用泻白散加减。热甚，可加金银花、连翘、浙贝母清热散结；瘀甚，加延胡索、郁金活血化瘀，散结消滞。

（3）心肺热毒证：治以泻火解毒，凉血散结。方用还阴救苦汤加减。临证应用时，可酌情减少细辛、羌活等辛温之药或药量。

（4）久病伤阴，虚火上炎证：治以养阴清肺，兼以散结。方用养阴清肺汤加减。阴虚火旺者，去薄荷，加知母、黄柏、地骨皮滋阴降火；白睛结节日久，难以消退者，酌加丹参、郁金、夏枯草清热消瘀散结。

2. 本病的其他中医治疗方法

（1）针刺治疗：取攒竹、睛明、丝竹空、承泣、四白、太阳、合谷、曲池、百会等，每次选3～5穴，交替轮取，泻法为主，每日1次，每次留针30分钟，10日为1个疗程；实热证明显者可于合谷、太阳点刺放血。

（2）病因治疗：可根据实验室检查以寻找病因，并针对病因进行治疗。

（3）局部热敷：可用内服药渣再煎水湿热敷，对减轻眼部症状、促进气血通畅，缩短病程有辅助作用。

3. 本病的西医学治疗方法

（1）口服药物治疗：对病情较严重者应加服吲哚美辛、保泰松等非皮质类固醇消炎药；病情严重者应加服糖皮质激素制剂。

（2）滴滴眼液：可选用清热解毒滴眼液，或抗生素滴眼液如妥布霉素滴眼液滴眼；同时选用0.5%醋酸可的松滴眼液或0.075%地塞米松滴眼液，每日4～6次；或1%醋酸泼尼松滴眼液，每日4～6次滴眼。若并发瞳神紧小者，须及时滴1%硫酸阿托品滴眼液或眼膏散瞳。

（四）转归与预后

1. 预后　巩膜炎一般预后较好，若是炎症累及邻近组织，病情则易迁延反复，预后不佳。

2. 本病应用中西医结合的综合方法积极治疗，及时抑制炎症　若治疗不当或可出现葡萄膜炎、角膜炎、白内障、继发性青光眼、巩膜葡萄肿等多种并发症。

（五）预防与调护

1. 本病常伴有全身胶原性　肉芽肿性或代谢性疾病，少数病人可由微生物直接感染所致。伴有全身性疾病的巩膜炎多与自身免疫有关。

2. 其预防与调护　①宜少食辛辣炙煿之品，戒烟戒酒，以免助热化火，伤阴耗液；②注意起居，寒暖适中，避免潮湿。

（冯　磊）

第十节 宿翳

宿翳是指黑睛疾患痊愈后遗留下的瘢痕翳障，其边缘清晰，表面光滑，无红赤疼痛的眼病。该病名首次见于《目经大成·卷之二下·冰壶秋月》。宿翳的厚薄、透明度及其位置不同，对视力有不同影响，如《证治准绳·杂病·七窍门》述："冰瑕翳证薄薄隐隐，或片或点，生于风轮之上，其色光白而甚薄，如冰上之瑕。若在瞳神傍侧者，视亦不碍光华。"

角膜软化症、角膜炎和角膜外伤最终均可形成结缔组织瘢痕，根据其不同厚度而分如下几种情况：淡而界限欠清的、肉眼不易分辨混浊的称为云翳；浓密而界限较清楚的称为斑翳；更致密而呈瓷样不透明区者称为白斑；曾有过角膜穿孔史而形成虹膜前粘的白斑称为粘连性角膜白斑。翳薄如果及早治疗，可望减轻或消退；若年久翳老，翳障老定，用药难以奏效。

本病相当于西医学之角膜瘢痕。宿翳中的冰瑕翳、云翳、厚翳、斑脂翳又分别相当于西医学之角膜云翳、角膜斑翳、角膜白斑、粘连性角膜白斑。

一、宿翳的诊断

1. 病史与症状　视力下降，无红赤疼痛、羞明流泪等症状。

2. 眼部检查　黑睛上有翳障，部位不定，形状不一，厚薄不等，或为冰瑕翳、云翳、厚翳、斑脂翳，其表面光滑，边缘清楚，荧光素染色阴性。位于黑睛周边者，多不影响视力；翳厚位于黑睛中部遮掩瞳神者，可不同程度地影响视力。

二、临床典型案例

董某，男，14岁，左眼黑眼球变白、伴干涩2个月，无眼痛流泪、同侧头痛等症状。左眼铅笔扎伤史。查视力：右眼0.8，左眼0.8；左眼睑无水肿，睑、球结膜无充血水肿，角膜颞下方可见白色结缔组织约3mm×2mm，未遮盖瞳孔区，边界欠清，荧光素染色（－），其他部分光滑透明，虹膜纹理清，未见萎缩及新生血管，瞳孔圆，对光反射灵敏，KP（－），房水闪辉（－），前方中深，周边前方约1/3CT，晶状体未见混浊，玻璃体未见混浊；散瞳检查：眼底未见异常。伴口渴易饥，手足心汗出；舌质红，苔薄白，脉细。

三、根据病例提出诊断与鉴别诊断、辨证、治疗

（一）诊断依据及鉴别诊断

1. 诊断　本病例诊断为左眼冰瑕翳（角膜云翳），其诊断依据如下。

（1）左眼有铅笔扎伤史。

（2）左眼角膜可见白色结缔组织。

2. 本病应与以下疾病相鉴别

（1）与云翳（角膜斑翳）相鉴别：角膜瘢痕较厚时，裂隙灯下部分灯光可透，无炎症表现，荧光素染色（－）。

（2）与厚翳（角膜白斑）相鉴别：角膜白斑，结缔组织厚，裂隙灯下灯光不能透过，不伴炎症表现，荧光素染色（－）。

（3）与星月翳蚀（角膜溃疡）相鉴别：角膜溃疡如覆凝脂，可见患眼疼痛、怕光、流

泪等症状，炎症反应明显，荧光素染色（+）。

（二）辨证论治

1. 本病例辨证为阴虚津伤证　其辨证要点为：黑睛疾病后期，遗留白色瘢痕，伴口渴易饥，手足心汗出；舌质红，苔薄白，脉细。

2. 该病临床上常见的证型还有气血凝滞证　其辨证要点为：黑睛宿翳日久，赤脉伸入翳中，视力下降；或见舌红苔薄白，脉缓。

（三）治疗

宿翳是黑睛疾病痊愈后依旧存在的瘢痕翳障。黑睛生翳多由外感风热或脏腑热炽所致，火热易伤阴液，故瘢痕翳障的形成与阴津不足有关。治疗时以滋阴清热为主。

1. 本病的中医辨证论治

（1）阴虚津伤证：治以养阴退翳。可选用滋阴退翳汤加减。可加乌贼骨、夏枯草、密蒙花以增退翳明目之功。

（2）气血凝滞证：治以活血退翳。用桃红四物汤加减。可加木贼、蝉蜕、谷精草、密蒙花等退翳明目。

2. 本病的其他中医治疗方法　针灸治疗：采用眼周围与远端循经取穴方法。取睛明、承泣、瞳子髎、健明等为主穴，翳明、攒竹、太阳、合谷等为配穴，每次主、配穴各2～3个，交替轮取，平补平泻每日1次，每次留针30分钟，30日为1个疗程。

3. 本病的西医学治疗方法　角膜瘢痕尚未影响瞳孔区，不影响视力，应随诊观察，不做治疗；翳厚遮挡瞳神者，可行角膜移植术。符合适应证者，可行准分子激光治疗。

（四）本病的转归与预后

（1）本病相对稳定，出于美容考虑，可佩戴有色隐形眼镜，或行角膜移植。

（2）应注意用眼卫生，减少隐形眼镜佩戴次数，避免眼部外伤，或炎症的发生。切勿急躁、悲观，忌愤怒，心情宜舒畅。

（冯　磊）

第十一节　青风内障

青风内障是以间歇性眼胀视朦，视力日渐减退，视界日渐缩窄，瞳色淡青为主要临床表现的慢性眼病。该病名见于《太平圣惠方》，又名青风、青风障症。本病发病缓、病程长，初起时无明显不适，视力下降缓慢，极易被患者忽视。一般双眼受累，可双眼同时或先后发病。

青风内障类似于西医学之原发性开角型青光眼。西医学认为，开角型青光眼即病理性高眼压并视野损害，或者等同于病理性高眼压加上眼底改变。眼压增高原因可能由于以下几种情况：小梁组织的变异、施莱姆管及其输出管或外集液管的排液功能减退、静脉压增高，同时受遗传因素的影响，但其确切的遗传方式尚未有定论，一般认为属多基因遗传。

一、青风内障的诊断

1. 病史与症状　早期自觉症状不明显或无症状。常于用眼过度或失眠后出现头痛眼胀，视物模糊。随着病情进展，眼胀头痛逐渐明显并加重，瞳神稍大，气色稍混，如青山笼淡烟状。晚期均有视野缩小，视力衰退甚至失明。

2. 眼部检查

（1）视力：视力早期多无明显改变，日久或有所下降。

（2）白睛正常，或轻度抱轮红赤，黑睛透明，前房深浅多正常，前房角开放，瞳神大小正常或稍大。

（3）眼压：早期眼压波动较大，24 小时眼压差≥8mmHg；眼压描记房水流畅系数降低；激发试验阳性。

（4）视野：早期视野缺损主要有旁中心暗点、弓形暗点及与生理盲点相连的阶梯状暗点。在进展期可出现环状暗点、扇形暗点、旁中心暗点等。晚期则呈管状视野，若中心视力丧失，尚可保存颞侧视岛。

（5）眼底：主要是视盘的改变。早期视盘生理凹陷加深增大，杯盘比 >0.6，或两眼杯盘比之差 >0.2。随着病情的发展，生理凹陷不断加深扩大，边缘呈穿凿状，盘沿几乎消失，视盘血管偏向鼻侧，由凹陷边缘呈屈膝状爬出，视盘色苍白。

3. 特殊检查

（1）房角检查：房角无粘连，为宽角。

（2）视觉电生理检查：图形 VEP 峰潜时延迟，波幅下降；图形 ERG 振幅下降。

（3）共焦激光扫描检眼镜检查：可分析、计算视盘生理凹陷扩大加深的量。

二、临床典型案例

李某，男，57 岁，双眼视物模糊、眼胀 1 年，加重 4 个月。查视力：右眼 0.6，左眼 0.5。眼压：右眼 29mmHg，左眼 36mmHg。白睛正常，黑睛透明，前房深浅正常，前房角开放，瞳神大小正常。查眼底：双眼视盘生理凹陷加深增大，右眼杯盘比 C7D =0.6，左眼杯盘比 C/D =0.8，双眼视盘色苍白。24 小时眼压差≥8mmHg；眼压描记房水流畅系数降低；激发试验阳性。视野检查：旁中心暗点、弓形暗点。伴头痛、不耐久视，中心视力较好，视野日渐缩小；全身伴有胸闷不舒，胁肋胀满，纳呆食少；舌红苔薄白，脉弦。

三、根据病例提出诊断与鉴别诊断、辨证、治疗

（一）诊断依据及鉴别诊断

1. 诊断　本病例诊断为青风内障（原发性开角型青光眼），其诊断依据如下。

（1）有双眼视物模糊，眼胀、头痛、不耐久视，中心视力较好，视野日渐缩小等自觉症状。

（2）眼压升高：右眼 29mmHg，左眼 36mmHg。前房深浅正常，前房角开放，瞳神大小正常。24 小时眼压差≥8mmHg；眼压描记房水流畅系数降低；激发试验阳性。

（3）视盘损害：检眼镜下见双眼视盘生理凹陷加深增大，右眼杯盘比 C/D =0.6，左眼杯盘比 C7D =0.8，双眼视盘色苍白。

（4）视野缺损：旁中心暗点、弓形暗点。

2. 本病应与以下疾病相鉴别

（1）与乌风内障（慢性闭角型青光眼）相鉴别：乌风内障（慢性闭角型青光眼）以瞳神颜色昏暗，日久变乌带浑红色，头时痛，眼前常有黑花，视力下降，终至不见三光为主要表现的内障类疾病。高眼压下房角的检查是至关重要的，如果在高眼压状态下检查证实房角

是关闭的则可诊断为慢性闭角型青光眼，如果高眼压状态下房角虽然狭窄，但完全开放则为开角型青光眼，另外也可采用特殊的缩瞳试验进行鉴别，但是对于反复发作性房角功能关闭，造成小梁网继发性损害，但房角未发生粘连性关闭，这类慢性闭角型青光眼和窄角性开角型青光眼做出鉴别诊断有时是十分困难的，如果患者有反复发作性眼压升高病史，小梁网可见继发性损害的体征，如遗留的虹膜色素等，则可做出慢性闭角型青光眼的诊断，如果上述症状及体征不明显则较难做出判断，采用明暗环境下房角检查或明暗环境下超声生物显微镜房角检查则有助于鉴别。

（2）写绿风内障（急性闭角型青光眼）相鉴别：绿风内障（急性闭角型青光眼）发病急骤，瞳神散大呈绿色，抱轮红赤，视力剧降，眼硬如石，头目胀痛，恶心呕吐。前房变浅，房角关闭。眼压明显升高，多在50mmHg以上。

（3）与急性虹膜睫状体炎相鉴别：青光眼急性发作期，常合并某些虹膜睫状体炎表现，而急性虹膜睫状体炎有时伴有一定程度的眼压升高。而这两种疾患在治疗方面有原则不同。①青光眼眼压极度升高，眼球坚硬如石，而虹睫炎眼压正常或升高，但程度较轻。②青光眼瞳孔散大而不规则，虹膜睫状体炎的瞳孔则较小。③青光眼角膜后沉着物为色素颗粒，而虹膜睫状体炎则为炎性渗出，呈灰白色。④青光眼急性发作后，常有典型青光眼三联征，而虹膜睫状体炎则没有。⑤在治疗方面，原发性开角型青光眼以缩小瞳孔、降低眼压为主。而急性虹膜睫状体炎要尽快迟早扩大瞳孔防止虹膜后粘连，这在治疗上有原则性区别。

（4）与青光眼睫状体炎综合征相鉴别：青光眼睫状体炎综合征属于继发性开角型青光眼：多为中年患者单眼发病，且可反复同侧眼发作，但也有双眼发病者。发作性眼压升高，每次发作在1~14天左右，自然缓解好转，一般症状轻，仅有视物模糊或虹视症。一般眼压高至40~60mmHg，但也有高达80mmHg，眼压升高和自觉症状及视力不成正比例，眼压虽然很高，但眼部轻度不适，没有恶心呕吐、剧烈头痛及眼痛等症状。每次发作呈现轻度睫状充血，角膜后有小或中等大圆形灰白色沉着物，为数不多，眼压升高时，房角是开放的，C值降低，眼压正常时C值正常。发病时患侧瞳孔大，虽多次反复发作，但无虹膜后粘连。视野：一般正常，眼底也无异常，若有改变则可能是原发性开角型青光眼合并存在。在间歇期对各种激发试验均为阴性。

（二）辨证论治

1. 本病例辨证为肝气郁结证　其辨证要点为：常在情绪波动、过劳或睡眠不足等情况下出现眼胀、头痛，不耐久视，中心视力较好，视野日渐缩小；伴有胸闷不舒，胁肋胀满，纳呆食少；舌红苔薄白，脉弦。

2. 该病临床上常见的其他证型

（1）肝火上炎证：其辨证要点为：头痛眩晕，眼赤胀痛，目珠胀硬；伴面红颊赤，口苦咽干，烦躁易怒；舌红苔黄，脉弦数。

（2）痰火升扰证：其辨证要点为：头眩目胀痛，视物昏蒙，瞳神稍大，目珠胀硬，视野逐渐缩小；伴有恶心泛涎，胸胁痞满，口苦；舌红苔黄腻，脉滑数。

（3）肝肾阴虚证：其辨证要点为：眼珠胀痛，瞳神稍大，视力下降；伴有失眠健忘，腰膝酸软；舌红少苔，脉细弱或细数。

（三）治疗

青风内障的发病多系七情郁结及风、火、痰等导致气血失和，气机阻滞，目中玄府闭塞，神水滞积而致。肝郁气滞，阻滞目络；或郁久化火，风火上扰，致目中玄府郁闭，神水瘀滞；或因先天禀赋不足，命门火衰，不能温煦脾阳，化生水谷精微，致痰湿内生，上泛于目，阻滞经脉，闭塞玄府，神水运行不畅而滞留于目；或因久病或劳瞻竭视，暗耗阴血，肝肾阴虚，目失所养，神水枯涩。青风内障的治疗首先要注意观察视野及视盘，通过视野、视盘变化来监测病情进展；其次要注重视神经的保护，临床实践证明滋补肝肾、活血通络中药对视神经保护有一定作用，可促进视功能的恢复，值得引起重视。

1. 本病的中医辨证论治

（1）肝气郁结证：治以疏肝解郁，活血通络。用逍遥散加城。眼胀头痛，不耐久视者，加女贞子、桑葚子、墨旱莲以滋肾明目；胸闷不舒，胁肋胀痛者加郁金、川楝子以疏肝解郁、理气止痛；胃脘胀痛，纳呆食少者，加木香、砂仁、佛手以理气和胃止痛。

（2）肝火上炎证：治以清肝泻火，平肝潜阳。用龙胆泻肝汤加减。头痛眩晕，眼赤胀痛者，加石决明、夏枯草、钩藤以平肝潜阳，清热泻火；口苦咽干，烦躁易怒者，加牡丹皮以清泻肝火；尿黄便结者，加草决明、大黄以清肝利水通便。

（3）痰火升扰证：治以清热化痰，息风通络。用温胆汤加减。头眩目痛胀者，加石决明、珍珠母、钩藤以平肝息风；胸胁痞满者，加瓜蒌壳、薤白、厚朴以宽胸理气开郁。

（4）肝肾阴虚证：治以滋补肝肾，活血明目。用加减驻景丸加减。双目干涩，视力缓降者，加女贞子、墨旱莲以养肝明目；失眠健忘，腰膝酸软者，加龙骨、珍珠母、远志以镇静安神开窍；畏寒肢冷，夜尿频数，小便清长者，加淫羊藿、巴戟天、金樱子以补肾温阳缩泉。

2. 本病的其他中医治疗方法

（1）针灸疗法：以取胃经、脾经、肝经、胆经、肾经、膀胱经、大肠经、督脉经穴为主，选穴：四白、丰隆、太白、太冲、瞳子谬、睛明、风池、涌泉、神庭。针灸并用，实证多针少灸，虚证针补加灸。

（2）耳穴疗法：取珲穴肝、肾、胆、膀胱、脾、胃、内分泌、目1、眼、脑干，采用蔓荆子耳穴压丸，胶布固定，保留5～7天，每天按压5～6次，连用5～10个疗程。

3. 本病的西医学治疗方法

（1）眼局部用药：参考绿风内障，另可选用以下药物。①噻吗洛尔或倍他洛尔滴眼液点眼，抑制房水生成而达到降眼压的目的，心率过缓者慎用。②1%肾上腺素或0.1%地匹福林滴眼，每日1～2次，促进房水的排出而达到降眼压的目的，高血压、冠心病患者慎用。③拉坦前列素或曲伏前列素滴眼液滴眼，增加房水排出以降低眼压。

（2）视神经保护剂：钙离子阻滞剂、谷氨酸拮抗剂、神经营养因子、抗氧化剂等可从不同的环节起到一定的视神经保护作用。

（3）手术治疗：全身及局部药物治疗无效，或不能停用降眼压药物者，可考虑手术治疗，如小梁切除术、氩激光小梁成形术、巩膜灼瘘术、巩膜咬切术、虹膜周边切除术或激光虹膜周边切除术等。

（四）转归与预后

（1）原发性开角型青光眼由于进展缓慢，一般症状不明显，故早期常被忽视，待到晚期就诊，视力已难挽回，终于失明，预后不佳。

（2）原发性开角型青光眼病因比较复杂，尚难从根本上防止发病。一般是从早期诊断和早期治疗方面努力，应用中西医结合的综合方法积极治疗，力求减低对视功能的损害，避免致盲的严重后果。若治疗不当或可出现视盘损害和视神经萎缩。

（五）预防与调护

（1）本病与小梁组织的变异、施莱姆管及其输出管或外集液管的排液功能减退、静脉压增高、遗传等因素关系密切。

（2）其预防与调护为：①保持心情舒畅，避免情志过激，以免加重病情；②劳逸结合，避免过度使用目力、熬夜及过度疲劳。

（冯　磊）

第十二节　云雾移睛

云雾移睛是指外眼端好，自觉眼前似有蚊蝇或云雾样黑影飘荡，甚至视物昏蒙的眼病。该病名最早见于《证治准绳·杂病·七窍门》，《一草亭目科全书》又名蝇影飞越。可单眼或双眼发病。

云雾移睛相当于西医学的玻璃体混浊，玻璃体的病理改变主要有原发性和继发性两类，原发性表现为玻璃体的液化、变性、浓缩、后脱离等退行性改变；继发性主要是由于葡萄膜、视网膜等组织的炎症、出血、肿瘤和外伤因素导致玻璃体的病变。无论是原发性或继发性病变，眼前均会出现不同程度的暗影，并随眼球转动而飘荡。

一、云雾移睛的诊断

1. 病史与症状　自觉眼前似有云雾样阴影飘浮，或如蚊蝇飞舞，形状不一，上下左右，飘移不定，视力尚可或有不同程度下降，甚至视物昏蒙。

2. 眼部检查　眼外观如常，检眼镜下可见玻璃体内有点状、尘状、絮状、丝状、网状或蜘蛛状混浊，或见闪辉样结晶，或见白色雪花样飘浮物。眼底检查或见有水肿、渗出，或视网膜出血，或呈退行性改变。

3. 实验室及特殊检查

（1）眼部B型超声检查：可了解玻璃体混浊性质及程度。

（2）三面镜、前置镜检查：可窥见视网膜周边情况，寻查眼底病灶。

二、临床典型案例

杜某，女，35岁，双眼不耐久视6年，伴右眼前黑影飘动10天。6年前产后出现双眼不耐久视，稍久睛珠涩痛，曾用多种滴眼液，疗效不显。10天前劳累后眼前出现点丝状黑影，随眼球转动而飘荡，在白色背景下更为明显。有双眼高度近视史17年。专科检查：右眼0.15，矫正－7.50DS→1.0；左眼0.2，矫正－7.00DS→1.0。右眼玻璃体有点丝样漂浮物，双眼视盘边界清，视网膜血管管径走行正常，黄斑中心凹光反射隐约可见，视网膜呈豹纹状改变。伴面白少华，少气懒言，头晕失眠；舌淡，苔白，脉细弱。

三、根据病例提出诊断与鉴别诊断、辨证、治疗

（一）诊断依据及鉴别诊断

1. 诊断　本病例诊断为右眼云雾移睛（玻璃体混浊），其诊断依据如下。

（1）有高度近视史，右眼黑影飘动。

（2）检眼镜下见右眼玻璃体有点丝样漂浮物，视网膜呈豹纹状改变。

2. 本病应与圆翳内障相鉴别　二者均可出现眼前有黑影遮挡。主要区别在于病位不同，云雾移睛病位在玻璃体，黑影在眼前飘动，其移动方向与眼球转动方向不一致；圆翳内障病位在晶状体，黑影移动与眼球转动方向一致或不随眼球转动。

（二）辨证论治

1. 本病例辨证为气血亏虚证　其辨证要点为：眼前似有阴影飘浮，神膏混浊，视物昏花；全身症状常见头晕心悸，乏力倦怠，面色无华；舌淡红苔薄白，脉细弱。

2. 该病临床上常见的其他证型

（1）肝肾亏损证：其辨证要点为：眼前似有蚊蝇飞舞，视物昏蒙，或能近怯远，眼干涩，易疲劳；神膏混浊；全身症状可见头晕耳鸣，腰膝酸软；舌红苔少，脉弦细。

（2）湿热内蕴证：其辨证要点为：眼前似有黑影飘浮，视物昏蒙，神膏呈尘状、絮状混浊；全身症状或见头重胸闷，口苦心烦，小便黄赤；舌红苔黄腻，脉濡数。

（3）气滞血瘀证：其辨证要点为：眼前黑花飞舞飘移，视力骤降，神膏呈絮状、团块状混浊，或透见眼底出血病灶；全身症状或伴有情志不舒，胸胁胀痛；舌质紫黯或有瘀斑，脉弦涩。

（三）治疗

云雾移睛的发病，可因肝肾亏损，气血亏虚，目窍失养；或痰湿内蕴，郁久化热，湿热浊气上泛，目中清纯之气被扰；气滞血瘀，血溢络外，滞于神膏。本病的基本病机是原发退行性病变者多为虚，神膏失养；继发者多为实，神膏受扰。治疗遵循虚则补之，实则泻之之则，退行性病变多以补益为主；继发者重在治疗原发病，炎症性病变多以清热利湿为主，出血性病变多以活血利水为主。

1. 本病的中医辨证论治

（1）肝肾亏损证：治以补益肝肾。用明目地黄丸加减。若神膏混浊较重者，酌加丹参、茺蔚子祛瘀明目，阴虚火旺者，酌加知母、黄柏、麦冬滋阴降火。

（2）气血亏虚证：治以益气补血。用八珍汤加减。气虚较甚者，酌加黄芪益气健脾；阴血不足较甚者，酌加天冬、麦冬滋养阴液，或改用芎归补血汤。

（3）湿热内蕴证：治以化湿清热。用三仁汤加减。热重者酌加黄芩、栀子清热泻火；湿重者酌加车前子、猪苓利湿清热；食少纳呆者酌加白扁豆、茯苓健脾和中；若以痰湿内蕴为主者，可用温胆汤以化痰除湿。

（4）气滞血瘀证：治以行气活血。用血府逐瘀汤加减。眼内出血初起，混浊物鲜红者，去桃仁、红花，酌加牡丹皮、焦栀子、三七凉血散瘀；瘀久不散，混浊物呈灰白色者酌加三棱、莪术、昆布、海藻化瘀散结。

2. 本病的其他中医治疗方法

（1）中成药治疗：根据证型，可选用香砂六君丸、石斛夜光丸、明目地黄丸、茵陈云苓丸、复方血栓通胶囊等口服。

（2）直流电离子导入：选用丹参或川芎嗪注射液、三七制剂血塞通做眼局部电离子导入，每日1次，10次为1个疗程。

3. 本病的西医学治疗方法

（1）滴滴眼液：氨肽碘滴眼剂滴眼，每次1滴，每天3～4次。

（2）碘剂、钙剂的应用：可用普罗碘胺注射液肌内注射；钙剂一般采用口服法补充。

（3）手术治疗：对玻璃体混浊久不吸收（一般半年以上），明显影响视力，特别是形成机化膜牵拉，易引起视网膜脱离，应采用玻璃体切割术治疗。

（四）转归与预后

（1）正常玻璃体无血管，代谢产物清除缓慢；同时由于存在血－视网膜屏障，全身给药或眼外途径给药难以进入玻璃体腔，使玻璃体病的药物治疗较为困难。

（2）本病继发性者应积极治疗原发病，对于已进入玻璃体的血液及炎性产物应采用中西医的方法促其消散吸收。若治疗不当，或玻璃体混浊浓厚不易吸收，尤其是玻璃体积血日久被机化形成致密的富有新生血管的纤维性膜，其收缩引发视网膜脱离。

（五）预防与调护

（1）本病退行性改变多为高度近视及年老体衰者，老年人有高度近视者更容易发生玻璃体病变；继发性者主要是玻璃体的邻近的葡萄膜、视网膜等组织的炎症、出血、肿瘤和外伤因素导致其发病。

（2）其预防与调护为：①情志调畅，避免急躁、沮丧；并向患者说明病情；②高度近视者，应避免过用目力和头部震动；③出血引起者，饮食宜清淡，少食辛辣炙煿之品；④眼前黑影短期内增加或“闪光”频发时，应详查眼底，防止视网膜脱离。

（冯　磊）

第十三节　圆翳内障

圆翳内障是指随年龄的增长晶珠逐渐混浊，视力缓慢下降，渐至盲不见物的眼病。因最终在瞳神之中出现圆形银白色或棕褐色的翳障，故《秘传眼科龙木论》称之为圆翳内障。本病多见于50岁以上中老年人，常双眼发病，但有先后发生或轻重程度不同之别，随着年龄的增长，晶珠混浊程度逐渐加重，视力呈进行性减退。本病经手术治疗一般可以恢复视力，早在唐代《外台秘要》中就有该病的手术治疗——“金篦决”的记载。

本病相当于西医学年龄相关性白内障，其发生与环境、营养、代谢和遗传等多种因素有关。一般认为，氧化损伤引起白内障的最早期变化。

一、圆翳内障的诊断

1. 病史与症状　年龄在50岁以上，双眼同时或先后发病；视力渐进性下降，视物模糊，眼前如有烟雾状遮挡，历经数年，严重者终至仅存光感。

2. 眼部检查

（1）检查患者视力、光感及光定位、红绿色觉。

（2）裂隙灯显微镜、检眼镜检查，记录角膜、虹膜、前房、视网膜等情况，重点记录晶状体混浊情况，排除眼部活动性炎症或尽可能明确有无其他严重影响视力的病变。

根据晶状体混浊部位的不同，将年龄相关性白内障分为皮质性、核性及后囊下三种类型，皮质性白内障最为常见。

1）皮质性白内障：是临床上最为常见的类型，根据发展过程可分为初发期、膨胀期、成熟期和过熟期。

A. 初发期：最初在晶状体赤道部的皮质出现空泡、水裂和板层分离等晶状体吸水后的水化现象，以后发展为楔形混浊。楔形混浊基底朝向周边，尖向中央，作辐射排列，如散瞳检查时彻照法可见眼底红光反射中有轮辐状、楔形或花环样阴影。当混浊仅出现在周边部时，对视力无影响；如果混浊位于瞳孔区，则引起视力障碍。

B. 膨胀期或未成熟期：晶状体混浊继续加重，原有的楔形混浊向瞳孔区发展并互相融合，视力显著下降。由于渗透压改变，晶状体吸收水分，使体积膨胀、增大，导致前房变浅，少数可诱发急性青光眼，此时可见空泡、水裂和板层分离。因晶状体前下仍有透明皮质，斜照法检查可见虹膜投影。患者视力明显下降，眼底难以观察。

C. 成熟期：膨胀期以后晶状体完全混浊，膨胀消退，前房深度恢复正常。由于晶状体内水分溢出，混浊已达到囊膜下，斜照法检查虹膜投影为阴性。部分患者可见前囊膜表面有白色斑点或皮质钙化。患者视力高度障碍，只存手动或光感，眼底不能窥入。

D. 过熟期：如果成熟期持续时间过长，经数年后晶状体内水分持续丢失，晶状体体积缩小，囊膜皱缩和有不规则的白色斑点及胆固醇结晶形成，前房加深，虹膜震颤。晶状体纤维分解液化，呈乳白色。棕黄色晶状体核沉于囊袋下方，可随体位变化而移动，称为 Morgagnian 白内障。当晶状体核下沉后，视力可以突然提高。

过熟期白内障囊膜变性，通透性增加或出现细小的破裂，导致液化的皮质容易渗漏到晶状体囊膜外，可发生晶状体蛋白诱发的葡萄膜炎。长期存在于房水中的晶状体皮质可沉积于前房角，也可被巨噬细胞吞噬后堵塞前房角而引起晶状体溶解性青光眼。由于晶状体悬韧带变性，晶状体容易出现脱位或移位，囊膜破裂也可使核脱出，若脱位的晶状体或晶状体核堵塞瞳孔区，也可引起继发性青光眼。上述情况引起的葡萄膜炎和青光眼均须手术治疗。

2）核性白内障：此型白内障发病年龄较早，进展较慢，没有明显分期。核的混浊从胚胎核或成人核开始，初起时核呈黄色混浊，随着病程进展逐渐加深而成为黄褐色、棕色、棕黑色，甚至黑色。由于核密度增加致屈光指数增强而产生核性近视，远视力下降缓慢，后期因晶状体核的严重混浊，眼底不能窥见，视力极度减退。

3）后囊下白内障：后囊下白内障可以单独发生，也可以与其他类型的白内障合并存在。早期可见晶状体后囊下由许多黄色、棕黄色小点、小空泡和结晶样颗粒构成的外观如锅巴样的混浊，病情逐渐发展，合并皮质和核混浊，最后发展成完全性白内障。由于混浊位于视轴区，通常在早期出现明显的视力障碍。

3. 特殊检查

（1）眼压检查。

（2）角膜曲率以及眼轴长度测量，计算人工晶状体度数。

（3）角膜内皮细胞检查。

（4）光定位检查，是判断视网膜功能是否正常的一种简单有效的方法．当光定位不准确时，提示患眼的视网膜功能可能较差。

（5）视觉电生理检查，电生理包括视网膜电图（electroretinogram，ERG）检查和视觉诱发电位（visual evoked potential，VEP）检查，ERG 检查可反映视网膜视锥细胞和视杆细胞功能，VEP 检查可反映黄斑病变和视神经功能异常。

（6）激光干涉仪检查：激光干涉仪能够穿过混浊的晶状体在视网膜上形成二维单色干涉条纹，可测出人眼视力的分离值，患者能够分辨出条纹的能力与黄斑视功能密切相关。

4. 实验室检查　实验室检查包括血尿常规、肝肾功能、血糖等。

5. 影像学检查　眼部B超：皮质性白内障显示晶状体后皮质区呈带状或环晕状强回声，核心区域呈梭形低回声；核心白内障表现为晶状体核心区域呈强回声，自中心向皮质逐渐减弱；混合型白内障表现为整个晶状体呈弥漫点团状强回声。对于手术病人需做胸部X线片检查。

二、临床典型案例

蒋某，女，68岁，双眼视物模糊，视力渐降1年。以往无特殊眼病。查视力：右眼0.2，矫正不能提高，左眼0.3，矫正不能提高。裂隙灯下：双眼角膜透明，前房中深，瞳孔正圆等大，对光反射存在，晶体皮质性混浊。散瞳检查：眼底未见明显异常。伴口渴头晕耳鸣，少寐健忘，腰膝酸软，饮食睡眠尚可，二便调和；舌红，少苔，脉细。

三、根据病例提出诊断与鉴别诊断、辨证、治疗

（一）诊断依据及鉴别诊断

1. 诊断　本病例诊断为双眼圆翳内障（年龄相关性白内障），其诊断依据如下。

（1）为老年患者，无其他病史。

（2）眼外观端好，双眼视力渐进性下降。

（3）视力矫正不提高，裂隙灯下双眼晶体皮质性混浊。

2. 本病应与老年性晶状体核硬化相鉴别　老年性晶状体核硬化是晶状体老化现象，多不影响视力，经彻照法检查眼底可见核硬化为均匀红光，而核性白内障者可见核呈不均匀圆形暗影。

（二）辨证论治

1. 本病例辨证为肝肾不足证　其辨证要点为：视物模糊，视力逐渐下降，晶珠混浊；全身伴有头晕耳鸣，腰膝酸软；舌红少苔，脉细。　细。

2. 该病临床上常见的其他证型

（1）脾虚气弱证：其辨证要点为：视物昏花，视力逐渐下降，晶珠混浊，精神倦怠，肢体乏力，面色萎黄，食少便溏；舌淡苔白，脉缓或细弱。

（2）肝热上扰证：其辨证要点为：视物模糊，视力逐渐下降，晶珠混浊；头痛目涩，伴有口苦咽干，大便秘结；舌红苔薄黄，脉弦。

（三）治疗

圆翳内障的发病可因年老体衰，肝肾亏损，精血不足；脾虚失运，气血亏虚，精血不能上荣于目所致。此外，血虚肝旺，肝经郁热上扰或阴虚夹湿热上攻也可致晶珠混浊。对于初发期患者可选择药物等治疗以延缓其发展进程，若视力影响严重者，应手术治疗。

1. 本病的中医辨证论治

（1）肝肾不足证：治以补益肝肾。用杞菊地黄丸加减。若阴虚火旺，虚火上炎者，加知母、黄柏；肾阳不足者，加附子、肉桂、菟丝子等。

（2）脾虚气弱证：治以健脾益气，利水渗湿。用补中益气汤加减。脾虚泄泻者，加茯苓、苡仁、扁豆等健脾渗湿之品。

（3）肝热上扰证：治以清热平肝，明目退翳。用石决明散加减。肝热不甚者，去栀子、大黄；肝火不甚者去大黄，加刺蒺藜、密蒙花以清肝明目。

2. 本病的其他中医治疗方法

（1）点眼：可选用退翳明目类眼药。

（2）中成药治疗：根据临床证型可选用中成药口服。石斛夜光丸治疗肝肾两亏，阴虚火旺证的圆翳内障；拨云退翳丸治疗肝经风热证的圆翳内障早期；杞菊地黄丸治疗肝肾阴虚证的圆翳内障；障眼明片治疗脾肾两虚证的圆翳内障。

（3）针灸及穴位疗法：主穴承泣、睛明、健明。配穴：球后、翳明、太阳、合谷、肝俞、肾俞。每次选2～3穴，主、配穴交替使用，中度刺激。

3. 本病的西医学治疗方法

（1）局部滴用吡诺克辛、谷胱甘肽等滴眼液。

（2）口服药物治疗：白内障的形成与氧化损伤密切相关，适当给予补充微量元素如钙、镁、钾、硒以及维生素C、维生素E、维生素B等以对抗晶状体的氧化损伤。

（3）手术治疗：因白内障影响工作和生活时，以手术治疗为最有效的方法。

1）超声乳化白内障吸除术联合人工晶体植入术：使用超声乳化仪，应用超声能量对晶状体核和皮质乳化后吸出，保留完整的后囊膜，再植入人工晶体的手术方法。此手术将手术切口缩小到3mm甚至更小，手术时间短，切口不用缝合，组织损伤小，愈合快，术后散光小，视力恢复快，被誉为最先进的白内障手术方式。

2）小切口非超声乳化白内障摘除联合人工晶状体植入术：制作约6mm大小的巩膜隧道切口，取出晶状体核并吸出皮质，保留完整的后囊膜，同时植入人工晶体的方法。该术式具有超声乳化手术的一些优点。

3）白内障现代囊外摘除联合后房型人工晶体植入术：制作角膜缘或巩膜大切口，将晶状体核剜出同时清除残余的晶状体皮质，再植入人工晶体的手术方法，目前是我国白内障的主导手术，术中保留的后囊膜术后容易发生混浊，形成后发性白内障。

4）激光乳化白内障吸除术联合人工晶体植入术：应用激光对混浊的晶状体核及皮质进行切割，然后吸除，保留完整的后囊膜，再植入人工晶体的手术方法。

5）Nd：YAG激光后囊膜切开术：当白内障手术后发生后囊膜混浊（后发性白内障）而严重影响视力时，采用Nd：YAG激光切开瞳孔区后囊膜，可恢复视轴或光轴通路的手术方法。

6）白内障联合手术：联合青光眼、角膜移植、眼内异物取出、玻璃体切割等手术。

（四）转归与预后

（1）本病是我国第一位的致盲性眼病，其患病率随着年龄的增长而明显增高，如不及时治疗，可致盲。

（2）本病应用中西医结合的综合方法积极治疗：在初发期，可延缓病情发展；当白内障明显影响视力时，通过手术治疗一般能够复明。

（五）预防与调护

1. 年龄相关性白内障是晶状体老化后的退行性变，是多种因素作用的结果 环境、营养、遗传、氧化损伤、辐射、高血压、心血管病、过量饮酒、吸烟等均是年龄相关性白内障的危险因素。研究表明白内障的形成与氧化损伤有关，氧化作用一方面使晶状体上皮细胞膜蛋白如Na^+-K^+-ATP酶，$Ca^{2+}-ATP$酶降解，泵功能发生改变，使细胞内钙离子浓度升高，细胞内水液流入晶状体内，逐渐形成皮质性白内障；另一方面使晶状体核内可溶性晶状体蛋白氧化、水解、糖化和脱酰胺，致晶状体蛋白聚合，形成不溶性高分子蛋白，发生核性白内障。此外，多种因素引起的晶状体上皮细胞的凋亡及其调控也导致了晶状体混浊。

2. 其预防与调护为　①年龄相关性白内障未成熟时，在用药物治疗的同时，除应经常观察视力变化外，特别要注意眼压的变化，因为肿胀的晶状体可导致青光眼的发作。②随着晶状体混浊的改变，眼的屈光和视力也会发生相应的变化，所以对患者佩戴的眼镜应及时的调整度数。③养成良好的日常起居习惯，形成规律的饮食和大小便习惯，每日定时定量餐饮及排便，避免强烈精神刺激或过度劳累；保持身心愉快、健康；参加适当的文化娱乐活动；放松情绪与精神紧张或压力。这些对衰老的机体能保持功能与活力尤为重要。④加强适宜的身体锻炼与体育活动，使机体在健康、轻松的运动中延缓衰老。⑤避免阳光下用眼，配戴有色眼镜防护红、紫外线照射；避免长时间用眼，减轻眼部疲劳，放松调节。

（冯　磊）

第十四节　视瞻有色

视瞻有色是指眼外观无异常，视物昏蒙的眼病。在《黄帝内经》中属目昏范畴，该病名始见于《证治准绳·杂病·七窍门》：“视瞻昏渺证，谓目内外别无证候，但自视昏渺，蒙昧不清也。有神劳，有血少，有元气弱，有元精亏而昏渺者，致害不一。若人年五十以外而昏者，虽治不复光明……此专言平人视昏，非因目病昏渺之比，各有其因，又当分别，凡目病外障而昏者，由障遮之故；欲成内障而昏者，细视瞳内亦有气色。”指出该病不同于外眼翳障或晶珠混浊、五风内障等由外可观的目病所致之目昏。又称瞻视昏渺（《审视瑶函·目昏》）。

本病实为临床症状，所涉及疾病范围广泛，可见于西医学的葡萄膜炎、视网膜病、视神经及视路疾病等多种疾病的某些类型或阶段，本节主要讨论中心性浆液性脉络膜视网膜病变。

一、视瞻有色的诊断

1. 病史与症状　视物模糊，或眼前暗影、或视物变暗、或视大为小、或视瞻有色、或视直为曲。

2. 眼部检查　眼底检查可见黄斑区有1～3PD的盘状视网膜浅脱离，黄斑区水肿，周围有反光晕，中心凹光反射消失，水肿消失后残留黄白色渗出及色素紊乱、色素沉着。

3. 特殊检查

（1）荧光素眼底血管造影：可见典型的黄斑区渗漏。

（2）视野检查：Amsler方格表检查见中心暗点，方格变形。

（3）OCT检查：可见黄斑部视网膜海绵状肿胀，黄斑区浆液性神经上皮或色素上皮层脱离影像。

二、临床典型案例

李某，男，32岁，左眼视物模糊、视物变形1周。否认高血压、糖尿病史。查视力：右眼1.0，左眼0.6。右眼前后节未见明显异常。散瞳检查：可见左眼视盘色正界清，血管走行正常，左眼黄斑区有2PD的盘状视网膜浅脱离，黄斑区水肿，周围有反光晕，中心凹光反射消失。荧光素眼底血管造影检查：造影的静脉早期，后极部出现数个很小的荧光素渗漏点，随时间推移呈墨迹样弥散扩大。造影后期可见染料积存于神经上皮脱离腔中。患者食少便溏，少气乏力；舌淡苔白，脉濡细。

三、根据病例提出诊断与鉴别诊断、辨证、治疗

（一）诊断依据及鉴别诊断

本病例诊断为左眼视瞻有色（中心性浆液性脉络膜视网膜病变），其诊断依据如下。

（1）患者为青壮年男性，左眼视物模糊、视物变形。

（2）视力：左眼0.6，视物模糊。

（3）检眼镜下见可见左眼黄斑区有2PD的盘状视网膜浅脱离，黄斑区水肿，周围有反光晕，中心凹光反射消失。

（4）荧光素眼底血管造影检查：可见典型的黄斑区渗漏。

（二）辨证论治

1. 本病例辨证为脾虚湿泛证　其辨证要点为：视物模糊；黄斑区有2PD的盘状视网膜浅脱离，黄斑区水肿，周围有反光晕，中心凹光反射消失。全身见食少便溏、少气乏力，舌淡苔白，脉濡细。

2. 该病临床上常见的其他证型

（1）湿热内蕴证：其辨证要点为：视力下降，或眼前暗影，或视大为小，或视物变形；黄斑区水肿、渗出等；全身症状不明显，或兼见胸闷，脘腹痞满、纳呆口苦或口干，舌苔黄腻，脉濡或数。

（2）肝经郁热证：其辨证要点为：视力下降，或眼前暗影，或视大为小，或视物变形；黄斑区水肿、渗出等；全身见情志不畅或精神紧张，胸胁胀满，失眠烦躁，口苦咽干，舌红苔薄，脉弦细。

（3）肝肾亏虚证：其辨证要点为：病久，黄斑区色素沉着、渗出日久难消。全身症状不明显，或兼见头晕耳鸣，失眠多梦，腰膝酸软，舌红少苔，脉细或沉细。

（三）治疗

本病多与脾肝肾功能失调有关。湿热内蕴，湿浊上蒸目窍；或脾失健运，水湿上泛于目；或情志内伤，肝失条达，气机不畅，壅遏目窍；或肝肾两亏，精血不足，目失所养。

本病以辨证论治为主，以缩短病程，减少复发为主要目的。

1. 本病的中医辨证论治

（1）湿热内蕴证：治以清热利湿，软坚散结。用三仁汤加减。水肿明显者酌加车前子、泽兰、茯苓或猪苓利水消肿；渗出明显者，酌加海藻、昆布、瓦楞子软坚散结；脘腹痞满者加鸡内金、莱菔子以消食散结；口苦甚者，酌加黄连、栀子清热泻火。

（2）脾虚湿泛证：治以益气健脾，利水渗湿。用参苓白术散加减。水肿明显者酌加泽兰、牛膝、车前子消肿行滞；脾阳虚衰较甚，舌苔白滑，脉象沉细者，酌加干姜、桂枝温阳散寒、行气化水。

（3）肝经郁热证：治以疏肝泻热，行气活血。用丹栀逍遥散加减。可酌加毛冬青、郁金、丹参增疏肝行气活血之功；水肿明显者酌加泽兰、牛膝、车前子消肿行滞；无口苦咽干者，去牡丹皮、栀子；睡眠差者，酌加酸枣仁、合欢皮、夜交藤安神助眠。

(4) 肝肾不足证：治以补益肝肾，软坚散结。用加减驻景丸加减。黄斑渗出或色素多者，酌加山楂、鸡内金、瓦楞子助消积滞；加昆布、海藻以软坚散结；阳气偏衰者，酌加肉苁蓉、紫河车温肾益精；失眠多梦者，酌加酸枣仁、合欢皮、夜交藤安神助眠。如为阴虚火旺者，可选用知柏地黄丸。

2. 本病的其他治疗方法

(1) 中成药治疗：①杞菊地黄丸、明目地黄丸，适用于肝肾不足证；②逍遥丸，适用于肝气郁结证。

(2) 针刺治疗：选穴瞳子髎、攒竹、球后、睛明、合谷、足三里、肝俞、脾俞、肾俞等。据辨证分型每次眼局部选2穴，远端选1穴，背俞1~2穴。

(3) 激光光凝：适用于3个月以上持续浆液性脱离，渗漏点位于视盘－黄斑纤维束外，离中心凹500μm以外者。目前也有学者对本病采用光动力治疗，认为可以缩短病程，但其治疗费用比较昂贵。

(四) 预防与调护

应该做到：①注意保持心情舒畅，避免情绪激动和精神过度紧张，避免熬夜及过度劳累；②忌食辛辣炙煿、戒烟慎酒。

(冯　磊)

第十五节　视瞻昏渺

视瞻昏渺是指眼外观无异常，视物昏蒙的眼病。在《黄帝内经》中属“目昏”范畴，该病名始见于《证治准绳·杂病·七窍门》：“视瞻昏渺证，谓目内外别无证候，但自视昏渺，蒙昧不清也。有神劳，有血少，有元气弱，有元精亏而昏渺者，致害不一。若人年五十以外而昏者，虽治不复光明。”指出该病多发生于50岁以上人群，可能与遗传、代谢、营养等多因素有关。本病又称瞻视昏渺。

视瞻昏渺可见于西医学之视网膜病、视神经及视路疾病、葡萄膜炎等多种疾病的某些类型或阶段。本节主要介绍年龄相关性黄斑变性（AMD），又称老年性黄斑变性，西医学根据有无视网膜下新生血管的生成分为干性和湿性两种。

一、视瞻昏渺的诊断

1. 病史与症状　无明显视觉症状。或视物模糊；或眼前黑影飞舞，视物昏蒙；或眼前出现固定暗影，视物变形；或视力骤降，甚至仅辨明暗。

2. 眼部检查　眼外观无异常，视力正常，或视力下降。

(1) 干性（或称萎缩性、非新生血管性）：后极部玻璃膜疣为本型特征表现，兼有色素上皮层异常，早期表现为黄斑区色素脱失的浅色斑点和椒盐状色素沉着，后期可呈现局灶性色素团块或色素沉着，非地图状或地图状色素上皮萎缩。

(2) 湿性（或称渗出性、新生血管性）：脉络膜新生血管为本型特征性表现。可见后极部视网膜下灰白色新生血管膜，其周围深层或浅层出血，病变范围小者约1个视盘直径，大者波及整个后极部；出血多者可见视网膜前出血，甚至玻璃体积血；常伴黄斑水肿、渗出，神经上皮或色素上皮脱离，晚期形成盘状瘢痕。

3. 特殊检查

（1）荧光素眼底血管造影（FFA）：干性典型表现为片状高荧光和低荧光，但无染料渗漏；地图状萎缩表现为地图状强透见荧光。湿性典型脉络膜新生血管在造影早期即可见荧光渗漏，并持续存在；湿性隐匿型脉络膜新生血管荧光渗漏出现晚且强度低；出血区则显遮蔽荧光；盘状瘢痕表现为局部盘状荧光着染。FFA 为湿性 AMD 诊断的金标准。

（2）吲哚青绿血管造影（ICGA）：可显示 FFA 发现不了的隐匿型脉络膜新生血管。

（3）视网膜光学相干断层扫描仪（OCT）：显示脉络膜新生血管，可区分不同类型神经上皮或色素上皮层脱离，鉴别视网膜内或视网膜下积液和渗出，并量化。

二、临床典型案例

乔某，男，67 岁，双眼视物模糊 1 个月余。查视力：右眼 0.1，左眼 0.6。双眼晶状体皮质不均匀混浊，余眼前节无明显异常，玻璃体轻度混浊，眼底：视盘界清、色淡红，视网膜血管走行大致正常，右眼黄斑区水肿，可见点片状出血、渗出；左眼黄斑区可见玻璃膜疣。FFA：右眼早期见荧光渗漏，出血性荧光遮蔽，伴晚期染色；左眼点、片状高荧光。OCT：右眼脉络膜新生血管、黄斑水肿；左眼玻璃膜疣。伴有口干、头晕耳鸣、腰膝酸软、失眠多梦；舌红少苔，脉细数。

三、根据病例提出诊断与鉴别诊断、辨证、治疗

（一）诊断依据及鉴别诊断

1. 诊断　本病例诊断为双眼视瞻昏渺（年龄相关性黄斑变性），其诊断依据如下。

（1）双眼视物模糊。

（2）检眼镜下见右眼黄斑区水肿，点片状出血、渗出；左眼黄斑区可见玻璃膜疣。

（3）FFA：右眼早期见荧光渗漏，出血性荧光遮蔽，伴晚期染色；左眼片状高荧光。OCT：右眼脉络膜新生血管、黄斑水肿；左眼玻璃膜疣。

2. 本病应与以下疾病相鉴别

（1）与中心性浆液性脉络膜视网膜病变相鉴别：中心性浆液性脉络膜视网膜病变多见于中青年，自觉视物变暗，或视大为小，或视直为曲，无脉络膜新生血管，无玻璃膜疣，神经上皮层浆液性脱离，和（或）伴有色素上皮脱离。

（2）与中心性渗出性脉络膜视网膜病变相鉴别：中心性渗出性脉络膜视网膜病变多见于青壮年，自觉视物变暗，或视大为小，或视直为曲，有脉络膜新生血管，无玻璃膜疣，神经上皮层可为浆液性、渗出性、出血性脱离。

（3）与特发性息肉样脉络膜血管病变相鉴别：特发性息肉样脉络膜血管病变多见于中老年，也可见于年轻人，较少见玻璃膜疣，常见出血性色素上皮层脱离，可见橘红色病灶区。

（二）辨证论治

1. 本病例辨证为肝肾亏虚证　其辨证要点为：眼外观端好，视力缓慢下降；黄斑区可见出血、渗出、玻璃膜疣；口干、头晕耳鸣、腰膝酸软、失眠多梦；舌红少苔，脉细数。

2. 该病临床上常见的其他证型

（1）痰湿蕴结证：其辨证要点为：无明显视觉异常，或视力轻度下降，或轻度视物变

形，后极部视网膜多个玻璃膜疣，黄斑区色素脱失或椒盐状色素沉着；全身可伴胸膈胀满，眩晕心悸，肢体乏力；舌苔白腻或黄腻，脉沉滑或弦滑。

（2）络伤出血证：其辨证要点为：视力骤降，或眼前有黑影遮挡，或视物变形，后极部视网膜有色稍秽浊的灰白色视网膜下新生血管膜，其周围深层或浅层新鲜出血，或网膜前大量出血，甚至进入玻璃体，后极部水肿、渗出；可伴口干咽燥，失眠多梦；舌红少苔，脉细数；或伴神疲乏力，头晕眼花，舌淡苔薄白有齿印，脉细弱或沉细。

（3）脾肾亏虚证：其辨证要点为：视力中轻度下降，或视物变形，后极部视网膜多个玻璃膜疣，黄斑区色素脱失或色素沉着；伴食少便溏，少气乏力，畏寒肢冷，小便清长；舌淡苔白，脉细弱。

（三）治疗

本病治疗宜急则治标，缓则治本，以延缓视力下降、减少反复出血为主要目的。

1. 本病的中医辨证论治

（1）肝肾亏虚证：治以滋养肝肾，行瘀消滞。用加减驻景丸加减。玻璃膜疣较多者，酌加陈皮、竹茹、半夏祛痰化湿；出血新旧杂陈者，加生蒲黄、生三七粉、藕节、山楂、桃仁活血止血、消滞散结；渗出明显者，酌加浙贝母、昆布、海藻软坚散结；水肿明显者，酌加泽兰、茯苓利水消肿；色素紊乱或色素沉着，或有萎缩瘢痕者，酌加瓦楞子、海藻、昆布、浙贝母软坚散结；失眠多梦者，酌加酸枣仁、夜交藤、合欢皮养心安神。

（2）痰湿蕴结证：治以燥湿化痰，软坚散结。用温胆汤加减，酌加浙贝母、昆布、生牡蛎以软坚散结，加当归、丹参、川芎以行气活血消滞。

（3）络伤出血证：治以滋阴止血，或益气止血。用生蒲黄汤加减。肝肾不足者，合知柏地黄汤加减；气血亏虚者，合人参养荣汤加减；水肿明显者，酌加车前子、猪苓利水消肿；渗出明显者，酌加浙贝母、鸡内金、昆布软坚散结。

（4）脾肾亏虚证：治以健脾益气，补肾助阳。用右归丸合补中益气汤加减。可酌加浙贝母、鸡内金、昆布软坚散结。

2. 本病的其他中医治疗方法

（1）中成药治疗：根据临床证型可选用。①知柏地黄丸，适用于肝肾阴虚，虚火上炎证。②六味地黄丸、杞菊地黄丸、障眼明片、石斛夜光丸，适用于肝肾亏虚证。

（2）针灸治疗：常用穴位有睛明、承泣、球后、瞳子髎、丝竹空、攒竹、四白、阳白、翳明、风池、百会、合谷、肝俞、肾俞、脾俞、足三里、足光明、三阴交等。每次取眼周穴位 1～2 个，肢体穴位 1～2 个。

3. 本病的西医学治疗方法

（1）药物治疗：补充微量元素及维生素。

（2）激光治疗：光动力疗法及经瞳孔温热疗法，适用于脉络膜新生血管。

（3）手术治疗：黄斑转位手术、手术切除新生血管。目前多采用玻璃体腔注射抗 VEGF 药物治疗，取得较好疗效。

（四）转归与预后

本病应用中西医结合的综合方法积极治疗，可延缓视力下降。干性者一般不致盲，湿性者可致永久性中心视力损害。

（五）预防与调护

（1）本病可能与黄斑长期慢性的光损伤、遗传、代谢、营养等多因素有关。

（2）其预防与调护为：①加强老年人群健康教育，以早期诊断，早期治疗，最大程度地保护视力；②饮食合理，戒辛辣烟酒；③日光下、雪地、水面应戴太阳镜，避免日光及可见光损伤黄斑；④有本病湿性早期体征，或单眼发病者，应严格监测双眼，可予 Amsler 表定期自检，一旦出现黑线弯曲、变形或消失，立即就诊。

（冯　磊）

第十六节　络阻暴盲

络阻暴盲是指因眼内络脉闭阻导致患眼猝然视力急剧下降，甚至失明的严重内障眼病。本病以“暴盲”之名首见于《证治准绳·杂病·七窍门》，又名“落气眼”。对本病特点《抄本眼科》指出“不害疾，忽然眼目黑暗，不能视见，白日如夜”。本病发病急骤，多为单眼，中老年多见，性别差异不明显。多数患者伴有或先后兼有眩晕、头痛、胸痹、心悸、中风等内科病证。络阻暴盲类似于西医学的视网膜中央或分支动脉阻塞。

一、络阻暴盲的诊断

1. 病史与症状　骤然视力急剧下降甚至失明，或部分视野缺损。少数患者起病前可有一过性视物模糊、头痛头昏等。

2. 眼部检查

（1）视网膜中央动脉阻塞：外眼正常，瞳孔直接对光反射消失，间接对光反射存在。眼底检查可见视网膜呈乳白色半透明混浊、水肿，以后极部为甚，黄斑区可透见脉络膜红色背景，呈樱桃红色，又称樱桃红斑，是本病的特征性体征。视盘色淡、水肿，边界模糊，动脉高度变细，甚至呈白色线条样，部分血管腔内的血柱呈节段状，静脉亦变狭窄。

（2）视网膜分支动脉阻塞：以颞上方或颞侧分支动脉阻塞较常见，眼底检查可见在阻塞血管供血区出现灰白色水肿，血管变细，并有相应的视野缺损。

3. 特殊检查

（1）荧光素眼底血管造影：在病变发生时很难及时进行造影检查，多在病变发生后数小时、数日甚至数周后才进行此项检查，因此差异很大。其常见的变化有以下几种：中央动脉主干或分支无灌注；视网膜循环时间延迟，脉络膜迟缓充盈；检眼镜下所见的血流“中断”部位，仍有荧光素通过，动脉出现层流；大片毛细血管无灌注；部分血管壁的荧光素渗漏；晚期患者可能因阻塞动脉的开放而见不到阻塞的荧光征象。

（2）视野检查：根据阻塞的范围周边视野有所不同，可有一些保留，通常在颞侧能查出小岛状视野，黄斑区如有睫状动脉供应，可保留部分中心视力。

（3）眼电生理检查：视网膜中央动脉阻塞后，视网膜内层缺血，双极细胞受损，ERG 的 b 波下降，a 波一般尚正常。除非脉络膜血液循环也受累，EOG 一般均正常。

二、临床典型案例

张某，男，65 岁，右眼视力急剧下降 1 天。高血压病史 20 年余。查视力：右眼手动，右眼瞳孔直接对光反射消失，间接对光反射存在，散瞳检查：视盘水肿，边界模糊，后极部视网膜呈广泛性乳白色半透明混浊、水肿，黄斑区呈樱桃红点。荧光造影检查：右眼视网膜循环时间明显延迟；视盘表层辐射状毛细血管缓慢充盈，视网膜动脉出现层流，大片毛细血管无灌注，后期偶见小动脉轻度荧光渗漏。伴有情志抑郁，胸胁胀满，头昏头痛，眼胀，胸闷；舌质紫黯、有瘀斑，脉弦。

三、根据病例提出诊断与鉴别诊断、辨证、治疗

（一）诊断依据及鉴别诊断

1. 诊断　本病例诊断为右眼络阻暴盲（视网膜中央动脉阻塞），其诊断依据如下。

（1）患者老年男性，有高血压病史，右眼视力急剧下降1天。

（2）检眼镜下见右眼视盘水肿，边界模糊，后极部视网膜呈广泛性乳白色半透明混浊、水肿，黄斑区呈樱桃红点。

（3）荧光素眼底血管造影检查：右眼视网膜循环时间明显延迟；视盘表层辐射状毛细血管缓慢充盈，视网膜动脉出现层流，大片毛细血管无灌注，后期偶见小动脉轻度荧光渗漏。

2. 本病应与以下疾病相鉴别

（1）与目系暴盲（前部缺血性视神经病变）相鉴别：缺血性视神经病变视力降低相对较轻，黄斑区无樱桃红。视野呈象限性缺损，但常与生理盲点相连。荧光造影早期视盘充盈延迟、不均匀，视网膜动脉无明显无灌注，后期视盘荧光渗漏。

（2）与眼动脉阻塞相鉴别：眼动脉阻塞为视网膜中央动脉和供应脉络膜的睫状动脉同时阻塞，因此视力损害更严重，常为无光感。由于眼动脉阻塞致视网膜内层和外层均无血液供应，故视网膜乳白色水肿和混浊更为严重。脉络膜血流受阻，多数眼底检查黄斑区无樱桃红。

（二）辨证论治

1. 本病例辨证为气滞血瘀证　其辨证要点为：眼外观端好，视力急剧下降；视盘水肿，边界模糊，后极部视网膜呈广泛性乳白色半透明混浊、水肿，黄斑区呈樱桃红点。情志抑郁，胸胁胀满，头昏头痛，眼胀，胸闷；舌质紫黯、有瘀斑，脉弦。

2. 该病临床上常见的其他证型

（1）痰热上壅证：其辨证要点为：视力急剧下降；视盘水肿，边界模糊，后极部视网膜呈广泛性乳白色半透明混浊、水肿，黄斑区呈樱桃红点。头眩而重，胸闷烦躁，食少恶心，痰稠口苦；舌苔黄腻，脉弦滑。

（2）肝阳上亢证：其辨证要点为：视力急剧下降；视盘水肿，边界模糊，后极部视网膜呈广泛性乳白色半透明混浊、水肿，黄斑区呈樱桃红点。头痛眼胀或眩晕时作，急躁易怒，面赤烘热，心悸健忘，失眠多梦，口苦咽干；脉弦细或数。

（3）气虚血瘀证：其辨证要点为：视物昏蒙，动脉细而色淡红或呈白色线条状，视网膜水肿色白，视盘色淡；素体虚弱，或伴短气乏力，面色萎黄，倦怠懒言；舌淡有瘀斑，脉涩或结代。

（三）治疗

络阻暴盲的病因病机包括：愤怒暴悖，气机逆乱，气血上壅，脉络瘀阻；嗜食肥甘，或恣酒好辣，痰热内生，血脉闭塞；肝肾不足，肝阳上亢，气血并逆，瘀滞脉络；气血亏虚，推动乏力，血行滞缓，血脉瘀塞。本病为眼科的急重症，常造成不可逆的视功能损害，应争分夺秒挽救病人的视力。治疗以通为要，兼顾脏腑之虚实，辅以益气、行气。应中西医结合

综合治疗，务求视力恢复至最大限度。同时做全身详细检查以尽可能祛除病因。

1. 本病的中医辨证论治

（1）气滞血瘀证：治以理气活血通窍。方以通窍活血汤加减。胸胁胀满者酌加郁金、青皮、香附以理气；头昏者酌加天麻平肝降逆；视网膜水肿者酌加泽兰、车前子利水消肿，活血化瘀。

（2）痰热上壅证：治以涤痰通络，活血开窍。方以涤痰汤加减。以涤痰汤祛痰开窍，酌加地龙、川芎、泽兰以助活血利水、通络开窍；若热邪较甚，可去人参、生姜、大枣，酌加黄连、黄芩以增清热涤痰之功。

（3）肝阳上亢证：治以滋阴潜阳，活血通络。方以镇肝熄风汤加减。可酌加石菖蒲、丝瓜络、红花、地龙活血通窍；五心烦热者，加知母、黄柏、地骨皮降虚火；心悸健忘、失眠多梦者加夜交藤、珍珠母镇静安神；视网膜水肿混浊明显者，加车前子、泽兰利水渗湿。

（4）气虚血瘀证：治以补气养血，化瘀通脉。方以补阳还五汤加减。心悸怔忡，失眠多梦者，加酸枣仁、夜交藤以养心宁神；视网膜色淡者，加枸杞子、楮实子、菟丝子等补肾明目；情志抑郁者，加柴胡、白芍、青皮以疏肝解郁。

2. 本病的其他中医治疗方法

（1）中成药治疗：葛根素注射液、丹参注射液静脉滴注，复方丹参滴丸舌下含服等。

（2）针灸治疗：①体针：眼周穴位取睛明、球后、瞳子髎、承泣、攒竹、太阳等；远端穴位取风池、合谷、内关、太冲、翳风、足光明。每天选眼周穴位 2 个，远端穴位 2 个，轮流使用，留针 15 分钟，强刺激则不留针，每天 1 次，10 次为 1 个疗程。②耳针：取肝、胆、脾、肾、心、耳尖、目 1、目 2、眼、脑干、神门等穴，针刺与压丸相结合，2 天 1 次。③头针：取视区，每日或隔日 1 次，10 次为 1 个疗程。④穴位注射：葛根素注射液球后注射。⑤穴位放血：取耳尖、耳背小静脉，刺放少许血液。

（3）电离子导入：毛冬青煎剂或复方丹参注射液做电离子导入。

3. 本病的西医学治疗方法

（1）血管扩张剂：①吸入亚硝酸异戊酯或舌下含服硝酸甘油。②口服烟酸。③妥拉唑林球后注射。

（2）纤溶制剂：①眶上动脉注射纤维溶解剂，或动脉介入灌注治疗。②可口服胰激肽释放酶片。

（3）电降低眼压：①按摩眼球，至少 15 分钟；或 24 小时内做前房穿刺，放液 0.1 ~ 0.4ml。②口服醋氮酰胺。

（4）吸氧：吸入 95% 的氧气和 5% 二氧化碳混合气体，每小时 1 次，每次 10 分钟。该病发生后 8 小时内可考虑高压氧治疗。

（5）病因治疗：治疗原发病，针对病因可加用抗生素、糖皮质激素治疗。

（四）转归与预后

一旦发生视网膜动脉阻塞，其供应的视网膜急性缺血、缺氧，视力骤然下降，视力受损程度因阻塞所在部位、血管大小及阻塞的程度而有差异。视网膜中央动脉阻塞，为眼科的急重症，常造成不可逆的视功能损害，应紧急抢救，争分夺秒挽救病人的视力。

（五）预防与调护

（1）本病多发于老年人，与心脑血管疾患、动脉粥样硬化、高血压、糖尿病等危险因素关系密切；青少年患者的发病多与凝血机制异常、感染、外伤及眼部异常相关。

（2）其预防与调护为：注意休息，避免劳累；做好精神调护，避免情绪激动；戒烟防冷，多食蔬菜、水果及清淡饮食，忌食肥甘油腻之品；参加力所能及的体育活动，促使血液流畅；一旦发现视力下降，应及时取医院诊治，以免延误病情。

（冯　磊）

第十七节　络瘀暴盲

络瘀暴盲是指因眼底脉络瘀阻，血不循经，溢于络外致视力突然下降的眼病。该病归属于“暴盲”范畴。《临床必读》和《中医诊断与鉴别诊断学》称本病为“目衄暴盲”；曾庆华主编《中医眼科学》将其归属于“络损暴盲”范畴。本病多为单眼发病，是导致中老年人视力障碍的常见瞳神疾病。

络瘀暴盲类似于西医学之视网膜中央或分支静脉阻塞，西医学认为：视网膜静脉阻塞的病因较复杂，为多因素致病，常因血管壁的改变，血液流变学的变化和血流动力学的改变，同时受眼压和眼局部病变的影响。

一、络瘀暴盲的诊断

1. 病史与症状　视力突然减退，或有眼前黑影飘动，严重者视力可骤降至眼前手动。

2. 眼部检查

（1）视网膜中央静脉阻塞：轻者表现为视盘及视网膜轻度水肿，静脉纡曲、扩张，有斑状或点状出血。重者视盘明显充血、水肿、边界模糊，视网膜水肿，静脉高度纡曲怒张，色紫红而呈节段状。有时隐藏于水肿的网膜组织内或混杂于出血斑中，周围伴有白鞘，动脉呈高度收缩。视网膜及视神经乳头上有大量浅层的火焰状、放射状和深层圆形或片状之出血斑，以及棉团状渗出。

（2）视网膜分支静脉阻塞：表现为阻塞点远端网膜水肿，静脉纡曲扩张，沿血管走行有火焰状出血。

本病常见的并发症主要有黄斑裂孔和视网膜裂孔、视网膜脱离、新生血管形成、新生血管性青光眼、玻璃体出血等。

3. 特殊检查

（1）荧光素眼底血管造影：对本病的诊断、治疗、预后，尤其诊断分型极为重要。造影早期可见视网膜静脉荧光素回流缓慢、动脉－静脉充盈时间延长，分支静脉阻塞者还可以显示出阻塞部位；视网膜出血区呈遮蔽荧光；静脉阻塞区毛细血管明显扩张，并可见大量微动脉瘤。造影后期可见毛细血管有明显的荧光素渗漏，静脉管壁染色，视网膜呈一片强荧光或有黄斑花瓣样荧光素（黄斑囊样水肿）。病程晚期的眼底荧光血管造影可见视网膜或视盘血管有侧支循环建立，缺血型者可见大面积毛细血管无灌注区，或可见视网膜新生血管及其荧光素渗漏。

（2）视野检查：根据视网膜中央静脉阻塞的视网膜受损程度，可出现严重程度不同的视野改变；若为静脉分支阻塞，可出现局限性扇形视野缺损。

（3）视网膜电图检查：b/a 波振幅比值降低，负型 ERG，a 波振幅减少或增大，b 波振幅下降，a 波和 b 波潜伏期延长，震荡电位振幅可减少或消失，ERD 强度－反应函数各参数的改变。

（4）眼电图检查：光峰振幅降低，光峰/暗谷比（Arden 比）降低，静脉阻塞引起的水肿区域累及一半或一半以上视网膜时 Arden 比异常，基值电位低于健眼。

二、临床典型案例

王某，男，65 岁，右眼视力急剧下降 5 天．有高血压病史 10 余年。查视力：右眼 0.02，左眼 1.0。散瞳检查：可见右眼视盘充血、水肿，视网膜静脉扩张、纡曲，隐没于出血及水肿之中，以视盘为中心视网膜火焰状出血及水肿。荧光素眼底血管造影检查：早期见视网膜静脉荧光素回流缓慢、充盈时间延长，出血区遮蔽荧光，阻塞区毛细血管扩张；造影后期见毛细血管的荧光素渗漏，静脉管壁着染。伴眼胀头痛，胸胁胀痛，情志抑郁，食少暖气；舌红有瘀斑，苔薄白，脉弦。

三、根据病例提出诊断与鉴别诊断、辨证、治疗

（一）诊断依据及鉴别诊断

1. 诊断　本病例诊断为右眼络瘀暴盲（视网膜中央静脉阻塞），其诊断依据如下。

（1）有高血压病史，右眼视力急剧下降。

（2）检眼镜下见右眼视盘充血、水肿，视网膜静脉扩张、纡曲，隐没于出血及水肿之中，以视盘为中心视网膜火焰状出血及水肿。

（3）荧光素眼底血管造影检查：早期见视网膜静脉荧光素回流缓慢、充盈时间延长，出血区遮蔽荧光；后期见毛细血管的荧光素渗漏。

2. 本病应与以下疾病相鉴别

（1）与消渴内障（糖尿病视网膜病变）相鉴别：糖尿病视网膜病变有明确的糖尿病病史，可见于任何年龄，多为双眼发病，后极部有大量的血管瘤和硬性渗出物，毛细血管无灌注区。

（2）与络损暴盲（视网膜静脉周围炎）相鉴别：视网膜静脉周围炎多为双眼发病，病变部位多位于视网膜周边部，静脉旁多有白鞘伴行。

（3）与高血压性视网膜病变相鉴别：有明确的高血压病史或体征，多双眼发病，常见视网膜浅层出血，多位于后极部围绕视盘分布，常见棉絮状斑和黄斑部呈星芒状渗出，或可出现视网膜动脉壁反光增强、视网膜动静脉比例的改变、视网膜动静脉交叉压迫征。

（4）本病的青年患者应与视盘血管炎相鉴别：视盘血管炎病变可仅出现在视盘，或合并有视网膜静脉阻塞，但出血多围绕视盘，周边部较稀疏。

（二）辨证论治

1. 本病例辨证为气滞血瘀证　其辨证要点为：眼外观端好，视力急剧下降；视盘充血、水肿，视网膜静脉扩张纡曲，以视盘为中心视网膜火焰状出血及水肿；胸胁胀痛、情志抑郁、食少嗳气；舌有瘀斑，脉弦。

2. 该病临床上常见的其他证型

（1）阴虚阳亢证：其辨证要点为：视力急剧下降，视网膜静脉扩张纡曲，视网膜出血、渗出及水肿明显；兼见头晕耳鸣，面热潮红，烦躁易怒，腰膝酸软；舌红少苔，脉弦细。

（2）痰瘀互结证：其辨证要点为：视力急剧下降，或是病程较长，眼底出血、水肿、

渗出明显，或有黄斑囊样水肿；兼见头重眩晕，胸闷脘胀；舌苔腻或舌有瘀点，脉弦或滑。

（3）心脾两虚证：其辨证要点为：视力下降，病程较久，视网膜静脉反复出血，其色较淡；常伴面色萎黄或㿠白，心悸健忘，肢体倦怠，少气懒言，月经量少或淋漓不断，纳差便溏；舌淡胖，脉弱。

（4）胃火炽盛证：其辨证要点为：眼前突见黑影，继则视物昏蒙，黑影飘动，甚则不见人物，神膏浊甚，眼内出血多则不见眼底；或伴口臭、齿衄，口干喜冷饮，嘈杂易饥；舌红苔黄脉数。

（三）治疗

络瘀暴盲的发病，可因情志内伤，肝气郁结，肝失调达，气滞血郁，血行不畅，瘀滞脉内，血溢络外；或由肝肾阴亏，水不涵木，肝阳上亢，气血上逆，血不循经而外溢；或因过食肥甘厚味，痰湿内生，痰凝气滞，血脉瘀阻，血不循经，血溢脉外。本病的基本病机是脉络瘀阻，血不循经，溢于目内；而阻塞是瘀，离经之血亦是瘀，故血瘀是本病最突出的病机。治疗时应注意止血不留瘀，祛瘀的同时应避免再出血，并积极治疗原发病。

1. 本病的中医辨证论治

（1）气滞血瘀证：治以理气解郁，化瘀止血。用血府逐瘀汤加减。出血初期，舌红脉数者，宜去方中川芎、当归，加荆芥炭、血余炭、白茅根、大蓟、小蓟以凉血止血；眼底出血较多，血色紫黯，加生蒲黄、茜草、三七以化瘀止血；视盘充血水肿，视网膜水肿明显，为血不利化为水，宜加泽兰、益母草、车前子以活血利水；失眠多梦者，加珍珠母、首乌藤以镇静安神。

（2）阴虚阳亢证：治以滋阴潜阳。用镇肝熄风汤加减。潮热口干明显者，可加生地黄、麦冬、知母、黄柏以滋阴降火；头重脚轻者，宜加何首乌、钩藤、石决明以滋阴潜阳。

（3）痰瘀互结证：治以清热除湿，化瘀通络。用桃红四物汤合温胆汤加减。若视网膜水肿、渗出明显者，可加车前子、益母草、泽兰以利水化瘀消肿。

（4）心脾两虚证：治以养心健脾，益气摄血。用归脾汤加减。纳差腹胀者，去大枣、龙眼肉，加神曲、陈皮、砂仁理气和中；视网膜出血色较淡者可加阿胶以补血止血。

（5）胃火炽盛证：治以清胃泻火，凉血止血。用玉女煎合泻心汤加减。心烦失眠者加栀子仁、夜交藤清心安神。本方药用于热甚及出血期，中病即可。

2. 本病的其他中医治疗方法

（1）中成药治疗：根据临床证型选用活血化瘀类中成药口服或静脉滴注。

（2）直流电离子导入：选用丹参或川芎嗪注射液做眼局部电离子导入，每日 1 次，10 次为 1 个疗程。

3. 本病的西医学治疗方法

（1）原发病治疗：如有血管炎症，可结合糖皮质激素治疗。

（2）视网膜激光光凝：视网膜激光光凝可减少视网膜水肿，促进出血吸收，预防新生血管的发生。

（3）手术治疗：如玻璃体积血经积极治疗 3 ~ 6 个月仍不能吸收，或经 B 型超声检查有机化膜形成甚或有视网膜脱离者，应考虑行玻璃体切除术。

（四）转归与预后

（1）视网膜静脉阻塞是眼科致盲的急危重症：若是中央支完全阻塞或颞上支阻塞累及

黄斑部者，预后不佳。

（2）本病应用中西医结合的综合方法积极治疗：可挽救有用视力。若治疗不当或可出现黄斑裂孔和视网膜裂孔、视网膜脱离、新生血管形成、新生血管性青光眼、玻璃体出血、黄斑囊样水肿等多种并发症，影响视力的恢复。

（五）预防与调护

1. 本病与心脑血管疾患、动脉硬化、高血压、糖尿病等危险因素关系密切　局部因素与开角型青光眼有关；低于50岁者多与局部或全身炎症、血液流变学改变有关。

2. 预防与调护　①出血期间应适当休息，减少活动，取半坐卧位；②饮食宜低盐、低脂肪、低胆固醇，以清淡、容易消化的饮食为主；忌辛辣煎炸之物及肥甘厚味腥发之品，戒烟慎酒；③本病有可能反复性出血，应坚持长期治疗和观察，当病情反复时，勿急躁、悲观，忌愤怒，心情宜舒畅，积极配合治疗。

（陈　劲）

第十八节　视衣脱离

视衣脱离是视网膜神经上皮层与色素上皮层之间分离而引起视功能障碍，以自觉幕状黑影遮盖，视力骤降为主要表现的内障类眼病。在古代中医文献中并无“视衣脱离”病名的记载，根据其临床表现，可归属于“暴盲”、“视瞻有色”、“云雾移睛”、“神光自现”等范畴。本病的先兆症状为闪光幻觉，属“神光自现”范畴；疾病初期，周边部视网膜浅脱离，玻璃体混浊，无视力影响者，归“云雾移睛”范畴；视网膜局限性脱离，未波及黄斑区，视物模糊，属“视瞻有色”范畴；视网膜脱离部位影响至后极部者，可致骤然失明，属“暴盲”。

视网膜脱离有原发性与继发性两大类。原发性视网膜脱离主要为原发性孔源性视网膜脱离，继发性视网膜脱离主要分为渗出性视网膜脱离、牵拉性视网膜脱离。渗出性视网膜脱离发病与眼病和全身病有关，可见于原田病、后巩膜炎、Coats病、特发性葡萄膜渗漏综合征等。

一、视衣脱离的诊断

1. 自觉症状　发病初期可有闪光感如同神光自现或有眼前黑花飘动，或视物变形、遮挡，部分病人伴有头痛、耳鸣、恶心、呕吐，颈项强直，发病中后期有不同程度视力下降，严重者视力骤降，有时可伴见眼痛、眼红。

2. 眼部检查　视盘充血水肿，或黄斑部明显水肿，逐渐形成全眼底水肿，继而视衣脱离，呈青灰色隆起，视网膜表面起伏不平，血管爬行其上，随体位变化而波动，同时伴玻璃体混浊。视网膜下液体吸收，视网膜复位，有色素上皮层弥漫性萎缩及视网膜色素明显脱失，形成“晚霞样”眼底。眼压一般较低。

3. 实验室及特殊检查

（1）B型超声检查：典型的视衣脱离表现为玻璃体内条状回声，但后运动多为阴性，玻璃体内可有点状或团状强回声区。

（2）荧光素眼底血管造影检查：渗出性视网膜脱离可见多发性细小荧光素渗漏点扩大融合。

（3）视野：视野检查可见与病灶对侧的视野缺损，缺损大小与脱离范围呈正相关。

二、临床典型案例

王某，男，58岁。左眼视力骤降伴眼前黑影遮挡2天。否认高血压、糖尿病病史。查视力：右眼1.0，左眼眼前手动。眼压：右眼14mmHg，左眼8mmHg。散瞳检查：左眼视盘正常，鼻侧网膜呈青灰色隆起，血管爬行其上，随体位变化而波动。B型超声检查：左眼玻璃体内条状回声，一端与视盘相连，另一端与周边部的眼底光带相连，光带表面光滑，与声波垂直方向为强回声。患者神疲气短，自汗，头目眩晕，腰膝酸软，纳少腹胀；舌红苔白，脉细弱。

三、根据病例提出诊断与鉴别诊断、辨证、治疗

（一）诊断依据及鉴别诊断

1. 诊断　本病例诊断为左眼视衣脱离，其诊断依据如下。

（1）患者骤然视力下降，伴眼前黑影飘动。

（2）左眼眼压低；鼻侧网膜呈青灰色隆起，血管爬行其上，随体位变化而波动。

（3）B超检查：典型的视衣脱离表现为玻璃体内条状回声，一端与视盘相连，另一端与周边部的眼底光带相连。

2. 本病应与以下疾病相鉴别

（1）视网膜劈裂症：是视网膜感觉层的层间分离，随着视神经纤维层裂孔（内层孔）的形成，神经纤维层与外层视网膜分离，呈薄纱状。最常出现于眼底的颞下象限，一般不波及锯齿缘，双眼患病，劈裂的外层可以出现裂孔，也可以出现视网膜脱离、玻璃体积血和色素性改变。先天性视网膜劈裂症多发现于学龄儿童。有家族史，视网膜血管常伴有白鞘。

（2）中心性浆液性脉络膜视网膜病变（简称“中浆”）：“中浆”是黄斑部或其附近的神经上皮层浅脱离，是可以自行消退的自限性疾病，与原发性视网膜脱离不同。视网膜脱离波及黄斑部出现视物变形与“中浆”症状相同。应散瞳检查周边部以鉴别。

（3）葡萄膜渗漏综合征：发病机制不十分明确，有些患眼具有一种或多种先天性异常，诸如小眼球、巩膜和脉络膜增厚，引起经由涡静脉的静脉外流受阻，从而引起脉络膜血液流出受阻，出现液体渗漏，以及脉络膜、视网膜脱离。其视网膜脱离呈半球形隆起，随体位改变而移动，但眼底检查无裂孔存在。

（二）辨证论治

1. 本病例辨证为脾肾亏虚证　其辨证要点为：视物昏蒙，视衣脱离；或神疲气短，自汗，头目眩晕，腰膝酸软；舌淡苔白，脉细。

2. 该病临床上常见的其他证型

（1）风热夹湿证：其辨证要点为：病程缠绵，视物昏蒙，黑花飘动，视衣脱离；头目昏痛，肢体困重，纳呆呕恶；舌红苔黄腻，脉数。

（2）肝火上炎证：其辨证要点为：神膏混浊，视衣脱离；急躁易怒，失眠多梦，耳鸣如潮，口苦口干，便秘；舌红苔黄，脉弦数。

（三）治疗

本病的病因病机为：后天脾胃虚弱，加之先天肾气不足，运化失司，固摄无权，水湿停

滞，上泛目窍以致视衣脱离；或素有痰湿，外感风热，风热与湿邪搏结，上犯清窍；或情志抑郁，肝郁化火，或热邪内犯，肝经气火上逆，火邪攻目。其治疗原则是在中医辨证论治的基础上，针对病因治疗，以期控制病情，促进视功能的恢复。

1. 本病的中医辨证论治

（1）脾肾亏虚证：治以补脾益肾，利水渗湿。用补中益气汤加减。气虚者加党参；积液多者可加猪苓、肉桂、车前子以温阳利水；眼前黑花者加太子参、川芎以滋阴益气补血；视网膜下有少量积液者加茯苓、薏苡仁。

（2）风热夹湿证：治以祛风清热除湿。用抑阳酒连散加减。神水混浊甚者，可加利水渗湿之车前子、薏苡仁、泽泻；热邪重者，加金银花、蒲公英加强清热解毒之功；头目昏痛较重者，加川芎、生地黄、赤芍、牡丹皮以凉血活血止痛。

（3）肝火上炎证：治以清肝泻火。用龙胆泻肝汤加减。视网膜水肿明显者加泽兰、益母草、茯苓等利水化瘀消肿；头目疼痛者加牡丹皮、菊花、川芎等明目止痛；大便秘结者加大黄通腑泄热；邪热炽盛者加金银花、蒲公英、菊花等清热解毒。

2. 本病的外治方法

（1）散瞳：充分持久的散瞳，防止瞳神干缺。

（2）湿热敷：清热解毒明目中药煎水做湿热敷。

3. 本病的其他治疗方法

（1）全身用药：神膏混浊、视衣脱离明显者，可口服糖皮质激素，必要时静脉滴注，早期大量快减以后慢减，1 个月内不要急减。要维持 3 ~6 个月。

（2）针刺治疗：常用穴位包括攒竹、瞳子髎、丝竹空、太阳、承泣、风池、合谷、曲池等，每次局部与远端选 3 ~4 个穴位。

4. 手术治疗　手术方法有巩膜外垫压术、巩膜环扎术，复杂病例可选择玻璃体切除手术。

（四）转归与预后

应做到：①饮食清淡，忌食辛辣厚味之品，保持大便通畅；②避免时邪，调和七情，保持乐观，强正气，防复发。③卧床休息，控制体位，减少眼球活动，以免脱离范围扩大。

（仲建刚）

第十九节　消渴内障

消渴内障是因消渴日久，视衣受损、神光自内而蔽的内障眼病。消渴所致的眼病除消渴内障外，还有消渴翳障和其他与消渴相关的眼病，总称为消渴目病。《三消论》指出：“夫消渴者，多变聋盲。”说明消渴可引起眼病，并严重影响视力。《秘传证治要诀》说：“三消久之，神血既亏或目无所见，或手足偏废”，说明消渴目病病程长，多为虚证。

消渴内障相当于糖尿病性视网膜病变（DR）。本病多为双眼先后或同时发病，对视力造成严重影响，是成年人中致盲的重要原因。消渴翳障相当于糖尿病性白内障；消渴目病相当于西医学的糖尿病眼部并发症。

一、消渴内障的诊断

1. 病史与症状　早期眼部多无自觉症状，病久视力多有不同程度下降，眼前黑影飘动，或视物变形，严重者甚至失明。

2. 眼部检查 眼底表现包括微动脉瘤、出血、硬性渗出、棉绒斑、静脉串珠状、视网膜内微血管异常、黄斑水肿、新生血管、视网膜前出血及玻璃体积血等。

根据眼底表现可分为非增生性（NPDR）和增生性（PDR）。

3. 特殊检查

（1）眼底荧光血管造影（FFA）检查：可显示出检眼镜下不易发现的微循环病变。造影时表现为异常荧光，如微血管瘤样高荧光、毛细血管扩张或渗漏、视网膜无灌注区、新生血管及黄斑囊样水肿等。FFA 可提高该病的诊断率，有助于评估疾病的严重程度，并可指导激光光凝治疗，评价临床疗效。

（2）暗适应和电生理检查：可出现暗适应功能异常，表现为杆阈、锥阈升高；多焦 ERG 检查表现为黄斑区反应密度降低；标准闪光 ERG 检查 a 波、b 波振幅降低；患病早期可见视网膜振荡电位（OPs）异常，表现为总波幅降低，潜伏期延长，由于 OPs 能客观而敏感地反映视网膜内层血循环状态．故能显示 DR 病程的进展和好转。

二、临床典型案例

陈某，男，56 岁，以“双眼视物模糊 2 年，右眼视力骤降 2 周”为主诉入院。既往有糖尿病病史 10 余年。

专科检查：右眼 HM/30cm，左眼 0.4（均矫无助）。双眼外眼（－），晶状体 C1 混浊。右眼玻璃体絮网状混浊，瞳孔区红光反射可见，眼底窥不进。左眼玻璃体轻度混浊，眼底视盘色泽正常，边界清晰，从后极部至中周部较多斑片状出血，微血管瘤、黄白色硬性渗出，黄斑中度水肿。双眼压 17mmHg。

FFA 示：右眼屈光介质混浊（玻璃体积血），后极部隐约可见新生血管所致强荧光团。左眼视盘荧光像正常。视网膜后极部至中周部各象限见较多微血管瘤、斑片状出血遮蔽荧光及片状 NP 区；造影后期黄斑区呈弥漫性高荧光。

患者平素易神疲乏力，面色无华，睡眠差，夜尿多；舌质淡有齿印，脉弱。

三、根据病例提出诊断与鉴别诊断、辨证、治疗

（一）诊断依据及鉴别诊断

1. 诊断 本病例诊断为消渴内障（糖尿病性视网膜病变），其诊断依据如下。

（1）有糖尿病病史；双眼视力渐降，右眼视力骤降。

（2）检眼镜下见右眼玻璃体絮网状混浊，瞳孔区红光反射可见，眼底窥不进。左眼玻璃体轻度混浊，眼底视盘色泽正常，边界清晰，从后极部至中周部较多斑片状出血，微血管瘤、黄白色硬性渗出，黄斑中度水肿。双眼压 17mmHg。

（3）荧光素眼底血管造影检查：右眼屈光介质混浊（玻璃体积血），后极部隐约可见新生血管所致强荧光团。左眼视盘荧光像正常。视网膜后极部至中周部各象限见较多微血管瘤、斑片状出血遮蔽荧光及片状 NP 区；造影后期黄斑区呈弥漫性高荧光。

2. 本病应与以下疾病相鉴别

（1）与络瘀暴盲（视网膜静脉阻塞）相鉴别：本病病因复杂，多与高血压、动脉硬化、血液高黏度和血流动力学异常等有关。多单眼发病，视力突然下降，常见视网膜静脉高度纡曲扩张及沿静脉火焰状出血。

（2）与高血压性视网膜病变相鉴别：有明确的高血压病史或体征，常见视网膜浅层出血，多位于后极部围绕视盘分布，常见棉絮斑和黄斑部星芒状渗出，或可出现视网膜动脉壁反光增强、视网膜动静脉交叉压迫征。

（二）辨证论治

1. 本病例辨证为脾肾气虚，水湿阻滞证　其辨证要点为：双眼视力下降已久，眼外观端好；右眼玻璃体絮网状混浊，瞳孔区红光反射可见，眼底窥不进；左眼玻璃体轻度混浊，眼底视盘色泽正常，边界清晰，从后极部至中周部较多斑片状出血，微血管瘤、黄白色硬性渗出，黄斑中度水肿；平素易神疲乏力，面色无华，睡眠差，夜尿多；舌质淡有齿印，脉弱。

2. 该病临床上常见的其他证型

（1）肾阴不足，燥热内生证：其辨证要点为：视力正常或减退，病变为临床分级 1～3 级；口渴多饮，口干咽燥，消谷善饥，大便干结，小便黄赤；舌质红，苔微黄，脉细数。

（2）气阴两虚，络脉瘀阻证：其辨证要点为：视物模糊，或视物变形，或自觉眼前黑花飘移，视网膜病变多为 2～4 级；神疲乏力，气短懒言，口干咽燥，自汗，便干或稀溏；舌胖嫩、紫黯或有瘀斑，脉细乏力。

（3）肝肾亏虚，目络失养证：其辨证要点为：视物模糊，甚至视力严重障碍，视网膜病变多为 2～4 级；头晕耳鸣，腰膝酸软，肢体麻木，大便干结；舌黯红苔少，脉细涩。

（4）阴阳两虚，痰瘀互结证：其辨证要点为：视物模糊或严重障碍，视网膜病变多为 3～5 级；神疲乏力，五心烦热，失眠健忘，腰酸肢冷，阳痿早泄，下肢浮肿，夜尿频多，小便混浊如混膏脂，大便溏结交替；唇舌紫黯，脉沉细。

（三）治疗

消渴内障主要是气阴两虚、肝肾不足、阴阳两虚而致脉络瘀阻、痰浊凝滞的本虚标实为基本病机，当以益气养阴、滋养肝肾、阴阳双补治其本，通络明目、活血化瘀、化痰散结治其标。应在治疗消渴本病的基础上（控制血糖），以中医药辨证论治为主，适时采用眼底激光光凝或手术，提高疗效和减少失明。

1. 本病的中医辨证论治

（1）肾阴不足，燥热内生证：治以滋肾养阴，凉血润燥。用玉泉丸合知柏地黄丸加减。若眼底以微血管瘤为主，可加丹参、郁金、凉血化瘀；出血明显者，可加生蒲黄、墨旱莲、牛膝止血活血，引血下行；有硬性渗出者，可加浙贝母、海藻、昆布清热消痰、软坚散结。

（2）气阴两虚，络脉瘀阻证：治以益气养阴，化瘀利水。用六味地黄丸合生脉散加减。视网膜出血量多可酌加三七、旱莲墨、赤芍以增凉血、活血、止血之功；伴有黄斑水肿者酌加白术、薏苡仁、车前子利水消肿；自汗、盗汗加白术、牡蛎、浮小麦以益气固表。

（3）脾肾气虚，水湿阻滞证：治以补脾益肾，利水消滞。用补中益气汤加减。可加巴戟天、郁金、车前子补肾活血利水；棉绒斑多者加法夏、浙贝母、苍术以化痰散结；黄斑水肿重者加茯苓、薏苡仁利水消肿。

（4）肝肾亏虚，目络失养证：治以滋阴益肾，润燥生津。用六味地黄丸加减。视网膜出血量多色红有发展趋势者可合用生蒲黄汤，出血静止期则可合用桃红四物汤。

（5）阴阳两虚，痰瘀互结证：治以阴阳双补，化痰祛瘀。用左归丸或右归丸加减。偏阴虚者选左归丸，偏阳虚者选右归丸。酌加瓦楞子、浙贝母、海藻、昆布软坚散结，三七、生蒲黄、花蕊石化瘀止血，菟丝子、淫羊藿补益肝肾而明目。

2. 本病的其他中医治疗方法

（1）中成药治疗：根据临床证型可选用：①芪明颗粒，口服，适用于肝肾不足，气阴两虚，目络瘀滞者；②杞菊地黄丸，口服，适用于肝肾阴虚者。

（2）针刺治疗：取睛明、球后、攒竹、血海、足三里、三阴交、肝俞、肾俞、胰俞等穴，可分两组轮流取用，每次取眼区穴 1～2 个，四肢及背部穴 3～5 个，平补平泻，留针 30 分钟，每天 1 次，10 次为 1 个疗程。

3. 本病的西医学治疗方法

（1）全身治疗：主要用药物和饮食控制等方法控制血糖，同时积极治疗合并症。口服递法明片，对血管有一定保护作用。

（2）激光光凝治疗：对于重度非增生性糖尿病视网膜病变和增生性糖尿病视网膜病变，应采取全视网膜光凝（PRP），以防止或抑制新生血管形成，促使已形成的新生血管消退，防止病情进一步恶化。如有黄斑水肿，可行黄斑格栅样光凝。

（3）玻璃体切除术：大量玻璃体积血长时间不吸收和（或）有机化条带牵拉致视网膜脱离，特别是黄斑受累时，应行玻璃体切割术，术中同时行全视网膜光凝。

（四）转归与预后

（1）美国威斯康星糖尿病视网膜病变的流行病学研究中发现，病程大于 15 年的患者中，97% 的 1 型糖尿病患者、80% 使用胰岛素的 2 型糖尿病患者和 55% 未使用胰岛素的 2 型糖尿病患者伴有视网膜病变。随病程延长，后期常因发生增殖性玻璃体视网膜病变及糖尿病黄斑病变而致视力下降，甚至失明。糖尿病性视网膜病变已成为主要致盲疾病之一。

（2）本病应用积极控制原发疾病（糖尿病），延缓和控制糖尿病性视网膜病变的发生、发展。若出现牵引性视网膜脱离、虹膜红变及新生血管性青光眼等并发症，则视力难以恢复。

（五）预防与调护

1. 长期慢性的高血糖症是本病的发病基础　高血压、高血脂可促使糖尿病患者发生糖尿病性视网膜病变，且加速其发展。

2. 预防与调护　①积极有效的控制糖尿病，使血糖降至正常或接近正常；②积极控制高血压、高血脂，饮食宜低盐、低脂、低胆固醇，以糖尿病饮食为主；戒烟慎酒；③慎起居、调情志，适当运动；④定期眼科检查，及时采取针对性治疗。

（仲建刚）

第二十节　高风内障

高风内障是以夜盲和视野逐渐缩窄为主症的眼病。其记载以《太平圣惠方》为早，该病名见于《证治准绳·杂病·七窍门》，又名高风雀目、高风障症、阴风障等。《目经大成·阴风障》记载："大道行不去，可知世界窄，未晚草堂昏，几疑大地黑。"在《秘传眼科龙木论·高风雀目内障》中记载"惟见顶上物"，《原机启微》中对其并发症也有一定的认识，说："多年瞳子如金色"；《杂病源流犀烛·目病源流》认为"有生成如此，并由父母遗体"，认识到遗传倾向。

本病多从青少年时期开始发病，具有遗传倾向，双眼罹患，病程较长，日久可演化为青盲，或瞳内变生翳障。

本病与西医学的原发性视网膜色素变性类似，是一种慢性、进行性视网膜感光细胞和色素上皮细胞损害的遗传性眼病，是最常见的遗传性视网膜营养不良，近亲结婚者发病率远比非近亲联姻者高。

一、高风内障的诊断

1. 病史与症状　多数在青少年儿童期发病，夜盲是最早发生的症状，部分患者在昏暗光线下视力下降。视野进行性缺损，中心视力下降和辨色困难，最终致盲。

2. 眼部检查　眼外观正常。眼底检查早期眼底改变不明显，或仅见视网膜赤道部色素紊乱，随着病情进展逐渐出现眼底改变。视网膜色素变性特征性的眼底改变是视网膜色素上皮脱色素，视网膜色素上皮萎缩和色素迁移，表现为视网膜内色素沉着以及视网膜小动脉缩窄。典型病例的主要眼底改变为：视盘颜色蜡黄、视网膜血管狭窄及骨细胞样色素散布，称为视网膜色素变性的典型三联征。此外，视网膜色素变性患者通常都合并白内障，以后囊下白内障最多见。近视及散光是本病最常见的屈光状态。

3. 特殊检查

（1）视野检查：包括动态和静态视野。动态视野检查对于确定视野缺损位置和范围是简便、有效的方法，而静态视野对于确定视野损害的深度及特定视网膜区域的光敏感性则比动态视野更准确。早期为环形暗点，其后暗点扩大，视野进行性缩窄，最终呈管状。

（2）视觉电生理检查：①视网膜电图（ERG）：ERG 异常改变常比自觉症状和眼底改变出现为早。a、b 波波峰降低，峰时延长，最后 a 波、b 波消失呈熄灭型。②眼电图（EOG）：LP/DT（光峰/暗谷）可见明显降低或熄灭。

（3）暗适应检查：在视网膜色素变性初期视网膜锥细胞功能尚正常，杆细胞功能下降，视网膜光敏感降低，暗适应终阈值升高，最后杆细胞功能丧失，锥细胞阈值升高。晚期病例暗适应曲线变为平直。

（4）眼底荧光素血管造影检查：可呈现因色素脱失而透见的脉络膜荧光，色素斑块引起的遮挡荧光，晚期可有脉络膜毛细血管无灌注逐渐出现明显的高荧光。由于血视网膜屏障的改变，有时还可见到黄斑部有荧光素渗漏。

二、临床典型案例

陈某，女，43 岁。双眼夜盲，伴视力下降、视野缩窄 16 年就诊。查视力：右眼 0.08，左眼 0.1。双眼瞳孔对光反射存在，晶状体后囊部分混浊，玻璃体轻度混浊。散瞳查眼底：双眼视盘色红界清，视网膜动静脉血管变细，视网膜可见广泛骨细胞样色素沉着。黄斑中心凹光反射不见。眼电生理检查：双眼 ERG 无波形引出。VEP：双眼 P100 波潜伏期延长。视野：双眼呈管状。伴头晕耳鸣，失眠，腰膝酸软；舌红，少苔，脉细。

三、根据病例提出诊断与鉴别诊断、辨证、治疗

（一）诊断依据及鉴别诊断

1. 诊断　本病例诊断为双眼高风内障（视网膜色素变性），其诊断依据如下。

（1）双眼夜盲伴视力下降 16 年。

（2）双眼视盘色红界清，视网膜动静脉血管变细，视网膜可见广泛骨细胞样色素沉着，黄斑中心凹光反射不见。

（3）眼电生理检查：双眼 ERG 无波形引出。VEP：双眼 P100 波潜伏期延长。视野：双眼呈管状。

2. 本病应与以下疾病相鉴别

（1）梅毒性脉络膜视网膜病变：有梅毒病史，如为先天型者很像 RP，其父母血清梅毒反应亦呈阳性，眼底可见视网膜下分布不均，主要位于后极部，形态不规则，非骨细胞样色素沉着，脉络膜视网膜萎缩斑明显，夜盲不明显，视野检查无环形暗点，ERG b 波振幅轻度降低或正常，血清梅毒反应阳性。

（2）风疹病毒先天感染：多有核性白内障和母亲患病史，椒盐样眼底可以合并有小眼球、聋、先天性心脏异常或其他全身性异常。ERG 多正常。

（3）维生素 A 缺乏：常由营养不良或肠切除手术所致，可以是遗传性的。有显著的夜盲，结膜出现 Biot 斑，周边视网膜深层可见无数黄白色、境界清楚的小斑。

（二）辨证论治

1. 本病例辨证为肝肾阴虚证　其辨证要点为：眼外观端好，夜视罔见，视物模糊，视物范围缩小，眼底检查见色素沉着；伴眼内干涩，头晕耳鸣，腰膝酸软，失眠多梦；舌红，少苔，脉细。

2. 该病临床上常见的其他证型

（1）脾肾阳虚证：其辨证要点为：夜盲，视物模糊，视野缩小；面色萎黄，神疲乏力，畏寒肢冷，耳鸣耳聋，阳痿早泄，夜尿频多，女子月经不调，量少色淡；舌质淡，苔薄，脉细无力。

（2）脾虚气弱证：其辨证要点为：夜盲，视物模糊，视物疲劳，不能久视，视野缩小；面无华泽，肢体乏力，食纳不馨，口淡无味，或有便溏泄泻；舌质淡，有齿痕，苔薄白，脉细弱。

（三）治疗

本病为遗传性疾病，先天元阳虚衰，阳虚而不制阴，阴气渐盛，阳气下陷于阴中，每至黄昏或黑暗处则视物昏蒙，视不见物。后天失养，病后体虚，或色欲过度，或手术创伤，或产后失血，均致精血耗伤，加速病情发展。肾元虚衰，致脾阳虚弱，运化不能，后天不能充先天精血；或劳役饥饱，伤及脾胃，脾虚气弱，运化失司，精血乏源，亦不能运精濡目，致视物不明。精血亏乏，病程日久，目中脉道失其充泽，久而脉道萎闭滞涩，目失濡养，神光衰微，终至失明。治疗原则主要是补虚泻实，调整阴阳。本病为难治之证，需耐心用药，缓以图功。抓住虚、瘀、郁的病机特点，从调理肝、脾、肾的功能着手，采取综合治疗方法，可望改善视功能或延缓病程。

1. 本病的中医辨证论治

（1）脾肾阳虚证：治以温补肾阳，活血明目。用金匮肾气丸或右归丸加减。五更泄泻，食少便溏者，加黄芪、党参、吴茱萸、肉豆蔻；视网膜血管变细，色素堆积，加丹参、赤芍、桃仁、红花；食少便溏，神疲乏力者，加黄芪、桂枝、党参。

（2）肝肾阴虚证：治以滋补肝肾，活血明目。用明目地黄汤加减。头晕目眩者，加石决明、钩藤；纳少腹胀者，加砂仁、鸡内金、陈皮；情志不舒者，加香附、白芍。

（3）脾虚气弱证：治以补脾益气，活血明目。用补中益气汤加减。唇舌色白，心悸失眠，加白芍、酸枣仁；网膜血管狭细，加桃仁、郁金。

2. 本病的其他中医治疗方法

（1）中成药：根据临床证型选用右归丸、明目地黄丸、补中益气丸等口服，或用活血化瘀类中成药静脉滴注。

（2）针灸治疗：①针刺主要穴位有：睛明、球后、攒竹、承泣、光明、风池、肝俞、肾俞等。配穴有：四白、足三里、三阴交等。②穴位注射：如复方樟柳碱注射液，颞浅动脉旁皮下注射等。

3. 本病的西医学治疗方法

（1）尚无有效疗法，可适量补充维生素 A、维生素 E 及维生素 B_{12}，酌情运用一些血管扩张剂。

（2）有屈光不正者，验光配镜矫正可增进一定视力。

（3）部分患者通过白内障手术可改善中心视力。

（4）晚期患者，佩戴助视器有利于提高生活质量。

（四）转归与预后

（1）本病是遗传性视觉损害和盲目的重要原因之一，中心视力常可维持较长时间，晚期管状视野影响生活和工作。还可以并发白内障、玻璃体混浊及视神经萎缩等。

（2）本病是疑难眼底病证：目前现代医学尚缺乏较好办法，而中医根据病情辨证施治，对本病的控制发展及提高视力有一定作用。

（五）预防与调护

1. 本病大部分患者与遗传相关　一般在常染色体显性遗传型的患者，其夜盲发病年龄较迟，可在成人时期。常染色体隐性遗传和 X 连锁隐性遗传型则发病较早，病情较重。

2. 预防与调护　①做好遗传咨询，杜绝近亲结婚；②饮食宜清淡，品种多样，营养丰富；③锻炼身体，增强体质，外出宜戴墨镜，避免阳光直射；④注意保持心情舒畅，要有与疾病长期作斗争的心理准备，避免情绪紧张和情志抑郁，避免夜间外出活动，以免加重病情和影响疗效。

（仲建刚）

第十六章

老年内分泌与代谢性疾病

内分泌代谢系统通过神经和体液信号对内环境的稳定进行生理性调节，内分泌系统还与神经免疫系统组成一个庞杂的网络，对机体及各器官的功能进行调节，以维持机体功能的正常运转及生命的延续。随着年龄的增长，内分泌腺会出现一些衰退的征象，发生结构与功能的改变，出现激素在合成、转运、代谢、活性以及组织对激素的敏感性等方面的变化，构成老年人内分泌功能的如下特点：①下丘脑垂体：a. 下丘脑－垂体－肾上腺轴：老年人肾上腺皮质网状带分泌雄激素的功能持续减少，球状带和束状带的盐皮质激素及糖皮质激素的分泌改变则不明显，肾上腺皮质的潜在能力减退，对应激的反应减弱；b. 下丘脑－垂体－甲状腺轴：血清三碘甲状腺原氨酸（TT3）和促甲状腺激素（TSH）水平降低，基础代谢率减慢；c. 下丘脑－垂体－性腺轴：随着增龄，性腺功能衰退，性激素分泌原发性减少，女性雌激素水平明显下降，卵泡刺激素、促黄体激素增高，男性游离睾酮的水平下降。②内分泌胰腺：由于胰岛素合成、结构及性质的变化，胰岛素受体和（或）受体后的作用缺陷，以及胰岛细胞对葡萄糖的敏感性降低，胰岛素抵抗，老年人游离胰岛素及结合胰岛素的水平较高，60 岁以上的老年人葡萄糖耐量异常的发生率增高，空腹血糖随增龄每增加 10 岁约增高 1 ~ 2mg/dl。③甲状旁腺：随着增龄，肾功能减退，1－a 羟化酶活性降低，活性维生素 D（1，25－（OH)$_2$D$_3$）的合成减少，肠道对钙的吸收减少，血钙降低，从而刺激甲状旁腺激素（PTH）分泌，PTH 的血浓度随着增龄而增高约 30% 以上。④肾素－血管紧张素－醛固酮系统：肾脏对醛固酮的反应随着增龄而减退，对抗利尿激素的反应较好，机体清除自由水的能力优于保钠，所以遇到应激时，多数老年人可出现低钠血症。

第一节　糖尿病

一、概述

糖尿病（diabetes mellitus）是具有一定遗传倾向的、胰岛素分泌相对或绝对不足和/或作用缺陷引起的、以糖为主伴脂肪、蛋白质、水和电解质等物质代谢紊乱的内分泌代谢性疾病。临床以长期慢性高血糖为主要特征，严重的急性并发症有糖尿病酮症酸中毒、非酮症高渗性昏迷和乳酸酸中毒，感染、大血管病变、微血管病变等是糖尿病主要的慢性并发症，也是糖尿病致残致死的主要原因。根据 1999 年 WHO 分类建议，糖尿病共分为四型：①1 型糖尿病（由于胰岛 β 细胞破坏导致胰岛素绝对缺乏所引起的糖尿病）；②2 型糖尿病（以胰岛素抵抗为主，伴/或不伴胰岛素分泌不足）；③特异型糖尿病；④妊娠糖尿病。其中2型糖尿病是全球性中老年人常见的慢性病。本节主要介绍2型糖尿病。

根据糖尿病的临床表现，归属于中医“消渴”病证范畴。

二、发病机制

（一）中医病因病机

本病多因年老体衰，脏腑功能虚损，复因饮食失节，七情内伤，劳欲过度等所致。分证病机如下。

（1）年老体衰，脏腑虚损脏腑功能虚损：是老年人发生消渴的重要原因之一。由于年老体衰，阴精亏虚，肾无所藏，阴虚热盛而内灼津液，外消肌肉，发生本病。

（2）饮食失节，积热伤津：长期过食肥甘厚味、吸烟嗜酒、辛香燥辣，或过服温补之品，损伤脾胃，致积热内蕴，化燥伤津，消谷耗液，发为消渴。

（3）七情内伤，化火伤阴年老精血亏虚，复因肝郁或五志过极化火，消灼阴津而发为本病。

（4）劳欲过度，肾精亏损：房劳伤肾或劳伤太过，致肾精亏损，虚火内生，消灼肺胃，终致肾虚、肺燥、胃热俱现而成消渴。

消渴病位在肺、脾（胃）、肾，尤以肾为关键。肺为水之上源，敷布津液，阴虚肺燥，不能敷布津液，则脾胃失其所养，肾失滋润；胃为水谷之海，脾主运化，为胃行津液，脾胃受燥热所伤，则消谷而不充肌肉，津无所生而燥热内炽，又上灼肺液，下耗肾阴；肾为先天之本，主藏精而寓元阴元阳，肾阴不足则阴虚火旺，上灼肺、脾（胃），故肺燥、胃热、肾虚常同时出现，互为影响，而多饮、多食、多尿、消瘦也常相互并见。

消渴病机以阴虚为本，燥热为标，两者互为因果。老年人糖尿病一般病程较长，病情迁延，阴伤及气，常见气阴两虚；或年老体弱，肾气渐衰，气阴不足，病起之初即表现为气阴两虚，日久阴损及阳，致阴阳两虚，脾肾两衰。

正气不足，无力推动血行；阴虚燥热，消灼津液，血脉涩滞；或消渴日久，气阴两虚或阴阳两虚，影响气血的生化和运行，均可形成瘀血内阻，从而导致脏腑经脉功能失调。

脏腑虚损，变证随出。老年人糖尿病，由于脏腑虚损，可出现多种变证并见，如肺失滋养，而见肺痨；心失所养，心脉痹阻，见胸痹心痛；肝肾阴虚，阴不恋阳，阳亢生风，发为中风；肝肾阴虚，不能上养耳目，见视瞻昏渺，暴盲、耳聋等；脾肾两虚，水湿泛滥，而成水肿；瘀血阻滞，经脉失养，而致肢体麻木刺痛；感受热毒，而发为疮疖、痈疽。老年人糖尿病极易因阴液极度耗损，虚阳上浮而出现烦躁神昏，或阴竭阳亡而见昏迷、肢厥等危象。

（二）病理机制

胰岛素抵抗和胰岛β细胞功能缺陷是2型糖尿病的基本特征，二者与遗传因素和环境因素均有关。具有糖尿病遗传易感性和胰岛素抵抗的个体，由于环境因素的影响或疾病本身的演进，胰岛素抵抗逐渐加重，为防止血糖升高，β细胞代偿性增加胰岛素分泌，出现高胰岛素血症，当β细胞分泌能力不能完全代偿胰岛素抵抗时，就出现血糖升高。首先表现为餐后高血糖（即IGT），当胰岛素抵抗进一步加重，β细胞因长期过度代偿而逐渐衰竭，导致血糖进一步升高，最终形成糖尿病。

三、临床表现

（一）代谢紊乱综合征

典型糖尿病的症状为“三多一少”，即多尿，多饮，多食，消瘦或乏力。老年人糖尿病起病常隐匿、缓慢，“三多一少”症状较轻或只有其中一、二项，一部分病人可无症状，仅在健康检查或患其他疾病时才被发现，一部分病人因慢性并发症，如视物模糊，皮肤瘙痒、麻木刺痛，反复感染等而就诊。

（二）糖尿病慢性并发症

糖尿病的慢性并发症主要有大血管病变、微血管病变、感染等。

1. 大血管病变　大血管病变主要侵犯主动脉、冠状动脉，大脑动脉，肾动脉和外围动脉等，表现为大、中动脉粥样硬化，临床上引起冠心病、缺血性或出血性脑血管病、高血压、外周动脉粥样硬化等。外周动脉粥样硬化常以下肢血管病变为主，可表现为下肢疼痛，感觉异常、间隙性跛行等，严重者可致下肢坏疽。

2. 微血管病变　微血管病变特征性的改变是微循环障碍、微血管瘤形成和微血管基底膜增厚。通常糖尿病微血管病变特指糖尿病视网膜病变、糖尿病肾病和糖尿病神经病变。糖尿病视网膜病变是最常见的微血管并发症，也是糖尿病导致失明的重要原因；糖尿病肾病又称肾小球硬化症，其演进过程可分为5期，可致不同程度的肾功能损害直到发展为尿毒症；神经病变可累及神经的任何部分，以周围神经病变最常见，另外还可引起单一神经病变（主要累及Ⅲ动眼神经、Ⅳ滑车神经、Ⅵ展神经）、自主神经病变、神经根病变；皮肤的微血管病变和神经营养障碍及钙、镁离子失衡等引起皮肤脆弱、分离而形成水疱，表现为糖尿病水疱病，多见于病程长，血糖控制不佳及伴有多种并发症者。

此外，糖尿病还可引起白内障、青光眼、虹膜睫状体炎等。

3. 感染　老年糖尿病人易并发多种急、慢性感染，如呼吸道、尿道、胆道、皮肤等，合并肺结核的发病率高于非糖尿病人群；此外易合并皮肤真菌感染，如老年真菌性阴道炎、龟头包皮炎等。

（三）急性并发症

老年人由于感染、应激、饮食失调、突然的中止治疗、严重的呕吐、腹泻，以及使用利尿剂、激素、大量输入葡萄糖等，易导致糖尿病急性并发症的发生。非酮症高渗性昏迷多见于老年人，好发年龄50～70岁，男女发病率大致相同，病死率高达50.0%～69.2%，该症起病多隐匿，常表现糖尿病原有症状的出现或加重，反应迟钝、表情淡漠，逐渐出现明显失水和中枢神经系统的损害。酮症酸中毒是以高血糖、高血酮和代谢性酸中毒为主要表现的临床综合征，表现为糖尿病原有症状加重，食欲减退、恶心呕吐、口渴、呼吸深长、呼出烂苹果味气体，后期可出现尿少、严重失水、血压下降、昏迷等。乳酸酸中毒诱因主要为长期服用双胍类降糖药或肾功能障碍。低血糖症常表现为饥饿感明显、手抖、心慌、冷汗淋漓、面色苍白、意识障碍、甚至昏迷，应当注意的是，老年人由于机体反应性低下，低血糖症状表现常不典型，临床应警惕老年糖尿病人无症状性低血糖的发生。

四、诊断与鉴别诊断

（一）诊断要点

血糖升高是诊断糖尿病的主要依据，血糖监测是评价疗效的主要指标。对于老年人糖尿病的诊断，可参照1999年WHO诊断标准执行。

空腹血糖（静脉血浆）的正常标准为<6.1mmol/L，餐后2小时为<7.8mmol/L。如受检者有“三多一少”糖代谢紊乱症状，空腹血糖≥7.0mmol/L或餐后2小时血糖≥11.1mmol/L，即可诊断；如空腹血糖不止一次≥7.0mmol/L；或空腹血糖≥7.0mmol/L和餐后2小时血糖≥11.1mmol/L；或一日间任意时间血糖（随机血糖）不止一次≥11.1mmol/L，无论有无症状均可诊断为糖尿病，而无须作口服葡萄糖耐量试验（OGTT）。如病人血糖高于正常，但又未达上述标准，则应实行OGTT，诊断标准如下（表16－1）。

表16－1　0GTT（75g葡萄糖）对糖尿病的诊断标准

	血糖浓度（mmol/L静脉血浆）	
	空腹血糖	服糖后2小时
糖尿病	≥7.0	≥11.1
糖耐量减低（IGT）	<7.0	7.8～11.1
空腹血糖减损（IFG）	6.1～6.9	<7.8

（二）鉴别诊断

（1）1型糖尿病起病年龄多小于25岁，起病急，三多一少症状常典型，易发生酮症酸中毒，胰岛素及C肽释放试验呈低平曲线，需依赖外源性胰岛素生存；而2型糖尿病发病年龄多于40岁以后，60～65岁为高峰，缓慢起病，“三多一少”症状多不典型，酮症酸中毒倾向小，胰岛素及C肽释放试验峰值延迟或不足，对口服降糖药治疗有效。

（2）继发性糖尿病继发于其他疾病，具有原发疾病的临床表现和特征，如弥漫性胰腺病变、肝脏疾病、库欣综合征、嗜铬细胞瘤、肢端肥大症、胰高糖素瘤及长期使用糖皮质激素等。

（3）尿糖阳性肾性糖尿，可见于肾小管酸中毒、肾病综合征、间歇性肾炎等，可因肾糖阈降低，而出现尿糖阳性，但空腹及餐后血糖正常可以鉴别。急性脑血管病、急性心梗骨折和各种应激等，可出现一过性血糖升高，尿糖阳性，应激过后可恢复正常。

五、治疗

（一）中医治疗

1. 辨证要点　本病病起之初多为津伤热甚，随着病情的迁延，可出现气阴两虚、阴阳两虚、脏腑虚损及夹瘀、夹痰、炼液生风等变证，属本虚标实；辨证时当分清标本虚实，虚者责之阴虚、气虚、阴阳两虚及脏腑虚损，实者为瘀血、痰湿、内风等。

2. 治疗要点　老年人糖尿病一般病程较长，脏腑虚损是发病的重要原因，其中以肾阴虚尤甚，阴虚而燥热内生，故初起治疗宜滋阴清热；随着病程的进展，而出现气阴两虚、阴阳两虚时，当益气养阴，阴阳双补；瘀血可贯穿于老年人糖尿病的始终，对于有瘀象者，应佐以活血化瘀之品。另外，老年人糖尿病即使热象明显，亦不可过用苦寒，以免败胃伤阴，应多以甘寒生淬之品。

本病中晚期，发生肺痨、心悸、胸痹、水肿、眩晕、中风等变证时，临证可结合本病病机特点，参照本书有关章节进行辨证论治。

3. 辨证论治

（1）阴虚燥热证

症状：烦渴喜饮，多食善饥，尿量频多，消瘦乏力，五心烦热，大便秘结；舌质红，苔薄黄，脉细数或弦数。

证候分析：肺胃津伤，燥热内生，故烦渴喜饮；肺失治节，水不化津，水液直趋而下，则尿量频多；胃热消谷，气血不能充养四肢肌肉，故多食善饥，消瘦乏力；阴虚内热而五心烦热；津亏肠燥，大肠失润，故大便秘结；舌质红，苔薄黄，脉细数或弦数为阴虚燥热之征。

治法：清热养阴生津。

方药：白虎加人参汤和玉女煎加减。药用石膏、知母、人参、生地黄、牛膝、麦冬。

随症加减：燥热内炽，热毒为患，口舌生疮者，加黄连、淡竹叶；皮肤发生疮疖、痈疽，可改投五味消毒饮。

（2）气阴两虚证

症状：口渴欲饮，尿量频多，消瘦乏力，气短懒言，神疲倦怠，自汗或盗汗，五心烦热，心悸失眠，肢体麻木；舌质红少津，苔薄或花剥，脉弦细或沉细。

证候分析：消渴病久，阴损及气，肺脾肾三脏元气不足。阴伤燥热则口渴欲饮，五心烦热；肾虚失于开阖，下元不固而尿量频多；脾虚气血生化乏源，则消瘦乏力，气短懒言，神疲倦怠；气血不足，经脉失养，则肢体麻木；心失所养，放心烦失眠；气阴两虚，营卫不固，津液外溢，而自汗或盗汗；舌红少津，苔薄或花剥，脉弦细或沉细为气阴两虚之征。

治则：益气养阴。

方药：生脉散合六味地黄丸加减。药用人参、麦冬、五味子、生地黄、山药、山茱萸、泽泻、茯苓、丹皮。

随症加减：若气虚甚者，可选用补中益气汤加减；便秘者去山药，加玄参、火麻仁；阴虚内热，加知母、黄柏、鳖甲；自汗或盗汗明显者者加麻黄根、浮小麦；气血亏虚，经脉失养加鸡血藤、海风藤；若气阴两虚，疮毒侵袭并发痈疽，宜扶正托脓，方用神效托里散（黄芪、忍冬藤、当归、甘草）加减。

（3）阴阳两虚证

症状：尿频量多，甚则饮一溲一，形寒肢冷，面白无华，耳鸣如蝉，视物模糊，腰酸腿软，大便溏薄，或水肿尿少，或阳痿早泄；舌质淡嫩胖，苔薄白或白滑，脉沉细无力。

证候分析：元阴虚惫，命门火衰，故尿频量多，甚则饮一溲一；阳虚失于温煦，故形寒肢冷，面白无华，大便溏薄；脾肾阳虚，水湿不化，故尿少水肿；肝肾阴虚不能上养耳目，而耳鸣如蝉，视物模糊；腰为肾府，肾虚故腰酸腿软；肾虚精关不固而阳痿早泄；舌质淡嫩胖，苔薄白或白滑，脉沉细无力均为阴阳两虚之征。

治则：温阳滋阴补肾。

方药：金匮肾气丸加减。药用熟地黄、山茱萸、山药、丹皮、泽泻、茯苓、附子、肉桂、枸杞子。

随症加减：四肢不温，畏寒肢冷者，加细辛、桂枝；泄泻，便溏，加肉豆蔻、补骨脂；

下肢浮肿者，加车前子、大腹皮；阴寒下注，阻滞经脉而致脱疽者，选用阳和汤；肝肾阴虚，瘀血阻滞，以致耳目失养，遂成雀盲、白内障、耳聋者，治当以滋补肝肾，活血化瘀，方选杞菊地黄丸或明目地黄丸，酌加三七、当归、丹参、谷精草、青箱子、决明子。

（4）瘀血阻滞证

症状：口干多尿，形体消瘦，面色黧黑，或肢体麻木刺痛，入夜尤甚，或肌肤甲错，唇紫，或胸闷胸痛；舌紫暗，瘀点或瘀斑，或舌下青筋怒张，苔白或少苔，脉沉涩或弦。

证候分析：消渴日久，津伤气耗，血行不畅，血脉不充，肢体经脉失养，故口干多尿，形体消瘦，肢体麻木刺痛；瘀血阻滞，肌肤失养而见肌肤甲错；面色黧黑，唇紫，舌紫暗瘀点或瘀斑、舌下青筋怒张，苔白或少苔，脉沉涩或弦均为瘀血内停之象。

治法：活血化瘀。

方药：血府逐瘀汤加减。药用柴胡、桔梗、红花、桃仁、川芎、赤芍、牛膝、鬼箭羽。

随症加减：四肢麻木刺痛者，加鸡血藤、海风藤；胸闷胸痛，加延胡索、栝楼皮；瘀积已甚，见形体羸瘦，肌肤甲错，面色黧黑者，用大黄䗪虫丸。

4. 中成药

（1）消渴丸：滋肾养阴，益气生津。每次服10丸，每日3次。

（2）知柏地黄丸：滋阴降火。每次服10丸，每日3次。

5. 针灸　取胰俞、肺俞、脾俞、肾俞、三阴交、太溪，平补平泻，以清热润燥、养阴生津；下肢疼痛或麻木者，取足三里、阳陵泉、三阴交，以当归或红花注射液，每穴0.5～2ml，交替穴位注射，隔天1次。

6. 其他疗法

（1）推拿疗法：选取足太阳膀胱经从膈俞到脾俞穴上下往返推拿治疗，手法为一指禅推法，重点在胰俞，时间约15分钟，然后按摩胰俞、肝俞、胆俞、肾俞、三阴交等穴。再用㨰法对背部足太阳膀胱经治疗5分钟。

（2）气功疗法：可选调息疗法，使元气恢复，祛除病邪。

（3）药膳：生芦根粥：鲜芦根60g，桔梗6g，加水1 500ml，水煎取汁1 000ml，纳米于汁中煮粥食之。本药膳具有清热升津、止渴润燥之功，

（二）西医治疗

糖尿病的治疗目标是纠正代谢紊乱，防止出现急性并发症，预防和延缓慢性并发症的发生和发展，为达到上述目标，应对糖尿病采取综合防治措施，强调早期、长期、综合和个体化的治疗原则。

（1）糖尿病教育糖尿病是终身性疾病，要有效地避免和延缓并发症的产生，提高患者的生活质量，使患者始终能积极主动配合治疗，进行自我血糖监测，是保证治疗取得效果的关键，对于老年人糖尿病在进行健康教育时应做到反复、耐心、细致。

（2）饮食治疗饮食治疗是糖尿病一切治疗的基础：对于老年糖尿病人的饮食提倡平衡饮食及少量多餐，既避免热卡摄入过多又要防止营养不良。

1）确定每日总热卡：①首先计算理想体重，理想体重简便的公式标准为千克（kg）：身高（cm）－100；②根据理想体重、活动强度计算每日所需总热卡：每日每kg体重所需热卡为：休息：25～30（kcal）卡路里；轻体力劳动：30～35kcal；中度体力劳动：35～40kcal；重度体力劳动：40～45kcal。患者理想体重（kg）×每日每kg体重所需热卡即为每日总热卡。总热卡根据病人瘦、胖程度可上下浮动10%。

2）确定食物种类，合理安排食谱：碳水化合物应占总热卡的50%～60%；脂肪严格控制在总热卡的20%～25%，其中饱和脂肪<10%，单不饱和脂肪酸占10%～15%，其余以不饱和脂肪酸，高胆固醇血症者，应限制胆固醇摄入；蛋白质占总热卡的15%～20%，其中动物蛋白占1/3。每克碳水化合物、蛋白质产热卡4千卡，脂肪每克产热卡9千卡，据此将总热卡转换为三大营养物质的重量，根据生活习惯、治疗需要将每日分餐为三餐或分四餐。如三餐分配：1/5，2/5，2/5或1/3，1/3，1/3。食物种类中除三大营养物质外，副食也能产生热卡，因此对糖尿病人控制每日总热卡，也应包括副食，应忌食葡萄糖，蔗糖，甜食等及油腻食品，适量摄入乳制品、新鲜蔬菜、水果，饮食宜清淡；食盐控制在每日6～8g，伴肾病、高血压者每日6g以下，戒烟，少饮酒。为了使饮食多样化，在同类食品中，可与含热卡相近的食品进行互换。

（3）运动治疗：运动有利于慢性并发症的预防和控制，因此应坚持长期规律的运动，一般轻、中度运动每周4次以上，每次30分钟，运动的方式应选择安全、易坚持的，如步行、跑步、骑自行车、健身操、太极拳、球类活动等。注意下列情况不宜进行运动治疗：①严重的心血管疾病、肾病、视网膜病变、神经病变，体位性低血压；②病情不稳定、胰岛素严重缺乏、血糖过高、合并急慢性感染、发热、活动性肺结核、酮症等。

（4）药物治疗

1）口服降糖药治疗：经饮食及运动疗法治疗后，血糖仍不能控制满意者，可联合口服降糖药治疗。①磺脲类：如格列本脲、格列吡嗪。②双胍类：如二甲双胍。③葡萄糖苷酶抑制剂：如阿卡波糖。④噻唑烷二酮类：如罗格列酮。⑤非磺脲类胰岛素促分泌剂：如瑞格列奈。

2）胰岛素：2型糖尿病经饮食、运动及口服降糖药治疗后血糖控制仍不满意者，或合并急性并发症，或其他合并症（如急性感染、创伤、急性心肌梗死、脑血管病、大手术等）及2型糖尿病合并心、脑、肝、肾、眼、神经等慢性并发症和其他消耗性疾病，应选择胰岛素治疗。使用方法因人而异，根据患者血糖、饮食及运动情况决定胰岛素使用的种类、剂量及注射次数，一般起始剂量偏小为好，以免发生低血糖，根据血糖监测的结果，2～3天调整一次剂量。预混胰岛素一般早、晚餐前30分钟给药，早餐前用量约占总量的2/3，或早晚剂量大致相同；强化治疗则是三餐前短效加睡前中效或早、中餐前短效加晚餐前中效。

3）注意点：对老年糖尿病、特别是年龄大于70岁的患者治疗时应注意以下几点：①首选降糖药要避免作用强且持续时间长的，如格列本脲、消渴丸等，以防止低血糖的出现；②要特别注意老年人的肝、肾功能；③对疗程长、已出现对口服降糖药疗效减低或已有明显的合并症者，宜及早改用胰岛素治疗；④使用了降糖药就要避免低血糖，血糖标准可略宽于一般人，空服血糖<7.0mmol/L，餐后2小时<10.0mmol/L；⑤同时注意降压和调脂治疗。

（5）糖尿病酮症酸中毒

1）输液：是抢救糖尿病酮症酸中毒首要而关键的措施，通常使用生理盐水，第1个24小时输液总量约4 000～5 000ml，严重失水者可更多；

2）胰岛素的运用：通常使用短效胰岛素加入生理盐水中持续静脉滴注；

3）纠正电解质及酸碱平衡失调：轻症患者不必补碱，当血pH低于7.1，可适当补碱。补钾应根据具体情况实施。

4）祛除诱因，防治并发症：积极抗感染、抗休克、防治心衰及心律失常、预防脑水肿的发生等。此外，良好的护理也是抢救糖尿病酸中毒的一个关键。

六、调护与预防

糖尿病人应定期就诊，监测血糖、血脂及各项代谢指标的变化，及时调整治疗方案，避免过度精神刺激、制定并保持规律的起居生活。饮食方面注意饮食均衡，忌食辛辣、肥甘厚味之品、忌烟、少饮酒。房事适度。坚持适量运动，保持适中体重。

七、名医经验

祝谌予

祝氏认为糖尿病发病除与素体阴亏、禀赋不足的体质有关外，其致病因素是综合性的，尤其以嗜啖酒醇、喜食膏腴和精神过度紧张三者居多。初起积热伤阴，燥热炽盛，虽有上、中、下三消之分，基本病位在肾，因肾藏精、主水，为全身阴液之根本。随病程之延续，则阴损及阳、气虚血瘀，终至阴阳俱损、五脏受累，晚期发生多种合并症。因此，祝教授治疗本病，不独执滋阴清热一法，而是把握气阴两伤、脾肾俱亏、络脉瘀阻之基本病机，以益气养阴、培补脾肾、活血化瘀为治疗大法，随证变通，取效满意。

（仲建刚）

第二节　高脂血症

一、概述

血脂包括胆固醇（TC）、甘油三酯（TG）、脂肪酸和磷脂，血脂含量超过正常称为高脂血症，通常主要指血中总胆固醇（TC）、低密度脂蛋白胆固醇（LDL－C）和甘油三酯（TG）。由于血脂为脂溶性，大部分脂质必须与蛋白质结合为水溶性复合物才能转运代谢，故高脂血症，又称为高脂蛋白血症。高脂血症是老年人常见病，与动脉粥样硬化、冠心病等心脑血管疾病密切相关。

中医学虽无“高脂血症”的病名，但根据其发生和临床表现，属于中医学之“痰浊”、“湿阻”、“瘀血”等病证范畴。

二、病因病机

（一）中医病因病机

本病多由于年老，脏腑功能衰退，水谷精微转输运化失调，致痰湿内聚，酿成膏脂或引起瘀血，阻于脉道而成；并与饮食起居失调、情志不畅等密切相关。本病多为本虚标实之证，其本在于肾、肝、脾三脏功能失司，其标为痰、湿、瘀血留于脉中，阻于脉道。病久可致脉痹、胸痹、眩晕、中风等变证。分证病机如下：

1. 脾虚湿盛　长期嗜食肥甘或起居失宜，损伤脾胃，致脾失健运，痰湿内生，痰从浊化，酿成膏脂。

2. 胃强脾弱　素体热盛或过食辛辣燥热，致胃热消谷，脾的运化相对较弱，运化不及，水谷精微不能完全转输敷布于全身，多余精气聚于组织间，化为膏脂。

3. 肝气郁滞　情志不遂，肝郁克脾，脾虚湿滞；或郁怒伤肝，肝气失于疏泄，气不布津，聚为痰湿；或肝郁化火，灼津为痰，以上均可导致痰湿内聚，痰从浊化，成为膏脂。

4. 肾气亏虚　肾寓元阴元阳，职司开阖，若素体禀赋不足、年老体衰或久病伤肾均可导致肾气亏耗，命门火衰，不能温运脾阳，水谷不化精微，生湿成痰；或肾阴亏虚，虚火内炽，灼津为痰，均可导致痰湿内停，痰从浊化，酿成膏脂。

5. 气滞血瘀　肝郁血瘀或久病耗伤，脉道不利，气血运行受阻，使得营养不得正常敷布，聚于组织之间，化为膏脂。

（二）病理机制

引起高脂血症的原因很多，有先天因素，后天获得因素及疾病的影响。先天因素主要为遗传缺陷导致血脂代谢障碍；后天获得因素主要有高脂饮食、体重增加、增龄、雌激素缺乏、药物（如长期应用糖皮质激素，噻嗪类利尿剂等）及不良生活习惯，如摄取大量单糖、吸烟、嗜酒、体力活动过少等；相关疾病主要有糖尿病、肾病综合征、甲状腺机能减退症、肥胖症、慢性乙醇中毒及肝胆胰疾病等。任何原因引起血脂生成过多和/或清除减少均可导致一种或多种脂质组分在血浆中堆积，形成高脂血症。遗传缺陷及某些环境因素所致者称为原发性高脂血症，疾病因素所致者称为继发性高脂血症。

三、临床表现

多数患者无明显症状和体征，时间长久临床可出现一些表现，如头昏、视物昏花、脘腹痞闷、恶心、肢体沉重、胸闷心悸等，但缺乏特异性，临床亦可见黄色瘤、老年环、肝脾肿大、复发性胰腺炎等。继发性血脂异常症有原发病的临床表现。

四、诊断和鉴别诊断

（一）诊断要点

血脂测定与分析决定高脂血症的诊断，一旦确诊应进一步寻找并发症，如动脉硬化、冠心病等。由于所采用的检测方法不同，各地制定的血脂异常诊断标准稍有差异。一般认为血清：TC > 5. 18mmol/L，TC > 1. 7mmol/L，HDL - C < 1. 04mmol/L，LDL - C > 3. 37mmol/L，为血脂水平异常，临床根据血脂水平的变化分为四类。

1. 高胆固醇血症　主要为血清 TC 水平升高，TC > 5. 18mmol/L。
2. 高甘油三酯血症　主要为血清 TG 水平升高，TG > 1. 7mmol/L。
3. 混合型高脂血症　血清 TC 和 TG 水平都升高，TC > 5. 18mmol/L，TG > 1. 7mmol/L。
4. 低高密度脂蛋白血症　血清 HDL - C 水平降低，HDL - C < 1. 04mmol/L。

（二）鉴别诊断

鉴别诊断的目的主要在于区别原发性高脂血症和继发性高脂血症。从病因分析，原发性高脂血症是由于遗传缺陷或某些环境因素所致；而继发性高脂血症主要为疾病所致，临床表现具有原发病的症状和特征。

五、治疗

（一）中医治疗

1. 辨证要点　本病为本虚标实之证，主要为肾、肝、脾（胃）功能失调，其中以肾虚为本，痰、湿、瘀血为标。故临证时首辨脏腑病变所在，继则辨明标本虚实。

2. 治疗要点　治疗扶正当以补肾、健脾、养肝，祛邪以化痰、除湿、活血化瘀为法，并可适当加入现代研究证实有降脂作用的药物，如生山楂、绞股蓝、沙棘、蒲黄、刺五加叶、银杏叶、何首乌、决明子、大黄等。

3. 辨证论治

（1）脾虚湿盛证

症状：腹胀纳呆，四肢困重，胸闷气短，神疲倦怠，面色萎黄，大便溏薄；舌质淡胖，苔薄腻，脉濡缓。

证候分析：脾主运化，脾虚湿阻，健运失常，故腹胀纳呆，大便溏薄；脾虚气血生化不足，则面色萎黄，神疲倦怠，气短；脾虚水湿内生，而四肢困重，胸闷；舌质淡胖，苔薄腻，脉濡缓为脾虚湿阻之象。

治则：健脾化湿。

方药：香砂六君子汤加减。药用党参、白术、茯苓、法半夏、陈皮、木香、砂仁。

随症加减：面浮肢肿者，可加黄芪、薏苡仁；胸闷胁痛，脘腹胀痛，不思饮食，大便泄泻者，予柴胡疏肝散加白术、茯苓。

（2）痰浊阻遏证

症状：胸脘痞闷，头目眩晕，肢体沉重，心悸气短，或呕恶、泛吐痰涎；舌苔白腻，脉弦滑。

证候分析：痰浊中阻，气机不利，故胸脘痞闷，心悸气短；痰浊中阻，清阳不升，浊阴不降，则头目眩晕；痰浊困脾，脾气不运，故肢体沉重；痰浊上扰，故恶呕，泛吐痰涎；舌苔白腻、脉弦滑为痰浊内停之征。

治则：健脾理气化痰。

方药：二陈汤加减。药用法半夏、陈皮、茯苓、制胆星、白术、枳实、栝楼皮。

随症加减：眩晕加天麻、钩藤、泽泻；呕恶加苏梗、竹茹、代赭石；痰浊化热，见苔黄腻者，可改投温胆汤加味。

（3）肝脾湿热证

症状：口苦黏腻，胸闷腹胀，纳呆，口渴不欲饮，尿赤；苔黄腻，脉濡数。

证候分析：肝脾不调，水湿内停，湿郁化热，阻滞脾胃，气机不畅，故胸闷腹胀；湿热熏蒸则口苦黏腻，尿赤；湿遏热郁则口渴不欲饮；湿热困脾故纳呆；苔黄腻、脉濡数为湿热中阻之征。

治法：清热化湿。

方药：连朴饮加减。药用黄连、法半夏、厚朴、豆豉、石菖蒲、芦根、茵陈。

随症加减：胸胁胀痛者，加佛手、延胡索、丹参；尿赤加竹叶、车前草。

（4）胃强脾弱证

症状：多食善饥，喜食肥甘厚味，口渴多饮，形体肥胖，大便干燥，小便色黄；舌质胖，苔黄腻或薄黄，脉弦滑。

证候分析：胃强则受纳有余，故多食善饥，喜食肥甘厚味；脾弱运化不及，多余之精气积聚于肌肉组织之间，故形体肥胖；胃热津伤，故口渴多饮，小便色黄；津亏肠燥则大便干燥；舌质胖，苔黄腻或薄黄，脉弦滑为胃热腑燥之象。

治法：清胃通腑。

方药：大承气汤加减。药用生大黄、厚朴、枳实、黄芩、知母、石膏、沙参、栀子。

随症加减：若烦躁干渴、头痛、齿痛，合玉女煎加减；津伤较甚者，加生地黄、麦冬、石斛。

（5）气滞血瘀证

症状：胸闷气短、胸胁胀痛，面色暗红，夜寐不安，体胖；舌质紫暗或有瘀点，苔白，脉弦涩。

证候分析：肝气郁滞，气机不畅，故胸胁胀痛，胸闷气短；瘀血内阻，心失所养，则夜寐不安；气滞血瘀，脉道不利，荣卫不得正常敷布，聚于肌肉组织之间，故形体肥胖；面色暗红，舌质紫暗或有瘀点，苔白，脉弦涩为气滞血瘀之征。

治法：理气活血，化瘀散结。

方药：血府逐瘀汤加减。药用当归、生地黄、川芎、木香、桃仁、红花、枳壳、柴胡、桔梗、赤芍、牛膝、生山楂。

随症加减：气滞重者，加延胡索、郁金；心前区刺痛者，加苏木、三七粉。

（6）脾肾阳虚证

症状：脘腹作胀，纳减便溏，形寒怯冷，神疲乏力，体胖，面浮肢肿，小便清长；舌质淡，苔白腻，脉沉细。

证候分析：脾肾阳虚，不能健运脾胃，故脘腹作胀，纳减便溏，神疲乏力；肾阳亏虚，不能温煦，则形寒怯冷；开阖失司，水液泛溢，故面浮肢肿，小便清长；舌质淡，苔白腻，脉沉细均为脾肾阳虚，水湿内停之象。

治则：温补脾肾，化气行水。

方药：金匮肾气丸合苓桂术甘汤加减。药用制附子、桂枝、山药、白术、茯苓、泽泻、熟地黄、丹皮、山茱萸。

随症加减：大便溏薄者，加苍术、破故纸；夜尿清长者，加益智仁、巴戟天；面浮肢肿者，加车前子、大腹皮。

（7）肝肾阴虚证

症状：眩晕耳鸣，腰膝酸软，健忘少寐，形体偏瘦，手足心热、口干；舌质红、少苔，脉细数。

证候分析：肝肾阴虚，精髓不足，不能荣于脑，故眩晕、耳鸣、健忘；腰为肾之府，肾虚则腰膝酸软；阴虚生内热，故口干，手足心热，形体偏瘦；虚火扰心，则少寐，舌质红，少苔，脉细数为阴虚内热之象。

治则：补益肝肾。

方药：六味地黄丸合一贯煎加减。药用熟地黄、山药、山茱萸、茯苓、丹皮、泽泻、当归、沙参、枸杞子、麦冬。

随症加减：腰膝酸软加续断、炒杜仲；大便艰涩难解加生何首乌、决明子；手足心热，咽干颧红加龟板、地骨皮；失眠加熟枣仁、珍珠母。

4. 中成药

大黄醇片：祛痰降浊，活血化瘀。每日1次，每次3片。

5. 针灸

（1）体针：取内关、心俞、曲池、足三里、三阴交、太冲、阴陵泉、丰隆，留针10～20分钟，10次为1疗程。

（2）耳针：取神门、胃、内分泌、肾、心，毫针刺，中等刺激，留针20～30分钟，两耳交替，每日1次，7次为1疗程。或予王不留行籽贴压。

6. 其他疗法

（1）药膳：①芹菜粥：清肝热，祛脂降压。芹菜连根120g、粳米100g，煮粥食用。②茯苓百合粥：滋补脾肾，利尿消肿。白茯苓、百合各30g研粉与粳米60g煮粥食用。

（2）食疗：①乌龙茶：祛痰降浊。乌龙茶10g，温开水冲泡，饮茶，每日5~6杯。②鲜山楂50g、鲜白萝卜100g，水煎取汁500ml，代茶饮。

（二）西医治疗

治疗目的在于纠正脂代谢紊乱，维持正常血脂水平，减少动脉硬化和心、脑血管病发生的危险性。降脂治疗的目标水平为：①无动脉粥样硬化性疾病者：TC <6.22mmol/L，TG <1.7mmol/L，LDL－C <4.14mmol/L，HDL－C >0.91mmol/L；②已有动脉粥样硬化性疾病者：TC <4.14mmol/L，TG <1.7mmol/L，LDL－C <2.59mmol/L，HDL－C >1.04mmol/L。

1. 饮食治疗　饮食治疗是基本措施，应长期坚持。包括控制总热卡摄入，限制食物中胆固醇的摄入，多食纤维素和维生素C含量高的食物如：粗粮、蔬菜、瓜果等。

2. 运动疗法　适度的运动可增加体内胆固醇降解，使TC、LDL－C水平下降，HDL－C升高，应根据全身情况进行，如步行、慢跑、骑车、太极拳、游泳等。

3. 药物治疗

（1）他汀类调脂药：如辛伐他汀、普伐他汀。

（2）贝特类调脂药：如非诺贝特、苯扎贝特。

（3）烟酸及其衍生物：如阿昔莫司。

（4）胆酸螯合剂：如考来烯胺。

六、调护与预防

1. 对于老年人应坚持平衡饮食　适量限制糖、胆固醇、脂肪的摄入，戒烟，少饮酒，摄入一定量的粗粮、蔬菜、瓜果，食用油以含不饱和脂肪酸或低饱和脂肪酸的植物油为宜。

2. 适当运动　控制体重，积极防治糖尿病、甲状腺功能减退、肝和肾疾病、胰腺炎等。

3. 消除紧张情绪　解除思想负担，乐观开朗。

七、名医经验

李七一

李氏认为本病的病机为本虚标实，脾肝肾虚为病之本，痰瘀气滞为病之标。论治经验：①重在治本。治宜滋养阴津，并结合疏利其脉道，但应慎投温肾助阳之药，以免助火灼津；②痰瘀同治，痰浊、瘀血既是高脂血症的病理产物，又是致病因素，两者互为因果，可促使病情发展，因此，治痰要活血，血活则痰化；治瘀要化痰，痰化则瘀消，化痰祛瘀作为基本治则；③调肝理气；④中西互参，将中医辨证治疗和西医辨病治疗有机结合；⑤食居有节。

（仲建刚）

第三节　痛风

一、概述

痛风（gout）是由于原发性或继发性嘌呤代谢障碍，持续的血尿酸水平升高，尿酸盐结晶析出，出现反复发作的痛风性关节炎、间质性肾炎和痛风石形成的一组慢性代谢性疾病，仅有血中尿酸水平持续升高者，称为高尿酸血症。作为代谢综合征的一种表现，本病还常伴有肥胖、2 型糖尿病、血脂异常、高血压、动脉硬化、冠心病等，其共同的发病机制为胰岛素抵抗。本病好发于中老年人，男性高于女性。

痛风（高尿酸血症）可分为原发性和继发性两类。原发性痛风（高尿酸血症）占其中绝大多数，可能为多基因遗传缺陷所致。继发性痛风（高尿酸血症）主要原因有：①某些疾病导致：如Ⅰ型糖原累积病、白血病、多发性骨髓瘤、淋巴瘤及恶性肿瘤放化疗后、慢性肾病；②某些药物导致：如噻嗪类利尿剂、速尿、吡嗪酰胺、乙胺丁醇、阿司匹林、烟酸等。本节主要介绍原发性痛风（高尿酸血症）。

中医学无“痛风（高尿酸血症）”的病名，但根据其临床表现，本病当属中医之“痹证”、“历节风”、“白虎风”等范畴。

二、发病机制

（一）中医病因病机

本病多因年老体虚，脾肾功能失调，痰湿内生，痰瘀交阻，结于关节、经络等部位而发病。外感风寒湿热、劳累、饮食不节为诱发因素。病位在经络、关节，与脾肾关系密切。脾肾虚损为病之本，痰、湿、瘀为其标。分证病机如下：

1. 湿热阻滞　年老脾肾亏虚，生湿化热或饮食、起居不慎，湿热侵袭，致湿热阻滞于四肢关节、经络，痹阻气血而发为本病；若湿热日久，下流膀胱，煎熬津液，可致石淋。

2. 寒湿凝滞　感受寒湿或阳虚之体，寒湿内生，寒湿凝滞于四肢关节，气血不通而发为本病。

3. 痰瘀互结　寒湿或湿热阻滞，气血运行不畅，日久不愈，血脉瘀阻，痰瘀互结，阻于四肢关节，导致关节肿大变形，僵硬疼痛。

4. 肝脾肾不足　肝主筋，肾主骨，脾主肌肉、四肢，年老脏腑功能虚弱，或痹病日久，脏腑功能损伤，使得津液不归运化，酿成痰浊，阻碍经络关节气血运行，致痰瘀互结，虚实夹杂，病情渐重，缠绵难愈。

（二）病理机制

原发性痛风（高尿酸血症）病因可能为多基因遗传缺陷。主要发病机制有以下两方面：

1. 尿酸生成过多　主要为嘌呤核苷酸代谢酶的异常和/或缺陷，引起嘌呤合成增加而导致尿酸水平升高。

2. 肾脏对尿酸排泄减少　多基因遗传缺陷引起肾小管的尿酸分泌功能障碍，尿酸排泄减少，导致高尿酸血症。

当出现持续的血尿酸水平升高、尿酸盐结晶析出，并在关节的软骨、骨膜、肌腱、肾脏等处沉积而引起痛风。

三、临床表现

痛风典型的临床表现为单个或多个关节发作性红、肿、热、痛及功能障碍的急性关节炎、肾绞痛、血尿和肾功能损害。

（一）无症状期

无明显症状，仅有血尿酸持续或波动性升高，从血尿酸升高到出现临床症状可长达数年至数十年。

（二）急性关节炎期

急性关节炎是最常见的首发症状，表现为突然发作的单个关节红、肿、热、痛和功能障碍，继而累及多个关节，最常见的部位为足拇指的跖趾关节，其次为踝、足底、腕、指关节等；通常在夜间发病，伴发热、白细胞升高、血沉增快；常见诱因为劳累、受寒、酗酒，摄人大量高嘌呤饮食等。急性期缓解后，患者可无任何症状，成为间歇期。

（三）慢性关节炎期

该期发作较频，间歇期短。多见于未经治疗或治疗不规则的患者，表现为多个关节受累、关节肥大、活动受限，最后形成关节畸形。痛风石为本期常见的表现，以耳廓及跖趾、指间、掌指、肘等关节较常见，痛风石溃破，可检出含白色粉末状的尿酸盐结晶。

病程长久可由于尿酸盐结石，而出现肾绞痛、血尿；尿酸盐结晶在肾间质沉积引起痛风性肾病，并可出现蛋白尿、慢性肾功能不全等。

四、诊断与鉴别诊断

（一）诊断要点

（1）有家族史、诱因、尿道尿酸结石史及典型关节炎表现者，应考虑为痛风。

（2）以下检查可以确诊

1）血尿酸水平增高，但少数患者在急性痛风发作时可正常。

2）关节腔滑囊液检查可发现尿酸盐结晶。

3）痛风石活检或穿刺检查证实为尿酸盐结晶。

4）X 线检查可见在受累关节、软骨及邻近的骨质有圆形或不整齐的穿凿样透光缺损。

5）CT 扫描见灰度不等的斑点状痛风石影像。

以上前三项最为重要。急性关节炎期诊断有困难者，可予秋水仙碱作诊断性治疗。

（二）鉴别诊断

1. 化脓性关节炎　常有局部淋巴结肿大，血尿酸水平多正常，关节腔滑囊液及分泌物中有大量白细胞，无尿酸盐结晶。

2. 假性痛风　多见于老年人，为关节软骨钙化所致，秋水仙碱治疗多无效，X 线显示关节软骨钙化，关节滑囊液检查有焦磷酸钙结晶及磷灰石结晶。

3. 类风湿性关节炎　多见于青年女性，易引起关节僵硬畸形，类风湿因子多为阳性，血尿酸水平正常，X 线可见关节间隙变窄，或关节面融合等。

五、治疗

（一）中医治疗

1. 辨证要点

（1）辨虚实：痛风为本虚标实之证，临床表现可分为发作期与间隙期，发作期多表现以邪实为主，临床常见湿热阻滞、寒湿凝滞、痰瘀互结等；间隙期以正虚为主，多为肝、脾、肾亏或气血不足。

(2) 辨寒热：痰湿痹阻又当分寒湿与湿热之不同，湿热多表现为关节红、肿、热、痛，伴恶寒、发热，寒湿多表现为关节重着肿胀、屈伸不利。

2. 治疗要点　急性期以祛邪为主，分别予清热化湿，散寒除湿，活血化痰等；间隙期以扶正为主，分别予滋补肝肾，温补脾肾，补益气血等；正虚邪恋者，当扶正祛邪。

3. 辨证论治

(1) 寒湿凝滞证

症状：关节疼痛，重着肿胀，屈伸不利，或疼痛剧烈，痛处不移，或痛处游走，遇寒湿加重，得热痛减，肌肤麻木；舌质淡、苔白腻、脉沉弦或沉紧。

证候分析：寒湿凝滞于四肢关节，痹阻气血，不通则痛故关节疼痛，重着肿胀，屈伸不利；夹风邪侵袭则痛处游走；遇寒则血愈凝滞，故遇寒湿痛增；营血运行不畅，肌肤失养而见肌肤麻木不仁；舌质淡、苔白腻、脉沉弦或沉紧为寒湿内盛之象。

治法：散寒除湿，祛风通络。

方药：薏苡仁汤加减。药用薏苡仁、苍术、羌活、独活、制川乌、防风、桂枝、川芎、姜黄、当归、桑枝。

随症加减：湿邪偏盛者，加木瓜，重用苍术、薏苡仁；痛处不定重用防风；下肢疼痛加牛膝、防己；上肢疼痛加威灵仙；腰膝冷痛加狗脊、川断；寒湿日久，损伤脾肾阳气，予真武汤加减。

(2) 湿热阻滞证

症状：肢体关节红肿热痛，痛势较急，得冷则舒，以夜间为甚，伴发热，口渴，烦躁不安，小便黄赤；舌质红，苔黄腻，脉滑数。

证候分析：湿热侵袭，壅滞经络，流注关节，气血郁滞不通，故肢体关节红肿疼痛，病势较急；湿热久羁，化燥伤津，故见发热，口渴，小便黄赤；邪热扰心，则烦躁不安；舌质红，苔黄腻，脉滑数皆为湿热壅盛之征。

治法：清热除湿，宣痹通络。

方药：白虎加桂枝汤加味。药用石膏、知母、桂枝、忍冬藤、黄柏、薏苡仁、防己、桑枝、粳米、大枣、甘草。

随证加减：热盛者，加连翘、栀子；夜间痛甚，烦躁，舌红绛者，加生地黄、水牛角；湿重者，重用防己、薏苡仁；有瘀滞者，加红花、赤芍。

(3) 痰瘀互结证

症状：痛风日久，肢体关节肿大，甚至僵硬畸形，屈伸不利，关节疼痛，时轻时重，皮下硬节；舌质紫暗或瘀点，苔白腻，脉沉滑或细涩。

证候分析：痛风日久不愈，血脉瘀阻，痰瘀互结于关节，故关节肿大，甚至僵硬畸形，屈伸不利，皮下硬节；痰瘀互结，虚实夹杂，故病情缠绵反复，关节疼痛时轻时重；舌质紫暗或瘀点，苔白腻，脉沉滑或细涩为痰瘀互结之征。

治法：化痰软坚，活血化瘀。

方药：消痰汤合桃红饮加减。药用茯苓、贝母、白芥子、制南星、制附子、人参、海藻、昆布、桃仁、红花、川芎、当归、威灵仙。

随症加减：痰瘀互结日久者，加蜈蚣、全蝎、乌梢蛇；痰核破溃者，加皂角刺、黄芪；痛风日久，损伤气血者，加黄芪、当归、何首乌，或予八珍汤。

（4）肝肾阴虚证

症状：关节酸痛，反复发作，时轻时重，腰膝酸软，头晕目眩，神疲乏力，面色少华，少寐多梦；舌质红，苔少，脉细数。

证候分析：痹病日久，脏腑功能损伤，肝肾亏损，气血俱虚，故关节酸痛，腰膝酸软，神疲乏力，面色少华；肝肾阴虚，头目失养，则头晕目眩；虚热内扰，心神不安，则少寐多梦；舌质红，苔少，脉细数均为阴虚之象。

治法：补益肝肾。

方药：独活寄生汤加减。药用熟地黄、杜仲、牛膝、桑寄生、当归、白芍、川芎、人参、独活、细辛、秦艽、防风。

随症加减：关节冷痛加肉桂、制附子；肢体麻木加鸡血藤、络石藤；关节屈伸不利加桑枝、伸筋草；夹瘀加桃仁、红花；痛风日久加地龙、土鳖虫。

4. 中成药　大活络丹：祛风通络，散寒止痛。每次 1 丸，每天 2 次。

5. 针灸　取阿是穴加局部经穴，寒邪偏盛，加肾俞、关元；湿邪偏盛，加阴陵泉、足三里；热痹加大椎、曲池，毫针泻法或平补平泻。寒痹、湿痹可加灸法，热痹单针不灸，大椎、曲池可点刺出血。

6. 其他疗法　药膳：①乌头粥（《本草纲目》）：白米粥 1 碗，加入制川乌头末 10g，用微火煮熬半小时，下姜汁 1 匙，蜜 2 匙，空腹服下，关节痛甚者食之。②枸杞子粥（《太平圣惠方》）：甘枸杞子 30g、粳米 100g，煮粥，宜痛风血虚者。

（二）西医治疗

1. 一般治疗　忌食高嘌呤食物，限制蛋白质的摄入，戒酒，多饮水，每日尿量在 2 000ml 以上，避免诱发因素，若尿 pH <6.0，予碳酸氢钠碱化尿液。

2. 急性关节炎期

（1）秋水仙碱：治疗痛风急性发作的特效药。

（2）非甾体抗炎药：如吲哚美辛、布洛芬。

（3）糖皮质激素：仅在上述药物治疗无效才使用，常用泼尼松。

3. 间歇期和慢性关节炎期

（1）抑制尿酸合成药：如别嘌呤醇。

（2）促进尿酸排泄：如丙磺舒、苯溴马隆（痛风利仙）。

六、调护与预防

急性期患者要卧床休息，保暖避寒，多饮水，严格低嘌呤饮食，禁酒。平时要节制饮食，防止过胖，坚持治疗，适当进行体育锻炼。

七、名医经验

黄春林

黄氏认为痛风病变在筋骨关节，其本在脾肾，皆由先天不足，后天失调，脾肾功能障碍而致。按传统辨证可分为以下几型：①湿热痹阻证；②瘀血痹阻证；③肾虚湿热证；④肾虚石淋证；⑤肾阴阳两虚证。痛风性关节炎急性发作期多属于湿热痹阻证；慢性期多属于瘀血痹阻证。对于高尿酸血证、痛风可效仿西医处理方法：①治疗原发病，消除加剧或诱发因素；②减少尿酸的生成：芫花素、芹采素、大黄素对黄嘌呤氧化酶有较强的抑制作用，从而能减少尿酸的合成；③促进排泄：秦皮、车前草、土茯苓、苍术可以促进尿酸从肾的排泄，而大黄等通便药可以促进尿酸从大便排出。

（仲建刚）

第四节 骨质疏松症

一、概述

骨质疏松症（Osteoporosis，OP）是一种以骨量减少，骨的微结构破坏为特征，致骨脆性增加，易于骨折的一种代谢性骨病。根据骨质疏松症发生的病因不同，可大致分为三类：①原发性骨质疏松症，它又可分为绝经后骨质疏松症（PMOPⅠ型骨质疏松症）和老年性骨质疏松症（OP Ⅱ型骨质疏松症）；②继发性骨质疏松症，是指各种原发病或某些药物引起的骨质疏松；③特发性骨质疏松症。原发性骨质疏松症是中、老年人常见病、多发病，随着人口老龄化和人类平均寿命的延长，原发性骨质疏松症患病率正逐年升高，60 岁以上人群中患病率可高达 50%，患病率随着年龄的增加而明显增高。本章主要讨论原发性骨质疏松症。

中医古籍无骨质疏松症的病名记载，但综合本病的临床表现，属于中医“腰痛”、“骨痛”、“骨痿”、“骨折”等病证范畴。

二、发病机制

（一）中医病因病机

本病主要因精、血亏虚，筋骨失养，骨之形质损伤所致。与先天不足、劳欲过度、饮食所伤、瘀血、风寒湿邪痹阻有关。本病病位在骨，与肾、肝、脾三脏关系密切，病机关键是肾虚。分证病机如下。

1. 肾精不足　肾主骨，藏精生髓，髓居骨中，骨赖髓的充养而坚强有力。若先天不足，加之后天失养、或年老肾虚、或房事生育过多，耗伤肾精，肾精不足，不能充骨生髓，骨髓空虚，骨疏不固，发生本病。肾精亏虚，日久不复，可进一步损伤肾阴或肾阳，致肾阴或肾阳不足。

2. 气血亏虚　年老体衰，脾胃虚弱或饮食所伤、或饥饱不调、或久病卧床，均可使脾胃受损，气血生化乏源，后天不能滋养先天，致筋骨失养发为本病。

3. 风寒湿邪痹阻　久居湿地，或食凉卧露，或饮酒当风，汗出入水，均可致风寒湿邪乘虚而入，痹阻筋脉气血，使全身或腰背疼痛。

4. 瘀血　久病入络、血虚血瘀、寒凝血滞、外伤骨折，均可导致瘀血的产生，瘀血阻滞，使骨失于濡养，而瘀血不去，新血不生，则进一步加重筋骨失养。

总之本病病机是以肾虚为本，瘀血、风寒湿邪痹阻为标。

（二）西医病理机制

原发性骨质疏松症的病因和发病机制目前尚不清楚，凡可促使骨吸收增加和/或骨形成减少的因素都会导致骨质疏松的发生。

骨重建是正常成熟骨代谢的主要方式。在骨代谢调节激素和局部细胞因子的协调作用下，骨组织不断吸收旧骨，生成新骨，周而复始的循环，以维持体内骨转换水平的相对稳定。女性停经后雌激素水平下降，骨吸收增加，形成Ⅰ型骨质疏松症，多为高转换型骨质疏松；随着年龄的增长，可能由于衰老、性激素水平逐渐下降、维生素 D 和钙缺乏等因素，骨形成减少，形成Ⅱ型骨质疏松症，多为低转换型骨质疏松。

三、临床表现

（一）骨痛

是骨质疏松症患者就诊的常见原因。骨痛的程度轻重不一，疼痛部位不恒定，呈弥漫性，性质可为钝痛或锐痛，有时仅为酸软不适或全身骨痛，常于劳累或活动后加重。

（二）身高降低

多见于身材缩短、驼背、胸廓畸形等，多因椎体压缩性骨折所致。

（三）骨折

多发部位为脊柱，髋部和前臂，常因弯腰、负重、挤压或摔倒后发生。如股骨颈骨折，病人长期卧床，又加重骨丢失，常因并发感染或慢性衰竭而死亡，幸存者生活自理能力明显下降或丧失。

（四）呼吸系统

严重驼背、胸廓畸形者可出现胸闷、气短、呼吸困难等症状，易并发上呼吸道和肺部感染。

四、诊断和鉴别诊断

（一）诊断要点

1. 病史　有骨质疏松症家族史、骨质疏松性骨折史、闭经、绝经过早、消瘦、慢性疾病、长期卧床、长期营养不良等疾病史。

2. 骨密度测定（BMD）　骨质疏松症主要特点是骨密度下降，临床诊断也以骨密度改变程度作为骨质疏松症的主要诊断标准。世界卫生组织（WHO）1994 年标准：将测得 BMD 与同性别峰值密度 n 倍标准差相比：若 $n \leqslant 1$，为正常骨密度，$1 < n \leqslant 2.5$ 为骨量减低，$n > 2.5$ 为骨质疏松症，$n > 2.5$ 伴骨折为严重骨质疏松。本标准已为欧美多国采用，由于种族差异，上述标准不一定适合所有人群，临床上，我国常以降低 2 倍标准差作为诊断骨质疏松标准。

（二）鉴别诊断

1. 继发性骨质疏松症　由于其他内分泌疾病如甲亢、糖尿病、库欣综合征、性功能减退等，或长期使用糖皮质激素、肝素、酒精、咖啡等，或慢性金属中毒等引起。

2. 原发性甲状旁腺功能亢进症　血碱性磷酸酶升高，血钙升高，血磷降低，尿钙、磷明显升高，X 线表现为骨膜下骨吸收，后期有囊性改变等。

3. Ⅰ型骨质疏松症和Ⅱ型骨质疏松症　两者在病因、发病年龄、防治等方面的差别具有重要临床意义。Ⅰ型常在绝经后 10 年内发病，骨转换率相对较高，骨量丢失以小梁骨为主，骨折发生的部位多为椎体，预防以雌激素替代疗法为主，治疗主要是抑制骨丢失，对治疗反应较好；Ⅱ型发病年龄通常在 65 岁以上，骨转换率较低，骨量丢失小梁骨和皮质骨都明显，骨折以椎体和髋部为多，预防以运动为主，治疗以促进骨形成为主，对治疗反应较差。

五、治疗

（一）中医治疗

1. 辨证要点　本病病位在骨，与肾、肝、脾胃虚弱，精、血亏少有关；久病、外伤骨折、风寒湿邪外袭时，又常兼瘀血。本病为本虚标实之证，故临床时当首辨虚实，虚者责之肾精不足，气血亏虚，肾精不足，日久可累及肾阳，故肾虚又当区别阴虚与阳虚；实者则为瘀血，寒湿阻络。

2. 治疗要点　本病治疗以补肾填精，益气养血，强筋健骨为基本治疗，兼标实之症时，当标本同治。本病起病缓，病程长，治疗当持之以恒，缓缓图之。

3. 辨证论治

（1）肾精不足证

症状：全身骨痛隐隐或腰背疼痛，腰膝酸软，喜按喜揉，遇劳则甚，头昏耳鸣，齿摇发脱；舌质淡，苔薄白，脉沉弱。

证候分析：肾主骨，藏精生髓，肾精不足，骨髓空虚，则全身骨痛隐隐；腰为肾之府，肾虚故腰背疼痛，腰膝酸软，喜按喜揉，遇劳则甚；精髓内亏则头昏耳鸣，齿摇发脱；舌质淡，苔薄白，脉沉弱为肾精不足之象。

治法：补肾填精，强筋健骨。

方药：河车大造丸加减。药用紫河车、龟板、杜仲、牛膝、麦冬、熟地黄、黄精、党参。

随症加减：局部刺痛，入夜尤甚，或痛有定处，舌紫暗，有瘀点或瘀斑，脉沉涩者，加鸡血藤、黄芪、丹参；肾精不足，日久致肝肾阴虚，治疗当滋养肝肾，填精益髓，方选大补阴丸加减；若阴损及阳，则当温补肾阳，填精补髓，方选右归丸加减。

（2）气血亏虚证

症状：肢软乏力或肢体麻木、疼痛、甚则筋脉拘急，自汗声低，面白无华，少气懒言，头昏眼花，食少心悸；舌质淡，苔白，脉细弱。

证候分析：气血亏虚，筋脉失养，轻则肢软乏力，重则肢体麻木疼痛，甚则筋脉拘急；脾胃虚弱，运化无力，故食少；气虚失于温煦、固摄而见自汗声低、少气懒言；血虚失养而面白无华、心悸、头昏眼花；舌质淡，苔白，脉细弱为气血亏虚之征。

治则：补气养血，强筋健骨。

方药：十全大补汤加减。药用熟地黄、白芍、当归、川芎、茯苓、白术、炙甘草、党参、黄芪、肉桂、骨碎补、牛膝。

随症加减：血虚血瘀者，加三七、红花、桃仁；筋脉拘急者，加木瓜、鸡血藤、地龙；偏于气虚者，重用党参、黄芪、白术；偏于血虚者，重用熟地黄、当归、白芍，加阿胶、何首乌。

（3）寒湿凝滞证

症状：腰背冷痛，肢体重着，活动不利，遇阴雨天或感寒后加重，体倦乏力，肢未欠温，纳呆腹胀；舌质淡，苔白腻，脉沉紧或沉迟。

证候分析：肾虚复感风寒湿邪，留注关节、筋脉，痹阻气血，则腰背冷痛、肢体重着、活动不利；阴得阴助，故阴雨天或感寒后更甚；寒湿困脾，脾阳不振，化源不足则体倦乏力、肢末欠温、纳呆腹胀；舌质淡，苔白腻，脉沉紧或沉迟均为肾虚兼寒湿留着之征。

治则：散寒除湿，活血通络。

方药：蠲痹汤加减。药用羌活、独活、桂枝、秦艽、当归、川芎、木香、乳香、防风、苍术、薏苡仁。

随症加减：若寒邪偏胜见冷痛、拘急不舒者，加制附子或制川乌；湿邪偏胜，以痛而沉重为甚者，加防己、厚朴；寒凝气滞，血瘀内停见舌紫暗，有瘀点或瘀斑者，加桃仁、红花、姜黄。

4. 中成药　仙灵骨葆：滋补肝肾，接骨续筋，强身健骨。每次 3 粒，每天 2 次。

5. 针灸　肾精不足：取关元、气海、肾俞、脾俞、三阴交、足三里、命门，施灸，每穴 5～10 分，每日 1 次；寒湿腰痛：肾俞、阳关、委中、命门、阳陵泉，体针，每日 1 次，10 次为 1 疗程。

6. 其他疗法

（1）食疗：豆浆，具有健脾利水之功，每日 200～300ml 空腹饮下。

（2）药膳：①黄豆肉骨汤：黄豆 100g、猪骨 1 000g，加入盐、酒、姜等调料后，一起炖煮，饮汤食黄豆。功能健脾补肾，健骨强壮，祛风通络。②三七煨黄鳝：三七 10g、黄鳝 500g（去杂、洗净），加入适量酒、盐、姜、葱白等调料一起煨煮，功能补气养血、祛风通络。

（二）西医治疗

1. 抗骨质疏松药物

（1）抑制骨吸收的药物

1）钙剂：钙剂是治疗原发性骨质疏松症的基础药物。常用钙剂为碳酸钙、氨基酸螯合钙、葡萄糖酸钙。

2）雌激素：如利维爱、倍美力等。在服用雌激素期间，应加钙剂，并定期作妇科、乳腺检查，有子宫内膜癌、阴道癌、乳腺癌家族史、子宫内膜异位症、活动性血栓性静脉炎、肝功能损害者应慎用或禁用。

3）选择性雌激素受体调节剂：雷诺昔分。

4）二磷酸盐：如阿仑膦酸钠、依替膦酸二钠。

5）降钙素：如鲑鱼降钙素、鳗鱼降钙素。

6）伊普拉封：有良好的镇痛效果。

（2）促进骨形成的药物

1）维生素 D：如 1α－（OH）D3、1，25（OH）2D3，应同时补钙。

2）氟化物：如氟化钙，应与钙剂联合用，并注意避免氟中毒。

3）甲状旁腺激素（PTH）：PTH1～34 片段，疗效突出，但价格较贵。

2. 抗骨质疏松药物的序贯疗法（ADFR）　该疗法根据骨代谢周期规律来进行。A 期活化，即激活骨的重建过程，如 PTH 或较大剂量维生素 D；D 期抑制：即抑制骨的吸收过程，如二磷酸盐、降钙素等；F 期解除，即在无干扰下进行骨的形成过程，一般为 2～4 月，在这段时间内，除补充钙剂外，不能用任何药物干预，以期达到这段时间内顺利形成骨量的骨重健单位；R 期重复：指重复上述治疗方法。

不同的治疗方剂各有利弊，应根据病人的具体情况而定，实施中要补充足量的钙剂，定期追踪 BMD，骨吸收和骨形成生化指标，并密切观察各药物的副反应。

六、调护与预防

原发性骨质疏松症是一种与衰老过程相关的疾病，因此帮助患者正确的认识本病，解除其心理负担，注意起居，合理饮食，适量户外运动，预防跌倒尤为重要。如戒烟，避免酗酒、饮过多咖啡因，不滥用药物、增加阳光照射，每日饮牛奶，多食豆制品及新鲜蔬菜等，对于骨折、长期卧床病人，应定期为病人翻身、按摩、保证营养供给、防止褥疮、坠积性肺炎的发生，骨折患者鼓励早期进行适当的功能锻炼。

七、名医经验

石印玉

石氏认为骨质疏松症多由于肝肾不足，精血不能濡养筋骨而致。就“松”而言是“痿”，若以“痛”而言属“痹”，其根本为本痿标痹。临证时，应把握好“痛”与“松”的关系，患者因“痛”而来，经检查为骨质疏松症者，一般肾虚为次，瘀血为主，治疗多用活血清热药；而以“松”为主，多有肾虚的相关症状，补益肝肾等中药可以维持或轻度增加骨重效果，常用补肾填精方药治疗骨质疏松症，如：淫羊藿、肉苁蓉、补骨脂、何首乌、石斛、牡蛎等。同时重视健脾和锻炼对骨质疏松症的防治作用。

（仲建刚）

第十七章

中医护理

中医护理是中医学的重要组成部分，历代医家均主张“三分治，七分养”，养就是调养、护理的意思。在古代的中医典籍《黄帝内经》中就较为系统地阐述了中医护理的各个方面，包括生活起居护理、情志护理、饮食护理及疾病后期护理等方面的内容，明确了中医护理的重要性，也指出了护理工作的重点。上述几方面的护理措施恰当与否，直接影响疾病的痊愈。

第一节　中医护理程序

中医护理程序是从中医整体观出发，通过四诊，收集有关疾病发生、发展资料，进行分析，对所得信息归纳推理，按照中医的辨证得出所属何病、何证，进行科学评估，从而提出护理诊断/健康问题，遵循护理原则，制定相应的护理计划和所需采取的护理措施，并对施护的每个环节和步骤进行记录和反馈的动态过程。

一、评估

主要是运用四诊方法收集辨证资料，对患者的病情作一个中医的判断。

望诊主要是通过观察患者的神志、形态、皮肤、五官、舌苔以及分泌物、排泄物的异常变化，测知内脏病变的情况，了解疾病的本质。闻诊是通过听声音、嗅气味两个方面辨别病证的寒热虚实，病位深浅。问诊是详细询问患者的主诉、现病史、既往史、治疗情况、生活习惯、饮食爱好、情志状态等，为辨证施护提供可靠的依据。如疼痛的程度和性质，只能由问诊得到资料。切诊包括脉诊、按诊两个方面，判断疾病的部位、性质和邪正盛衰以及病变局部的部位、性质、大小等。

二、诊断

护理问题为护理程序的第二步骤。可使用辨证的方法对护理评估的进一步确定。护理问题的范围一定是在护理职责范围内能够解决或缓解的问题，是选择施护措施达到整体健康平衡目标的重要依据。

护理问题包括诊断名称、含义、诊断依据和相关因素四部分。

诊断名称：即问题陈述部分，是对护理对象的健康问题概括性描述及其接受护理实施后产生反应的描述。如寒热异常：恶寒发热；饮食调理的需要；不寐；便秘；乏力等。

含义：是指诊断名称所要表达内容的一种清晰、恰当的描述。

诊断依据：是做出护理诊断的临床判断根据。护理诊断的依据主要是症状、体征及危险因素。诊断依据视其在特定诊断中重要程度分为主要和次要。

相关因素：是指影响个体健康状况的直接因素、促发因素或危险因素，这些因素是促成护理诊断成立和维持的原因或情境。通常相关因素来自以下几个方面：

（1）病因、病位、病性因素：是机体在疾病发展过程中某一阶段的病理反应。

（2）治疗因素：治疗过程中患者的知我感觉。

（3）情志因素：指患者的心理感受。

（4）环境因素：指当时环境和情境以及有关人员。

（5）年龄因素：指患者机体成熟的情况

三、计划

根据护理诊断，制定护理要达到的消除、减缓或预防健康问题的目标和预期效果，所采取的具体护理措施和步骤包括设定护理目标或预期效果，选择护理措施。

四、实施

准备工作包括进一步评估患者、审阅计划、分析实施计划所需要的护理知识与技术，预测可能会发生的并发症及预防措施，安排实施计划的人力、物力与时间。具体可考虑如下几点。

1. 做什么　回顾已制订好的护理计划，保证计划内容是适合的、科学的、安全的并符合患者目前情况，然后组织所要实施的护理措施。

2. 谁去做　确定哪些护理措施是护士自己做，哪些是由辅助护士执行，哪些是由其他医务人员共同完成。一旦护士为患者制订好了护理计划，计划可以由下列几种人员完成：

（1）护士本人：由制订护理计划的护理人员将计划付诸行动。

（2）其他医务人员：包括其他护理人员、医生和营养师。

（3）患者及其家属：有些护理措施需要患者及其家属参与或直接完成。

3. 怎么做　实施时将采取哪些技术和技巧，并回顾技术操作、仪器操作的过程。如果需要运用沟通交流，则应考虑在沟通中可能遇到的问题，可以使用的沟通技巧。

4. 何时做　根据患者的具体情况、健康状态，选择执行护理措施的时间。

五、评价

护理评价是对评估的客观性、诊断的准确性、计划的可行性、实施的有效性进行有计划的系统的检验。

（李　芳）

第二节　中医护理原则

中医护理原则是通过辨证提出的护理疾病的基本原则。它是以整体观念和辨证论治的基本理论为指导，以四诊所收集的客观资料为依据，对疾病进行全面的综合分析，从不同的病证中制定出各种不同的护理原则。

一、护病求本

“治病必治其本”是护理与治疗都必须先抓住疾病的本质，并针对疾病的本质进行护理和治疗，这是辨证施护与辨证论治的根本原则。疾病在发生发展过程中有错综复杂的因素和各种各样的临床表现，作为医护工作者，必须从诸多因素变化中找出病变的本质，并进行有的放矢的护理治疗。例如“眩晕”一证，在病因学上可以由风邪、火邪、血虚、气虚、痰湿、肝阳上亢等多种因素引起，要做好护理和治疗就必须找出其原因所在，然后才能分别采用清热、平肝熄风、养血、补气、燥湿化痰、平肝潜阳等方法进行护理与治疗，这种针对病因病位和病变性质的治疗，就是护病求本与治病求本的具体表现。

在一般情况下，多数疾病的临床表现与它的本质是一致的，但也有些疾病出现某些和本质相矛盾甚至相反的表现，即在症状上出现了假象，这时在确定护理原则时，就应该对假象进行去伪存真的分析，求得假象后面的真相，并针对疾病的本质进行护理。

二、施护防变

中医对既病者，强调既要争取早期做积极治疗，又要防止疾病的发展和传变。《素问·阴阳应象大论》说：“故邪风之至，疾如风雨，故善治者治皮毛，其次治肌肤，其次治筋脉，其次治六腑，其次治五脏……”指出了外邪入侵人体，如果不做及时处理，病邪就可以步步深入，侵犯内脏，病情愈来愈复杂，治疗就愈困难。在护理与防治疾病过程中，一定要掌握疾病发生发展的规律及其传变的途径，做到早期预防，早有准备。如《难经·七十七难》“所谓治未病者，见肝之病，则知肝当传之于脾，故先实其脾气，无令得受肝之邪”，指出在掌握了肝病往往会影响到脾的这一规律前提下，当肝病还尚未及脾时，治疗时不仅要治肝而且要照顾到脾，以预防肝病进一步传脾，这里指出了防止疾病传变的治疗与护理法则，又说明了既病之后，争取早期做积极治疗，以预防病情传变的重要性。在临床护理工作中，要密切观察病情变化，掌握疾病发生发展和传变规律，做到早发现、早治疗，防止病情传变和发展，控制疾病由表入里，以至侵犯内脏，使病情愈加复杂、严重，给治疗与护理增加困难。若能根据疾病传变规律进行有效的护理，则能够“务必先安未受邪之地”。

三、三因制宜

三因制宜是因时、因地、因人制宜的原则。由于疾病的发生发展，由多方面因素决定，尤其因人体禀赋不同，对疾病影响更大。因此，在临床护理中，要学会全方面看问题，除了掌握一般护理原则外，还要根据具体情况进行具体分析，掌握每一个患者、每一种疾病的特性，要知常达变，灵活运用。四时气候变化，对人体生理病理有一定影响，而反常的气候则更是诱发疾病的重要条件。根据不同季节气候特点来确定保健、养生、用药、护理的原则，称为因时制宜。

四、同病异护

相同疾病由于引起疾病原因（机体自身、地区、季节）不同而采取不同的护理措施。如感冒，因发病季节、致病因素不同可表现风寒证和风热证，只有把风寒证和风热证辨别清楚才能正确施护。又如腹胀，中医认为“不通则痛”，无论何因引起的“不通”皆可致痛。治疗腹痛根据“通则不痛”的理论依据，以“通”为原则，按临床表现采取不同的“通法”。护理同样以“实则攻之、虚则补之、寒则热之、热则寒之、气滞者理气、血瘀者活血”确定护理措施。

五、异病同护

不同疾病在其发展过程中，由于出现了相同的病机可采用同一护理方法。如子宫脱垂和脱肛是不同的病，但均表现为中气下陷证，都可采用提升中气的护理方法，即注意休息，避免过劳，以培育中气，可针刺百会、关元等穴位，以补中益气，可用黄芪、党参炖母鸡益气健脾，促使回纳为基本原则。

中医护理不着眼于病的异同，而是着眼于病机和症状的异同。相同的病机或证可采用基本相同的护理方法。不同的病机或证要采用不同的护理措施。所谓“证同护亦同、证异护亦异”，实质是由于“证”的概念中包含着病机在内的缘故，这种针对疾病发展过程中不同质的矛盾用不同的方法解决的护理方法就是辨证施护。

（李　芳）

第三节　生活起居护理

生活起居护理是指在患者患病期间，护理人员针对患者的病情分别给予环境的特殊安排和生活的护理照料。

我国历代医家十分重视生活起居护理，早在《内经》中就强调要保持健康，就要懂得自然发展规律，适应四时气候，做到饮食有节、起居有常，否则就会影响人体的生理功能，导致气机逆乱或真精耗竭而疾病由生。

生活起居护理的目的在于促进机体内外阴阳的平衡，恢复和保养正气，增强机体抵御外邪的能力，为疾病的治疗和康复创造良好的条件。生活起居护理的好坏与治疗效果和患者的康复有十分密切的关系。

一、生活起居护理的原则

（一）顺应自然

人生活在自然界，自然界的各种变化都会直接或间接影响人体，使人产生相应生理、病理变化。中医学认为人与自然界实际上是一个整体，在这种“天人相应”的整体自然观指导下，护理人员在制定护理措施时，顺应自然规律就成为不可违背的基本法则之一。

（二）平衡阴阳

生命活动从根本上说，是阴阳两个方面保持对立统一、相对平衡关系的结果。疾病发生的本质是机体阴阳相对平衡遭到了破坏，造成体内阴阳偏盛偏衰的结果。为此，在护理疾病时，首要是调理阴阳，补偏救弊，恢复机体阴阳的相对平衡。应根据人体阴阳偏盛偏衰的具体情况制订护理措施，从日常起居、生活习惯、饮食调节、生活和治疗环境等各方面贯彻平衡阴阳的思想，以使人体达到“阴平阳秘，精神乃治”的境地。

二、生活起居护理的方法

（一）劳逸有节

劳逸有节是指在患病过程中，应合理安排各种活动，要求患者既要注意加强休息，又要进行适当的活动，促进气血畅通、关节滑利、筋骨健壮、神志清爽，从而增强正气、抵抗邪气。任何活动均应坚持适中有度的原则，不宜太过或不及。过度安逸会影响气血的运行，使气血郁结、脏腑组织失养，产生相关病症，如《素问·宣明五气篇》载："久卧伤气"、"久坐伤肉"。过度劳倦包括形体过度劳倦和心神劳倦太过，二者均可造成内伤虚损，因此，临床护理人员应当根据患者的具体情况合理安排活动和休息，正确处理劳逸之间的关系。

（二）起居有常

起居有常是指作息和日常生活的各个方面要合乎自然界以及人体生理的正常规律，以保持机体阴阳两方面动态平衡的状态。因此，护理人员应帮助患者建立一套科学、合理的作息制度，鼓励、指导患者做到有规律的起居作息以及保持良好的生活习惯，以提高机体对疾病的抵抗能力，从而避免发生疾病，达到延缓衰老、健康长寿的目的，否则，会导致早衰。

（三）环境适宜

室外环境医院应营造良好的自然环境，使病室周围环境气候适宜，阳光充足，空气清新，水源洁净，景色秀美。如种植花草树木，绿色的环境能给人以清洁、舒畅、富有生机的感觉，对人的心理具有调节镇静作用，有益于人体的新陈代谢活动。

室内环境病室是患者治疗和修养的场所：病室环境好坏对患者的精神状态、身心健康及治疗效果都有较大的影响。因此，病室环境要求必须做到以下几点：

1. 病室宜保持安静　安静的环境有助于患者休养，使患者睡眠充足、心情愉悦、食欲增强、身体舒适，从而有利于康复。噪声的刺激容易使患者出现烦躁不安，尤其是心气虚患者常可因突然的声响而心悸不已。护理人员应设法消除一切嘈杂之声，如护理患者时做到"四轻"，即说话轻、关门轻、走路轻、操作轻，家属探视时要求他们严格遵守探视制度、保持安静。

2. 合理安置病床　安置病床应根据患者的病症性质而定，如寒证、阳虚证者，多有畏寒恶风，宜安置于温暖向阳的病室，使患者感到舒适，但要避免日光直射面部；热证、阴虚证者，多有恶热喜凉之求，可集中于背阴凉爽的病室，使患者感到凉爽、舒适、心静，利于养病。对于危重患者应安置在靠近护士站的抢救室，方便观察和护理。

3. 病室宜通风　病室要经常通风换气，保持室内空气新鲜。通风要根据四时气候和病证不同而异，天气适宜时，早晚通风 30 分钟；天气恶劣时，通风 10 分钟左右，防寒气侵袭。表虚证、里寒证、里虚证患者虽适宜于空气清新的病室，但切忌对流风，冷风不宜直接吹在患者身上。

4. 病室保持适宜的温湿度　病室的温度一般以 18℃～20℃为宜，在适宜的室温中，患者可以感到轻松、舒适、安宁，并降低身体消耗。具体措施：已感受风寒或年老、体弱、阳虚、寒证的患者，多畏寒肢冷，室温宜高些；感受暑热者、青壮年及阴虚或实热证患者，多燥热喜凉，室温宜低些。病室内的相对湿度以 50%～60% 为宜，室内湿度适中，可使患者感到舒适。具体措施：对于燥证和阴虚患者，湿度宜偏高；对于湿证和阳虚证患者，湿度宜偏低；虚证多寒而湿，宜偏燥；阴虚证多热而燥，宜偏湿。

5. 顺应四时

（1）气候：要注意气候变化对患者的影响。

（2）季节：要做到春防风，夏防暑，长夏防湿，秋防燥，冬防寒。春天应注意养阳，应该早起健身，抒发气机，吸取新鲜空气，使心情舒畅，以利于吐故纳新，气血调畅，用春天的生机，补充机体的阳气。夏天应养阳护阴并重，应晚卧早起，注意保持心境平和欢畅。秋天应“早睡早起”注意收敛精气，注意冷暖，保养阴津。冬季宜“早卧晚起”早起锻炼以待日光为宜。

(3) 昼夜：患者对昼夜的变化反应就特别敏感。在冬季夜间应注意保暖，夏季虽然暑热，但是夜间仍然比白天气温低，应注意不可袒胸露腹而受凉。

（李　芳）

第四节　饮食护理

《素问·藏气法时论篇》载有“五谷为养，五果为助，五畜为益，五菜为充，气味合而服之，以补益精气”。说明食养中饮食调配要求营养全面合理。饮食调护是指在治疗患者的过程中进行营养膳食方面的护理，是中医护理学的重要组成部分。

一、食物的性能及分类

食物大致可以分为温热性食物、寒凉性食物、平性食物。

温热性食物具有温里祛寒、益火助阳、补气、通阳、散寒、暖胃的功用。适用于阴寒内盛的实寒证。热性食物多辛香燥烈，容易助火伤津。凡热证及阴虚者应忌用。如白酒、生姜、葱、蒜、花椒、羊肉、狗肉、鸡、鸽、鲫鱼、鲤鱼、鳝鱼、蛇肉、淡菜、糯米、炒煳米、锅巴、桂圆肉、荔枝、胡桃、板栗、韭菜子、胡萝卜、茄子、红糖、饴糖等。

寒凉性食物具有清热、泻火、养阴、解毒等功用。适用于发热较高，热毒深重，或者阴虚火旺的里热证。寒凉性食物易损伤阳气。阳气不足、脾胃虚弱患者应慎用。如苦瓜、莴苣、茶叶、绿豆、李子、芒果、柠檬、梨、鸭、鹅、鳖、龟、蚌肉、鸭蛋、鸡蛋、鸡内金、鸭内金、白木耳、豆腐、粳米、小麦、薏米、绿豆、赤小豆、各种豆芽、甘蔗、梨、百合、桑葚、莲子、藕、柿饼、海蜇、海带、海藻、菠菜、苋菜、蜂蜜、冰糖等等。

平性食物没有明显的寒凉或温热偏性，患者饮食调养的基本食物。但因其味有辛、甘、酸、苦、咸之别，因而其功效也有不同，应根据患者的病情和体质灵活选用。如大豆、玉米、豆浆、猪肉、鸡蛋、花生、牛奶、猪肉、猪肝、猪肾、猪脑、黑鱼、蚕蛹、蚕豆、扁豆、芝麻、山药、红枣、甜杏仁、芡实、莲肉、香菇、黄花菜、黑木耳、竹笋等。

二、饮食调护的原则

中医饮食调护的原则，应以清淡、有节、杂食（不偏嗜）、辨证施食等为宜。

食物清淡是指主食为五谷杂粮为主，副食以蔬菜、豆类、植物油为辅调配的饮食称之为清淡饮食。少食膏粱厚味，以免助热生痰。俗话说“肉生火，油生痰，青菜豆腐保平安”，即强调不宜过食肥腻甘美之物。

饮食有节是指饮食要有节制，合理饮食。饮食的冷热、软硬相宜，定时进食，饥饱适度。过饥使机体营养得不到足够的补充，久之气血亏虚而致病；饮食过量或暴饮暴食，超过机体消化机能，定会损伤脾胃，致使营血不和，气机逆乱面生病。正如《内经》所说：“饮食自倍，肠胃乃伤”就是这个道理。

饮食要多样化，不能偏嗜，如果偏嗜，则易发生多种疾病。如《内经》说：“多食咸，则脉凝泣而变色；多食苦，则皮槁而毛拔；多食辛，则筋急而爪枯；多食酸，则肉胝皱而唇揭；多食甘，则骨痛而发落”，这些说明偏嗜可产生不良的后果；饮食既可治疗疾病，也可导致疾病，如“水能行舟，亦可覆舟”之理。

辨证选食是指在辨证论治原则的指导下，根据患者体质和病证的性质给以合理饮食，如寒证应以温热性质类饮食；热证应以寒凉性质类饮食，虚寒应以温补类饮食；实滞证应以宣散消导类饮食等等。总之根据辨证来施食，调配合理，才能起到调护的作用。此外，做好饮食卫生、饮食宣教，也是饮食调护的内容。

三、饮食调护的宜忌

食物性味有寒、热、温、凉四性，有辛、甘、酸、苦、咸五味。五味通五脏，如酸入肝，苦入心，甘入脾，辛入肺，咸入肾。因此健康人的饮食必须调和，使五脏各得其味，以维持正常的生理功能。饮食宜忌，就是指饮食的适宜与忌口，是饮食调护的重要方面。其内容有食药配伍宜忌，食物对症宜忌等。

（一）食药配伍宜忌

就是指食物和药物相互配伍以调护疾病的一种方法。因食物和药物配伍，既有协同作用，又有相反作用。利用其协同作用，来调护疾病，其效相得益彰。如羊肉配当归可加强温补养血之功；黄芪配薏米可加强渗湿利水之力；核桃肉配粳米同煮能增强生津润肺之效；小麦配甘草、大枣能养心安神；大豆配鸡血藤增强健胃消积；栗肉和猪肾同煮可增强补肾壮腰之功能等等。二者相反的，据记载有猪肉反乌梅、黄连、桔梗等；羊肉反半夏、菖蒲；狗肉反商陆；薄荷忌鳖肉、甘草忌鲢鱼、天冬忌鲤鱼、鳖甲忌苋菜、白术忌桃李和大蒜、蜂蜜忌葱、人参忌萝卜等等。护理工作者必须掌握食药之间协同、相反作用，对调护疾病有极其重要的临床意义。

（二）食物对症宜忌

饮食调护，一定要根据患者的体质、病证的性质，选择不同属性的食物，以达到“虚则补之”、“实则泻之”、“寒则热之”、“热则寒之”的配合治疗目的。如寒证忌生冷、瓜果等凉性食物，宜食热性食物；热证忌辛辣、烟酒、炙煿等热性食物，宜食辛凉津液丰富一类的食物；阳虚证忌寒凉类食物；实热证忌温热、辛燥类食物。又如肝病禁辛，心病忌咸，脾病忌酸，肾病忌甘，肺病忌苦；水肿病忌食盐，黄疸病忌油腻，疱疖肿毒、皮肤瘙痒忌虾、蟹发物等。

（李　芳）

第五节　情志护理

在辨证施护中做好情志护理，具有十分重要的意义。人的精神面貌，思想状态对疾病的发生、发展有很大影响，中医学重视人的精神活动，如喜、怒、忧、思、悲、恐、惊（中医称为七情）。在正常情况下，这七种情志是精神活动的外在表现，属生理范围。如超越人体生理活动可能调节的范围（精神刺激严重或持续时间较长），即能引起人体阴阳失调，气血不和，经络阻塞，脏腑功能失调，使人体正气虚弱，导致外邪侵袭，容易发生疾病。即使因外感六淫或饮食劳倦所致之病，亦可复因情志之伤而使病情加重。所以，做好情志护理，消除其紧张、恐惧、忧虑、烦恼、愤怒等情志变化的因素，可促使疾病早日痊愈。

一、情志护理的原则

（一）诚挚体贴，耐心细致

患者的情志状态和行为不同于正常人，常会产生寂寞、苦闷、焦虑、忧愁、悲哀、痛苦等不良情绪，甚至环境、生活的各个方面都会对情志有影响。护理人员应满腔热情地对待患者，要关心、同情和体谅患者，当患者忧愁或痛苦时，护理人员应主动为之分忧，患者悲观时，要热情地予以鼓励。情志护理不仅要注意到工作人员的言辞、态度，同时还要注意室内环境舒适、温湿度适宜，使患者情绪安定，保持良好的情志状态，从而保持脏腑、气血功能旺盛，促使疾病痊愈。

（二）因人而异，辨证施护

辨证施护是中医护理的基本原则，即应有针对性地对患者做好耐心细致的心理疏导工作。由于遗传、环境或所受教育不同，由于家庭、职业、性别、年龄、经济条件、知识经验和阅历的不同，由于情感、意志、需要、兴趣、能力、性格和气质的不同，以及疾病的性质和患病时间长短不同，患者的情志状态也是不相同的。例如：有的热情开朗，虽患病而精神饱满，与医护人员配合良好；有的不能克制自己的情感，要采取不同的方法，既要耐心又要细致，一方面要坚持正面引导，以情动人，另一方面又要分析病情，因人而异，有的放矢地采取不同的心理疏导方法，才会收到事半功倍的治疗效果，有利于患者身体康复。

（三）静养心神，戒焦戒躁

病室与环境，必须保持安静。安静的环境不仅能使患者心情愉快和身体舒适，还能使患者睡眠充足和饮食增加，有利于机体康复。某些体质虚或患真心痛、癫狂等病的患者听到一点响声就会心惊肉跳、坐立不安，甚至四肢发抖、全身冷汗。有的患者在熟睡中，半夜风起，门窗声响，也会使其突然从梦中惊醒或惊叫。护理时要尽量做到四轻：走路轻、关门轻、说话轻、操作轻，以保持病室内的安静，避免患者受到不必要的恶性刺激。喜、怒、忧、思、悲、恐、惊七情过激均可引起人体气机紊乱，导致各种疾病。故应通过各种心理调摄，消除不良刺激，保持良好心境，针对病因开导患者，启发和调动患者与疾病做斗争的积极性，充分体现护理对象的主体作用。

（四）开导鼓励，调畅情志

保持乐观的心情能使人体气血调和，不管患者的病情怎样，都要细心开导患者、鼓励患者保持积极乐观的情绪，调动患者的积极性，增强患者战胜病魔的决心和意志，以促进病情的好转。若不能保持良好的心态，则原本可以治好的疾病也可能会迅速恶化而产生不良后果。因此，积极乐观对患者的健康有着十分重要的意义。

二、情志护理的方法

（一）说理开导，调和情志

李中梓《医宗必读》中曾指出："境缘不偶，营求未遂，深情牵挂，良药难医"。这类患者，只有将内心的苦痛倾吐出来，郁闷之气机才能得以舒畅，护理人员要善于因势利导，用恰当的语言加以抚慰、开导，使其从精神创伤中解脱出来。叶天士也认为："内伤情怀起病，务以宽怀解释。"用个别交际的方法，往往可以收到宽心畅怀之效。通过正面说理开导，使患者认识到喜怒有度是养生长寿的根本，从而开导和引导患者自觉地戒除恼怒，调和情志。说理开导要因人而异，做到有的放矢，生动活泼，耐心细致。用实事求是的方法为患者分析病情，启发患者自我开导来解除或缓解其心理压力，调整情绪，从而达到治愈情志疾病的目的。进行说理开导，护理人员必须要取得患者的信赖，态度要真诚热情，对患者要有同情心和责任感，对患者的隐私要注意保密，尊重患者的人格，才能通过说理开导，动之以情，晓之以理，喻之以例，明之以法，从而达到改变患者精神及身体状况的目的。

（二）移情

移情就是转移患者对疾病的注意力，达到减少乃至消除不良情志的目的。

患者患病后，往往将注意力集中在疾病，整天围绕疾病胡思乱想，陷入苦闷烦恼和忧愁之中，这不仅严重影响治疗效果，而且还能加重病情。《内经》中曾指出“移精变气”的方法，即转移患者的精神。以调整逆乱之气机，从而达到治病目的。临床可以适当组织轻症患者从事一些力所能及的活动，如气功、音乐歌舞、琴棋书画、交友览胜、种花垂钓等，培养情趣，陶冶情操，让患者把精神及注意力从疾病转移到其他方面去。气功不仅可锻炼身体，也是静心养神的一种良好方法，可以加速疾病的康复；其次，音乐歌舞、琴棋书画等也可陶冶患者情操，带患者进入一种优雅的情境，使气血平和，从而克服紧张、烦闷之感，促进患者早日康复。

（三）情志相胜，以情制情

情志相胜是以一种情绪抑制另一种情绪达到消除不良情志的一种方法，这是依照中医“五志过极，以其胜治之”的原理而制定的。如《素问·阴阳应象大论》根据五行相克关系提出：“怒伤肝，悲胜怒；喜伤心，恐胜喜；思伤脾，怒胜思；忧伤肺，喜胜忧；恐伤肾，思胜恐。”如对过喜造成的精神散乱，施恐怖之言以吓之；对于过度思虑所致的疾病，以怒而激之。

（四）释疑解惑，心理暗示

人患病以后容易产生各种各样的猜疑心理，尤其是久病不愈之人，往往由于“久病知医”，而又一知半解，就小病疑大，或轻病疑重，甚至听说某某确诊为癌．就怀疑自己患了不治之症，以致精神紧张，忧心忡忡，到处寻求名医，要求做各种各样的检查，对医生的诊断提出各种疑问。对于这类患者，医护人员要耐心向他们解释病情，不可搪塞，以免增加怀疑，要向他们宣传有关疾病的知识，解除患者不必要的疑虑，帮助患者从疑惑中解脱出来。心理暗示是指医者运用语言、情绪、行为等给患者以暗示，从而减轻或消除精神负担，增强战胜疾病的信心，坚信疾病可以治愈，必要时可给予安慰剂治疗。

（五）顺情从欲，发泄抑情

顺从患者的意志、意愿、情绪，满足其心身的需要。患者在患病过程中，情绪多有反常，对此，先顺其情，从其意，有助于心身健康。所以对于患者心理上的欲望，在护理中注意分析对待，若是合理的，条件又允许，应尽力满足所求或所恶，或对其想法表示同情、理解和支持。如满足患者机体的舒适、清洁的环境、合理的营养、有效的诊疗、耐心的解释、适当的信息等。为患者提供支持系统，积极争取患者的家属、亲朋好友、同事、单位以及社会相关组织提供对患者的爱护、关怀和帮助，对解决患者的心理问题可起到明显的作用。引导家属在患者面前保持良好的情绪，多理解体贴患者，在生活上给予无微不至的关怀和照顾，共同创造家庭温馨气氛，使患者心境达到最佳状态，促进患者早日康复。发泄抑情是

“心理疏导”的一种治疗方法。发泄可使忧郁和压抑的情感得到表达和疏导，情释开怀，身心得舒。发泄的方式有多种，比如哭、生气、谈心、倾诉等。对于抑郁已久的患者，允许其向医护人员发泄，但要适可而止，不可过度。眼泪可以带走人体毒素，可以允许其在医护人员面前哭泣，但哭过之后要尽快解脱出来。而生气的时候，让患者适当发泄，医护人员不得与患者生气，以免刺激患者太过而产生不良影响。

（李　芳）

参考文献

[1] 王国强，王永炎，陈可冀，等．中医治未病丛书肺胃病的中医养护．北京：北京科学技术出版社，2009.

[2] 王行宽，陈大舜．中医基础理论学．北京：中国中医药出版社，2011.

[3] 谢阳谷，曹洪欣．北京地区中医常见病证诊疗常规．北京：中国中医药出版社，2007.

[4] 苗三明，朱飞鹏．中成药不良反应与安全应用．北京：人民卫生出版社，2008.

[5] 田德禄．中医内科学．北京：人民卫生出版社，2006.

[6] 王和权．非药物治疗内科病学．北京：中医古籍出版社，2008.

[7] 毕桂兰．临床中医护理细节．北京：人民卫生出版社，2008.

[8] 尤黎明，等．内科护理学．北京：人民卫生出版社，2013.

[9] 钟洪．中医常见病症诊治精粹．北京：人民军医出版社，2009.

[10] 曾聪彦，梅全喜．中药注射剂不良反应与应对．北京：人民卫生出版社，2010.

[11] 宗希乙，沈建平．423 种常见静脉注射剂临床配伍应用检索表．北京：人民军医出版社，2011.

[12] 陈健安，桂鸣．冠心病中医治疗．江苏：科学技术出版社，2005.

[13] 周仲瑛．中医内科学．北京：中国中医药出版社，2013.

[14] 王敏，冯运华．中医标准护理计划．北京：科学技术文献出版社，2012

[15] 王永炎，晁恩祥．今日中医内科．北京：人民卫生出版社，2010.

[16] 彭清华．中医眼科学．北京：中国中医药出版社，2012.

[17] 李志英．中医眼科疾病图谱．北京：人民卫生出版社，2010.

[18] 李元聪．中西医结合口腔科学．北京：中国中医药出版社，2012.

[19] 陈谦明．口腔黏膜病学．北京：人民卫生出版社，2012.

[20] 熊大经，刘蓬．中医耳鼻咽喉科学．北京：中国中医药出版社，2012.

[21] 樊明文．牙体牙髓病学．北京：人民卫生出版社，2011.

[22] 王永钦．中医耳鼻喉口腔科学．北京：人民卫生出版社，2011.

[23] 韩成仁．中医证病名大辞典．北京：中国古籍出版社，2010.

[24] 中华中医药学会．糖尿病周围神经病变中医防治指南．中国中医药现代远程教育，2011，9（22）：119－121.